中医经典养生文库

中华传统保健药膳

彩色图鉴

谢 宇 主编

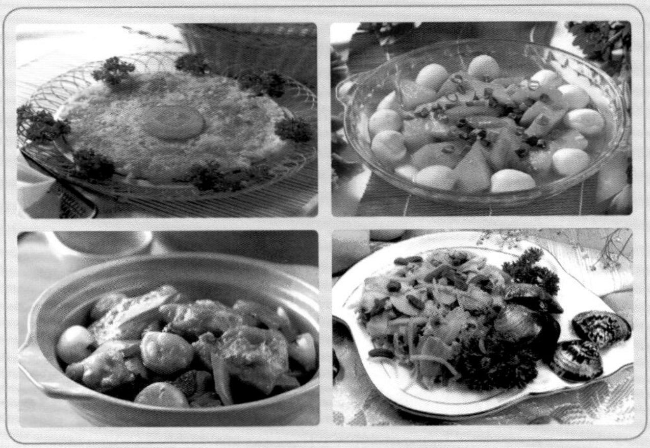

湖南科学技术出版社

编委会名单

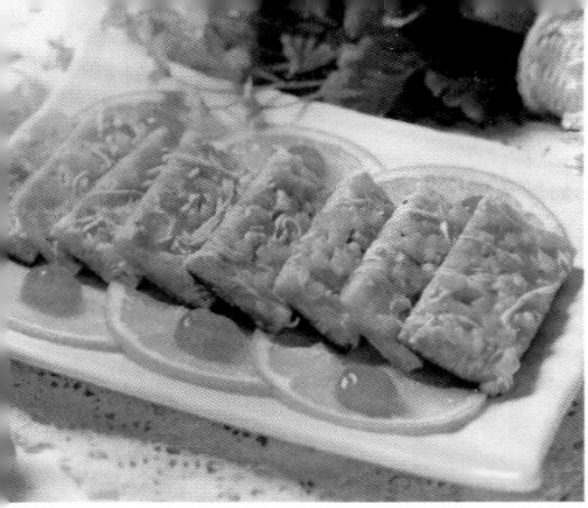
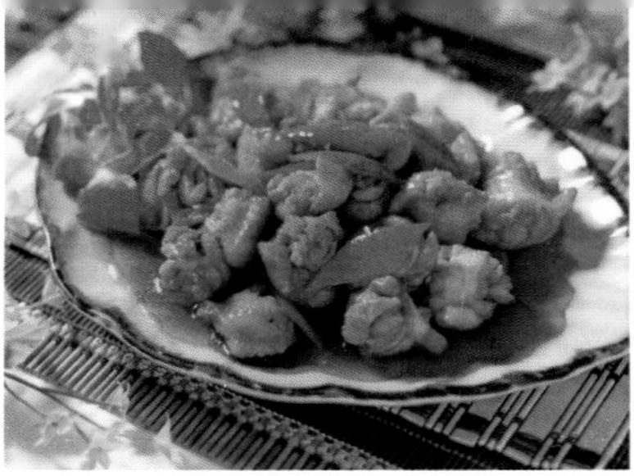
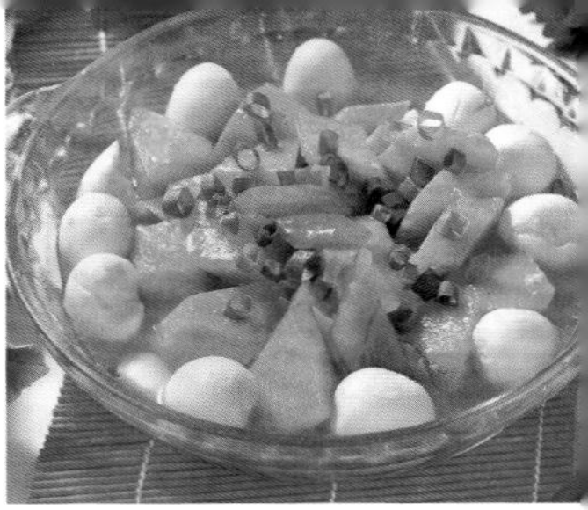

Preface

前　言

药膳是以药物和食物为原料，经过烹饪加工制成的一种具有食疗作用的膳食，是中国传统的医学知识与烹调经验相结合的产物。它“寓医于食”，既将药物作为食物，又将食物赋以药用，药借食力，食助药威；既具有营养价值，又可防病治病、保健强身、延年益寿。因此，药膳既不同于一般的中药方剂，又有别于普通的饮食，是一种兼有药物功效和食品美味的特殊膳食。药膳取材广泛，用料考究，制作严谨，品种丰富，风味独特。药膳选取入食的药材一般以植物性原料居多，经过前期加工，去除异味后方可使用。在配料时一般因人而异，根据就餐者各人不同的生理状况配以不同的药材，以达到健身强体、治病疗伤的功用。药膳是充分发挥中药效能的美味佳肴，特别能满足人们“厌于药，喜于食”的天性，且易于普及，取材广泛，可在家庭自制，是中药的一种特殊的、深受百姓喜爱的剂型，有助于防病治病及疾病康复。

药膳在中国源远流长，历来有“药补不如食补”之说。古代关于“神农尝百草”的传说，反映了早在远古时代中华民族就已开始探索食物和药物的功用，故有“药食同源”之说。公元前1000多年的周朝，宫廷医生分为四科，其中的“食医”，即通过调配膳食为帝王的养生、保健服务。约成书于战国时期的中医经典著作《黄帝内经》，记载了“半夏秫米汤”等药膳方数则。约成书于秦汉时期、我国现存最早的药学专著《神农本草经》，记载了许多既是药物又是食物的品种，如大枣、芝麻、山药、葡萄、核桃、百合、生姜、薏苡仁等。东汉医圣张仲景在《伤寒杂病论》中，亦载有一些药膳名方，如当归生姜羊肉汤、百合鸡子黄汤、猪肤汤等，至今仍有实用价值。唐代名医孙思邈的《备急千金要方》和《千金翼方》专列有“食治”“养老食疗”等门，药膳方十分丰富。据史书记载，至隋唐时期，我国已有食疗专著60余种，可惜多已散佚。唐代孟诜所著《食疗本草》是我国现存最早的食疗专著，对后世影响较大。

至宋代，王怀隐等编辑的《太平圣惠方》论述了许多疾病的药膳疗法；陈直的《养老奉亲书》是我国现存的早期老年医学专著，在其所载的方剂中，药膳方约占70%。该书强调：“凡老人之患，宜先以食治，食治未愈，然后命药。”元代御医忽思慧所著的药膳

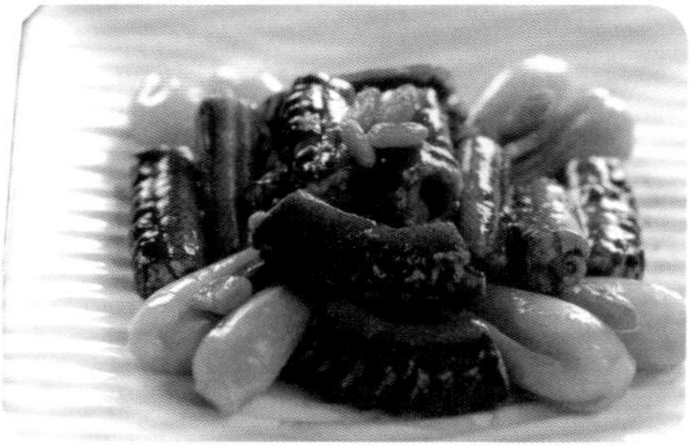

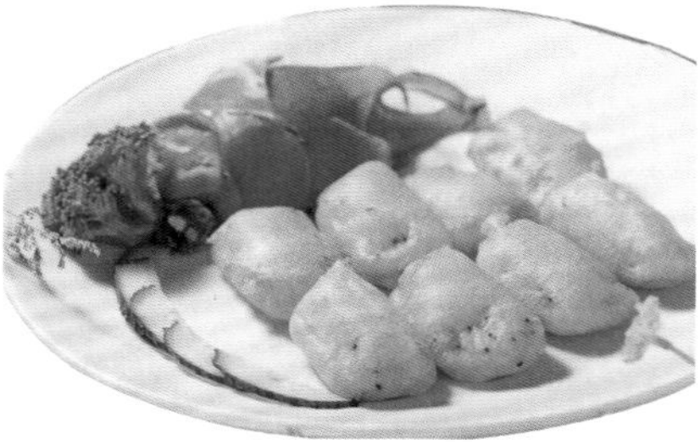

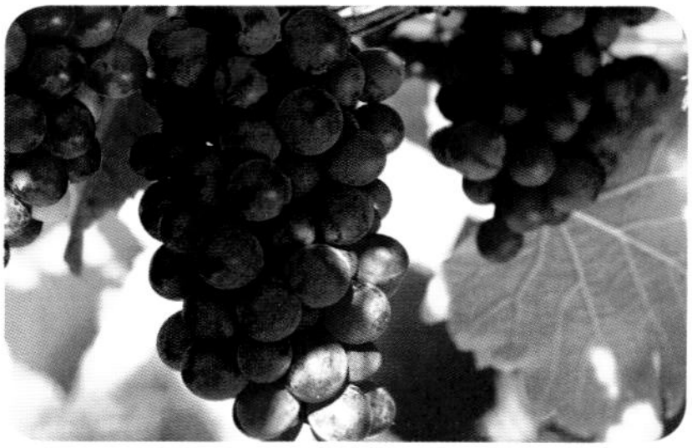

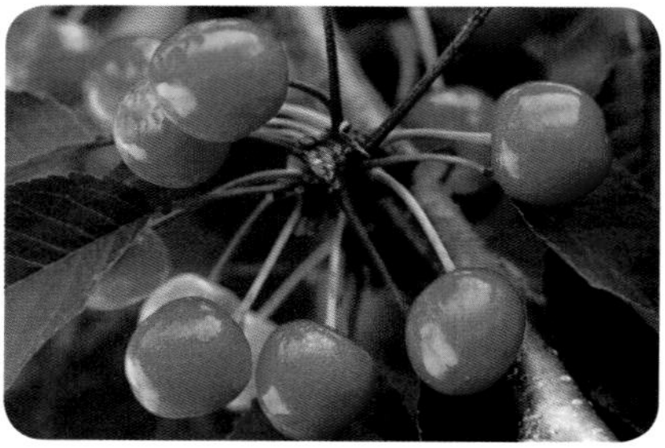

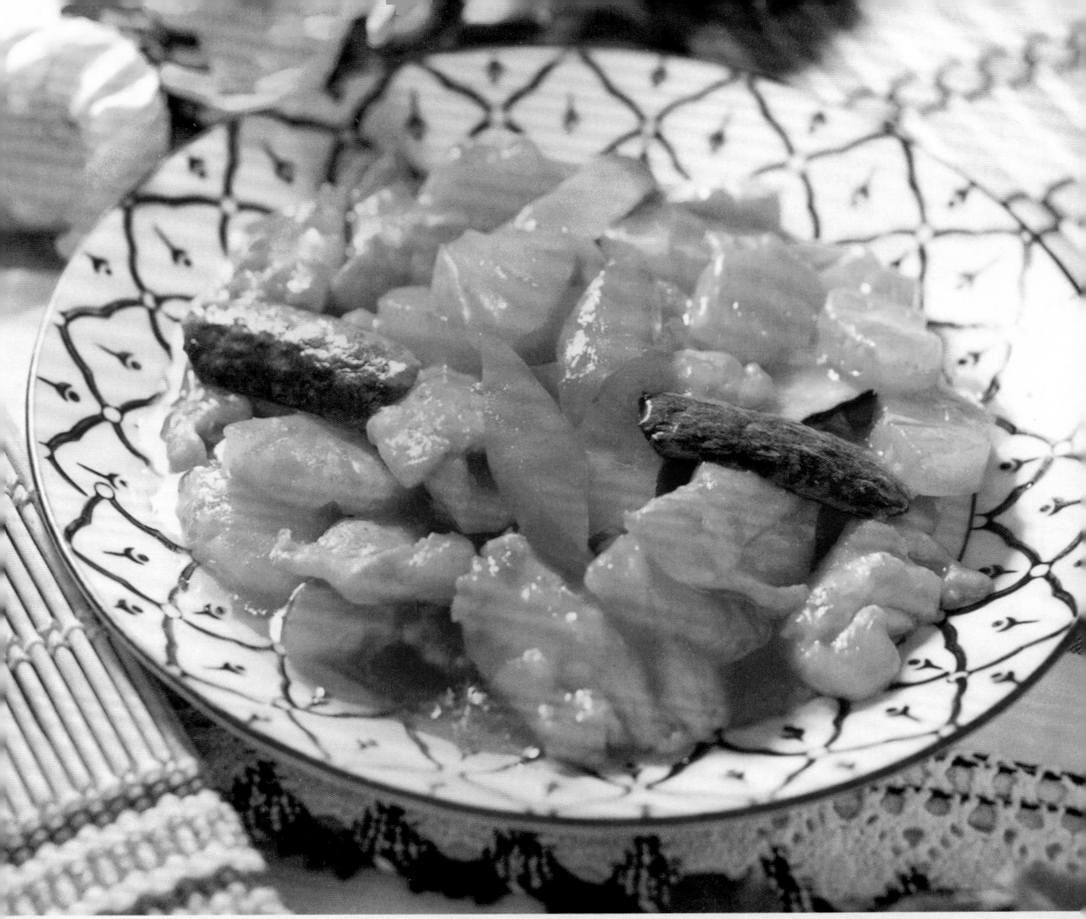

专著《饮膳正要》，药膳方和食疗药十分丰富，并有妊娠食忌、乳母食忌、饮酒避忌等内容。至明代，李时珍在《本草纲目》中收载了许多药膳方，仅药粥、药酒就各有数十则；明代高濂的养生学专著《遵生八笺》，也载有不少养生保健药膳。清代的药膳专著各有特色，如王士雄的《随息居饮食谱》介绍了药用食物7门300余种，章穆的《调疾饮食辩》所涉及的药用食物更多，袁枚的《随园食单》介绍了多种药膳的烹调原理和方法，曹庭栋的《老老恒言》（又称《养生随笔》）中则列出老年保健药粥百余种。

今天，现代营养学的研究又大大推进了药膳的发展，药膳的品种在传统工艺的基础上逐步增加，如药膳罐头、药膳糖果等。结合现代科研成果制成的具有治疗作用的食品、饮料，品种繁多，各具特色。同时，中华药膳已经开始走向世界，不少药膳罐头和中药保健饮料、药酒等已销往国际市场。有的国家已经开设药膳餐厅。国际上一些学术界和工商界人士十分关注中华药膳这一特殊食品，希望能开展这方面的学术交流与技术合作。

药膳是中国传统饮食和传统医学的重要内容，如今它已作为一门独具特色的科学、艺术和文化，走进千家万户，传遍世界各地。

本书以中医的整体观念和辨证论治为根据，参考历史上各时期食疗养生著作，并结合现代中医营养及饮食养生的研究，将中国传统的医药知识与烹调相结合，根据不同的身体状况、不同的疾病症状、不同的年龄阶段推荐相应的药膳食谱，详实介绍每一药膳的烹调制作方法，使人们在享受生活之余兼以达到保健养生、强体益寿之目的。

本书在编辑过程中，得到了很多专家的大力帮助，在本书付梓之际，谨向所有为本书的编纂提供帮助的单位、个人表示诚挚的谢意。另外，鉴于本书中的部分药膳方系从文献资料、民间偏验方中整理而来，读者在实际应用中应斟酌参考使用。

同时，因为本书编者水平有限，希望广大专家、读者能够对书中的疏漏桀误之处批评指正。

编　者

于北京

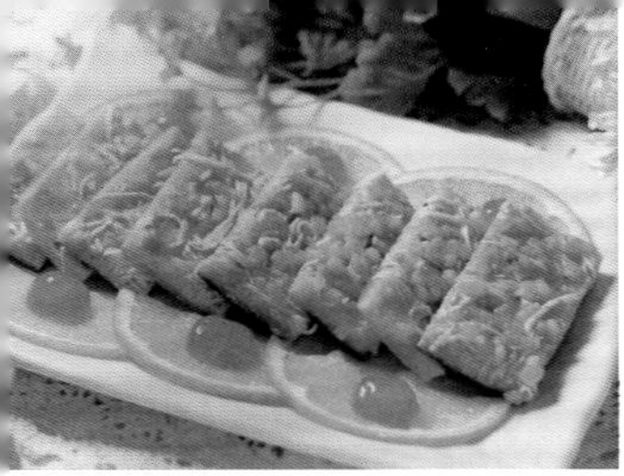
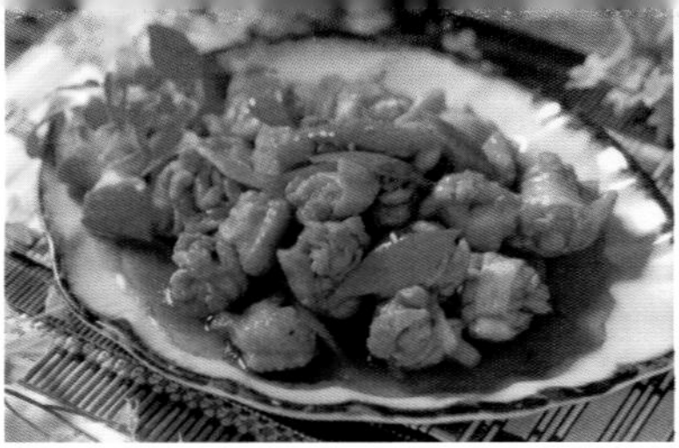
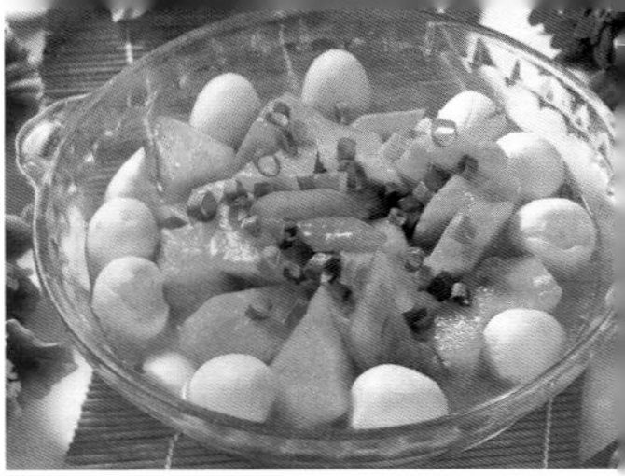

Contents

目 录

PART1 认识药膳

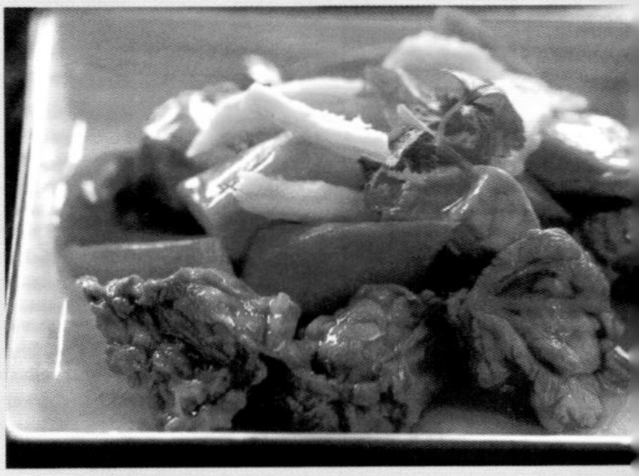
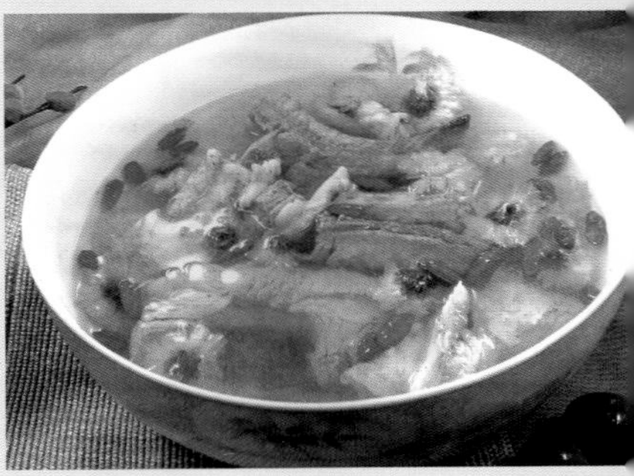

PART2 细说药膳原料的选用

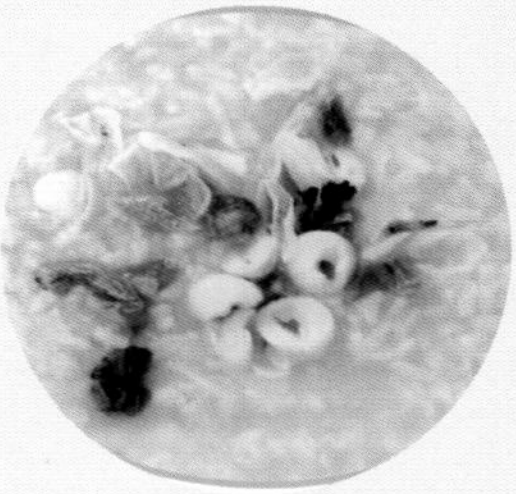

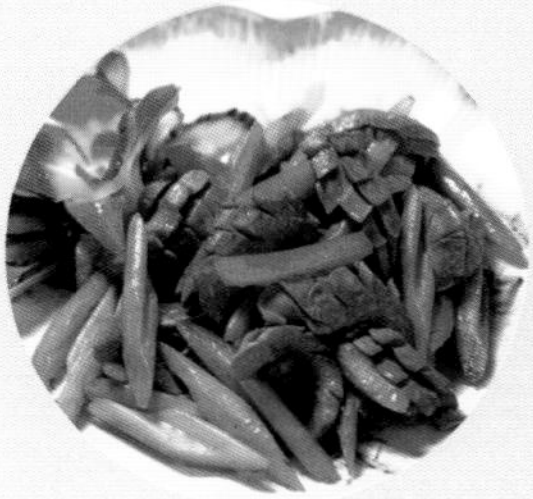

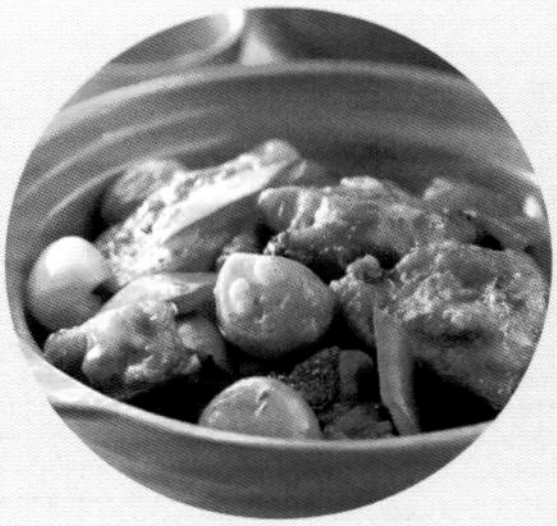

PART3 药膳调养顺应四季变化

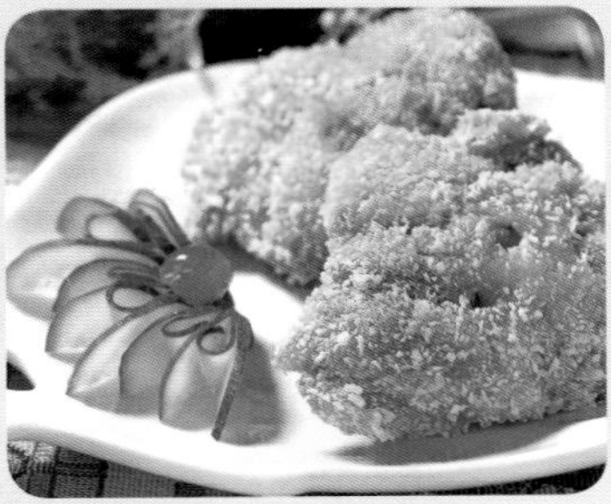

PART4
补益类药膳入口少生病

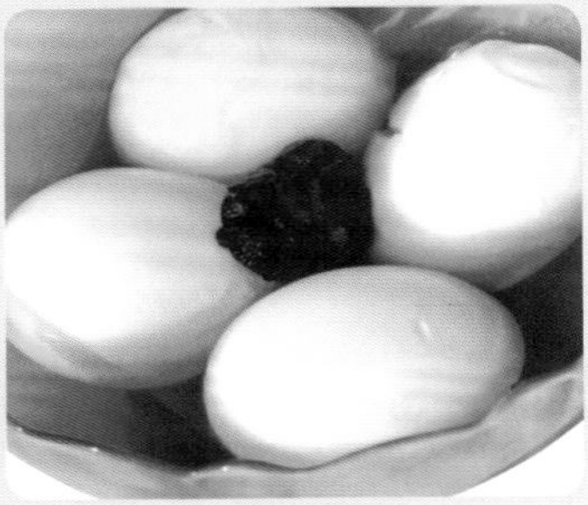

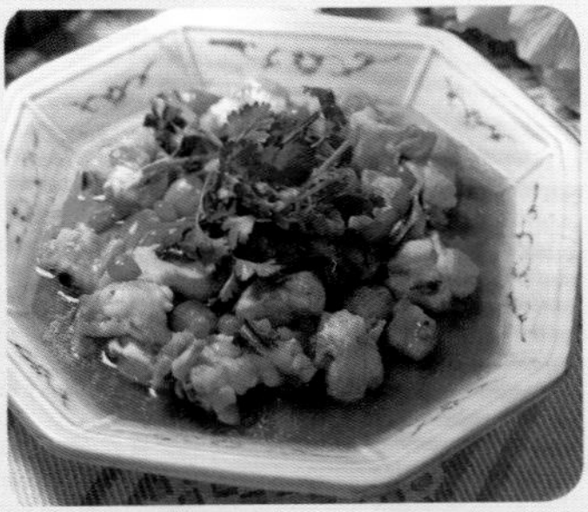

PART5
对症药膳消百病

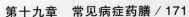

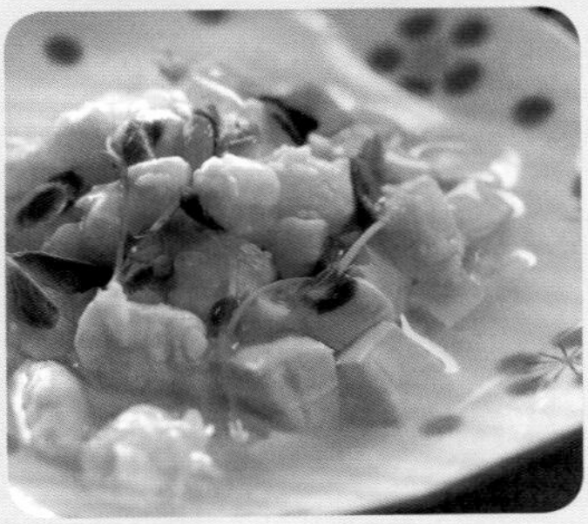

第二十章 外科病药膳／210

第二十一章 内科病药膳／243

第二十二章 儿科病药膳／308

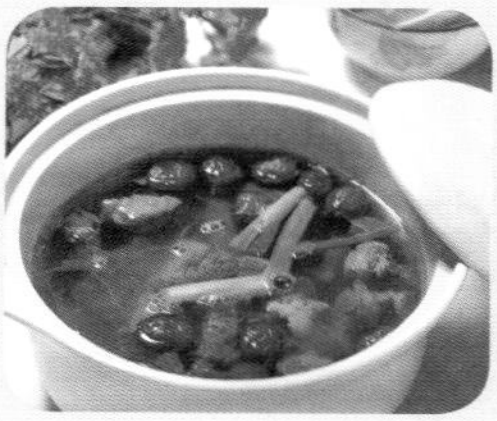
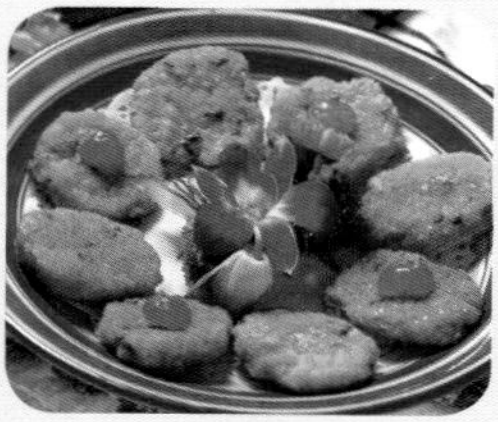
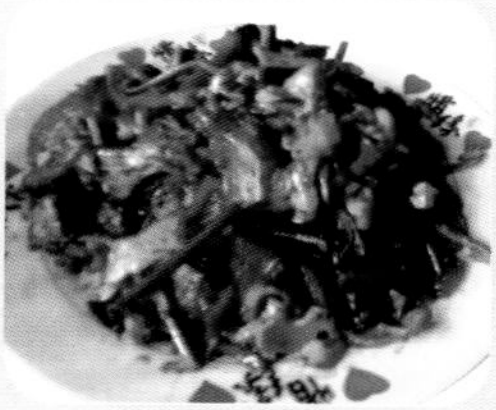

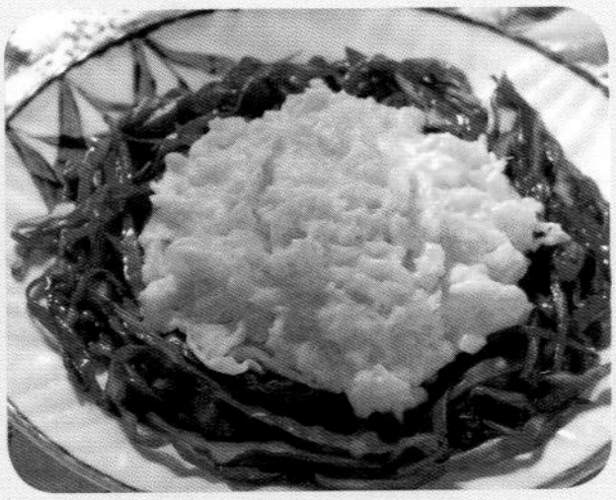

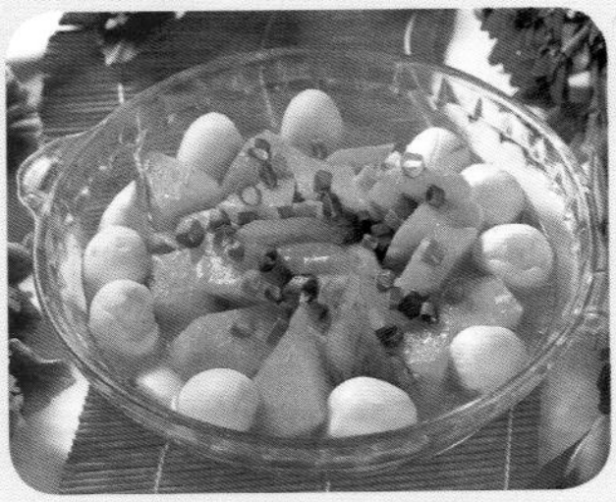

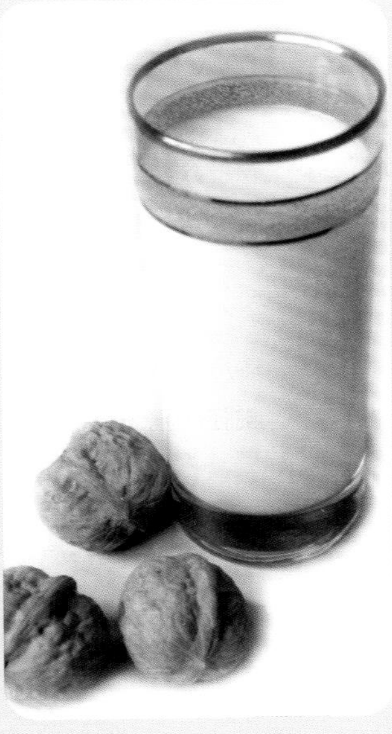

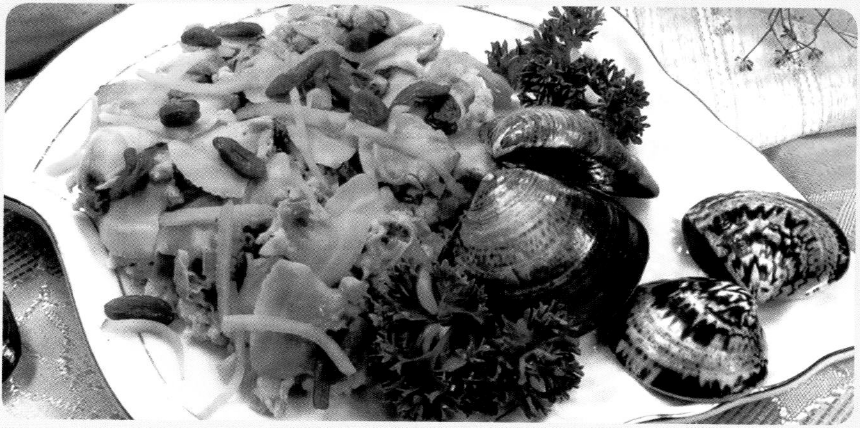

PART6 保健药膳常服益处多

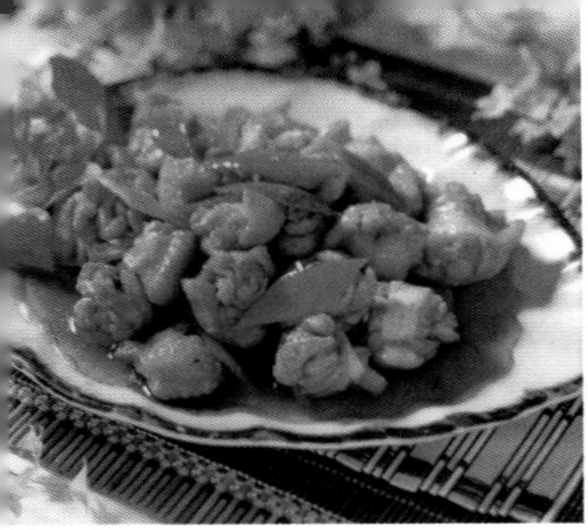
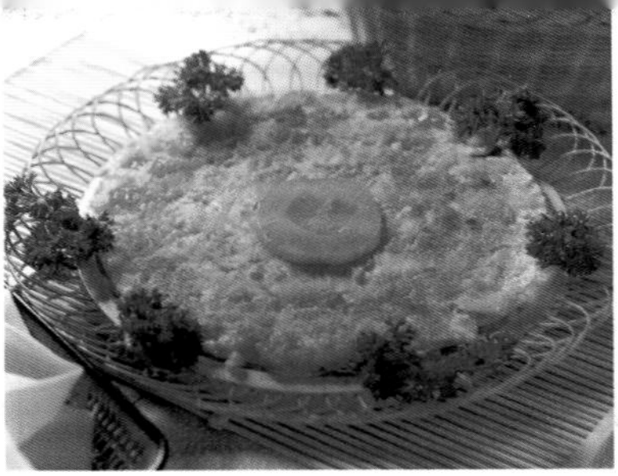
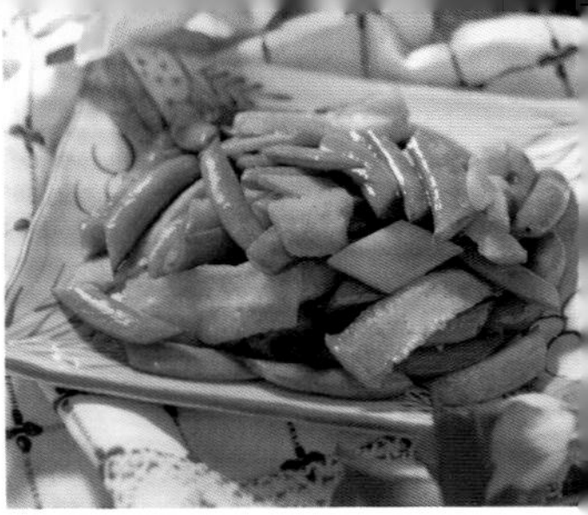

PART1

认识药膳

民以食为天，近年来，药膳在传统食疗基础上又有新的要求，就是要参考现代营养学中对食物的各种营养素的含量、膳食中的脂类以及膳食营养平衡等，为食疗增添了新的内容。

药膳是中国传统食疗中的一门分支学科，是结合饮食和药物的一种特殊食品，由中药、食物和调料3部分组成。取药之性，借食之味，借食取药，药助食功。

中国传统医学研究食物的性味、功能，并把其用以防病治病和养生保健的一门学科称为食疗学。以饮食来补养身体，保持健康，或用饮食疗养法使患者尽快康复。

目前食疗学的要求是，既能达到味美适口、无毒无害的需求，又能对人体有防病治病、延寿防癌的养生作用。根据食物性味功能的不同，针对不同的体质、病情和生理特点，采用辨证的方法，选择并调配成最为相宜的膳食。

药膳中含有人体所必需的营养素，能有效补充人体能量和营养的需求，调节人体机体的代谢，提高免疫能力，改善脏器功能，促进血液循环。

随着医学模式的转变，医学研究的重点已开始从临床医学转向预防医学。抗老防癌是众所向往的，养生保健也越来越受关注。此时传统医学发挥了重大的作用，而且在当今的养生保健中受到人们的重视和关注。

第一章　中国药膳历史的源与流

药膳，系中国传统医学知识与烹调经验相结合的产物，是以药物和食物为原料，经过烹饪加工制成的一种具有食疗作用的膳食。药膳“寓医于食”，既将药物作为食物，又将食物赋以药用，药借食力，食助药威；既具有营养价值，又可防病治病、保健强身、延年益寿。所以，药膳既不同于一般的中药方剂，又有别于普通的饮食，是一种兼有药物功效和食品美味的特殊膳食。它既可以使食用者得到美食享受，又可使其身体得到滋补、疾病得到治疗。因而，中国传统药膳的制作和应用，既是一门科学，也是一门艺术。

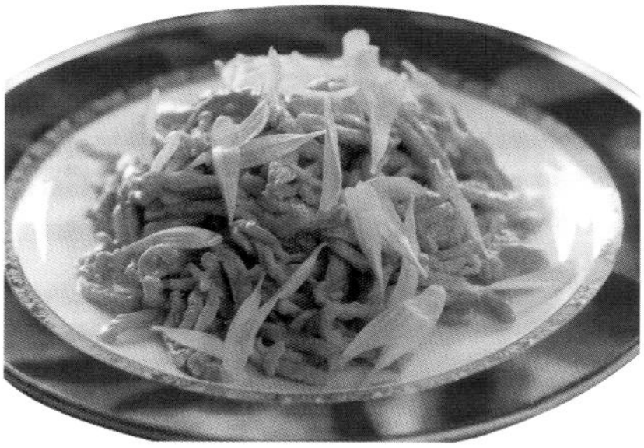

菊花肉丝

【原料】猪肉150克，菊花80克，花生油20毫升，水淀粉10克，盐2克，味精1克。

【制法】将猪肉洗净切丝，用5克水淀粉、1克盐拌匀上浆；菊花掰散，花瓣用清水冲洗干净，控干水分；将水淀粉、盐、味精调成汁备用。炒锅烧热，倒入花生油，放入肉丝炒散，烹入味汁；将菊花下锅，炒熟即可。

【功效】平肝明目，降压。适用于高血压及耳鸣目眩等症。

药膳食品，不是一般的营养食品，是现代所称的功能性食品。中药与食物相配，就能做到药借食味，食助药性，变“良药苦口”为“良药可口”。因此，可以说药膳是充分发挥中药效能的美味佳肴，特别能满足人们“厌于药，喜于食”的天性。药膳既是一种功能性食品，也可以说它是中药的一种特殊的、受人们喜爱的剂型。

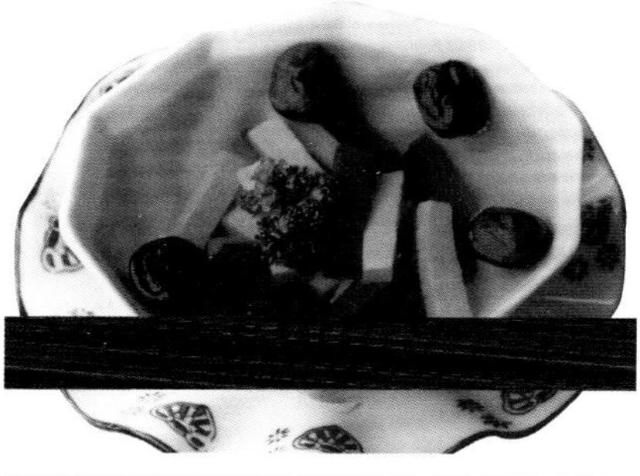

豆腐猪血汤

【原料】豆腐250克，猪血400克，大枣10枚。

【制法】将大枣洗净，与豆腐、猪血同放入锅中，加适量水，煎煮成汤。饮汤，食枣。

【功效】补血。适用于产后妇女贫血。

药膳在中国源远流长，有着悠久的历史和广泛的群众基础。在人类社会的原始阶段，人们还没有能力把食物与药物分开。人类的祖先为了生存

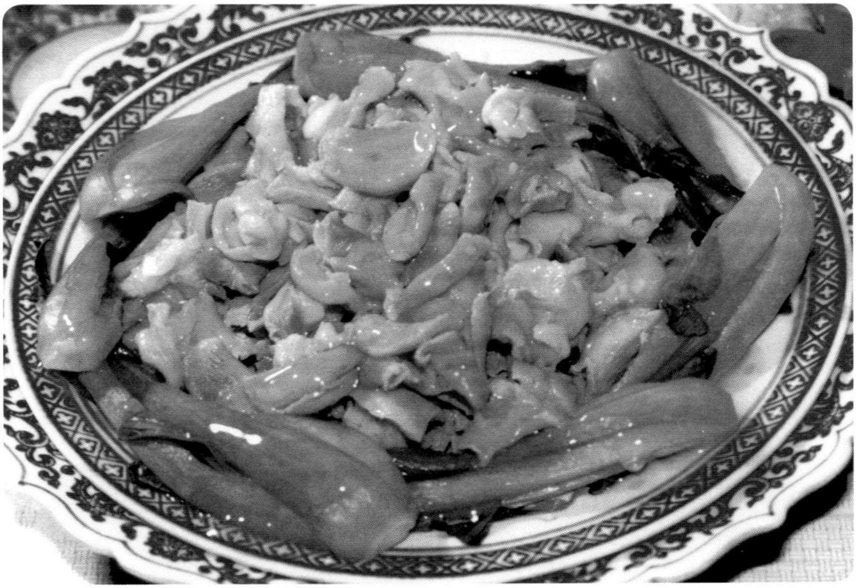

玉米须烧田螺

【原料】田螺肉300克，菜胆150克，玉米须50克，葱末、姜末各5克，料酒10毫升，盐3克，味精2克，湿淀粉10克，植物油55毫升。

【制法】将田螺肉治净，切片，入沸水锅中略焯捞出。将锅内放入清水150毫升，下入玉米须小火煮约20分钟，捞去玉米须不用。在锅内放植物油25毫升烧热，下入葱末、姜末炝香，烹入料酒，加入煮玉米须的汤汁，下入田螺片及盐2克烧至汤汁浓时，加味精1克，用湿淀粉勾芡，装入盘中。锅内放余下的植物油烧热，下入菜胆、盐、味精炒熟，出锅围摆在田螺肉周围即成。

【功效】平肝利胆，泄热利水。适用于急性病毒性肝炎患者食用。

的需要，不得不在自然界到处觅食，久而久之，也就发现了某些动物、植物不但可以作为食物充饥，还具有某种药用价值。这种把食物与药物合二为一的现象就形成了药膳的源头和雏形。也正是基于这样一种情况，中国的传统医学才有“药食同源”之说。考古学家已经发现了不少原始时代具有药性的食物；而民族学也发现一些处在原始时代的民族会制作具有药物作用的食品。这证明，药膳确实是起源于人类的原始时代。当然，这种原始的药膳仅仅是药膳的雏形，还称不上是真正的药膳，那时的人们并非自觉地利用食物的药性。真正的药膳只能出现在人类已经有了丰富的药物知识和积累了丰富的烹饪经验之后的文明时代。那么，真正意义的药膳在我国究竟起源于何时，又是如何发展演变的呢？

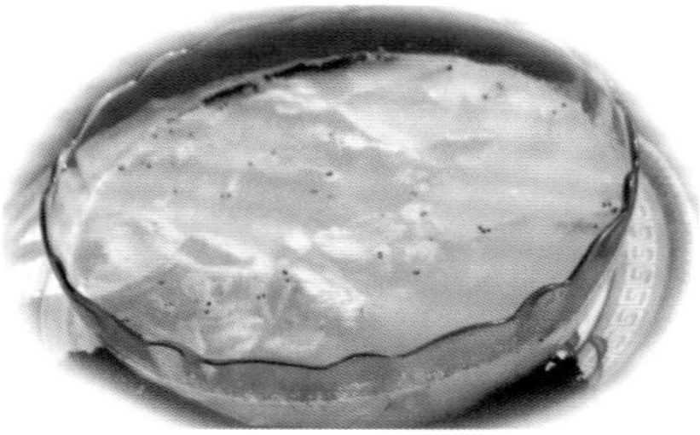

虾皮蛋羹

【原料】虾皮10克，鸡蛋1个。

【制法】虾皮去杂质，洗净；鸡蛋磕入碗里搅打成泡，然后放虾皮搅拌均匀。将其放入蒸锅中蒸熟即可食用。

【功效】补肾壮阳，益精。适用于佝偻病。

我国自文字出现以后，甲骨文与金文中就已经有了“药”字与“膳”字。而将“药”字与“膳”字联起来使用，形成“药膳”这个词，最早则见于《后汉书·列女传》，其中有“母亲调药膳恩情笃密”这样的字句；《宋史·张观传》还有“蚤起奉药膳”的记载。这些记载证明，至少在一千多年前，我国已出现“药膳”其名。而在“药膳”一词出现之前，我国的古代典籍中，已出现了有关制作和应用药膳的记载。《周礼》中记载了“食医”，食医主要掌理调配周天子的“六食”“六饮”“六膳”“百馐”“百酱”的滋味、温凉和分量。食医所从事的工作与现代营养医生的工作类似，同时，书中还涉及了其他一些有关食疗的内容。《周礼·天官》中还记载了疾医主张用“五味、五谷、五药养其病”；疡医则主张“以酸养骨，以辛养筋，以咸养脉，以苦养气，以甘养肉，以滑养窍”等，这些主张已经是很成熟的食疗原则。这说明，我国早在西周时代就有了丰富的药膳知识，并出现了从事药膳制作和应用的专职人员。

成书于战国时期的《黄帝内经》记载：“凡欲诊病，必问饮食居处”“治病必求其本”“药以祛之、食以随之”，并说“人以五谷为本”“天食人以五气，地食人以五味”“五味入口，藏于肠胃”“毒药攻邪，五谷为养，五果为助，五畜为益，五蔬为充，气味合而服之，以补精益气”。与《黄帝内经》成书时间相近的《山海经》中也提到了一些食

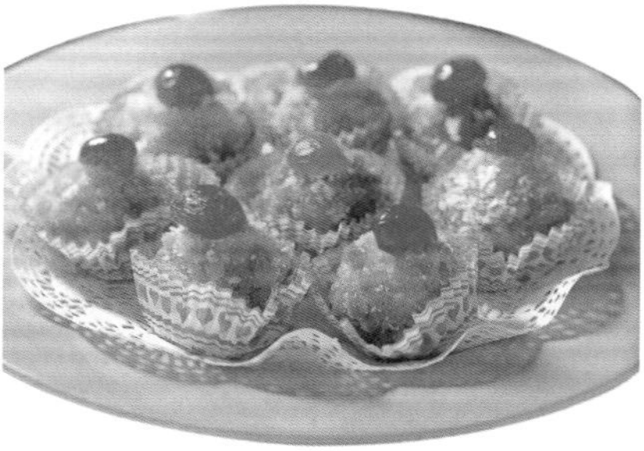

芝麻鱼球

【原料】鲤鱼（或草鱼、青鱼）肉250克，鸡蛋清1个，牛奶50毫升，黑芝麻30克，生粉、黄酒、盐、味精、猪油各适量。

【制法】鱼去皮、骨剁成茸，加上酒、盐、蛋清、味精、牛奶、生粉用力搅打至鱼茸成团，用手挤成丸子，置黑芝麻里滚一周。炒锅内加猪油，中火烧至六成热（约150℃）时，将鱼丸逐个放入油内炸熟，呈金黄色时捞出，摆入盘中即成。

【功效】助脾长肌，通血脉，润肌肤，利两便。

物的药用价值："枥木之实，食之不老。"上述医籍的记载，说明在先秦时期，中国的食疗理论已具雏形。《黄帝内经》中共有13首方剂，其中有8首属于药食并用的方剂，如乌贼骨丸，由茜草、乌贼、麻雀蛋、鲍鱼制成，其制法是将前3种食物研末为丸，以鲍鱼汤送服，主要用于治疗血枯病。由此可见，当时药膳的制作与应用也较成熟。

到秦汉时期，药膳有了进一步发展。东汉末年成书的《神农本草经》载药365种，其中大枣、人参、枸杞子、五味子、地黄、薏苡仁、茯苓、沙参、生姜、葱白、当归、贝母、杏仁、乌梅、鹿茸、核桃仁、莲子、蜂蜜、龙眼肉、百合、附子等，都是具有药性的食物，常作为配制药膳的原料。汉代名医张仲景的《伤寒杂病论》《金匮要略方论》进一步发展了中医理论，在治疗上除了用药还采用了大量的饮食调养方法来配合，如白虎汤、桃花汤、竹叶石膏汤、瓜蒂散、十枣汤、百合鸡子黄汤、当归

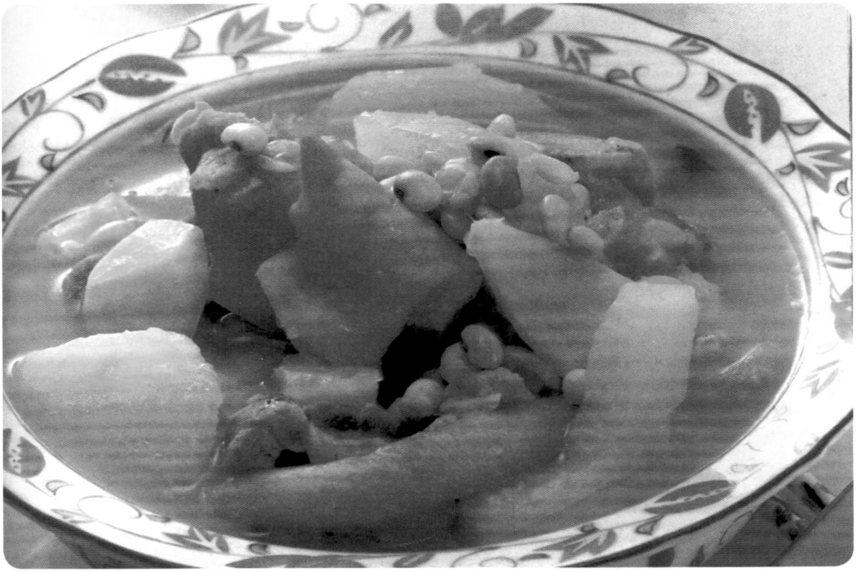

木瓜炖猪蹄

【原料】猪蹄2只，木瓜1个，姜、大葱、料酒、盐、味精、胡椒粉、黄豆，鲜汤各适量。

【制法】将猪蹄洗净，剁成小块后用清水浸泡几个小时，捞出放入加有料酒的清水锅里氽一水；木瓜削皮，切成小方块。净锅上火，掺入鲜汤烧开，放入姜块（拍破）、大葱（打结）、黄豆和猪蹄，待小火炖烂猪蹄后，下入木瓜块，调入盐、味精和胡椒粉调味，等到木瓜成熟即起锅装入汤碗。

【功效】美容养颜。

生姜羊肉汤、甘麦大枣汤等。在食疗方面，张仲景不仅发展了《黄帝内经》的理论，突出了饮食的调养及预防作用，开创了药物与食物相结合治疗重病、急症的先例，而且记载了食疗的禁忌及应注意的饮食卫生。汉代以前虽有较丰富的药膳知识，但仍不系统，为我国药膳食疗学理论的奠基时期。

晋唐时期是药膳食疗学的形成阶段。此时的药膳理论有了长足的发展，出现了一些专门著述。晋代葛洪的《肘后救卒方》、北魏崔洁的《食经》、梁代刘休的《食方》等著述对中国药膳理论的发展起到了承前启后的作用。

唐代名医孙思邈在其所著的《备急千金要方》中设有“食治”专篇，至此，食疗已开始成为专门学科，其中共收载药用食物164种，分为果实、菜蔬、谷米、鸟兽四大门类。孙思邈指出：“食能排邪而安脏腑，悦情爽志以资气血”“凡欲治疗，先以食疗，既食疗不愈，后乃用药耳”；并认为“若能用食平疴，适性遣疫者，可谓良工，长年饵老之奇法，极养生之术也”。孙思邈的弟子孟诜集前人之大成编成了《食疗本草》。这是我国第一部集食物、中药为一体的食疗学专著，共收集食物241种，详细记载了食物的性味、保健功效、过食或偏食后的副作用，以及其独特的加工、烹调方法。这时还有医博士昝殷编著的《食疗心鉴》、南唐陈士良的《食性本草》，都是在晋唐时期出现的专门论述食疗功效的专著，将食疗、药膳作为专门的学科进行详细的论述。

宋元时期为食疗药膳学全面发展时期。宋代官方修订的《太平圣惠方》专设“食治门”，记载药膳方剂160首，可以治疗28种病症，且药膳以粥、羹、饼、茶等剂型出现。元朝的统治者也重视医药理论，提倡蒙、

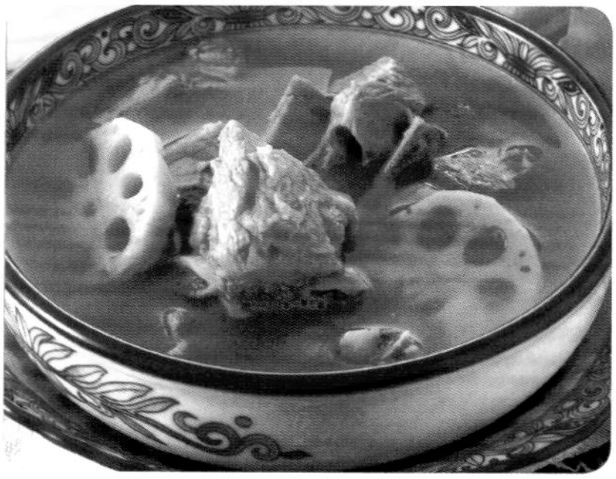

莲藕排骨汤

【原料】排骨、莲藕各300克，香葱2棵，生姜1块，料酒1大匙，胡椒粉1小匙，盐2小匙，味精1小匙。

【制法】排骨洗净，剁成3厘米长的节；刮尽莲藕表面的粗皮，切成块，洗净。生姜洗净切成两半；锅内放适量水，放入半块生姜、香葱、料酒，烧沸后，下入排骨，焯水后捞出待用。炒锅置火上，加水，下入排骨、半块生姜、香葱，用大火烧沸，去尽浮沫后改用小火，炖约20分钟后，把莲藕、排骨及汤汁一起倒进沙锅，再炖30分钟，拣出生姜、香葱不用，放盐、胡椒、味精即成。

【功效】养颜抗衰，活血润肤。

汉医的进一步结合和吸收外域医学的成果，由饮膳太医忽思慧所编著的《饮膳正要》是我国最早的营养学专著，收载食物203种，除了谈到对疾病的治疗，首次从营养学的观点出发，强调了正常人应加强饮食、营养的摄取，用以预防疾病，并详细记载了饮食卫生、服用药食的禁忌及食物中毒的表现，颇有见解。

明清时期是中医食疗药膳学进入更加完善的阶段，几乎所有关于本草的著作都注意到了本草与食疗学的关系，对于药膳的烹调和制作也达到了极高的水平，且大多符合营养学的要求。明代的医学巨著《本草纲目》给中医食疗提供了丰富的资料，仅谷、菜、果三部就收有300多种，其中专门列有饮食禁忌、服药与饮食的禁忌等。朱橚的《救荒本草》记载了可供荒年救饥食用的植物414种，并将其详细描图，讲述其产地、名称、性味及烹调方法。此外还有徐春甫的《古今医统》、卢和的《食物本草》、宁原的《食鉴本草》，其中较为著名的是贾铭的《饮食须知》、王士雄的《随息居饮食谱》等，它们迄今在临床及生活中仍有较大的实用价值。这一时期的食疗学还有一个突出的特点，提倡素食的思想得到了进一步的发展，如黄云鹄所著的《粥谱》、曹庭栋所著的《老老恒言》均重视素食的疗效，这对于食疗、养生学的发展均有帮助。

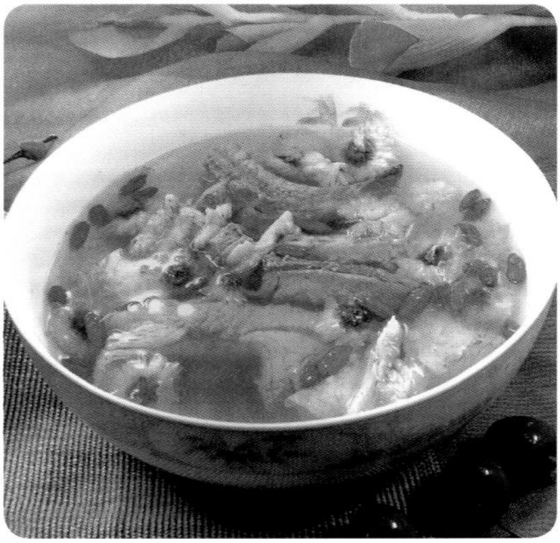

枸杞菊花煲排骨

【原料】排骨500克，枸杞子1小握，干菊花4朵，姜1小块，盐适量。

【制法】将洗净的排骨切成约3厘米大小备用；将枸杞子、菊花用冷水洗净；在锅内放约8碗水烧开，加入排骨、姜及枸杞子，大火煮开后改用中火煮约30分钟，菊花在汤快煲好前放入，加适量盐，即可。

【功效】清热解毒，明目养颜，祛痘。

中国药膳从远古至现今，源远流长；自宫廷到民间，广为传播。据有关学者统计，自汉初到明末，有关药膳的著作已有300多部。而今有关食疗药膳的著作更是色彩纷呈，应用空前广泛，以至出现了一些专门的药膳餐馆。在人们的生活中，药膳也得到了空前的普及，并在国外也享有盛誉，备受青睐。

药膳是中国传统饮食和传统医学的重要内容，如今，作为一门独具特色的学科，它已走进千家万户，传遍世界各地。

第二章 药膳种类的划分方法

人类的食物主要为植物和动物，它们往往还需要加工处理。根据人们的饮食习惯与爱好及特殊需要，经过不同的配制和加工，制成形态各异、风格多样、营养价值不同、花样繁多的加工品。

药膳的传统制作是以中医辨证理论为指导，将中药与食物相配伍，经过加工，制成色、香、味、形俱佳的具有保健和治疗作用的特殊食品。

纵观古代医籍文献中记载的分类方法，结合现代药膳加工和烹调技术，引入药膳后所产生的影响，可以按药膳食品的性状、制法和作用3方面进行如下分类。

一、按性状分类

菜肴类

此类药膳是以蔬菜、肉、蛋、鱼、虾等为原料，搭配一定比例的药物制成的菜肴。这类药膳可以制成冷菜、蒸菜、炖菜、炒菜、炸菜、卤菜等。

米面食类

此类药膳是以米和面粉为基本原料，加一定补益药物或性味平和的药物制成的馒头、汤圆、包子等各种主食。

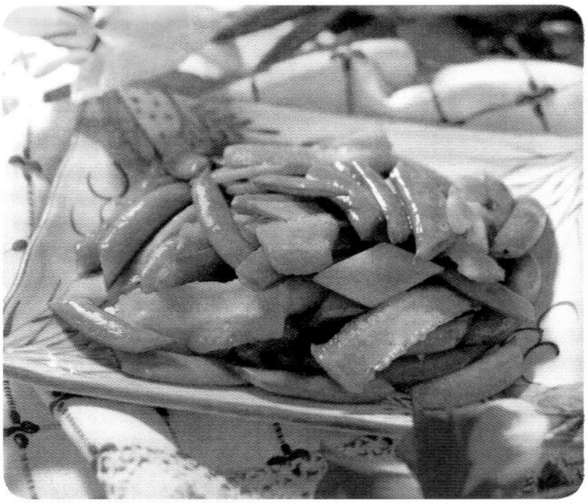

蜜豆鱼片

【原料】鲩鱼肉200克，蜜豆150克，胡萝卜、生姜、盐、味精各10克，花生油30毫升，白糖2克，湿淀粉适量，麻油5毫升。

【制法】将蜜豆切去老筋；胡萝卜、生姜切片；鲩鱼肉去皮，用刀背砍成泥，加少许盐、味精、淀粉拌匀打至起胶，放入平锅内把鱼胶铺平，用小火把鱼胶煎至双面熟透铲起切片。烧锅下油，放入姜片、胡萝卜、蜜豆、盐炒至断生，然后再加入煎鱼片、味精、白糖同炒，用湿淀粉勾芡，淋入麻油即成。

【功效】暖胃和中，减肥美容。

粥食类

此类药膳是以米、麦等为原料，加一定的补益药物煮成的半流质饮食。这类药膳可以用具有药用价值的粮食制成，也可以由药物和粮食合制而成。

糕点类

此类药膳按糕点的制法制成，花样繁多，一般由专业厂家制作。

汤羹类

此类药膳是以肉、蛋、奶、海产品等原料为主，加入药物经煎煮而成的较稠厚的汤液。

精汁类

此类药膳是将药物原料用一定的方法提取、分离后制成的有效成分含量较高的液体。

饮料类

此类药膳是将药物和食物浸泡和压榨，煎煮或蒸馏制成的一种专供饮用的液体。

罐头类

此类药膳是将药膳原料，按制造罐头的工艺加工生产的一种食品。

糖果类

此类药膳是将药物加入糖料熬炼成的混合固体食品。

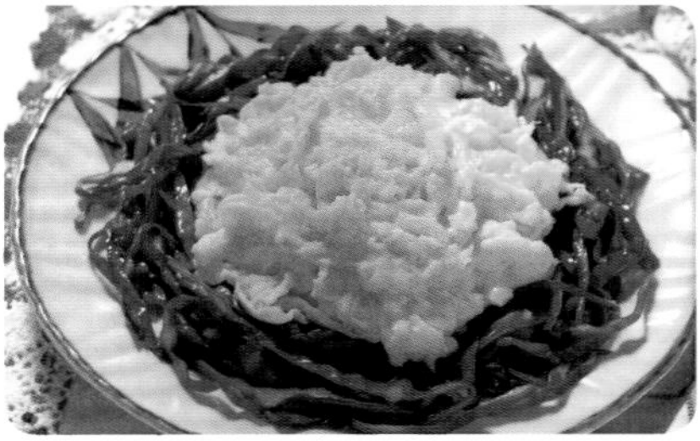

紫包滑蛋

【原料】生鸡蛋3个，紫包菜50克，花生油20毫升，盐8克，味精5克。

【制法】紫包菜切成丝，冲洗干净；鸡蛋打散；烧锅下花生油，先炒紫包菜，放少许盐、味精炒熟，出锅装碟。烧锅下油，放鸡蛋、盐、味精同炒至滑嫩，放入紫包菜中间即可。

【功效】补肺养血，滋阴润燥，预防肿瘤。

蜜饯类

此类药膳是以植物的干、鲜果实或果皮为原料，经药液煎煮后，再附适量的蜂蜜或白糖制成。

二、按制法分类

炖类

此类药膳是将药物和食物同时下锅，适量加水，置于武火上烧沸去浮沫，再置文火上炖烂而制成。

焖类

此类药膳是将药物与食物同时放入锅内，加适量的调味品和汤汁，盖紧锅盖，用文火焖熟。

煨类

此类药膳是将药物与食物置于文火或余热的柴草灰内，进行煨制而成。

蒸类

此类药膳是将药膳原料和调料拌好，装入容器，置蒸笼内，用水蒸气蒸熟。

煮类

此类药膳是将药物与食物放在锅内，加入水和调料，置武火上烧沸，用文火煮熟。

熬类

此类药膳是将药物与食物倒入锅内，加入水和调料，置武火上烧沸，再用文火烧汁至稠浓而成。

炒类

此类药膳是先用武火将油锅烧

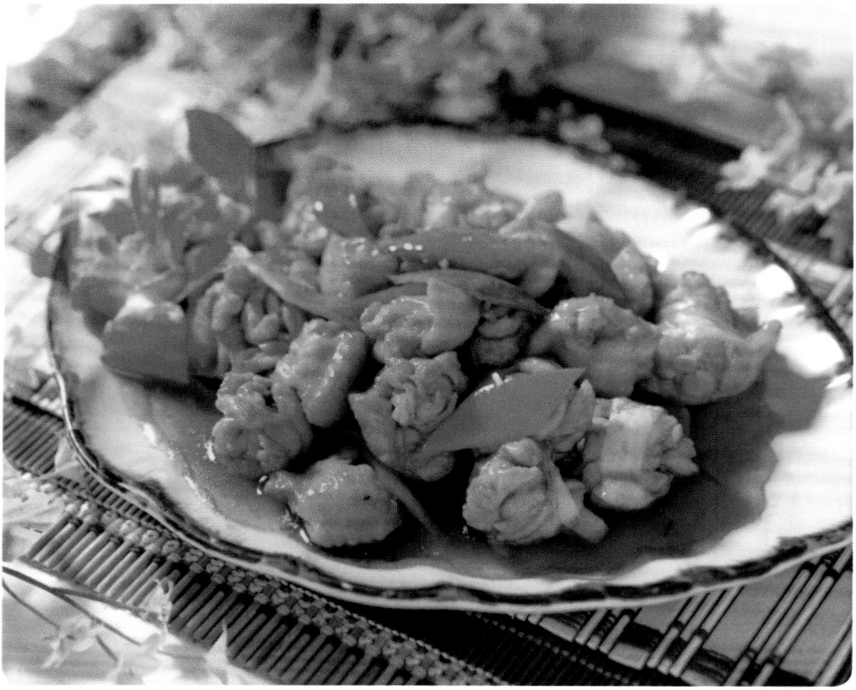

酱炒鸡翼球

【原料】鸡翅中节200克，青椒、红椒各1只，姜1块，花生油20毫升，盐、味精各8克，白糖3克，豆瓣酱20克，麻油少许，湿淀粉适量。

【制法】鸡翅中节去净骨，青椒、红椒切片，姜切粒，去骨的鸡翅用少许盐、味精腌约30分钟待用。烧锅下油，放入生姜、青椒、红椒、鸡翅中节、豆瓣酱煸炒至八成熟。调入剩下的盐、味精、白糖炒至入味，用湿淀粉勾芡，淋入麻油出锅入碟即成。

【功效】温中益气，强腰健胃，护肤益髓。

热，然后下药膳原料炒熟。

熘类

这是一种与炒相似的制法，主要区别是需放淀粉勾芡。

卤类

此类药膳是将药膳原料加工后，放入卤汁中，用中火逐步加热烹制，使其渗透卤汁而制成。

烧类

将食物经煸、煎等方法处理后，再调味、调色，然后加入药物、汤汁，用武火烧沸，文火焖，烧至卤汁稠浓而制成。

炸类

此类药膳是将药膳原料放入油锅中炸熟。

三、按药膳作用分类

滋补强身类

此类药膳是供无病但体弱的人食用。它主要是通过调理脏腑器官组织的功能，使之协调，从而达到增强体质、增进健康的目的。主要包括：益气养血药膳，滋阴壮阳药膳，补肾、养肝、健脾药膳等。

治疗疾病类

此类药膳是针对患者的病情而制作的一种起治疗作用或辅助治疗作用的膳食，通过长期服用而达到治疗疾病的目的，最适用于慢性病患者。按其具体功能来分主要有以下种类：解表药膳、泻下药膳、清热药膳、祛寒药膳、消导化积药膳、补益药膳、理气药膳、理血药膳、祛痰止咳药膳、熄风药膳等。

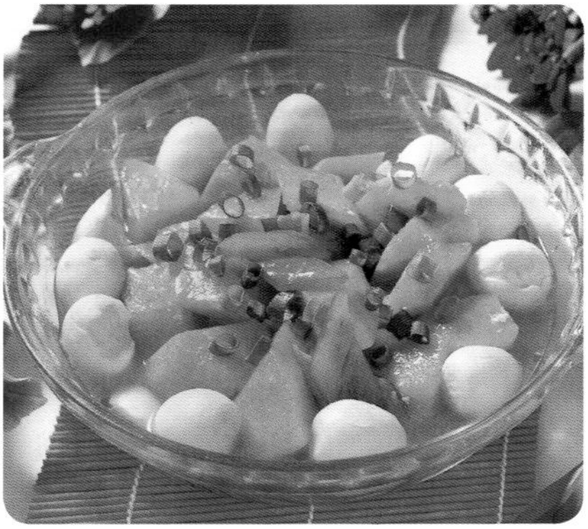

珍珠南瓜

【原料】鹌鹑蛋10个，老南瓜200克，青椒1只，生姜1块，花生油20毫升，盐8克，味精5克，白糖3克，葱、湿淀粉各少许。

【制法】鹌鹑蛋煮熟去壳，老南瓜去皮去籽切块，青椒切片，生姜去皮切片。烧锅下油，放入生姜片、鹌鹑蛋、南瓜、青椒片、盐炒至八成熟，然后调入葱、味精、白糖、盐稍炒，再用湿淀粉勾芡，炒至汁浓时出锅入碟即成。

【功效】养肝清肺，解毒保肾，降血糖，降血脂，适用于防治癌症、高血压、肥胖等症。

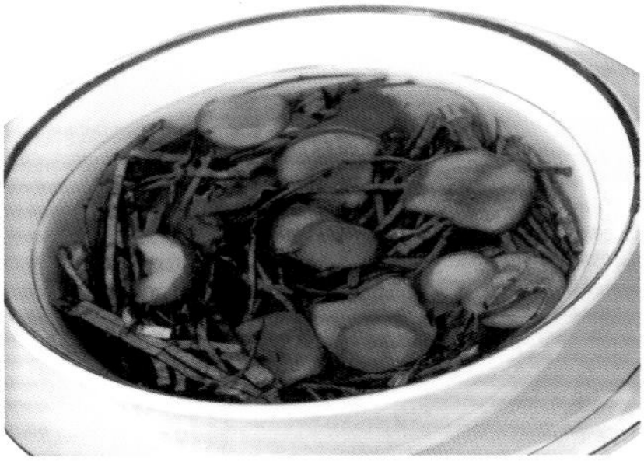

山楂荷叶汤

【原料】荷叶1张，山楂30克，香蕉2个，冰糖适量。

【制法】将荷叶洗净，切成小片；香蕉去皮，切成小块；山楂洗净。将荷叶、香蕉、山楂同放入锅中，加清水适量共煎成汤，加冰糖调味即成。

【功效】清热散瘀。适用于面部痤疮等病症。

健身益寿类

此类药膳是根据用膳者的生理、病理特点而制作的一种具有药性平和、增进健康和抗衰老作用的膳食。主要是通过提高机体免疫功能和协调功能，从而达到促进发育、调理气血或抗衰延年的目的，可分为儿童保健药膳、妇女保健药膳和老年人保健药膳。常用的药膳有：人参防风粥、参麦团鱼、虫草鸭子、燕窝汤、银耳羹、杜仲腰花、乌鸡白凤汤、血藤河蟹、小儿珍糕、芡实粥等。

第三章　药膳食疗的四大特点

春秋战国是药膳的萌芽时期，《内经》中记载了“半夏秫米汤”，《金匮》中记载了“当归羊肉汤”。药膳经历代医家的整理、收集，逐渐发展到今天。药膳是药物与食物巧妙结合而配制的食品，通过烹调加工，制作出既具有食品作用也具有药品作用的美味佳肴，是中医饮食保健的一大特色。药膳食疗从营养学角度来讲比普通食品更优越，并具有以下鲜明的特点。

一、辨证论治施膳

辨证论治是施药膳的重要特点。依据中医理论学说，对每一个病种都应做到“组药有方，方必依法，定法有理，理必有据”。不仅用药如此，在食物的选择上也是如此，必须运用辨证的方法和论治原则，在辨证的基础上，采取相应的治疗方法，选药组方或选食配膳，才能取得预期的效果。例如，当患者出现精神困倦、四肢软弱、短气懒言、头昏自汗、食欲不振、胃腹隐痛、便溏腹泻、舌质淡、舌苔白、脉缓无力等症状时，中医通过辨证，称为脾虚气弱证。这时就要食用健脾益气药膳。健脾益气药膳对应的中药有党参、白术、山药、大枣、茯苓、薏苡仁、莲子、芡实之类。食用的药膳有参枣米饭、山药汤圆、茯苓包子、益脾饼、大枣粥等。

由于季节不同，人们服用的药膳也不相同。药膳学有四季五补之说，即春季，气候温和，万物生长向上，五脏属肝，应以肝为主，需要补肝，称为升补，适宜食用首乌肝片、妙香蛇片等药膳；夏季，气候炎热，人体喜凉，五脏属心，需要清补，适宜食用西瓜盅、荷叶凤脯等药膳；秋季，气候凉爽，五脏属肺，需要平补，适宜食用菊花肉片、参麦团鱼、玉竹心子等药膳；冬季，气候寒冷，阳气深藏，五脏属肾，寒邪易伤肾阳，需要滋补，适宜食用归芪鸡、龙马童子鸡等药膳。另有一些四季皆宜的药膳，如茯苓包子、银耳羹等。

除四季对人体的影响外，还有地理、环境、生活习惯都不同程度地影响着人们的生理、病理等问题，因而必须辨证施膳。

二、药膳是保养脾胃的佳品

人的脾胃在体内起着重要的功能作用。《素问·灵兰秘典论》曰：“脾胃者，仓廪之官，五味出焉。”脾胃是消化食物之器官，因而用药膳保养脾胃，是极其重要的。脾和胃均

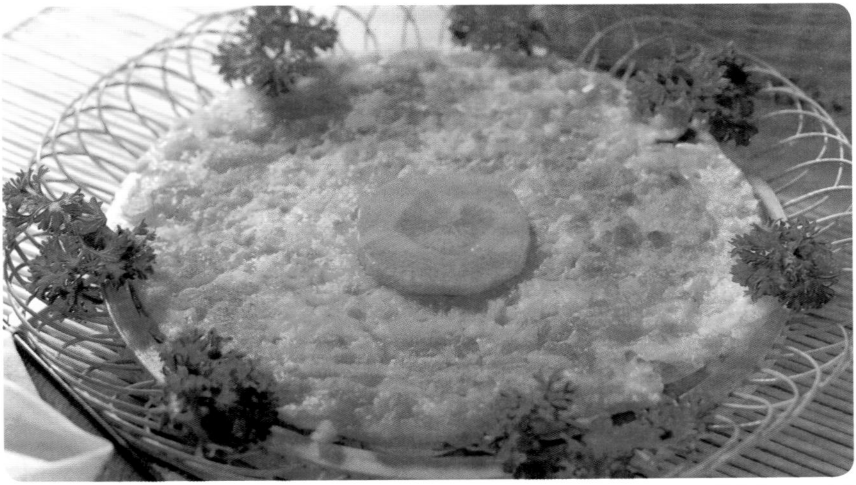

德泉虾烙

【原料】鲜虾仁、三明治火腿各20克，鸡蛋3个，花生油50毫升，盐10克，味精8克，胡椒粉、生粉各少许。

【制法】将鲜虾仁切成丁，用少许蛋白、生粉腌好，三明治火腿切成丁。鸡蛋打散加入盐、味精、胡椒粉拌匀。烧锅下油，放入原料，用小火煎至二面金黄入碟即成。

【功效】健脾暖胃，补肾壮阳。

属土，脾为阴土，胃为阳土；脾主运化，胃主受纳；脾气主升，胃气主降。由于脾胃的作用，人体得以益气生血，使身体健康长寿。《素问·太阴阳明论篇》曰：“脾者，土也。治中央。常以四时长四脏，各十八日寄治，不得独立于时也。”这里明确指出，脾是不独立于一时令的，它是分立于四季，转输水谷之精气。所以，古人有“补土派”的专门学说。

药膳的应用，重点是滋补脾胃。《素问·藏气法时论》曰：“毒药攻邪，五谷为养，五果为助，五畜为益，五菜为充，气味合而服之，以补精益气。”我们的祖先早就认识到用“谷、畜、果、菜”相配合，能够调养身体。治疗脾胃的药膳很多，如参枣米饭有治疗元气大虚、养血安神之功效；茯苓包子中的茯苓，是健脾除湿的要药；山药面、淮山药泥、白茯苓粥、大枣粥，都是健脾益气的药膳，常服使人健康益寿。

三、重视药膳性味与五脏的特定关系

由于药膳是用药物与食物烹制而成的，因此，药膳是具有四气五味的。不同的药膳，具有寒、热、温、凉四种不同的性质。古人治病的原则，是“寒者热之，热者寒之”，这就是说，得了热病的人，要用寒药；得了寒病的人，要用热药。使用药膳也是这个原则，寒病用热性药膳，热病用寒性药膳。如夏天遇到温热疫毒，则可选用双花饮、绿豆粥等药膳；冬季出现寒证的患者，可选用当归生姜羊肉汤、龙马童子鸡等药膳。

中医学的五味，是指酸、苦、甘、辛、咸五种，药膳中也是具有这五味的。《素问·至真要大论》曰：“辛甘发散为阳，酸苦涌泄为阴，咸味涌泄为阴，淡味渗泄为阳。”这里说明辛甘淡味为阳，酸苦咸为阴。《素问·藏气法时论》曰：“辛酸甘苦咸，各有所利，或散、或收，或缓、或急，或坚、或软，四时五藏，病随五味所宜也。”也就是说，辛味具有宣、散、行气血的作用，适用于气血阻滞、肺燥等病，可选用葱白粥、姜糖饮、萝卜饮等药膳。甘味起到补益、和中、缓急的作用，适用于脾胃气虚、胃阳不足等病，可选用红枣粥、糯米红糖粥等药膳。酸味具有收敛、固涩作用，遇有气虚、阳虚不摄而致的多汗症，泄泻不止、尿频、遗精等病，可选用五味饮、乌梅粥等药膳。苦味具有泄、燥、坚的作用，遇有热证、湿证、气逆等病，可选用凉拌苦瓜、苦瓜粥等药膳。咸味具有软坚、散结、泻下等作用，遇有热结、痰核、瘰疬等病，可选用猪肾粥、黄芪蒸乳鸽、龙马童子鸡等药膳。由此可以看出，四气五味与患者的疾病性质是密切相关的。

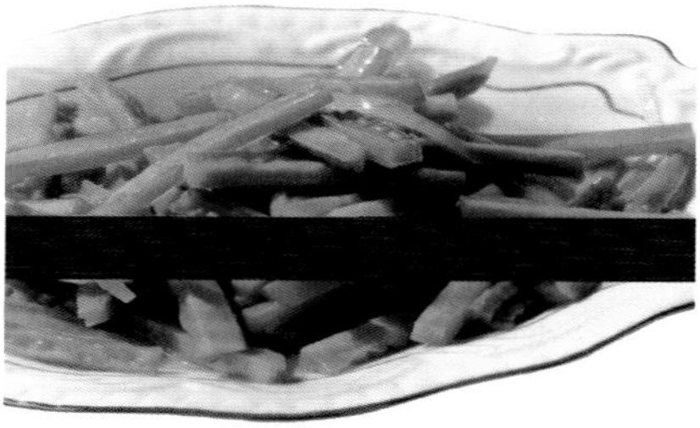

苦瓜炒胡萝卜

【原料】鲜苦瓜2个，胡萝卜7～8根，盐、味精、葱各适量。

【制法】鲜苦瓜去瓤后切片；胡萝卜切成薄片；将鲜苦瓜、胡萝卜调以盐、味精、葱，急火快炒，炒熟即成。

【功效】美容护肤。

四、药膳是食品性药品

药膳食品是以中药材为原料，把食物调料，采用传统制法，结合现代先进的食品生产工艺加工而成的食品性药品。既不同于一般食品，又不同于药品，形是食品，性是药品，是取药物之性，用食物之味，共同配伍，相辅相成，起到食借药力，药助食功的协同作用，收到药物治疗与食物营养的双重效应。药膳食品的剂型通常为菜肴、饮料、糕点、罐头等，它不同于膏、丹、丸、散，但发挥其所长，在防治疾病上，和其他剂型一样拥有异曲同功之效。良药不苦口，食之味美，观之形美，效在饱腹之后，益在享乐之中。

第四章 药膳应用两大原则须牢记

药膳具有丰富饮食、保健养生、治病防病等多方面的作用，在应用时须遵循一定的原则，不宜滥用。

选用药膳要正确对待药膳与药物的关系。药物是祛病救疾的，见效快，重在治病；药膳多用以养身防病，见效慢，重在养与防。食物疗法不能代替药物疗法，但是药膳在保健、养生、康复中却有很重要的地位，尤其是慢性病、老年病以及部分妇、儿疾病能在享受美味的同时，得到保养调理与治疗。中医治病之法不一而足，如药物、食疗、针灸、按摩、气功、心理、音乐、药浴等都是中医治病之法，各有所长，各有不足，应视具体个体与病情而选定合适之法，不宜滥用。

药膳要有针对性，针对不同疾病以及疾病的不同阶段采用不同的药膳，对症用膳。

但对于不同年龄层次人的保健、补养，二者有一些相同的生理特点和不同的病理变化，应注意有针对性地辨证施膳。

一、不同年龄层次的应用原则

少儿的应用原则

少儿与成人相比，在生理上最主要的区别是少儿处在不断生长、发育的阶段，尚未成熟与完善，属于稚阴稚阳，脏腑娇嫩，易虚易实。小儿的生理特点为易于出现热证、阳证，处于生长期需较多的营养物质，且脾胃不足，过食生冷、油腻食品极易损伤脾胃，引起消化不良。因此小儿的饮食应少温补，多样化，富有营养，易于消化，尤其应注意时时呵护脾胃，以补后天之本。

中年人的应用原则

青年时期人体脏腑功能旺盛，各器官组织都处于鼎盛时期。而中年期是一个由盛而衰的转折点，脏腑功能逐渐由强而弱，这个时期的许多人又肩负工作、生活两副重担，往往抓紧时间拼命工作，自恃身体好而忽视了必要保养。中医学认为，过度劳体则伤气损肺，长此以往则少气力衰、脏腑功能衰败、加速衰老；而过度劳心则阴血内耗，出现记忆力下降、性功能减退、气血不足，久而久之出现脏腑功能失调，产生各种疾病。中年人的身体状况本身不如青年时期，所以中医很注重中年人的保健调养。《景岳全书》指出：“人于中年左右，当大为修理一番，则再振根基，尚余强半。”中年时的补养不仅使中年时期身体强壮，还可以防治早衰。通过药

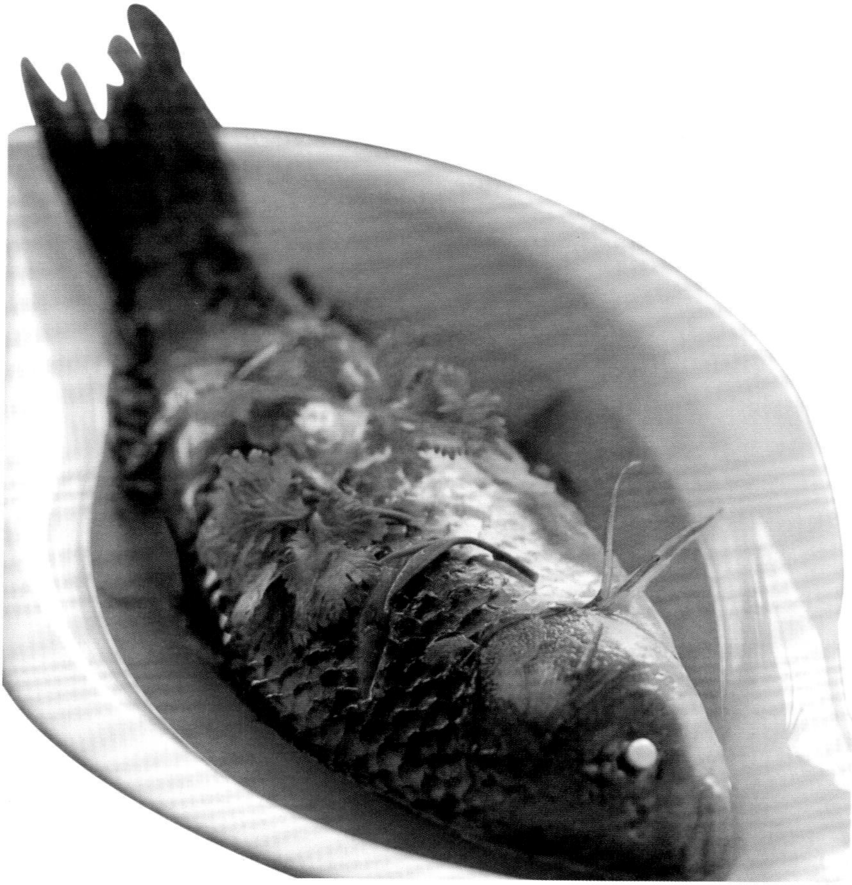

茶香鲫鱼

【原料】鲫鱼2条，绿茶3克。

【制法】将鲫鱼宰杀，清洗干净；将绿茶湿润，放入鱼肚中，然后将鱼装入盘中，上屉蒸熟即成。

【功效】温中益气，行水消肿。适用于上消型糖尿病。

膳食用补肾、健脾、疏肝等功效的食物，可达到健肤美容、抗疲劳、益智、抗早衰、活血补肾强身的作用。

老年人的应用原则

老年人由于大半辈子的忙碌奔波，过度劳心劳体，出现脏腑功能的不足，随着年龄的增长也会出现脏腑功能的减退和气血津液的不足，加上青壮年时期往往遗留的一些病根，症状常常虚实夹杂，以虚为主，出现心、肝、脾、肺、肾的不足，表现出体力下降、记忆力减退、头晕、失眠、性功能减退、腰酸腿软、腹胀、纳差、便秘等，又夹有实证，血脉不通畅，痰湿内阻，出现骨质增生、动脉粥样硬化、组织增生等。此时的饮食治疗应以补养为主。但老年人的补养与年轻人不同，不是一时就能达到疗效，应长期坚持。饮食应清淡，熟软，易于消化、吸收，可适当服用具有健脾开胃、补肾填精、益气养血、活血通脉、通便及延年益寿作用的药粥、汤等药膳。

二、药膳应用的针对性原则

因证用膳

中医讲辨证施治，药膳的应用也应在辨证的基础上选料配伍，如血虚的患者多选用大枣、花生等补血的食物，阴虚的患者多使用枸杞子、百合、麦冬等。只有因证用料，才能发挥药膳的保健作用。

因时而异

中医学认为，人与日月相应，人体内脏腑气血的运行，和自然界的气候变化密切相关。“用寒远寒，用热远热”，意思是说在采用性质寒凉的药物时，应避开寒冷的冬天，而采用性质温热的药物时，应避开炎热的夏天，这一观点同样适用于药膳。

因人用膳

人的体质年龄不同，用药膳时也应有所差异，小儿体质娇嫩，选择原料不宜大寒大热；老人多肝肾不足，用药不宜温燥；孕妇恐动胎气，不宜用活血滑利之品。这都是在药膳中应注意的。

因地而异

不同的地区，气候条件、生活习惯有一定差异，人体生理活动和病理变化亦有不同，有的地处潮湿，饮食多温燥辛辣，有的地处寒冷，饮食多热而滋腻，而南方的广东饮食则多清凉甘淡，在应用药膳选料时也是同样的道理。

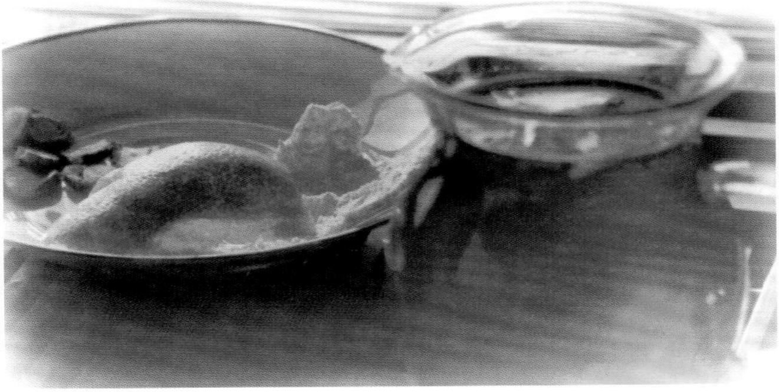

陈皮甘草茶

【原料】陈皮10克，甘草5克。

【制法】将陈皮、甘草淘洗干净，沥干；将陈皮、甘草放入杯中，冲入白开水，加盖闷泡15分钟即成。

【功效】适用于缺镁的骨质疏松症患者。

第五章　药膳配伍禁忌不可不知

药膳的原料之一是中药，目前临床应用的5000多种常用中药中，有500余种可作为药膳原料，如冬虫夏草、人参、当归、天麻、杜仲、枸杞子等。这些药物在与食物配伍、炮制和应用时都需要遵循中医理论，使它们之间的作用互相补充、协调，否则就会出现差错或影响效果。因此，中国传统医学对药膳应用有着严格的禁忌。

一、药物配伍禁忌

药膳的药物配伍禁忌，应遵循中药本草学理论，一般参考“十八反”和“十九畏”。“十八反”的具体内容是甘草反甘遂、大戟、海藻、芫花；乌头反贝母、瓜蒌、半夏、白蔹、白及；藜芦反人参、沙参、丹参、玄参、苦参、细辛、芍药。“十九畏”的具体内容是硫黄畏朴硝，水银畏砒霜，狼毒畏密陀僧，巴豆畏牵牛，丁香畏郁金，川乌、草乌畏犀角，牙硝畏三棱，官桂畏赤石脂，人参畏五灵脂。

以上配伍禁忌，可作为用药参考，但非绝对如此。在古今配方应用中也有一些反畏同用的，如党参与五灵脂同用可以补脾胃、止疼痛，这些必须要在有经验的临床医师的指导下应用。

二、药物与食物配伍禁忌

药物与食物的配伍禁忌是古人的经验总结，后人多遵从于此。其中有些禁忌虽还有待于科学证明，但在没有得出可靠的结论以前还应参照传统说法，以慎用为宜。一般用发汗药应禁生冷，调理脾胃药禁油腻，消肿理气药禁豆类，止咳平喘药禁鱼腥，止泻药禁瓜果。药物与食物的禁忌主要包括：猪肉反乌梅、桔梗、黄连、百合、苍术；羊肉反半夏、菖蒲，忌铜、丹砂；狗肉反商陆，忌杏仁；鲫鱼反厚朴，忌麦冬；猪血忌地黄、何首乌；猪心忌吴茱萸；鲤鱼忌朱砂；

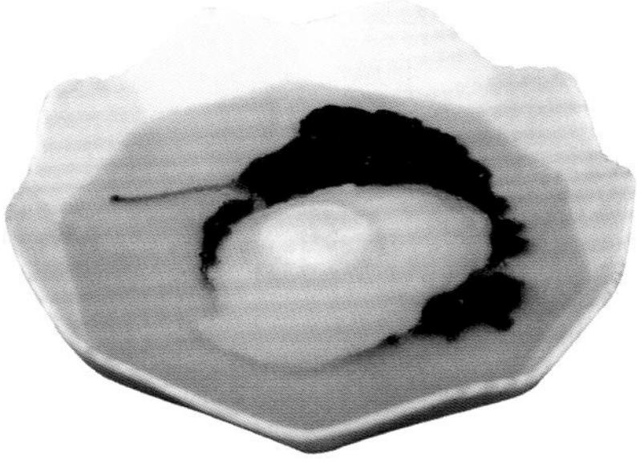

桑叶煮鸡蛋

【原料】霜桑叶10～20克，鸡蛋1个。

【制法】将鸡蛋打去壳，与霜桑叶共煮汤，饭后服。每日2次，1周为1个疗程。

【功效】清热解表，降压止血。适用于肝经郁热或风热外感，以头痛为主的高血压患者。

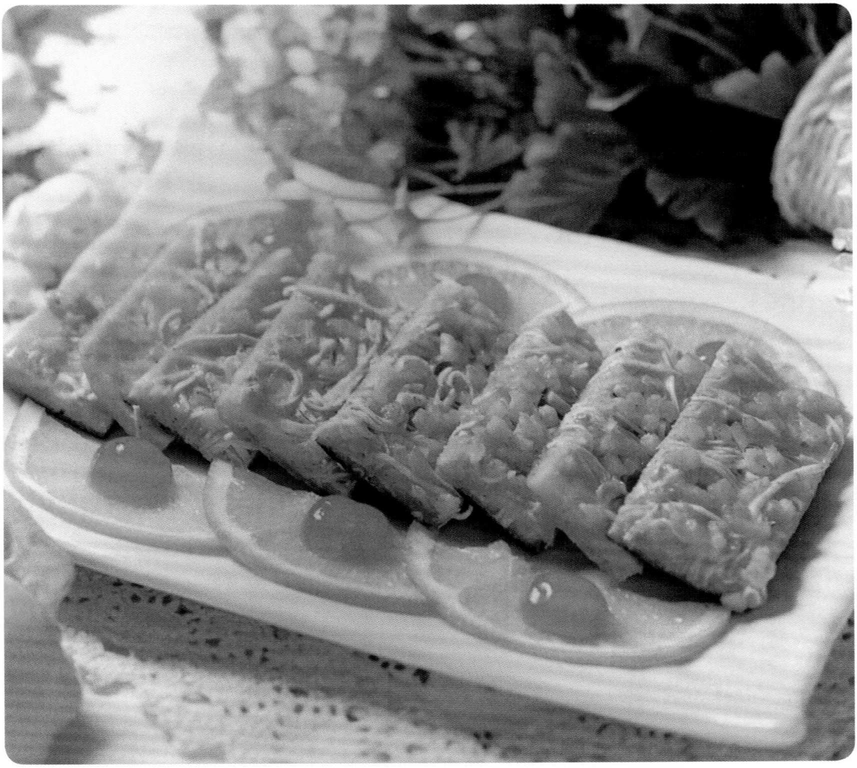

小煎香芋丝

【原料】大香芋200克，干虾肉、盐、生粉各10克，鸡蛋2个，花生油50毫升，鸡精粉5克，白糖3克。

【制法】香芋去皮切细丝；干虾肉发透切小粒；鸡蛋打散，加入盐、鸡精粉、白糖、生粉拌匀。煎锅下油，放入原料，用小火煎透，切件摆入碟内。

【功效】散积理气，解毒补脾，清热镇咳。

雀肉忌白术、李子；葱忌常山、地黄、何首乌、蜜；蒜忌地黄、何首乌；萝卜忌地黄、何首乌；醋忌茯苓；茶忌土茯苓、威灵仙等。这些可供临床应用参考。

三、食物与食物配伍禁忌

古人对食物与食物的配伍也有一些忌讳，其道理虽不充分，但在药膳应用中可作参考。这些禁忌是：猪肉忌荞麦、鸽肉、鲫鱼、黄豆；羊肉忌醋；狗肉忌蒜；鲫鱼忌芥菜、猪肝；猪血忌黄豆；猪肝忌荞麦、豆酱、鲤鱼肠子、鱼肉；鲤鱼忌狗肉；龟肉忌苋菜、酒、果；鳝鱼忌狗肉、狗血；

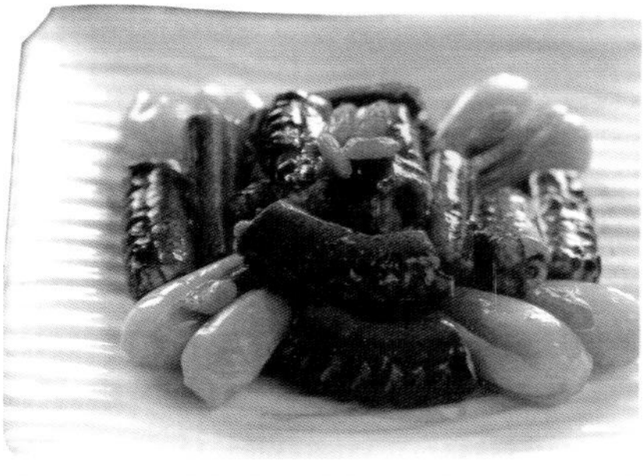

黄芪杞子鳝

【原料】枸杞子20克，黄芪25克，黄鳝段200克，油菜心100克，盐1/2小匙，油、葱、姜汁各1大匙，鸡汤1/2杯。

【制法】将鳝段洗净焯水、控水，用油炸过捞出；黄芪切片；枸杞子泡软待用。锅中放入黄鳝段、黄芪，加盐、汤、葱、姜汁调味，烧透收汁，装至用炒熟的油菜心作底的盘中即可。

【功效】补肾气，降血糖，下消适用。黄鳝含蛋白质、钙磷铁及多种维生素，具有补中益气、壮筋骨之功效，与黄芪、枸杞子同烹，具有补肾阳、润肺之功效。

雀肉忌猪肝；鸭蛋忌桑椹、李子；鸡肉忌芥末、糯米、李子；鳖肉忌猪肉、兔肉、鸭肉、苋菜、鸡蛋等。这些禁忌的应用主要是易使人气滞、生风、生疮、发病等。

四、患者忌口

忌口是中医理论与实践的一个内容。主要包括两类：一类是指某种病忌某类食物，如肝病忌辛辣；心病忌咸；水肿忌盐；骨病忌酸甘；胆病忌油腻；寒病忌瓜果；疮疖忌鱼虾；头晕、失眠忌胡椒、辣椒、茶等。另一类是指某类病忌某种食物，如凡症见阴虚内热、痰火内盛、津液耗伤的患者，忌食姜、椒、羊肉之温燥发热饮食；凡外感未除、喉疾、目疾、疮疡、痧痘之人，当忌食芥、蒜、蟹、鸡蛋等发风动气之品；凡属湿热内盛之人，当忌食饴糖、猪肉、酪酥、米酒等助湿生热之饮食；凡中寒脾虚、大病、产后之人，西瓜、李子、田螺、蟹、蚌等积冷损伤饮食当忌之；凡各种失血、痔疮、孕妇等人忌食山慈菇、胡椒等动血之饮食；妊娠期禁用破血通经、剧毒、催吐及辛热、滑利之品。

忌口之说有些已被证明是有道理的，有些则不合实际，在药膳应用中可资参考。

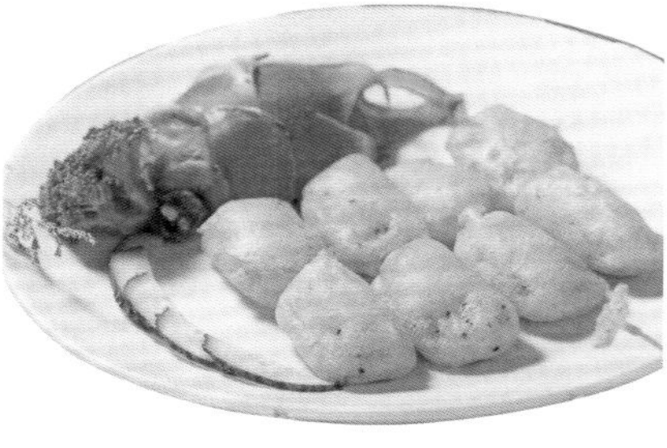

脆炸火龙果

【原料】火龙果1个，花生油500毫升（耗油50毫升），盐5克，面粉50克，生粉80克，泡打粉3克。

【制法】将火龙果去壳起肉，切厚片；面粉、生粉、盐、泡打粉淡水调匀，制成脆浆，静放10分钟待用。烧锅下油，油温至120℃时，放入每片挂上脆糊的火龙果，炸至外脆里嫩捞起摆入碟内即成。

【功效】减肥养颜，润肺解毒，明目降压。对便秘和糖尿病有辅助治疗的作用。

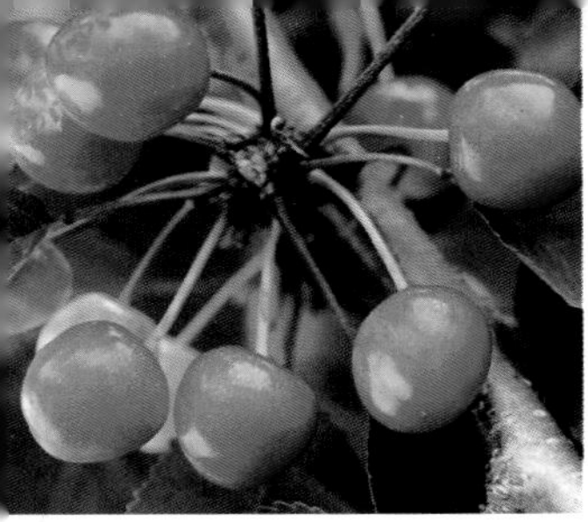
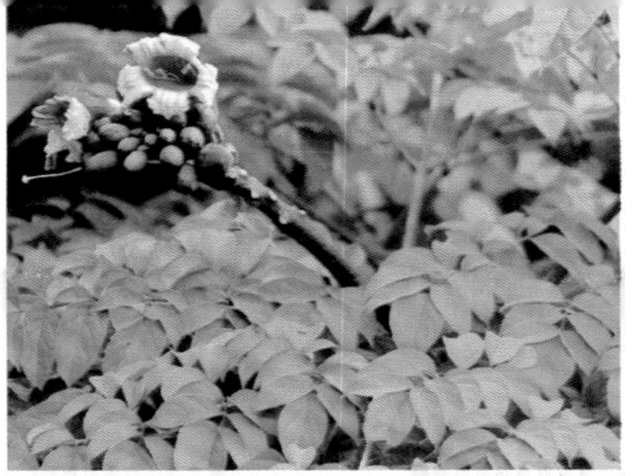
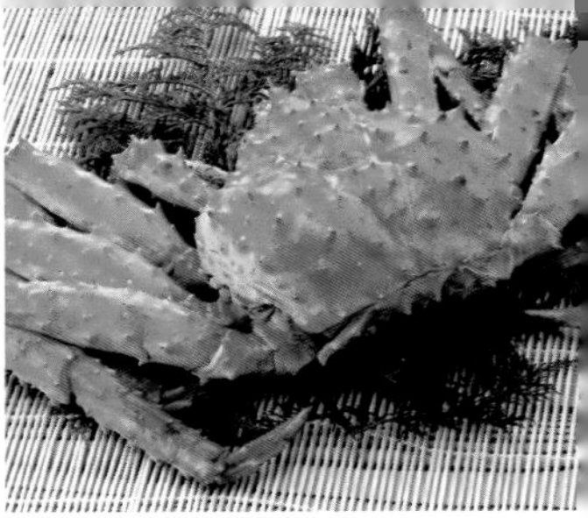

PART2

细说药膳原料的选用

由于中药汤剂多有苦味，故民间有“良药苦口”之说。有些人，特别是儿童多怕苦而拒服中药。而药膳用料多为药、食两用品，具有食品的色、香、味等特性，即使加入了部分药材，由于注意了药物性味的选择，并通过与食物的调配及精细的烹调，故可制成美味可口的药膳，可谓“良药可口”。

凡是日常人们饮食所用的食物，通通属于药膳的可选原料，不论是五谷杂粮，还是水果及干果类、蔬菜类，都可用作食疗和药膳的选料。此外，动物类的禽类、家畜或水产海味皆在选料的范围。

纵观中草药类的药食原料，不少于200余种，据研究表明中草药常用的东西，一般有600余种，其中1/2就是食用之品。那么配伍其他食物，加工成药膳，则其种类便相当可观了。

人们日常生活中所用的糖、酒、油、盐、酱、醋等均属药膳的配料，尤其饮料酒类，是制药膳必不可少的原料，各类香味品作为配伍于药膳内的调味品，不仅能增加药膳的美味，而且可提高药膳成品的功能，故而为人们所喜爱。

第六章　常入药膳的10类中药

一、补气药

人参

【别名】白参、大力参、山参。

【来源】五加科植物人参的干燥根和根茎。主产于吉林、辽宁、黑龙江等地。

【性味】甘、微苦、微温。

【功效】补气救脱，补益脾肺，生津止渴，安神益智。

【应用】用于体虚欲脱、肢冷脉微、脾虚少食、肺虚喘咳、津伤口渴、内热消渴、久病虚羸、惊悸失眠、阳痿宫冷等症。

【用法用量】煎服。3～9克。挽救虚脱须用15～30克；入汤剂宜另煎兑服。

【禁忌】实证、热证而正气不虚者忌用。反藜芦，畏五灵脂，恶猪牙皂。服人参不宜喝茶和吃萝卜，以免影响药力。

人参叶

【别名】人参苗、参叶。

【来源】五加科植物人参的干燥叶。

【性味】味苦、甘，性寒。

【功效】补气益肺，祛暑生津。

【应用】用于气虚咳嗽、暑热烦躁、津伤口渴、头目不清、四肢倦乏。

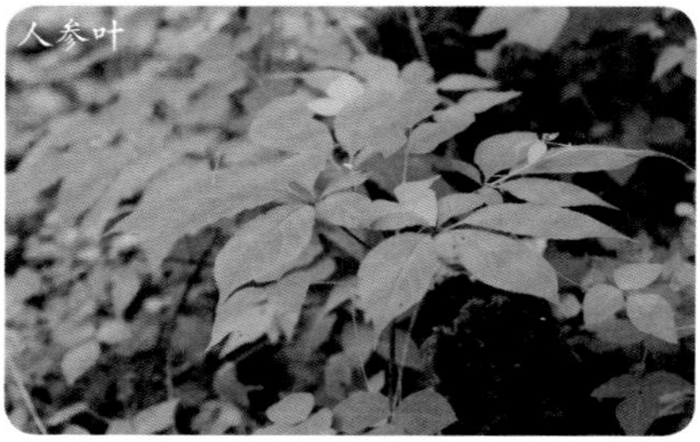

【用法用量】煎汤。3～10克。外用：适量，煎水熬膏敷贴。

【禁忌】脾胃虚寒者慎服。不宜与藜芦同用。

党参

【别名】上党人参、黄参、狮头参。

【来源】桔梗科植物党参等的干燥根。主产于山西、陕西、甘肃、四川等地，山西上党者最有名，故称“党参”。

【性味】味甘、平。

【功效】益气生津，养血。

【应用】中气不足的体虚倦 怠、食少便溏等；肺气亏虚的咳嗽气喘、语声低弱等；气津两伤的气短口渴，及气血双亏的面色萎黄、头晕心悸等。

【用法用量】煎服。10～30克。

【禁忌】中满邪实及气火实盛者慎用。不宜与藜芦、五灵脂同服。

太子参

【别名】童参、四叶参、四叶菜、米参。

【来源】石竹科植物孩儿参的干燥块根。全国多数地区有分布，主产于江苏、安徽、山东等地。

【性味】性微温、平，味甘、苦。

【功效】补气益血，健脾生津。

【应用】用于气虚津伤、胃阴不足所导致的食少体倦、肺虚咳嗽、心悸盗汗等症。

【用法用量】煎服。10～30克。

【禁忌】不宜与藜芦同用。

竹节参

【别名】竹节人参、竹节三七、竹根七。

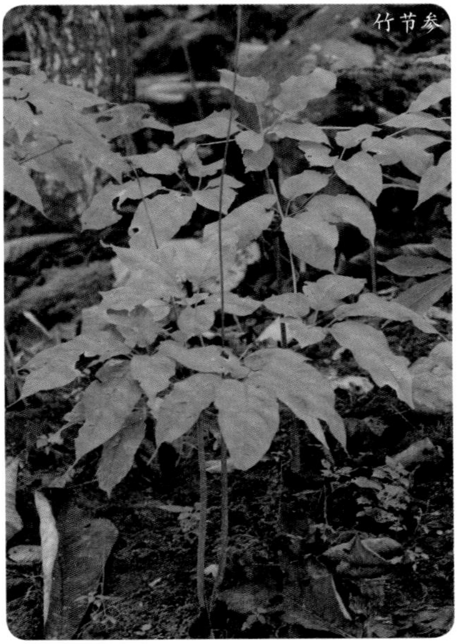

【来源】五加科植物竹节参的干燥根茎。

【性味】味甘、微苦，性温。

【功效】滋补强壮，止咳化痰，散瘀止血。

【应用】用于病后虚弱、劳嗽咯血、咳嗽痰多、跌打损伤。

【用法用量】煎汤，或泡酒，或入丸、散。6～9克。外用：适量，研末撒或调敷。

黄芪

【别名】绵黄芪。

【来源】豆科植物蒙古黄芪或膜荚黄芪的干燥根。生于向阳草地及山坡。主产于内蒙古、甘肃、山西、黑龙江等地。

【性味】味甘，性微温。

【功效】补气升阳，益卫固表，利水消肿，脱毒生肌。

【应用】用于自汗、盗汗、血痹、浮肿、内伤劳倦、脾虚泄泻、脱肛及一切气衰血虚之证。

【用法用量】煎服。10～15克，大剂量30～60克。

【禁忌】高热、大渴、便秘等实热证忌用。阳虚有热者慎用。

五味子

【别名】山花椒、乌梅子、软枣子。

【来源】木兰科植物五味子的干燥成熟果实。习称“北五味子”。

【性味】味酸、甘，性温。

【功效】收敛固涩，益气生津，补肾宁心。

【应用】用于肺虚咳嗽、津亏口渴、自汗、慢性腹泻、神经衰弱等症。

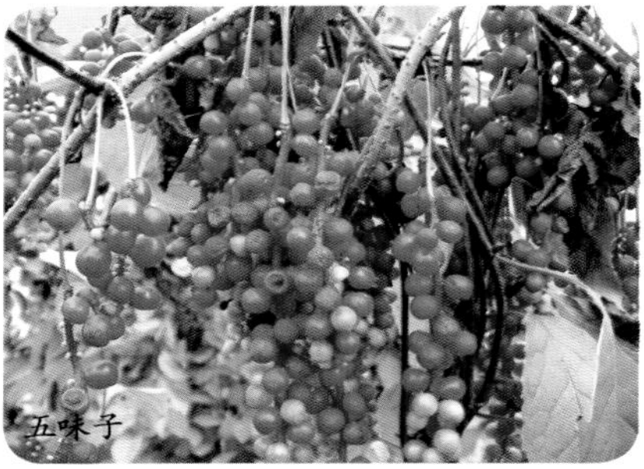
五味子

【用法用量】煎服。3～9克，大剂量可至15克。

【禁忌】凡表邪未解、内有实热、咳嗽初起、麻疹初期者均不宜使用。

山药

【别名】淮山药、怀山药、山菇。

【来源】薯蓣科植物薯蓣的干燥根茎。主产于河南、江苏、广西、湖南等地。

【性味】味甘，性平。

【功效】补脾养胃，益气固肾，养阴生津。

【应用】用于脾虚泄泻、久痢、虚劳咳嗽、消渴、遗精带下、小便频数等症。

【用法用量】煎服。10～30克，大剂量可至60～250克。

【禁忌】尿色黄、舌苔黄腻等湿热证者不宜食用。

白术

【别名】于术、冬术、于潜白术。

【来源】菊科植物白术的干燥根茎。主产于浙江、安徽、江苏。

【性味】性温，味苦、甘。

【功效】健脾益气，燥湿利水，止汗，安胎。

【应用】用于脾虚食少、腹胀泄泻、痰饮眩悸、水肿、自汗、胎动不安。

【用法用量】煎服。10～15克，大剂量可至30克。

【禁忌】阴虚燥渴及气滞胀满者忌服。

二、补血药

当归

【别名】干归、秦归、西归、云归。

【来源】伞形科植物当归的干燥根。以生长在阴坡沙质土壤者为佳，主产于西北、西南等地。以甘肃及四川北部所产者质量最佳，为道地药材。

【性味】味甘、辛，性温。

【功效】补血养血，活血止痛，养血润燥，滑肠通便。

【应用】用于血虚所引起的头昏目眩、心悸、疲倦、脉细及血虚腹

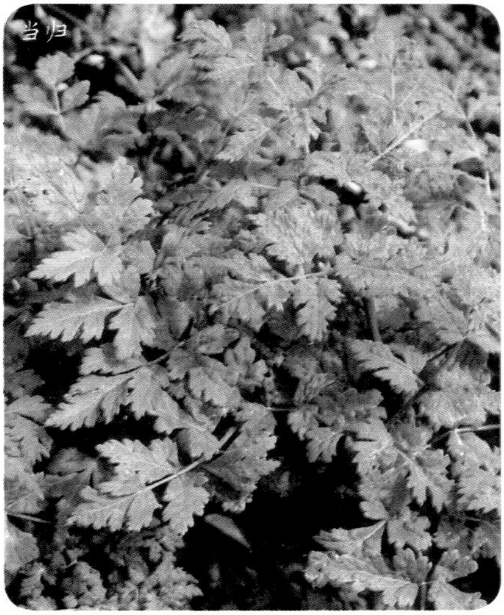

痛、月经不调、月经稀少、经闭、痛经，以及跌打损伤、风湿痹痛、冠心病心绞痛、血栓闭塞性脉管炎等病症。

【用法用量】煎服。5～15克。一般生用，为加强活血则用酒炒用。

【禁忌】湿盛中满、大便泄泻者忌用。

阿胶

【别名】驴皮胶。

【来源】马科动物驴的干燥皮或鲜皮经煎煮、浓缩制成的固体胶。主产于山东、浙江、湖北、北京、天津、辽宁。

【性味】味甘，性平。

【功效】补血止血，滋阴安胎，润燥。

【应用】用于血虚萎黄、眩晕心悸、肌痿无力、心烦不眠、虚风内动、肺燥咳嗽、劳嗽咯血、吐血尿血、便血崩漏、妊娠胎漏。

【用法用量】烊化入汤冲服，或加入已煎好的药汁溶化后服用。3～9克。

【禁忌】脾胃虚弱、消化不良者慎用。有呕吐、腹泻者忌用。

何首乌

【别名】首乌、赤首乌、夜交藤根。

【来源】蓼科植物何首乌的干燥块根。主产于河南、河北、广东、广西、四川、贵州、江苏等地。

【性味】味苦、甘、涩，性温。

【功效】制何首乌补肝肾，益精血，壮筋骨，还可涩精止带；生何首乌补虚力弱，长于解毒，截疟，润肠通便。

【应用】用于肝肾两虚及精血虚少之腰膝酸软、头晕眼花、须发早白、遗精、崩漏、带下等症。

【用法用量】煎服。6～12克。外用：适量，煎水洗患处。

【禁忌】忌食动物血、葱、蒜、萝卜。有腹泻者慎用。

白芍

【别名】金芍药。

【来源】毛茛科植物芍药的干燥根。生于山坡、山谷的灌木丛或草丛中。主产于黑龙江、吉林、辽宁、河

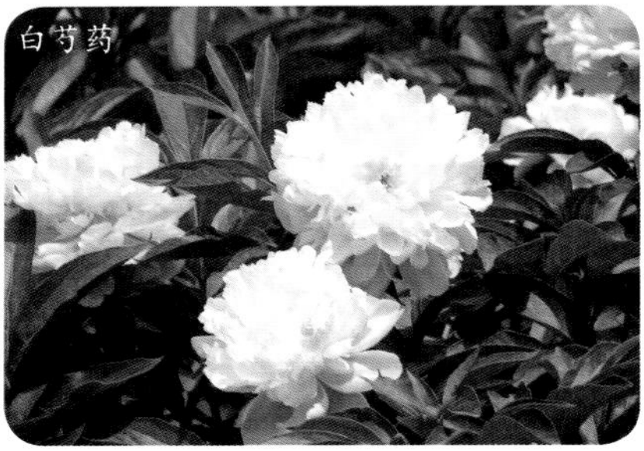

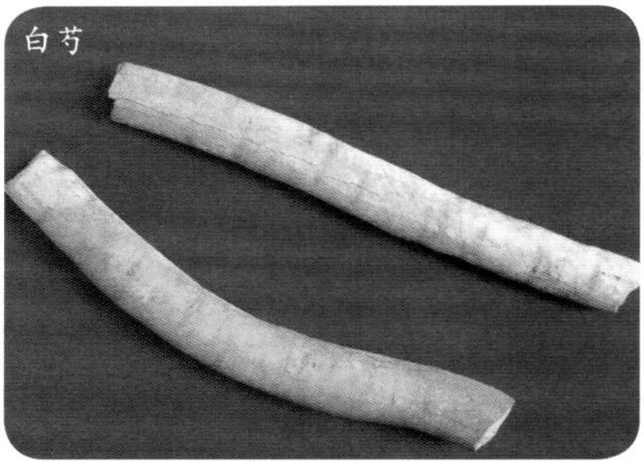

北、河南、山东、山西、陕西、内蒙古等地。

【性味】味苦、酸，性凉。

【功效】养血柔肝，缓中止痛，敛阴收汗。

【应用】用于胸腹胁肋疼痛、泻痢腹痛、自汗盗汗、阴虚发热、月经不调、崩漏、带下。

【用法用量】煎服。6～15克。

【禁忌】虚寒腹痛泄泻者慎服。不宜与藜芦同食。

熟地黄

【别名】酒壶花、山烟、山白菜。

【来源】玄参科植物地黄的干燥块根。经用辅料加工、蒸晒而成。主产于我国河南、河北、内蒙古及东北等地。

【性味】味甘，性微温。

【功效】滋阴补血，补精益髓。

【应用】用于血虚萎黄、头晕目眩、心悸失眠及妇女月经不调、崩漏失血。

【用法用量】煎服。10～30克。宜和健脾胃药如陈皮、砂仁同用，熟地黄炭用于止血。

【禁忌】凡气滞痰多、脘腹胀满及食少便溏者忌服。

桑椹

【别名】桑椹子、桑果、桑实。

【来源】桑科植物桑的干燥果穗。主产于安徽、河南、浙江、江苏、湖南等地。

【性味】味甘、酸，性寒。

【功效】滋阴补血，生津润肠。

【应用】用于阴亏血虚之眼目昏花、眩晕、耳鸣、失眠、须发早白、脑力衰退或遗精及阴虚血亏之肠燥便秘。

【用法用量】煎服或熬膏、入丸剂。10～15克。

【禁忌】脾胃虚寒、大便溏泻者不宜使用。

枸杞子

【别名】西枸杞、天精子、白刺、山枸杞、白疙针。

【来源】茄科植物宁夏枸杞的干

燥成熟果实。主产于宁夏、甘肃、河北、新疆、内蒙古等地。

【性味】味甘，性平。

【功效】滋补肝肾，益精明目。

【应用】用于虚劳精亏、腰膝酸痛、眩晕耳鸣、内热消渴、血虚萎黄、目昏不明。

【用法用量】煎服或入酒剂。10～15克。

【禁忌】凡外有表邪、内有实热以及脾虚湿滞肠滑者忌用。

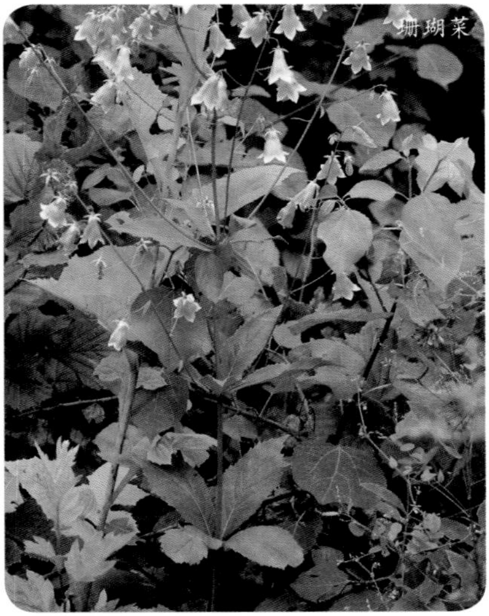
珊瑚菜

三、补阴药

北沙参

【别名】莱阳参、海沙参、银沙参、辽沙参。

【来源】伞形科植物珊瑚菜的干燥根。生于海边沙滩。主产于山东、河北、辽宁等地。

【性味】味甘、微苦，性微寒。

【功效】养阴清肺，益胃生津。

【应用】用于肺热燥咳、劳嗽痰血、热病津伤口渴等症。

【用法用量】水煎服。4.5～9克。

【禁忌】虚寒作咳及肺胃虚者忌用。不宜与藜芦同用。

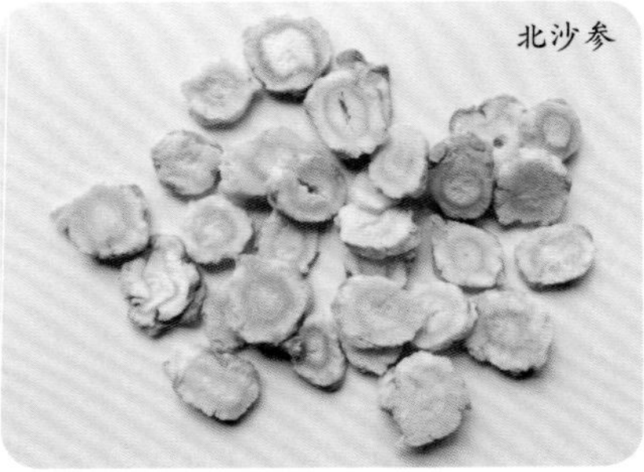
北沙参

南沙参

【别名】三叶沙参、山沙参、龙须沙参。

【来源】桔梗科植物杏叶沙参或沙参的干燥根。生于山坡草丛、林缘或路旁。主产于华东、中南及

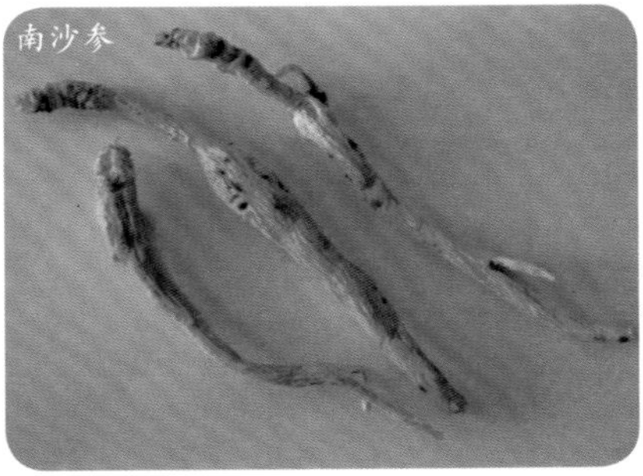
南沙参

四川等地。

【性味】味甘，性微寒。

【功效】养阴清肺，化痰止咳。

【应用】用于肺热阴虚所致的燥热咳嗽、干咳少痰或咯血者及热病伤阴或胃阴不足所致的舌红少津、咽干口燥、食少纳呆者。

【用法用量】煎服。10～15克。

【禁忌】虚寒证患者忌服。

黄精

【别名】鸡头黄精、鸡头根、黄鸡菜。

【来源】百合科植物滇黄精、黄精或多花黄精的干燥根茎。生于山地林下、灌丛或山坡半阴处。主产于贵州、广西、云南、河北、内蒙古、东北、河南、山东、陕西、浙江、江西等地。

【性味】味甘，性平。

【功效】补脾益气，润肺生津。

【应用】用于脾胃虚弱、肺虚燥咳、内热消渴、体虚乏力、心悸气短、腰膝酸软、须发早白、头晕耳鸣等症。

【用法用量】煎服或入丸、酒剂。10～30克。

【禁忌】凡脾胃有湿、咳嗽痰多及中寒便溏者均不宜服。

玉竹

【别名】萎蕤、铃铛菜、竹根。

【来源】百合科植物玉竹的干燥根茎。生于山野林下或石隙间，喜阴湿处。主产于湖南、河南、江苏、浙江等地。

【性味】味甘，性寒。

【功效】养阴润燥，生津止渴。

【应用】用于肺胃阴伤、燥热咳嗽、咽干口渴、内热消渴、肺癌及其他肿瘤。

【用法用量】煎服。10～15克。

【禁忌】脾寒便溏、湿痰内蕴者慎用。

石斛

【别名】铁皮兰、黑节草。

【来源】兰科植物金钗石斛等的栽培品及同属植物近似种的新鲜或干燥茎。生于树上和岩石上。主产于广西、贵州、云南、江西、安徽等地。

【性味】味甘、淡、微咸，性寒。

【功效】滋阴清热，生津止渴。

【应用】用于热病伤津、口渴舌燥、病后虚热、胃病、干呕、舌光少苔。

【用法用量】煎服。6～12克，鲜品可至30克。

【禁忌】胃肾虚而无火者忌用。

麦冬

【别名】麦门冬、沿阶草、阔叶麦冬、大麦冬等。

【来源】百合科植物麦冬的干燥块根。生于山地林下，或山谷潮湿处。主产于浙江、四川、湖北等地。

【性味】味甘、微苦，性微寒。

【功效】养阴清热，润肺止咳。

【应用】用于热病伤津、心烦、口渴、咽干、肺热燥咳、肺结核咯血、咽喉痛等症。

【用法用量】煎服。10～15克。

【禁忌】凡脾胃虚寒泄泻、胃有痰饮湿浊及暴感风寒咳嗽者忌服。

百合

【别名】菜百合、蒜脑薯、强瞿。

【来源】百合科植物百合等的干燥肉质鳞叶。主产于湖南、浙江、安徽、江苏等地。

【性味】味甘、微苦，性微寒。

【功效】润肺止咳，宁心安神，美容养颜，清热凉血。

【应用】用于肺燥、肺热咳嗽、热病后余热未清、心烦口渴、失眠多梦等症。

【用法用量】煎服。10～15克。

【禁忌】风寒咳嗽及脾肾阳虚、中寒便溏者忌服。

山麦冬

【别名】大麦冬。

【来源】百合科植物湖北麦冬或短葶山麦冬的干燥块根。

【性味】味甘、微苦，性寒。

【功效】养阴生津，润肺清心。

【应用】用于肺燥干咳、虚劳咳嗽、津伤口渴、心烦失眠、肠燥便秘。

【用法用量】煎汤。9～15克。

【禁忌】脾胃虚寒泄泻、胃有痰饮湿浊及暴感风寒咳嗽者忌服。

鳖甲

【别名】上甲、鳖壳、团鱼甲、鳖盖子、中华鳖、团鱼、甲鱼。

【来源】鳖科动物鳖的背甲。主产于湖北、安徽、江苏、河南、湖南、浙江等地。

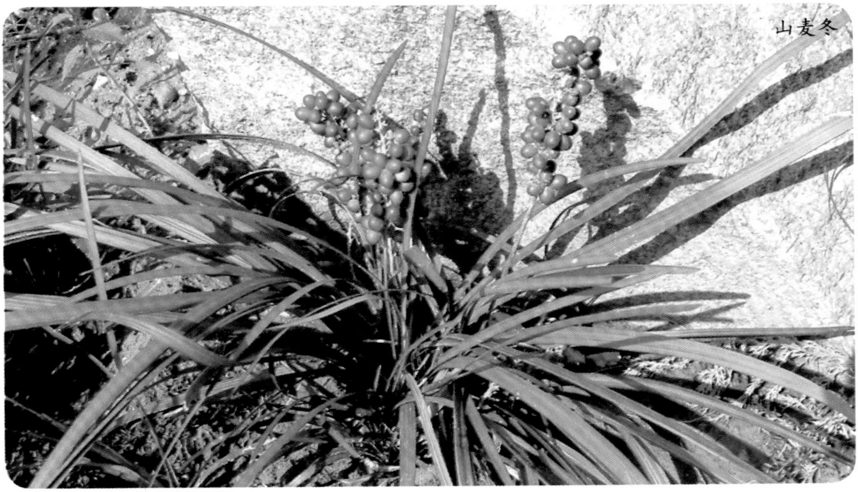
山麦冬

【性味】味咸，性微寒。

【功效】滋阴补阳，软坚散结，退热除蒸。

【应用】用于阴虚发热、劳热骨蒸、虚风内动、经闭癥瘕、久疟疟母。

【用法用量】捣碎，先煎。10～30克。滋阴潜阳宜生用，软坚散结宜醋炙用。

【禁忌】脾胃虚寒、食少便溏、胃弱呕吐者忌服。

四、补阳药

鹿茸

【别名】斑龙珠。

【来源】鹿科动物梅花鹿或马鹿的雄鹿未骨化密生茸毛的幼角。前者习称“花鹿茸”，后者习称“马鹿茸”。主产于东北地区者质佳，内蒙古、新疆、青海、甘肃等省有野生，北京、海南等地有饲养。

【性味】味甘、咸，性温。

【功效】温肾壮阳，生精益血，补髓生骨。

【应用】用于阳痿滑精、宫冷不孕、羸瘦、神疲、畏寒、眩晕耳鸣耳聋、腰脊冷痛、筋骨痿软、崩漏带下、阴疽不敛。

【用法用量】研末，每日分3次服，如入丸、散，随方配制。1～3克。

【禁忌】服用本品宜从小量开始，缓缓增加，不宜骤用大量，以免阳升风动、头晕目赤或助火动血，而致鼻衄。凡阴虚阳亢、血分有热、胃火盛或肺有痰热，以及外感热病者均应忌服。

海马

【别名】水马、对海马、海蛆（幼小海马）。

【来源】海龙科动物线纹海马、刺海马、大海马、三斑海马或小海马（海蛆）的干燥体。主产于广东、福建、台湾、山东等沿海地区。

【性味】味甘、咸，性温。

【功效】温肾壮阳，散结消肿。

【应用】用于阳痿、遗尿、肾虚作喘、癥瘕积聚、跌扑损伤、痈肿疔疮。

【用法用量】煎服。3～9克。外用：适量，研末敷患处。

【禁忌】孕妇及阴虚火旺者忌服。

海狗肾

【别名】腽肭脐、酒海狗肾、炒海狗肾、油海狗肾。

【来源】海狗科动物海狗或海豹科动物海豹的雄性外生殖器。主产于我国渤海及黄海沿岸，如辽宁的锦西、兴城、大连等地。均为野生。

【性味】味咸，性热。

【功效】补肾壮阳，益精补髓。

【应用】用于虚劳伤损、阳痿精衰、腰膝痿弱。

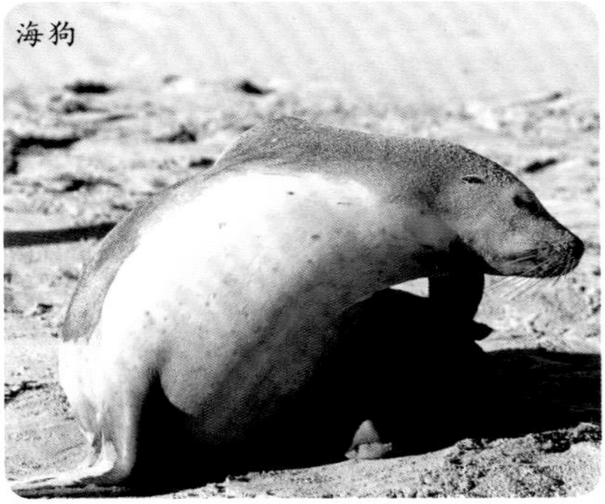

【用法用量】煎服或入酒、丸、散。3～10克。

【禁忌】阴虚火旺者忌服。

肉苁蓉

【别名】大芸、寸芸、苁蓉、查干告亚（蒙语）。

【来源】列当科植物肉苁蓉或管花肉苁蓉的干燥带鳞叶的肉质茎。

【性味】味甘、咸，性温。

【功效】补肾阳，益精血，润肠通便。

【应用】用于肾阳不足、精血亏虚、阳痿、不孕，以及筋骨无力、小儿五迟、津枯肠燥便秘。

【用法用量】煎服或入丸。10～20克。

【禁忌】阴虚火旺及大便泄泻者忌服。肠胃有热之大便秘结者不宜用。

冬虫夏草

【别名】虫草、冬虫草、夏草冬虫。

【来源】麦角菌科真菌冬虫夏草菌寄生在蝙蝠蛾科昆虫幼虫上的子座和幼虫尸体的干燥复合体。分布于海拔3000～4000米高山草甸地带的土层中。主产于四川、青海、云南和甘肃等地。

【性味】味甘，性平。

【功效】补肺益肾，止血化痰。

【应用】用于久咳虚喘、劳嗽痰血、腰膝酸痛、阳痿遗精、神疲少食。

【用法用量】煎服或入酒剂、丸、散。5～10克。

【禁忌】有表邪者不宜使用。

锁阳

【别名】地毛球、锈铁棒、锁严子。

【来源】锁阳科植物锁阳的干燥肉质茎。主产于内蒙古、甘肃、青海、新疆等地。

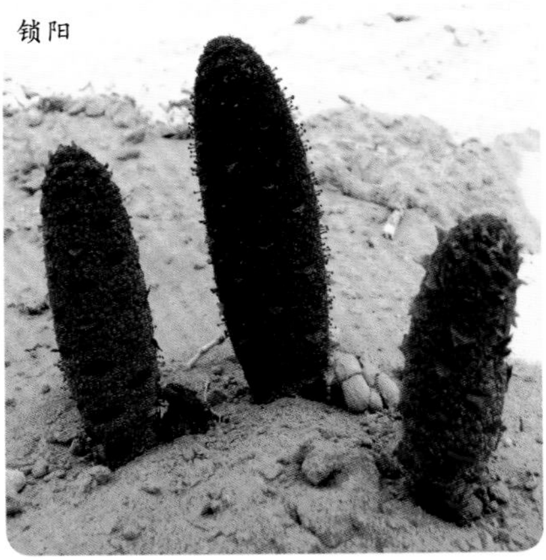

【性味】味甘，性温。

【功效】补肾助阳，益精养血，润肠通便。

【应用】用于骨蒸潮热、腿膝痿弱无力、肾虚阳痿及血枯便秘。

【用法用量】煎服。10～15克。

【禁忌】阴虚火旺者忌用。

仙茅

【别名】独茅根、独脚仙茅、仙茅参、蟠龙草、地棕根。

【来源】石蒜科植物仙茅的干燥根茎。主产于四川、云南、贵州、江苏、浙江、福建、广东、广西等地。

【性味】味辛，性热。

【功效】补肾壮阳，强筋健骨，祛寒除湿。

【应用】用于阳痿精冷、筋骨痿软、腰膝冷痹、阳虚冷泻。

【用法用量】煎服或浸酒服。3～9克。

【禁忌】阴虚火旺者忌服。

杜仲

【别名】思仙、思仲、木棉、丝连皮、丝楝树皮。

【来源】杜仲科植物杜仲的干燥树皮。主产于湖北、四川、云南、贵州、陕西等地。

【性味】味甘、微辛，性温。

【功效】补肝益肾，强筋健骨，暖宫安胎。

【应用】用于肝肾不足、腰痛膝软、肾虚胎动不安或习惯性堕胎。

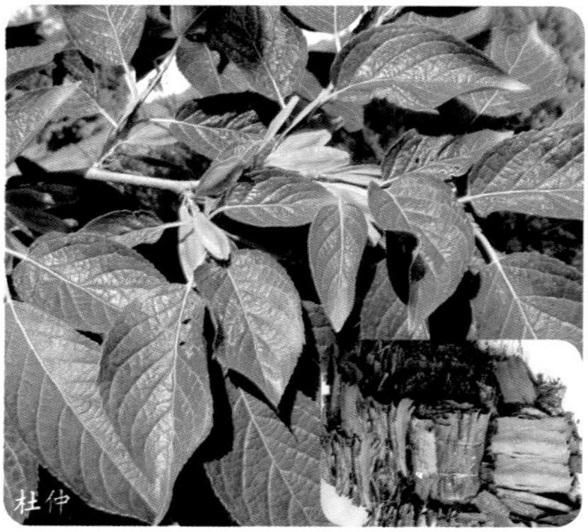

杜仲

【用法用量】煎服，入酒剂或丸、散。10～15克。

【禁忌】阴虚火旺者忌服。

淫羊藿

【别名】仙灵脾、三枝九叶草、羊合叶。

【来源】小檗科植物淫羊藿、箭叶淫羊藿、柔毛淫羊藿或朝鲜淫羊藿的干燥叶。主产于陕西、辽宁、山西、四川等地。

【性味】味辛、甘，性温。

【功效】温肾壮阳，利小便，益气力，强筋骨，祛风湿，消瘰疬。

【应用】用于阳痿肾虚、不孕、尿频、肝肾不足、筋骨痹痛、风湿、拘挛麻木、喘咳及妇女更年期的高血压等症。

【用法用量】煎服；可入酒剂、丸、散。5～10克。

【禁忌】阴虚火旺者忌服。

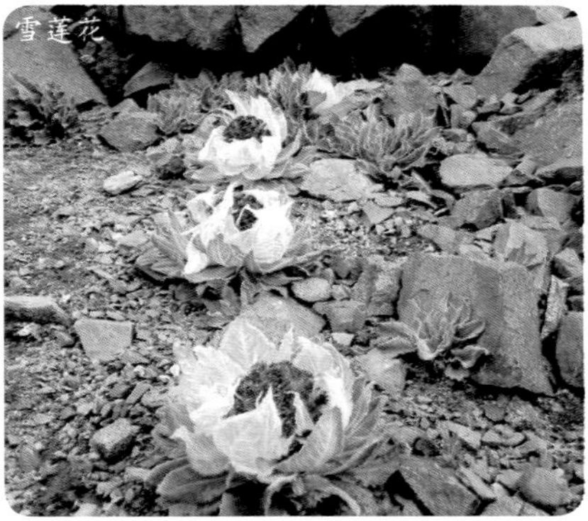

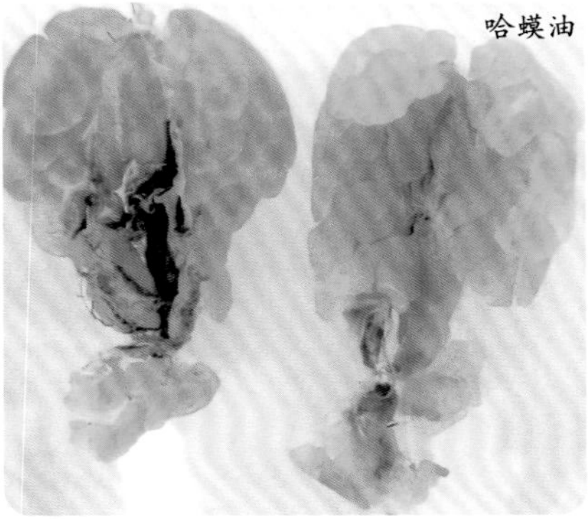

雪莲花

【别名】雪荷花。

【来源】菊科植物绵头雪莲花、大苞雪莲花、水母雪莲花等同属多种植物的干燥带花全草。生于高山石缝、砾石和沙质河滩中。主产于新疆、青海、西藏、甘肃、云南、四川等地。

【性味】味甘、苦，性温。

【功效】除寒壮阳，调经止血。

【应用】用于阳痿、腰膝软弱、妇女崩带、月经不调、风湿性关节炎、外伤出血。

【用法用量】煎服或酒浸。5～15克。

【禁忌】阴虚火旺者及孕妇忌服。

哈蟆油

【别名】哈蚂油、哈什蟆油、田鸡油。

【来源】蛙科动物中国林蛙雌蛙的输卵管。

【性味】味甘、咸，性平。

【功效】补肾益精，养阴润肺。

【应用】用于病后、产后虚弱，及肺痨咳嗽吐血、盗汗。

【用法用量】用水浸泡，炖汤，或入丸剂。5～15克。

【禁忌】外感初起及纳少便溏者慎服。

五、止咳化痰药

川贝母

【别名】乌花贝母、松贝。

【来源】百合科植物川贝母等的干燥鳞茎。生于海拔3200～4500米的草地上。主产于四川、青海、甘肃等地。

【性味】味苦、甘，性微寒。

【功效】清热润肺，化痰止咳。

【应用】用于肺热燥咳、干咳少痰、阴虚劳嗽、咳痰带血。

【用法用量】煎服。3～10克。

【禁忌】脾胃虚寒及湿痰者不宜。

罗汉果

【别名】拉汗果、假苦瓜、长单果、光果木鳖。

【来源】葫芦科植物罗汉果的干燥果实。生于海拔300～500米的山区；有栽培。主产于广西，江西、广东也有分布。

【性味】味甘，性凉。

【功效】清热润肺，滑肠通便。

【应用】用于肺火燥咳、咽痛失音、肠燥便秘、百日咳、肺痈等症。

【用法用量】煎服。10～20克。

苦杏仁

【别名】杏仁。

【来源】蔷薇科植物杏等的干燥成熟种子。多栽培于低山地或丘陵山地。主产于内蒙古、吉林、辽宁、河北、山西、陕西等地。

【性味】味苦，性温。

【功效】降气止咳平喘，润肠通便。

【应用】用于咳嗽气喘、胸满痰多、血虚津枯、肠燥便秘。

【用法用量】煎服。3～10克。

【禁忌】有小毒，用量不宜过大。阴虚咳嗽及大便溏泻者不宜用。

桔梗

【别名】包袱花、铃铛花、六角荷。

【来源】桔梗科植物桔梗的干燥根。生于山坡、草丛或沟旁。主产于安徽、江苏、湖北、河南等地。

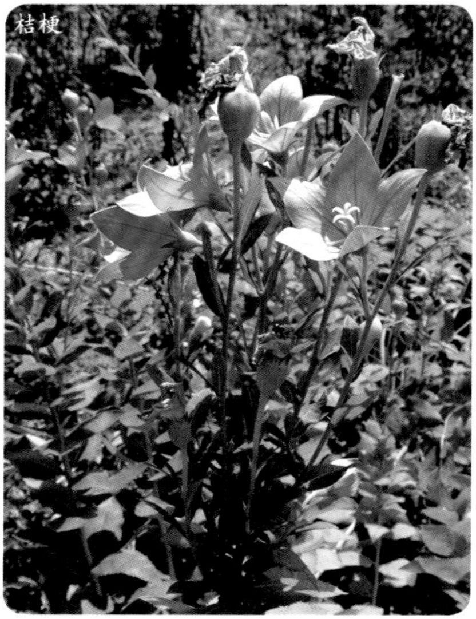

【性味】味苦、辛，性平。

【功效】宣肺祛痰，利咽排脓。

【应用】用于咳嗽痰多、胸闷不畅、咽喉肿痛、痢疾腹痛、小便癃闭、肺脓肿、支气管炎、胸膜炎。

【用法用量】煎汤服。3～10克。

【禁忌】阴虚久咳及咯血者禁服。胃溃疡患者慎用。

胖大海

【别名】大海、安南子、大洞果。

【来源】梧桐科植物胖大海的干燥成熟种子。生于热带地区。我国海南、广西有引种。

【性味】味甘、淡，性寒。

【功效】清肺热，利咽喉，清肠通便。

【应用】用于干咳无痰、咽痛音哑、慢性咽炎、热结便秘。

【用法用量】每次1～2枚。开水泡涨。

白果

【别名】公孙果。

【来源】银杏科乔木植物银杏的干燥成熟种子。主产于河南、山东、四川等地。

【性味】味甘、苦、涩，性平。

【功效】敛肺气，定痰喘，止带浊，缩小便。

【应用】用于气管炎、哮喘、痰嗽、带下、白浊、小便频数、遗尿等症。

【用法用量】煎服。5～10克。

【禁忌】白果有毒，注意用量；咳嗽痰稠不利者不宜使用。

六、消食药

鸡内金

【别名】鸡肫皮、内金。

【来源】雉科动物家鸡的干燥砂囊内壁。中国各地均产。

【性味】味甘、性平。

【功效】消食健胃，涩精止遗。

【应用】用于消化不良、食积腹胀、脾虚腹泻、泌尿系结石、遗精、小儿遗尿等症。

【用法用量】煎服。3～10克。研末服，每次1.5～3克。研末用效果比煎剂好。

【禁忌】脾虚无积滞者慎服。

山楂

【别名】南山楂、小叶山楂、红果子。

【来源】蔷薇科植物山里红或山楂的干燥成熟果实。生于向阳山坡或山地灌木丛中，主产于江苏、浙江、云南、四川、广东、广西等地。

【性味】味涩、微酸、甘，性微温。

【功效】消食健胃，活血散瘀。

【应用】用于肉食积滞、胃脘胀满、泻痢腹痛、瘀血经闭、产后瘀阻、心腹刺痛、疝气疼痛、高血脂、高血压、冠心病等症。

【用法用量】煎服，6～15克。生用消食散瘀，炒焦止泻止痢。

【禁忌】多食令人嘈烦易饥、损齿，龋齿者慎用。

陈皮

【别名】红橘、大红袍、川橘。

【来源】芸香科植物橘及其栽培变种的干燥成熟果皮。栽培于丘陵、低山地带及江河湖泊沿岸或平原。主产于四川、广东、福建、浙江等地。

【性味】味苦、辛，性温。

【功效】理气健脾，燥湿化痰，降逆止呕。

【应用】用于胸脘胀满、食少吐泻、咳嗽多痰。

【用法用量】煎服或生用。5～10克。

【禁忌】气虚及阴虚燥咳者不宜用。

鸢尾

【别名】鸢尾根、土知母、扁竹根。

【来源】鸢尾科多年生草本植物鸢尾的根茎。

【性味】味辛、苦，性寒；有毒。

【功效】消食化积，活血化瘀，行水消肿，清热解毒。

【应用】用于食滞胀满、癥瘕积聚、肿毒、痔瘘、跌打损伤。

【用法用量】水煎。0.9～3克。

【禁忌】体虚者慎服。

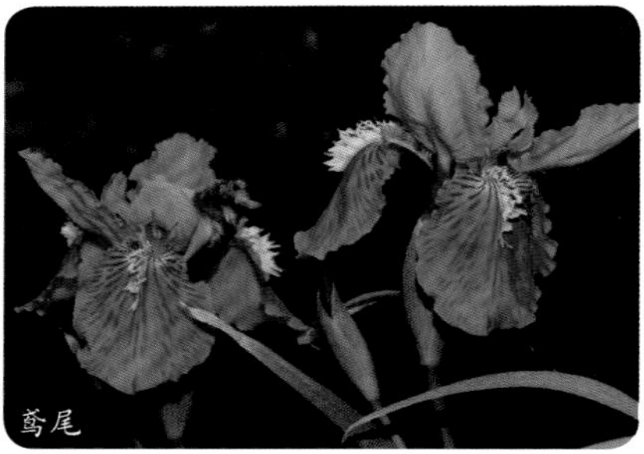
鸢尾

鸡屎藤

【别名】鸡矢藤、牛皮冻、臭藤。

【来源】茜草科植物鸡屎藤的全草及根。生于山地、路旁或岩石缝隙、田埂沟边草丛中。主产于云南、贵州、四川、广西、广东、福建、江西、湖南、湖北、安徽、江苏、浙江等地。

【性味】味甘、微苦，性平。

【功效】祛风利湿，止痛解毒，消食化积，活血消肿。

【应用】用于风湿筋骨痛、跌打损伤、外伤性疼痛、肝胆及胃肠绞痛、消化不良、小儿疳积、支气管炎以及放射反应引起的白细胞减少症。

【用法用量】煎服。15～60克。外用：适量。

七、清热解毒药

金银花

【别名】银花、双花、二宝花。

【来源】忍冬科植物忍冬的干燥花蕾或带初开的花。生于路旁、山坡灌丛或疏林中。主产于河南、山东等地。

【性味】味甘，性寒。

【功效】清热解毒，疏散风热。

【应用】用于外感温热及疮痈、热血毒痢、丹毒、喉痹、风热感冒、温病发热等症。

【用法用量】煎服。10～15克。

【禁忌】慢性肠炎、肝炎、肝硬化、慢性腹泻等，禁用单味药多量久服，无热毒者忌久服。

蒲公英

【别名】黄花地丁、婆婆丁、奶汁草。

【来源】菊科植物蒲公英、碱地蒲公英或同属数种植物的干燥全草。生于路旁、田野、山坡。主产于全国各地。

【性味】味苦、甘，性寒。

【功效】清热解毒，消肿散结，利湿通淋。

【应用】用于热毒疮痈、目赤咽肿、口舌生疮、热毒疮疡、乳痈肿痛、肺痈咳吐脓血、肠痈腹痛、发热、热淋涩痛及湿热发黄等症。

【用法用量】煎服。10～30克。

【禁忌】用量过大可致缓泻。

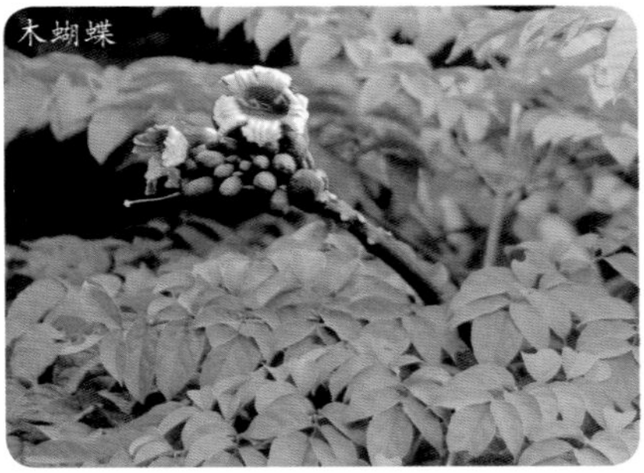

木蝴蝶

【别名】千层纸、玉蝴蝶、白玉纸、千张纸。

【来源】紫葳科植物木蝴蝶的干燥成熟种子。主产于贵州、广西、福建、广东、云南、四川等地。

【性味】味苦、甘，性凉。

【功效】清肺利咽，疏肝和胃。

【应用】用于肺热咳嗽、喉痹、喑哑、肝胃气痛。

【用法用量】煎汤。6～9克。研末，1.5～3克。外用：适量，敷贴，或研末撒。

黄连

【别名】味连、雅连、峨眉连、峨眉家连。

【来源】毛茛科植物黄连三角叶黄连或云连的干燥根茎。野生或栽培于海拔1000～1900米的山谷凉湿荫蔽密林中。主产于四川、湖北、云南等地。

【性味】味苦，性寒。

【功效】清热燥湿，泻火解毒，清心除烦，养肝明目。

【应用】用于湿热痞满、呕吐、泻痢、黄疸、高热神昏、心烦不寐、血热吐衄、牙痛、痈肿疔疮。

【用法用量】煎服。3～10克。

【禁忌】非湿热者忌内服。

鱼腥草

【别名】侧耳根、猪鼻孔、臭草、鱼鳞草。

【来源】三白草科植物蕺菜的新鲜全草或干燥地上部分。生于山地、沟边、塘边、田埂或林下湿地。主产于江苏、浙江、江西、安徽、四川、云南、贵州、广东、广西等地。

【性味】味辛，微寒。

【功效】清热解毒，消痈排脓，利尿通淋。

【应用】用于肺痈吐脓、痰热喘咳、热痢、热淋、痈肿疮毒等症。

【用法用量】煎服。15～30克。

【禁忌】不宜久服。虚寒证忌服。

决明子

【别名】草决明、马蹄决明、假绿豆。

【来源】豆科植物决明或小叶决明的干燥成熟种子。全国大部分地区均产。

【性味】味甘、苦、咸，性微寒。

【功效】清肝明目，润肠通便。

【应用】用于目赤涩痛、羞明多泪、头痛眩晕、目暗不明、大便秘结、原发性高血压、肾炎性高血压等症。

【用法用量】煎服。5～10克。

【禁忌】慢性肠炎、腹泻、低血压者忌大量久服。通便时不宜久煎。

板蓝根

【别名】菘蓝、大青。

【来源】十字花科植物菘蓝的干燥根。全国各地均有栽培。主产于河北、江苏等地。

【性味】味苦，性寒。

【功效】清热解毒，凉血，利咽喉。

【应用】用于感受风热温毒，入侵肺胃而发病的大头瘟、咽喉肿痛，还用于腮腺炎、流行性脑脊髓膜炎、肝炎、麻疹等症。

【用法用量】煎服。15～30克。

【禁忌】脾虚胃寒、阴虚喉痹、无实火热毒者忌用。

八、利水消肿药

茯苓

【别名】玉灵、茯灵、万灵桂、茯菟。

【来源】多孔菌科真菌茯苓的干燥菌核。生于沙质土壤、向阳山坡的松属植物的根上；也有栽培。主产于云南、安徽、湖北、河南等地。

【性味】味甘、淡，性平。

【功效】利水渗湿，健脾宁心。

【应用】用于水肿尿少、痰饮眩悸、脾虚食少、便溏泄泻、心神不安、惊悸失眠等症。

【用法用量】内服。6～12克。

【禁忌】虚寒精滑、中气下陷者慎服。

玉米须

【别名】玉麦须、棒子毛、玉蜀黍蕊。

【来源】禾本科植物玉蜀黍的花柱。全国各地均产。

【性味】味甘，性平。

【功效】利水消肿，平胆利肝，利尿泄热。

【应用】用于水肿、小便不利、湿热黄疸、脚气、高血压、胆结石、糖尿病等症。

【用法用量】煎服。30～60克。

泽漆

【别名】猫儿眼睛草。

【来源】大戟科植物泽漆的全草。

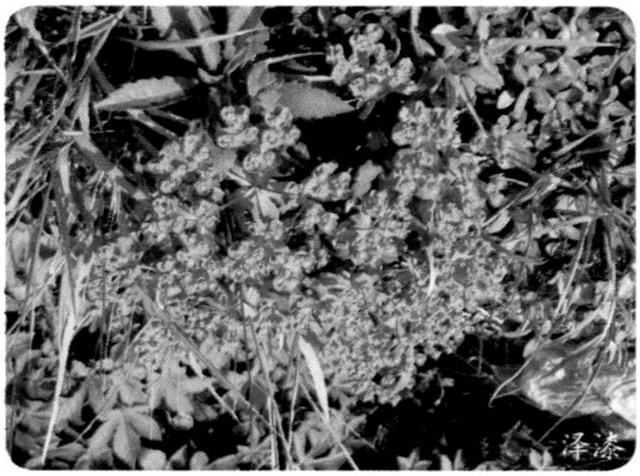

【性味】味辛、苦，性微寒；有毒。

【功效】利水消肿，化痰止咳，散结。

【应用】用于腹水、水肿、肺结核、颈淋巴结结核、痰多喘咳、癣疮。

【用法用量】煎服。5～10克。外用：适量。

【禁忌】本品有毒，不宜过量或长期使用。

薏苡仁

【别名】薏米、米仁、薏仁、苡仁、苡米、草珠子。

【来源】禾本科植物薏苡的干燥成熟种仁。主产于福建、河北、辽宁、四川等地。

【性味】味甘、淡，性凉。

【功效】利水渗湿，健脾止泻，清热排脓。

【应用】用于泄泻、湿痹、筋脉拘挛、屈伸不利、水肿、脚气、肺痿、肺痈、肠痈、淋浊、白带。

【用法用量】煎服。10～30克。健脾宜炒用，其余生用。

【禁忌】脾寒便难者及妊娠妇女慎用。脾寒无湿者忌用。

车前子

【别名】牛幺草子、车轱辘草子。

【来源】车前科植物车前或平车前的干燥成熟种子。主产于东北、华北、西北等地。

【性味】味甘，性微寒。

【功效】清热利尿，渗湿通淋，清肝明目，清肺化痰。

【应用】用于水肿胀满、热淋涩痛、暑湿泄泻、目赤肿痛、痰热咳嗽。

【用法用量】煎服。10～15克。

【禁忌】凡内伤劳倦、阳气下陷、肾虚精滑及内无湿热者忌用。

泽泻

【别名】水车前、水泽、如意花。

【来源】泽泻科植物泽泻的干燥块茎。主产于福建、江西、四川等地。

【性味】味甘，性寒。

【功效】利水渗湿，泄热。

【应用】用于小便不利、水肿胀满、呕吐、泻痢、痰饮、脚气、淋病、尿血。

【用法用量】煎服。10～20克。

【禁忌】肾虚精滑者忌服。

九、活血化瘀药

丹参

【别名】血生根、赤参、血参、红根。

【来源】唇形科植物丹参的干燥根和根茎。生于山坡草地、林下、溪旁。主产于四川、山西、河北、江苏、安徽等地。

【性味】味苦，性微寒。

【功效】祛瘀止痛，活血通经，清心除烦。

【应用】用于月经不调、经闭痛经、癥瘕积聚、胸腹刺痛、热痹疼痛、疮疡肿痛、肝脾大、心绞痛。

【用法用量】煎服。5～15克。活血化瘀宜酒炙用。

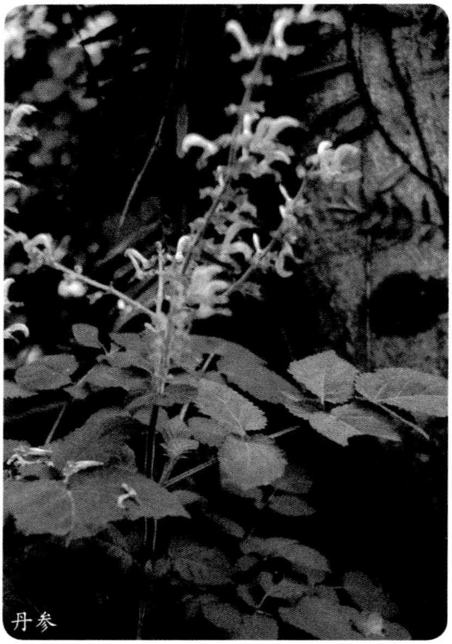
丹参

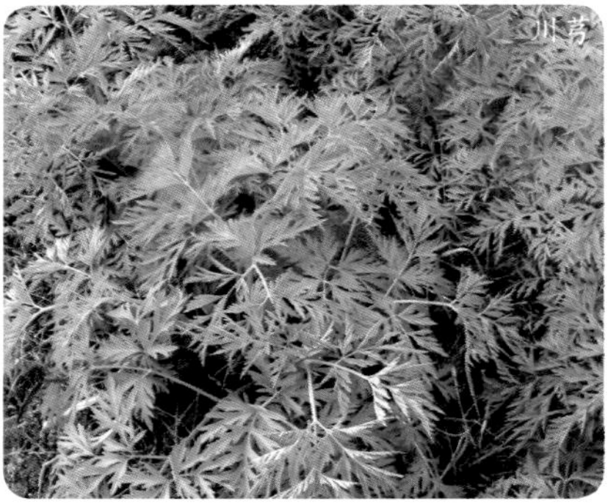
川芎

【禁忌】畏咸水，反藜芦，忌醋；大便不实者和无瘀血者慎服。

川芎

【别名】芎劳、小叶川芎。

【来源】伞形科植物川芎的干燥根茎。主产于四川，江西、湖北、陕西、甘肃、贵州、云南也有分布。

【性味】味辛，性温。

【功效】活血行气，祛风止痛。

【应用】用于月经不调、经闭痛经、癥瘕腹痛、胸胁刺痛、跌扑肿痛、头痛、风湿痹痛。

【用法用量】煎服。3～10克。

【禁忌】凡阴虚火旺、汗多、月经过多者慎用。

三七

【别名】人参三七、田七、盘龙七、金不换。

【来源】五加科植物三七的干燥根和根茎。生于山坡丛林下。现多栽培于海拔800～1000米的山脚斜坡或土丘缓坡上。主产于云南、广西、四川等地。

【性味】味甘、微苦，性温。

【功效】散瘀止血，消肿定痛。

【应用】用于各种内、外出血及胸腹刺痛、跌扑肿痛、冠心病、心绞痛、脑出血后遗症等患者。

【用法用量】多研末服。1～10克。

【禁忌】血虚或血证无瘀滞者慎服。

红花

【别名】草红、刺红花、杜红花、金红花。

【来源】菊科植物红花的干燥花。主产于河南、浙江、四川、江苏等地。全国各地均有栽培。

【性味】味辛，性温。

【功效】活血通经，散瘀止痛。

【应用】用于经闭、痛经、恶露不行、癥瘕痞块、跌打损伤。

【用法用量】煎服。3～9克。外用：适量。

【禁忌】孕妇忌用，有出血倾向者不宜多用。

益母草

【别名】野麻、九塔花、山麻、红花艾。

【来源】唇形科植物益母草的新鲜或干燥地上部分。生于路旁、荒地。主产于全国大部分地区。

【性味】味辛、微苦，性微寒。

【功效】活血祛瘀，利尿消肿，清热解毒。

【应用】用于妇女血分瘀热、闭经、痛经、产后瘀阻腹痛，也治外伤瘀肿作痛、水肿小便不利、疮毒、乳痈等症。

【用法用量】煎服。10～15克，大剂量可用30克。外用：适量，鲜品捣敷。

【禁忌】孕妇忌用。气虚、阴虚、脾虚便溏者慎用。

十、芳香化湿药

藿香

【别名】土藿香、排香草、大叶薄荷。

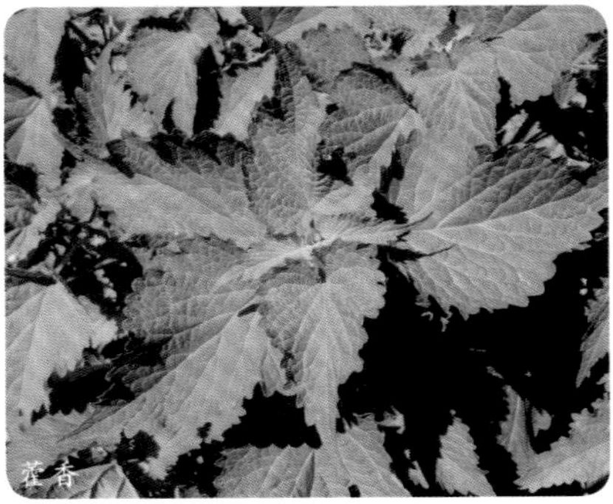

藿香

【来源】唇形科植物广藿香的干燥地上部分。生于路旁、田野。主产于四川、江苏、浙江、湖南。

【性味】味辛，性微温。

【功效】芳香化浊，开胃止呕，发表解暑。

【应用】用于湿浊中阻、脘痞呕吐、暑湿倦怠、胸闷不舒、寒湿闭暑、腹痛吐泻、鼻渊头痛。

【用法用量】煎服。5～10克；鲜品加倍。

【禁忌】中焦火盛热极、温病热病者慎用。

砂仁

【别名】阳春砂、春砂仁、蜜砂仁。

【来源】姜科植物阳春砂、绿壳砂或海南砂的干燥成熟果实。生于山谷林下阴湿地。主产于广东、广西、云南、四川、福建等地。

【性味】味辛，性温。

【功效】化湿开胃，温脾止泻，理气安胎。

【应用】用于脾胃虚寒、食积不消、呕吐泄泻、妊娠恶阻、胎动不安等症。

【用法用量】煎服。5～10克。

【禁忌】阴虚血燥、火热内炽者慎用。

草果

【别名】红草果、草果仁、草果子。

【来源】姜科植物草果的干燥成熟果实。主产于云南、广西、贵州等地。

【性味】味辛，性温。

【功效】燥湿散寒，消食化积，除痰截疟。

【应用】用于寒湿内阻、脘腹胀痛、痞满呕吐、舌苔浊腻、疟疾寒热等症。

【用法用量】煎服。3～6克。

【禁忌】气虚或血亏、无寒湿实邪者忌服。

苍术

【别名】茅术、南苍术、穹窿术。

【来源】菊科植物茅苍术或北苍术的干燥根茎。生于山坡灌丛、草丛中。主产于江苏、湖北、河南、安徽等地。

【性味】味辛、苦，性温。

【功效】燥湿健脾，祛风散寒，明目。

【应用】用于脘腹胀满、泄泻、水肿、脚气痿躄、风湿痹痛、风寒感冒、雀目夜盲等症。

【用法用量】煎服或入丸、散。5～10克。

【禁忌】阴虚内热、气虚多汗者忌服。

第七章 药膳常用的9类食物

一、粮谷类

粳米

【别名】大米。

【来源】禾本科植物稻（粳稻）的种仁。全国各地均有栽培。

【营养成分】粳米含有淀粉、蛋白质、维生素等物质。其中磷含量略高于糯米，而糊精含量略低于糯米。

【性味】味甘，性平。

【功效】补中益气，健脾和胃，除烦消渴。

【应用】用于脾胃虚弱、烦渴、霍乱吐泻无度。

【禁忌】粥饭虽是补人之物，但是过量与偏食也不适宜。粳米营养丰富，大量维生素存于谷皮之中，平时不宜过于淘米。

糯米

【别名】江米、元米。

【来源】禾本科植物糯稻的种仁。全国各地均有栽培。

【营养成分】每100克糯米含蛋白质6.7克，脂肪1.4克，碳水化合物76.3克，钙19毫克，磷155毫克，铁6.7毫克，此外尚含维生素B_1、维生素B_2、烟酸等。

【性味】味甘，性温。

【功效】补中益气，和胃止泻。

【应用】用于脾胃虚弱、食后不能健运、消化不良、乏力自汗、多小便、吐逆、霍乱、泻痢等症。

【禁忌】糯米性黏滞，不易消化，小儿慎用。

小麦

【别名】白麦。

【来源】禾本科植物小麦的种子或其面粉。全国各地均有栽培。

【营养成分】含淀粉53%～70%、蛋白质约11%、碳水化合物2%～7%、糊精2%～10%、脂肪1%～6%、粗纤维约2%。脂肪油主要为油酸、亚油酸、棕榈酸、硬脂酸的甘油酯。尚含

小麦

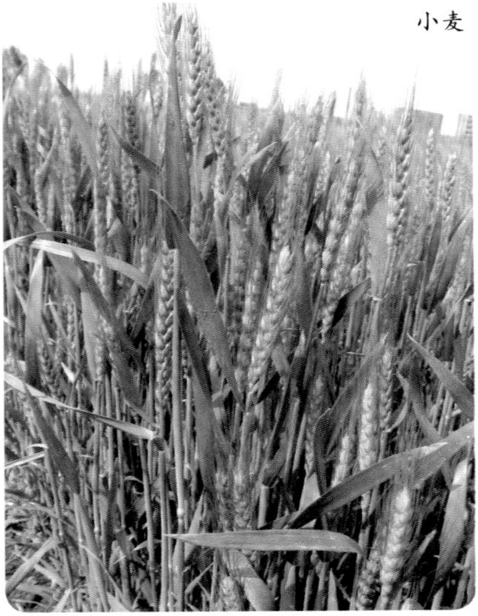

少量谷甾醇、卵磷脂、尿囊素、精氨酸、淀粉酶、麦芽糖酶及微量维生素B等。

【性味】味甘，性凉。

【功效】养心益肾，除热止渴。

【应用】用于脏躁、烦热、消渴、泻痢、痈肿、外伤出血及烫伤等。

粟米

【别名】谷子、粟谷、小米。

【来源】禾本科植物粟的种仁。全国各地均有栽培。

【营养成分】含淀粉63.27％、脂肪1.41％、还原糖2.03％、总氮2.48％、蛋白氮2.41％。蛋白质为谷蛋白、醇溶蛋白、球蛋白等，含多量谷氨酸、脯氨酸、丙氨酸和蛋氨酸，并且含固体和液体脂肪酸等。米粒的外层薄膜上含有较多的维生素B和矿物质（钙、磷、铁）。

【性味】味甘、咸，性凉。

【功效】和中益肾，除热解毒。

【应用】用于脾胃虚热、反胃呕吐、消渴、泄泻等症。

【禁忌】不宜与杏仁同食，否则令人呕吐腹泻。

荞麦

【别名】乌麦、花荞、甜荞、荞子。

【来源】蓼科植物荞麦的种子。全国各地均有栽培。

【营养成分】含蛋白质、脂肪、碳水化合物、水杨胺、维生素B、4-羟基苯甲胺、N-水杨叉替水杨胺。

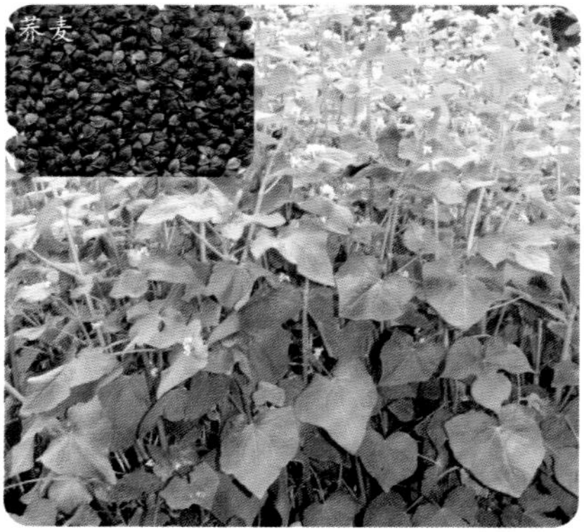

荞麦

【性味】味甘，性凉。

【功效】开胃宽肠，下气消积，解湿热毒。

【应用】用于绞肠痧、肠胃积滞、慢性泄泻、噤口痢疾、赤游丹毒、痈疽发背、瘰疬、汤火灼伤等。

【禁忌】荞麦一次不可以食用太多，否则造成消化不良。脾胃虚寒、消化功能不佳、经常腹泻的人不宜食用。

高粱

【别名】蜀黍、蜀秫、木稷、芦粟、番黍、荻粱。

【来源】禾本科植物蜀黍的种仁。全国各地均有栽培。

【营养成分】蛋白质、脂肪、碳水化合物、粗纤维、钙、磷、铁、维生素B_1、维生素B_2、烟酸。

【性味】味甘，性温。

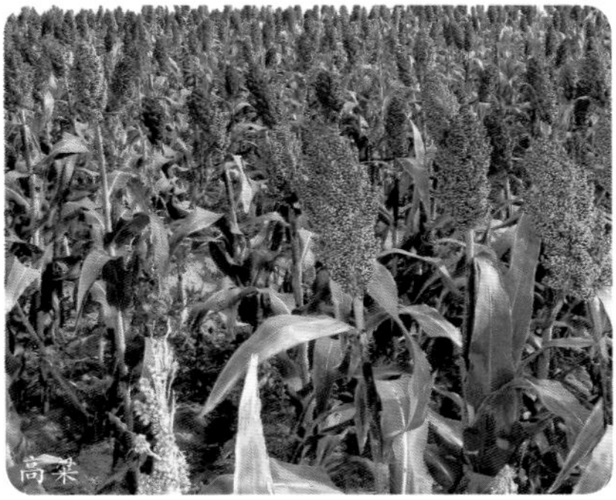
高粱

【功效】温中健脾，渗湿止痢。

【应用】用于脾虚湿困、消化不良及湿热下痢、小便不利等症。

二、豆类及其制品

黄豆

【别名】黄大豆。

【来源】豆科植物大豆的黄色种子。全国各地均有分布。

【营养成分】黄豆含蛋白质量很高，相当于猪瘦肉的2倍、鸡蛋的3倍、牛奶的12倍，所含脂肪为大米的14倍，以不饱和脂肪酸居多。黄豆还含维生素B、胡萝卜素、大豆皂苷、大豆黄酮苷、丁香酸，以及钙、磷、铁、钾、钠等成分。

【性味】味甘，性平。

【功效】解毒消肿，健脾利水，宽中导滞，润燥。

【应用】用于脾虚气弱、疳积泻痢、疮痈肿毒、腹胀羸瘦、贫血、营养不良、妊娠中毒、外伤出血等。

【禁忌】患有严重肝病、肾病、痛风、消化性溃疡、动脉粥样硬化、低碘者不宜食用。

绿豆

【别名】植豆、文豆。

【来源】豆科植物绿豆的种子。全国各地均有分布。

【营养成分】每100克含蛋白质22%～25%、脂肪1.2%～2%、碳水化合物58%～60%、粗纤维4.2%，钙49毫克，磷268毫克，铁3.2毫克，胡萝卜素0.22毫克，维生素$B_2$0.12毫克，烟酸1.8毫克。

【性味】味甘，性寒。

【功效】清热解毒，消暑利水，抗炎消肿，保肝明目，止泻痢，润皮肤，降低血压和血液中胆固醇，防止动脉粥样硬化。

【应用】用于创伤、烧伤、疮疖痈疽等症。

【禁忌】脾胃虚寒的人不宜多食。服温补药时不要吃绿豆食品，以免降低药效。未煮熟的绿豆腥味强烈，食后易恶心、呕吐。

赤小豆

【别名】红饭豆、米赤豆。

【来源】豆科植物赤小豆的干燥成熟果实。主产于广西、广东、江西、浙江、东北等地。

【营养成分】含淀粉、脂肪油、蛋白质、维生素（A、B、C）、植物皂素和铝、铜等矿物质。

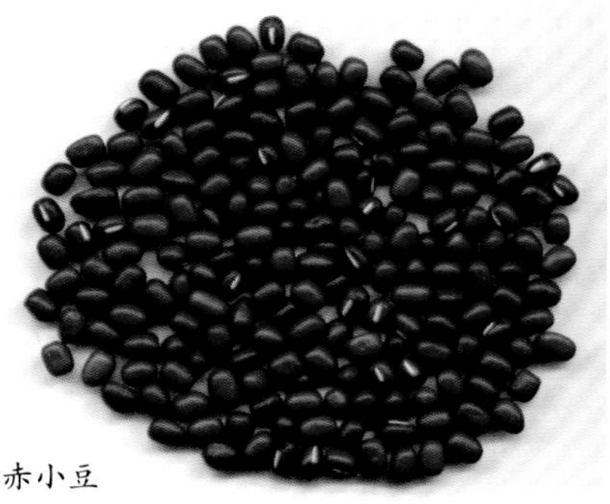

赤小豆

【性味】味甘、酸，性平。

【功效】利水消肿，解毒排脓，清热去湿，健脾止泻。

【应用】用于心脏病、肾炎性水肿、肝硬化腹水、脚气病水肿、乳汁不通、黄疸、痢疾、肠痔下血等症。外用于疮毒之症。

【禁忌】口干舌燥、形体消瘦、低热盗汗、无湿热者禁大量久服。

豇豆

【别名】豆角、角豆、饭豆、裙带豆。

【来源】豆科植物豇豆的种子。全国各地均有分布。

【营养成分】含大量淀粉、脂肪、蛋白质，并含烟酸及维生素B_1、维生素B_2等。

【性味】味甘、咸，性平。

【功效】理中益气、健脾补肾。

【应用】用于脾胃虚弱、食少脘胀、呕逆嗳气、泄泻消渴、肾虚不摄、梦遗滑精、小便频繁、白带、白浊等症。

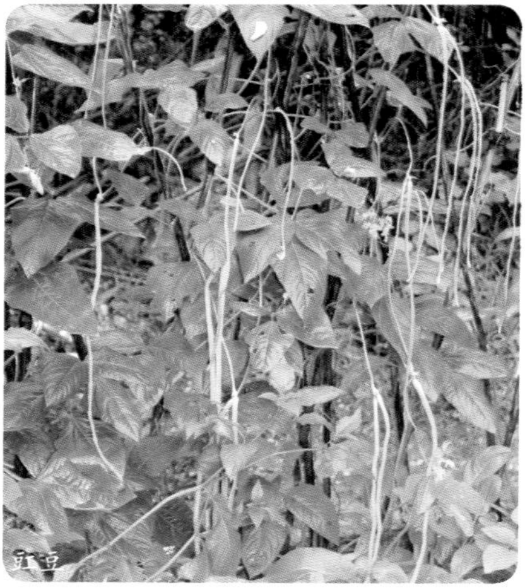

豇豆

【禁忌】气滞便秘者慎食。

黑豆

【别名】乌豆、黑大豆。

【来源】豆科植物大豆的黑色种子。全国各地均有分布。

【营养成分】含较丰富的蛋白质、脂肪、碳水化合物以及胡萝卜素、维生素B_1、维生素B_2、烟酸及粗纤维、钙、磷、铁等营养物质，并含少量的大豆黄酮苷染料木苷。

【性味】味甘、性平。

【功效】补肾滋阴，补血明目，除湿利水。

【应用】用于肾虚腰疼、血虚目暗、腹胀水肿、脚气、自汗盗汗、动脉粥样硬化、产后风疼、口噤、痈肿疮毒、解药毒。

【禁忌】患有严重肝病、肾病、

痛风、消化性溃疡、低碘者不宜食用。消化功能不良、有慢性消化道疾病者慎食。

白扁豆

【别名】眉豆、蛾眉豆、藕豆、鹊豆、沿篱豆。

【来源】豆科植物扁豆的干燥成熟种子。全国各地均有分布。

【营养成分】含蛋白质、碳水化合物、脂肪、钙、磷、铁、镁、植酸、烟酸、氨基酸、生物碱及维生素A、维生素C。

【性味】味甘、平，性微温。

【功效】补脾和胃，消暑解毒，除湿止泻。

【应用】用于脾胃虚热、呕吐泄泻、口渴烦躁、酒醉呕吐、妇女白带等症，还可用于解酒毒和糖尿病等。

【禁忌】因白扁豆中含有一种凝血物质及溶血性皂素，如生食或炒不熟透食有些人会中毒，故炒时一定要炒熟（炒熟后上述物质即被破坏）。不宜与钾同食。

豆腐

【来源】豆科植物大豆种子的加工制成品。

【营养成分】含有蛋白质、脂肪、碳水化合物、粗纤维、钙、磷、铁、维生素B_2、维生素B_1、烟酸等。

【性味】味甘、淡，性凉。

【功效】益气和中，生津润燥，清热解毒。

【应用】适用于夜班人员、脑力工作者、更年期综合征患者、孕产妇、儿童等人群。对于病后调养、皮肤粗糙、高血压、高血脂、心脑血管疾病有一定的疗效。

【禁忌】忌与菠菜、香菜同食。痛风患者及血尿酸浓度增高的患者慎食。胃寒、易腹泻、腹胀者不宜多食。

三、蔬菜类

菠菜

【别名】赤根菜、菠赞棱。

【来源】藜科植物菠菜的带根全草。全国各地均有栽培。

【营养成分】每100克含铁1.6～2.9毫克，蛋白质2.4克，维生素A 3毫克，维生素B_1 0.06毫克，维生素B_2 0.16毫克，维生素C 31.4毫克。其赤根中

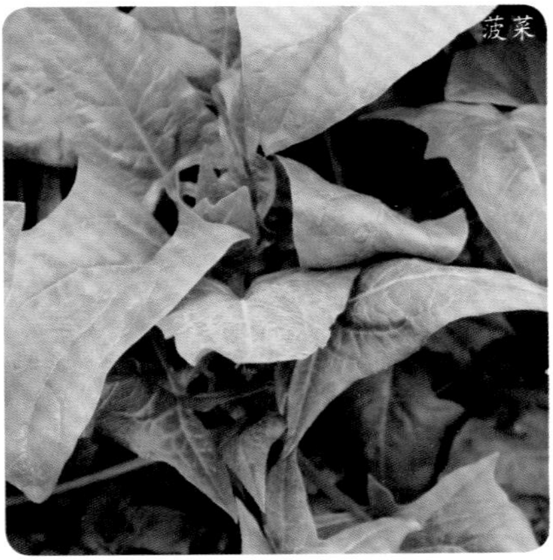

含有一般蔬果所缺乏的维生素K。另外，还含有较多的钙、磷、铁等矿物质。

【性味】味甘，性凉。

【功效】通肠胃，开胸膈，润肠燥，降血压，解酒毒，养血补血。

【应用】用于便血、坏血病、消渴引饮、大便涩滞、夜盲症、糖尿病等症的调养。

【禁忌】凡大便溏薄、脾胃虚弱者忌食；肾功能虚弱之人，也不宜多吃菠菜。菠菜忌与豆腐同吃，因为菠菜所含草酸较多，与钙结合形成草酸钙而不易被吸收。

韭菜

【别名】草钟乳、起阳草、懒人菜。

【来源】百合科草本植物韭菜的茎叶，我国多数地区均有栽培。

【营养成分】含有蛋白质、碳水化合物、钙、磷、维生素C等。含钾较丰富，含钠较少。另含硫化物、苷类和苦味素。

【性味】味甘、辛，性温。

【功效】补肾助阳，温中行气，暖胃，散瘀，降低血脂。

【应用】用于腹中冷痛、腰膝冷痛、白浊、遗精、经闭白带、跌扑损伤、噎膈、反胃、吐血、鼻衄、阳痿、早泄、过敏性紫癜、百虫入耳不出、子宫脱垂、中暑昏迷等症的调养。

【禁忌】阴虚内热及疮疡、目疾患者忌食。隔夜韭菜不宜再吃。

苋菜

【别名】杏菜、荇菜。

【来源】苋科植物苋的茎叶。我国多数地区均有栽培。

【营养成分】每100克嫩茎叶约含水分90.1克，蛋白质1.8克，碳水化合物5.4克，钙180毫克，磷46毫克，胡萝卜素1.95毫克，维生素C 28毫克。

【性味】味甘，性凉。

【功效】清热凉血，利湿。

【应用】用于产前后赤白痢、漆疮瘙痒、淋症、毒蛇咬伤、小腿溃疡等。

【禁忌】脾虚虚弱者少食。

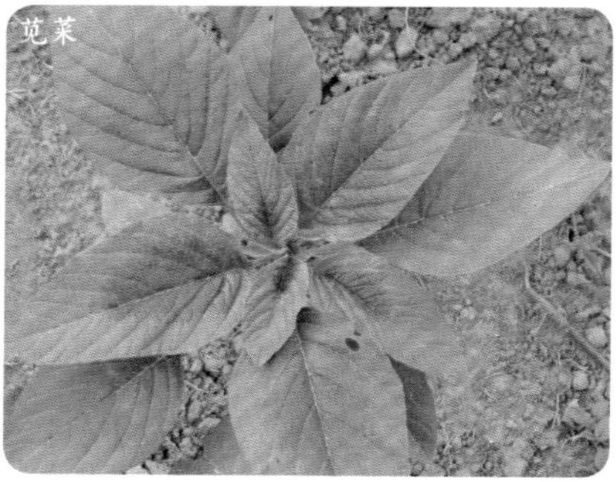

芹菜

【别名】香芹、药芹、水芹、旱芹。

【来源】伞形科植物旱芹的全

草。我国多数地区均有栽培。

【营养成分】每100克含水分94克，蛋白质2.2克，脂肪0.3克，碳水化合物1.9克，粗纤维0.6克，灰分1克，胡萝卜素0.11毫克，维生素B_1 0.03毫克，维生素B_2 0.04毫克，烟酸0.3毫克，维生素C 6毫克，钙160毫克，磷61毫克，铁8.5毫克，钾163毫克，钠328毫克，镁31.2毫克，氯280毫克。还含有挥发油、芹菜苷、佛手柑内酯、有机酸等物质。

【性味】味甘、辛，性凉。

【功效】清热除烦，平肝，利水消肿，凉血止血。

【应用】用于高血压、头痛、头晕、暴热烦渴、黄疸、水肿、小便热涩不利、妇女月经不调、赤白带下、瘰疬、痄腮等症。

【禁忌】脾胃虚寒者禁食。不宜与黄瓜、蟹、蛤、蚬同食。

白菜

【别名】大白菜。

【来源】十字花科植物白菜的叶球。我国多数地区均有栽培。

【营养成分】每100克鲜菜含水分93～95克，碳水化合物2.3～3.2克，蛋白质1.4～2.5克，维生素C 30～40毫克，纤维素0.6～1.4克，及其他维生素和矿物质。

【性味】味苦，性平。

【功效】解热除烦，通利肠胃。

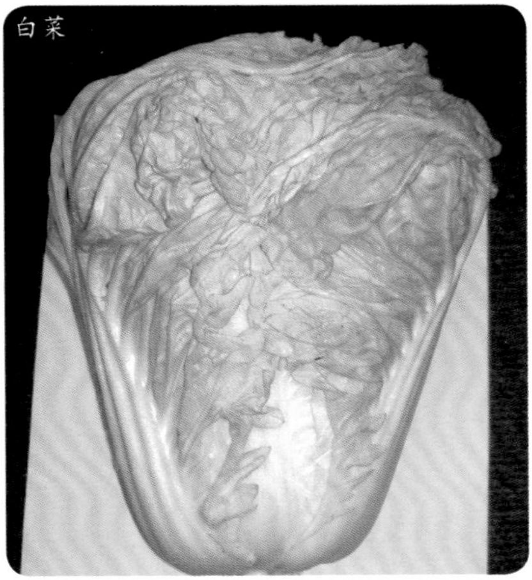

【应用】用于肺热咳嗽、便秘、丹毒、痈疮等症。

马齿苋

【别名】长命菜、长寿菜、五行草。

【来源】苋科植物马齿苋的幼嫩茎叶。我国多数地区均有栽培。

【营养成分】每100克马齿苋鲜嫩苋茎叶含蛋白质2.3克，脂肪0.5克，碳水化合物3克，粗纤维0.7克，钙85毫克，磷56毫克，铁1.5毫克，胡萝卜素2.23毫克，维生素B_1 0.03毫克，维生素C 23毫克。此外，还含有大量去甲肾上腺素、钾盐及丰富的柠檬酸、苹果酸、氨基酸以及生物碱等成分。

【性味】味苦、辛、酸，性寒。

【功效】清热解毒，利水去湿，散血消肿，除尘杀菌，消炎止痛，止血凉血。

【应用】用于痢疾、肠炎、肾炎、产后子宫出血、便血、乳腺炎等。

【禁忌】忌与胡椒、蕨粉、海龟、鳖甲等同食。

莴笋

【别名】莴苣、生笋、白笋、青笋、千金菜。

【来源】菊科植物莴苣的茎、叶。我国多数地区均有栽培。

【营养成分】含有蛋白质、脂肪、碳水化合物、胡萝卜素、钙、磷、铁、维生素B_2、维生素B_1、烟酸等。

【性味】味苦、甘，性凉。

【功效】利五脏，补筋骨，开膈热，通经脉，去口气，白牙齿，明眼目。

【应用】用于热毒、疮肿、口渴、小便不利、尿血、活血祛瘀、乳汁不通、扭伤腰痛、跌打损伤、骨折。

【禁忌】有眼疾特别是夜盲症的人不宜多食。

萝卜

【别名】萝白、莱菔、土酥。

【来源】十字花科植物莱菔的新鲜根。我国多数地区均有栽培。

【营养成分】含有水、蛋白质、食物纤维、碳水化合物、钙、磷、铁、锌、钾、钠等。

【性味】味甘、辛，性凉。

【功效】消积滞，清热化痰，下气，宽中，解毒。

【应用】用于食积涨满、痰咳失音、吐血、消渴、痢疾、偏正头痛。

【禁忌】不可以与地黄、何首乌同食。脾胃虚寒、食不易化者不宜食。

胡萝卜

【别名】红萝卜、黄萝卜、番萝卜、丁香萝卜、小参、菜人参。

【来源】伞形科植物胡萝卜的根。我国多数地区均有栽培。

【营养成分】每100克含蛋白质0.6克，脂肪0.3克，碳水化合物7.6克，钙32毫克，磷32毫克，铁0.6毫克，胡萝卜素3.62毫克，维生素B_1 0.02毫克，维生素B_2 0.05毫克，烟酸0.3毫克，维生素C 13毫克，另含有氟、锰、钴等微量元素。

【性味】味甘、辛，性平。

【功效】下气补中，补肝益肺，健脾利尿，祛风寒。

【应用】用于消化不良、便秘、食积、小儿麻疹发热、急性肾小球肾

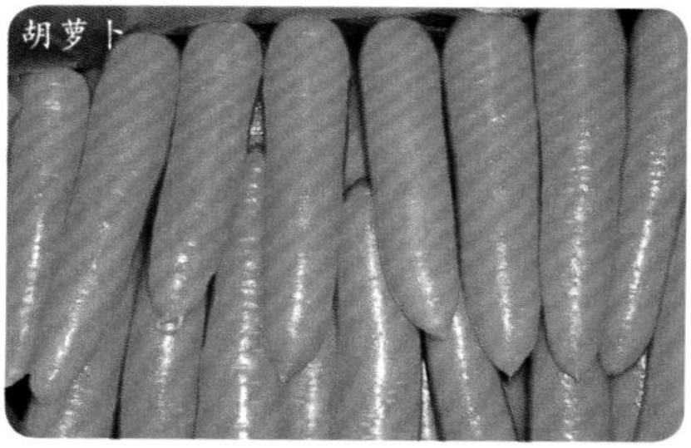

炎、虚寒性胃肠炎、寒性风湿性关节炎、咳嗽、夜盲症等症的调养。

【禁忌】胡萝卜素是脂溶性物质，不宜生食。饮酒不能吃胡萝卜。

茄子

【别名】落苏。

【来源】茄科植物茄的果实。我国多数地区均有栽培。

【营养成分】含有蛋白质、脂肪、碳水化合物、维生素以及钙、磷、铁等多种营养成分。特别是维生素P的含量很高，每100克中含维生素P 750毫克。

【性味】味甘，性凉。

【功效】清热活血，止痛消肿。

【应用】用于肠风下血、热毒疮痈、皮肤溃疡、乳腺炎、燥热咳嗽、跌打损伤、黄疸型肝炎、肠炎、水肿、尿不利等症。

【禁忌】体弱胃寒者不宜多食。

西红柿

【别名】番茄、狼桃、洋柿子、金苹果、爱情果。

【来源】茄科植物西红柿的新鲜果实。我国多数地区均有栽培。

【营养成分】每100克新鲜西红柿含蛋白质0.9克，脂肪0.2克，碳水化合物4克，膳食纤维0.5克，胡萝卜素550微克，维生素B_1 0.03毫克，维生素B_2 0.03毫克，烟酸0.6毫克，维生素C_1 9毫克，维生素E 0.57毫克，

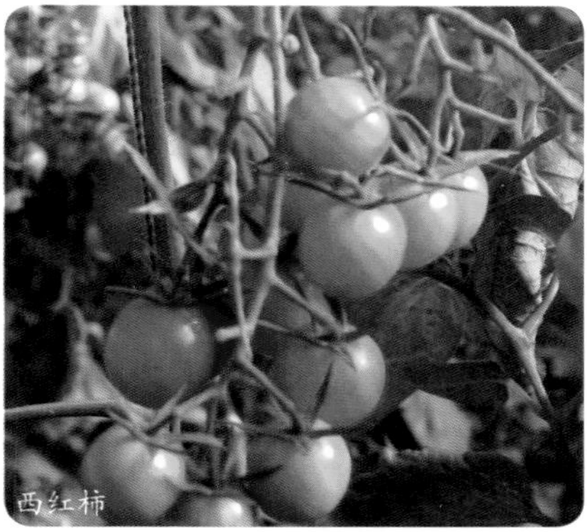
西红柿

钙10毫克，磷23毫克，铁0.4毫克，锌0.13毫克，硒0.15微克。此外，还含有苹果酸、柠檬酸、西红柿红素、芦丁等多种物质。

【性味】味甘、酸，性微寒。

【功效】生津止渴，健胃消食，清热解毒，凉血平肝。

【应用】用于热病烦渴、胃热口干、肝阴不足、阴虚血热、目赤肿痛、牙龈出血等症。

【禁忌】不宜与黄瓜同食。脾胃虚寒者不宜多食。空腹时不宜多食。

冬瓜

【别名】白瓜。

【来源】葫芦科植物冬瓜的果实。我国各地均有栽培。

【营养成分】含蛋白、碳水化合物、胡萝卜素、多种维生素、粗纤维和钙、磷、铁，且钾盐含量高，钠盐含量低。

【性味】味甘、淡，性微寒。

【功效】清热解毒，利水消痰，除烦止渴，祛湿解暑。

【应用】用于心胸烦热、小便不利、肺痈咳喘、肝硬化腹水、高血压等。

【禁忌】脾胃虚寒、肾虚者不宜多服。

南瓜

【别名】倭瓜。

【来源】葫芦科植物番瓜的果实。我国各地均有栽培。

【营养成分】含有丰富的瓜氨酸、精氨酸、天冬氨酸、多种不饱和脂肪酸以及葫芦巴碱、腺嘌呤、胡萝卜素、葡萄糖、蔗糖、戊聚糖、甘露醇及大量的维生素B、维生素C和维生素E及多种微量元素如镁、铁、铜、硒、锌等。

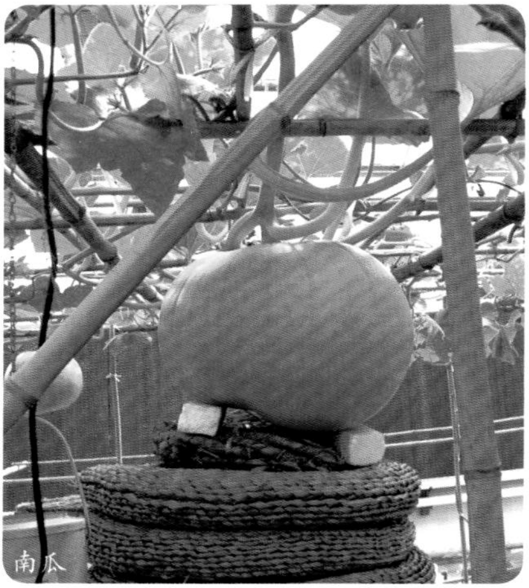

南瓜

【性味】味甘，性温。

【功效】补中益气，健脾暖胃，消炎止痛，解毒杀虫。

【应用】用于防治糖尿病、高血压和一些肝肾疾病，可减少消化系统癌症的发生率，具有预防前列腺肥大和增强性功能的特殊作用。

苦瓜

【别名】锦荔枝、癞葡萄、凉瓜。

【来源】葫芦科植物苦瓜的果实。我国各地均有栽培。

【营养成分】含有多种维生素，维生素C的含量尤为突出，是黄瓜的14倍，西红柿的7倍，还含有烟酸、蛋白质、脂肪、碳水化合物、无机盐、钙、磷、铁等。

【性味】味苦，性甘。

【功效】清热祛暑，明目解毒，利尿凉血。

【应用】用于热病烦渴、中暑丹毒、目赤痈肿、痢疾、少尿等症。

【禁忌】脾胃虚寒者忌食。

黄瓜

【别名】胡瓜、王瓜。

【来源】葫芦科植物黄瓜的果实。我国各地均有栽培。

【营养成分】每100克鲜果含碳水化合物1.6～4.1克，蛋白质0.4～1.2克，钙12～31毫克，磷16～58毫克，铁0.2～1.5毫克，维生素C

4～25毫克。

【性味】味甘，性凉。

【功效】清热利水，解毒消炎。

【应用】用于烦渴、咽喉肿痛、美容、减肥、烫火伤等。

【禁忌】脾胃虚寒者忌食。

四、水果类

西瓜

【别名】寒瓜。

【来源】葫芦科西瓜的果瓤。全国各地均有栽培。

【营养成分】维生素B_1、维生素B_2、维生素C、果酸、葡萄糖、烟酸、果胶质、纤维素、氨基酸、多种微量元素等。

【性味】味甘，性寒。

【功效】西瓜瓤及西瓜皮清热消暑，解渴利尿。西瓜子滋补，润肠。西瓜霜清热解暑，利咽喉。

【应用】用于暑热烦渴、热盛津伤、小便不利、喉痹、口疮等症。

【禁忌】脾胃虚寒者忌用。

苹果

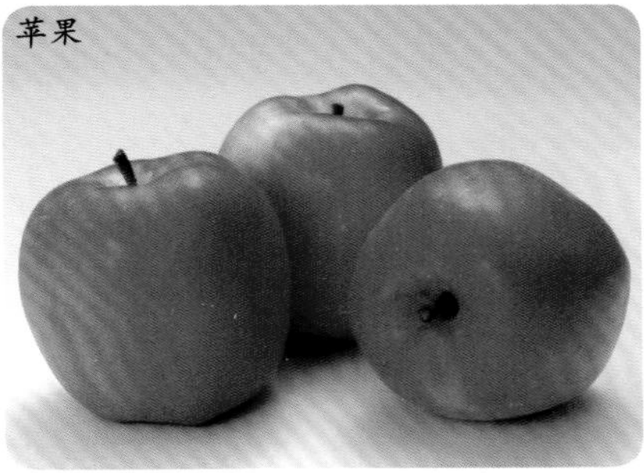
苹果

【来源】蔷薇科植物苹果的果实。主产于东北、华北、华东等地。

【营养成分】含有维生素B、维生素C、胡萝卜素、铁、镁、有机酸、苹果酸、纤维素、果胶物质等。

【性味】味甘，性凉。

【功效】补心益气，生津止渴，解暑醒酒，开胃通便，润肺除烦。

【应用】用于慢性肠炎、腹痛、腹泻、消化不良、脂肪过多、口臭、牙龈出血、高血压、咳嗽、便秘等症。

【禁忌】苹果中的有机酸会刺激肠壁，胃肠敏感者不宜多吃。

梨

【别名】快果、果宗、玉乳、蜜文。

【来源】蔷薇科植物白梨或沙梨或秋子梨等栽培种的果实。主产于全国大部分地区。

【营养成分】含有水分、蛋白质、脂肪、碳水化合物、热量、粗纤维、灰分、钙、磷、铁、胡萝卜素、维生素B_1、维生素B_2、烟酸、维生素C、钾、钠、镁。另含有糖、有机酸等。

【性味】味甘、微酸，性凉。

【功效】生津润燥，清热化痰。

【应用】用于热病伤津口渴、消渴、热咳、痰热惊狂、噎膈、便秘等症。

【禁忌】生梨性冷，脾胃虚寒、

呕吐便溏者不宜食。产妇、金疮、小儿痘后亦勿食。

葡萄

【别名】菩提子。

【来源】葡萄科植物葡萄的果实。主产于新疆、甘肃、陕西、山西、河北、山东等地。

【营养成分】含有蛋白质、维生素A、维生素B_1、维生素B_2、维生素C、钙、磷、铁、果糖、蔗糖、葡萄糖、苹果酸、柠檬酸等。

【性味】味甘、酸，性平。

【功效】补气血，强筋骨，利小便。

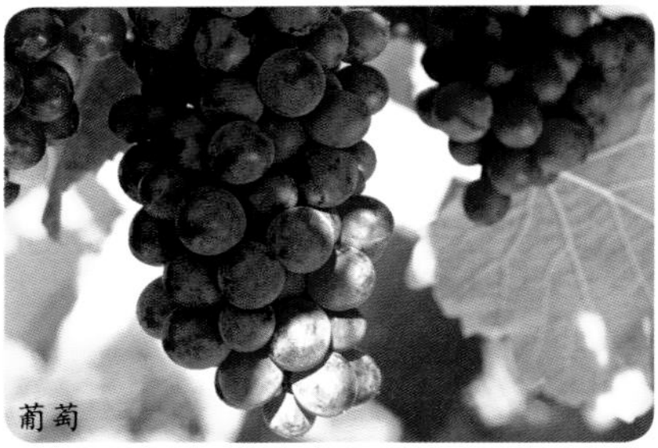
葡萄

【应用】用于气血虚弱、肺虚咳嗽、心悸盗汗、风湿痹痛、淋病、浮肿、尿血、胎动不安等症。

【禁忌】过量食用会引起眼涩、腹胀、腹泻等。

橘子

【别名】蜜橘、大红袍、朱砂橘、潮州柑。

【来源】芸香科植物福橘或朱橘等多种橘类的成熟果实。

【营养成分】含有水分、蛋白质、脂肪、碳水化合物、粗纤维、钙、磷、铁、胡萝卜素、维生素B_1、维生素B_2、烟酸、维生素C、钾、钠、镁。

【性味】味甘、酸，性微温。

【功效】开胃理气，止渴润肺，止咳化痰。

【应用】用于消化不良、脘腹痞满、嗳气、热病后津液不足、伤酒烦渴、咳嗽气喘等症。

【禁忌】橘子不宜与螃蟹同食，否则令人发软痈。

金橘

【别名】芦橘、山橘、给客橙、金蛋、罗浮。

【来源】芸香科植物金橘、金弹等的果实。原植物分布于浙江、江西、广东、广西等地。

【营养成分】含有水分、蛋白质、脂肪、膳食纤维、碳水化合物、胡萝卜素、维生素B_1、维生素B_2、烟酸、维生素C、维生素E、钾、钠、钙、镁、锌、铁、磷，并含有有机酸、多种氨基酸等。果皮亦含丰富维生素C、松柏苷、丁香苷等。

【性味】味辛、甘，性温。

【功效】理气解郁，化痰醒酒。

【应用】用于气郁不舒、胸腺郁结、食滞胃呆、伤酒口渴、咳嗽咯痰等症。

【禁忌】金橘性温，内热亢盛如口舌生疮、大便干结者，不宜食用。

菠萝

【别名】凤梨、露兜子、黄梨、菠萝蜜。

【来源】凤梨科植物菠萝的果实。广东、广西、福建、海南等地均有栽培。

【营养成分】含有水分、蛋白质、脂肪、纤维、烟酸、钾、钠、锌、碳水化合物、钙、磷、铁、胡萝卜素、维生素B_1、维生素B_2、维生素C、灰分，另含多种有机酸及菠萝酶等。

【性味】味甘、微酸，性平。

【功效】清热解渴，消食止泻，祛湿利尿，抗炎消肿。

【应用】用于消化不良、泄泻、低血压、水肿、小便不利、糖尿病等。

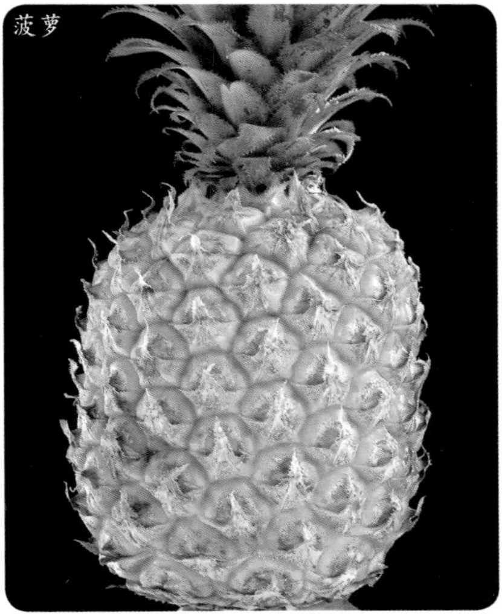

【禁忌】菠萝含有生物苷和菠萝蛋白酶，少数人可引起过敏，如腹泻、腹痛、全身发痒、皮肤潮红，甚至呼吸困难或休克等，所以食前需将菠萝切成片状，用盐水或碳酸氢钠溶液浸泡20分钟，以防止过敏反应。因菠萝蛋白酶能溶解纤维蛋白和酪蛋白，故消化道溃疡、严重肝脏或肾脏疾病、血液凝固功能不全等患者忌食，对菠萝过敏者慎食。

樱桃

【别名】朱樱、朱果、家樱桃、荆桃。

【来源】蔷薇科植物樱桃的成熟果实。主产于河北、山东、四川等地。

【营养成分】含有蛋白质、脂肪、糖、碳水化合物、热量、粗纤维、灰分、钙、磷、铁、胡萝卜素、维生素B_1、维生素B_2、烟酸、维生素C、

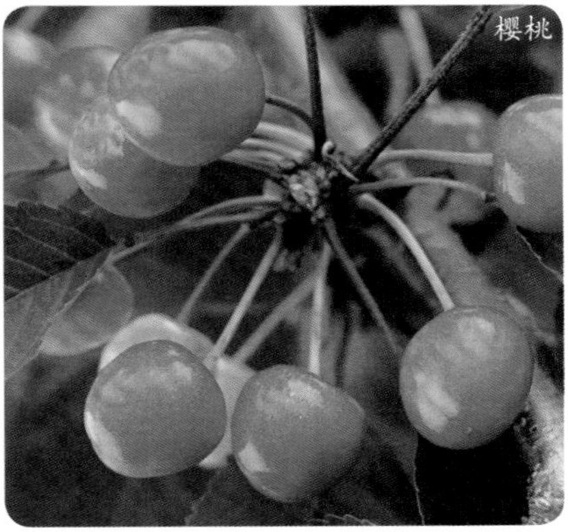

钾、钠、镁，另含丰富的维生素A。

【性味】味甘、微酸，性温。

【功效】补中益气，祛风胜湿，美颜。

【应用】用于病后体虚气弱、气短心悸、倦怠食少、咽干口渴及风湿腰腿疼痛、四肢不仁、关节屈伸不利、冻疮等。

【禁忌】樱桃性温热，不宜多食；热性病及虚热咳嗽者忌食。樱桃核仁含氰苷，水解后产生氢氰酸，药用时应小心中毒。

杏

【别名】杏、杏实、甜梅。

【来源】蔷薇科植物杏或山杏的果实。全国各地均有栽培。

【营养成分】含有蛋白质、钙、磷、铁、胡萝卜素、维生素B_1、维生素B_2、烟酸。另含柠檬酸、苹果酸、儿茶酚、西红柿烃、黄酮类、碳水化合物、杏仁油及各种氨基酸。

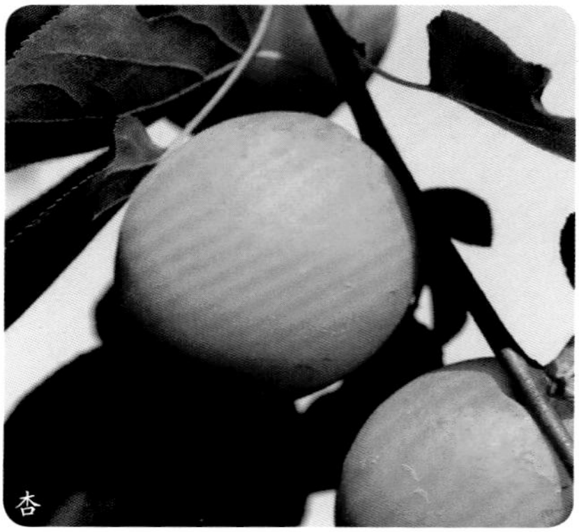
杏

【性味】味甘、酸，性温。

【功效】润肺止咳，化痰定喘，生津止渴，润肠通便，抗癌。

【应用】用于咽干烦渴、急慢性咳嗽、大便秘结、视力减退、癌瘤等。

【禁忌】杏子甘甜性温，易致热生疮，平素有内热者慎食。现代研究发现，杏子中苦杏仁可分解成氢氰酸，不可生食和多食。

柿子

【别名】米果、猴枣、镇头迦。

【来源】柿科植物柿的果实。主产于我国大部分地区。

【营养成分】含有水分、蛋白质、脂肪、碳水化合物、粗纤维、灰分、钙、磷、铁、胡萝卜素、维生素B_1、维生素B_2、烟酸、维生素C、钾、镁、铜及大量的碘。其未成熟果实含有大量鞣质。

【性味】味甘、涩，性寒。

【功效】润肺生津，清热止血，涩肠健脾，解酒降压。

【应用】用于肺热咳嗽、脾虚泄泻、咯血、便血、尿血、高血压、痔疮等症。

【禁忌】柿子性寒，凡脾虚泄泻、便溏、体弱多病、产后及外感风寒者忌食。柿子含单宁物质，具有较强的收敛作用，食之过量，易致口涩、舌麻、大便干燥；单宁酸可与体内的铁结合，阻碍对铁的吸收，故缺铁性贫血患者禁食。空腹慎食生柿，或食柿后忌饮白酒、热汤，以防罹患胃柿石症。柿子不宜与螃蟹、甘薯共同食用，否则会引起腹痛、呕吐、腹泻等症状，严重者可致胃出血而危及生命。食柿子前后不可食醋。

香蕉

【别名】甘蕉、蕉果、蕉子。

【来源】芭蕉科植物香蕉的果实。主产于南方各地。

【营养成分】含有水分、蛋白质、脂肪、碳水化合物、粗纤维、灰分、钙、磷、铁、胡萝卜素、维生素B_1、维生素B_2、烟酸、维生素C。此外，还含有果胶，少量5-羟色胺及去甲肾上腺素等。香蕉中碳水化合物十分丰富，其果糖与葡萄糖之比约为1：1。

【性味】味甘，性寒。

【功效】清热生津，润肠解毒，养胃抑菌，降压降糖。

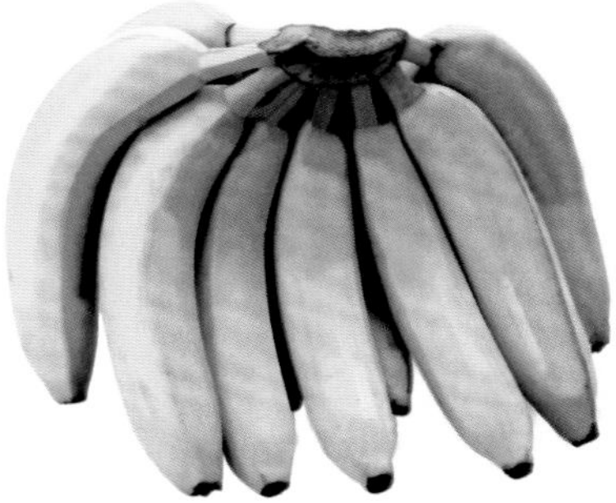

香蕉

【应用】用于热病伤津、烦渴喜饮、便秘、痔血等症。

【禁忌】香蕉性寒滑肠，脾胃虚寒、便溏腹泻者不宜多食、生食。胃酸过多者不可食用，急、慢性肾小球肾炎及肾功能不全者忌食。香蕉不宜和甘薯同食。

大枣

【别名】红枣、干枣、美枣、良枣。

【来源】鼠李科植物枣的成熟果实。

【营养成分】含有水分、蛋白质、脂肪、碳水化合物、粗纤维、灰分、钙、磷、铁、胡萝卜素、维生素B_1、维生素B_2、烟酸、维生素C，并含钾、钠、镁、氯。

【性味】味甘，性平。

【功效】补脾和胃，益气生津，养血安神，调营卫，解药毒。

【应用】用于胃虚食少、脾弱便溏、倦怠乏力、血虚萎黄、神志不安、心悸怔忡、营卫不和、妇女脏躁等症。

【禁忌】凡有痰湿、积滞、齿痛、虫病者，均不宜食枣。

芒果

【别名】庵罗果、檬果、蜜望子、香盖等。

【来源】漆树科植物芒果的成熟果实。

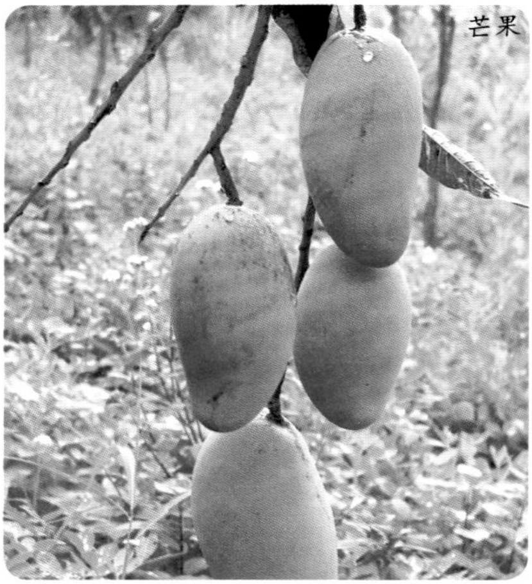

芒果

【营养成分】含有水分、蛋白质、脂肪、碳水化合物、热量、粗纤维、灰分、钙、磷、铁、胡萝卜素、维生素B_1、维生素B_2、烟酸、维生素、钾。

【性味】味甘、酸，性凉。

【功效】益胃止呕，解渴利尿。

【应用】用于口渴咽干、食欲不振、消化不良、晕眩呕吐、咽痛声哑、咳嗽痰多、气喘等症。

【禁忌】芒果不宜一次性食入过多，临床有过量食用芒果引致肾炎的报道。不宜与大蒜等辛辣食物同食，否则易致黄疸。

草莓

【别名】洋毒、洋莓果、野梅莓。

【来源】蔷薇科植物白草莓的果实。

【营养成分】含有水分、脂肪、碳水化合物、蛋白质、粗纤维、灰分、胡萝卜素、钙、磷、铁、维生素B_1、维生素B_2、烟酸、维生素C。此外，还含有柠檬酸、苹果酸、多种氨基酸。其中，维生素C的含量最为丰富，是西瓜、苹果、葡萄的10倍左右，果糖、蔗糖、葡萄糖、有机酸、矿物质的含量不但丰富，而且比例适当。

【性味】味甘、酸，性凉。

【功效】润肺生津，健脾和胃，补气益血，凉血解毒。

【应用】用于肺热咳嗽、咽喉肿痛、食欲不振、小便短赤、体虚贫血及疮疖、酒醉不醒等症。

【禁忌】痰湿内盛、肠滑便泻者不宜多食。

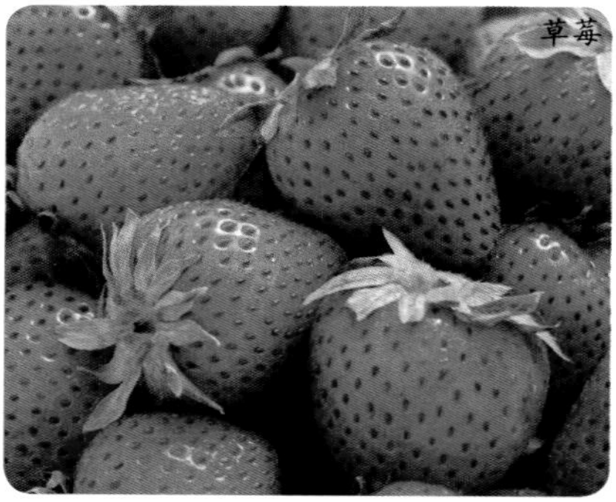

草莓

荔枝

【别名】离支、荔支、丹荔、火山荔。

【来源】无患子科植物荔枝的

果实。

【营养成分】含有水分、蛋白质、脂肪、碳水化合物、热量、粗纤维、灰分、钙、磷、铁、胡萝卜素、维生素B_1、维生素B_2、烟酸、维生素C、钾、钠、镁。

【性味】味甘、酸，性温。

【功效】补脾益肝，生津止渴，益心养血，理气止痛，降逆止呃。

【应用】用于脾虚久泻、烦渴、呃逆、胃寒疼痛、瘰疬、疔肿、牙痛、崩漏贫血、外伤出血等。

【禁忌】荔枝性偏温热，不可连续多食，食之过量会出现以低血糖为主的“荔枝病”，严重者会出现昏迷、抽搐等症状，应及时送医院抢救。

五、肉蛋类

猪肉

【来源】猪科动物猪的肉。

【营养成分】含有蛋白质、脂肪、维生素B_1、维生素B_2、烟酸、钙、磷等。

【性味】味甘、咸，性平。

【功效】滋阴补虚，润肠养胃，治发育，消肿胀。

【应用】适用于老年体弱、营养不良、产后阴亏及口渴、便秘、干咳无痰、肾虚腰痛者食用。儿童在发育期间常吃猪肉，能助长肌肉发育。

【禁忌】虚肥身体或痰湿盛者宜少食。

牛肉

【来源】牛科动物黄牛、牦牛和水牛的肉。

【营养成分】牛肉含有丰富的肌氨酸、维生素B_6、维生素B_{12}、丙氨酸、肉毒碱、蛋白质、亚油酸、锌、镁、钾、铁、钙等。

【性味】味甘，性平。

【功效】补气血，健脾胃，强筋骨。

【应用】用于体弱消瘦、气短乏力、脾虚纳呆、腰膝酸软、下肢无力、水肿萎黄等症。

【禁忌】黄牛肉性温，热盛、湿热症不宜食用。不宜与栗子同食。不宜与鲶鱼同食，可产生不良化学反应，对人体有害。不宜与牛膝、仙茅、氨茶碱同用。

羊肉

【来源】牛科动物山羊或绵羊的肉。

【营养成分】富含优质蛋白质、

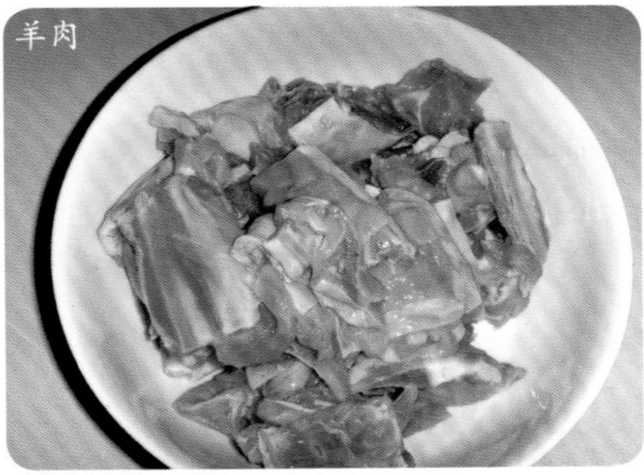

脂肪、矿物质、水分，以及钙、磷、铁等维生素。

【性味】味甘，性温。

【功效】益气补虚，温中暖下。

【应用】羊血能止血祛瘀，治吐血、鼻出血。羊肝能益血补肝，明目。羊肚能补虚，健脾胃，治盗汗、尿频。羊肾、羊睾丸治肾虚劳损、腰脊疼痛、阳痿、遗溺、尿频。

【禁忌】不宜与番瓜、荞麦、豆酱、乳酪、食醋同食。羊肉反半夏、菖蒲，忌铜、丹砂。口渴喜冷饮、便干、便秘、尿黄者忌用。

鸭肉

【来源】鸭科动物鸭的肉。

【营养成分】蛋白质含量比畜肉含量高，脂肪、碳水化合物含量适中，鸭肉是含维生素B和维生素E比较多的肉类。此外，还含有比较高的磷、钙、铁、铜、锌等微量元素。

【性味】味甘，性温。

【功效】滋阴养胃，清肺补血，利水消肿。

【应用】用于血晕头痛、阴虚失眠、肺热咳嗽、肾炎性水肿、小便不利、低热等症。

【禁忌】腹痛、腹泻、腰痛、外感风寒者不宜食用鸭肉，以免加重病情。

鸡肉

【来源】雉科动物家鸡的肉。

【营养成分】每100克鸡肉中含有热能695千焦，蛋白质18.5克，脂肪9.6克，维生素B_2 0.08克，钙17毫克，磷102毫克，硒18.1微克。

【性味】性甘，味温。

【功效】温中益气，补精添髓。

【应用】用于由身体虚弱而引起的乏力、头晕等症状。也可用于男性肾精不足所导致的小便频繁、耳聋、精少精冷等症。还适用于孕妇产后乳少、病后虚弱等症。

【禁忌】不宜与大蒜、鲤鱼、兔肉、芥末同食。服铁剂或左旋多巴时不宜同食。

鸡蛋

【来源】雉科动物家鸡的卵。

【营养成分】含有蛋白质、脂肪、碳水化合物、钙、磷、铁、维生素A和维生素B及无机盐、酵素等。

【性味】味甘，性平。

【功效】补肺养血，滋阴润燥。

【应用】用于气血不足、热病烦渴、胎动不安等。蛋白可用于咽喉肿痛、中耳炎、外感风热所致的声音嘶哑、某些药物中毒等。

【禁忌】不宜与兔肉同食，易引起腹泻。不宜与豆浆、鲤鱼同食。

鸭蛋

【来源】鸭科动物鸭的卵。

【营养成分】含有蛋白质、磷脂、维生素A、维生素B_2、维生素

B_1、维生素D、钙、钾、铁、磷等营养物质。

【性味】味甘、咸，性凉。

【功效】清肺滋阴，丰肌泽肤。

【应用】用于膈热、咳嗽、喉痛、齿痛、泄痢。

【禁忌】脾阳不足、寒湿下痢者不宜服。

六、水产类

鲤鱼

【来源】鲤科动物鲤鱼的肉或全体。分布于全国各地。

【营养成分】含有水、蛋白质、碳水化合物、钙、磷、铁、维生素B_2、烟酸，鲤鱼肉所含的氨基酸如谷氨酸、基氨酸、组氨酸最为丰富。

【性味】味甘，性平。

【功效】下水气，利尿消肿。

【应用】用于门静脉性肝硬化、慢性肾小球肾炎、消瘦性浮肿、孕妇水肿、产妇乳汁不通或量少、全身虚弱、妇女月经不调、腰疼痛、头昏心跳、不思饮食、妇女血崩、咳嗽气喘、脚气肿痛等症。

【禁忌】痘疹、瘙痒、疥癣等皮肤病患者忌用。鱼脊上两筋及黑血不可食用，含有毒成分。不宜与天冬、麦冬、紫苏、龙骨、朱砂同食。不宜与狗肉、咸菜、赤小豆同食。

鲫鱼

【来源】鲫鱼属鲤科动物的肉或全体。产于全国各地。

【营养成分】每100克鲫鱼肉含水分78.8克，蛋白质19.5克，脂肪3.4克，钙84毫克，磷200毫克，铁3.2毫克，维生素B_1 0.01毫克，维生素B_2 0.03毫克，烟酸1.9毫克。

【性味】味甘，性平。

【功效】利水消肿，益气健脾，通脉下乳，清热解毒。

【应用】用于脾胃虚寒、食欲不振、消化不良、呕吐、子宫脱垂、乳少、脾虚水肿、消渴、小肠疝气。

【禁忌】不宜与麦冬、沙参同用。不宜与芥菜、猪肉同食。

鲢鱼

【来源】鲤科动物的肉或全体。产于长江、黑龙江、珠江流域。

【营养成分】含有蛋白质、脂肪、碳水化合物、钙、磷、铁、维生素B等。

【性味】味甘，性温。

【功效】补脾益气，暖胃，滋润皮肤。

【应用】用于脾胃虚寒、体虚头

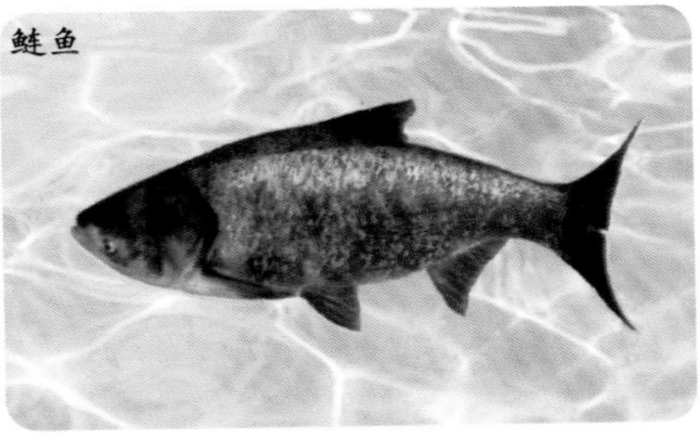

昏、食少乏力、皮肤粗糙。

【禁忌】感冒发热、口腔溃疡、大便秘结者不宜食用。

鳝鱼

【来源】鳝科动物的肉或全体。产于南北各地。

【营养成分】含有蛋白质、脂肪、维生素A、维生素B、氨基酸、钙、磷、铁等。

【性味】味甘，性温。

【功效】补气养血，温补脾胃，祛风湿，通脉络。

【应用】用于身倦乏力、头晕、腹冷肠鸣、虚损咳嗽、风湿痹痛。

【禁忌】外感发热、虚热、腹部胀满者不宜食用。不宜与狗肉同食。不宜与葡萄、柿子、山楂、石榴、青果等含鞣酸多的水果同食。

带鱼

【来源】带鱼科动物的肉或全体。主产于黄海、渤海、南海。

【营养成分】富含蛋白质、不饱和脂肪酸、卵磷脂、多种维生素等。

【性味】味甘、咸，性平。

【功效】和中开胃，补虚暖胃，补中益气，润泽肌肤，美容养颜。

【应用】对病后体虚、肝炎、外伤出血、皮肤干燥、产后乳汁不足等有一定的补益作用。带鱼表面银白色鳞和油脂还具有抗癌、防癌的药用价值。

【禁忌】吃带鱼时，不要将鱼身表面的银白色油脂去除。哮喘、中风、溃疡患者不宜多食。

螃蟹

【来源】蟹科动物的肉或全体。主产于黄海、渤海、南海。

【营养成分】含有蛋白质、脂肪、碳水化合物、钙、磷、维生素A、维生素B_1、维生素B_2、烟酸等。

【性味】味咸，性寒。

【功效】益阴补髓，清热散瘀，续筋接骨。

【应用】用于治疗瘀血肿痛、跌打损伤等。

【禁忌】肝炎、心血管病、感冒发热患者及过敏体质、脾胃虚寒者不宜多食。不宜与柿子、花生、泥鳅、

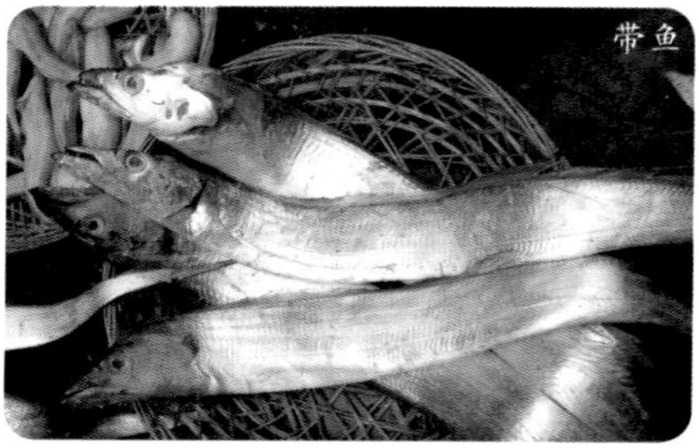
带鱼

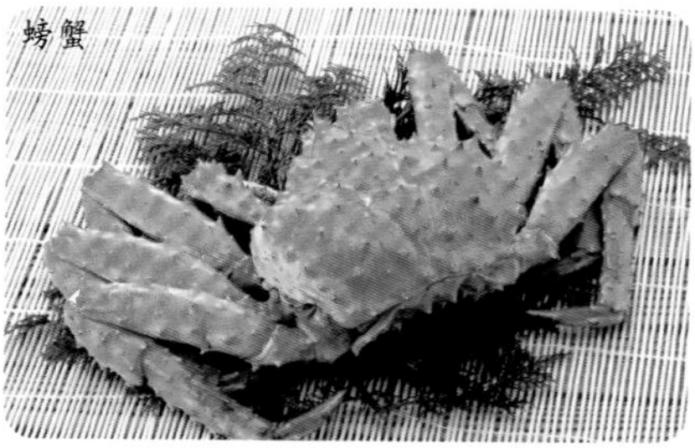
螃蟹

香瓜、梨、冰类等同食。

虾

【来源】虾科动物的肉或全体。

【营养成分】含有蛋白质、脂肪、碳水化合物、维生素A、维生素B_1、维生素B_2、维生素E、烟酸、钙、磷、铁、硒等。

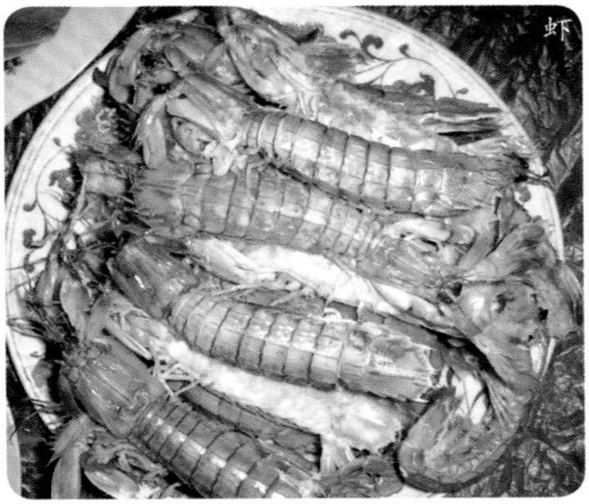

【性味】味甘，性温。

【功效】壮阳补肾，通乳，祛毒。

【应用】用于肾虚腰酸、倦怠失眠、疮痈肿毒、产妇缺乳。

【禁忌】哮喘病、过敏性皮肤病患者慎食。不宜与含维生素C的食物果品同食。

七、硬果类

花生

【来源】豆科植物落花生的种子。产于全国各地。

【营养成分】含有脂肪、蛋白质、氨基酸、卵磷脂、嘌呤、花生碱、胆碱，以及淀粉、纤维素、无机盐、生育酚和多种维生素，还含有钙、钾、磷、铁、镁等多种元素。

【性味】味甘，性平。

【功效】扶正补虚，健脾和胃，润肺化痰，调气养血，利水消肿，止血生乳。

【应用】用于血小板减少性紫癜、慢性肾小球肾炎、慢性胃炎、白细胞减少症、久咳哮喘、高胆固醇血症、肺结核、支气管炎、子宫出血、月经不调、胃炎及胃溃疡等症。此外，花生中的有效成分还有延缓人体细胞衰老、加强脑细胞发育、保护血管防止硬化、增强记忆力等作用。

【禁忌】花生以炖食为最佳。因为食用油煎、炸或者爆炒的花生，不仅极易生热上火，而且还会破坏花生中富含的维生素E及其他成分。寒湿停滞及腹泻者忌服。发霉者勿食。

栗子

【来源】壳斗科植物栗树的种子。主产于我国大部分地区。

【营养成分】含有丰富的蛋白质、脂肪、维生素B等多种营养成分，热量也很高，栗子的维生素B_1、维生素B_2含量丰富。栗子所含的矿物质也很全面，有钾、镁、铁、锌、锰等。

【性味】味甘，性温。

【功效】益气补脾，厚肠胃，补肾强筋，活血止血。

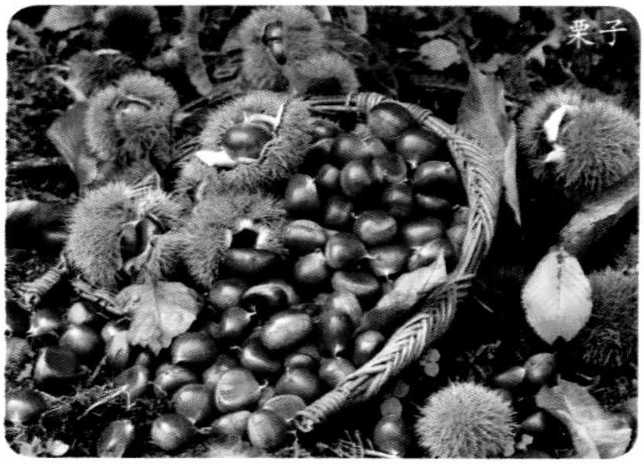
栗子

【应用】用于腰腿软弱无力、小便频数、反胃、便血、慢性淋巴结炎和颈淋巴结结核以及因脾胃虚寒引起的慢性腹泻或因肾虚引起的久婚不育等疾病。

【禁忌】脾胃虚弱、产后、小儿、患者不宜多食。

松子

【来源】松科植物松花的种子。主产于辽宁、吉林、河北、山东等地。

【营养成分】含有蛋白质、脂肪、碳水化合物、维生素、铁、磷、挥发油等。

【性味】味甘，性微温。

【功效】止咳润肺，滑肠通便，滋阴。

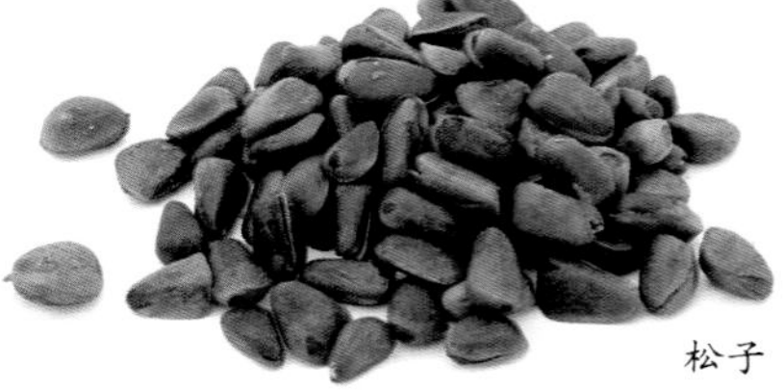
松子

【应用】用于风痹、燥咳、吐血、便秘等症。

【禁忌】便溏、精滑患者忌用。存放时间不宜过长。

榛子

【来源】桦木科植物榛的种仁。主产于东北、四川、湖北、江西等地。

【营养成分】含有蛋白质、脂肪、碳水化合物、粗纤维、维生素B_1、维生素B_2、烟酸。

【性味】味甘，性平。

【功效】调中开胃，益气明目。

【应用】用于饮食减少、体倦乏力、易疲劳、眼花、肌体消瘦等症。

【禁忌】存放时间不宜过长。肝功能严重不良者不宜食用。

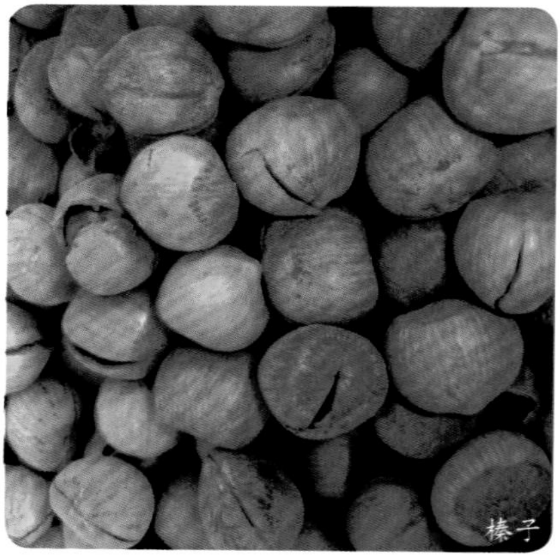
榛子

芝麻

【来源】胡麻科植物脂麻的种子。

【营养成分】含有蛋白质、不饱和脂肪酸、多种矿物质、多种维生素、钙、铁、磷等营养成分。

【性味】味甘，性平。

【功效】补血祛风，开胃健脾，润肠生津，平喘止咳，顺气和中，益补肝肾，通乳，养发。

【应用】用于身体虚弱、头发早白、贫血萎黄、津液不足、大便干燥、头晕目眩等症，同时对防治高血压、动脉粥样硬化、高血脂、神经衰弱、贫血、慢性神经炎、末梢神经麻痹有一定的疗效。

【禁忌】脾虚、便溏者不宜食用。

葵花子

【来源】菊科植物向日葵的种子。全国各地均有栽培。

【营养成分】含有水分、蛋白质、脂肪、食物纤维、碳水化合物、硫胺酸、烟酸、核黄酸、钙、铁、磷、锌、钾、钠。

【性味】味淡，性平。

【功效】平肝，降血压，止痢，透疹。

【应用】用于食欲不振、虚弱头风、血痢、麻疹不透及抗衰老。

【禁忌】不宜多食。

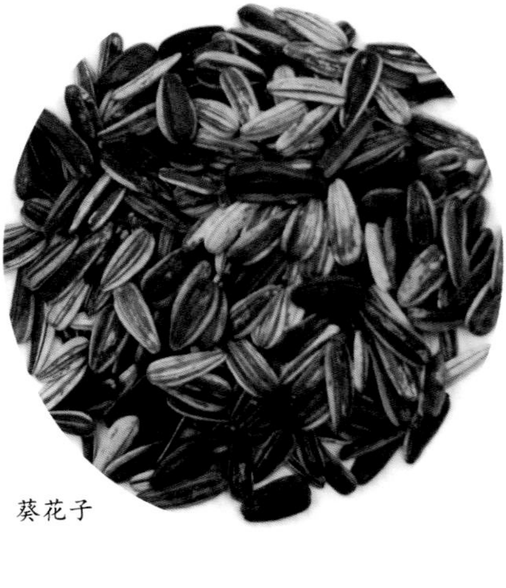

葵花子

核桃

【来源】核桃科植物核桃的种子。

【营养成分】含有丰富优质的蛋白质、脂肪，以及碳水化合物、维生素A、维生素B_1、维生素B_2、维生素C、维生素E、钙、铁、磷、纤维素等。

【性味】味甘，性温。

【功效】补气养血，补肾固精，温肺通便，健脑补脑。

【应用】用于肾虚腰疼、肺虚久咳、便秘、皮肤干燥、头晕、眼花、须发早白。外用治皮肤癣症。

【禁忌】因高脂肪，不宜多食。发热、咳嗽、吐血者不宜食用。

杏仁

【来源】蔷薇科植物山杏、西伯利亚杏或杏的干燥或成熟种子。原植物分布于黑龙江、辽宁、吉林、内蒙古、河北、河南、山东、江苏、山西、陕西、甘肃、宁夏、新疆、四川、贵州等地。

【营养成分】含有蛋白质、脂肪，以及碳水化合物、杏仁苷、杏仁油、杏仁酶、氨基酸、维生素等。

【性味】味苦，性温。

【功效】降气，止咳平喘，润肠通便。

【应用】用于咳嗽气喘、胸满痰多，血虚津枯、肠燥便秘等症。

【禁忌】大便溏泻者勿过量食用，孕妇不宜食用。

莲子

【来源】睡莲科植物的成熟果实。

【营养成分】含有蛋白质、钙、铁、磷、维生素C、淀粉质、棉子糖。

【性味】味甘、涩，性平。

【功效】补心益脾，治泄固精，调理肠胃。

【应用】用于心虚或心肾不交所至的失眠、心悸、脾胃泄泻、遗精、尿频、白浊、带下等症。

【禁忌】莲子热量高，有外感、肠胃有热气或腹部胀满者不宜食用。

八、菌藻类

蘑菇

【来源】黑伞科植物的子实体菌盖及柄。全国各地均产。

【营养成分】含有蛋白质、脂肪、粗纤维、碳水化合物、硫胺酸、烟酸、核黄素、钙、磷、铁、维生素C_1。

【性味】味甘，性凉。

【功效】补益胃肠，化痰理气，透发麻疹，解毒。

【应用】用于脾胃虚寒所致的食欲不振、身体倦怠、肺虚痰多、肝硬化、糖尿病等。

【禁忌】有毒的蘑菇不宜食用。不宜与野鸡同食，可诱发痔疮，导致出血。

木耳

【来源】木耳科植物木耳的子实体。主产于四川、福建、东北等地。

【营养成分】含有蛋白质、脂肪、食物纤维、碳水化合物、胡萝卜素、硫胺酸、烟酸、核黄素、钙、磷、铁、锌、钾、钠。

【性味】味甘，性平。

【功效】用于滋阴润肺、益气养胃、活血通络、补脑强心、降低胆固醇。

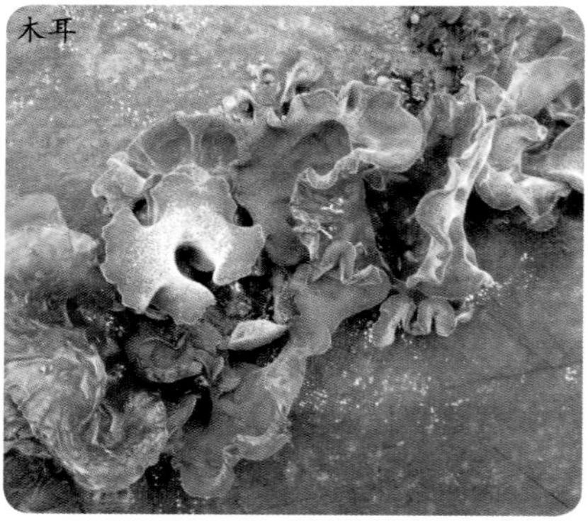

【应用】用于久病体弱、贫血、痔疮、高血压、便秘、血管硬化等症。

【禁忌】孕妇不宜多吃。有出血性疾病的人不宜食用。

白木耳

【来源】木耳科植物银耳的子实体。

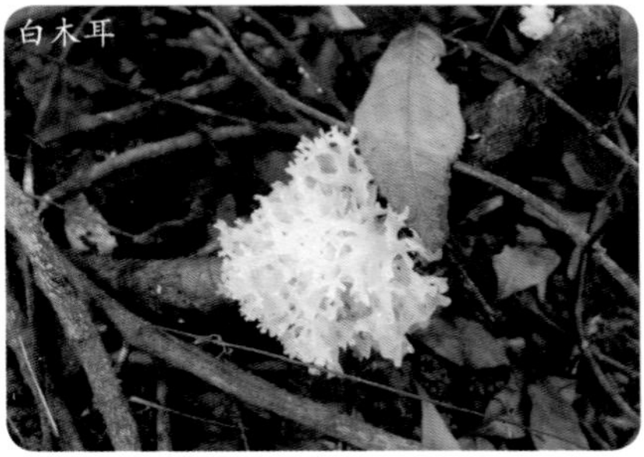
白木耳

【营养成分】含有蛋白质、脂肪、粗纤维、碳水化合物、维生素B_1、烟酸、维生素B_2。

【性味】味甘，性平。

【功效】滋阴润燥。

【应用】用于脾胃虚寒所致的口干渴、便秘、咽喉干燥、干咳、阴虚液亏之症等。

【禁忌】风寒咳嗽不宜食用。

香菇

【来源】口蘑科植物香蕈的子实体。长江中下游区域及长江以南地区均有分布，现为人工栽培。

【营养成分】含有水分、蛋白质、脂肪、粗纤维、碳水化合物、维生素B_1、烟酸、维生素B_2、钙、磷、铁。

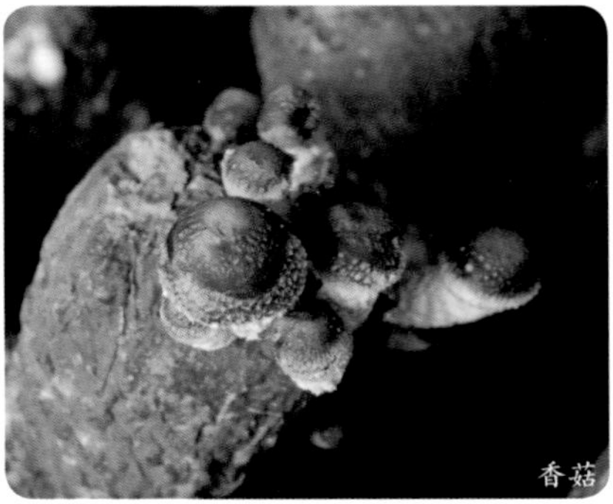
香菇

【性味】味甘，性平。

【功效】补气养血，健脾消食，益肾和胃，祛风活血，化痰，抗癌，防衰老。

【应用】用于脾胃虚寒所致的纳少便溏、不耐劳累、易感冒，气血两虚所致的少气乏力、头晕眼花、夜寐欠佳等症以及胃癌、冠心病、肝硬化等症。

【禁忌】干品不宜浸泡时间过长。

紫菜

【来源】为红毛菜科植物甘紫菜的叶状体。主产于黄海和渤海海岸。

【营养成分】含有丰富的蛋白质、脂肪、碳水化合物、类胡萝卜素、维生素B_1、维生素B_2、维生素B_{12}、维生素C、烟酸、钙、铁、磷、碘、红藻素、纤维素、胆碱、多种氨基酸、甘露醇等。

【性味】味甘、咸，性寒。

【功效】清肺化痰，降低胆固醇，促进新陈代谢，增强记忆力，还有一定的抗癌和美容效果。

【应用】用于动脉粥样硬化、脑血栓、眩晕、呼吸困难等症。

【禁忌】胃寒、脾虚、便稀者不宜食用。

九、调味品及其他

醋

【来源】米、麦、高粱或酒、酒精等酿成的含有乙酸的液体。

【营养成分】含有蛋白质、脂肪、氨基酸、糖、碳水化合物、有机酸、维生素、无机盐及醇类等。

【性味】性温，味酸、苦。

【功效】散瘀止血，解毒杀虫，调味。

【应用】用于产后血晕、黄疸、吐血、大便下血、阴部瘙痒等症。药膳调料用醋，可增加酸味香气，解药、食的腥膻气味，与糖合用可增加酸甜味，使药膳更可口，增进食欲。醋针对食物中毒还有一定的解药作用。

【禁忌】不可过量食用。有胃溃疡、胆囊炎、肾炎、低血压、胆石症、骨损伤等疾病的患者切忌吃醋。空腹也不要吃醋，以免胃酸过多而伤胃。老人吃醋应酌情减量，因为醋对钙有代谢作用，可造成骨质疏松。

葱

【来源】百合科植物葱的鳞茎和叶。全国各地均产。

【营养成分】含有水分、蛋白质、脂肪、碳水化合物、钙、磷、铁、锌、钾、钠、维生素B_1、烟酸、维生素B_2、膳食纤维、淀粉质、果糖、葡萄糖、蔗糖、多种低聚糖。

【性味】味辛，性温。

【功效】消肿解毒，发汗祛风。

【应用】用于促进消化、增进食欲、止呕吐以及治疗胃部胀满和胸膈不适。同时也可振奋神经，有助于促进汗腺排汗的功能，防治伤风感冒。药膳调料用葱，可产生特殊的香味，消除腥膻气味，增进食欲。还可以解鱼、肉中的毒。

【禁忌】有眼病、近视者不宜多食。

姜

【来源】姜科植物姜的根茎。主产于四川、广东、山东、陕西等地。

【营养成分】含有水分、蛋白质、脂肪、碳水化合物、钙、磷、铁、锌、钾、钠、维生素B_1、烟酸、

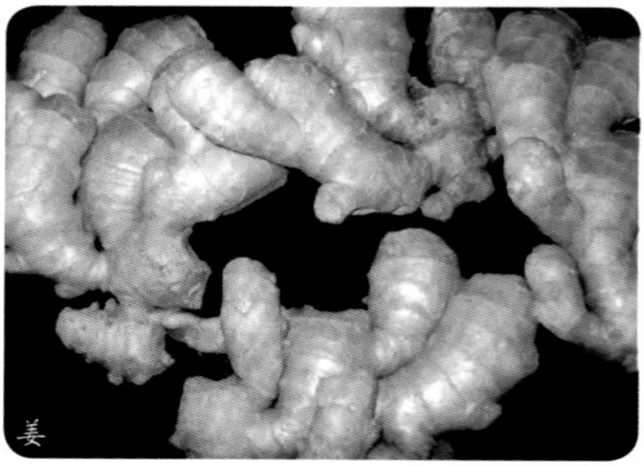
姜

维生素B_2、维生素C、淀粉、姜油萜、水茴香萜、樟脑萜等。

【性味】味辛，性温。

【功效】止呕解毒，发汗祛风，温肺止咳，促进血液循环，调味。

【应用】用于头痛、咳嗽、外感风寒、胃寒、呕吐、腹泻等症，可使人面色红润。药膳调料用姜，可以增加香辣味，消除腥膻味，开胃，增进食欲。

【禁忌】内热者不宜常吃。

蒜

【来源】百合科植物大蒜的鳞茎。全国各地均产，以个大、饱满、紫皮者为佳。

【营养成分】含有蛋白质、脂肪、碳水化合物、钙、磷、铁、维生素、膳食纤维、挥发油。

【性味】味辛，性温。

【功效】行气温胃，消积解毒，杀虫。

【应用】用于饮食积滞、脘腹冷痛、腹泻、痢疾、百日咳等症。并能预防感冒。药膳调料用大蒜，可以增加特有的香辣味，消除腥膻味，开胃，增进食欲。

【禁忌】胃溃疡、十二指肠溃疡、急性胃炎患者不宜多吃。过量食用大蒜会影响视力。

辣椒

【来源】茄科植物辣椒的果实。主产于四川、贵州、云南、湖南等地。

【营养成分】含有水分、蛋白质、脂肪、碳水化合物、食物纤维、维生素B_1、烟酸、维生素B_2、钙、磷、镁、锌、钾、钠、维生素C、脂肪、辣椒碱、辣椒红素。

【性味】味辛，性辣。

【功效】温中散寒，开胃消食，抑菌，杀灭臭虫，治冻疮，镇痛，降血糖。

【应用】用于风湿痛、肌肉痛、毒蛇伤、跌打损伤、冻疮、疥癣、消化不良、脱发等症，可改善消化不良，促进新陈代谢。

【禁忌】胃溃疡、十二指肠溃疡、急性胃炎患者不宜多吃。

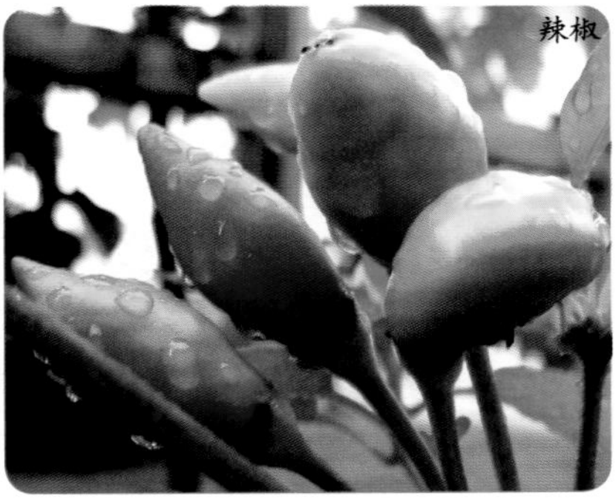
辣椒

茶叶

【来源】山茶科植物茶的芽叶，清明前后采摘最佳。

【营养成分】新鲜的茶叶中含有75%～80%的水及20%～25%干物

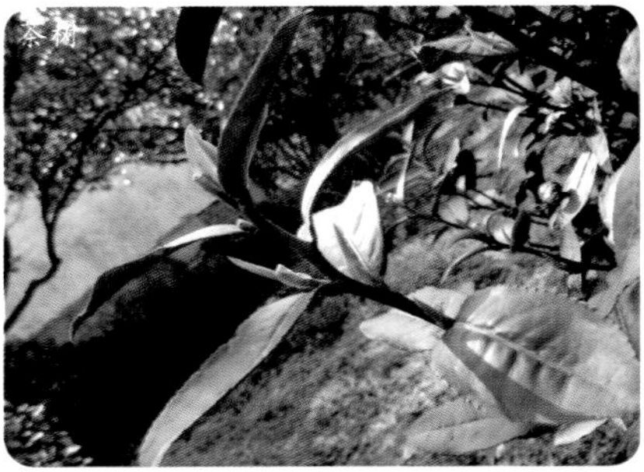

茶叶

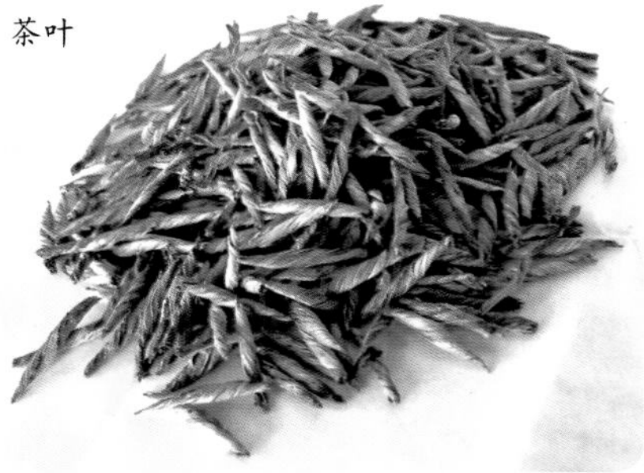

质。但是就在这25%的干物质中含有成千上万的天然营养元素，主要是蛋白质、氨基酸、生物碱、茶多酚、碳水化合物、矿物质、维生素、天然色素、脂肪酸等。

【性味】味甘、苦，性凉。

【功效】止咳消食，祛痰利尿，明目，提神醒脑，爽身散热，抗菌解毒，软化血管，消除口臭，减肥美容，促进血液循环，增加肌肉收缩能力等。

【应用】用于头痛、目晕、多睡善寐、心烦口渴、食积痰滞。

【禁忌】避免与药物一起服用。不宜饮用隔夜茶、空腹饮茶。避免睡前饮茶。

蜂蜜

【来源】蜜蜂科昆虫中华蜜蜂或意大利蜂所酿的蜜。

【营养成分】含有果糖、葡萄糖、蔗糖、蛋白质、有机酸、挥发油、酶、维生素和微量元素。

【性味】味甘，性平。

【功效】通便润肠，润肺止渴，补益脾肺，清热解毒，止痛。

【应用】用于大便秘结、肺燥干渴无痰、肺胃虚弱以及肺结核、心力衰竭、高血压、胃溃疡、痢疾、神经衰退、冻伤、皮炎、雀斑、烫伤、头痛等。

【禁忌】凡痰湿内蕴、中满痞闷、肠滑泄泻、舌苦滑腻者忌服。

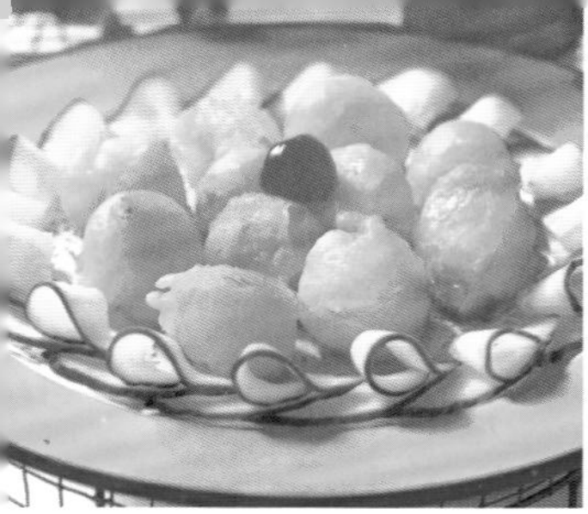
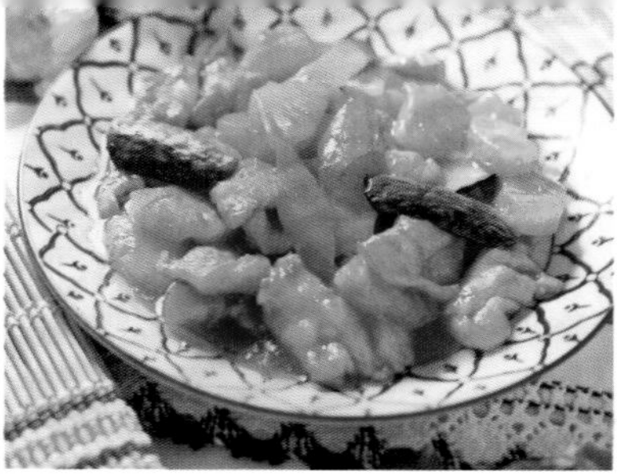
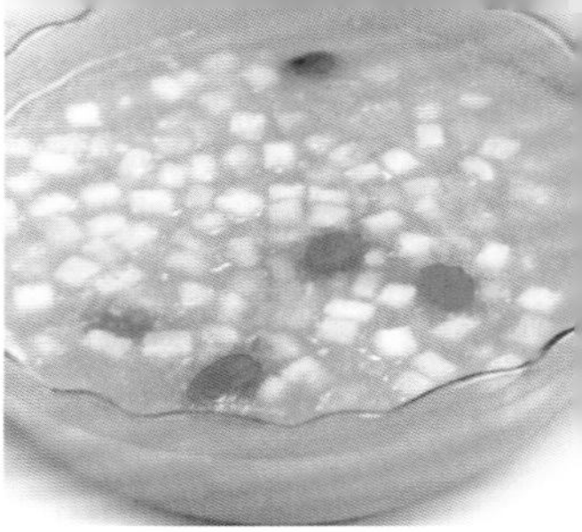

PART3

药膳调养顺应四季变化

我国古代就已认识到了自然界四季更迭的变化规律，即“春三月，此谓发陈；……夏三月，此谓蕃秀；……秋三月，此谓容平；……冬三月，此谓闭藏”。发陈，即春阳上升，发育万物，启故从新之意；蕃秀，即阳气已盛，万物华实，物繁且秀；容平，即万物之荣，至此平定，物色清明；闭藏，即阳气已伏，万物潜藏避寒。

四季变化，生长收藏，此自然之理。人们生活于天地气交之中，饮食起居也应与万物一样，适应四时阴阳变化。古人在将一年分为春、夏、秋、冬四季的基础上，还认识到夏季的时期较长，而夏秋之交的较长一段时期内天气常闷热潮湿，于是就在夏季至秋季之间划出了“长夏”这一时节，这样的时令划分，也与人体内的五脏特性构成一一对应关系。根据这一季节划分理论，传统的饮食疗法就形成了“四季五补”理论。

如何随着一年四季的变化，选用不同的药膳，以顺应四时节气，调养五脏神志，防治疾病，促进身体健康，这正是“圣人不治已病治未病，不治已乱治未乱”的真谛所在。也就是说，凡欲健康长寿者，宜顺应天地四时的变化，按时令食用四季药膳，则生气不竭，才能保养先天真气，祛病延年，从而健康长寿。因此，人们对食物的选择应重视季节与调养、食物性味的科学、合理调配。

第八章 春季药膳

——注重养肝补脾，食物宜清淡

《黄帝内经》强调“春夏养阳，秋冬养阴”，即要人们顺应四时阴阳的生长收藏规律，以调神养生。因为春季自然界阳气上升，人体新陈代谢旺盛，要抓住时机，适当调养。

春季饮食宜清淡。在逐渐转暖的春天，人的饮食应趋向清淡，少吃辛辣食物。但在早春时节气候仍很寒冷，因此，早春的饮食构成应以高热量为主。除谷类制品外，需补充优质蛋白质，如鲜牛奶、鸡蛋、虾、鱼肉、牛肉、鸡肉等。还可选用糯米制品、黄豆、芝麻、花生、核桃等食物，及时补充能量。在春天，各种细菌、病毒也开始大量繁殖，因此春天应摄取足够的维生素和矿物质，从而抵抗各种致病因素的侵袭。如富含维生素C（具有抗病毒功能）的西红柿、青菜、土豆、小白菜、柿子椒等蔬菜及水果；富含维生素A（具有保护和增强呼吸道黏膜和呼吸器官上皮细胞的功能）的胡萝卜等黄绿色蔬菜；富含维生素E（具有提高人体免疫功能）的青色卷心菜、花菜、芝麻等。春笋富含维生素，具有滋阴凉血、清热化痰、利尿通便的

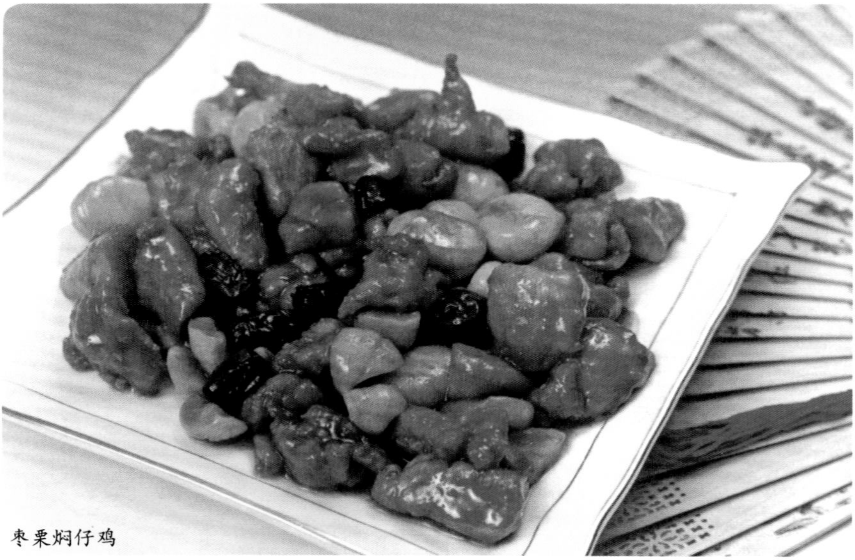

枣栗焖仔鸡

作用，常吃可清除体内毒素。菌菇类如黑木耳、银耳、蘑菇、香菇、冬菇等不仅味道鲜美，所含蛋白质也较高。黑木耳有滋养、益胃、活血、润燥的作用，是良好的养生佳品，还可以预防冠心病、动脉粥样硬化等；香菇可产生对感冒病毒的免疫作用；蘑菇含有蘑菇多糖，可抵抗铜绿假单胞菌的侵袭。总之，菌菇类是春天里的天然保健营养品。要多吃新鲜蔬菜，以弥补由于冬季新鲜蔬菜较少，摄入维生素不足的缺憾。

春季宜养肝补脾。在中医五行学中，肝属木，与春相应，主升发，喜畅达疏泄而恶抑郁。养肝补脾中尤应注意情志养生，保持乐观开朗的情绪，以使肝气顺达，起到防病保健的作用。现代医学研究表明，不良的情绪易使神经内分泌系统功能紊乱，免疫功能下降，容易引发多种疾病。至于饮食，唐代百岁医家孙思邈说："春七十二日，省酸增甘，以养脾气。"意为春季肝旺之时，要少食酸性食物，否则会使肝火更旺，伤及脾胃。可多食一些性味甘平的食品，首选谷类如糯米、黑米、燕麦等；新鲜蔬果类如春笋、菠菜、豌豆苗、番瓜、白扁豆、大枣、龙眼等，以及鱼肉类，使养肝健脾相得益彰。清解里热、滋养肝脏可用荞麦、薏苡仁、荠菜、菠菜、芹菜、莴笋、茄子、黄瓜、蘑菇等。鸡肝味甘而温，可补血养肝，是食补肝脏的佳品。新鲜水果虽有清热生津解渴作用，但大多味酸而不宜在春天多食，可吃甘凉的梨、甘蔗、香蕉或干果柿饼之类为好。此外，早春时节早晚温差大，仍需防寒，因此需多吃些温补阳气、疏散风寒的食物，例如韭菜、大蒜、洋葱、芥菜、香菜、生姜、葱等。

葱豉豆腐汤

【原料】豆腐2～4块，淡豆豉40克，葱1根。

【制法】将淡豆豉洗净，葱白洗净拍扁切断；把豆腐略煎，然后放入淡豆豉，加清水适量，大火煮沸后，转小火煮约半小时，放入葱白，待飘出葱的香气后，调味后即可饮用。

【功效】发散风寒，芳香通窍，适用于伤风感冒、头痛、鼻塞、流清鼻涕、打喷嚏、咽喉痒痛、咳嗽、微怕风寒等症状的患者。

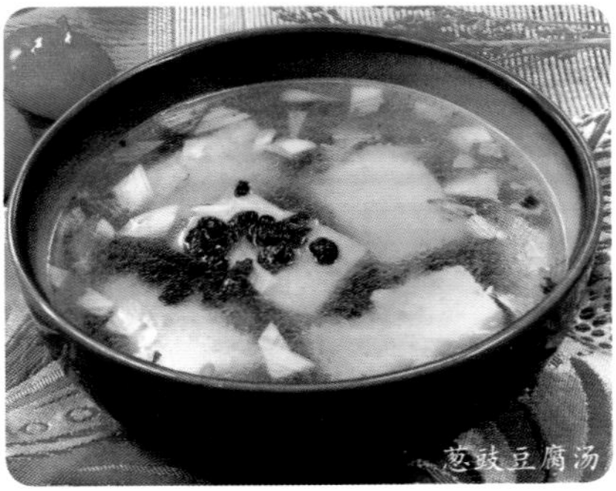
葱豉豆腐汤

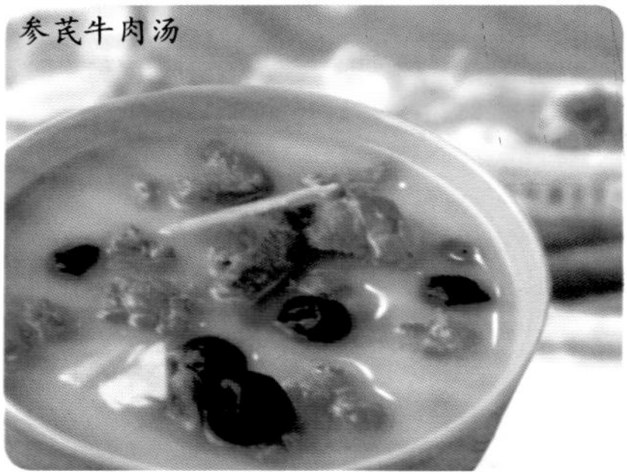

参芪牛肉汤

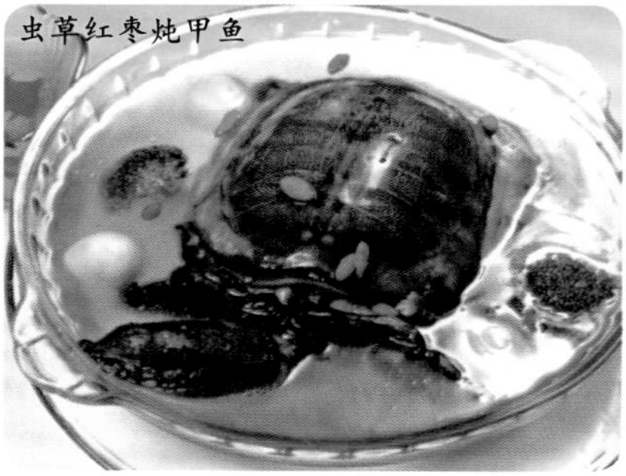

虫草红枣炖甲鱼

参芪牛肉汤

【原料】牛肉500克，党参10克，生黄芪15克，大枣10枚，白术、生姜各5克。

【制法】将牛肉洗净，入滚水中煮3分钟捞起，切成小块；生姜切片；生黄芪、党参、白术洗净后切片，放入纱布袋中；汤锅中加水约1500毫升，放入牛肉，煮沸后加进药袋及姜片、大枣，继续煮30分钟后，改用小火炖2小时，至牛肉熟透，调味后即可食用。

【功效】有益气补肺、养心安神、强身健体的功效。平时易患感冒、夜晚或白天不自觉地出汗、既怕冷又怕热、体质虚弱的人可以常服，久服可以增强免疫力，预防感冒等疾病的发生。

虫草红枣炖甲鱼

【原料】冬虫夏草10克，活甲鱼1只，大枣20克，料酒、盐、葱、姜、蒜、鸡清汤各适量。

【制法】将甲鱼宰杀，去内脏，洗净，剁成4大块，放锅中煮沸捞出，割开四肢，剥去腿油洗净；冬虫夏草洗净；大枣用开水浸泡；甲鱼放汤碗中，上放冬虫夏草、大枣，加料酒、盐、葱段、姜片、蒜瓣和鸡清汤，上笼隔水蒸2小时，取出，拣去葱、姜即成。

【功效】滋阳益气，补肾固精，抗疲劳。适用于腰膝酸软、月经不调、遗精、阳痿、早泄、乏力等症。健康人常食，可增强体力、防病延年、消除疲劳。

山药红枣粥

【原科】大枣、山药各25克，粳米100克。

【制法】将大枣用温水泡软洗

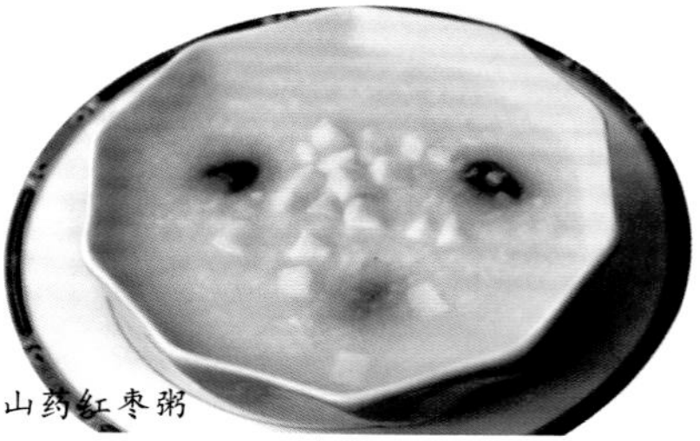

山药红枣粥

净，粳米淘洗干净，山药去皮洗净切成小块；将大枣、粳米、山药放在一起煮成粥。吃时放适量白糖也可。

【功效】补虚益气，健脾和胃。

凉拌枸杞叶

【原料】枸杞叶50克，盐、醋、香油各适量。

【制法】将枸杞叶放入水中去掉苦味，迅速捞出切碎，加盐、醋、香油调拌成凉菜食之。

【功效】枸杞叶有清心润肺、祛风明目之功效。枸杞叶代茶、长期饮用能使精力充沛、皮肤润泽。

春笋枸杞

【原料】猪瘦肉500克，枸杞子50克，春笋300克，料酒、酱油、白糖、味精、料酒、香油各适量。

【制法】猪肉洗净，切成丝；春笋剥去外壳，洗净后放入沸水中烫熟，捞出切成细丝；枸杞子用清水洗净即可；在锅中注入油，烧至六成热时放入肉丝、笋丝煸炒，烹入少许料酒、酱油、白糖、味精，放入枸杞子翻炒几下，再入香油、料酒、酱油、白糖、味精即可。

【功效】改善肝细胞功能，促进蛋白质合成，提高血清蛋白水平。

荠菜鸡蛋饺

【原料】荠菜100克，鸡蛋50克，盐、香油、味精各适量。

【制法】把鸡蛋用油煎成蛋皮，

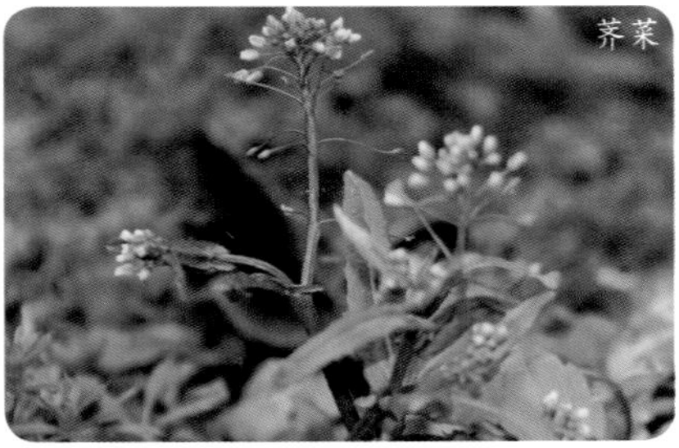

荠菜，别名荠荠菜、护生草、粽子菜、沙荠菜等。为十字花科一年或二年生草本植物。性微凉，味甘、淡。凉血止血，清热利尿。适用于吐血、便血、麻疹、肾炎性水肿、尿痛尿血、乳糜尿、肠炎、痢疾等症。荠菜的嫩茎叶可食用，营养价值较高。常吃荠菜，对防治软骨病、麻疹、皮肤角化、呼吸系统感染、前列腺炎、泌尿系统感染有较好的效果。荠菜食用方法很多，可拌、可炒、可烩，还可用来做馅或做汤。

荠菜洗净切碎搅和均匀，加盐、香油、味精，用其为馅包成饺子，油煎或水煮都可。

【功效】荠菜不仅味美，而且含有丰富的维生素、纤维素，能开胃助消化，减肥美容，并能治疗肾结核、血尿、赤白痢疾等疾病。

金银菜冬菇墨鱼煲猪蹄

【原料】白菜干250克，冬菇100克，墨鱼干1只，白菜、猪蹄各500克，陈皮1个，生姜2片，盐适量。

【制法】白菜干洗净、切段，与冬菇、陈皮、墨鱼干一起浸泡30分钟；白菜洗净、猪蹄洗净；诸物一起放进瓦煲里，加入生姜、清水1200毫升（约12碗水量），旺火煲沸腾后，改为文火煲2.5小时，调入适量盐便可。猪蹄捞起切为块状，与白菜、冬菇等拌入酱油佐餐食用。

【功效】润肺，健脾益胃，适用于气候多变、干燥的饮食调理，同时适用于温燥伤肺，胃津不足，症见干咳无痰、咽喉干燥、鼻燥、口渴欲饮等。

党参粥

【原料】粳米100克，红糖、党参各10克。

【制法】党参先用温水浸泡2小时，粳米洗净；在锅内加清水100毫升，水沸后，党参与粳米同入锅内，煮至参烂粥稠，表面有油为度，入红糖调匀即可。

【功效】补脾胃，益脾气，生津止燥，润肺止咳。

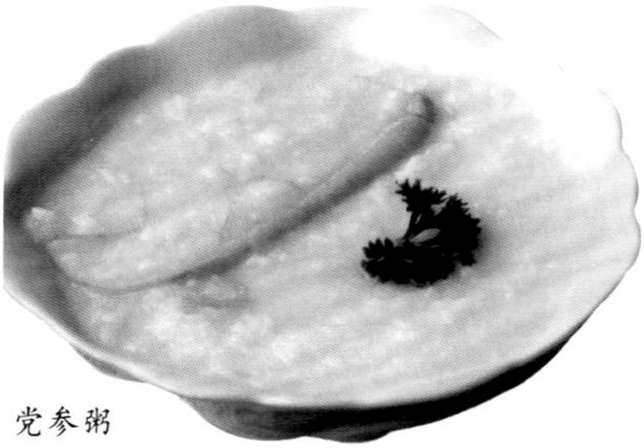

党参粥

辛夷花烫鸡蛋

【原料】辛夷花10克，鸡蛋2个。

【制法】将上两味加水适量同煮，熟后去鸡蛋壳再入锅煮片刻。饮汤吃蛋。

【功效】此食有祛风、通窍、止痛的功能。常用于风寒头疼、慢性鼻炎、慢性鼻窦炎、鼻塞不通等疾病。

槐花煲牛脾

【原料】槐花15克，牛脾250克。

【制法】将槐花、牛脾放入适量清水中，不加盐，倒入锅中用文火煮熟，饮汤吃牛脾。

【功效】此食有祛湿热、凉血、止血、健脾消积的功效。对痔疮疼痛、痔疮出血等病有极佳的疗效。

枸杞麦冬蛋丁

【原料】鸡蛋5个，枸杞子30克，花生米25克，猪瘦肉60克，麦冬10克，花生油、盐、湿淀粉、生姜、味精各适量。

【制法】将花生米炒脆；枸杞子洗净，入沸水中烫过；麦冬洗净，入沸水中煮熟，切成碎末；猪瘦肉洗净，切成丁；鸡蛋打入碗中，加盐少许打匀，把蛋倒进另一碗中（碗壁放少许油）隔水蒸熟，冷却后将蛋切成小块；锅置旺火上，放花生油，把猪肉丁炒熟，再倒进小蛋块、枸杞子、麦冬碎末，炒匀，放盐少许及湿淀粉勾芡，加入生姜、味精调味即成。

【功效】滋补肝肾，养阴清热，益虚健体。

天麻鱼头

【原料】天麻25克，川芎、茯苓各10克，鲜鲤鱼1尾（约1500克），酱油、料酒、盐、味精、白

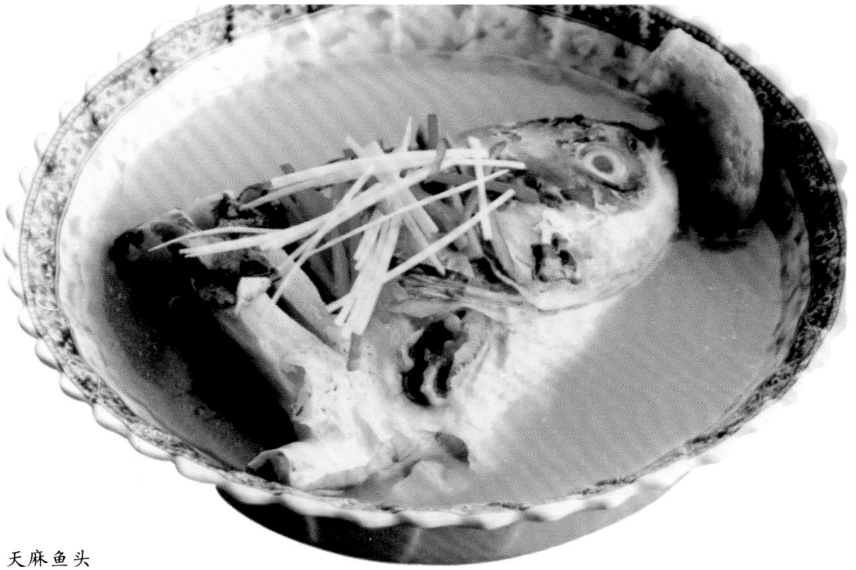

天麻鱼头

糖、胡椒粉、香油、葱、生姜、水豆粉各适量。

【制法】将鲜鲤鱼去鳞、鳃和内脏，洗净，装入盆内；将川芎、茯苓切成大片，用第二次米泔水泡上，再将天麻放入泡过川芎、茯苓的米泔水中浸泡4～6小时，捞出天麻置米饭上蒸透，切成片待用；将天麻片放入鱼头和鱼腹内，将鱼仍置盆内，然后加入葱、生姜和适量清水，上笼蒸约30分钟；将鱼蒸好后，拣去葱和生姜；另用水豆粉、清汤、白糖、盐、料酒、酱油、味精、胡椒粉、香油烧开勾芡，浇在天麻鱼上即成。

【功效】平肝熄风，定惊止痛，行气活血。适用于虚火头痛、眼黑肢麻、神经衰弱、高血压头昏等症。

党参茯苓煲乳鸽

【原料】乳鸽1只，党参9克，茯苓、当归、白芍、川芎、熟地黄各6克，甘草3克，盐适量。

【制法】用热水氽烫乳鸽后再以冷水冲凉，放入锅内，加适量水；将所有药材洗净放入锅内，加少许盐；

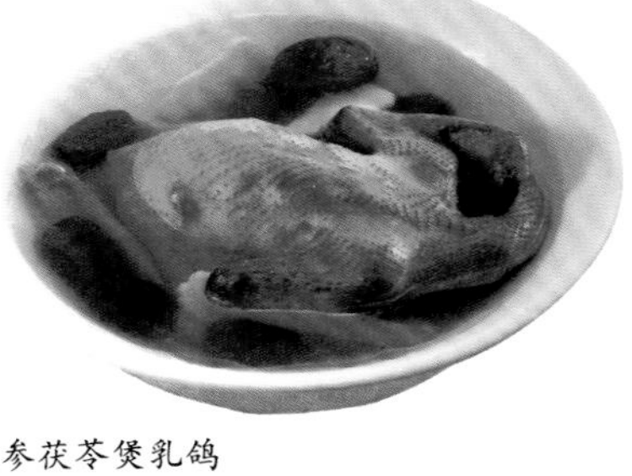

党参茯苓煲乳鸽

如用炖锅炖需3～4小时，用高压锅炖，则在水开后关到最小火，约半小时即可。

【功效】滋补脾胃，补中益气，调和脾胃，补血，降压。

当归首乌鸡肉汤

【原料】当归、何首乌各20克，鸡肉200克，枸杞子15克，姜、葱、盐、味精各适量。

【制法】将鸡肉洗净切块与当归、何首乌、枸杞子同放锅内加清水适量煮至鸡肉烂熟时放入生姜、葱花、盐、味精调味，饮汤食肉。鸡肉补气血。

【功效】补肝肾，滋阴血，温补强心，活血通络，调月经，止白带。

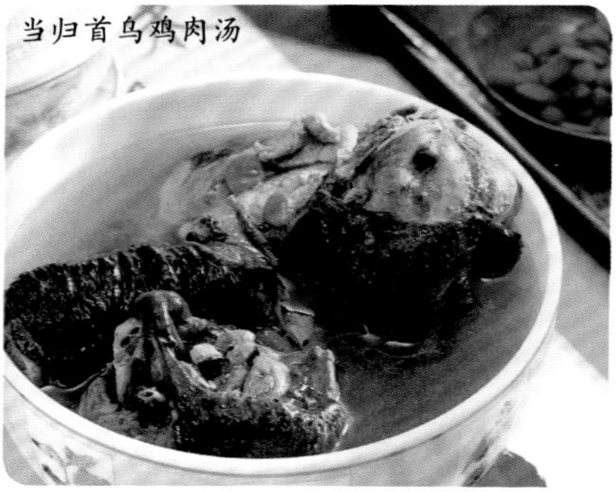
当归首乌鸡肉汤

党参黄芪炖鸡

【原料】母鸡（柴鸡或绿乌鸡）1只，党参、黄芪各50克，大枣10克，姜片、料酒、盐、味精各适量。

【制法】将母鸡下沸水锅中焯去血水、洗净；将大枣洗净、去核；将

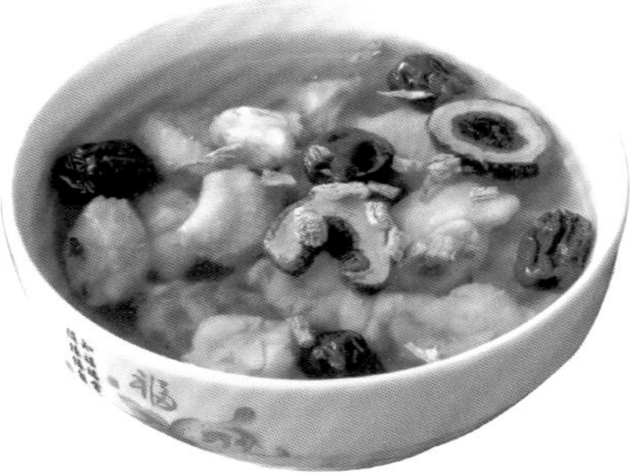
党参黄芪炖鸡

党参、黄芪用清水洗净、切段；将鸡放入炖盅内，加适量水，放入党参、黄芪、大枣、料酒、盐、味精、姜片，放入笼内蒸至鸡肉熟烂入味，取出即成。

【功效】有健脾胃、补气益血、提高人体免疫力、强壮身体、延年益寿等功效。

莙荙凉调马齿苋

【原料】莙荙菜、马齿苋各300克，绿豆芽100克，姜末、蒜泥、盐、味精、香油、醋各适量。

【制法】将莙荙菜弃去菜叶，只留叶柄，马齿苋、绿豆芽择挣洗好；锅中放水烧开，加入莙荙菜、马齿苋煮熟，捞出放凉，挤去多余水分，切成1.5厘米长的段；将绿豆芽在开水中焯一下，捞出控去水分，与莙荙菜、马齿苋共放盆中，加盐、味精、姜末、蒜泥、香油、醋调匀即可食用。

【功效】消炎杀菌，凉血解毒，止痢。

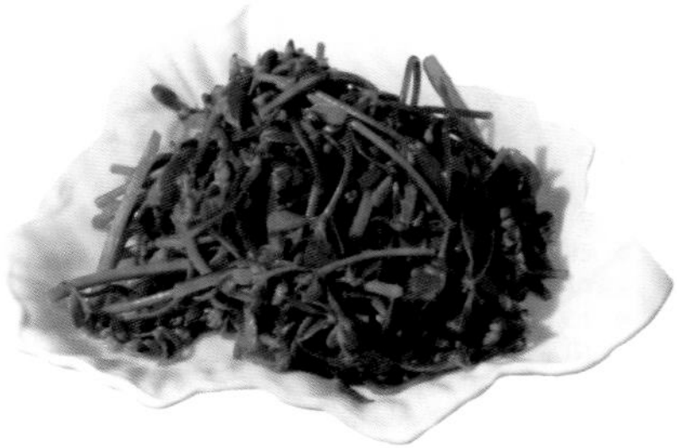

莙荙凉调马齿苋

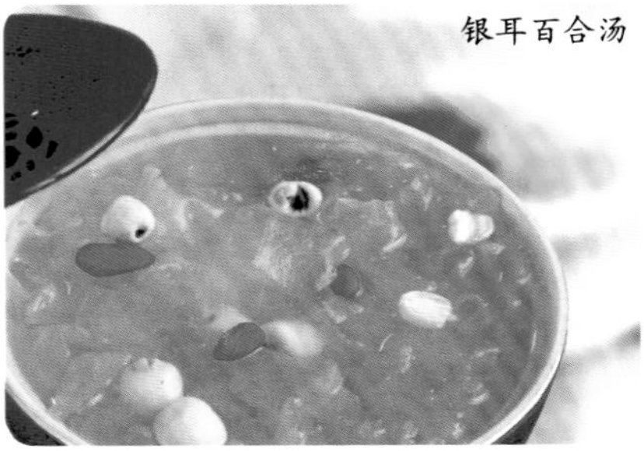

银耳百合汤

锁阳炒虾仁

【原料】锁阳、核桃各15克，虾仁100克，山楂、葱10各克，姜、盐各5克，素油500毫升（耗油50毫升）。

【制法】把锁阳洗净切片，核桃去壳留仁，山楂去核切片，虾仁洗净，姜切片，葱切段。把炒锅置武火上烧热，加入素油，六成熟时，加入核桃仁，改用文火炸香，捞出沥干油分待用。锁阳放炖杯内，加水50毫升，煎煮25分钟去渣，留药汁待用。将炒锅置武火上，加入素油50克，烧六成熟时，下入姜、葱爆香，随即下入虾仁、盐、锁阳汁液，再加入已炸香的核桃仁，炒匀即成。

【功效】补肾壮阳，润肠通便。适用于高血压腰膝酸软、阳痿、滑精、肠燥便秘患者。

银耳百合汤

【原料】百合60克，莲子10克，银耳28克，枸杞子6克，冰糖240克。

【制法】将银耳、莲子、干百合用水浸泡一晚，第二日，锅里放入银耳、莲子、百合，加水烧开，加入枸杞子，关小火炖1小时，加入冰糖，煮5~10分钟即可。

【功效】补益脾胃，养心生津，养心安神，抗癌防癌。

番茄豆腐鱼丸汤

【原料】鱼肉120克，番茄150克，豆腐1块，葱1根。

【制法】将番茄洗净，切块；豆腐洗净，切小块；葱去须，洗净，切葱花；鱼肉洗净，干水剁烂，调味，搅起做鱼丸。把豆腐放入锅内，入清水适量，武火煮沸后，放入番茄，再煮沸几分钟，放鱼丸、葱花，煮熟调味即可。

【功效】补益脾胃，养心生津，养心安神，抗癌防癌。适用于乳腺癌治疗期间和治疗后食欲不振、口干渴饮等症。

第九章　夏季药膳

——贵在清补，多喝粥汤防缺水

人们一般习惯于冬令进补，其实夏季也是需要进补的。夏天，昼长夜短，睡眠、休息时间相对减少，再加上天气炎热，出汗多，营养物质也随汗液排泄，体力消耗比其他季节要大，而同时消化功能大多有所降低，进食减少。所以，许多人到了夏天就会瘦一些，而体质也会有所下降，出现“无病三分虚”的现象。可见，夏令进补是有必要的，尤其是平时体质较差、营养不良、大病初愈、年老体弱的人，更应适当进补，以增强体力，提高抗病能力。

那么，夏季该如何进补呢？夏天，人们出汗较多，气随汗泄，常以气虚津亏为多见，表现为短气乏力、倦怠懒言、口燥咽干、头晕眼花、手足心热、便干不畅、舌红少苔、脉细无力而稍数。如有必要药补，需在中医的指导下，选用一些益气、生津的滋补品。一般家庭进补应采用食补。夏天应以素食为主，注意饮食的科学搭配，适当增加一些富含蛋白质的鱼、肉、蛋、豆类，多喝些荤素搭配的汤类，多喝些粥（如绿豆粥、赤豆粥、冬瓜粥等）。平时，多吃些水果，自己也可以做些清凉而有营养的饮料，如百合汤、莲子汤、绿豆汤、红枣米仁汤等，常喝必大有裨益。总之，夏令进补当清补。

苦瓜肉糜煲

【原料】苦瓜300克，肉糜200克，开洋末10克，马蹄20克，盐1/2匙，味精1/2匙，香油、葱、姜、蒜各50克，鸡蛋1个，高汤1碗，胡椒粉、玉米粉适量。

【制法】先将苦瓜切成两瓣，挖空中间絮状组织，切成3厘米宽备用；然后往肉糜中加入开洋末、马蹄、葱、姜、蒜末一起拌匀，调盐、味精、胡椒粉、香油拌打后，再调蛋汁和玉米粉，并拌匀做成肉馅；在苦瓜段中间放少许玉米粉，将肉馅镶入外表抹光滑后，放入蒸笼蒸20分钟，取出放入煲中加高汤，再煮30分钟，下调料即可。

【功效】清热祛暑，凉血解毒，养肝明目。苦瓜含维生素C十分丰富，是丝瓜、菜瓜、甜瓜的10～20倍；除此以外，苦瓜还能提高机体的免疫功能，可改善痤疮、皮肤炎症。

麦冬炖甲鱼

【原料】麦冬、枸杞子各5克，玉竹8克，甲鱼150克，酒2小匙，盐

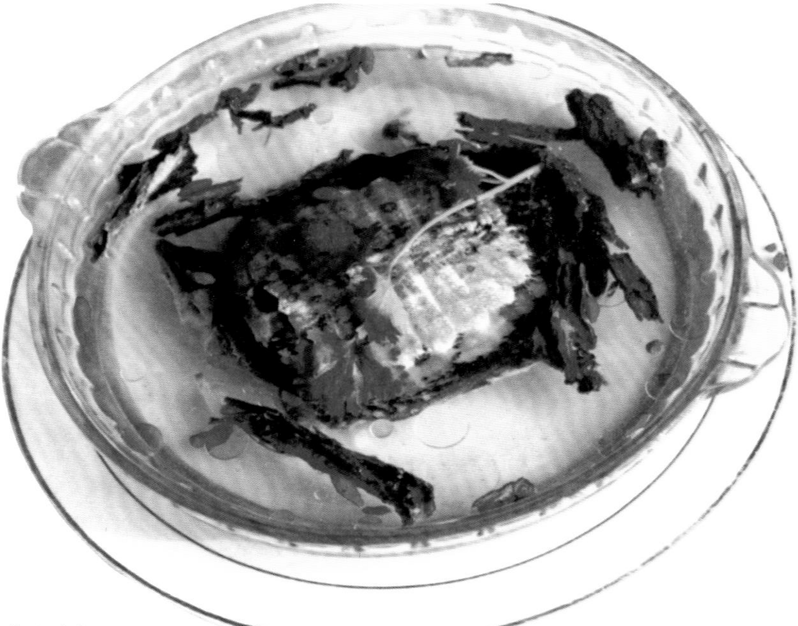

麦冬炖甲鱼

1小匙。

【制法】将甲鱼宰杀洗净，热水汆烫，出水切块，加水炖煮1小时，另将麦冬、枸杞子、玉竹用水冲洗后放入煲中，再将酒和盐入煲，用文火炖30分钟即可食用。

【功效】养阴生津，滋补肝肾，清热凉血。

石斛生津茶

【原料】鲜石斛25克，鲜生地黄20克，鲜芦根15克，青果5枚。

【制法】先将石斛、鲜生地黄、芦根加水，以文火熬30分钟后，再加入青果浸泡饮用即可。

【功效】清热生津，润燥化痰。

冬瓜玉米羹

【原料】玉米羹罐头1听，冬瓜100克，枸杞子、盐、味精、白糖各适量。

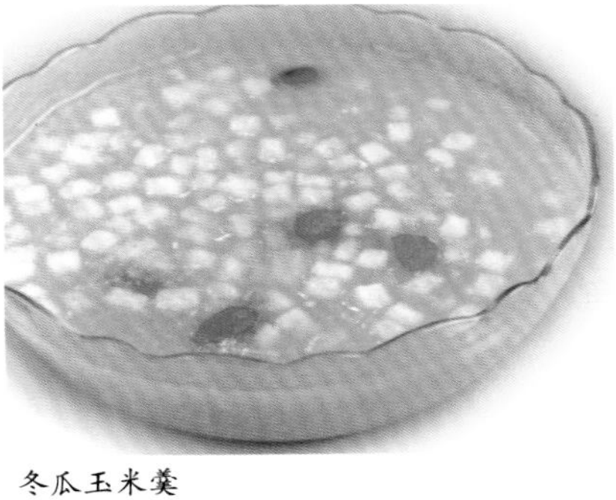

冬瓜玉米羹

【制法】将冬瓜洗净，去皮，切成玉米粒大小，待用。锅内水烧开，倒入玉米羹、冬瓜粒、枸杞子，煮10分钟后加入盐、味精、白糖调味，即可食用。

【功效】清热润肺，养阴润燥。

健脾茯苓糕

【原料】茯苓50克，米粉450克，发酵粉4克，碱水2毫升。

【制法】茯苓烘干，打成粉；米粉加入清水揉成面团，加入发酵粉发酵，揉好后加入碱水，将茯苓粉揉入面团中，制成方糕。把方糕上笼用武火蒸7分钟后，取出后即可。

【功效】健脾渗湿，宁心安神。适用于脾虚型高血压、高脂血症、冠心病、脑血管病患者食用。

党参炖乳鸽

【原料】党参15克，乳鸽1只，料酒6毫升，胡椒粉、盐、鸡精、姜各3克，葱6克。

【制法】将党参用水润透，切成2厘米长的段；乳鸽宰杀后，洗净，去内脏及爪，切块，放沸水中去除血水；姜、葱洗净，切片；将料酒、胡椒粉、盐、鸡精放入炖锅内，加入清水600毫升，置旺火上烧沸，再改用文火炖80分钟即可。

【功效】补气除湿，降低血压。适用于气虚湿阻型高血压病患者食用，尤其在伏天梅雨季节。

天麻菊花粥

【原料】天麻10克，菊花6克，大米100克，白糖15克。

【制法】天麻用二泔水（第二次淘米水）适量，浸泡2昼夜；菊花去杂质、洗净；大米淘洗干净。将大米、菊花、天麻同放锅中，加清水800毫升，旺火煮沸后转用文火煮50分钟左右，加入白糖搅匀即成。

【功效】平肝熄风，定惊潜阳。阳亢型高血压患者夏季代茶饮用。

雪耳绿豆爽

【原料】银耳30克，绿豆100克，枸杞子、冰糖、白糖各适量。

【制法】将银耳洗净，用水泡

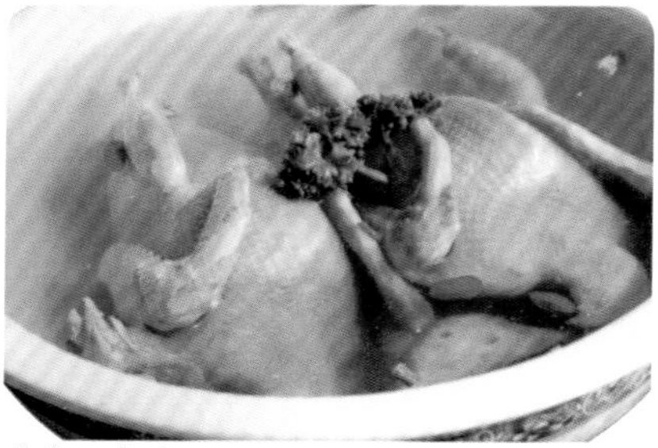

党参炖乳鸽

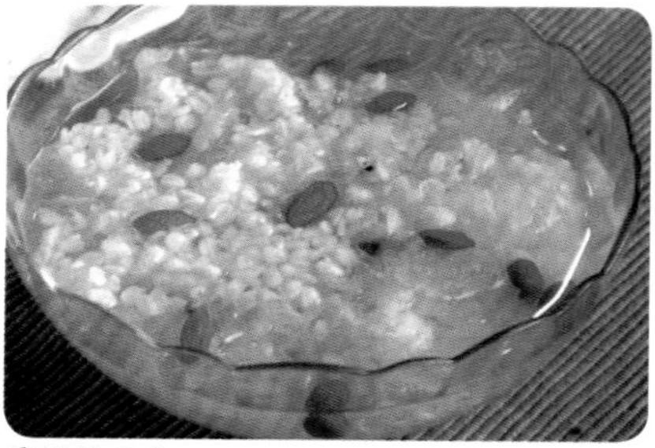

雪耳绿豆爽

发；绿豆洗净，煮熟去皮；把银耳、绿豆、枸杞子放一起煮。取冰糖熬化；加白糖，熬化放凉；然后加入煮好的银耳、绿豆、枸杞子即可。

【功效】清热解暑，止渴利尿。

白果鸡丁

【原料】鸡脯肉200克，白果75克，黄瓜50克，鸡蛋清15克，淀粉30克，色拉油20毫升，料酒10毫升，味精3克，盐2克，葱、姜各10克。

【制法】将鸡脯肉切成1厘米见方的丁，用盐、鸡蛋清、淀粉抓拌均匀上浆；将白果去掉外壳，用开水煮熟后去薄皮，过凉待用。将黄瓜切成1厘米见方的丁，把葱、姜切成豆瓣状；用碗将料酒、盐、葱、姜、淀粉和少许的水兑成汁。把炒锅放在火上烧热，倒入色拉油，待四成热时将鸡丁放入油中滑散熟透，再将白果与黄瓜丁放入锅里，马上倒入漏勺中，控净油。原锅放回火上，再将漏勺中的原料倒入锅中，同时将碗中的汁也倒入锅中，调入味精，翻炒几下即可出锅装盘。

【功效】润肺补虚，定喘，止带浊，缩小便。用于哮喘、咳嗽、白带、白浊、遗精、小便频数等症。

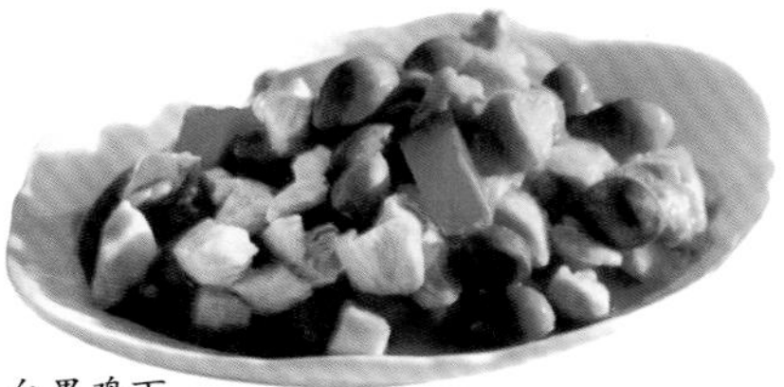

白果鸡丁

苡仁冬瓜羹

【原料】薏苡仁100克，冬瓜500克。

【制法】将冬瓜洗净，去皮及内瓤，切成2厘米见方的小块，用清洁纱布绞取汁液，再将薏苡仁放锅内，加水适量，再加入冬瓜汁液，置旺火上烧沸，改用文火煎熬2小时即成。

【功效】清热解暑，健脾利尿。适用于暑湿为患，痱子、疮疖及膀胱湿热、小便短黄或不利等症。长夏食用，可加强脾胃功能，免除湿邪之患。

葡萄煎

【原料】鲜葡萄汁、鲜藕汁各100毫升，鲜生地黄汁50毫升，蜂蜜25毫升。

【制法】取新鲜干净的葡萄、藕、生地黄各适量，分别置于陶瓷器皿中挤压榨汁，用纱布过滤取汁，再将三者放入沙锅内，煮沸后晾凉加入蜂蜜冲服。

【功效】清热凉血，利尿通淋。适用于夏季口渴、无汗、尿少色黄等症。阴虚体质的中老年人宜在夏天常饮本膳。

红枣紫米蒸莲藕

【原料】中段莲藕3节，黑糯米80克，大枣60克，冰糖、盐各适量，水淀粉10克。

【制法】黑糯米泡水2小时，沥干。莲藕去皮，在较粗的一端切口，塞入泡好的黑糯米，入锅大火蒸30分钟，加入冰糖和盐，再小火蒸煮2小时，取出晾凉切片。大枣去核倒入果汁机，加水一杯捣成汁，倒锅中加冰糖煮开，水淀粉勾芡，倒在切片的莲藕上。

【功效】养血生肌，润色美肤。莲藕健脾开胃，益血生肌；大枣滋阴养血，健脾安神；黑糯米补血。

百合猪肚

【原料】猪肚1个，鲜百合50克，葱、姜、料酒、胡椒粉、盐、味精各适量。

【制法】首先把洗净的猪肚放进开水里用大火焯一下，加点料酒去除腥味，焯好之后，再用清水洗去猪肚上的浮沫，然后把猪肚切成小条；再把葱切成段、姜切成片。然后，把切好的猪肚条放入盛有开水的沙锅里，再放点葱、姜，盖上盖用大火煮开，煮开之后换小火煮30分钟，30分钟后把百合放进去，再煮30分钟，煮好之后开始调味，加入胡椒粉、盐、味精，搅拌均匀之后就可以出锅食用。

【功效】抗癌扶正，提高人体自身抗癌能力。

海带鳖甲猪肉汤

【原料】海带120克，鳖甲60克，猪肉200克，葱、姜、胡椒粉、料酒、盐、味精各适量。

【制法】首先把鳖甲尽量弄成小碎块备用；接着把洗干净的猪肉切成小块，放进沸水中焯一下，加点料酒除去腥味；然后用热水将海带泡开，再洗掉海带上的细沙，切成丝；把姜切成片；葱切成段。接下来把焯好的猪肉倒入盛有热水的沙锅中，把海带丝、葱、姜、鳖甲也都倒进锅里，用大火煮15分钟，15分钟之后改小火再煮1.5小时，加入适量的胡椒粉、盐、味精，搅拌均匀，海带鳖甲猪肉汤就做好了。

【功效】化痰软坚，散结，预防乳腺增生、子宫肌瘤，抗癌防癌。

猕猴桃苡仁粥

【原料】猕猴桃1个，薏苡仁100克，冰糖适量。

【制法】首先把猕猴桃的皮去

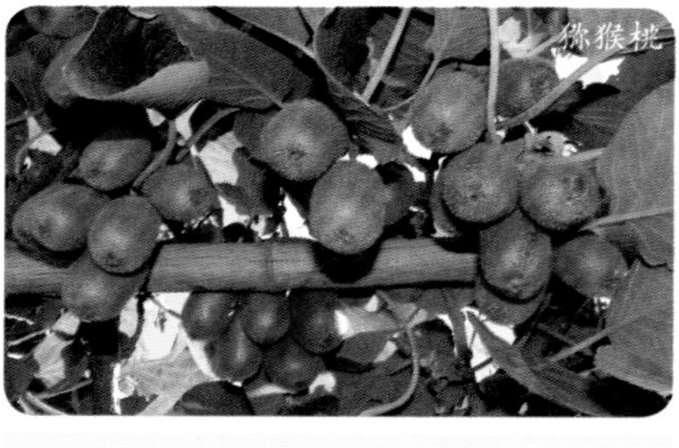

猕猴桃，别名藤梨、猕猴梨、金梨、野梨、山洋桃。为猕猴桃科植物中华猕猴桃的果实。果实含糖、维生素、有机酸、色素，另含猕猴桃碱、类胡萝卜素等化学成分。味甘酸，性寒。有解热，止渴，通淋，健胃之功效。适用于烦热、消渴、黄疸、呕吐、腹泻、石淋、关节痛等症，而且还有抗衰老的作用。

掉，把它切成小丁，放在盘里备用；然后把薏苡仁淘洗干净。接下来把薏苡仁倒进盛有开水的沙锅里，用大火煮40分钟左右，薏苡仁煮熟之后，根据自己的需要放入适量的冰糖，冰糖化了之后再把猕猴桃丁倒进去，搅拌均匀就可以出锅了。

【功效】预防癌症，阻止致癌物质对人体的损伤。

茯苓蒸桂鱼

【原料】茯苓15克，桂鱼1条，葱、姜、盐、酱油各适量。

【制法】首先把茯苓捣成碎末，然后在洗干净的桂鱼身上切几道口子，再把姜、葱切成丝备用，接下来将茯苓末均匀地抹在桂鱼身上和鱼肚子里，再码上姜丝、葱丝。把准备好的桂鱼上锅用大火蒸10分钟以后，把鱼端出锅，再把鱼蒸出来的汁加点酱油倒进一只小锅里，再根据自己的口味放点盐和酱油，调匀了之后浇在鱼身上，即可食用。

【功效】抗癌扶正，促进癌症患者康复。

淮杞洋参炖海参

【原料】发好的海参200克，猪排骨500克，山药60克，西洋参、枸杞子各10克，葱、姜、胡椒粉、盐、味精、料酒各适量。

【制法】首先把猪排骨剁成小块用水焯一下，加入适量料酒以去除腥味，煮开后撇去浮沫，然后把排骨捞出备用；接下来将海参切成块，葱切成段，姜切成片。等沙锅里的水开之后把焯好的猪排骨、葱、姜、西洋参、枸杞子和山药都倒进沙锅一起

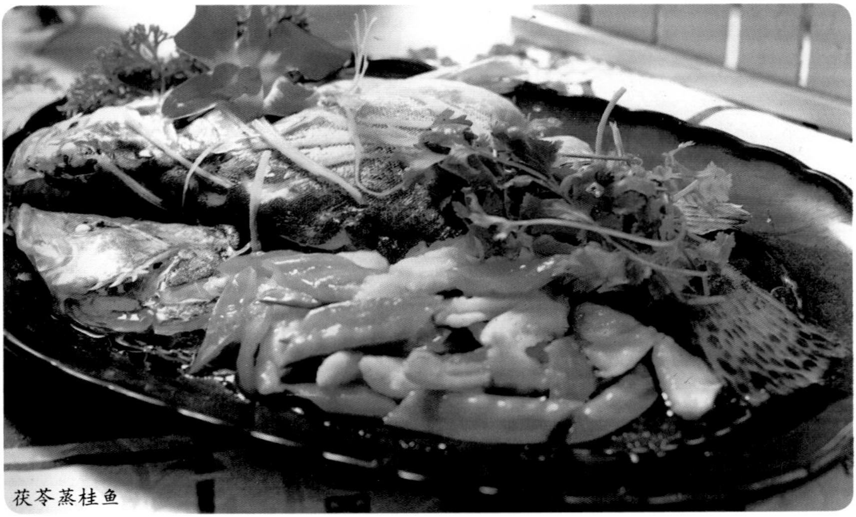

茯苓蒸桂鱼

炖，先用大火炖30分钟后把海参倒进锅，改小火再炖30分钟后加入适量的胡椒粉、盐、味精来调味，拌匀之后就可以出锅了。

【功效】滋肾补血，健阳润燥，调经养胎，防癌抗癌，抑制和清除癌细胞。

附片蒸羊肉

【原料】鲜羊腿肉500克，制附子（切片）10克，清汤150毫升，料酒15毫升，葱花3克，葱节、姜片各6克，猪油30克，味精、盐、胡椒粉各适量。

【制法】将羊腿肉下锅煮熟捞出，切成约2.5厘米见方的肉块。取大瓷碗一只，放入羊肉，羊肉上面铺制附片、葱节、姜片、猪油，并倒上料酒及清汤，上屉蒸2小时左右，挑出葱节、姜片，再撒上葱花、盐、味精、胡椒粉即成。

【功效】补阳强心，强身壮骨。适用于心肾阳虚、心悸、畏花、手足不温、腰膝酸软、关节冷痛、阳痿等症。

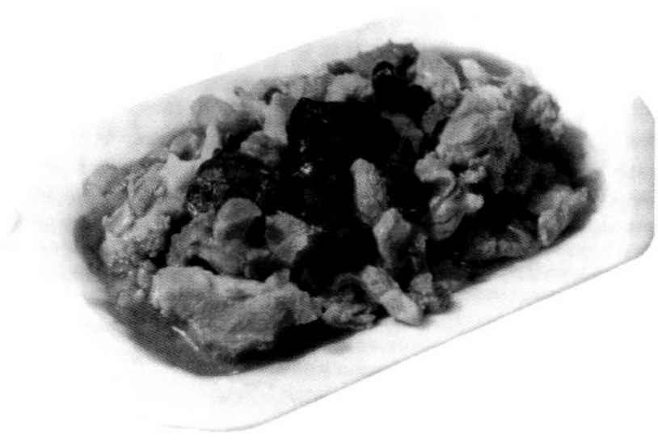

附片蒸羊肉

雪梨鱼腥草

【原料】梨200克，鱼腥草100克（鲜品250克），冰糖适量。

【制法】生梨洗净去核切块。鱼腥草加水600毫升烧开后改为文火煎20分钟，弃药渣，加梨、冰糖，文火炖至梨烂即可食用。

【功效】宣肺散结，清热解毒，止咳化痰，滋阴降火，润肺去燥，对一切肺胃实热症均有效。

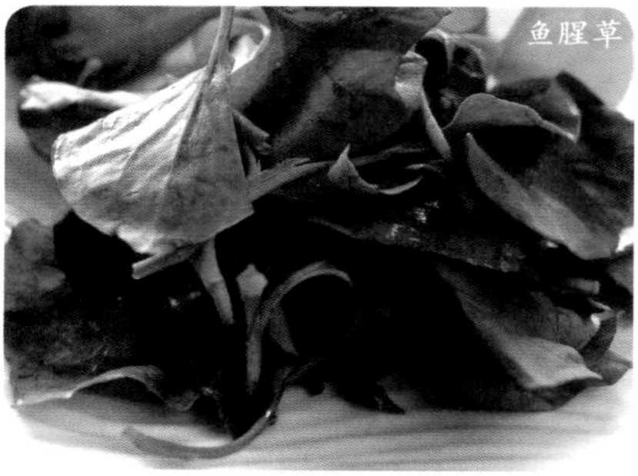

鱼腥草，别名侧耳根、猪鼻孔、臭草、鱼鳞草。为三白草科植物蕺菜的干燥地上部分。味辛，性微寒。归肺经。有清热解毒，消痈排脓，利尿通淋的功效。适用于肺痈吐脓、痰热喘咳、热痢、热淋、痈肿疮毒等症。

清炖鱼头银耳汤

【原料】干银耳20克，链鱼头1个，姜、胡椒粉、盐适量。

【制法】将鱼头去鳃，洗净，剖为两半，锅内放入清水和鱼头，加适量的姜、胡椒、盐等调料，用旺火烧沸后改中火烧煮约40分钟，滤去骨渣，放入发好的银耳，再炖煮20分钟，即可装盘食用。

【功效】益智补脑，温胃生津。适用于用脑过度及神经衰弱或病后、产后身体虚弱，还可用于失眠、健忘等症。

荠菜拌豆腐

【原料】荠菜250克，豆腐100克，香油12毫升，糖、盐、味精各适量，姜末少许。

【制法】将豆腐切成小方丁，用开水略烫，捞出盛在盘内。荠菜用开水焯一下，凉后切成末，撒在豆腐上，加糖、盐、味精、姜末拌匀，淋上香油即成。

【功效】凉肝止血，利湿通淋。适用于各种内出血，如内伤吐血、咯血、月经过多、便血、尿血等症。高血压、泌尿系统乳糜尿、肾炎、水肿，以及目赤肿痛、结膜炎患者也可食用。

黄芪鳝鱼汤

【原料】黄芪30克，鳝鱼300克，生姜（切丝）1片，大枣（去核）5枚，油、盐各适量。

【制法】黄芪、大枣洗净，鳝鱼杀后去肠杂、洗净、斩件。起油锅放入鳝鱼、油、盐，炒至鳝鱼半熟，将姜丝放入锅内，加清水适量，旺火煮沸后，文火煲1小时，调味即可。饮汤吃鳝鱼肉。

【功效】补气养血，健美容颜。适用于气血不足之面色萎黄、消瘦疲乏等。

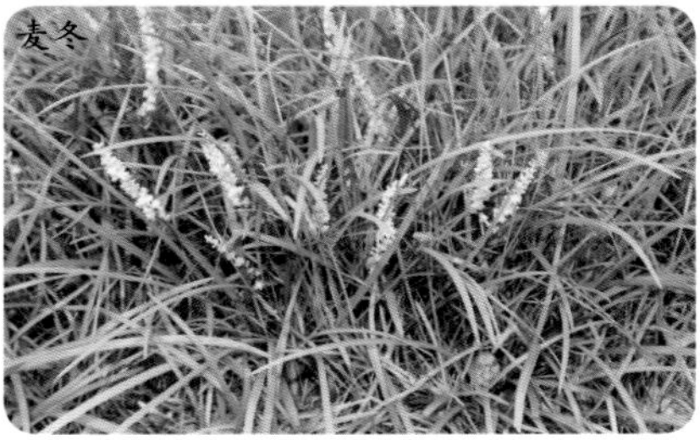

麦冬，别名麦门冬、沿阶草、阔叶麦冬、大麦冬等，为百合科植物麦冬的干燥块根。味甘、微苦，微寒。归心、肺、胃经。具有养明清热，润肺止咳之功效，适用于热病伤津、心烦、口渴、咽干、肺热燥咳、肺结核咯血、咽喉痛等症。

麦冬玉竹炒鸡片

【原料】玉竹、麦冬各10克，鸡脯肉250克。

【制法】玉竹和麦冬一起用水洗净，加适量水煮至水开，水留着，如水不清则把沉渣去掉；鸡脯肉切成片或丝，勾芡、加入味精、盐，腌制拌匀。锅里加入熟油翻炒一下鸡肉，再加入玉竹、麦冬以及刚才泡开的水同炒，最后加少许水，勾芡即成。

【功效】麦冬和玉竹可以养阴滋阴，健脾利湿，养气安神，因为夏季心气旺盛，心属火，天热心定自然凉，所以要养心安神，滋阴补气。

拔丝山药

【原料】山药500克，白糖100克，芝麻25克，植物油适量。

【制法】将山药洗净去皮，切成块，将铁锅放在火上，倒入植物油，烧至五成热时，投入山药炸半分钟，改用文火烤透，倒入漏勺，沥去油。将铁锅用武火加热，投入白糖，不断搅炒，待白糖变成浅黄色时，放入炸好的山药块，不断翻炒推动，将糖均匀地挂在山药块上，同时取芝麻撒在山药块上，迅速装盘（盘底预先抹上熟油）。

【功效】补肾益精，固涩止遗。适用于肾气亏耗、早泄、遗精、腰痛酸软、下肢痿弱、消渴尿频。此外、还可用于久病之后脾肺虚弱、倦怠乏力、食欲不振、久泄久痢、痰喘咳嗽、皮肤干燥。

菊花爆鸡丝

【原料】鸡脯肉300克，菊花30克，火腿丝、豌豆各25克，鸡蛋清2个，水淀粉40克，盐适量，味精、料酒、姜末各少许，清汤100毫升，植物油750毫升（耗油75毫升）。

【制法】菊花选外形整齐的花瓣10克，并用开水稍泡一下捞出，留作炒菜时加入；其他20克按水煮法提取菊花浓缩汁20毫升；将鸡脯

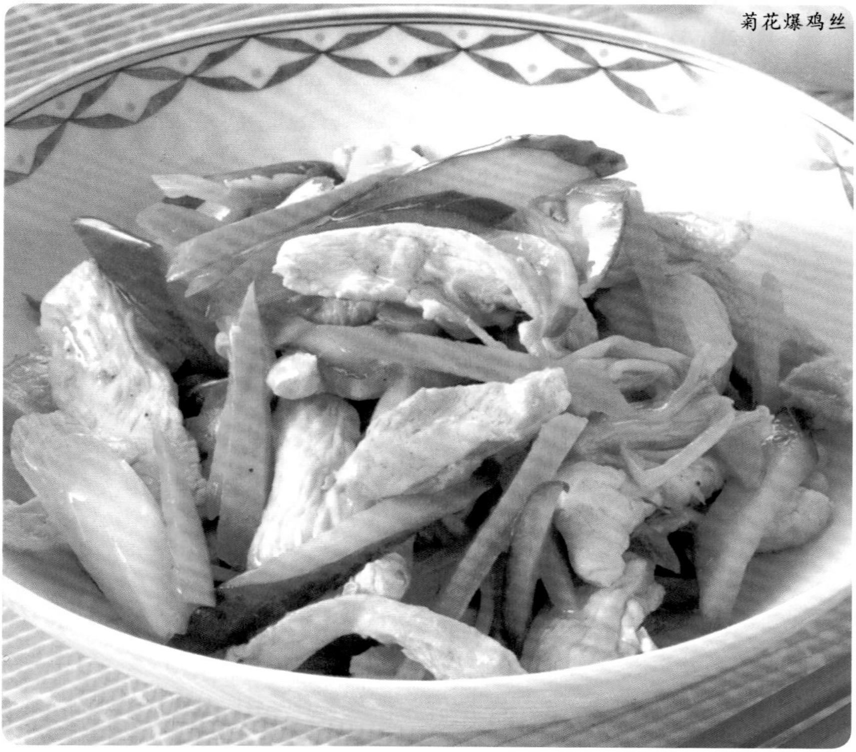

菊花爆鸡丝

肉去掉白筋，切成薄片，加入蛋清、水淀粉，用手抓匀浆好。将锅置火上，加入植物油，待油稍热时，将鸡丝下锅，用筷子搅开，连油一起倒出，随后将姜末下锅，下入火腿丝、豌豆，加入盐、味精、料酒、清汤及菊花浓缩汁，汁沸时下入鸡丝及洗净的菊花瓣，翻炒两下，盛盘后即可食用。

【功用】镇静祛风，补肝明目。适用于心烦不安、视物模糊、头昏失眠、精神不振者食用。对于高血压患者尤为适宜。

三七陈皮炖鸡

【原料】三七15克，生姜、陈皮各12克，仔鸡1只（约750克），大蒜、酱油、葱段、盐、味精等调料各适量。

【制法】将鸡宰杀后，去毛及肠杂，洗净切成块备用；三七用鸡油或麻油炸黄（切勿焦枯）；陈皮洗净切碎；将三七砸碎，与鸡块、陈皮、生姜（切成片）、盐等一同放入沙锅中，加清水适量煨炖，用武火烧沸后，再用文火煨炖，至熟烂后调味取食。

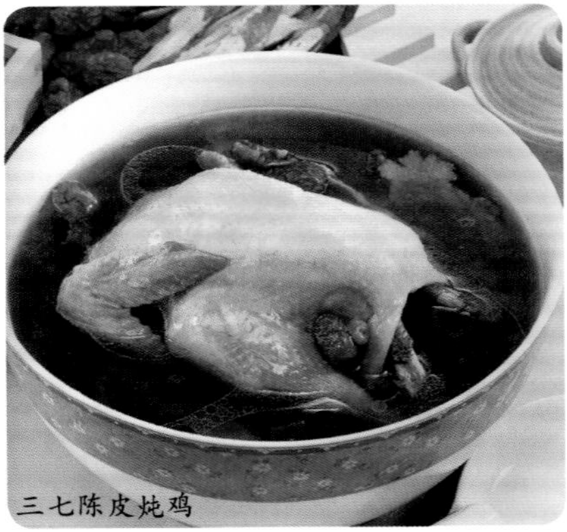
三七陈皮炖鸡

【功效】行气活血，扶正散结。

荷叶米粉肉

【原料】猪五花肉500克，炒米粉125克，鲜荷叶3张，酱油、料酒各50毫升，味精0.25克，花椒15粒。

【制法】将五花肉切成长10厘米、宽6厘米的长条，加入料酒、酱油、花椒（研末）、味精、白糖拌匀后腌30分钟，再加入炒米粉拌匀待用。然后将每张荷叶切成4个12厘米左右的小方块共12张，每张荷叶上放一块肉和少许米粉，将其包好，放在盘中上屉蒸烂即成。

【功效】健脾养胃，升清降浊，祛湿利水。适用于体虚脾弱、易为暑湿所伤而致食欲不振以及泄泻等症。

霜打荷花

【原料】鲜白荷花10朵，白糖150克，淀粉、精白面粉、桂花各少许，花生油100毫升（耗油50毫升）。

【制法】先将白糖50克，桂花少许，淀粉、精白粉一起调成稀糊。将初开的白荷花稍微掰开一点，放入稀糊中粘上糊备用。锅置于火上，加入花生油，油热后把粘上糊的荷花放入油中炸熟，待稍呈金黄色捞出摆盘，撒上白糖即成。

【功效】清暑祛湿，止血。适用于暑热烦渴、呕血、天疱疮及湿疹等症。

丝瓜粥

【原料】嫩鲜丝瓜1条，白米50克，白糖适量。

【制法】如常法煮米做粥，将鲜丝瓜洗净切成粗段，在粥半熟时放入，待粥熟后去丝瓜，加糖即成。

【功效】清热解毒，凉血通络。可作为疮疡病、痈疽热盛未溃或已溃而毒热未清者的辅助食品。

冰糖桂花莲子汤

【原料】去心莲子150克，银耳25克，冰糖200克，桂花卤少许。

【制法】莲子用水浸泡，胀发后用温水泡2～3遍，倒入碗中加开水，以漫过莲子为宜，上屉蒸50分钟左右取出备用；将银耳放在碗中，用温水泡软，待其涨发后，摘去黄根、洗净，掰成小瓣，上屉蒸熟备用。取锅置于火上，倒入清水1500毫升，加入冰糖、桂花卤烧开，撇净浮沫，放入银耳略烫一下，捞在大汤碗内，然后把蒸熟的莲子滗去的原汤，也倒在汤碗内，将锅内的冰糖汁浇在汤碗内即成。

【功效】滋阴润肺，补脾安神。适用于心烦失眠、干咳痰少、口干咽干等症。食少乏力者食用亦可。

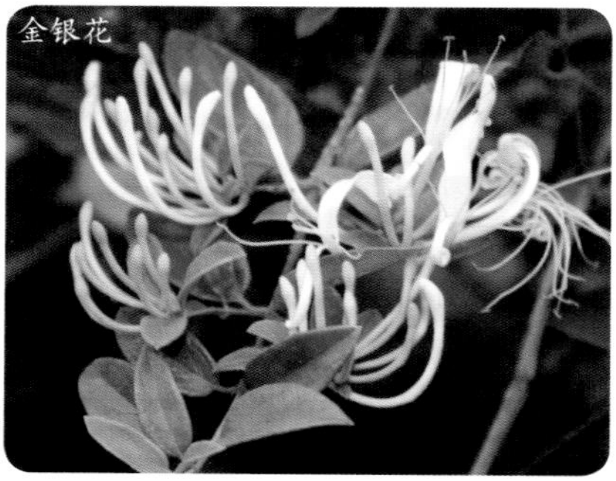

金银花，别名银花、银花露、忍冬花、双花、二宝花。为忍冬科植物。金银花为半常绿性缠绕灌木，适应性很强，耐旱、耐寒，野生于丘陵、山谷、林边，现多为栽培。性寒，味甘。归肺、心、胃经，具有清热解毒，杀菌凉血，通经活络之功效。适用于痈肿疔疮、喉痹、丹毒、热血毒痢、风热感冒、温病发热等症。

金银花麦冬蛋

【原料】金银花、麦冬各10克，鲜蘑菇、猪肉丝各100克，干香菇3朵，鸡蛋3个，油、盐、味精各适量。

【制法】将金银花、麦冬切碎，蘑菇切丁，猪肉丝以少许蛋清抓揉，香菇去蒂泡软，切丝，鸡蛋打散放置碗内。将金银花、麦冬、蘑菇、猪肉丝、香菇、油、盐、味精等放入鸡蛋内拌匀，隔水蒸15分钟，取出。

【功效】养阴清热，解毒利咽。

菠萝鸡片

【原料】鸡脯肉300克，罐头菠萝150克，香菇、水发玉兰片、火腿各15克，鸡蛋清1个，味精、料酒、盐、湿玉米粉、豆浆、鸡油各适量。

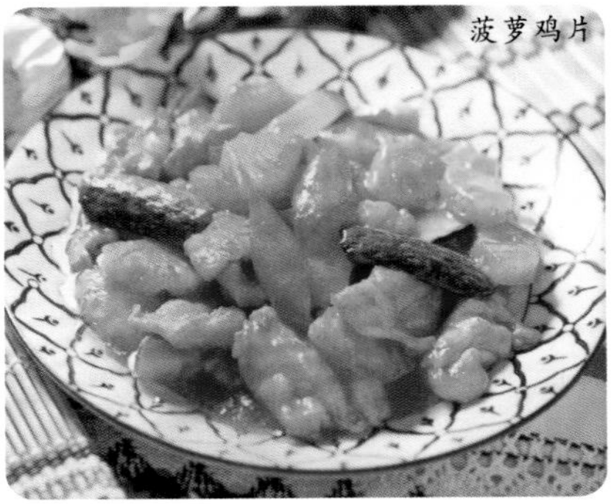

【制法】将鸡脯肉去皮、筋，洗净，切成片，用鸡蛋清、料酒、味精、盐少许浆好；把香菇、玉兰片、火腿切成片；鸡脯片用温油滑开，将香菇、玉兰片、火腿一同下锅，稍滑一下即倒入漏勺内控油。在另一灶上坐锅，加油少许，放清汤150毫升，加入调料，用湿玉米粉勾芡，再将鸡片和配料下锅，加入菠萝，点上豆浆，淋上鸡油即成。

【功效】清热解暑，生津止渴。适用于炎暑季节作解暑之品，且可用以治疗肾炎、支气管炎以及肠炎腹泻等症。

丁香鸭子

【原料】净鸭子1只（约1500克），丁香6克，白菜心250克，西红柿150克，酱油15毫升，料酒12毫升，葱、姜各15克，香油20毫升，植物油750毫升，醋、盐、味精、白糖、胡椒面各适量。

【制法】鸭子洗净，沥干水分；白菜心、西红柿洗净；葱切段，姜切片。鸭子用料酒、酱油、盐、白糖、胡椒面、丁香、葱、姜、味精拌匀，腌渍入味（约2小时）。把鸭子取出用钩子钩住，挂在透风处晾干（盆内的调料留用），待鸭皮晾干后，把腌鸭子的调料塞入鸭腹内，上屉用旺火蒸烂取出，拣去葱、姜、丁香。白菜洗净，切成细丝，放上白糖、醋、香油，拌匀入味，围在盘子边上。西红柿洗净后切成厚片，围在盘边白菜外圈。烧热植物油，把鸭炸透至皮酥，捞起，剁成块放在盘中，仍摆成鸭的形状即成。

【功效】滋肾助阴，补阴生津。适用于食欲不振、心烦口渴、疲乏无力、胃中呃逆、腰膝酸软等症。

明月映牡丹

【原料】银耳15克，鹌鹑蛋12个，火腿片、菜叶、猪油、盐、味精、香油各适量。

【制法】银耳水发洗净，用小酒盅12只，揩干，盅内抹上猪油，每盅磕入鹌鹑蛋1个，并放入呈菱形薄火腿片6片，使之组成一朵几何图案的小花，配上一片菜叶，连盅上屉蒸3分钟。往炒锅中加鸡汤或肉汤、银耳，用武火烧滚，加盐、味精，勾琉璃芡。淋上香油，盛在盆中央。再把鹌鹑蛋用牙签拨出酒盅，匀称地围在银耳四周即成。

【功效】补肾润肺，生津，提神益气，健脑嫩肤。适用于婴儿、孕妇及老人食用。

鸽蛋银耳汤

【原料】水发银耳20克，鸽蛋12个，豌豆苗5克，清鸡汤1500毫升，盐7.5克，糖5克，熟鸡油25毫升，芝麻（焙好）10克。

【制法】将银耳用温水泡2小时左右，洗净杂质，削净黄根，加工成小朵，用开水烫焖2~3遍，待软透后，滗净开水，换用清汤泡上。再将豆苗择洗干净，鸽蛋外皮亦用凉水冲洗干净；模子用水洗净，再用净布擦干，在模子内面均匀地抹上薄薄的一层鸡油，然后把鸽蛋打入模子里，不要把鸽蛋黄打碎，再摆上两叶洗净的豌豆苗，上笼蒸5分钟左右，取出，放入凉开水内，将蒸好的鸽蛋由模子内倒出，用冷水泡上。走汤时，须先将鸽蛋放入清汤内烫透，然后将银耳盛入汤碗，注入清汤，再将鸽蛋放在碗中央。食用时，往汤碗中撒入盐、糖、芝麻，即可。

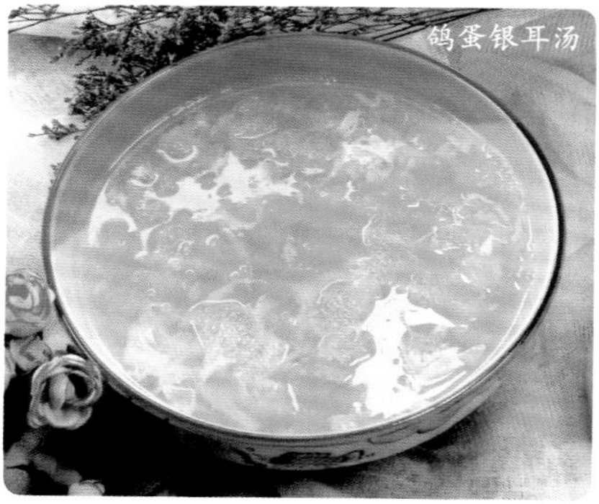
鸽蛋银耳汤

【功效】顺气，平咳。适用于儿童阴虚肺燥之干咳、久咳，肠燥便秘等症。

乌梅粥

【原料】乌梅20克，粳米100克，冰糖适量。

【制法】先将乌梅煎取浓汁，去渣，入粳米煮粥。粥熟后加冰糖少许，稍煮即可。

【功效】生津止渴，敛肺止咳，涩肠止泻，安蛔止痛。适用于慢性久咳、久泻、久痢、便血、尿血、虚热烦渴等症。夏季干渴也可饮用。

乌梅粥
 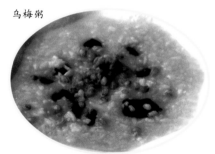

瓜蒌根冬瓜汤

【原料】瓜蒌根30克，冬瓜适量，盐少许。

【制法】先将冬瓜去皮，子切成薄片，再与瓜蒌根同煮汤，加入盐少许。

【功效】生津止渴，清暑利尿。适用于因暑热炽盛而引起的发热、多汗、口渴思冷饮、小便短赤等症。

第十章 秋季药膳

——养阴防燥，少辛增酸保平安

秋季，是指从立秋之日起，到立冬之日止，并以农历八月十五日中秋节作为气候转化的分界。秋季的气候特点是阳气渐收、阴气渐长，是“阳消阴长”的过渡阶段，天气由热转凉，人体的生理活动也随之相应变化。我们必须遵循自然界的规律，要保养体内的阴气，不可耗精伤阴，这样才能为来年阳气生发打好基础。《黄帝内经》中所说“秋冬养阴”，正是这个道理。

养阴的关键是防燥。中医学认为，燥为秋季主气。秋令的燥气有温燥与凉燥之分，初秋为温燥，晚秋为凉燥。燥邪最易损伤人体的肺脏。肺主呼吸，合皮毛，与大肠相表里，当空气中的湿度下降，燥伤肺时，则出现口干舌燥，咳嗽痰黏，大便干结，皮肤皲裂等症状。因此，秋季的饮食调养原则应以滋阴润燥为主。日常生活中可多吃些银耳、梨、芝麻、百合、藕、蜂蜜、菠菜、乳制品等益胃生津之品，同时提倡早晨喝粥以润身体。

秋季在饮食方面还应注意“少辛增酸”，这是因为中医五行学说认为辛入肺、酸入肝，肺气太盛，则损肝，所以姜、蒜、韭、薤、椒等辛辣之品少食为好，可多选用一些酸味的水果如苹果、橄榄、石榴、柚子、枇杷、葡萄等，以及一些性味甘平、甘凉的蔬菜，如卷心菜、菠菜、茭白、莼菜等。

参麦甲鱼

【原料】甲鱼1只（500克），党参、麦冬各10克，生姜5克，瘦火腿50克，鸡汤100毫升，葱、盐、黄酒各适量。

【制法】将甲鱼宰杀去头颈沥净血，用开水烫后刮去背及裙边黑膜、脚上白衣，剁去爪、尾，开腹除内脏，洗净，放入清水中煮沸，再用文火煮半小时，取出撕去黄油，剔除背壳、腹甲及四肢粗骨，切成2厘米小方块，置入碗内。再将党参、麦冬煎汁浓缩成50毫升，与鸡汤、葱、姜、火腿片、盐、黄酒一起加入碗内。将碗放入笼屉中蒸至甲鱼肉烂熟

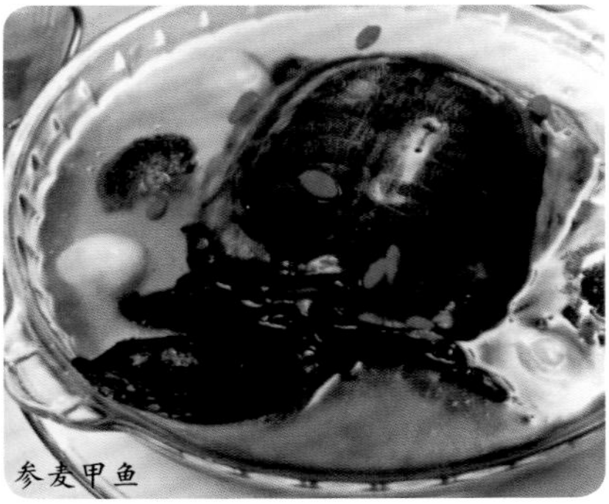

参麦甲鱼

为止，吃肉喝汤。

【功效】滋阴补虚，补中益气，生津养血，润肺养阴，益胃生津。对于老年人阴虚、潮热、盗汗、神疲气短等有辅助治疗作用，在秋季适当食用此药膳可以防止燥邪伤阴。

杏仁蒸肉

【原料】猪五花肉（带皮）500克，甜杏仁20克，冰糖30克，酱油40毫升，料酒30毫升，葱段、姜块各6克，熟猪油15克，湿淀粉、盐、味精各适量。

【制法】先将猪肉洗净，切成2.5厘米见方的肉块；甜杏仁用开水泡透，去掉外皮，装入纱布袋中。再将锅放在旺火上，倒入猪油，加冰糖15克，炒成深红色，再放入肉块一起翻炒，当肉块呈红色时，即下葱段、姜块、酱油、料酒、清水（要浸没肉块）和装杏仁的布袋。待汤开后，倒入沙锅内，放在微火上炖，并要随时翻动，勿使煳底。待肉块炖到六七成熟时，放入剩下的冰糖，炖到九成熟时将杏仁取出，去掉布袋，将杏仁平铺在碗底，把炖好的肉块（皮朝下）摆在杏仁上倒入一些原汤，上屉蒸到十成熟后取出，扣在盘里。然后将剩下的原汤烧开，加入盐、味精、湿淀粉勾成黏汁，浇在肉上即成。

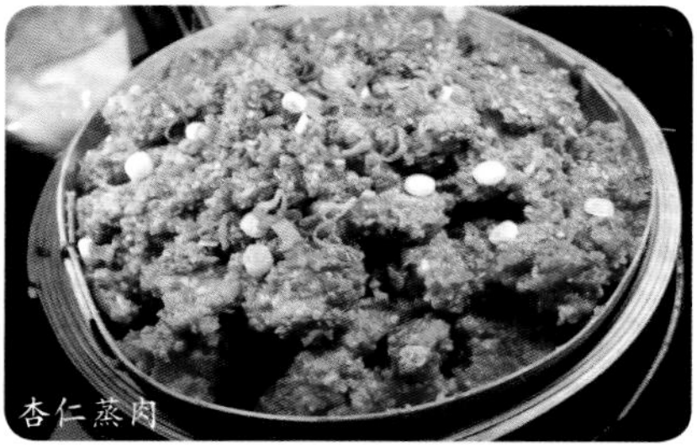
杏仁蒸肉

【功效】补肺润肺，止咳定喘。适用于肺结核、慢性支气管炎等症，老年便秘者也可常食。

贝母秋梨

【原料】雪花梨1个（约250克），川贝母、干百合各10克，冰糖15克。

【制法】将雪花梨洗净，靠柄部横断切开，挖去核。另将川贝母及干百合洗净研碎成末，放入梨中，把梨上部拼接好，用牙签插紧。把梨放入碗中，加入冰糖、水少许，将碗放入蒸锅内蒸40分钟，直至梨肉软烂。揭开梨盖，将药末与梨肉混匀，吃梨喝汤。

【功效】润肺止咳，燥热咳嗽，清心安神，清热化痰，润燥生津。尤其是老年人燥咳、咽干、少痰者，可以经常食用。

生地粥

【原料】生地黄15克，粳米100克，白糖少许。

【制法】将生地黄煎汁并浓缩成100毫升备用。粳米淘洗净后煮成白粥，趁热时，掺入生地黄煎汁略煮搅匀，食时可加白糖少许调味。

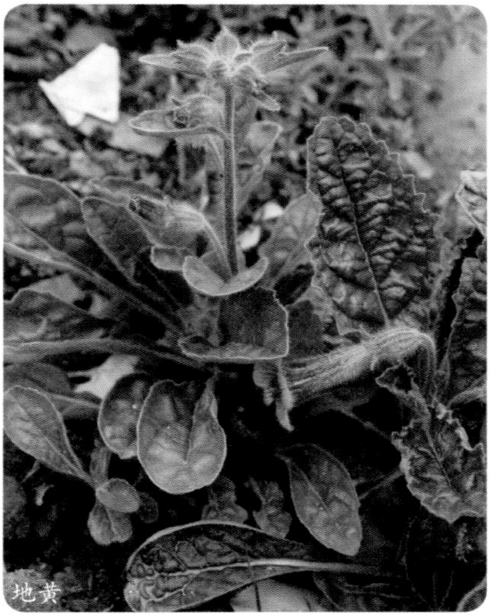
地黄

生地黄，别名地黄，为玄参科植物地黄的根茎。生地黄性凉，味甘。归心、肝、肾经。具有清热滋阴、凉血止血，生津止渴之功效。适用于热病发斑疹、身热舌绛，或热病伤阴、低热不退、舌红、口干、唇燥，以及血热妄行等症。生地黄中含地黄素、甘露醇、葡萄糖、铁质、维生素A等成分，能促进血液凝固而止血，并能降低血糖，治疗糖尿病。对慢性肝炎、纳差便秘、咽干心烦、手足心热、烦躁不安、舌红苔黄等症者，尤为宜。

【功效】滋阴益胃，凉血生津。对于阴虚内热导致心烦口渴、食少消瘦的中老年人，常用生地粥有益健康。

凉拌蜇头

【原料】海蜇头150克，水泡海米5克，白菜心100克，香菜茎少许，酸辣汁适量。

【制法】将海蜇头洗净，用沸水烫一下捞出，用冷水洗一遍，切成片，再用冷水浸泡3小时（中间换水洗几遍）。白菜心切丝，香菜茎烫后，切段。将白菜心装盘，把蜇头沥干，盖在白菜上面（形如馒头），撒上海米、香菜段，浇上酸辣汁即成。

【功效】清热化痰，生食能清痰火，润肠燥。适用于肺热痰壅、咳嗽痰多、喘急胀满、大便燥结等患者的辅助食疗。

玉露糕

【原料】天花粉、葛根、桔梗各10克，绿豆粉500克，白糖200克。

【制法】将天花粉、葛根、桔梗切片烘干后，打成细末待用。将绿豆粉、白糖与药末混匀后，加水调湿，放在抹了油的饭盒内，上笼沸水武火蒸约30分钟即可。

【功效】清热生津，润肺益胃，祛痰止咳。秋季常食用，可以养阴、清热、润燥。中老年人有咽喉干燥、唾液减少、舌面光滑少苔、口角皲裂疼痛、脱落皮屑等一系列症状者，常食用玉露糕，可收到一定效果。

鱼香莴笋丝

【原料】莴笋500克，蒜末、姜末各2克，泡辣椒（切细）1个，葱10克，水淀粉、盐各6克，植物油20毫升，清汤100毫升。

【制法】先将莴笋去皮、洗净，切成丝用盐拌匀。锅中加植物油烧至六成热时，放入姜、蒜、泡辣椒、葱，炒出香味后下莴笋至断生，加清

鱼香莴笋丝

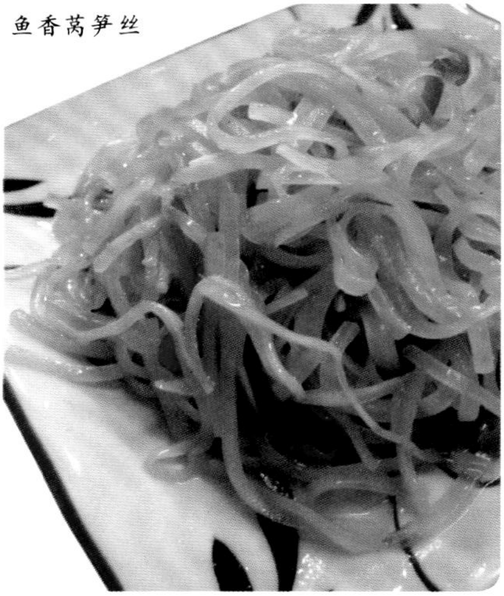

汤及盐，勾水淀粉拌匀即成。

【功效】清热化痰，利气宽胸。对胸膈烦热、咳嗽痰多、二便不利、乳汁不通及尿血者，均有较好的辅助食疗作用。

益寿银耳汤

【原料】干银耳、枸杞子、龙眼肉各15克，冰糖150克。

【制法】将银耳泡发，去根洗净，用开水焯一下，用清水泡后上屉蒸熟；枸杞子用小碗上屉蒸熟；龙眼肉切丁。加清水1500毫升，置火上烧沸，加入冰糖溶化，下入银耳、枸杞子、龙眼肉，煮沸片刻，分别装在碗内。

【功效】补肾滋身，养阴润肺。对肺阴不足的干咳、燥咳，虚劳久咳、热病后的津伤口渴、肠燥便秘、虚烦不眠等症，食用相宜。也可作为高血压、神经衰弱、年老体衰及病后、产后身虚者的滋补膳食。

紫云三仙

【原料】水发香菇60克，豆腐皮3张，冬笋150克，荸荠50克，面粉、嫩姜各10克，五香粉0.3克，菜油300毫升，味精1克，酱油10毫升，苏打粉、香菜各适量。

【制法】香菇去蒂洗净，切成长3厘米、宽0.3厘米的细条；冬笋切成宽0.3厘米的条状；荸荠去皮，再切成条；嫩姜切细丝；面粉放在碗中，加清水150毫升、酱油3毫升、味精1克、苏打粉搅匀成面糊。炒锅加入菜油10毫升，烧热，下香菇并稍加入酱油、五香粉、味精少量拌匀，取出备用。将豆腐皮切成7厘米长、3厘米宽的小张，每次取豆腐皮一张放上香菇、冬笋、荸荠、嫩姜各一条，排列整齐，然后卷实，合口处先用面粉糊黏合，再将整个卷子放入面粉糊中蘸匀。将炒锅置于灶上，下菜油烧至八成热下卷子生坯，炸至酥脆，倒进漏勺沥去油，趁热配些香菜即成。

【功效】清热，化痰，消积。适用于温病消渴、黄疸、热淋、痞积、目赤、咽喉肿痛等症。

川贝江米梨

【原料】鸭梨2个（约400克），川贝母6克，江米100克，熟猪油10毫升，白糖150克，桂花卤3克，湿淀粉少许。

【制法】将川贝母研成细末，鸭梨去皮去核，把川贝母装入梨内，放入碗中；江米淘洗干净，加清水上屉蒸烂后，加白糖、桂花卤和熟猪油并拌匀。把拌好的江米饭放入盛梨的碗内，用油纸封住碗口，上屉蒸烂（1小时），取下扣入盘中。再将锅中加入清水，加白糖100克，汤开后用调稀湿淀粉勾成流芡，浇在江米梨上即成。

【功效】滋阴润肺，清热化痰。适用于虚劳咳嗽、肺热咳嗽、百日咳、急、慢性支气管炎及老年性咳喘等症。

山楂核桃饮

【原料】核桃仁150克，山楂50克，白糖200克。

【制法】将核桃仁加水少许，制成蓉浆，加适量凉开水调成稀浆汁备用。将山楂去核、切片，加50毫升水煎煮30分钟，过滤后以同样条件煎煮一次，再把山楂汁合在一起，放置火上，加入白糖搅拌，待溶化后倒入核桃仁浆汁内，边倒边搅匀，烧至微沸即可。

【功效】补肺肾，润肠燥，消食积。适用于肺虚咳嗽、气喘、腰痛、食积、血滞经少及腹痛等症。也可作为冠心病、高血压、高脂血症及老年性便秘等患者的保健饮品。

参杞烧肚片

【原料】熟猪白肚子250克，党参、枸杞子各10克，水发木耳、水发笋片各50克，荸荠（去皮）2个，鸡蛋1个，水淀粉25克，葱、姜丝各5克，酱油20毫升，清汤200毫升，植物油500毫升（耗油75毫升），盐、味精、料酒各少许。

【制法】党参切片，水煮提取党参浓缩汁10毫升；枸杞子放入小碗内，上屉蒸30分钟，熟透即可。

山楂核桃饮

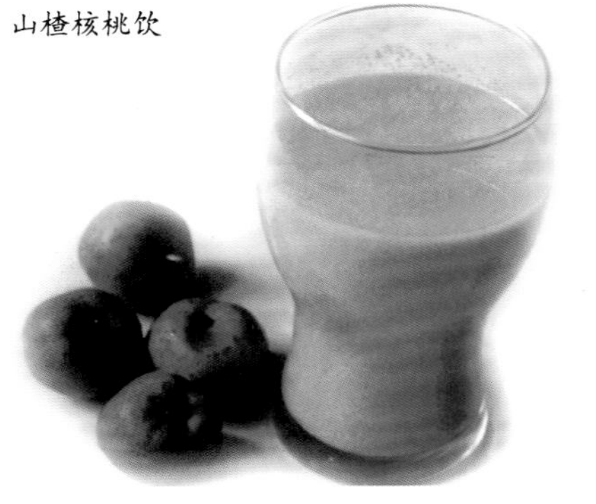

参杞烧肚片

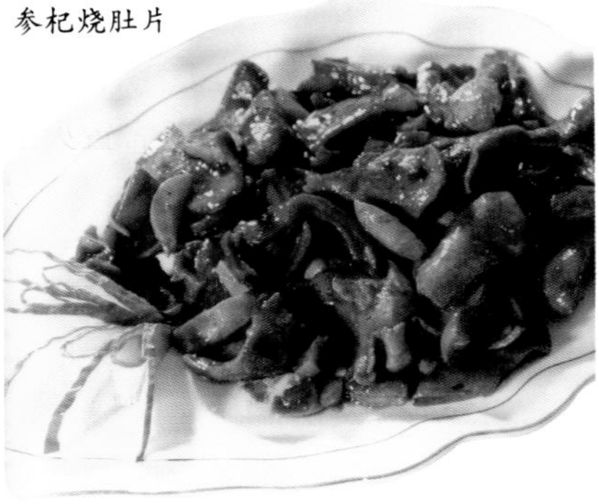

将猪肚片成3厘米长的坡刀大片，鸡蛋、水淀粉加酱油少许调成糊，将肚片放入浆匀，木耳改刀，荸荠切片，用笋片、葱、姜丝放在一起。锅置于火上，倒植物油烧热，放入浆好的肚片，炸成黄色捞出，滤去余油，随后将配菜下锅，兑入清汤，下入肚片，加入酱油、盐、味精、料酒，在火上收汁。汁浓时，下入蒸熟的枸杞子及党参浓缩汁，勾入流水芡即成。

【功效】补脾益气，固肾缩尿。适用于诸虚劳损、食少、乏力、自汗、眩晕、失眠、腰痛等症。也可作为久病虚弱，老年肝肾不足及贫血、营养不良、神经衰弱、糖尿病等患者的保健膳食。

栗子烧鸡块

【原料】净嫩公鸡（去头颈及爪）500克，栗子肉150克，鸡蛋1个，水淀粉30克，葱、姜各5克，清汤750毫升，植物油500毫升（耗油100毫升），酱油35毫升，味精、料酒、糖色、盐各适量。

【制法】将鸡肉连骨剁成核桃大小，鸡蛋、水淀粉加糖色少许，搅成糊，将鸡块放入浆匀；栗子肉大的一切两半，小的整个用。锅内添入植物油，五成热时将栗子炸黄捞出，再把鸡块下锅炸成老红色捞出。另取沙锅一口，加入清汤，放入鸡块，加入姜、葱及酱油，炖至七成熟时，将栗子下入再炖，待肉烂汁浓时加入料酒、盐、味精调匀，盛在碗内即成。

【功效】温中补肾气，健脾胃，强筋骨。适用于脾胃虚弱、泄泻、下痢、腰腿软弱、消渴、水肿、病后产后体弱、年老气虚体弱等症。

腌鲜鳜鱼

【原料】净鲜鳜鱼（桂鱼）1条（约650克），猪五花肉、熟笋片各50克，姜末、青蒜段各25克，白糖、湿淀粉各2茶匙，绍酒3茶匙，酱油2汤匙，上汤3杯，熟猪油75克。

【制法】将猪五花肉切片，将新鲜鳜鱼腌渍在室温25℃左右的环境中，经六七日后，鱼体便发出似臭非臭的气味。然后将鱼洗净，并在两面各剞几条斜刀花，待晾干后放入油锅略煎，至两面呈淡黄色时，倒入漏勺沥油。在原锅中留下少许油，下肉片、笋片略煸后，将鱼放入，加酱油、绍酒、白糖、姜末和鸡清汤，用旺火烧开，再转用小火烧40分钟左右，至汤汁快干时，撒下青蒜段，用

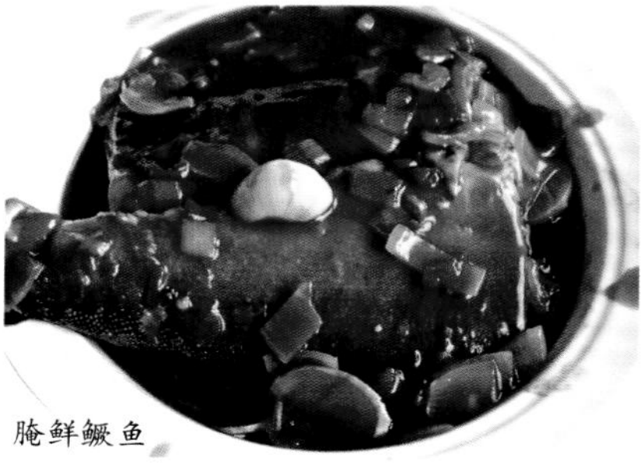

腌鲜鳜鱼

湿淀粉调稀勾薄芡，淋上熟猪油起锅即成。

【功效】开胃健脾，滋补健身，养血补血。

山莲葡萄粥

【原料】生山药（切片）、莲子、葡萄干各50克，白糖少许。

【制法】将三物同煮熬成粥，加糖食用。亦可将三物同蒸烂成泥，加糖食用。

【功效】补中健身，益脾养心。凡因心脾不足而引起的怔忡心悸、腹胀便清、面色黄白、乏力倦怠、形体瘦弱等症，皆可辅食此粥。

参枣米饭

【原料】党参25克，大枣50克，江米250克，白糖100克。

【制法】党参切片，与大枣25克水煮提取浓缩液50毫升。将大枣25克放在大瓷碗底，上面放淘洗干净的江米，加水适量，上屉蒸熟，扣在盘中。再将党参、大枣浓缩汁加白糖100克，溶化成浓汁，倒在枣饭上即成。

【功效】健脾益气。适用于体虚气弱、乏力倦怠、心悸失眠、食欲不振、便溏浮肿等症。

冬瓜陈皮老鸭汤

【原料】老鸭1只，冬瓜1000克，薏苡仁20克，陈皮、姜片各1片，蜜枣1枚，盐适量。

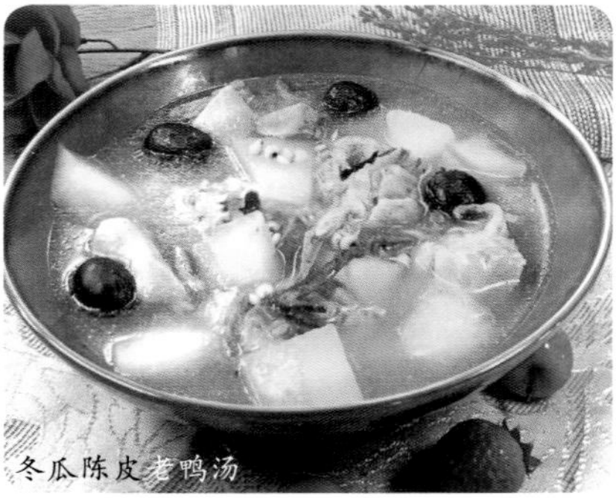
冬瓜陈皮老鸭汤

【制法】将水烧开，所有材料放进去，大火炖半小时，然后中火炖3小时即可，最后根据口味放盐。

【功效】去暑，健脾。

火锅菊花鱼片

【原料】鲜菊花100克，鲜鲤鱼500克，鸡蛋2个，鸡汤、盐、料酒、胡椒面、香油、姜、醋各适量。

【制法】将白菊花去蒂，摘下花瓣，拣出那些焦黄或沾有杂质的花瓣不用。将留下的花瓣放入冷水内漂洗20分钟，沥尽水分备用。将鸡汤、所有调料和鸡蛋一并放入火锅内烧开，将鲤鱼切成薄片备用。将火锅盖打开，把鱼片投入汤内，待5～6分钟后，打开火锅盖，再抓一些菊花投入火锅内，立即盖好，再过5分钟则可食用。食用时，可将煮熟的鱼片和菊花瓣放在香油里蘸过再吃，这样可防烫嘴。

【功效】祛风明目。适用于头昏晕、目干涩、高血压、视物模糊等症。

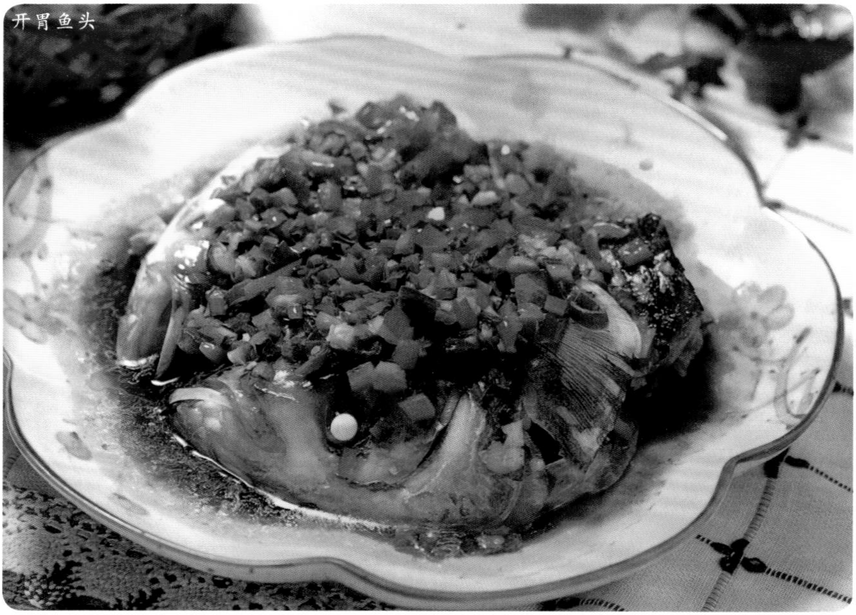

开胃鱼头

【原料】鱼头1个（约500克），泡辣椒50克，红椒1个，生姜、葱各10克，花生油、绍酒各10毫升，盐、味精各5克，蒸鱼酱油15毫升，胡椒粉少许。

【制法】将大鱼头去腮、鳞，摆入大碟内；泡辣椒、红椒切粒；生姜去皮切丝，葱切花；将鱼头放盐、生姜片、料酒、酱油腌制5分钟。锅放油把泡辣椒、红椒炒香，把腌好的鱼头盖上炒好的泡辣椒、红椒，撒上味精，淋上蒸鱼酱油，蒸15分钟，出锅，撒葱花，放入胡椒粉，即可。

【功效】清理和软化血管，降血脂，健脑，延缓衰老。

松子豆腐

【原料】豆腐2块（约500克），松子仁、香菜末各50克，鸡汤500毫升，葱、姜、油各25克，鸡油15克，白糖75克，盐、味精各适量。

【制法】将整块豆腐片去两面皮，切成2毫米长的豆腐丁，放入开水锅内烫煮至浮起，捞出在案子上用牙签扎出浆水；锅中放入葱、姜、油烧至六成热，放入白糖25克，用小火炒成枣红色。烹入料酒，加入鸡汤，把松子仁放入汤内，再加盐、白糖和味精，放入豆腐丁，用小火烤。边烤边用牙签扎，以便汤汁渗入豆腐丁，待汤收干豆腐涨起后，迅速盛入盘中，撒上香菜末即可。

【功效】健脑，滋阴养液，补益气血，润燥滑肠。对于燥咳、便秘者有疗效，尤其是老年性便秘的理想保健膳食。

百合杏仁枇杷粥

【配料】鸭梨、枇杷各20克，杏仁12克，百合15克，粳米50克，蜂蜜少许。

【制法】首先在锅里放入适量的开水，然后依次把洗净的百合、杏仁和粳米倒进锅里，用大火煮，一边煮一边搅拌，让粥始终保持微滚的状态，这样可防止火大干汤或汤汁外溢，一直煮到米粒开始膨胀，米水融合，柔腻如一时再换小火。接着开始准备其他配料，把梨去皮切成丁，枇杷也切成小丁，然后放入枇杷丁，稍稍搅拌，再放入梨丁，再一边搅拌一边熬。等到粥熬好后，把它盛在碗中，放到温度稍凉，再加点蜂蜜，百合杏仁枇杷粥就做好了。

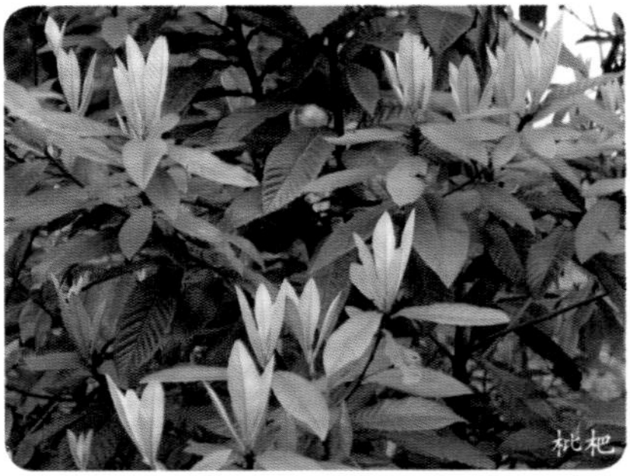

枇杷，别名卢橘、金丸，为蔷薇科植物枇杷的果实。原产中国。味甘酸，性凉。入脾、肺，兼入肝经。具有润肺，止渴，下气之功效。适用于肺痿咳嗽吐血、衄血、燥渴、呕逆等症。枇杷初冬开花，花朵洁白如玉。果实呈果球形或椭圆形，果色金黄，果肉橙黄，汁多，味鲜甜而柔糯，是水果中珍品。除生食外，还可制果酱、果膏、果露、果酒等。枇杷还有润肺化痰的功效，为治支气管炎的良药。

【功效】滋阴润肺，养颜美容。百合杏仁枇杷粥适用于秋燥伤阴、干咳少痰、皮肤干燥。

山楂元宵

【原料】江米面1150克，面粉、芝麻各100克，鲜山楂（或山楂糕300克）、糖粉各500克，核桃仁150克，桂花卤20克，植物油、香油各25毫升，玫瑰香精适量。

【制法】山楂洗净后煮（或蒸）烂，晾凉后去皮去核，制作山楂泥待用（以晶糕为原料，可直接使用）。将糖粉、面粉、山楂泥（或晶糕）混合，加入擀碎的核桃仁和芝麻、桂花卤、植物油和玫瑰香精，加香油搅拌均匀，装入木模框中，压平、压实，脱模后切成18毫米见方的块。取平底容器，倒入江米面，铺好，用漏勺盛馅蘸上水，倒入江米面中，滚动数次，取出后蘸水再滚动，这样连续多次地滚动即成元宵。

【功效】开胃消食，降低血脂。适用于消化不良、食欲不振及冠心病等症。

鸡蛋炸荔枝

【原料】鲜荔枝200克，鸡蛋3个，花生油500毫升（耗油50毫升），盐10克，白糖5克，生粉适量。

【制法】将荔枝去皮，去籽，用盐水泡着待用。鸡蛋打散，加入盐、白糖、生粉、荔枝拌匀。烧锅下花生油，待油温至100℃时放入荔枝炸至香脆金黄，捞起入碟即成。

【功效】通神，益智，补脑健身。

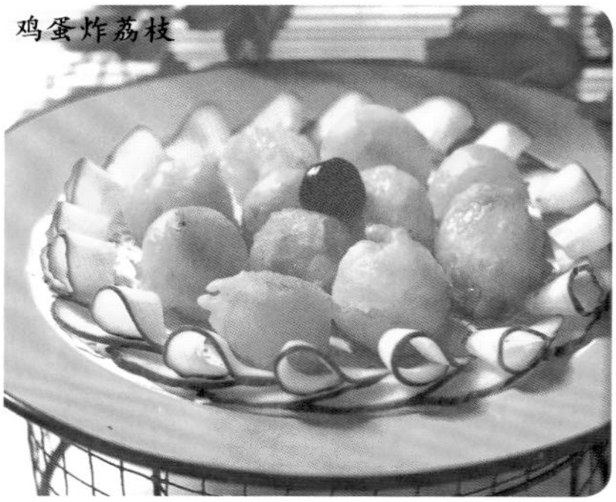
鸡蛋炸荔枝

藕丝羹

【原料】嫩鲜藕500克，鸡蛋清3个，金糕、蜜枣、青梅各100克，白糖200克，水淀粉25克。

【制法】将嫩鲜藕洗净，削掉皮，切成4.5厘米长的细丝，放入开水中焯一下。金糕、蜜枣、青梅均切成与藕同样的细丝。打鸡蛋清3个放在碗中，加入相当蛋清一半的水，用筷子打匀倒在大盘内。上屉用旺火蒸5分钟，即成为3厘米厚的白色固体蛋羹。然后把各种丝分为5条摆在蛋羹上，两端为藕丝，中间为金糕、蜜枣、青梅丝。把炒锅放在旺火上，放入200毫升开水，再倒入白糖，水开后，加入湿淀粉，勾成白色甜汁，浇到菜上即成。

【功效】健脾开胃。用于热病后期、食欲不振或痰火咳嗽者的辅助食疗。

鱼头豆腐汤

【原料】嫩豆腐2盒，鲜鲢鱼头1个（600克），水发冬笋75克，米酒、醋各5毫升，姜2片，葱2段，白糖3克，胡椒粉5克，香菜少许，高汤或水500毫升，油15毫升。

【制法】鱼头洗净，从中间劈开，再剁成几大块，用厨房纸巾蘸去水分；豆腐切成厚片，笋、姜洗净切片。大火烧热炒锅，下油烧热，将鱼头块入锅煎3分钟，表面略微焦黄后加入汤（或清水），大火烧开。水开后放醋、米酒，煮沸后放入葱段、姜片和笋片，盖锅焖炖20分钟。当汤烧至奶白色后调入盐和糖，撒入胡椒粉和香菜段即可。

【功效】补脑益寿。

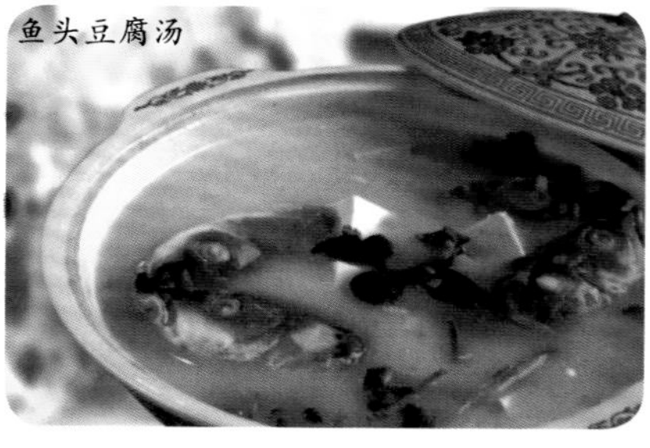
鱼头豆腐汤

第十一章 冬季药膳

——温补肾阳防寒气，滋阴食物适时吃

冬季是从立冬之日开始，经过小雪、大雪、冬至、小寒、大寒直到立春前一日为止。冬三月人体阳气潜藏于内，为了顺应阳气的潜藏，新陈代谢较低。中医学认为，与冬季相应的人体脏器为肾，肾为人体能量之源，肾脏功能强，生命力强，可调节机体适应严冬变化，防止寒气侵袭，所以在冬季要补肾阳、祛寒邪。一些中老年体弱者，在冬季往往感到手足不温，畏寒喜暖，甚至还有脘腹冷痛、下利清谷等现象，这都是由于寒邪伤阳，阳气虚弱，使生理功能抑制的结果。冬季补肾祛寒，可为来年“春生夏长”做好准备。

常用的补气助阳食物有牛肉、羊肉、鸡肉、鳝鱼、海虾、马铃薯、韭菜、淡菜、鹌鹑、山药、核桃等。此外冬季还应遵守“秋冬养阴”原则，即食用一些滋阴潜阳的食物，如桑椹、龙眼肉、甲鱼、黑木耳等。

当归生姜羊肉汤

【原料】当归、生姜各10克，羊肉（去油膜）100克，盐、香油各适量。

【制法】将羊肉洗净切块，与当

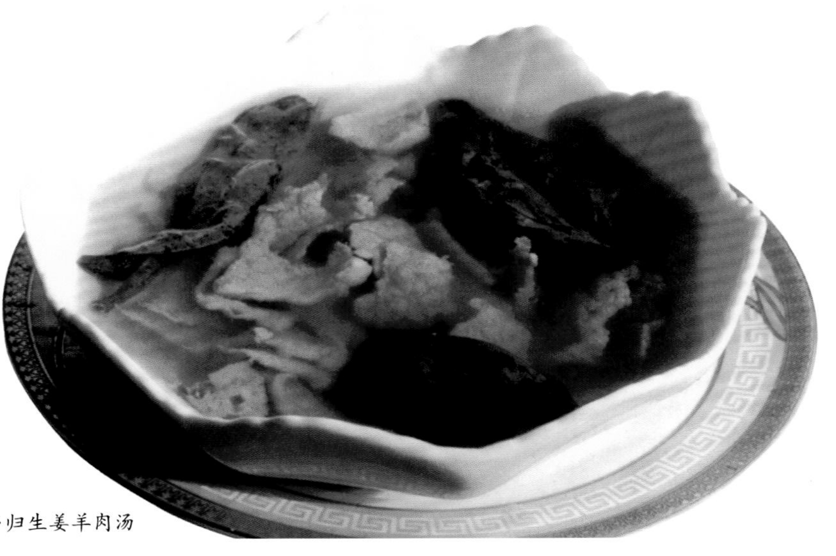

当归生姜羊肉汤

归、生姜同炖，熟后去除当归、生姜后入盐、香油调匀，食肉喝汤。

【功效】羊肉性温味甘，有补气养血，温中散寒的功用；当归性温味甘、辛，可补血活血；生姜辛温，能温中和胃。对于冬季手足不温、乏力、肢体疼痛、血循环差的人，食用此汤，可以温经补血、温中止痛、祛寒。

黄芪鸡露

【原料】黄芪50克，童子鸡1只（约500克），姜、葱、黄酒、盐各适量。

【制法】先放入鸡块、黄芪于汽锅中，再加入姜、葱、黄酒及盐，拌匀，不加水，用中火加热，利用汽锅所生成之蒸馏水制得“鸡露”约1000毫升，停火，食鸡肉及露汁。

【功效】黄芪性微温味甘，具有补气升阳功用；鸡性温味甘，有温中益气、补益精髓之功，是老年人较好的蛋白质食品，冬季食用更佳，对于老年人气虚、易感冒者较为适宜。常饮鸡露可提高机体免疫功能。

桂圆参蜜膏

【原料】党参、龙眼肉各100克，沙参50克，蜂蜜250克。

【制法】先将党参、沙参、龙眼肉洗净，并以适量水浸泡发透后，加热煎煮，每20分钟取煎液一次，加水再煎，共煎3次。合并煎液，以小火煎熬浓缩至黏稠如膏时，加蜂蜜，至沸停火，待冷装瓶备用。每次1汤匙，以沸水冲化，顿饮。每日3次。

【功效】方中党参补中益气，沙参养阴清热，润肺滋肾；龙眼肉养血安神，润五脏；辅以蜂蜜，使药力缓慢吸收。适用于老年体弱、消瘦、干咳少痰、乏力疲倦者。

党参红枣炖排骨

【原料】党参30克，大枣8枚，排骨500克，姜、葱、盐、味精、胡椒粉、料酒各适量。

【制法】将党参洗净，切成3厘米的节；大枣洗净，去核；排骨洗干净，剁成4厘米长的段；将姜、葱洗干净，姜拍松，葱切段。将排骨、党参、大枣、姜、葱、料酒放入炖锅内，加入清水适量，置武火上烧开，

党参红枣炖排骨

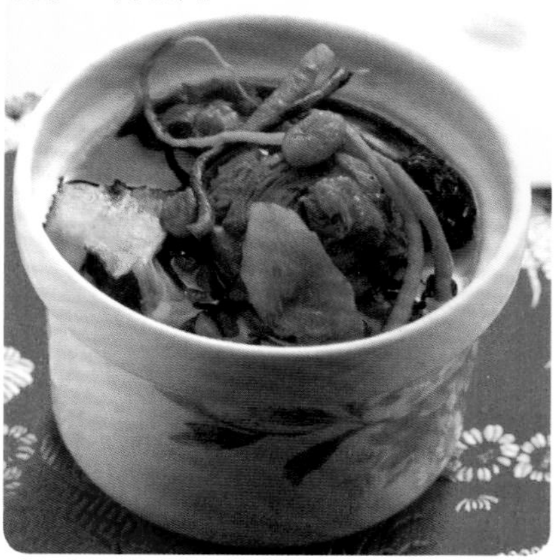

再用文火炖熟，加入盐、味精、胡椒粉即成。

【功效】补气血，益健康。

莲子芡实猪肉汤

【原料】莲子、芡实各50克，猪肉200克，食盐少许。

【制法】将猪肉洗净切块与莲子、芡实同放锅内，加清水适量煨汤，熟后加盐调味即可。

【功效】补脾固肾，宁心安神。适用于肾虚遗精或滑精、腰膝酸痛、心悸心痛、失眠多梦、夜尿频多、大便溏泄等症。

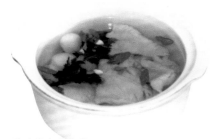

莲子芡实猪肉汤

山药炖猪肘子

【原料】山药30克，党参60克，大枣8枚，猪肘子1个，姜、葱、盐、味精、胡椒粉、料酒各适量。

【制法】山药浸泡24小时，切成薄片；党参用水浸泡24小时，去皮，切成4厘米长的节；大枣洗净，去核；猪肘子去毛桩、骨，用沸水氽去血水，再剁成6厘米见方的块状；姜拍松，葱切段；将猪肘子、山药、红枣、姜、葱、料酒放入炖锅内，加入清水适量，置武火上烧开，再用文火炖熟，加入盐、味精、胡椒粉即成。

【功效】补脾胃，益气血。

猪尾巴煲

【原料】鹿茸、肉苁蓉、菟丝子、姜、葱、盐各10克，猪尾巴500克，山药20克，乌鸡1只，火腿肉、玉兰片各50克，味精、鸡精各5克，料酒15毫升。

【制法】将鹿茸用火燎去茸毛，洗净；山药、肉苁蓉切片；除猪尾毛桩，用开水焯去血水；菟丝子炒香；鸡宰杀后，去毛桩、内脏及爪；火腿、玉兰片切片；姜拍松，葱切段。将猪尾巴、鹿茸、山药、肉苁蓉、菟丝子、乌鸡、火腿肉、玉兰片、姜、葱、料酒同放煲内，加水适量，置武火上烧沸，再用文火煲30分钟，加入盐、味精、鸡精搅匀即成。

【功效】补肾壮阳，抗老益寿。

牛鞭红杞煲

【原料】黄牛鞭1根，枸杞子、沙苑子各15克，乌鸡1只，鸡油30克，盐、味精、鸡精、姜各5克，葱10克，料酒15毫升，胡椒粉6克。

【制法】将牛鞭用热水发胀（冬天7日，注意每日换1次水），然后顺尿道对剖成两块，刮去内层皮，清洗后，加姜、葱煮去臊味，再切成2厘米的段；枸杞子洗净，去黑籽及果柄；沙苑子炒香；姜拍松，葱切段。将乌鸡宰杀后，去毛桩、内脏及爪。将鸡、牛鞭、枸杞子、沙苑子、姜、料酒同放入煲内，加水适量。将煲置武火上烧沸，再用中火炖50分钟，加入鸡油、盐、味精、鸡精、胡椒粉即成。

【功效】滋补肝肾，益精润燥。

淮山胡萝卜鸡煲

【原料】山药20克，胡萝卜、鲜藕各100克，鸡1只，姜10克，葱15克，盐5克，味精、胡椒粉各3克，料酒25毫升，上汤3000毫升。

【制法】将干山药浸泡1夜，再切成片；胡萝卜洗净，切成大块；藕洗净，拍破；姜拍松，葱切段；鸡宰杀后，去毛桩、内脏及爪。将鸡、山药、胡萝卜、藕、姜、葱、料酒同放煲内，加入上汤，盖好盖，置武火上烧沸，打去浮沫，再用文火炖煮45分钟，加入盐、味精、胡椒粉即成。

【功效】补脾胃，益气血。

薏苡仁白果鸡煲

【原料】薏苡仁30克，白果20克，鸡1只，姜10克，葱15克，料酒25毫升，盐5克，味精、胡椒粉各3克，上汤3000毫升。

【制法】薏苡仁淘洗干净，去杂质；白果去皮、去心；鸡宰杀后去毛桩、内脏及爪；姜拍松，葱切段。将薏苡仁、白果、鸡、姜、葱、料酒同放煲内，加入上汤，先用武火烧沸，打去浮沫，再用文火煲45分钟，加入盐、味精、胡椒粉即成。

【功效】祛湿，止带，补血。

枸杞羊肾粥

【原料】枸杞叶250克，羊肾1只，羊肉100克，粳米约150克，葱白2根，盐少许。

【制法】将羊肾剖洗干净，去内膜，细切；羊肉洗净切碎；枸杞叶煎汁去渣，同羊肾、羊肉、葱白、粳米一起煮粥，待粥成后，加入盐少许，稍煮即成。

【功效】益肾阴，补肾气，壮元阳。适用于肾虚劳损、阳气衰败、腰脊疼痛、腿脚痿弱、头晕耳鸣、听力减退或耳聋、阳痿、尿频或遗尿等症。

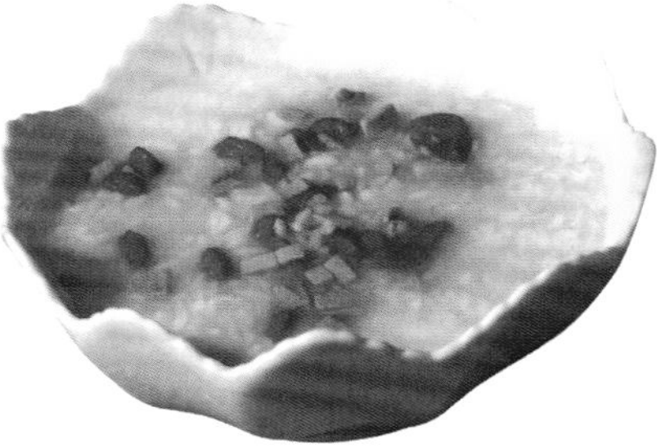

枸杞羊肾粥

核桃鱼肚煲

【原料】核桃仁30克，鱼肚100克，鸡肉250克，姜10克，葱1～5克，盐5克，味精、胡椒粉各3克，上汤2500毫升。

【制法】将核桃仁放入沸水锅内焯一下，去皮；鱼肚用油发好，切5厘米长、3厘米宽的块；鸡肉洗净，切3厘米见方的块；姜拍松，葱切段。将核桃仁、鱼肚、鸡肉、姜、葱、料酒放入煲内，加入上汤，置武火上烧沸，再用文火煲25分钟，加入盐、味精、胡椒粉即成。

【功效】补脑，补血，美容。

大枣山药仔鸡煲

【原料】大枣8枚，山药30克，仔鸡1只，葱15克，姜10克，料酒25毫升，盐5克，味精、胡椒粉各3克，上汤3000毫升。

【制法】将大枣洗净，去核；山药泡1夜，切片；仔鸡宰杀后，去毛桩、内脏及爪；姜拍松，葱切段。将大枣、山药、仔鸡、姜、葱、料酒同放煲内，加入上汤置武火上烧沸，再用文火煲45分钟，加入盐、味精、胡椒粉即成。

【功效】补气血，美容颜。

姜附烧狗肉

【原料】狗肉1000克，熟附片10克，生姜片、水发玉兰片各50克，酱油15毫升，香菜、葱段、

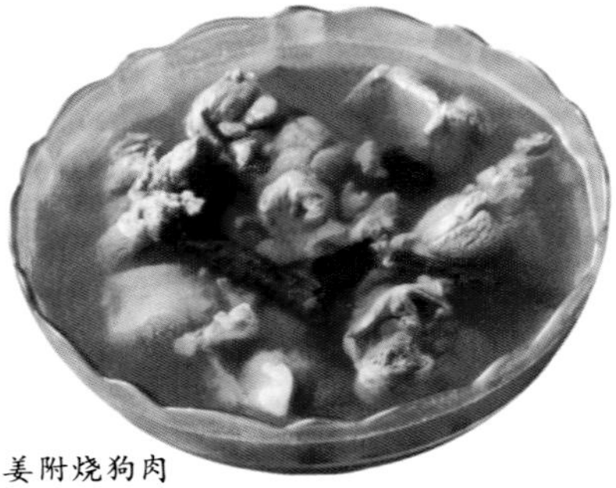

姜附烧狗肉

姜、湿淀粉各20克，料酒25毫升，清汤1000毫升，植物油750毫升（耗油75毫升），盐、味精、桂皮、花椒、白糖、醋各适量。

【制法】熟附片与生姜片一起，用水煮提取浓缩汁60毫升；将带骨的狗肉剁成2.4厘米的方块，放入锅内煮至八成熟，捞出放入碗内，加酱油、葱、花椒、大料、桂皮、香菜，添清汤放入屉内蒸烂取出；另把玉兰片、葱、姜切成丝，香菜叶洗净。炒锅内放入油，烧至八九成热时，取出狗肉块控净汤汁，加湿淀粉抓匀，放入油内炸成深红色，倒出控净油。锅内放入少量油，油热时放入葱、姜炝锅，添汤并放入酱油、盐、味精、料酒、白糖、醋、玉兰片丝及炸过的狗肉块、附片、生姜浓缩汁，汤开时，加盖用微火焖5～6分钟，去掉盖翻转，汤汁将尽时，加酱油，将狗肉块盛在盘内，锅中的汤汁浇在狗肉块上，撒上香菜叶即成。

【功效】温肾散寒，壮阳益精。适用于阳痿、夜多小便、畏寒、四肢冰冷等阳虚症。对身体虚寒的慢性支气管炎、慢性肾小球肾炎也有一定疗效。

韭菜鲜虾粥

【原料】鲜韭菜30～60克，生虾30～50克，粳米100克，精盐1/3小匙，姜、葱各适量。

【制法】先将韭菜用水洗净，切细，生虾洗净，去皮，挑除沙线，待用。再将粳米洗净煮粥，待粥将熟时，放入虾仁、韭菜及精盐、姜、葱，煮至虾熟米烂即可。

【功效】温肾壮阳。对肾阳虚衰、阳痿滑精有滋补作用。阴虚内热，身有疮疡、平素脾胃积热者不宜食用。

枸杞牛肉片

【原料】熟牛肉（脯肉）500克，枸杞子、水淀粉各50克，鸡蛋1个，葱、姜丝、蒜片各10克，酱油20毫升，清汤、植物油（耗油75毫升）各750毫升，面粉少许，花椒、大料、盐、米醋、味精、料酒各适量。

【制法】将枸杞子分为2份，1份

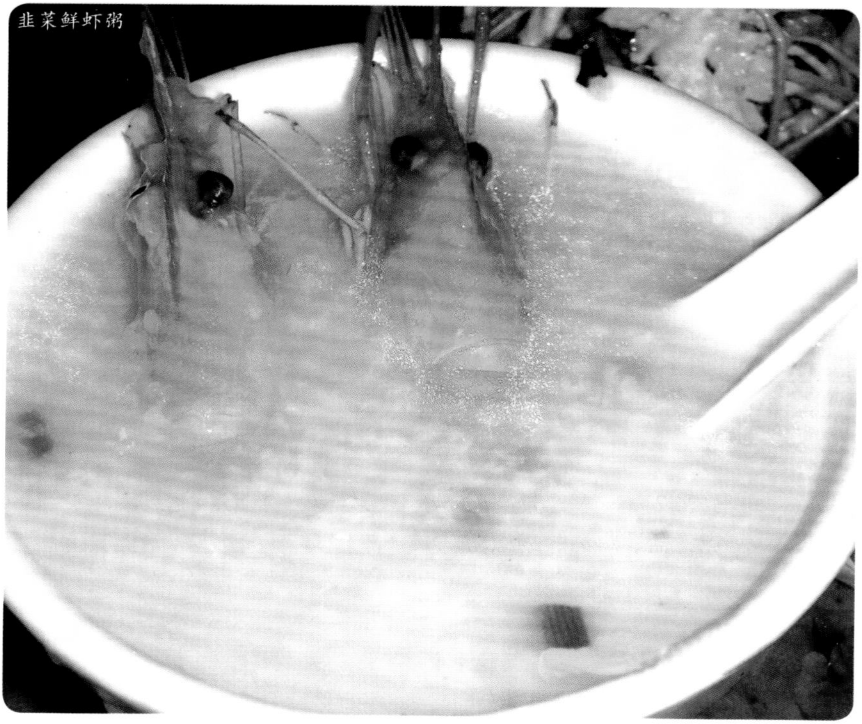
韭菜鲜虾粥

水煮取浓缩汁25毫升，另1份洗净，置小碗内上屉蒸30分钟（蒸熟）备用。牛肉切成2厘米见方的块，鸡蛋破壳放在碗内，加淀粉、面粉、水少许搅成糊，将肉放入浆匀。锅置于火上，加入植物油至五成热时，将肉下锅逐块炸成金黄色时捞出，滗去余油。将葱、姜、大料、蒜、花椒及蒸熟的枸杞子撒在碗底，肉码放在上面，摆整齐。另将锅置于火上，添上清汤，加入盐、味精、料酒，调好味道，浇在肉碗内，上屉用旺火蒸30分钟取出，将汁倒在锅内，肉放在盘内，滗出花椒。再将锅置于火上，加香油、醋少许及枸杞子浓缩汁，汤沸后浇在肉上即成。

【功效】滋阴补血，强筋骨，健脾胃。适用于虚损羸瘦、腰膝酸软、脾虚不运、消渴、水肿、眩晕、阳痿、遗精等症。老年体弱、病后体虚者服用，可起到较好的滋补、强身作用。

五圆全鸡

【原料】净母鸡1只（约1250克），龙眼肉、荔枝肉、莲子、枸杞子各15克，乌枣12克，冰糖30克，葱10克，姜5克，盐、料酒、胡椒粉各适量。

【制法】将净母鸡腹部朝上放在大碗中央，龙眼肉、荔枝肉、乌枣、莲子、枸杞子放在碗内的四周，再加上冰糖、盐、料酒、葱、姜及清水少许，上屉蒸2小时，取出调好味，撒上胡椒粉即成。

【功效】补血养阴，益精明目。适用于气血两虚、面色苍白、病后、产后体虚等症。

核桃肉煲牛月展汤

【原料】牛月展450克，核桃仁80克，山药20克，枸杞子2汤匙，姜1片，龙眼肉1汤匙。

【制法】将核桃仁放入锅中（不用油），慢火炒5分钟取出；山药、枸杞子、龙眼肉洗净；将牛月展放入滚水中煮5分钟，捞起洗净；将核桃仁放入滚水中煮3分钟，捞起洗净；把适量水烧滚，放入牛月展、核桃仁、山药、枸杞子、龙眼肉、姜煮开，慢火煲3.5小时，放盐调味。

【功效】补肾固精，益精明目，润肠通便，壮实身体。

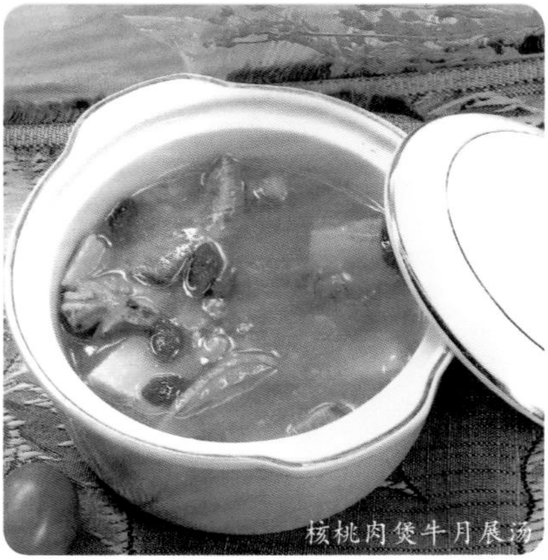
核桃肉煲牛月展汤

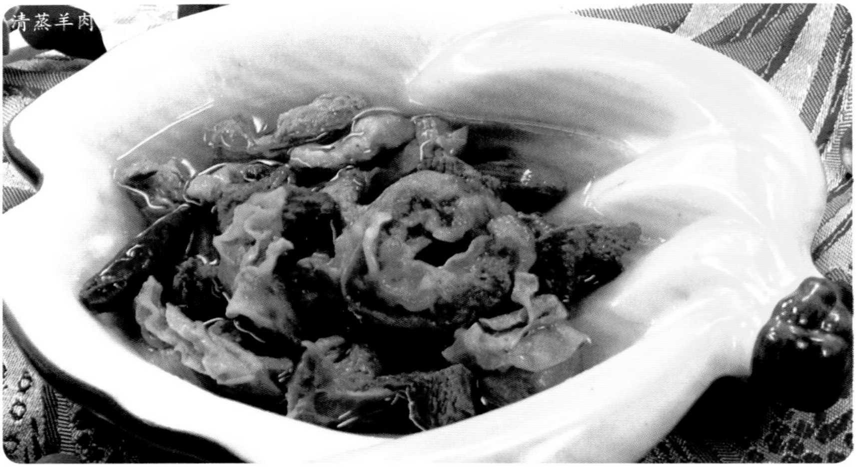

清蒸羊肉

【原料】鲜肥羊肉250克，盐25克，酱油10毫升，黄酒5毫升，葱段1棵，姜3片，花椒水50毫升，胡荽3棵。

【制法】将羊肉洗净，控去血水，下汤锅煮至六成熟，直刀切成三分厚的片，放在碗里摆成梯田形状。然后加入酱油、盐、葱段、姜片、花椒水、黄酒，添些清汤（约150克），上蒸笼蒸烂出锅，拣去姜残片，扣在大盘里，撒上切碎的胡荽即可。

【功效】健脾长肌，温阳强身。适用于食欲不振、消化不良，以及虚劳羸瘦、腰膝酸软者。

虫草养生翅

【原料】鱼翅300克，火腿丝10克，人参1根，冬虫夏草5克，清汤、高汤、淀粉各适量，豆苗、盐、白糖各少许。

【制法】将鱼翅用水发好，用清汤煨软。高汤烧开，放入鱼翅、冬虫夏草、人参，用盐和糖煨制入味后装盘。用煨鱼翅的汤与淀粉勾芡，浇在鱼翅上，点缀上豆苗、火腿丝即可。

【功效】益肾补肺，止血化痰。鱼翅可以补血、补气、补肾、补肺、开胃进食，主治各种慢性虚劳症；冬虫夏草可以补虚损，益精气，滋肺阴，补肾阳，止血化痰。

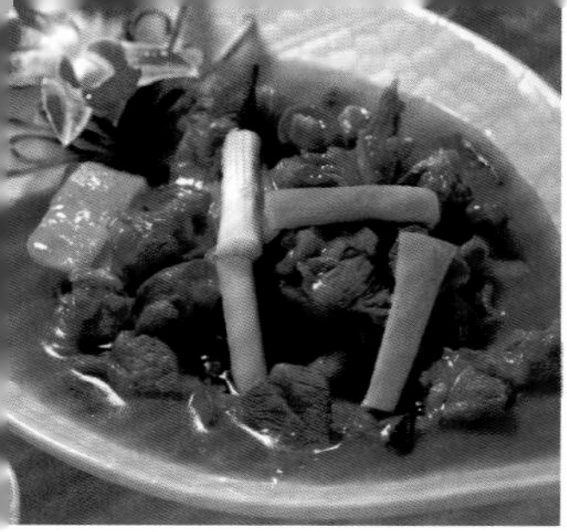
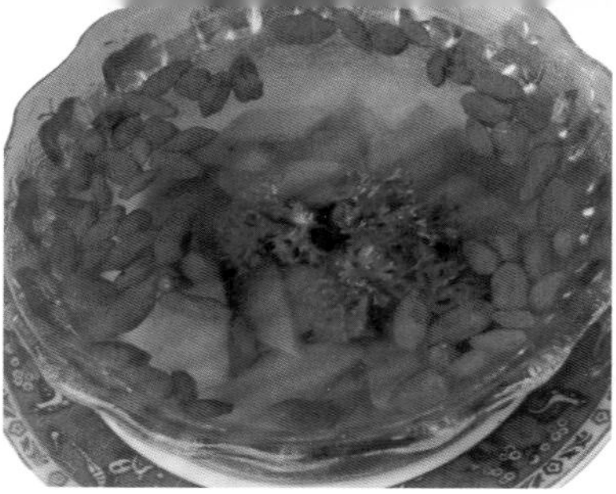
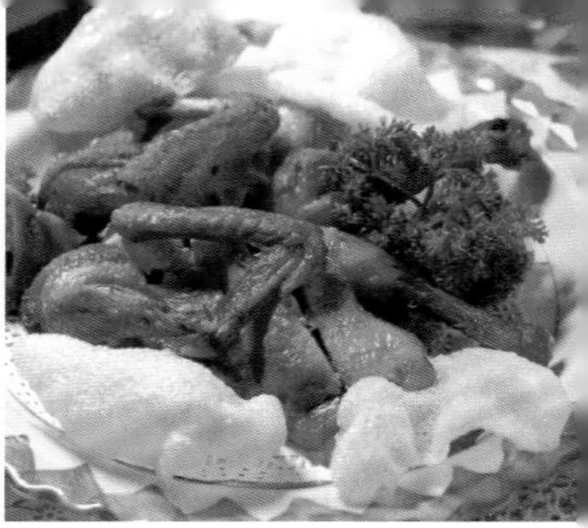

PART4

补益类药膳入口少生病

当今世风，补益盛行，人们吃饱喝足，都想再补益一下，颐养天年。有用药补者，有用食补者，想法是好的，效果如何，颇存质疑。

补益当分清气血阴阳。虚证当分清气血阴阳，仔细一点还应分清何脏何腑。曾见许多有病之人和无病之人，但凡补药就纳食，也不管此药是补气还是补血，补阴还是补阳。此有害无益，几近服毒，遗患无穷。殊不知阴虚者补阳，其阴更虚，阳虚者补阴，其阳更虚。

使用补益之法，当注意护胃气。许多补药滋腻碍胃，尤其是补血补阴的药，更易伤及脾胃。例如，四物汤为补血良方，胃略有不好的人会恶心呕吐；增液汤为滋阴良剂，脾运稍不佳的患者必然大便溏薄。总之，用补益药时注意胃气是很重要的。

第十二章 补脾胃药膳

健脾药膳是选用健脾益气的中药，配合一定食物，经烹调而成的药膳食品。此类药膳具有健脾益气、和胃调中之功效。适用于脾虚气弱、精神困倦、四肢软弱、短气懒言、头昏自汗、食欲不振、胃脘隐痛、便溏腹泻、舌质淡、苔白、脉缓无力等症状。

参杞烧海参

【原料】水发海参300克，党参、枸杞子各10克，玉兰片50克，酱油10毫升，料酒15毫升，淀粉25克，清汤75毫升，植物油35毫升，白糖、味精各适量，葱、椒油各少许。

【制法】党参切片，按水蒸法提取党参浓缩汁10毫升，枸杞子洗净，置于小碗内，上屉蒸熟。将发好的海参顺直切，大的用刀切3块，小的切2块，用沸水烫好，葱切段，玉兰片切薄片，用沸水烫一烫。炒勺加植物油，待热时加葱爆香，将海参加入勺中，加料酒、白糖、味精、清汤、酱油翻炒，汤沸时移至小火煨烤，烤至汤汁适宜时，加入党参浓缩汁及玉兰片。调好口味，再加入蒸熟的枸杞子，用淀粉勾汁，加椒油即成。

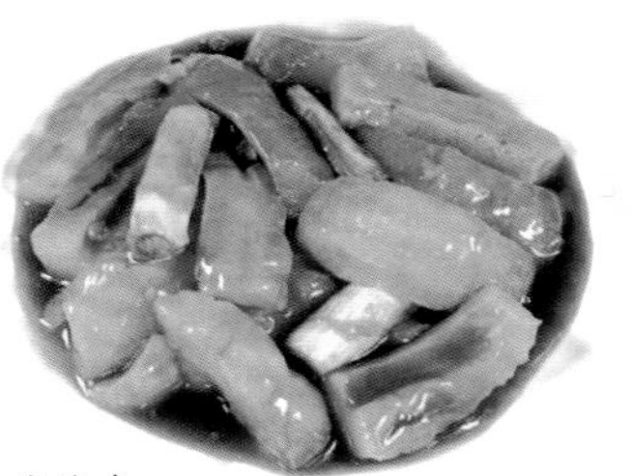
参杞烧海参

【功效】补脾胃，益精血。适用于体倦乏力、头晕眼花、腰膝酸软、阳痿遗精、小便频数等虚弱病症。慢性肝炎、糖尿病、贫血、肺结核、神经衰弱者皆可食用，也可作为癌症患者的辅助膳食。

黄焖狗肉

【原料】狗肉（最好是后腿肉）1000克，酱油10毫升，料酒20毫升，红辣椒5个，葱段15克，姜丝10克，清汤1500毫升，植物油750毫升（耗油75毫升），白糖、盐、胡椒面各少许。

【制法】将狗肉洗净，用开水烫一下，切成大块，在植物油中炸成金黄色。另取沙锅一口，先把葱段、姜丝、红辣椒放入锅底，再放入狗肉加酱油、盐、料酒、清汤，用旺火烧沸，小火炖约30分钟，如汤汁少可加少许清汤，再慢炖1小时，用筷子轻轻移动一下，加入白糖焖炖5分钟，加胡椒面少许，原锅上桌。

【功效】适用于久病气虚、脾胃虚寒、气怯食少、胸腹胀满、疮溃不

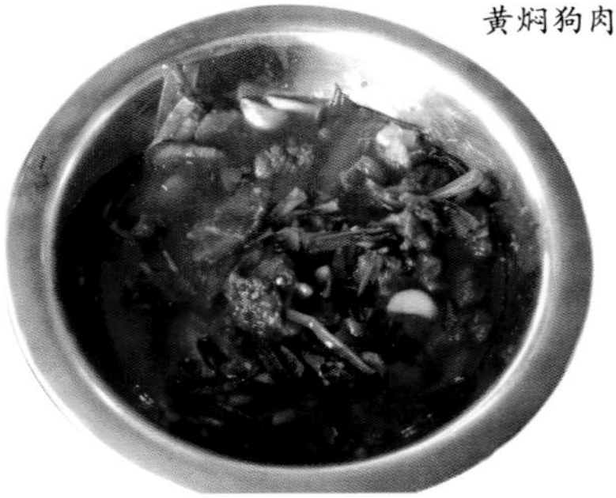

黄焖狗肉

收口等症，也可作为肾虚下寒、腰膝酸软、阳痿滑精者的保健膳食。宜冬季服用，不宜多食，有内热者慎用。

黄精煨肘

【原料】猪肘子750克，黄精、党参各9克，冰糖120克，大枣20枚，盐、料酒、葱、姜各适量。

【制法】黄精、党参切片，装入纱布袋，扎口；大枣洗净；猪肘子刮洗干净，入沸水锅内焯去血水，捞出洗净；葱切段，姜切片，冰糖50克在炒锅内炒成深黄色糖汁。将上述各物同放入沙锅中，加适量的清水及料酒和盐，置于旺火上烧沸，撇去浮沫，将冰糖汁、冰糖及大枣加入锅内，小火慢煨2小时，待肘子熟烂时，取出纱布袋，将肘、汤、大枣同时装入碗内即成。

【功效】适用于脾胃虚弱、食欲不振、肺虚咳嗽、体虚乏力、心悸气短、自汗盗汗等症。

山楂肉片

【原料】猪后腿肉200克，山楂片100克，荸荠30克，鸡蛋清2个，淀粉、面粉、猪油各15克，白糖120克，植物油500毫升（耗油75毫升），盐、味精各少许，清汤适量。

【制法】将山楂片水煮提取山楂浓缩汁100毫升；猪后腿肉片切成3厘米长、1厘米宽的薄片；将鸡蛋清、淀粉放入碗内，用筷子调成白糊，再加入面粉和匀待用；荸荠切厚片。锅中加入植物油，烧至五成热，将肉片逐片蘸糊下锅炸制，见肉片胀起呈黄白色时，起锅滤油。再将锅放在火上，添水拌匀，加入白糖、盐、味精、清汤，用勺炒搅，见糖汁浓时，再加入山楂浓缩汁和猪油少许，用勺搅匀，随将荸荠片和肉片下锅，多翻几次，见红汁包住肉片时即成。

【功效】滋阴健脾，开胃消食。适用于食肉积滞而致胃脘饱满胀痛，也可作为高血压、高血脂、冠心病、消化不良等患者保健膳食。

参芪清蒸羊肉

【原料】熟羊肋条肉500克，党参、黄芪各15克，水发香菇1个，玉兰片3片，葱段、姜片各10克，鸡油20克，清汤200毫升，花椒（布包）10粒，盐、味精、料酒、胡椒粉各适量。

【制法】党参、黄芪切片，水煮提取浓缩汁30毫升；羊肉切成6厘

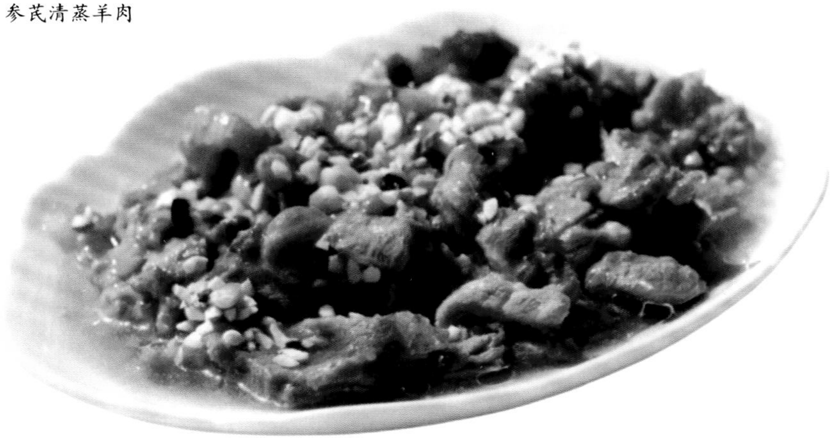
参芪清蒸羊肉

米长、3厘米宽的片。将玉兰片尖朝外在碗内摆成三叉形，香菇黑面朝下放在当中，羊肉面朝下整齐地码在碗内，碎肉放在上边，加入盐和葱段、姜片、鸡油、花椒、味精、料酒、胡椒粉，倒入清汤及党参、黄芪浓缩汁。用盘扣住，在旺火上蒸30分钟，揭去盘盖，余汁倒在锅内，将肉合在头号海碗内。锅内添入清汤，撇去浮沫，浇在羊肉上即成。

【功效】温中益气，健脾利水，气血双补。适用于脾胃虚弱、气血两亏、体倦无力、食少、口渴、久泻、脱肛、泄泻、遗精、子宫脱垂、胃下垂、贫血、小便频数、乏力等症。

松子仁鸡

【原料】雏母鸡1只（约1000克），松子仁100克，鸡汤1000毫升，盐8克，酱油20毫升，干粉丝、料酒、葱、姜各25克，水淀粉10克，猪油50克，植物油500毫升（耗油75毫升），白糖、味精、桂皮各适量。

【制法】将雏母鸡开膛后除去内脏洗净，用刀剔去鸡骨，鸡肉改刀切成长方块；松子仁用刀拍松后切成段、片；锅置于旺火烧热，倒入植物油，待油热后下入干粉丝炸透（不易过火），呈乳黄色为佳，捞出备用。将松子仁放入油锅中略炸一下捞出，再将鸡肉块炸至呈金黄色时捞出控油。锅置于旺火烧热，倒入猪油，油后投入葱段、姜片，炸至金黄色时烹入鸡汤，汤开后撇净浮沫，捞出葱、姜，加入料酒、盐、味精、白糖、酱油、桂皮，并下入鸡肉块，烧开后转微火焖烤，待鸡肉焖烂后放入松子仁，调好口味，用水淀粉勾芡，起锅盛入盘内，再将炸好的粉丝围于盘边即成。

【功效】补虚强身。适用干燥咳嗽、便秘、吐血、头眩等症。

生地黄鸡

【原料】乌鸡1只，生地黄250克，饴糖150克。

【制法】将鸡除去内脏，洗净，再将生地黄切成细丝与饴糖和匀，放入鸡腹中缝固，上屉蒸熟，不加五味调料，单食其肉。

【功效】健胃益精髓，止盗汗。适用于因肾精亏虚而引起的腰背疼痛、不能久立、乏力少气、身重盗汗、食少等症。

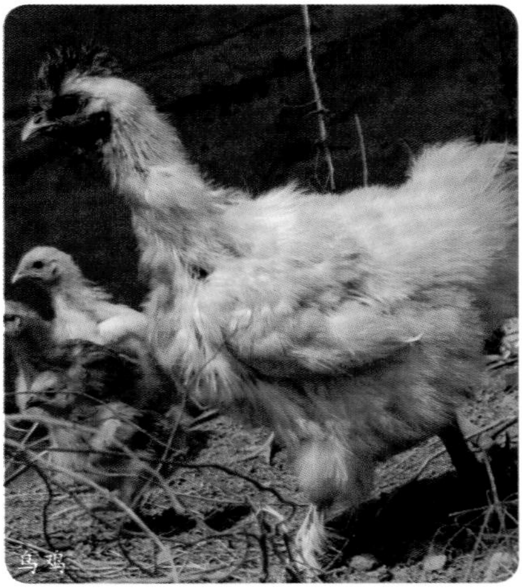

乌鸡，别名乌骨鸡，它的喙、眼、脚以及皮肤、肌肉、骨头和大部分内脏都是乌黑的。食用乌鸡可以提高生理功能、延缓衰老、强筋健骨。对防治骨质疏松、佝偻病、妇女缺铁性贫血症等有明显功效。适用于一切体虚血亏、肝肾不足、脾胃不健的人食用。

陈皮扒鸭条

【原料】熟白鸭肉（去骨）200克，陈皮、葱段、淀粉各20克；植物油50毫升，酱油25毫升，姜片8克，蒜片、大料各3克，清汤100毫升，味精、料酒、白糖各适量。

【制法】陈皮用水洗净，水煮提取陈皮浓缩汁20毫升；熟白鸭肉切成条，淀粉用水泡上。炒勺置于旺火，放入植物油35毫升、葱段、姜片、蒜片、大料，用料酒烹，放入清汤、酱油、白糖，煮沸片刻后捞出调料不要，将鸭条面朝下放入勺内。移至微火上烤透，再移至旺火上，加味精，将水淀粉及陈皮浓缩汁淋入，放植物油15毫升，将勺颠翻过来，装盘即成。

【功效】健脾，开胃，补虚。适用于脾胃虚弱、食欲不振、营养不良等症，也可作为手术前后的保健膳食。

蜜枣扒山药

【原料】山药1000克，蜜枣150克，罐头樱桃10粒，猪网油1张（碗口大），猪油15毫升，白糖200克，桂花卤（桂花酱）、湿淀粉各适量。

【制法】山药洗净煮熟，剥去皮；蜜枣用水洗净泥沙，切成两半，去核；猪网油洗净，晾干水分；樱桃去核备用。扣碗内抹上猪油，将网油平垫碗底，放入樱桃，把蜜枣围在樱桃周围，再将山药切成4厘米长段，顺长剖为4片，码在蜜枣上，码一层山药，撒一层白糖，依次把山药码完，稍淋些猪油，最上层加入桂花卤，上屉蒸熟。食用时，把扣碗取出，挑净桂花渣和油渣，翻入盘内，同时锅内注入清水，放入白糖烧开溶化，用湿淀粉勾成稀芡，浇上糖汁即成。

【功效】补益脾胃，补肾养心。适用于脾胃虚弱、食欲不振、心悸、腰酸膝软等患者食用。

栗子烧白菜

【原料】白菜心150克，栗子肉200克，鸡汤250毫升，葱、姜各15克，油75毫升，鸡油15克，湿淀粉25克，植物油500毫升（耗油50毫升），盐、味精、料酒、白糖各适量。

【制法】将栗子肉放入六成热的油锅中炸熟，再放入鸡汤内煨酥，捞出控净汤。白菜心去掉叶，切成6厘米长、1.5厘米宽的条，在开水锅中烫一下，捞入凉水中。锅中放入葱、姜、油烧热，烹入料酒，加入鸡汤、盐、味精和白糖，调好口味，把栗子肉和白菜条放入汤内，用小火煨5分钟，淋入调稀湿淀粉勾成流芡，出锅淋入鸡油即成。

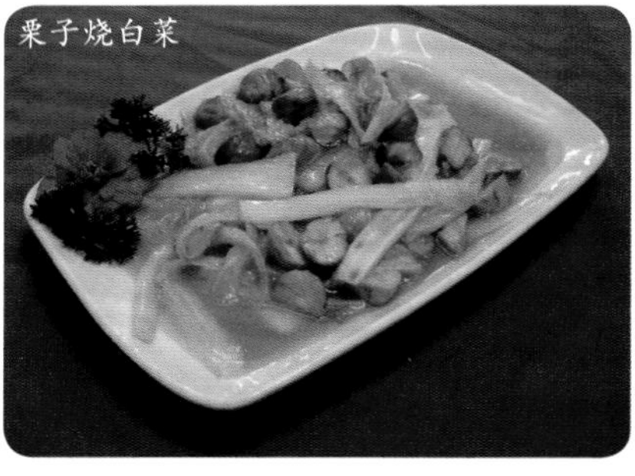
栗子烧白菜

【功效】补脾健胃，补肾强筋。可作为脾胃虚弱、气怯食少、泄泻，以及老年体虚、腰酸腿软、气喘咳嗽者的滋补食疗。

鹌鹑肉片

【原料】鹌鹑肉100克，冬笋10克，水发口蘑5克，黄瓜15克，鸡蛋清1个，酱油、料酒、花椒水、盐、水淀粉、味精、清汤各适量。

【制法】将净鹌鹑肉切成薄片，用鸡蛋清和水淀粉拌匀；将冬笋、口蘑、黄瓜均匀切成片。勺内放入清汤，加入盐、料酒、花椒水、酱油、冬笋、口蘑、黄瓜和炒熟的鹌鹑肉片，烧开后撇去浮沫，放入味精，盛入碗内即成。

【功效】补五脏，益中气。适用于身体虚弱、脏腑功能减退等症。

炙黑豆

【原料】黑豆500克，山茱萸、茯苓、当归、桑椹、熟地黄、补骨脂、菟丝子、墨旱莲、五味子、枸杞子、地黄皮、黑芝麻各10克，盐适量。

【制法】黑豆用温水泡30分钟。将上述除黑豆和盐以外的全部中

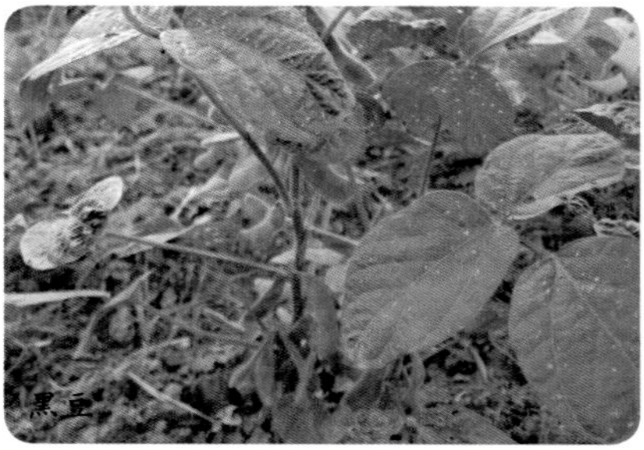
黑豆

黑豆，别名橹豆、料豆、零乌豆，民间多称黑小豆和马科豆，向有豆中之王的美称。中医学历来认为，黑豆为“肾之谷”，归肾经。具有健脾利水，消肿下气，滋肾阴，润肺燥，制风热而活血解毒，止盗汗，乌发黑发以及延年益寿的功效。

药装入纱布袋扎紧，放入铝锅内，加适量水，煎煮，每30分钟取煎液1次。共取煎液4次，合并煎液，放入铝锅内，倒入黑豆，加盐，先以旺火烧沸，再文火煎熬至药液涸干。将黑豆晒干，装瓷罐（或瓶中）贮存，每日随量嚼食。

【功效】补肾益精，强筋壮骨。适用于头昏目眩、耳鸣、耳聋、身体消瘦、腰腿酸痛、筋骨无力，证属肾精不足、肾阴亏损。对神经衰弱、尿频、遗精也有一定的疗效。

十全大补煲羊肉

【原料】羊肉500克，茼蒿200克，当归、白芍、党参各6克，川芎、熟地黄、茯苓、白术、甘草各3克，盐适量。

【制法】首先把羊肉以热水焯烫

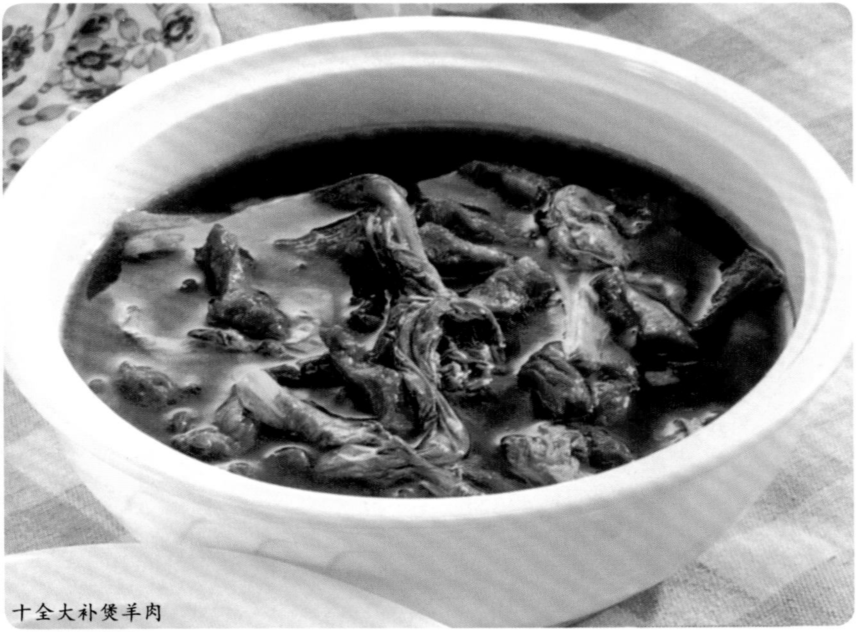
十全大补煲羊肉

后捞起，再以冷水冲洗干净后沥干；茼蒿洗干净备用。把当归、白芍、党参、川芎、熟地黄、茯苓、白术、甘草洗干净后，放入锅内，再放羊肉，加6大杯水，待水煮开后改小火继续煮约50分钟，再加入茼蒿即可。食用时捞除药材，加入适量盐调味即成。

【功效】强化心脏及脾胃功能。

八宝豆腐

【原料】豆腐2块（约100克），桂花、蘑菇、香草、花生仁、瓜子、核桃仁、香油、酱油、葱、盐各适量。

【制法】豆腐油煎，蘑菇洗净，花生仁、瓜子、核桃仁入油炸透。往煎熟的豆腐中加入蘑菇、香草、花生仁、核桃仁、瓜子，加桂花、酱油、盐、葱煮沸，最后浇上香油即成。

【功效】开胃，助消化。适用于老年和消化不良者常食。

大麦汤

【原料】羊肉100克，草果5个，大麦仁50克。

【制法】将羊肉、草果熬汤，过滤后用汤煮大麦仁熬熟，加盐少许。亦可在滤汁后与肉同煮。

【功效】温中健脾，下气消胀。凡属脾胃虚弱、运化失常，以致血气生化不充而引起的形体瘦弱，或不能多食干硬食品，或食后脘胀、嗳气等症，皆可辅食此汤。

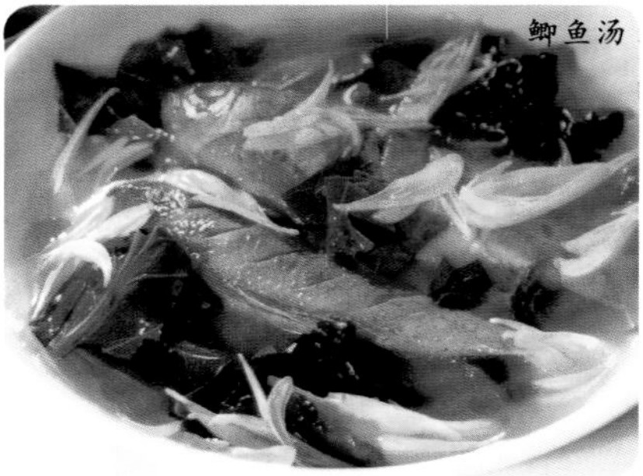
鲫鱼汤

鲫鱼汤

【原料】鲜鲫鱼1条，黄豆芽30克，通草3克。

【制法】将鲫鱼去鳞与内脏，用水炖煮时加入黄豆芽、通草，鱼熟汤成后捞出豆芽、通草，单食鱼与汤。

【功效】温中下气，利水通乳。凡因胃气不足，不能生化乳汁而致妇女产后乳汁不下者，皆可辅食此汤。

银耳杜仲羹

【原料】银耳、炙杜仲各20克，灵芝10克，冰糖150克。

【制法】用水煎杜仲和灵芝，先后煎3次，将所得药汁混合，熬至约1000毫升。将银耳用冷水泡发，去除杂质，加水至文火上熬至微黄色。再将杜仲、灵芝药汁连同银耳汁倒在一起，以文火熬至银耳酥烂成胶状，加入冰糖水调匀即成。早、晚各温服1小汤碗。

【功效】养阴润肺，益胃生津。适用于中老年脾肾两虚型原发性高血压患者，及临床表现头昏、耳鸣、失眠、腰膝酸痛等症。

开元寿面

【原料】白面条500克，豆芽250克，水发香菇30克，黄花菜15克，嫩姜3克，芹菜6克，菜油75毫升，酱油15毫升，味精5克。

【制法】将香菇、嫩姜切丝；芹菜放入沸水锅中焯一下，切碎；豆芽洗净去根；黄花菜切寸段。面条下到沸水锅内浸透，捞起沥干水分，然后扯开，淋上熟菜油15克拌匀拌松。将炒锅放在中火上，倒入菜油60毫升烧至油冒烟，取出一半待用，再将生姜丝放入稍煸，加香菇、黄花菜翻炒，加酱油、味精、水250毫升煮沸后，随即把面条、豆芽倒入锅中翻拌，加盖稍焖至干透，拌入留下的熟油。装盘时，在面条上铺芹菜即成。

【功效】健脾益气，补虚益精。适用于脾虚气弱的肿痛、冠心病、高血压等症。

羊肉挂面

【原料】挂面、羊肉（切细丝）各100克，鸡蛋（油煎）1个，蘑菇、姜齑、胡椒粉、盐、醋各适量。

【制法】先用水煮羊肉、挂面、蘑菇及姜齑，将熟时加入鸡蛋、盐、醋、胡椒粉调味。

【功效】补中益气。凡属大病初愈或手术后可以进食者，皆可食。

砂仁粥

【原料】粳米100克，砂仁5克。

【制法】先用粳米煮粥，砂仁研末入粥，再稍煮即成。

【功效】适用于虚寒胃痛、胀满、呕吐等症。

小米粥

【原料】小米50克，红糖适量。

【制法】小米挑净泥沙杂质，清水淘洗干净，置铝锅内加适量水，大火煮沸后改小火慢慢熬煮，粥成加红糖调匀即可。

【功效】养胃下乳，补益肾气。凡因体虚胃弱或产后虚损而引起的乏力、倦怠、饮食不振、产妇乳少等症，皆可食用。

白术猪肚粥

【原料】猪肚1个，白术30克，槟榔10克，粳米100克，生姜少量。

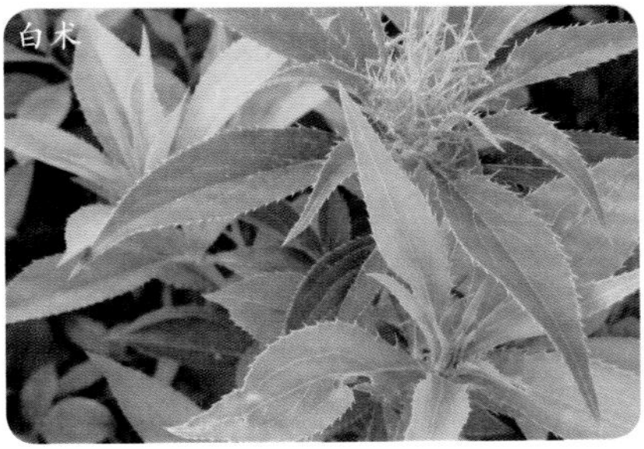

白术，别名山芥、于术、冬术、浙术、种术，属菊科多年生草本植物。以根状茎入药，味甘、苦，性温，具有健脾益气，利水化湿的功效。主治脾虚泄泻、水肿、痰饮等症。

【制法】洗净猪肚，切成小块，同白术、槟榔、生姜煎煮取汁，去渣，用汁同粳米煮粥，猪肚可取出蘸香油、酱油佐餐。

【功效】补中益气，健脾和胃。适用于脾胃气弱、消化不良、不思饮食、倦怠少气、腹部虚胀、大便泄泻不爽等症。

羊肉粥

【原料】羊瘦肉250克，粳米适量。

【制法】将新鲜羊瘦肉切小块先煮烂，再同粳米同煮成粥。

【功效】适用于虚寒型胃疼、中老年气虚亏损、阴气不足、恶寒怕冷、胃脘疼痛等症。

小茴香粥

【原料】炒小茴香20克，粳米100克。

【制法】炒小茴香放入纱布袋内，加水先煮30分钟，再加入洗净的粳米，加适量水煮粥至熟。

【功效】行气止痛，健脾开胃。适用于阴寒酸痛、大肠疝气、睾丸肿胀偏坠、脘腹冷痛、呕吐食少、慢性胃炎等症。

莴苣子粥

【原料】莴苣子15克，生甘草5克，糯米或粳米100克。

【制法】先将莴苣子捣碎，与甘草同煮取汁，去渣，加入米煮成稀粥。

【功效】补脾胃，通乳汁。适用于妇女产后体虚、乳少或乳汁不通者食用。

吴茱萸生姜粥

【原料】吴茱萸10克，糯米100克，生姜3片。

【制法】将吴茱萸用纱布袋装好，与糯米、生姜共煮稀粥，粥成后拣去吴茱萸、生姜即成。

【功效】温中止痛。适用于寒性胃痛。

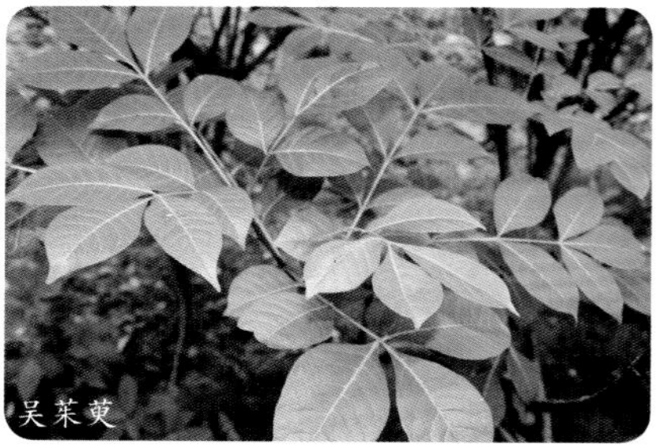

吴茱萸，别名辣子、臭辣子树、气辣子、曲药子、茶辣，为芸香科植物吴茱萸的未成熟果实。中学教味苦、辛，性温，有毒。归肝、胃经。温中，止痛，理气，燥湿，治呕逆吞酸、厥阴头痛、脏寒吐泻、脘腹胀痛、经行腹痛、五更泄泻、高血压、脚气、疝气、口疮溃疡、齿痛、湿疹、黄水疮等症。

人参茯苓生姜粥

【原料】人参、生姜各5克，白茯苓20克，粳米100克。

【制法】将人参、生姜切为薄片，把白茯苓捣碎，浸泡30分钟，煎取药汁，后再煎取汁。将两次煎药汁合并，分早、晚2次同粳米煮粥服食。

【功效】益气补虚，健脾养胃。适用于气虚体弱、脾胃不足、倦怠无力、面色苍白、饮食减少、食欲不振、反胃呕吐、大便稀薄等症。

苏子龙肝粥

【原料】紫苏子6克，伏龙肝12克，大米面30克。

【制法】先以水煮紫苏子、伏龙肝，汤成去渣，再以此汤煮米面成稀粥。

【功效】降气、和胃、止呕。凡因胃中虚寒而气阻滞不能下行，以致寒气上逆所引起的呕吐涎水、胸脘堵闷、畏食寒凉者，可辅食此粥。

地黄生姜粥

【原料】生地黄汁15毫升，生姜汁20滴，粳米50克，红糖适量。

【制法】如常法煮米做粥，将熟时加入生地黄汁、生姜汁，搅匀即成，食时加红糖少许。

【功效】养阴血，温中益冲脉。适用于初产后血脉空虚、气弱而腹中恶血不下之腹部作痛等症。

猪蹄粥

【原料】猪蹄1只，粳米50克，五味子、葱、姜、蒜、盐、味精各适量。

【制法】先将猪蹄刮去毛及蹄壳，水煮猪蹄入五味子、葱、姜、蒜、盐、味精调味，至半熟，再入粳米煮熟即成。

【功效】通乳。适用于产后血虚、胃纳欠佳以致乳汁不下。

白粳米饭

【原料】白粳米约150克（白籼米亦可）。

【制法】淘米做饭。

【功效】养胃和脾。适用于季节、气候偏干湿热，人体质无虚寒者。

参枣米饭

【原料】党参25克，大枣50克，江米250克，白糖100克。

【制法】党参切片，与大枣25克水煮提取浓缩液50毫升。将大枣25克放在大瓷碗底，上面放淘洗干净的江米，加水适量，上屉蒸熟，扣在盘中。再将党参、大枣浓缩汁加白糖，溶化成浓汁，倒在枣饭上即成。

【功效】健脾益气。适用于体虚气弱、乏力倦怠、心悸失眠、食欲不振、便溏浮肿等症。

梅枣杏仁饼

【原料】乌梅（去核）1枚，大枣（去核）2枚，杏仁（去皮）7枚。

【制法】将三物同捣，做成小圆饼，男子用黄酒，女子用醋送食。

【功效】缓急止痛。凡因胃气不足而骤然挛急作痛（俗称“心口痛”）者，可辅食此饼。

益脾饼

【原料】白术120克，干姜、鸡内金各60克，熟枣肉250克。

【制法】白术、鸡内金（洗净）皆用生的，分别先轧细后焙熟。再将干姜研细，共合枣肉，同捣如泥，做小饼，在炭火上炙干即成。

【功效】温中补脾，助胃消化。凡因脾胃湿寒，中阳不振而引起的饮食减少、久泻不止、顽固不化者，皆可食用。

安心绝梦汤

【原料】皮尾参、茯苓、白术、菟丝子、酸枣仁、沙参、丹参各6克，芡实、山药、熟地黄各9克，五味子、莲子、陈皮各3克。

【制法】上述各料全部放入沙锅，加水煮。

【功效】安神健脑。梦多、神衰者宜睡前服，年龄过高者半量，生效后停服。

麦芽山楂饮

【原料】炒麦芽10克，炒山楂6克，红糖适量。

【制法】用水煮麦芽、山楂成汁，去渣后放入红糖即成。

【功效】和胃，消食，导滞。适用于因食积停滞胃脘而引起的呕吐、心下堵闷、厌食不饥、睡卧不宁等症。

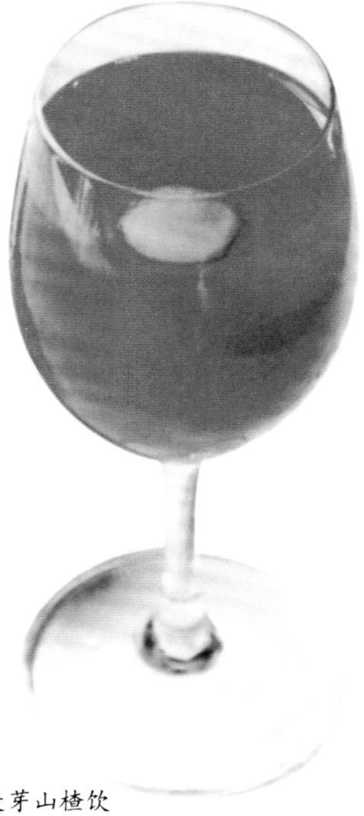

麦芽山楂饮

第十三章 补肺阴药膳

补肺阴药膳是选用补益肺气、滋阴润肺的中药，配合一定食物经烹调而成的食品。它具有补益肺气，滋阴润肺止咳之功效。适用于肺气虚弱、肺阴不足之症、肺气虚症而出现的气短懒言、咳嗽、咳痰清稀、喜温畏寒、自汗、易感冒、面色苍白等症状；肺阴虚症所出现的咳嗽、干咳无痰或痰少而黏、形体消瘦、午后潮热、两颧发红等症状。

虫草全鸭

【原料】冬虫夏草、葱白各10克，老雄鸭1只，料酒15毫升，生姜5克，味精适量，胡椒粉、盐各3克。

【制法】鸭宰杀后去净毛，剁去脚爪，剖腹去脏，冲洗干净，在开水锅内略焯片刻，捞出用凉水洗净。冬虫夏草用温水洗净泥沙，葱、姜洗净切片待用。将鸭头顺颈劈开，取8～10枚冬虫夏草纳入鸭头内，再用棉线缠紧，余下的冬虫夏草同姜、葱头一起装入鸭腹内，放入小坛中注入清水，加盐、胡椒粉、料酒调好味，用湿软纸封严坛子口，上笼蒸约1.5小时鸭即熟。出笼后，揭去棉纸，拣去葱、姜，加味精调匀即可。

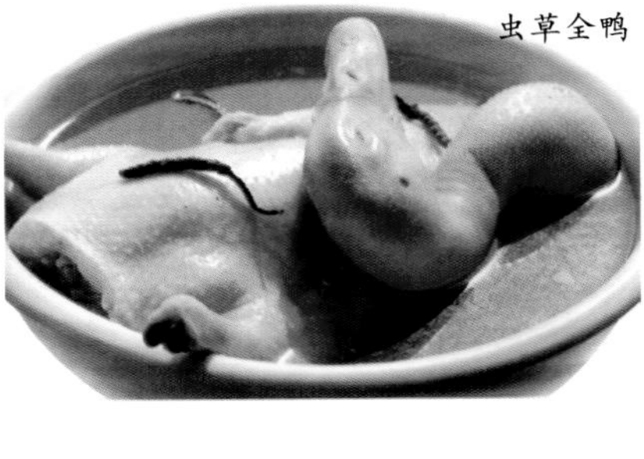
虫草全鸭

【功效】补肺痛，益精髓，止喘嗽。适用于肺气虚或肺肾两虚出现的喘嗽、自汗、阳痿、遗精以及病后虚弱、神疲食少等症。

川贝酿梨

【原料】雪梨8个，川贝母12克，糯米、蜜饯瓜条各100克，冰糖180克，白矾适量。

【制法】川贝母打碎；白矾溶化成水（约2000毫升）待用；糯米洗净蒸成米饭；冬瓜条切成黄豆大颗粒。将雪梨皮去后，从蒂把处切下1块为盖，用小刀挖出梨核，浸没在白矾水内，以防变色，然后将梨在沸水中烫一下，捞出放入凉水内冲凉，沥干水分。将糯米饭、冬瓜条与冰糖的一半量（打碎）和匀，装入梨内，塞上梨把，装入盘内，上笼蒸约40分钟至梨熟烂。浇开水200毫升，将剩下的冰糖溶化成浓汁，待梨出笼后逐个浇在梨上即成。

【功效】润肺消痰，降火除热。

适用于虚劳咳嗽、干咳、咯血、肺热咳嗽、气喘胸闷、吐痰黄稠等症。

白及冰糖燕窝

【原料】燕窝10克，白及15克。

【制法】燕窝与白及同放瓦锅内，加水适量，隔水蒸炖至极烂，滤去渣，加冰糖适量，再炖片刻即成。

【功效】补肺养阴，止嗽止血。适用于肺结核咯血、老年慢性支气管炎、肺气肿、哮喘等症。

川贝雪梨椰子炖瘦肉

【原料】川贝母25克，椰子肉半个，雪梨2个，瘦肉150克。

【制法】把以上材料分别洗干净，椰子肉切扁条，雪梨去皮去心切块状，瘦肉沥干水分切粒状。将以上材料同川贝母一起放沙锅内，注入适量水，盖上锅盖，大火将水煮开后转中火，煮约1小时转小火煮约3小时即成。

【功效】润肺养颜，清热止咳。

玉参焖鸭

【原料】玉竹、沙参各50克，老鸭1只，葱、生姜、味精、盐各适量。

【制法】将老鸭宰杀后，除去毛和内脏，洗净放入沙锅（或瓷锅）内，再将沙参、玉竹放入，加适量水，先用武火烧沸，再用文火焖煮1小时以上，使鸭肉焖烂，放入所有调料。

【功效】补肺，滋阴。适用于

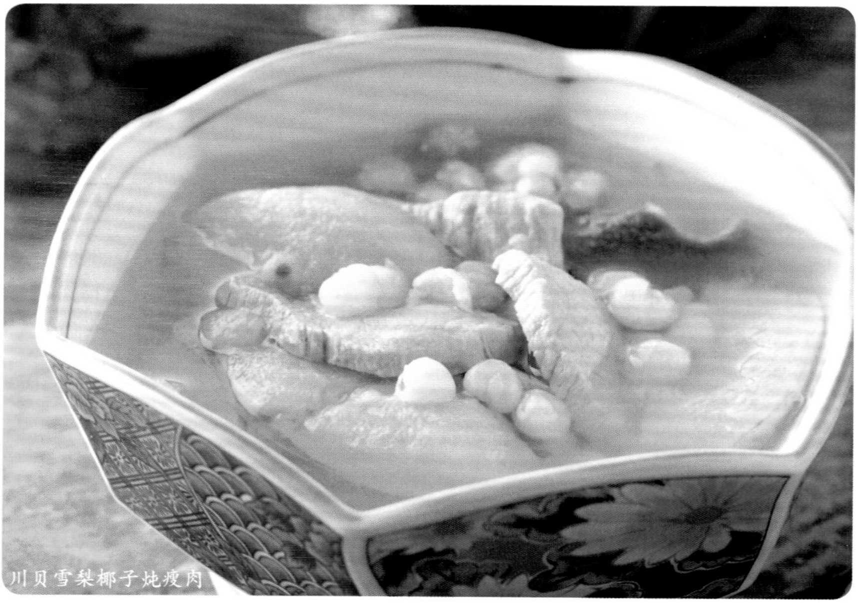

川贝雪梨椰子炖瘦肉

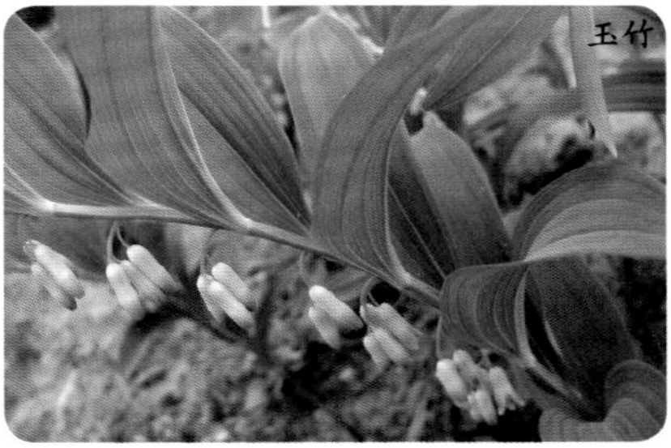

玉竹，为百合科植物玉竹的干燥根茎。味甘，性微寒。归肺、胃经。养阴润燥，生津止渴。适用于肺胃阴伤、燥热咳嗽、咽干口渴、内热消渴等症。

肺阴虚的咳喘、糖尿病和胃阴虚的慢性胃炎以及津亏肠燥引起的大便秘结等症。

玉竹沙参雪耳煲瘦肉

【原料】北沙参、玉竹、雪耳各25克，猪瘦肉200克，陈皮少许，盐适量。

【制法】先将雪耳浸透发开，洗净备用；再将北沙参、玉竹、猪瘦肉和陈皮分别洗净，备用。在瓦煲内加入适量清水，先用猛火煲至水滚，然后放入以上全部材料，改用中火继续煲3小时，加盐调味即可。

【功效】养阴润燥，滋补生津。适用于身体燥热、喉干口渴、心烦气燥、虚劳烦热等症。

龙眼参蜜膏

【原料】党参250克，沙参125克，龙眼肉120克，蜂蜜适量。

【制法】将党参、沙参、龙眼肉先以适量水浸泡透发后，加热煎煮，每20分钟取煎液1次，加水再煮，共取煎液3次，合并煎液，以小火煎熬浓缩，至稠黏如膏时，加蜂蜜，煮沸后停火，待冷却后装瓶备用。

服食时每次1汤匙，以沸水冲服，每日3次。

【功效】清肺热，补元气。适用于体质虚弱、消瘦、烦渴、干咳少痰、声音嘶哑、无力疲倦等症。

黑芝麻膏

【原料】黑芝麻250克，生姜汁、蜂蜜、冰糖各100克。

【制法】将黑芝麻研成泥糊状，放姜汁、蜂蜜、冰糖拌匀，隔水炖2小时。

【功效】润肺胃，补肝肾。

鲜莲银耳汤

【原料】银耳10克，鲜莲子30克，鸡清汤1500毫升，料酒、盐、白糖、味精各适量。

【制法】将发好的银耳放一大盆内，加清汤150毫升蒸1小时左右，至银耳完全蒸透后取出，装入碗内。

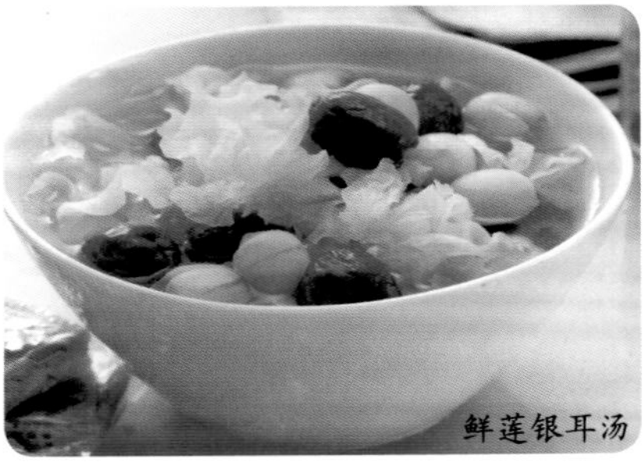
鲜莲银耳汤

将鲜莲子剥去青皮和一层嫩白皮，切去两头，捅去心，用水焯后，再用开水浸泡使之略带脆性，然后装入银耳碗内。烧开鸡清汤，加入料酒、盐、白糖、味精少许后注入银耳、莲子碗内即可。

【功效】滋阴润肺，健脾，安神。适用于心烦失眠、干咳痰少、口干咽干、食少、乏力等症。健康人食用能消除疲劳、增进食欲、增强体质。

玉竹猪瘦肉汤

【原料】玉竹15克，猪瘦肉100克，盐、味精各适量。

【制法】将玉竹、猪瘦肉加清水4碗，煎至2碗，用盐、味精调味即成。

【功效】养阴，润肺，止咳。适用于热病伤阴出现的咽干咳嗽、心烦口渴、秋冬肺燥干咳、肺结核干咳等症。

羊肺汤

【原料】羊肺1具，杏仁9克，柿霜、绿豆粉、酥油各30克，蜂蜜60克。

【制法】先将杏仁去皮后研成细末，同柿霜、绿豆粉、酥油装入碗内，倒入蜂蜜后边调边加清水少许，合匀成浓汁待用。羊肺用清水冲洗干净，挤尽血水，将药汁灌入羊肺内，装入容器，加水约500毫升，隔水炖熟，取出羊肺入碗，注入汤汁即成。

【功效】滋阴清热，益气养血，止咳平喘。适用于久病体弱，阴虚内热，虚火灼肺，宣降失常出现的肺痿咳嗽、吐痰黏稠多白沫、精神疲乏、形体消瘦、心悸气喘、口唇干燥等症。

蜜枣甘草汤

【原料】蜜枣8枚，生甘草6克。

【制法】将蜜枣、生甘草加清水2碗，煎至1碗，去渣。

【功效】补中益气，解毒润肺，止咳化痰。适用于慢性支气管炎咳嗽、咽干喉痛、肺结核、咳嗽等症。

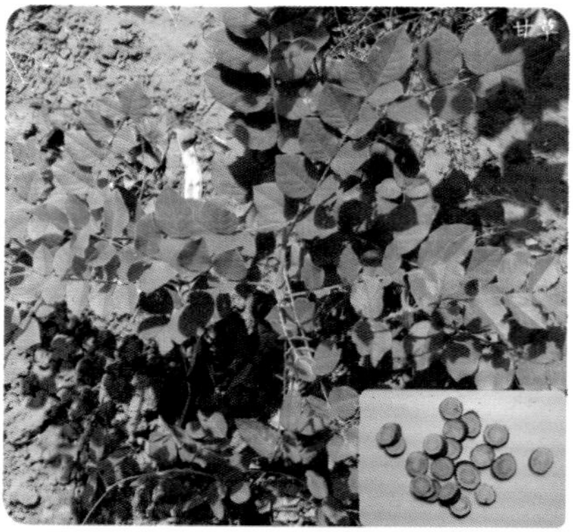

甘草，别名甜草根、红甘草、粉甘草、粉草，为豆科植物甘草、胀果甘草或光果甘草的干燥根及根茎。甘草味甘，性平，归心、肺、脾、胃经。有解毒、祛痰、止痛、解痉以及抗癌等药理作用。在中医学上，甘草补脾益气，滋咳润肺，缓急解毒，调和百药。临床应用分“生用”与“蜜炙”之别。生用主治咽喉肿痛、痈疽疮疡、胃肠道溃疡，以及解药毒、食物中毒等；蜜炙主治脾胃功能减退、大便溏薄、乏力发热以及咳嗽、心悸等。

第十四章 补肝肾药膳

补肝药膳是选用养肝柔肝、养血明目、熄风潜阳的中药，配合一定食物，经烹调而成的药膳食品。它具有养肝、补血、明目，兼以滋肾潜阳、镇静的功效，适用于肝血不足，阴不制阳而虚风内动之症，常见的头晕目眩、视物昏花或双目胀痛、性急易怒、两肋疼痛、手足麻木，甚或半身不遂，脉弦细而浮等症状。

补肾药膳是选用补肾气、温肾阳、滋肾阴的中药，配合一定食物，经烹调而成的药膳食品。它具有温肾壮阳、填精生髓之功效，适用于肾虚证。肾虚证包括肾阴虚和肾阳虚，表现为腰膝酸软、头昏耳鸣、少寐健忘、遗精尿频、潮热盗汗、口干或形寒肢冷、喘逆等症状。

首乌肝片

【原料】猪肝250克，制何首乌10克，水发木耳75克，青菜50克，酱油25毫升，料酒10毫升，味精1克，水淀粉15克，葱5克，姜2克，蒜、清汤、植物油各适量。

【制法】制何首乌切片，水煮提取浓缩液10毫升；猪肝切成柳叶片；葱切丝，蒜切片，水发木耳择干净，青菜洗净片成片，用开水焯一下。用木耳、青菜、葱丝、蒜片、酱油、料酒、味精、盐、醋、姜、水淀粉、制何首乌提取汁和适量的汤，兑成芡汁。锅内放入植物油，旺火烧至七八成热，先把猪肝在热水中焯一下，控

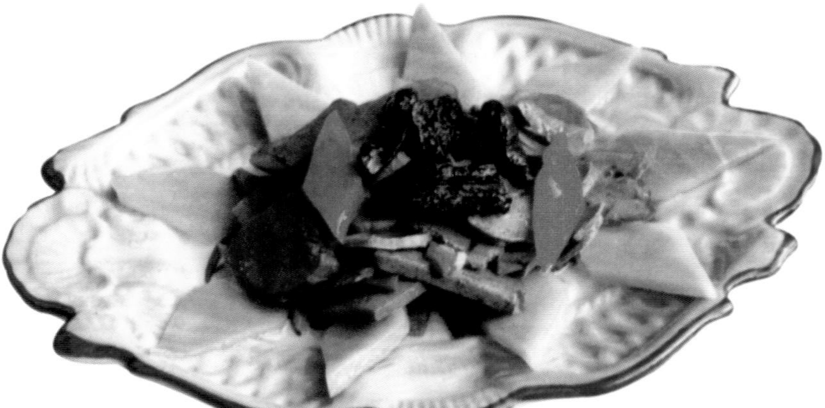

首乌肝片

净水分，下入油锅内过一下，熟透后倒入漏勺里。锅底留油，用旺火把猪肝倒回炒锅翻炒，随即把芡汁烹入，搅拌均匀，淋入少许明油即成。

【功效】适用于因肝肾亏虚，精血不足而引起的头昏眼花、视力减退、须发早白、腰腿酸软等症。

南煎猪肝

【原料】猪肝400克，鸡蛋清2个，料酒、酱油、香油各15毫升，淀粉30克，白糖5克，植物油150毫升（耗油50毫升），葱段25克。

【制法】把猪肝切成长约4.5厘米、宽约2厘米的薄片，放在用酱油、料酒、鸡蛋清调成的卤里拖一拖，再逐片滚上干淀粉。烧热锅放入油，待八成热时，将猪肝放入锅内滑一下（滑油时，油锅要热，动作要快，以免猪肝出水而发韧）倒出，用原锅放入香油、葱段、糖略煸后，放入猪肝迅速地翻两翻，取出装盘即成。

【功效】补肝明目，补气养血。适用于血虚萎黄、眼目昏花、视力减退、浮肿、脚气、贫血等症。

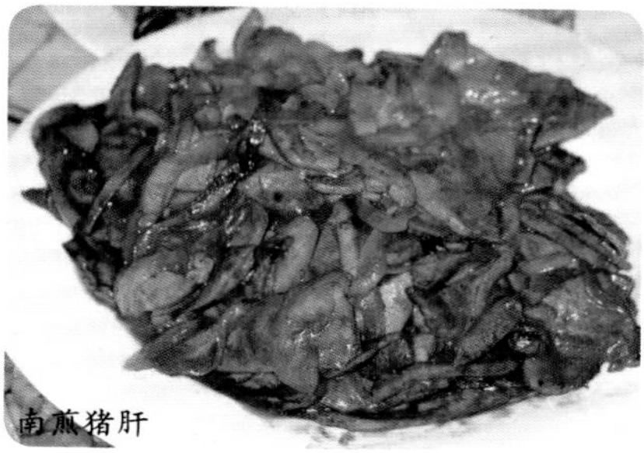
南煎猪肝

五彩野兔丝

【原料】野兔肉（去骨）250克，冬笋50克，香菇25克，熟火腿、熟鸡蛋皮、葱段各适量，鸡蛋清、豆粉、料酒、猪油、味精、生姜、盐、香油、白胡椒粉各少许。

【制法】将野兔肉去除筋膜，切成火柴杆状的丝，漂尽血水，沥干后放入碗里，下盐、料酒拌匀，再加鸡蛋清、豆粉上浆；冬笋、香菇、熟火腿、蛋皮均切成细丝，生姜切末；碗里放入盐、味精、鲜汤、湿豆粉，调成汁待用。炒锅加入猪油烧四成热，下入浆好的兔肉丝滑散后沥油。原锅留油少许，下姜末、葱段及冬笋、香菇、火腿、蛋皮丝炒一下，下入兔肉丝和兑好的汁，翻炒均匀，淋香油，撒胡椒粉，起锅装盘即成。

【功效】适用于冠心病、高血压、肝脏病患者，也可作为中老年人日常营养食品。

汽锅乌鸡

【原料】乌骨鸡1只，冬虫夏草、党参各10克，黄精、熟地黄各5克，玉兰片、香菇、绍酒、盐各适量。

【制法】乌骨鸡退毛去内脏洗净切块。将鸡块、冬虫夏草、黄精、熟地黄、党参、玉兰片、香菇放入汽锅里，加绍酒、盐各适量，再加少许清汤，置蒸锅上，用布将两锅之间缝隙

汽锅乌鸡

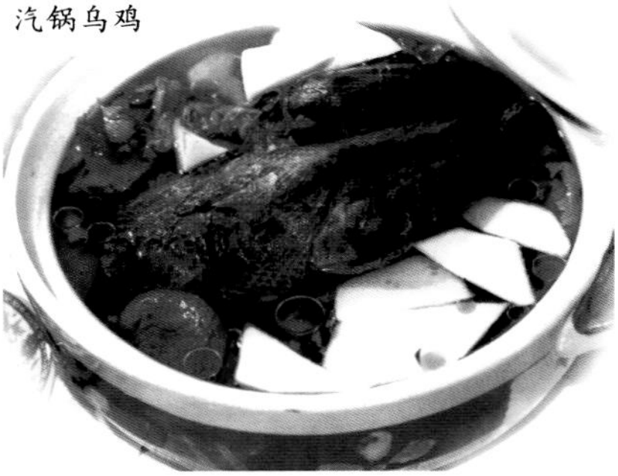

堵严，蒸2～3小时至鸡熟烂即成。

【功效】补精益气。适用于肝肾阴虚的贫血、目眩眼花、咽喉干痛、健忘耳鸣、五心烦热、低热盗汗、男子遗精、女子经量少、脉细而浮等症。

山药桂圆炖甲鱼

【原料】甲鱼1只，山药片30克，龙眼肉20克。

【制法】将甲鱼宰杀，洗净去杂肠，连甲带肉加适量水，与山药、龙眼肉清炖，至烂熟即成。

【功效】适用于肝硬化、慢性肝炎、病后阴虚患者食用。

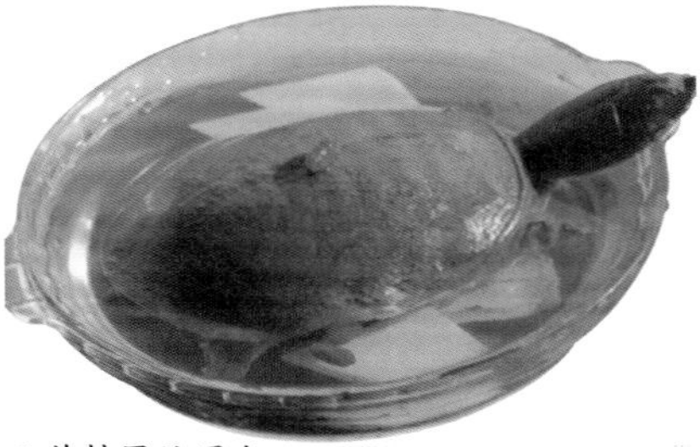

山药桂圆炖甲鱼

山药枸杞蒸鸡

【原料】净母鸡1只（约1500克），山药40克，枸杞子30克，水发香菇、火腿片、笋片各25克，料酒50毫升，清汤1000毫升，味精、盐各适量。

【制法】山药除去粗皮，切成长7～10厘米、厚度1厘米的纵片，枸杞子洗净备用。净鸡去爪，剖开背脊，抽去头颈骨留皮，下开水锅内焯一下取出，洗净血污。将鸡腹向下放在汤碗内，加入料酒、味精、盐、清汤、山药、枸杞子，将香菇、笋片、火腿片铺在鸡面上，上屉蒸2小时左右，待鸡酥烂时取出即成。

【功效】补肝肾，益精血，健脾胃。适用于头晕、眼花、耳鸣、乏力、腰膝酸软的肝肾虚损者，以及慢性肝炎、早期肝硬化及贫血患者。

天麻鲤鱼

【原料】天麻25克，川芎、茯苓各10克，鲜鲤鱼1条（约1500克），酱油、料酒、盐、味精、白糖、胡椒粉、香油、葱、姜、水豆粉各适量。

【制法】鲤鱼去鳞、鳃和内脏，洗净装入盆内；将川芎、茯苓切成大片，用第二遍淘米水泡上；再将天麻放入泡过川芎、茯苓的淘米水中浸泡4～6小时，捞出天麻，置米饭上蒸透，切成片待用。将天麻片放入鱼头和鱼腹内，置于盆内，放入葱、姜，加入适量清水，上屉蒸约30分钟，蒸好后拣去葱、姜。另用水豆粉、清汤、白糖、盐、味精、胡椒粉、香油烧开勾芡，浇在天麻鱼上即成。

【功效】平肝熄风，定惊止痛，行气活血。适用于虚火头痛、眼黑肢麻、神经衰弱、高血压头昏等症。

珍珠明骨

【原料】水发明骨600克，鱼茸、番茄、小菜心各50克，黑木耳5克，火腿2克，鸡汤300毫升，植物油3毫升，盐、绍酒、味精、湿淀粉各适量。

【制法】将鱼茸做成珠粒，明骨出水，小菜心修成5厘米长，其他配料均切小片。将锅烧热，滑锅后放入植物油、小菜心及其他配料，略煸，再放入鸡汤烧沸，调好口味，将明骨、鱼茸珠下锅再烧沸勾薄芡，装盆即成。

【功效】补肝。

鸡茸哈士蟆

【原料】哈蟆油75克，鸡脯肉100克，鸡汤400毫升，鸡蛋清125克，熟火腿末15克，料酒45毫升，盐2克，水淀粉40克，葱段20克，姜片10克，猪油60克，味精适量。

【制法】将哈蟆油粒盛入陶瓷容器内，加清水500毫升，料酒15毫升，葱段10克，姜片5克，上屉蒸2小时，取出换水，撕去其中黑膜，再加清水500毫升，料酒15毫升，葱段10克，姜片5克，上屉蒸2小时（此时油粒已涨开），取出用清水漂洗几次，除去腥味及酒气味，浮浸数小时后，粒粒涨开如花朵，捞出控干水分待用。将鸡脯肉洗净，切成细茸，放入碗中，分两次加入清水约75毫升，用竹筷搅匀，再加入料酒5毫升，盐1克，味精少许和水淀粉，继续搅匀。另用一个碗，加入鸡蛋清，打散，然后将鸡蛋清徐徐倒入鸡茸内，边倒边搅，前后分两次加清水75毫升，搅匀待用。炒锅上火，加入鸡汤、哈蟆油和料酒10毫升，盐1克、味精少许，烧透后将鸡茸倒入，边倒边用手勺推匀，出锅装盘，撒上火腿末即成。

【功效】适用于肝肾不足、五心烦热、四肢软弱、消瘦乏力的患者食用，也可作为产后体虚及年老体弱者的滋补食品。

香菇蒸带鱼

【原料】香菇20克，带鱼100克，姜片、葱、盐各适量。

【制法】带鱼洗净，切块装盆，香菇泡发洗净，切成条，放入带鱼盆中，加姜片及葱、盐后上屉蒸透即成。

【功效】益肝，和胃，健脾，降血脂。

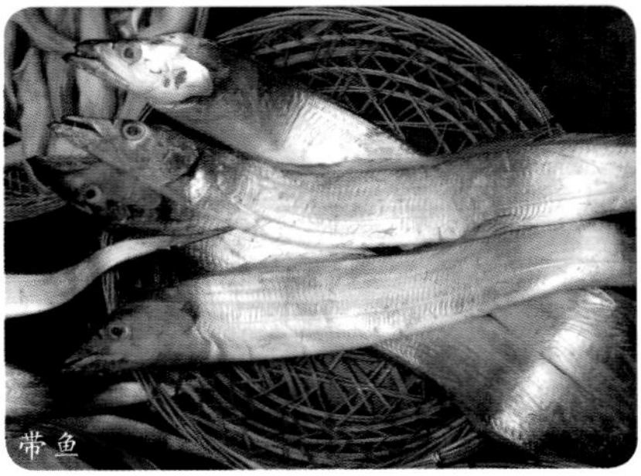
带鱼

带鱼，别名刀鱼、白带鱼、牙带鱼、裙带鱼。广布于印度洋和西太平洋的温暖海区，中国各海区都有。味甘，性温。有暖胃、泽肤、补气、养血、健美之功效。适宜久病体虚、血虚头晕、气短乏、食少羸瘦、营养不良、皮肤干燥之人食用。《食物中药与便方》曰："带鱼，滋阴、养肝、止血。急、慢性肠炎蒸食，能改善症状。"带鱼属动风发物，凡患有疥疮、湿疹等皮肤病或皮肤过敏者忌食；癌症及红斑狼疮患者忌食；痈疖疔毒和淋巴结结核、支气管哮喘者亦忌之。

银杞明目汤

【原料】水发银耳15克，枸杞子5克，鸡肝100克，茉莉花24朵，料酒、姜汁、盐、味精、淀粉、清汤各适量。

【制法】鸡肝洗净，切成薄片，放入碗内，加淀粉、料酒、姜汁、盐拌匀；银耳泡发，去蒂洗净，撕成小块；茉莉花去蒂洗净，放入盘内；枸杞子洗净待用。将汤勺置于火上，放入清汤，加入料酒、姜汁、盐、味精，随即下入银耳、鸡肝、枸杞子烧沸，撇去浮沫，待鸡肝刚熟装入碗内，将茉莉花撒入碗内即成。

【功效】补肝益肾，明目美颜。适用于肝肾阴虚的视物模糊、两眼昏花、面色憔悴等症。

枸杞子炖银耳

【原料】银耳20克，枸杞子25克，冰糖（或白糖）约150克，鸡蛋2个。

【制法】银耳泡发，除去杂质，洗净；枸杞子洗净沥干；打鸡蛋取蛋清。沙锅加开水烧沸后加入蛋清、冰糖搅匀，再烧沸，再放入枸杞子和银耳，炖片刻即成。

【功效】肝脏解毒，滋补强身。具有增进消化液分泌之功能。

枸杞牛肝汤

【原料】牛肝100克，枸杞子30克，盐3克，味精2克，花生油25毫升，牛肉汤适量。

【制法】将牛肝洗净切块，枸杞子洗净。锅置火上，放入花生油烧八成热，放牛肝煸炒一下。锅洗净置火上，注入适量牛肉汤，然后放入牛肝、枸杞子、盐，共煮炖至牛肝熟

枸杞牛肝汤

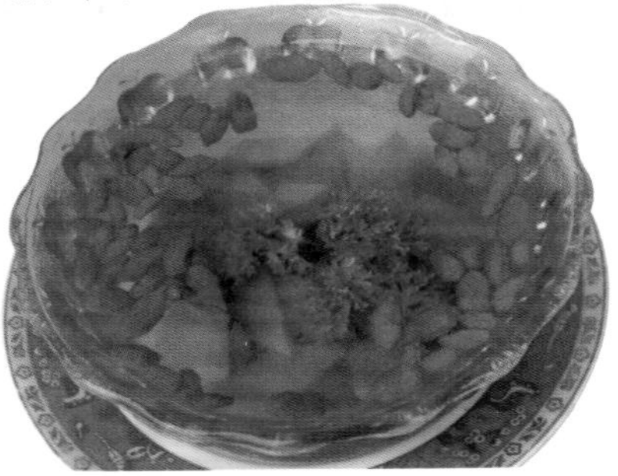

透，再以味精调味即成。

【功效】滋补肝肾，明目益精。对贫血等症有辅助治疗作用。

桑仁粥

【原料】桑椹30克，鲜青果60克，糯米100克，冰糖少许。

【制法】先将桑椹浸泡片刻，洗净后与糯米同入沙锅煮粥，粥熟加冰糖稍煮即成。鲜青果或用新鲜紫黑色熟果实，与米同煮成粥。

【功效】补肝，滋味，养血，明目。适用于肝肾血虚引起的头晕目眩、视力减退、耳鸣、腰膝酸软、须发早白以及肠燥便秘等症。

决明子粥

【原料】炒决明子15克，粳米100克，冰糖少许，或加白菊花10克。

【制法】先将决明子放入锅内炒至微有香气取出，待冷后煎汁，或与

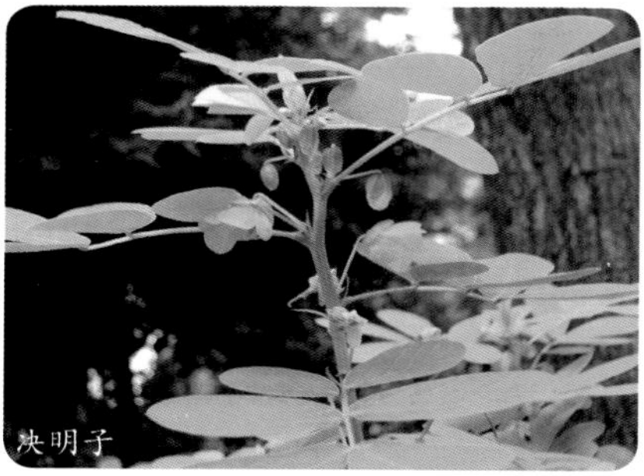

决明子

决明子，别名草决明、马蹄决明、假绿豆。为豆科植物决明的种子。味苦、甘，性凉。归肝、肾经。清肝，明目，利水，通便。治风热赤眼、青盲、雀目、高血压、肝炎、肝硬化腹水、习惯性便秘等症。

白菊花同煎取汁，去渣，放入粳米煮粥，粥将熟时，加入冰糖，再煮稍沸即成。

【功效】清肝，明目，通便。适用于目赤肿痛、怕光多泪、头痛头晕、原发性高血压、高脂血症、肝炎、习惯性便秘等症。

当归羊肝

【原料】当归10克，羊肝（或猪肝）60克。

【制法】当归与肝同煮，肝熟后切片。

【功效】养血，益肝，明目。凡因肝血不足而引起的头目昏眩、两眼视物模糊、夜盲、不能久视、两目经常疼痛，但不红赤者，可常食用。

大米榛仁粥

【原料】榛子仁50克，枸杞子35克，粳米50～100克。

【制法】将榛子仁捣碎，与枸杞子同煎取汁，然后放入粳米煮为粥。

【功效】养肝益肾，明目。适用于肝肾不足引起的视昏。需要注意的是，服食此膳忌食萝卜。

黄芩百合粥

【原料】黄芩15克，百合30克，粳米60克，白糖20克。

【制法】将黄芩洗净入锅，加水900毫升，大火煮沸，小火煎煮20分钟，取汁去渣，约剩药汁800毫升。将药汁加入淘洗干净的粳米、百合，

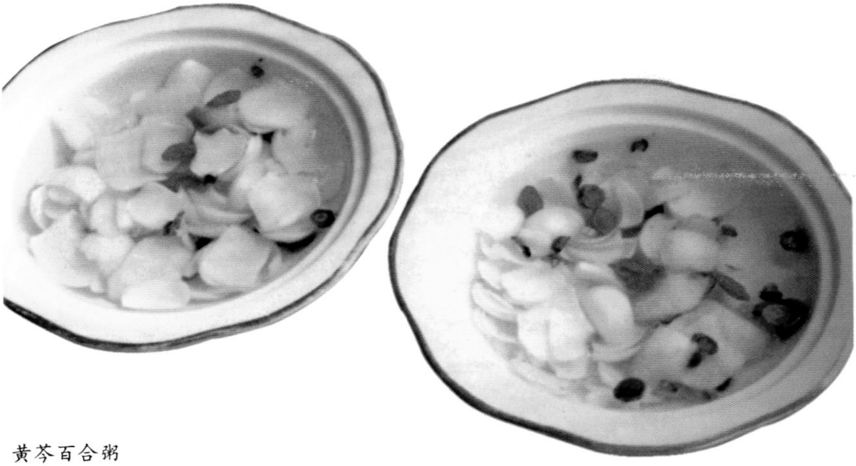

黄芩百合粥

大火烧开，小火熬至粥成，加入白糖，搅匀即可。

【功效】滋阴清热，祛湿止痛。适用于慢性胆囊炎患者。

茅根猪肉羹

【原料】鲜白茅根150克（干品100克），猪瘦肉丝250克，盐、味精各适量。

【制法】将鲜白茅根截2厘米长，与猪瘦肉丝加水适量煮熟，加入盐、味精即成。

【功效】适用于体弱黄疸患者。

柴胡疏肝糖浆

【原料】柴胡、白芍、香附子、枳壳、生麦芽各30克，甘草、川芎各10克，白糖250克。

【制法】将柴胡、白芍、香附子、枳壳、生麦芽、甘草、川芎加水2000毫升，煮汁去渣，取汁1500毫升，加白糖制成糖浆。

【功效】适用于慢性肝炎、肝郁气滞出现的胁痛低热等症。

黑豆小麦煎

【原料】黑豆、浮小麦各30克。

【制法】将两物同煎，去渣即成。

【功效】祛风清目，益肝养气。凡因风热上扰而心肝血虚，以致引起头目眩晕、多汗心悸、烦躁不宁者，皆可饮用。

杞子南枣煲鸡蛋

【原料】枸杞子30克，南枣10个，鸡蛋2个。

【制法】枸杞子、南枣加适量水，文火炖1小时后，将鸡蛋敲开放入，再煮片刻成荷包蛋。

【功效】对慢性肝炎、肝硬化患

者的肝肾亏损、脾胃虚弱，有滋补强壮作用。

茵陈公英汤

【原料】茵陈100克，蒲公英50克，白糖30克。

【制法】茵陈、蒲公英加水500毫升，煎取400毫升，加白糖，分2次服用。

【功效】适用于急性黄疸型肝火发热患者。

天麻猪脑羹

【原料】猪脑1个，天麻10克。

【制法】猪脑、天麻入锅加水适量，以文火煮炖1小时，成稠厚羹汤，捞去药渣即成。

【功效】平肝熄风，定惊止痛。经常喝汤吃猪脑，可治神经性偏头痛。

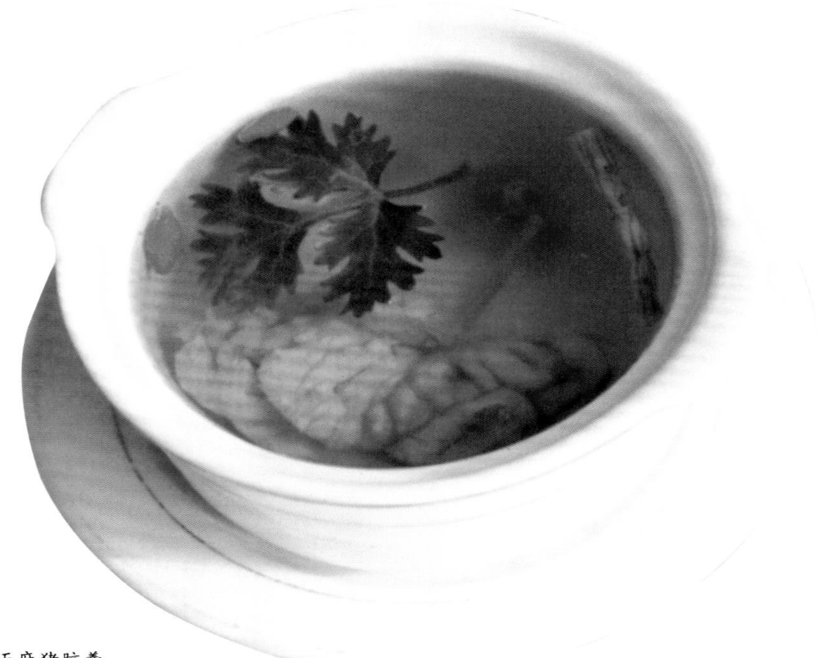

天麻猪脑羹

第十五章 补血药膳

补血药膳是选用补血中药，配合一定食物，经烹调而成的药膳食品，有补血养肝，养心益脾之功效。适用于血虚证引起的头昏目花、神疲乏力、肢体麻木、心悸怔忡、失眠健忘、面色萎黄、唇舌爪甲淡白、脉细数或细涩等症状。

当归焖甲鱼

【原料】甲鱼500克，枸杞子、当归、大枣各10克，生姜、生抽、湿生粉各15克，水发冬菇50克，盐、味精各8克，蚝油10毫升，花生油15毫升，胡椒粉少许，绍酒20毫升。

【制法】将甲鱼宰杀洗净斩块，枸杞子、当归、大枣、冬菇洗净浸透，生姜切片。锅内加水烧开，放入甲鱼、绍酒稍煮片刻，捞起待用。烧锅下油，下姜片、冬菇、蚝油、甲鱼爆香，倒入绍酒，加入清水，放入枸杞子、当归、大枣、盐、味精、胡椒粉、生抽，用中慢火焖30分钟，用湿生粉勾芡即可。

【功效】甲鱼性平味甘，能滋阴养血，强体补虚，枸杞子、当归、大枣等也有温补肝肾的功效。此菜是女性滋阴养肾的佳品。

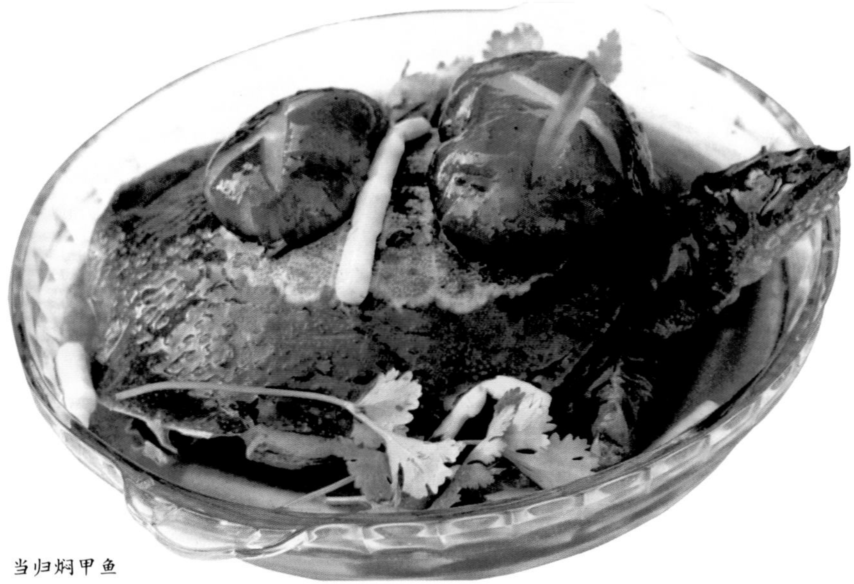

当归焖甲鱼

葱炖猪蹄

【原料】葱50克，猪蹄4个，盐适量。

【制法】将猪蹄拔去毛，洗净，用刀划口；将葱切段，与猪蹄一同放入锅中，加适量水和盐少许，先用旺火烧沸，后用文火炖熬，直至熟烂即成。

【功效】补血消肿。适用于血虚、四肢疼痛、浮肿、疮疡肿痛等症。

地黄鸡

【原料】生地黄、饴糖各250克，乌鸡1只。

【制法】乌鸡宰杀后，去毛及内脏，洗净。生地黄洗净，切成宽0.5厘米、长2厘米的条状，与饴糖拌匀，装入鸡腹内，将鸡放入盆中。再将盆置于蒸米饭的蒸笼内，蒸熟即成。

【功效】补髓养血。适用于骨髓虚损、腰膝酸痛、不能久立、气乏、盗汗及血虚等症。

当归补血鸡

【原料】仔鸡1只，当归25克，黄芪18克，熟地黄13克，八角、桂皮各5克，葱段、酱油各15克，姜片20克，料酒20毫升，盐3克，白糖8克，香油10毫升，清汤1800毫升。

【制法】将当归、黄芪、熟地黄、八角、桂皮装入调料包；仔鸡洗净，下入沸水锅中焯透捞出。锅内放

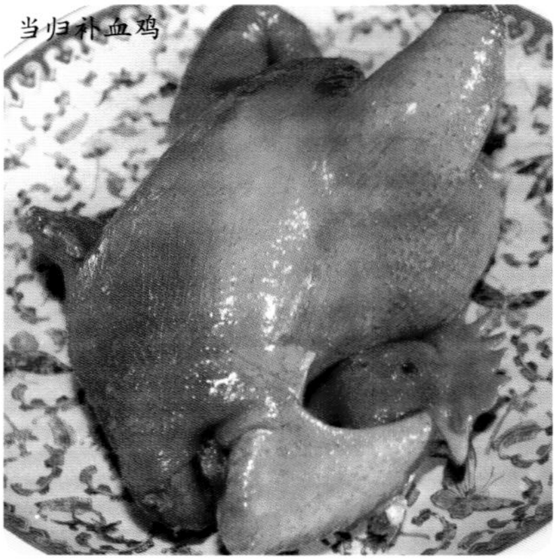
当归补血鸡

入清汤，加入调料包、葱段、姜片用大火烧开，改用小火煮5分钟左右，拣出葱、姜不用。加入料酒、盐、酱油、白糖，下入仔鸡用小火烧开，煮至熟烂。捞出仔鸡，搌干汤汁，刷上香油即成。

【功效】补血养心，补气健脾。适用于中老年人缺铁性贫血患者。

香酥参归鸡

【原料】仔鸡1只，党参20克，白术、当归、姜块、花椒各10克，盐7克，五香粉1克，绍酒50毫升，菜油1000毫升（耗油100毫升），熟地黄、葱头各15克。

【制法】将党参、白术、当归、熟地黄去净灰渣，烘干，制成粉末；仔鸡宰杀后取出内脏，斩去足爪，洗净。盐、绍酒，与中药末调匀，抹在鸡身内外，放入蒸碗内，加笼蒸熟透，取出，拣去姜、葱、花椒。炒锅

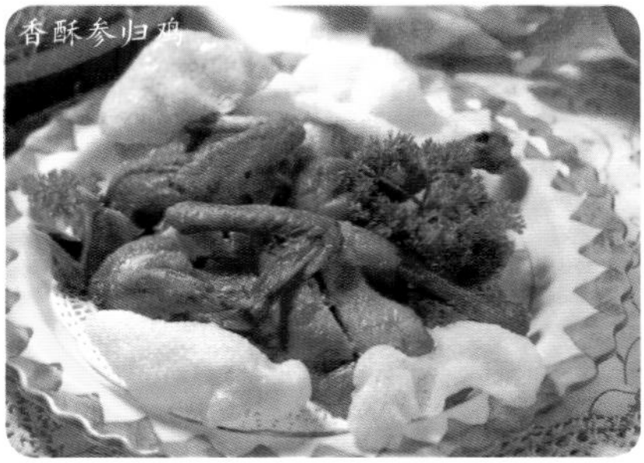

置旺火上，放入菜油烧至七成熟，将鸡放入油锅炸成金黄色，至皮酥捞出。

【功效】补血活血，补脾益气。适用于气血不足所致的头晕、眼花、产后乳少等症。

枸杞蒸母鸡

【原料】枸杞子20克，母鸡1只，葱段、生姜、清汤、盐、料酒、胡椒粉、味精各适量。

【制法】将枸杞子装入鸡腹内，锅内加葱段、生姜、清汤、盐、料酒、胡椒粉各适量，加盖蒸2小时取出，加入姜、葱、味精等调料即成。

【功效】补血，滋肝肾。适用于肝肾不足所致的头晕、目眩、多梦、健忘、腰膝酸软、遗精等症。

当归煮鸡蛋

【原料】当归9克，鸡蛋2个，红糖50克。

【制法】当归煎水取汁后，打入鸡蛋煮熟，加红糖调匀即成。

【功效】补血调经。尤其适用于妇女血虚、月经不调、身体虚弱等症。

枸杞芽煎鸡蛋

【原料】鸡蛋2个，鲜枸杞苗30克。

【制法】将枸杞苗洗净切碎，加入打散的鸡蛋中，再加入盐少许调匀以食油煎熟即成。

【功效】养肝明目。适用于肝虚血少、眼目昏花干涩、夜盲等症。

干蒸鹿胎

【用料】鹿胎1具，淡菜100克，生姜、葱、盐各适量。

【制法】鹿胎与胎盘洗净，放入盆内，加淡菜、葱、姜、盐，隔水焖

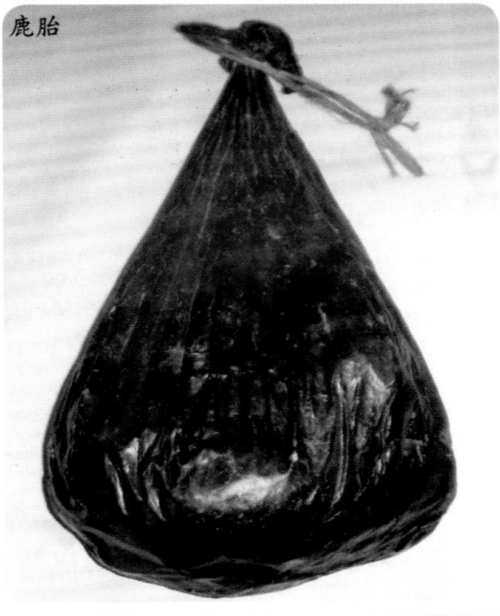

鹿胎，为鹿科动物梅花鹿或马鹿的胎兽及胎盘。主产黑龙江、吉林、河北、青海、甘肃、云南等地。味甘、咸，性温。益肾壮阳，补虚生精。治虚损劳瘵、精血不足、妇女虚寒、崩漏带下。

蒸，使蒸于锅盖之水汽倒注于鹿胎盆内，3～4小时后，蒸至鹿胎熟，汤汁满即成。

【功效】大补肾元，填精养血，扶益虚损。适用于诸虚百损之症。需要注意的是，服食此膳忌食萝卜。

何首乌煨鸡

【原料】制何首乌30克，母鸡1只，盐、生姜、料酒各适量。

【制法】将制何首乌研成细末；将母鸡宰杀后去毛及内脏，洗净。用布包制何首乌粉，纳入鸡腹内，放入瓦锅内，加适量水，煨熟。从鸡腹内取出制何首乌袋，加盐、生姜、料酒各适量即成。

【功效】补肝养血，滋肾益精。适用于血虚，肝肾阴虚所引起的头昏眼花、失眠、脱肛、子宫脱垂等症。

黄芪软炸里脊

【原料】猪里脊肉400克，黄芪50克，蛋黄1个，水淀粉20克，葱段、姜片各10克，酱油12毫升，味精、盐各适量，料酒50毫升，植物油500毫升（耗油50毫升）。

【制法】将黄芪切片后，按水煮提取法，提取黄芪浓缩汁50毫升备用。将葱段、姜片、酱油、味精、盐、料酒兑成汁。将猪里脊肉去掉白筋，片成0.4厘米厚的片，两面用刀剞成十字花，再切成0.8厘米宽、2.5厘米长的条，放入凉水碗内，淘净血沫，用净布揾干，再将蛋黄、水淀粉放入碗内，用手搅成糊，将里脊肉放入糊内搅匀。将锅置火上加入植物油，油热三成，将里脊肉逐块下锅，炸成金黄色，肉发起时将油滗出，随后将兑好的调料汁及黄芪浓缩汁洒在肉上，翻两三下即可食用。

【功效】补肾益血，益气固表。可用于自汗盗汗、浮肿、内伤劳倦、脾虚泄泻、脱肛及一切气衰血脱之症。对老年体虚、产后或病后体弱者更为适宜。

蜜饯姜枣龙眼

【原料】龙眼肉、大枣、蜂蜜各250克，姜汁适量。

【制法】将龙眼肉、大枣洗净，放入锅内，加适量水，置于武火上烧沸，改用文火煮至七成熟时，加入姜汁和蜂蜜，搅匀，煮熟，起锅，待冷却后，装入瓶内，封口即成。每次吃龙眼肉、大枣各6～8枚，每日3次。

【功效】健脾益胃，滋补心血。适用于脾虚血亏所出现的食欲不振、面色萎黄、心悸怔忡等症。

乌贼骨炖猪皮

【原料】海螵蛸15克，猪皮60克。

【制法】将海螵蛸、猪皮分别洗净，猪皮切成小块，同放碗内，加适量水，隔水文火炖至猪皮熟透即成。

【功效】健脾益气，固涩止血。

适用于身体虚弱、乏力羸瘦、血热型崩漏等症。

雪里藏红

【原料】番茄6个（约500克），豆沙250克，鸡蛋清2个，面粉50克，植物油适量。

【制法】鸡蛋清打匀后加面粉、水搅糊，番茄洗净，挖去内籽，嵌入豆沙、合盖（用面粉糊口），放入鸡蛋清糊中，用植物油炸至金黄色捞出食用。

【功效】补血生津，健脾消食。防治老年性贫血。

麦冬芝麻糖

【原料】麦冬100克，黑芝麻、蜂蜜、冰糖（或白糖）各300克。

【制法】将黑芝麻淘净，火炒，倒出冷却后研碎；麦冬去心洗净，加水半碗，浸1小时。将麦冬及其浸液、芝麻、蜂蜜、冰糖同倒入瓷盆内，加盖，旺火隔水蒸3小时离火即成。

【功效】滋补阴血，强身健体，延年益寿。

枸杞银耳羹

【原料】银耳20克，枸杞子25克，冰糖（或白糖）100克，鸡蛋2个。

【制法】将银耳泡发后摘除蒂头，枸杞子洗后沥水，打鸡蛋取清。沙锅加水，煮沸后投入鸡蛋清、糖煮匀，再沸时加入枸杞子和银耳，然后炖片刻。

【功效】滋补强身。

花生枣米粥

【原料】花生米30粒，大枣10枚，大米粥、白糖各适量。

【制法】花生米剥去红衣，加水煮至六成熟；大枣煮烂，取出大枣去皮、去核，与花生米碾成泥调入大米粥中。加入白糖略煮即可食用。

【功效】养血补脾、肺。适用于贫血、血小板减少性紫癜等症，亦可作为平时的保健食品。

菠菜粥

【原料】菠菜、大米各250克，盐、味精各适量。

【制法】菠菜洗净，在沸水中烫一下，切段。大米淘净置铝锅内，加适量水，煮至米熟时，将菠菜放入粥中，继续煮，成粥时停火，放入盐、味精调味即成。

【功效】养血润燥。适用于贫血、大便秘结及高血压等症。

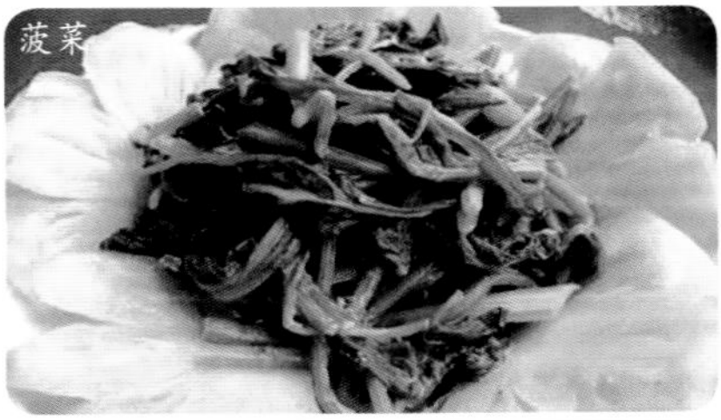

菠菜，别名波斯草、赤根菜。藜科，属以绿叶为主要产品器官的一二年生草本植物。味甘，性寒，无毒。利五脏，通血脉，下气调中，止渴、润肠。适用于慢性便秘、高血压、痔疾，并能促进胰腺分泌，有助消化作用。

阿胶粥

【原料】阿胶15克，糯米100克。

【制法】将阿胶捣碎，糯米煮粥，待熟放入阿胶，稍煮，搅至烊化即成。

【功效】养血止血，滋阴润肺，安胎。适用于血虚萎黄、眩晕心悸、虚血咯血、吐血尿血、便血等多种血症。

牛骨枸杞胡萝卜汤

【用料】牛骨头250克，枸杞子50克，胡萝卜150克。

【制法】将牛骨头砸碎，胡萝卜洗净切块，枸杞子洗净，同置锅中加适量水，用文火煮，使骨髓充分溶解于汤中，酌量加少许姜、鱼露、味精调味即成。

【功效】填精益髓，养血荣发。适用于精血亏虚所致的头发易裂易断易脱。

美味鸡肉银耳汤

【原料】公鸡肉150克，水发银耳、火腿肉、水发冬菇各50克，笋片25克，鸡汤、上等鱼露、味精各适量。

【做法】公鸡肉洗净，切成鸡肉丝，银耳、火腿肉、笋片、冬菇放入沙锅中下鸡汤，武火煮30分钟，放入鸡肉丝再煮15分钟，加上等鱼露、味精调味即成。

【功效】补虚温中、滋阴补血。适用于体质虚弱、贫血等症。

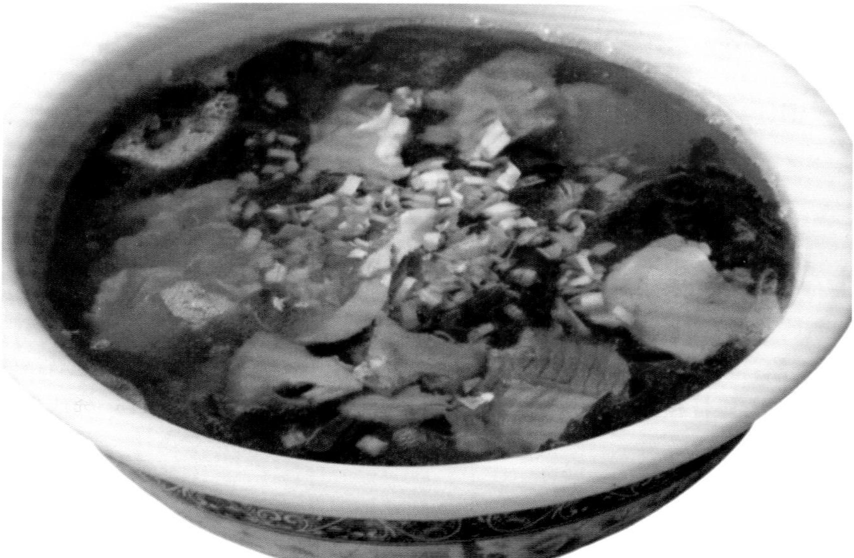

美味鸡肉银耳汤

云片银耳汤

【原料】银耳15克，鸡蛋清50克，鸡脯肉、熟火腿各100克，清汤1500毫升，猪油75克，豌豆尖叶30片，盐、味精、葱、姜水各适量。

【制法】鸡脯肉用刀背捶成泥，去筋，装碗中加葱、姜水搅匀过箩。向过箩后的鸡茸中加入盐、胡椒粉、料酒及味精搅上劲，加入猪油、蛋清搅成的泡糊和少许湿芡粉，搅匀。将洗净的菊花形小铁模里边涂些猪油，摆进4~5片银耳（用水发好），用调羹将制好的鸡茸舀成球形，放在银耳中间，使银耳底部粘住鸡茸，再将豆尖叶和火腿小薄片放在鸡茸上点缀成花草图案。制成后放于方盘上，上屉蒸4～5分钟，取出放入小汤碗内。再将钢锅置火上，加入清汤烧沸，用盐和味精调好味，浇在汤碗内。

【功效】补血养肾，滋阴润肺。适用于食欲减退、体弱无力等症。

猪心大枣汤

【原料】新鲜猪心1个，大枣20克，姜、葱、料酒、盐、味精各适量。

【制法】将猪心去除附着物，洗净，切片，大枣去核，两料与上述所有调味品共放于锅中，加适量水，炖熟即成。

【功效】补气血。适用于失血性贫血等症。

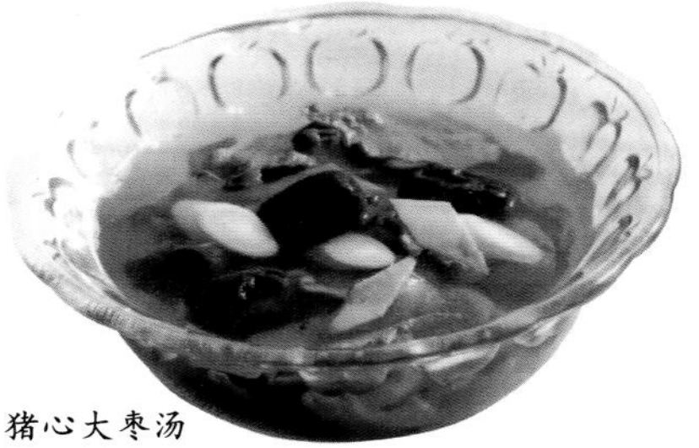

猪心大枣汤

花生衣红枣汁

【原料】花生米100克，大枣50克，红糖适量。

【制法】花生米用温水泡半小时，取皮。大枣洗净后温水泡发，与花生米皮同放入铝锅内，倒入泡花生米水，加适量清水，小火煎半小时，捞出花生衣，加适量红糖即成。

【功效】养血补血。适用于身体虚弱，产后、病后血虚以及贫血等症。

小麦饭

【原料】小麦仁150克，红糖少许。

【制法】小麦仁淘净放入锅内，加适量水焖煮40～50分钟（亦可放盆内上笼蒸熟）。红糖置另锅内，加适量水，用文火熬成糖汁，浇在小麦仁饭上，拌匀。

【功效】养肝止血。适用于妇女月经过多或崩漏不止症。

第十六章 补气药膳

补气药膳是先用补气中药，配合一定的食物，经烹调而成的药膳食品。这类药膳具有补气之功效，可增加机体的抵抗力和免疫功能，增强体质以及对外界环境的适应能力，增强全身组织器官的功能。适用于气虚症引起的倦怠无力、少气懒言、动则气喘、易出虚汗、易感冒、面色㿠白、食欲不振、大便稀湿、舌质淡或淡红、苔白润、脉虚弱无力者。

黄芪汽锅鸡

【原料】黄芪片20克，母鸡1只，葱、生姜、盐、料酒、味精、花椒水各适量。

【制法】将母鸡宰杀后，去毛和内脏，剁成3.3厘米见方的块，放入沸水锅内烫3分钟捞出，洗净血沫，装入汽锅内，加入葱、姜、盐、味精、绍酒、花椒水等。将黄芪片洗净，也放入汽锅内，盖上盖，上笼蒸3小时取出，拣去葱、生姜、黄芪即成。

【功效】补中益气，补精，填髓。适用于内伤劳倦、脾虚泄泻、气衰血虚等症。

清蒸人参鸡

【原料】人参、水发香菇各15克，母鸡1只，火腿、水发玉兰片各10克，盐、料酒、味精、葱、生姜、鸡汤各适量。

【制法】将母鸡宰杀后，褪净毛和内脏，放入开水锅里烫一下，用凉水洗净；将火腿、香菇、葱、生姜均切片；将人参用水泡开，上笼蒸30分钟，取出备用。将母鸡放在盆内，加入人参、火腿片、玉兰片、香菇片、葱片、生姜片、盐、料酒、味精，再添入鸡汤（淹没过鸡），将盆上笼，在武火上蒸烂熟。将蒸烂熟的鸡放在大碗内，将人参（切碎）、火

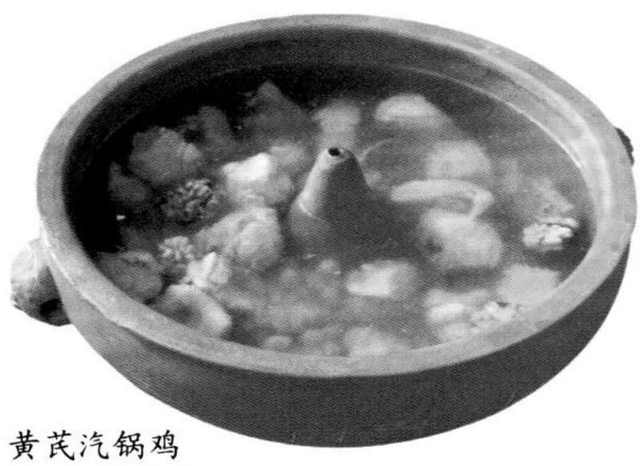

黄芪汽锅鸡

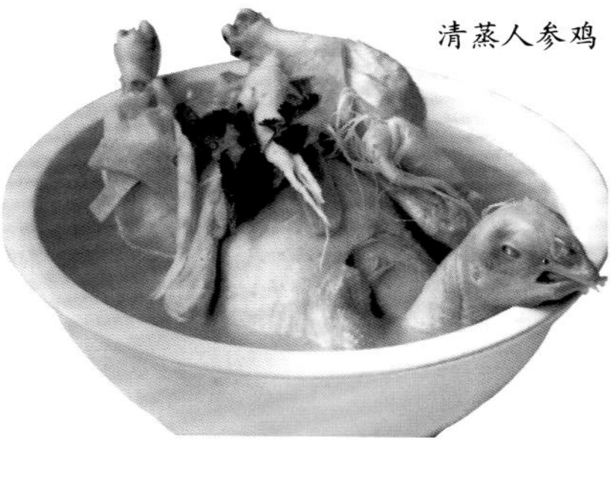

清蒸人参鸡

腿片、玉兰片、香菇片摆在鸡肉上（除去葱、姜不用）；将蒸鸡的汤倒在勺里，置火上烧开，撇去沫子，调好口味，浇在鸡肉上即成。

【功效】大补元气，固脱生津，安神。适用于劳伤虚损、食少、倦怠、健忘、眩晕头痛、阳痿、尿频、气血津液不足等症。

参茸枸杞炖乌龟

【原料】人参、鹿茸片各10克，枸杞子15克，乌龟1只（约300克）。

【做法】乌龟宰杀去内脏，洗净切块；人参、鹿茸、枸杞子和龟肉一同放入沙锅内，加清水适量，武火煮沸，再文火隔水炖3小时，调味食用。

【功效】补精髓、益气血。适用于腰膝酸软无力、须发早白、遗精盗汗、气短懒言、形容憔悴等。

烧牛蹄筋

【原料】牛蹄筋250克，青菜心25克，酱油、料酒各10毫升，生姜5克，干团粉0.4克，胡椒粉、味精各0.1克，牛蹄筋原汤50毫升，植物油25毫升，葱5克。

【制法】将生牛蹄筋放入小沙锅里，加3倍水，用文火煮至八成烂时取出，去骨，切成约6厘米的条状，原汤留用；青菜心切成宽条，与牛蹄筋相仿；干团粉加水20毫升调成糊状。用热油锅煸青菜，随即将牛蹄筋、料酒、生姜、葱、酱油及原汤一起倒入，煮开后，加味精及调好的团粉汁，熟后加胡椒粉即成。

【功效】益气补中，强筋壮骨。尤其适用于脑血管病及消化不良患者。

爆人参鸡片

【原料】鲜人参15克，鸡脯肉200克，冬笋、黄瓜各25克，鸡蛋清1个，盐、料酒、葱、生姜、香菜梗、鸡汤、猪油、香油、味精、水淀粉各适量。

【制法】将鸡脯片切成长5厘米、宽1.6厘米、厚0.16厘米的片；人参洗净，斜刀切成0.66厘米厚的小片；冬笋、黄瓜切片；葱、姜切丝；香菜梗切长段。将鸡片加盐、味精后拌匀，下入鸡蛋清、水淀粉拌匀。将勺内放猪油，烧至五成热时，下入鸡片，用铁筷子划开，熟时捞出，控净油。另用盐、味精、鸡汤、料酒兑成汁水。将勺内放底油，烧至六成热时，下入葱丝、生姜丝、笋片、人参片煸炒，再下黄瓜片、香菜梗、鸡片，烹上汁水，颠翻几下，淋上明油即成。

【功效】大补元气。适用于气虚、身体衰弱等症。需要注意的是，患感冒者禁食。

荷叶乳鸽片

【原料】乳鸽4只，鲜荷叶1张，水发冬菇60克，胡椒粉适量，熟瘦火腿15克，蚝油6毫升，姜片5片，湿淀粉10克，白糖、香油、盐各少许，熟猪油30克。

【制法】将宰后的乳鸽洗净切片，将鸽片和头、翼放入瓦钵内，用姜、蚝油、盐、香油、白糖、胡椒粉及湿淀粉拌匀；后下猪油拌匀，于长碟中，横放一根水草。将用开水泡过洗净抹干水的荷叶放上面，将鸽片、冬菇片、火腿片互相间隔，分3行排在荷叶上，鸽头、翼放上面，用水草扎紧裹成长方形，入笼中火蒸15～20分钟取出，去水草即可食用。

【功效】补气养精，清暑补脾。适用于一切虚弱者。夏季滋补佳品。

芪杞炖乳鸽

【原料】黄芪、枸杞子各30克，乳鸽1只。

【制法】将乳鸽（未换毛的幼鸽）浸入水中淹死，去毛和内脏，洗净，放入炖盅内，加水适量，再加入黄芪和枸杞子，再将炖盅放入锅内，隔水炖熟即成。

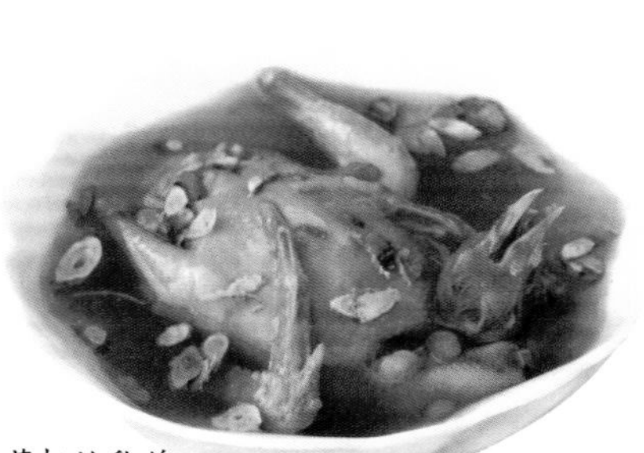

芪杞炖乳鸽

【功效】大补元气，健脾益胃。适用于气虚体倦乏力之人。

烩双菇

【原料】罐头蘑菇200克（或鲜蘑菇250克），香菇50克，盐6克，植物油50毫升，味精、白糖各少许，淀粉适量。

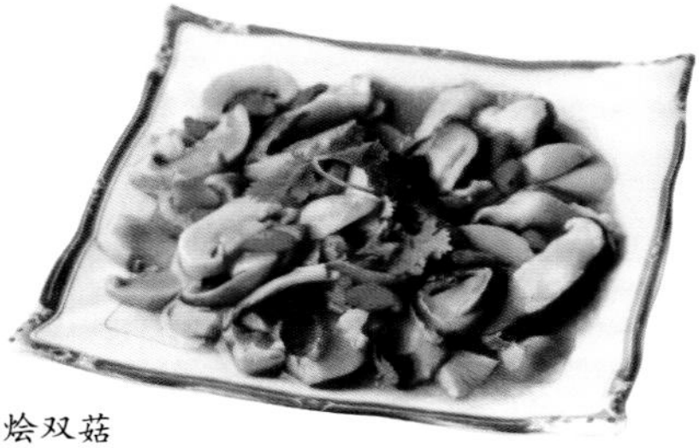

烩双菇

【制法】香菇用开水浸发半小时捞出，挤干水，去蒂洗净，泡香菇水留用。把香菇倒入烧热的植物油锅内煸炒1分钟，投入罐头里的蘑菇与泡香菇水、盐、白糖，待汤汁微沸时，加淀粉勾芡，调入味精。

【功效】补气益胃，降低血脂、血糖。适用于老年体弱、久病气虚、食欲不振、小便频数或失禁等症。亦是高血压、动脉粥样硬化及糖尿病患者的食疗佳品。

莲米苡仁排骨

【原料】莲子30克，薏苡仁50克，排骨2500克，冰糖500克，姜、蒜、花椒、盐、黄酒、香油各适量。

【制法】莲子浸后去皮、心，与

薏苡仁同炒香捣碎，水煎取汁；排骨洗净，放入药液中，加入拍破的生姜、蒜、花椒，煮至七成熟时，撇去泡沫，捞出晾凉。将汤倒入另一锅内，加冰糖、盐，文火上煮浓汁，倾入排骨，烹黄酒，翻炒后淋上香油即成。

【功效】补气健脾。适用于脾虚气弱引起的诸症。

太子参烧羊肉

【原料】熟羊肋条肉350克，太子参15克，水发香菇、玉兰片各25克，鸡蛋1个，葱、姜丝各10克，酱油30克，淀粉、盐、味精、料酒各适量，花椒5~10粒，糖色少许，清汤、植物油（耗油75毫升）各400毫升。

【制法】将太子参按水煮提取法提取浓缩汁15毫升，备用；将羊肉切成3厘米长、0.2厘米厚的片；鸡蛋、淀粉加糖色少许搅成糊，将肉放入浆匀；香菇、玉兰片皆片成坡刀片，同葱、姜丝放在一起。将锅放火上，加入植物油，油热五成时将肉块下锅，炸成红黄色，出锅滗油。内剩底油50毫升，端锅回火，放入花椒炸黄捞出，随后将葱、姜与配菜下锅，用勺煸炒，加入清汤和盐、味精、料酒、酱油，再将羊肉及太子参浓缩汁放入烧制，汁浓菜烂时，盛在盘内即成。

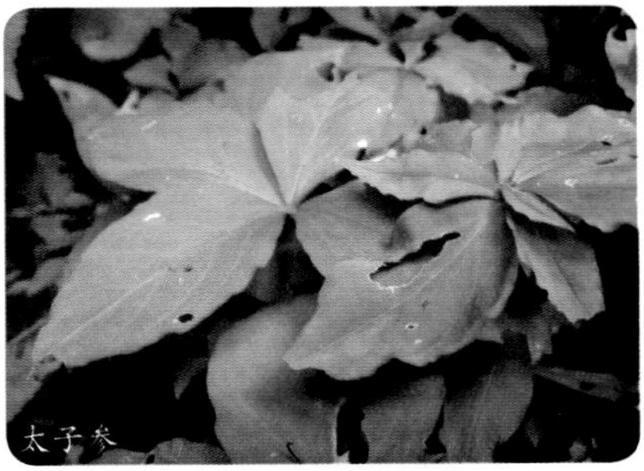

太子参，别名童参、四叶参、四叶菜、米参，为石竹科植物孩儿参的块根。生于山坡林下和岩石缝中。主产于江苏、山东、安徽。味甘、微苦，性平。有益气健脾，生津润肺之功效。适用于脾虚体弱、病后虚弱、气阴不足、自汗口渴、肺燥干咳等症。

【功效】温中补虚，益气生津。对肺虚咳嗽、脾虚食少、虚劳瘦弱、精神疲乏、心悸自汗、产后虚冷、年老气虚体弱者，均为理想的营养保健膳食。

面条鸡

【原料】肥鸡1只，姜、葱、盐、小椒末、醋各适量，干面条100克。

【制法】将鸡宰杀后，除毛、内脏，洗净，然后将鸡放入锅内，加葱、姜、盐、醋、清水各适量，用武火烧后，转用文火炖至鸡熟，捞出鸡，鸡肉切成鸡丝，再将鸡汤用武火烧沸后，放面条入锅煮熟，盛入碗内，将鸡放在面条上即成。

【功效】补中益气。

莲子猪肚

【原料】猪肚1个，莲子30克，香油、盐、葱、姜、蒜各适量。

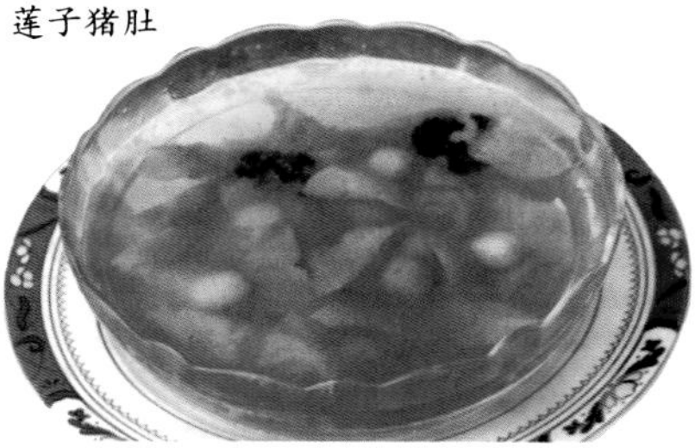
莲子猪肚

【制法】将莲子洗净，浸软，去心。将猪肚翻转搓洗干净，放入开水锅中煮5分钟，捞起洗净。将莲子纳入猪肚内，将猪肚扎紧，放入沙锅内，加清水适量，武火煮沸后，文火炖至熟烂，加香油、葱、姜、蒜、盐各适量调味即可。

【功效】健脾益胃，益气补虚。适用于少食、消瘦、泄泻、水肿等症。

彩炸里脊

【原料】猪里脊肉200克，鸡蛋1个，红萝卜、盐各10克，青椒1只，花生油500毫升（耗油50毫升），味精100克，干生粉适量。

【制法】将猪里脊切厚片，用刀背拍松两面，加入盐、味精腌10分钟，红萝卜、青椒切碎。将鸡蛋打散，加入萝卜米、青椒米、干生粉调成糊，并把里脊片挂上糊，烧锅下油，待油温至120℃，放入挂上糊的里脊片炸至金黄即成。

【功效】滋养脏腑，滑润肌肤，补中益气。

人参莲肉汤

【原料】白人参10克，莲子10枚，冰糖30克。

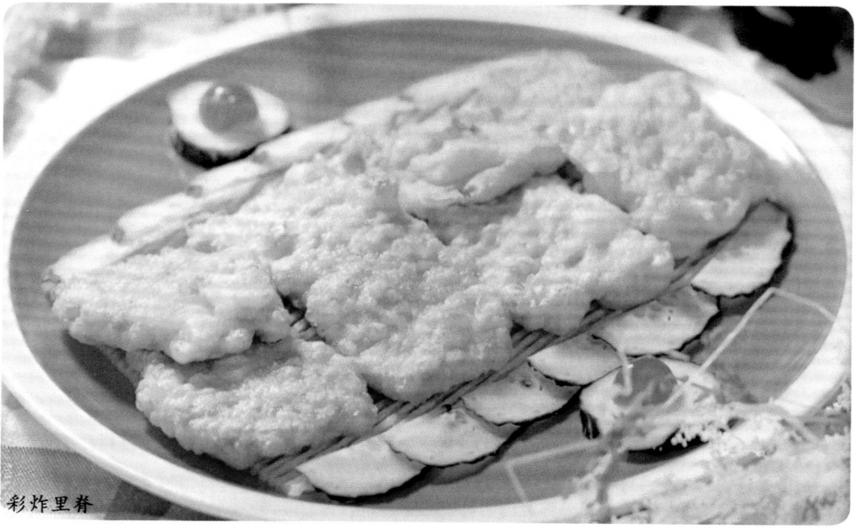
彩炸里脊

【制法】将白人参、莲子（去心）放在碗内，加洁净水适量泡发，再加入冰糖，再将碗置蒸锅内，隔水蒸炖1小时。

【功效】补气益脾。适用于病后体虚、气弱、食少、疲倦、自汗、泄泻等症。

牛肚补胃汤

【原料】牛肚1000克，鲜荷叶2张，茴香、桂皮、生姜、胡椒、黄酒、醋、盐各适量。

【制法】牛肚先洗一次，后用盐、醋半碗，反复擦洗，再用冷水反复洗净；将鲜荷叶垫于沙锅底，放入牛肚，加水浸没，旺火烧沸后中火煨30分钟，取出切小块后复入沙锅，加黄酒3匙，茴香、桂皮各少许，小火煨2小时，加盐、姜、胡椒粉各少许，继续煨2～3小时，直至肚烂。

【功效】补中益气，健脾消食。适用于胃下垂、脘腹闷胀、食欲不振等症。

补虚正气粥

【原料】黄芪30克，人参10克，粳米90克，白糖适量。

【制法】将黄芪、人参切片用冷水浸泡半小时，入沙锅煎沸，煎出浓汁后将汁取出，再在人参、黄芪锅中加入冷水如上法再煎，并取汁。将两次煎药汁合并后再分2份，早、晚各用1份，同粳米加水煮粥，粥成后加入白糖。

【功效】大补元气，健脾胃。适用于劳倦内伤、五脏虚衰、年老体弱、久病羸瘦、心慌气短、体虚自汗、慢性泄泻、脾虚久痢、食欲不振、气虚浮肿等一切气衰血虚之症。

人参粥

【原料】人参3克，粳米100克，冰糖适量。

【制法】将粳米淘净后，与人参（或片）一同放入沙锅或铝锅内，加适量水。将锅置武火上烧开，移文火上煎熬至熟。将冰糖放入锅中，加适量水，熬汁，再将汁徐徐加入熟粥中，搅拌均匀即成。制作中，勿用铁器和萝卜。

【功效】益元气，补五脏。适用于老年体弱、五脏虚衰、劳伤亏损、食欲不振、心慌气短、失眠健忘、性功能减退等一切气血津液不足的病症。需要注意的是，凡阴虚火旺体质或身体强壮的中年人、老年人以及在炎热的夏季不宜服用。在吃人参粥

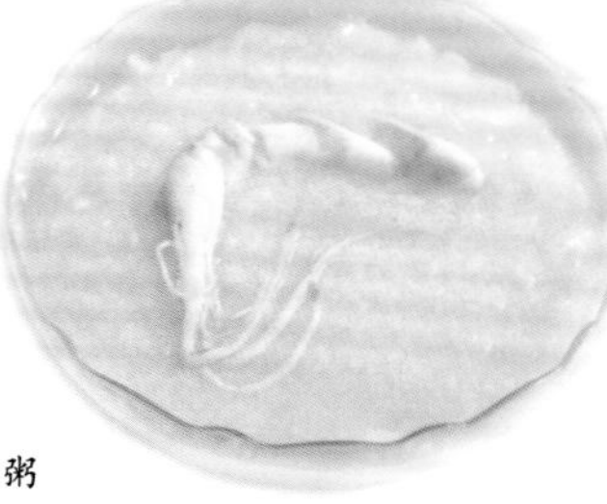

人参粥

期间，不可同吃萝卜和茶。

薯蓣粥

【原料】鲜山药100～150克（干品45克），白面粉100克，葱、姜、红糖各适量。

【制法】将鲜山药洗净，刮去外皮，捣烂，或将干山药捣为末。将山药同面粉相和，加入冷水调成糊后入沸水中搅匀煮作面粥，再加入葱、姜、红糖，稍煮即可。

【功效】健脾益气，养心。适用于脾胃虚弱、心气不足、食欲不振、消化不良、心慌心跳、自汗盗汗、腹泻久痢、男子遗精、妇女带下等症。

期颐饼

【原料】生芡实180克，生鸡内金90克，白面粉250克，白糖适量。

【制法】先将生芡实用水淘去浮皮，晒干，打细，过筛。将鸡内金打细，过筛，置盆内，加开水浸半日许。将芡实粉、白面粉、白糖用浸有鸡内金的水和匀，做成极薄小饼，烙成焦黄色，如饼干样。

【功效】补益老人，化痰理气。适用于老人气虚、不能行痰、痰气郁结、胸胁满闷、胁下作痛者，并治疝气。

春盘面

【原料】白面粉3000克，羊肉1000克，羊肚、白菜苔各500克，鸡蛋5个，蘑菇200克，韭黄250克，生姜、盐、胡椒粉、料酒、醋各适量。

【制法】将羊肉、羊肚洗净，切成2厘米见方的小块；蘑菇洗净，一切两块；白菜苔洗净，切段；韭黄洗净，剁碎备用。将白面粉用水发透，放入韭黄、盐，揉成面团，用擀面杖擀薄，切成面条。将羊肉块、羊肚块放入铝锅内，加入生姜、蘑菇，置武火上烧开，然后将面条下入，烧开，放入盐、料酒、醋、胡椒粉即成。

【功效】补中益气。适用于脾胃气虚，营养不良所致的气短、懒言、肢体困倦、身体消瘦等症。

人参汤圆

【原料】人参粉5克，玫瑰蜜、面粉各15克，鸡油、樱桃蜜、黑芝麻各30克，白糖150克，糯米粉500克。

【制法】将鸡油熬熟，滤渣晾凉；面粉放干锅内炒黄；黑芝麻炒香捣碎，将玫瑰蜜、樱桃蜜压成泥状，加入白糖，撒入人参粉和匀，做成馅；将糯米粉和匀，包上馅作成汤圆。等锅内清水烧沸时，将汤圆下锅煮熟即成。

【功效】补中益气，安神强心。适用于脾虚泄泻、心悸自汗、倦怠乏力等症。

第十七章　气血双补药膳

此类药膳是选用益气助阳、滋阴养血的中药，配合一定食物，经烹调而成的药膳食品，有双补气血、益阴温阳、填精补髓之功效。适用于气血阴阳俱虚之证，症见少气懒言、乏力倦怠、眩晕心悸、自汗或盗汗、骨蒸潮热或畏寒肢冷等。

红烧羊肉

【原料】熟羊腰窝肉250克，胡萝卜、水发木耳、水发玉兰片、水发黄花菜、葱丝各15克，姜丝5克，水粉芡25克，豆油10毫升。

【制法】将羊肉洗净切块，放入水锅里焯一下，捞出洗净；葱切丝；萝卜削去皮，小的切成2块，大的切成4块。锅放火上，六成热时，将羊肉逐块下入，炸成柿黄色捞出滗油。锅内留油少许，放火上，下入姜丝炸一下，再下羊肉及所有的配料、作料和汤烧制，待汁浓肉烂，出锅即成。

【功效】补气养血，暖肾补肝。可强化血液循环功能，预防贫血。

枸杞滑溜里脊片

【原料】猪里脊肉250克，枸杞子、猪油各50克，水发木耳、水发笋片、豌豆各25克，鸡蛋清1个，水

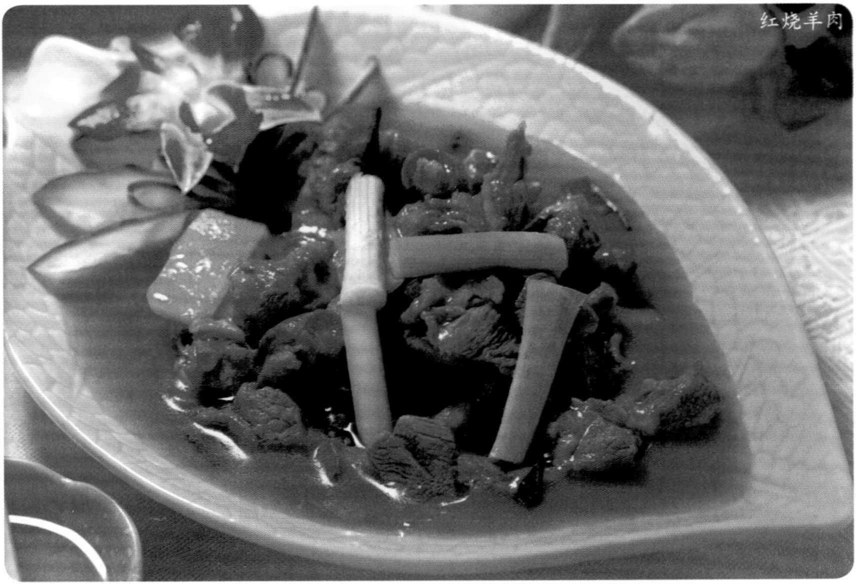

红烧羊肉

淀粉15克，葱、蒜、姜各5克，清汤15毫升，植物油750毫升（耗油75毫升），盐、米醋、味精、料酒各少许。

【制法】将枸杞子分为2份，1份25克，用水煮提取枸杞子浓缩汁20毫升，另一份25克用清水洗净，放小碗中上屉蒸30分钟（蒸熟）备用；猪里脊肉抽去白筋，切成4.5厘米长、2.5厘米宽的片，用鸡蛋清、水淀粉、盐少许抓匀浆好。将锅置于火上，加入植物油，待油温后将浆好的里脊片下入油锅滑开、滑透，倒入漏勺控油。另将锅加入猪油，油热时将木耳、笋片、豌豆和葱、蒜等下锅，用勺煸炒，加入米醋、味精、料酒、姜、清汤，枸杞子浓缩汁及蒸熟的枸杞子，再将里脊片下锅，用勺搅匀，勾小流水芡，翻一下即成。

【功效】适用于体虚乏力、神疲、血虚眩晕、心悸、肾虚阳痿、腰痛等症。

红烧猪蹄

【原料】猪蹄1000克，花生米（带皮）100克，大枣40枚，料酒25毫升，酱油60毫升，白糖30克，葱段20克，生姜10克，味精、花椒、八角（大料）、茴香、小茴香各少许，盐适量。

【制法】花生米、大枣置碗内用清水洗净，浸润；将猪蹄去毛洗净，煮至四成熟捞出，用酱油拌匀。锅内放油，上火烧至七八成热，将猪蹄炸至金黄色捞出，放在沙锅内，注入清水，同时放入备好的花生米、大枣及所有的调料，烧开后用小火炖烂即成。

【功效】适用于贫血及血小板、白细胞减少、紫癜等症。

荔枝肉

【原料】猪腿肉300克，鲜荔枝肉100克，鸡蛋清2个，水淀粉25克，白糖60克，白醋30毫升，食用红色素（红曲）1滴，植物油1000毫升（耗油50毫升），盐、料酒各适量。

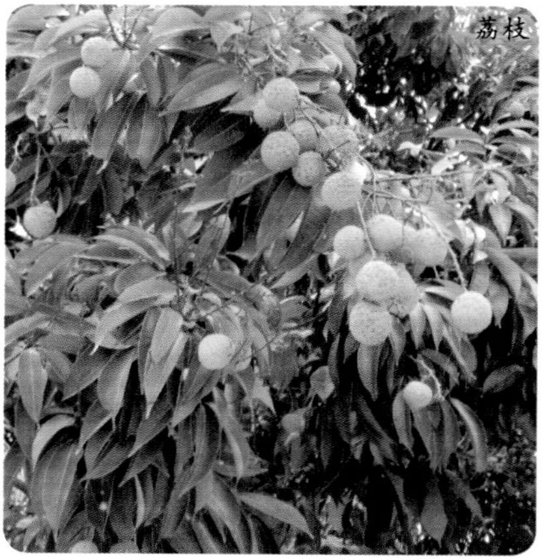

荔枝，别名荔支、大荔、以根、丹荔、丽枝。为无患子科植物荔枝的种子。原产于我国，是我国岭南佳果，色、香、味皆美，有“果王”之称。以假种皮（果肉）及核入药。味甘、酸，性温。具有行气散结，祛寒止痛，益气补血之功效。适用于病后体弱、脾虚久泻、血崩、寒疝腹痛、睾丸肿痛等症。

【制法】把猪腿肉切成2块，用刀背敲松后改刀切成小方块24块，加入盐、食用红色素少许，鸡蛋清、水淀粉15克，拌匀备用；把鲜荔枝肉一切两半。烧热锅放入植物油，待油烧至六七成热时，把猪腿肉一块块下锅炸至内熟外脆呈金黄色捞出，将锅中的油倒出，加入料酒、水1000毫升、白糖、白醋、盐，下水淀粉勾芡，倒入炸好的肉和鲜荔枝肉翻匀，淋上少许热油，起锅装盘即成。

【功效】生津养血。适用于病后、产后虚弱以及老年人体虚烦渴者食用。

归参鳝鱼

【原料】当归、葱白各15克，党参20克，鳝鱼500克，料酒30毫升，大蒜25克，盐3克，酱油适量。

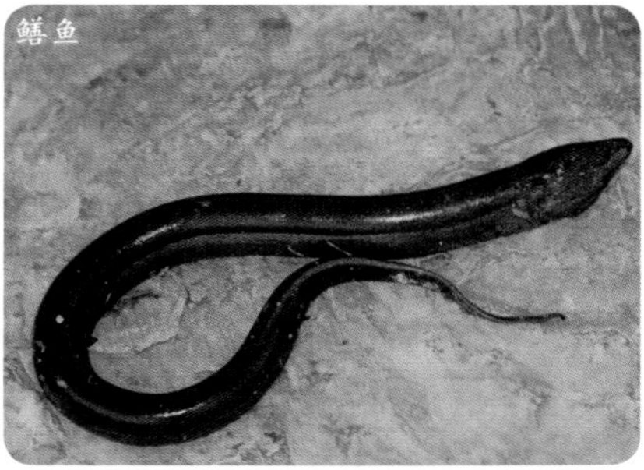

鳝鱼，营养丰富，肉质细嫩，味道鲜美。中医学认为，其味甘，性温，有补虚损，祛风湿，强筋骨，壮肾阳之功，民间有“小暑黄鳝赛人参”之说。

【制法】将鳝鱼剖背脊后，去头、尾及内脏，切丝备用；将当归、党参装入纱布袋内，扎口备用。将鳝鱼丝置于锅内，放入药袋，加适量水，放入料酒、葱、姜、蒜、盐，先用武火煮沸，撇去浮沫，再用文火煎熬1小时以上，捞出药袋不用，加入

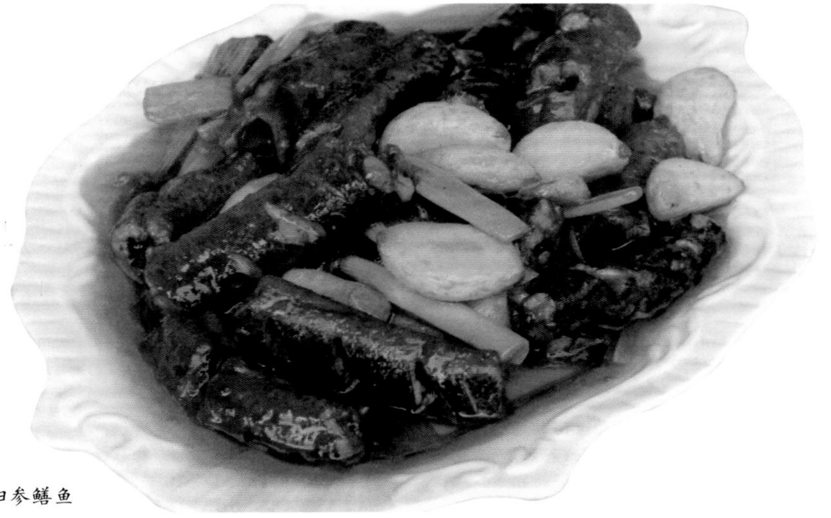

归参鳝鱼

味精即成。

【功效】补气益血，扶羸壮体。适用于气血俱虚出现的面黄肌瘦、产后血虚、大病调补、肿瘤调治等症。需要注意的是，感冒及阴虚火旺者不宜服用。

归参山药猪腰

【原料】当归、党参、山药、猪腰、酱油、醋、姜丝、蒜末、香油各适量。

【制法】将猪腰切开，剔去筋膜，洗净，放入锅内。将当归、党参、山药装入纱布袋内，扎紧口，与猪腰放入同一锅内。在锅内加适量水，炖至猪腰熟透，捞出猪腰，冷却后切成片，放入盘内。再将酱油、醋、姜丝、蒜末、香油与猪腰片拌匀即成。

【功效】养血、益气、补肾。适用于心悸、气短、腰酸痛、失眠、盗汗等症。

参芪鸭条

【原料】党参、黄芪各15克，陈皮10克，老鸭1只，猪瘦肉100克，味精、盐、料酒、酱油、姜片、葱段、熟菜油各适量。

【制法】将老鸭宰杀后，去毛和内脏，洗净，在鸭皮上用酱油抹匀，下入八成热的熟菜油锅内，炸至皮色金黄捞出，用温水洗去油腻，盛入沙锅内，加适量水。将猪瘦肉切块，下沸水焯一下捞出，洗净血污，也放入沙锅内，加入党参、黄芪、陈皮、味精、料酒、酱油、姜片、葱段，再将沙锅放于炉上，用文火焖到老鸭熟烂时取出，滗出原汤，滤净备用。将鸭子剔去大骨，切成长5厘米、宽1.6厘米的条块，放入大碗内摆好，倒入原汤即成。

【功效】气血双补。

清蒸虫草白花鸽

【原料】白花鸽2只(约250克)，冬虫夏草3克，水发香菇、笋片各15克，火腿片10克，料酒50毫升，清汤1000毫升，味精、盐各适量。

【制法】冬虫夏草用清水洗净，鸽子剖腹，取出内脏，洗净，下开水锅中焯一下取出，洗净血秽。将焯过的鸽腹向上，放在汤碗内，加入料酒、味精、盐、清汤、冬虫夏草、香菇、笋片，火腿片铺在鸽面上，上屉

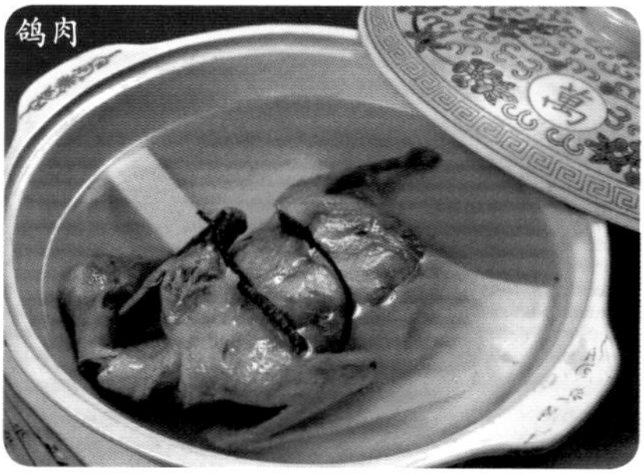

鸽肉，味咸，性平。有补肾，益气，养血之功效。适宜身体虚羸、头晕、腰酸和妇女血虚经闭之人食用。

蒸2小时左右，酥烂后取出即成。

【功效】补虚损，益气血，添精髓。适用于肾虚所致的阳萎、遗精、腰膝酸软、气短乏力、记忆力减退、自汗盗汗等虚弱症，以及病后久虚不复。

白果烧鸡

【原料】雏母鸡1只（约1250克），白果仁100克，鸡清汤750毫升，盐、水淀粉各10克，酱油10毫升，料酒20毫升，葱、姜段各25克，猪油50克，植物油500毫升（耗油75毫升），味精、面粉、大料各适量。

【制法】雏母鸡开膛，除净内脏，洗净，剁去鸡爪，鸡肉剁成长方块。将锅置于旺火，倒入植物油，油热后把鸡肉块用酱油5克拌匀，下入油锅内炸至金黄色时捞出控油，再将白果仁入油锅中炸透，捞出。另将锅置于旺火上，倒入猪油，油热下入葱、姜略炸后烹入鸡清汤，再入料酒、盐、味精、酱油5毫升、大料，最后下入炸好的鸡肉块和白果仁，转微火焖烂。待烂后转旺火，调好味，用水淀粉勾芡，起锅盛在盘内即成。

【功效】补气养血，平喘止咳。适用于老年体虚湿重的久咳、痰多、气喘、小便频数，以及妇女脾肾亏虚、浊湿下注、带下量多质稀等症。对于老年慢性气管炎、肺源性心脏病、肺气肿及带下症患者，也是一种较好的保健膳食。

黄芪干烧鲫鱼

【原料】鲫鱼1条（约600克），党参、黄芪各10克，酱牛口条（或瘦酱牛肉）、玉兰片各50克，豆瓣酱30克，辣椒糊20毫升，葱15克，姜、蒜各5克，香油25毫升，植物油500毫升（耗油75毫升），酱油、米醋、白糖、料酒、大料各适量。

【制法】党参、黄芪切斜长片，分别水煮提取浓缩汁各10毫升；鲫鱼去内脏及鳃（不要去鳞），洗净；酱牛口条、玉兰片切成1厘米的小丁。炒勺放在旺火上，倒入植物油烧至六成热时，将鲫鱼下勺炸透，呈金黄色。再把炒勺放在旺火上，放入植物油15毫升，将葱末、姜末、蒜末、大料、豆瓣酱以及辣椒糊一同放入勺内煸炒至金黄色，然后用料酒一烹，放点水，加米醋、酱油、味精、白糖、香油，将鱼下勺，烧开后撇去浮沫，把酱牛口条和玉兰片丁放在鱼的一侧，移至微火上烤透（在烤的过程中，要把鱼翻过来，烤另一面）。再移至旺火上，加入党参、黄芪浓缩汁，等到鱼汁烧至少量时，将勺拿下，把鱼摆在盘中央，将配料及鱼汁一并浇在鱼身上即成。

【功效】健脾强身。适用于脾胃虚弱、气血两亏、体倦无力、自汗盗汗、食少口渴、久泻脱肛、子宫脱垂、胃下垂、贫血、崩漏等气衰血虚症。病后身体虚弱和年老体虚者也可食用。

核桃仁鸡丁

【原料】鸡脯肉250克，核桃仁100克，水发香菇、玉兰片各15克，火腿10克，鸡蛋清1个，料酒、鸡油各10毫升，清汤、植物油各100毫升，盐、味精、湿淀粉各适量。

【制法】鸡脯肉去筋切丁，用鸡蛋清和湿淀粉浆好；香菇、玉兰片、火腿切成小菱形块；核桃仁用热油稍炸至呈黄色。将鸡丁用热油滑至七成熟，滗去油，再放入配料及味精、料酒、盐少许，用湿淀粉勾芡，淋上鸡油，出勺时放入核桃仁，翻炒两下即成。

【功效】补肾壮阳，双补气血，明目健身。适用于肾阳不足的阳痿、尿频，肺肾两虚的咳嗽、气喘，精血亏少的眩晕、便秘，以及身体虚弱的神倦乏力、面色无华等症。

蒸鳝鱼猪肉

【原料】黄鳝250克，猪肉100克，盐、味精各适量。

【制法】将黄鳝去肚肠后切段，肉切片，用盐、味精煨浸，上屉蒸熟后即成。

【功效】补中，益气，血虚。适用于妇女产后失血较多、血气亏损，或大手术及大病后，体质受损而五脏虚衰所引起的气少乏力、动则喘息、面色苍白、多汗心悸、腰膝酸软等症。

蘑菇烧豆腐

【原料】嫩豆腐250克，鲜蘑菇100克，香油30毫升，盐、味精、酱油各适量。

【制法】嫩豆腐洗净，切成小块，鲜蘑菇削去根部黑污，洗净，切成片。将豆腐、鲜蘑菇片、盐和清水（浸没豆腐）放入炒锅内，在中火上煮沸后，改用小火炖约15分钟，加入酱油、味精，淋上香油即成。

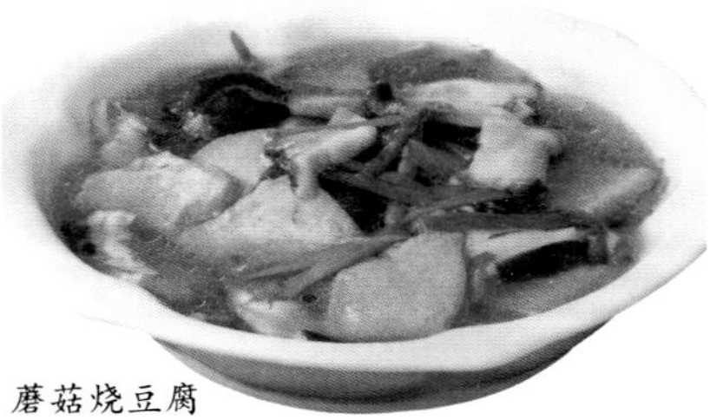
蘑菇烧豆腐

【功效】补气益胃，化痰理气。适用于热病中、后期的体倦气虚以及肺虚有热、咳嗽痰多等症。

素炒腐球

【原料】素鸡250克，茭白50克，水发香菇8只，水发金针25克，豆腐衣2张，青菜心2棵，调料适量。

【制法】素鸡切成小圆球形；茭白、香菇切片；青菜撕成片。菜油烧热，投入双片，再倒入素鸡球翻炒，加水煮沸，放入金针及撕碎的豆腐衣、菜心，再煮沸，调入盐、白糖，焖煮3分钟，淋上麻油，加味精即成。

【功效】补虚通乳。适用于妇女产后乳汁不足或乳汁不通症。

生姜猪脚煲甜醋

【原料】生姜500克，猪脚2只，甜醋1000毫升。

【制法】生姜去皮切块，猪脚切块，加醋同煮至熟。

【功效】补气养血，散瘀通乳。适用于妇女产后乳汁缺少、身体虚弱等症。若分娩前制备，放置1～2周服食，则效果更佳。

什锦蘑菇

【原料】鲜蘑菇、香菇各20克，荸荠、冬笋、腐竹各50克，黄瓜、胡萝卜各150克，木耳10克，鸡汤500毫升，盐、白糖、姜各5克，淀粉25克，料酒10毫升，香油25毫升。

【制法】腐竹泡软后切成寸段，黄瓜切成菱形片，荸荠切成圆片，冬笋、胡萝卜切片。将各种主配料分别放入开水中焯一下，捞出码盘成形。炒勺内加入鸡汤，将码好的主配料轻轻推入勺内，加调料，见开后撇去浮沫，再用文火煨入味后收汁，勾芡，翻勺，淋入香油入盘即成。

【功效】补气益胃，清热生津，和中润肠，抗癌。可作为中老年人及心血管病患者的辅助食疗。

田七蒸鸡

【原料】母鸡1只（约1500克），三七20克，葱段、姜片、清汤、黄酒、盐、味精各适量。

【制法】鸡宰杀后洗净，剁成长方形小块，分10份分装碗内；将

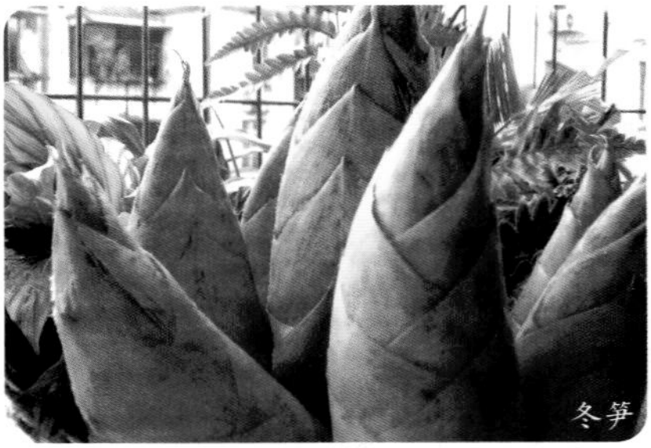

冬笋，是一种富有营养价值并具有医药功能的美味食品，质嫩味鲜，清脆爽口，含有蛋白质，多种氨基酸，维生素，钙、磷、铁等微量元素以及丰富的纤维素，能促进肠道蠕动，既有助于消化，又能预防便秘和结肠癌的发生。

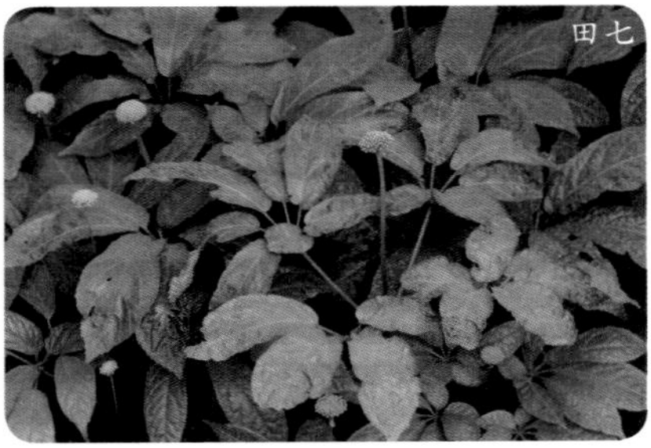

三七，别名田七，是广西、云南的著名特产，是五加科人参属植物，多年生草本，药用其地下茎。田七生品能止血活血，消肿止痛；熟品可补血和血，适用于气血不足、贫血等症。

一半三七研末备用，另一半蒸软后切成薄片，分放于盛鸡的碗内，并摆葱段、姜片各少许于三七片上，再分别加入清汤、黄酒（每碗约5毫升）、盐，上笼蒸约2小时；出笼后去葱、姜，加味精，并将余下的三七粉分洒于各碗的汤中。

【功效】大补气血。适用于产后血虚、面色萎黄、久病体弱等症。

绣球黑木耳

【原料】发菜10克，鳜鱼茸250克，黑木耳、瘦火腿、葱花、冬笋、熟猪油各25克，白菜叶、熟鸡蛋清各50克，香油25毫升，味精1克，姜末15克，湿淀粉30克，胡椒粉0.2克，盐4克，鸡蛋清1个。

【制法】将黑木耳放入温水浸软后洗净沥干，冬笋切片，熟鸡蛋清、火腿、白菜叶分别切丝，放入碗中加发菜拌匀。将鳜鱼茸放入大碗中，加姜末、鸡蛋清、湿淀粉和盐，搅匀成鱼馅料，并挤成鱼丸，在混合丝中一滚，逐个置于盘中，上屉蒸10分钟。炒锅置旺火上，加猪油烧热，下笋片、黑木耳略煸，倒入适量清汤，放盐、味精烧沸，再放入蒸好的绣球鱼丸烧入味，用湿淀粉勾稀芡，淋入香油，装盆后撒上葱花、胡椒粉即成。

【功效】益气，养血，补益虚损。适用于气血不足、虚劳羸瘦、久痢久泻、病后体虚、贫血等症。

黄芪炖母鸡

【原料】生黄芪120克，母鸡1只，姜、葱、大料、盐各适量。

【制法】先将母鸡去毛及肚肠，洗净，再将黄芪放入母鸡腹中缝合，置锅中，加水及姜、葱、大料、盐等炖熟即成。

【功效】补气养血，益精髓。凡大病、久病、产后失血过多及肝肾慢性亏虚诸病，皆可辅食。

归芪苡仁蛇肉汤

【用料】当归15克，黄芪25克，薏苡仁50克，大枣（去核）6枚，蛇肉200克，盐、味精各适量。

【制法】将当归、黄芪、薏苡仁、大枣分别洗净；蛇肉洗净，切成小块。把全部用料放入沙锅内，加适量清水，武火煮沸后，改用文火煲2小时，入盐、味精调味即成。

【功效】补气益血，祛湿除痹。

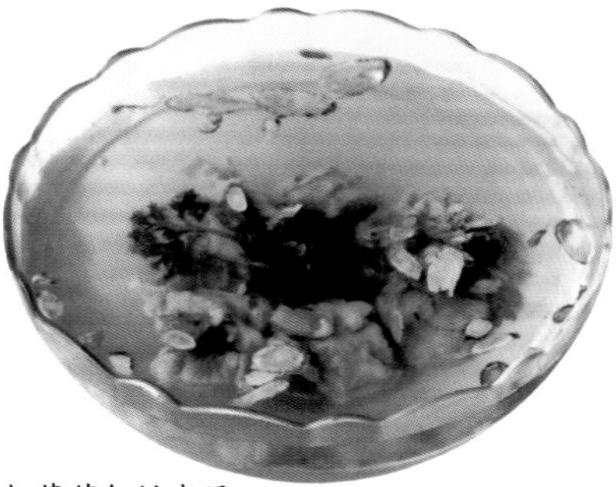

归芪苡仁蛇肉汤

黄芪猪肝汤

【原料】猪肝500克，黄芪60克，盐少许。

【制法】将猪肝、黄芪同煮，肝熟汤成后捞出黄芪，食肝饮汤。食用时可加盐少许。

【功效】益气，养血，通乳。凡因产后血虚气少，以致乳汁甚少，且伴有面色苍白、气短自汗、乏力倦怠等症者，可辅饮此汤。

龙眼肉西洋参猪瘦肉汤

【用料】龙眼肉、枸杞子各30克，西洋参5克，猪瘦肉50克，盐、味精、葱各适量。

【制法】将上述原料洗净，猪瘦肉、西洋参切小片，与枸杞子、龙眼肉一同放入沙锅中，文火煎煮3小时，加入盐、味精、葱调味即可食用。

【功效】大补气血。用于病后或久病体虚、面色苍白、神疲乏力、气短懒言。

鲫鱼豆腐汤

【原料】鲫鱼1条（约250克），豆腐400克，黄酒5毫升，葱花、姜片、淀粉各3克，盐2克，味精1克，食油30毫升。

【制法】将豆腐切成5厘米厚的薄片，用盐沸水烫5分钟后沥干待用。将鲫鱼去鳞、肠杂，抹上酒、盐渍10分钟。将锅放于炉火上，放入食油，烧至五分热，爆香姜片，将鱼两面煎黄，加水适量，用小火煮沸30分钟，放入豆腐片，入味精调味后加淀粉勾芡，并撒上葱花。

【功效】鲫鱼又称喜头鱼，意即

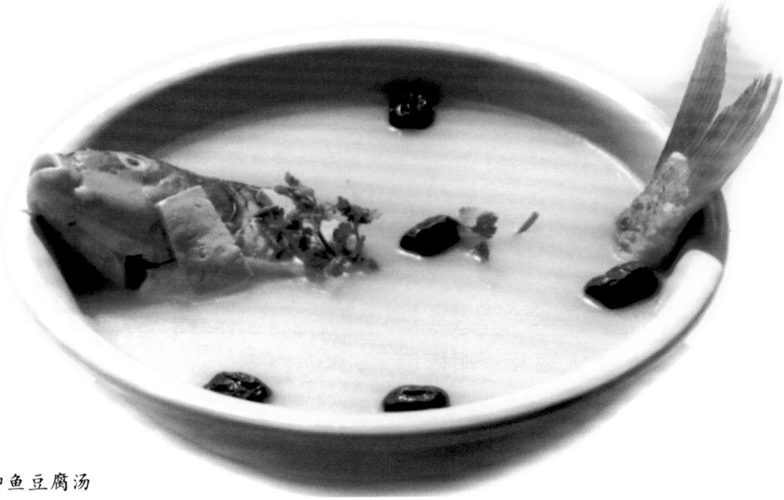

鲫鱼豆腐汤

生子有喜时食用。鲫鱼营养丰富，有良好的催乳作用，对母体身体恢复有很好的补益作用。配用豆腐，益气养血，健脾宽中，对于产后康复及乳汁分泌有很好的促进作用。

木耳当归汤

【原料】黑木耳10克，当归、白芍、黄芪、甘草、陈皮、龙眼肉各4克。

【制法】将上述各料洗净后加水煮熟即成。

【功效】补血和血，消症化结。适用于宫颈癌、阴道癌等症。

首乌鸡汤

【原料】母鸡1只，何首乌30克，姜、盐、黄酒、味精各适量。

【制法】鸡洗净，何首乌研末装入纱布袋后，纳入鸡腹，置于器中，加清水适量。武火烧沸后，文火煮至烂熟，加姜、盐、黄酒、味精等调味，略煮即成。

【功效】益气养血，补精填髓。适用于气血不足、虚劳羸瘦、出血、子宫脱垂、贫血、痔疮等症。

田鼠黄精汤

【原料】田鼠肉、猪瘦肉、黄精、盐各适量。

【制法】将田鼠肉和猪瘦肉切片，与黄精共煮成汤，加盐调味后服食。

【功效】补虚扶正，益气养血。适用于虚劳羸瘦、神疲乏力、小儿疳积、面黄肌瘦、病后体虚等症。

黄芪猴头菇汤

【原料】猴头菇150克，黄芪30克，嫩鸡肉250克，油菜心100克，清汤750毫升，盐5克，料酒15毫升，葱20克，生姜15克，猪油、味精、胡椒面各少许。

【制法】将猴头菇冲洗后，放入盆内用温水发胀，约30分钟，捞出削去底部的本质部分，洗净切成0.2厘米厚的大片，将发猴头菇的水用纱布过滤待用，黄芪洗净，切斜片；鸡肉剁成约3厘米长、1.5厘米宽的长方块，葱切段，姜切片，油菜心用清水洗净待用。锅烧热下入猪油，投入姜、葱、鸡块煸炒后，放入盐、料酒、发猴头菇的水、黄芪和少量的清汤，用武火烧沸后再用小火烧约1

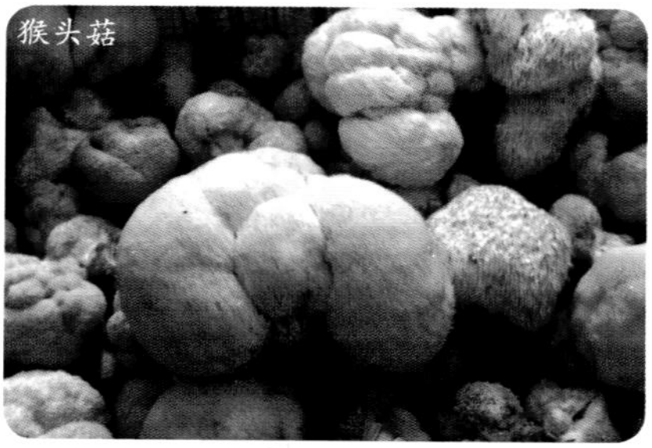

猴头菇，别名猴头、猴头菌、花菜菌、对脸菇、刺猬菌、山伏菌、阴阳蘑，主要产在内蒙古大兴安岭林区。猴头菇可整体提高机体免疫力，能治疗消化不良、胃溃疡、十二指肠溃疡、神经衰弱等疾病。具有抗疲劳、抗氧化、抗突变、降血脂、抗衰老等功效。

小时，然后下入猴头菇片再煮30分钟。先捞出鸡块放在碗内，再捞出猴头菇片盖在上面。汤中下入油菜心、味精、胡椒面，略煮片刻即成。

【功效】补气养血，补脑强身。可作为病后体弱、体虚易患感冒及营养不良、贫血、神经衰弱、慢性肾小球肾炎、糖尿病患者的滋补食疗膳食。

十全大补汤

【原料】党参、炙黄芪、炒白术、酒白勺、茯苓各10克，肉桂3克，熟地黄、当归各15克，炒川芎、炙甘草各6克，猪肉500毫升，墨鱼、猪肚各50克，生姜30克，猪杂骨、葱、料酒、花椒、盐、味精各适量。

【制法】将以上所有中药装入洁净的纱布袋内，扎口备用。猪肉、墨鱼、猪肚洗净；猪杂骨洗净，捶破；生姜拍破备用。将猪肉、墨鱼、猪肚、猪杂骨、药袋同放入铝锅内，加适量水，放入生姜、葱、花椒、料酒、盐，置于武火上烧沸后用文火煨炖，待猪肉熟烂时，捞起切条，再放入汤中。捞出药袋不用。服用时，将汤和肉装入碗内后，加少许味精即可。

【功效】双补气血。适用于气血俱虚或久病体虚、面色萎黄、精神倦怠、腰膝乏力等症。需要注意的是，风寒感冒者禁食。

桂浆粥

【原料】肉桂3克，粳米100克，红糖适量。

【制法】将肉桂煎取浓汁去渣，再用粳米煮粥，待粥沸后调入肉桂汁及红糖，同煮成粥。或用肉桂末1～2克调入粥内同煮服食。

【功效】补阳气，暖脾胃，散寒止痛。适用于肾阳不足、脾阳不振、脘腹冷痛、饮食减少、妇女虚寒性痛经等症。

荔枝粥

【原料】荔枝肉50克，山药、莲子各10克，粳米100克，白糖适量。

【制法】山药去皮切丁；莲子去皮心；荔枝肉切丁；粳米洗净。将米与莲子加水煮至将熟，加入山药和荔枝丁，继续煮沸入白糖即成。

【功效】补脾补血。适用于贫血、老年人晨间腹泻（五更泻）等症。

归脾麦片粥

【原料】党参、黄芪各15克，当归、枣仁、甘草各10克，丹参12克，桂枝5克，麦片60克，龙眼肉20克，大枣5枚。

【制法】党参、黄芪、当归、枣仁、甘草、丹参、桂枝置清水内浸1小时后，捞出，加水1000毫升，煎汁去渣；放入麦片、龙眼肉、大枣

（劈开），共煮为粥。

【功效】健脾养心，益气补血。适用于气血双亏、心脾两虚、心悸气短、面色苍白、汗出肢冷、脾不统血、崩漏或月经超前、量多色淡等症。慢性心功能不全所致体质衰弱者，用以代食，久服效佳。

首乌粥

【原料】何首乌50克，粳米100克，大枣3枚，冰糖适量。

【制法】用何首乌以沙锅煎取浓汁去渣，加入粳米、大枣、冰糖适量同煮成粥。

【功效】适用于老年高血脂、血管硬化、阴血亏损、大便干燥等症。

当归红枣粥

【原料】当归15克，粳米50克，大枣5枚，红糖适量。

【制法】将当归洗净切片，用冷水200毫升浸泡半小时，用文火煎浓汁约100毫升，去渣取汁待用。将粳米、大枣、红糖加冷水300毫升，再加入当归汁煮至汤稠即可。

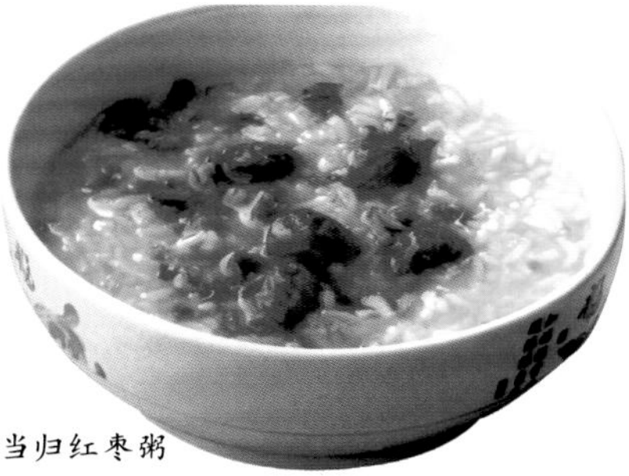
当归红枣粥

【功效】益气生血。适用于产后、失血性疾病、年老体弱、头昏目眩、心悸气短、惊悸怔忡等血虚之人。

牛肉胶冻

【原料】牛肉1000克，黄酒250毫升。

【制法】将牛肉洗净，切成小块，放入大锅内，加适量水，煎煮，每小时取肉汁1次，加水再煮，共取肉汁4次，合并肉汁液，以文火继续煎熬，至稠黏时为度，再加入黄酒，至稠黏时停火。将稠黏液倒入盆内冷藏。

【功效】补气益血，健脾安中。适用于气血虚弱、消瘦之人，少食消渴、精神倦怠等症。

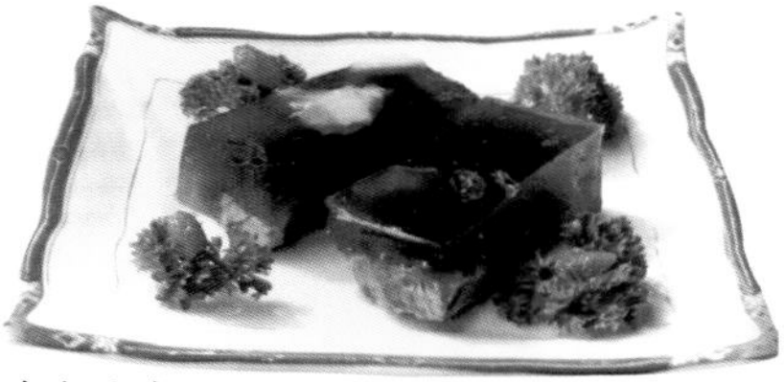
牛肉胶冻

枣糖糕

【原料】白面500克，小枣150克，蜜枣、小米面各100克，红糖250克，玫瑰5克（或玫瑰香精1滴）。

【制法】把白面用好碱发好（碱稍大点）放入盆中，红糖用玫瑰水溶化，与小米面一起掺入面中，调搅成稀糊状。将方模子放入笼屉（长、宽、高都是6厘米的模子），把调好的面糊倒入一半用板刮平，放上小枣（去核），再将剩下的一半糊倒上，在上面码上蜜枣，用旺火蒸20分钟即成。切成方块，凉热均可食用。

【功效】补脾肾，益气血。适用于贫血、食欲不振、消化不良等症。

甜酒酿山药羹

【原料】甜酒酿500克，山药150克，糖桂花（或桂花香精）少许，白糖100克，水淀粉适量。

【制法】将山药洗净去皮，切成小丁，放入开水烫一下，捞出放入锅内，加开水500毫升，置火烧开5分钟，倒入甜酒酿和白糖，再烧开，用水淀粉勾芡，煮开后盛入两个碗内，撒上少许糖桂花即成。

【功效】补益气血。适用于遗精带下、小便频数、气短乏力等各种身体虚弱症。

姜汁黄鳝饭

【原料】黄鳝150克，姜汁5～20毫升，粳米、酱油、植物油各适量。

【制法】黄鳝去骨、内脏，放入碗内，加姜汁和酱油、植物油各适量拌匀。粳米放入盆内，加水上笼以武火蒸约40分钟，开笼，将黄鳝倒于饭面上，继续蒸20分钟即成。

【功效】益气补血，健脾养胃。适用于气血亏虚及病后虚损、贫血、消瘦等症。

山药面

【原料】白面500克，鸡蛋（去黄）2个，豆粉30克，山药250克，羊肉100克，姜、葱、盐各适量。

【制法】先将山药去皮煮熟捣泥，与白面、蛋清、豆粉同和做面丝。另煮羊肉做汤煮面，放入姜、葱、盐各适量。

【功效】补虚羸，益元气。凡属体质虚弱、气血两亏、形体消瘦、喜暖畏寒、乏力少气懒言、动则喘息自汗者，皆可辅食。

当归羊肉羹

【原料】当归、黄芪、党参各25克，羊肉500克，葱、姜、料酒、味精、盐各适量。

【制法】将羊肉洗净，将当归、黄芪、党参装入纱布袋内，扎好口，一同放入锅内，再加葱、生姜、盐、味精、料酒和适量的水，然后将锅置于武火上烧沸，再用文火煨炖，直到羊肉熟烂即成。

【功效】养血补肾。

枸杞羊脊骨方

【原料】生枸杞根1000克，白羊脊骨1具。

【制法】将生枸杞根切成细片，放入锅中，加水5000毫升，煮取1500毫升，去渣。将羊脊骨磋细碎，放入沙锅内，加入熬成的枸杞根液，微火煨炖，浓缩至500毫升，倒入瓶中密封（此方亦可用枸杞子或增加适量枸杞子）。每日早、晚空腹用绍兴黄酒兑服浓缩药液30毫升。

【功效】补肝养血，补肾壮骨。适用于肝血亏损、肾精不足的造血功能障碍所致的贫血，以及老人频遭重病，虚弱不能恢复者。

养神酒

【原料】大熟地黄90克，枸杞子、白茯苓、山药、莲子、当归各60克，薏苡仁、续断、麦冬各30克，丁香6克，木香、八角茴香各15克，龙眼肉250克，白酒10000毫升。

【制法】将茯苓、山药、薏苡仁、莲子制为细末；其余的药制成饮片，共包入细绢袋内，浸入酒内，容器封固，隔水加热至药材浸透，取出静置数日。适量饮用。

【功效】益气补血。适用于心脾两虚，精血不足出现的神志不安、心悸失眠等症。平素气怯血弱者，亦可服用。

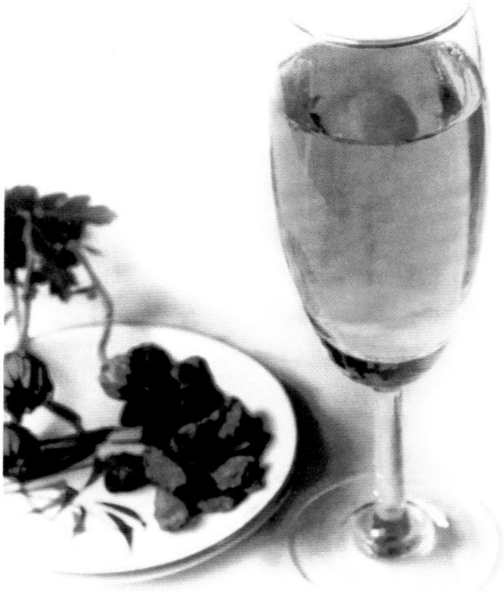

养神酒

第十八章 滋阴壮阳药膳

滋阴药膳是选用滋阴中药，配合一定的食物，经烹调而成的食品。此类药膳具有滋阴补肾、填精生髓的功效。适用于阴虚出现的形体羸瘦、头昏眼花、口燥咽干、虚烦不眠、骨蒸盗汗、颧红唇赤、五心烦热、腰膝酸软、遗精健忘、舌红少苔、脉细无力等症状。

壮阳药膳是选用壮阳温性药物，配合一定食物，经烹调而成的药膳食品。这类药膳具有温肾壮阳、增强体质、兴奋性欲、提高性功能和生殖力之功效。适用于阳虚证，主要是脾肾阳虚，症见耳鸣目眩、腰膝酸软或冷痛、阳痿早泄、小便清长、大便溏泻、面色苍白、精神不佳、舌淡白、脉沉细无力。

枸杞汁大排

【原料】排骨1000克，枸杞子30克，料酒20毫升，酱油50毫升，葱段20克，番茄酱、姜末各10克，香油15毫升，植物油750毫升，清

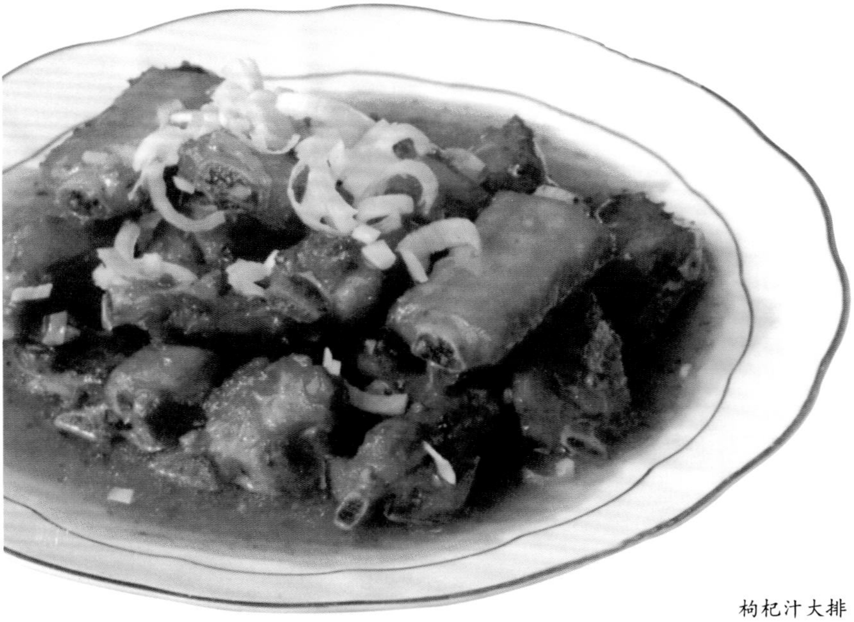

枸杞汁大排

汤、湿淀粉、白糖、味精各适量。

【制法】将枸杞子洗净，水煮取浓汁30毫升；排骨洗净控水，切成7厘米宽扇面块，再用刀背拍排骨的两面，使肉松软，拍好后用刀将排骨轻轻地拍一下，在排骨的下端用刀切一小口，以防油炸时排骨卷缩。将切好的排骨放入搪瓷容器中，加入料酒、酱油、葱段（用刀拍过）、姜末腌30分钟，取出控去酱油汁备用。锅上火烧热，倒入植物油，烧至七成热时，放入排骨，用手勺推散，并不停地翻动，约炸2分钟，呈金黄色，手感肉质发硬即好，捞出，控干油，装盘。另取一锅上火，加入香油烧热，加白糖、番茄酱、味精、枸杞浓缩汁及清汤少许，烧开后用湿淀粉勾流水芡，浇入装盘的排骨上即成。

【功效】适用于体虚、眩晕、心悸、肾虚、阳痿等症。

杜仲炒腰花

【原料】猪腰（或羊腰）250克，杜仲15克，酱油15毫升，料酒10毫升，白糖10克，水淀粉100克，熟猪油40毫升，植物油500毫升（耗油50毫升），醋、味精、葱、姜末各少许。

【制法】杜仲切丝，水煮取浓缩汁15毫升；把腰子片成两片，挖掉腰臊，划成斜花刀，切成长3厘米、宽1.5厘米的长方形块，用水淀粉80

杜仲炒腰花

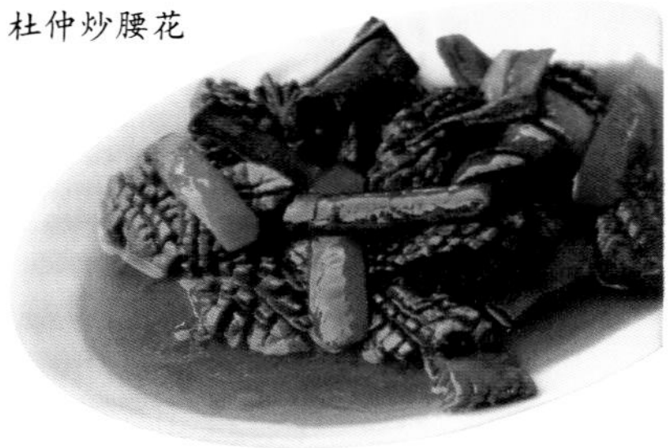

克拌匀。将锅置于旺火上，倒入植物油待油热到冒烟时，将腰花用筷子一块一块地放在油锅内（这样可以避免粘在一起），如果火太旺油太热，可把锅端到微火上缓炸一下，炸片刻，当腰花外面呈焦黄色时，即可取出。将酱油、醋、白糖、料酒、味精、杜仲浓缩汁、水淀粉20克放在碗中调匀（作芡汁用）。把炒勺放在旺火上，倒入猪油，油热后，将葱、姜末放入，稍炸一下，随后将调好的汁倒入，汁成稠糊后，将炸好的腰花倒入翻炒，使汁挂在腰花上即成。

【功效】适用于肾虚腰痛、腿软、阳痿、遗精、眩晕、尿频等症，尤其对夜尿增多者有良效。

七味鸭

【原料】老鸭1只，生地黄、熟地黄、归身、茯苓、白术、川贝母各9克，地骨皮12克，陈甜酒1碗，生晒豉油3杯，稻草1500克。

【制法】老鸭去毛，原汤洗净去肚杂，不可见水。将所有药加陈甜

七味鸭

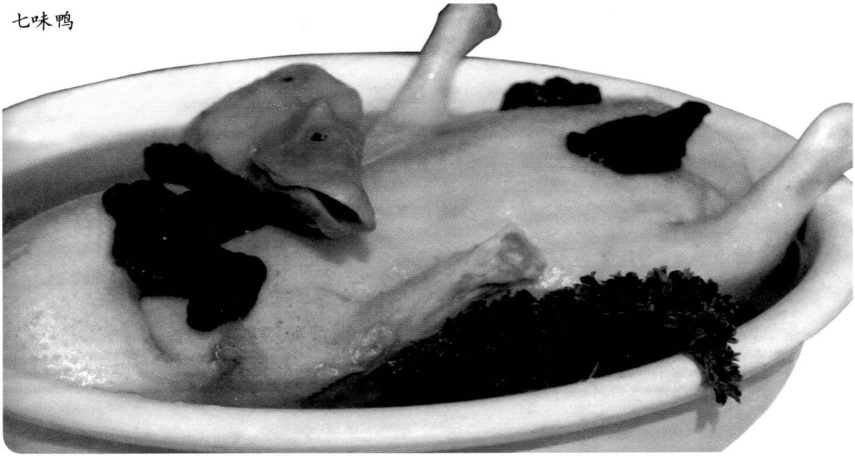

酒、生晒豉油同入鸭腹内缝紧，用瓦盖盆盛贮，盆内不可放水，盖好以棉纸将盆盖缝封固，放在锅内，亦不可放水，锅盖盖好。用稻草打成小草结，对锅脐慢慢烧之。如锅太热少停再烧。草烧完鸭熟烂，可吃，能饮酒者加老酒送服。

【功效】适用于阴虚、劳伤、咳嗽、痰喘等症。

九香虫粉

【原料】九香虫适量。

【制法】将九香虫炙熟，研细末，每次3克，每日2次，空腹食用。

【功效】对肾虚所致的精液异常、尿频有辅助治疗的功效。

仙茅炖瘦肉

【原料】仙茅15克，猪瘦肉200克。

【制法】炖猪肉时将仙茅放入，炖熟后食肉喝汤。

【功效】适用于肾虚、精液异常者食用。

沙锅牛尾

【原料】带皮牛尾1000克，净母鸡肉300克，熟火腿、葱段各30克，鸡汤1500毫升，干贝、姜块各10克，猪油30毫升，盐、味精、料酒、花椒各适量。

【制法】将牛尾用火燎去小毛，刷洗干净，剁成段（去掉尾根大骨）；火腿切成片；干贝去筋洗净；母鸡肉在开水锅中紧透，捞出洗去血沫。锅中放入猪油烧热，加入花椒、葱10克、姜5克，煸出香味，把牛尾段放入锅内，用大火煸出血水后，烹入料酒，继续煸炒，至牛尾段完全断生，将锅离火取出牛尾段，用水洗净，控干水分。沙锅内放入鸡汤，加入葱15克、姜10克、料酒、盐，把牛尾段、火腿片、干贝和母鸡肉放在锅中，用小火炖4小时（中间加一次汤）。待牛尾炖烂时，拣出葱、姜，倒出母鸡油，加入味精（可加少许汤），烧开撇去浮沫即成。

【功效】补肾壮阳，暖腰膝。适用于腰痛、阳痿、早泄等肾虚病症。年老体弱者食用，有一定的补益效果。

白羊肾羹

【原料】白羊肾（切成片）2具，肉苁蓉（酒浸切成片）30克，羊脂（切成片）120克，陈皮3克，荜茇、草果、胡椒各6克，葱、姜、面、盐各适量。

【制法】先将肉苁蓉、胡椒、陈皮、荜茇、草果等装入绢袋内扎口，与羊肾、羊脂等同煮做汤，汤开后加入面（或面子）、葱、姜、盐做羹。

【功效】补肾助阳。适用于虚劳日久、腰膝无力、阳痿等症。

银耳汆鸡片

【原料】水发银耳30克，生鸡脯肉120克，鸡蛋2个，鸡汤1000毫升，盐6克，料酒15毫升，味精、水淀粉、胡椒面各适量。

【制法】水发银耳摘去杂质，洗净，分成小块。鸡脯肉剔去筋洗净，切成柳叶形薄片，放入凉水内泡一下捞出，用鸡蛋清浆拌，再把鸡片在沸水中略焯一下（逐片下锅），烧开鸡汤，加入盐、味精、料酒、胡椒面，调好味，将银耳、鸡片用热汤先烫一下，捞入汤碗内，用水淀粉勾成稀流芡后，随即注入汤碗内即成。

【功效】补虚滋阴，润肺养胃。适用于咳喘气短、心烦失眠、舌红无苔的阴虚患者食用。

枸杞炸烹大虾

【原料】净大虾肉500克，枸杞子30克，青蒜段50克，鸡汤50毫升，料酒、酱油各15毫升，葱段、姜块各10克，蒜瓣6克，湿淀粉150克，香油5毫升，植物油1000毫升（耗油100毫升），味精、盐、米醋各适量。

【制法】枸杞子洗净，其中15克用水煮提取浓缩汁15毫升，其余15克放入小碗中，上屉蒸熟，备用。将大虾洗净，均匀切成3段，用盐1克、料酒15毫升稍腌，再用湿淀粉挂上厚糊，葱、姜切成丝，蒜切成片。将葱、姜、蒜和青蒜段放入碗内，加入鸡汤、盐1.5克、酱油10毫升、枸杞子浓缩汁和味精调成汁。锅置于火上，放入植物油烧至六成热，把虾段、葱段放入锅内，炸至外皮已脆，浮起呈金黄色时，倒在漏勺内滤去油。原锅留底油烧热，倒入炸好的虾段，烹入兑好的汁及熟枸杞子，颠翻几下，淋入香油、米醋即成。

【功效】适用于体虚乏力、血虚眩晕、心悸神倦、肾虚阳痿、腰痛等症。也可作为贫血、性功能低下、神经衰弱及糖尿病患者的食疗膳食。

翡翠虾仁

【原料】净虾仁150克，鲜青豆50克，鸡蛋清1个，油、葱、姜末、胡椒粉、水淀粉、料酒、盐、清汤各适量。

【制法】虾仁用部分盐、胡椒粉、水淀粉及鸡蛋清上浆；青豆洗净，焯熟。锅置火上，放油烧至四成热，放入虾仁滑熟，捞出控油。用剩余的盐、胡椒粉、水淀粉及清汤兑成汁。锅内留底油，下料酒、葱、姜末、虾仁、青豆稍炒，倒入芡汁翻炒至熟即成。

【功效】健脾暖胃，补肾助阳。

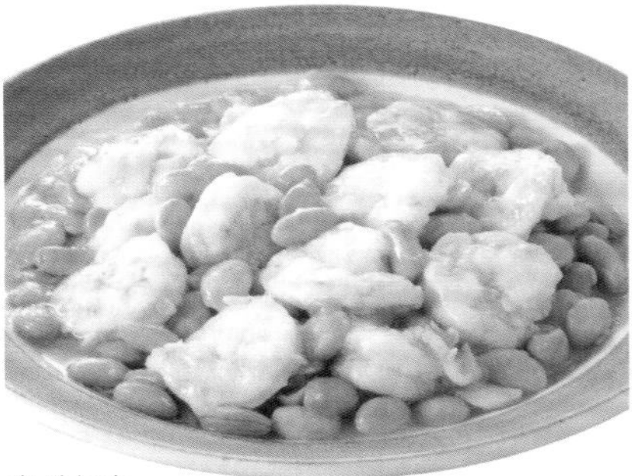

翡翠虾仁

锅巴虾仁

【原料】鲜虾仁500克，锅巴200克，鲜豌豆100克，鸡蛋清2个，盐15克，料酒25毫升，葱、姜各25克，水淀粉50克，鸡清汤250毫升，植物油750毫升（耗油125毫升），味精、白糖各适量。

【制法】将鲜虾仁洗净，放入碗中加入鸡蛋清、盐5克、料酒10毫升、水淀粉25克搅拌均匀浆好；鲜豌豆洗净，葱、姜分别切成细丝备用。锅置于旺火烧热，倒入植物油，待油烧至五六成热时，下入鲜虾仁，滑透，然后倒入漏勺。锅底留油少许，重新上火烧热，下入葱、姜丝烹锅，炸至呈金黄色时，捞出葱、姜丝，下入鲜豌豆煸炒一下，再下滑好的鲜虾仁，烹入鸡清汤，加入料酒9毫升、盐10克、味精、白糖，烧开后，用水淀粉勾芡，起锅盛在大汤碗中。将锅巴掰成小块，锅上旺火烧热倒入植物油，烧至七成热，把锅巴下入油锅炸，并用手勺不停地上下翻动，待炸到金黄色时，捞出放在盘内。食前，取一点沸油浇在炸好的锅巴上，并将做好的鲜虾立刻倒在锅巴上，使之发出嚓嚓的响声。

【功效】补肾助阳，缩尿固精。凡因肾虚阳痿、遗精早泄、小便频数或失禁者，可作辅助治疗。

虫草胎盘

【原料】冬虫夏草约25克，鲜紫河车1个。

【制法】紫河车洗净，加入冬虫夏草，隔水炖熟。

【功效】益肺肾，补元气，理血分，止痨咳。适用于气血不足、盗汗、肺结核、阳痿、遗精、支气管哮喘等症。对于老年及病后体虚、喘咳有一定的疗效。

人参清汤鹿尾

【原料】加工鹿尾200克，人参、盐各3克，清汤1000毫升，料酒5毫升，味精适量。

【制法】人参切成精致薄片，用白酒浸泡法提取人参酒液，泡后人参留用。将鹿尾去骨，切成0.6厘米厚的金钱片。汤勺加入清汤、料酒、盐和味精，再放入鹿尾片及人参酒液，汤烧开后撇去浮沫，倒入大汤碗中，把泡后人参片置汤上即成。

【功效】适用于肾虚腰痛、阳痿遗精、头昏耳鸣、倦怠乏力等症。因性属热，一般宜冬季服用。

核桃仁鸡卷

【原料】净公鸡1只（约1250克），核桃仁60克，葱、姜丝各10克，植物油750毫升（耗油50毫升），料酒、味精、香油各适量。

【制法】核桃仁去皮，用植物油炸熟剁碎。将鸡从脊背下刀剔净骨，保持整形不破裂，把鸡用盐、料酒、味精、葱、姜抹匀腌渍3小时，拣去鸡身上的葱、姜，皮朝下放于案上，理开铺平，把核桃仁放在一端，向前卷成筒形，再包卷两层净布，用细麻绳捆紧。烧开卤汤，放入鸡卷，煮约1.5小时，捞出晾凉，解去线布，再重新用布裹紧捆好，再放入卤汤内煮30分钟，捞出解去绳布，刷上香油（以免干燥）。食用时切成2毫米左右的圆形薄片即成。

【功效】适用于肾阳不足的阳痿、尿频，肺肾两虚的咳嗽、气喘，精血亏少的眩晕、便秘等症。

海马童子鸡

【原料】净仔公鸡1只（约1000克），海马10个，盐6克，料酒20毫升，葱段、姜片各15克，清汤500毫升，味精适量。

【制法】海马用温水洗净，鸡在开水中煮约5分钟，取出，剔除鸡骨取肉，连皮切成长方条。将鸡条整齐地排列在一个蒸碗里，分别放上海马、盐、料酒、葱段、姜片和清汤，上屉蒸1～1.5小时，熟后拣去葱、姜，加入少许味精，调好味即成。

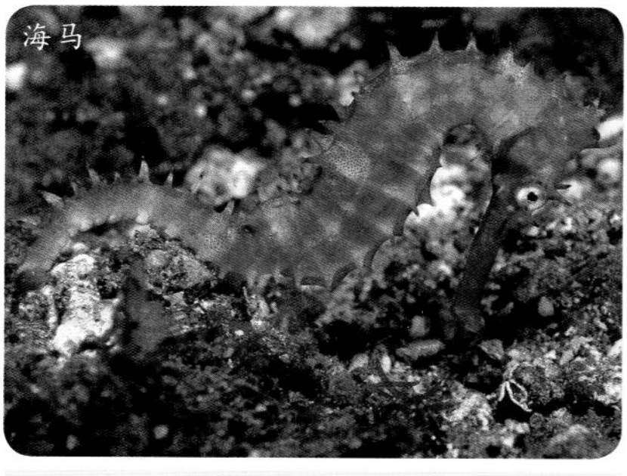

海马，别名对海马、水马。味甘，性温。补肾壮阳。主治肾虚阳痿、难产、疔疮肿毒等症。

【功效】补肾壮阳。适用于阳痿、尿频，妇女肾阳虚弱、白带清稀、腰酸如折、小腹冷感，以及老年体衰、神倦肢冷等症。

银耳化液汤

【原料】甲鱼1只，知母、黄柏、天冬、女贞子各10克，银耳15克，生姜、葱、味精各适量。

【制法】用开水将甲鱼烫死，揭甲，去内脏、头、爪。把甲鱼肉放入锅内，加水、姜片、葱段，用武火烧开后，改文火煨，至肉将熟时放入银耳及药袋（袋内装知母、黄柏、天冬、女贞子）。甲鱼肉烂时出锅，加入味精即可。

【功效】滋阴化液，治精液异常。

益气促精汤

【原料】人参、水发香菇各15克，黄芪、山药各20克，麻雀脑5个，母鸡1只，盐、料酒、葱、姜、味精各适量。

【制法】母鸡收拾干净，麻雀脑去毛。鸡、麻雀脑同放锅内水煮，待七成熟时，加黄芪、山药、香菇、葱、姜、盐、味精、料酒，用文火煨烂为止。人参用开水泡开上屉蒸30分钟，然后置于汤内即可。

【功效】益气促精。适用于精液异常患者，可增强精子活力。

芡实茯苓粥

【原料】芡实15克，茯苓10克，大米适量。

【制法】将芡实、茯苓捣碎，加水适量，煎至软烂时，再加入淘净的大米，继续煮烂成粥。

【功效】适用于精液异常患者。

金樱子粥

【原料】金樱子30克，粳米50克。

【制法】先煮金樱子取汁去渣，用汁煮米做粥。

【功效】益肾固精。适用于因肾虚精关不固而引起的遗精滑泄，或下气不足引起的脱肛及妇女子宫脱坠等症。

海参粥

【原料】海参适量，粳米或糯米100克。

【制法】先将海参浸透，剖洗干净，切片煮烂后同米煮成稀粥。

【功效】补肾，益精，养血。适用于精血亏损、体质虚弱、性功能减退、遗精、肾虚尿频等症。

地黄粥

【原料】粳米50克，鲜地黄30克，酥油、白蜜各适量。

【制法】鲜地黄切片，待水沸与米同煮，粥欲熟再加入酥油、白蜜，煮熟即成。

【功效】养阴清热，和中益胃。适用于虚劳羸弱、咳嗽吐血、寒热时作的患者。

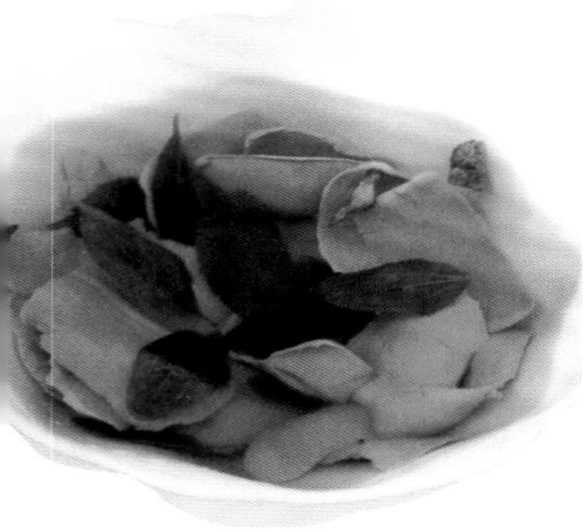
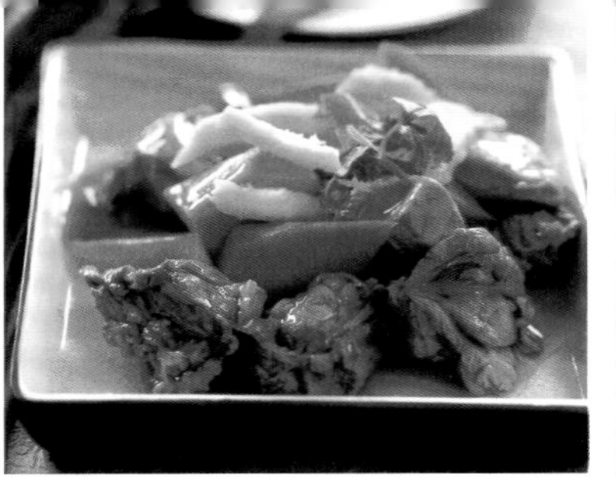
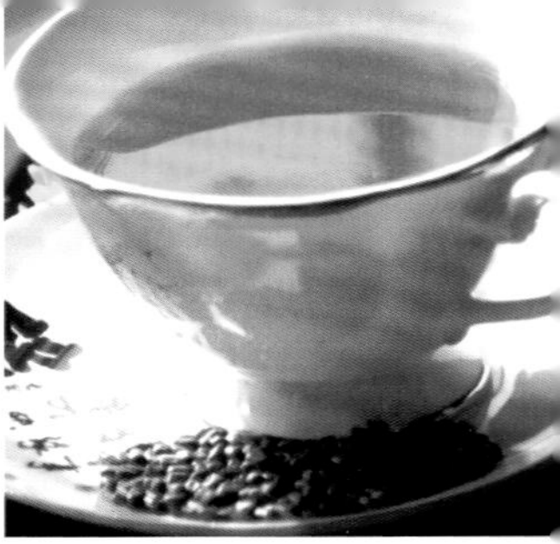

PART5

对症药膳消百病

防治疾病类药膳是针对某种疾病而辨证施膳，以达到病理变化的改善或康复的可能。例如，临床发现有营养不良患者，则可用茯苓鲤鱼羹治疗，以补充优质蛋白，使血浆蛋白浓度很快提高到一定水平，从而获得消肿的目的。又如肺经虚寒咳嗽，可采用川贝杏仁豆腐清痰镇咳，以收疗效。若患胃肠热症而便秘者，选以黄芩膏茶清热通便润肠，收效不错。人群中的高发病（文明病）常常用葛根山植茶等方剂调理，自然会有临床疗效。

第十九章 常见病症药膳

一、发热药膳

发热是致热原作用于体温调节中枢或体温调节中枢本身功能紊乱使体温超出正常范围的现象。发热是人体对致病因子的一种全身性反应。一般认为口腔温度在37.3 ℃以上，或直肠内温度超过37.6 ℃以上，一昼夜间波动在1 ℃以上时，可判断为发热。

引起发热的病因很多，可区分为感染性与非感染性发热两大类。感染性发热占绝大多数，包括各种急、慢性传染病和全身或局灶性感染。能引起发热的物质称为致热原，分为内源性（机体内物质）和外源性（细菌、病毒等）两种。

非感染性发热包括无菌性坏死物质的吸收，抗原-抗体复合物反应，内分泌与代谢障碍，体温调节中枢功能失调，自主神经功能紊乱。按发热的高低可分为低热（37.4 ℃～38 ℃）、中等度热（38.1 ℃～39 ℃）、高热（39 ℃～41 ℃）、超高热（41 ℃以上）。高热常伴有寒战、疱疹、结膜充血、皮疹、淋巴结肿大、肝脾大、关节疼痛等。实验室中血常规、血沉、血（骨髓）培养有助于诊断。高热时，大量排汗应及时补充水盐，补充蛋白质、糖等高营养物质，并积极去除原发疾病。

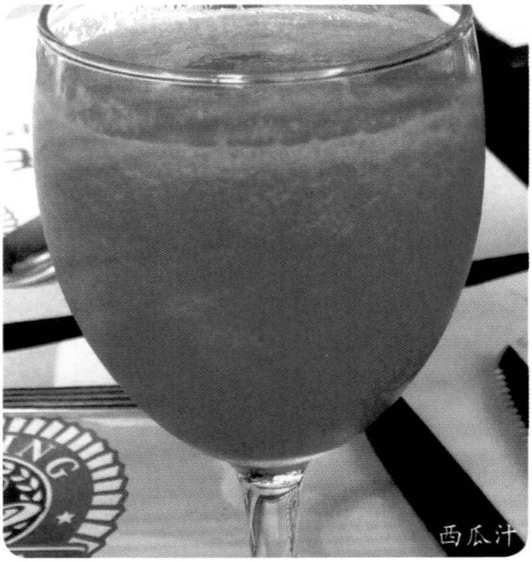

西瓜汁，是新鲜西瓜榨取的汁液，具有镇静，解温，退暑气，清热解毒之功效。当饮料频饮，可治小儿夏季热暑伤肺、发热持续不退、口渴引饮皮肤干燥灼热等症。

西瓜白虎汤

【原料】西瓜汁1000毫升，生石膏30克，知母15克，甘草6克，粳米50克。

【制法】先将生石膏、知母、甘草装袋，扎紧口，放入沙锅加水适量煎煮，取液1000毫升。用药液加入粳米，煮成稀粥，盛入碗中晾凉，加入西瓜汁即成。

【功效】适用于气分热炽、津液受伤、出现的高热烦渴、汗出热不解、舌红、苔黄燥、脉洪数等症。需要注意的是，脾胃虚寒及阳虚发热者忌服食。

五神汤

【原料】荆芥、紫苏叶各10克，生姜15克，茶叶6克，红糖30克。

【制法】将荆芥、紫苏叶洗净，与茶叶、生姜一并放沙锅中，加水500毫升浸泡20分钟，文火上煎沸10分钟取汁，加入红糖溶化即成。

【功效】发汗解表。适用于风寒感冒出现的发热无汗，流清水鼻涕，痰少清稀等症。

鲜芦根薏苡仁粥

【原料】鲜芦根60～100克，薏苡仁、粳米各30克，冬瓜子20克，淡豆豉15克。

【制法】先将鲜芦根、冬瓜子、淡豆豉洗净，煎取药汁，去渣，再与洗净的粳米、薏苡仁合煮为粥。

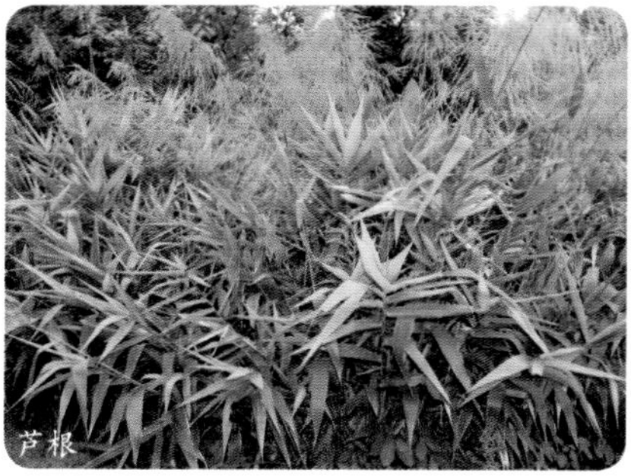

芦根，为禾本植物芦苇的根茎。生于低洼、湖边、河边溪流或潮湿地，全国均产。味甘，性寒。有清热生津，除烦，止呕，利尿之功效。适用于热病烦渴、胃热呕逆、肺热咳嗽、肺痈吐脓、热淋涩痛等症。

【功效】芳香宣化，燥湿化浊。适用于湿温症，表现为身热、头重如裹、身重肢倦、胸闷脘痞、苔白腻、脉濡缓等症。

绿豆竹叶粥

【原料】绿豆15～30克，粳米50～100克，银花露、鲜荷叶、鲜淡竹叶各10克，冰糖适量。

【制法】先将鲜荷叶、鲜淡竹叶用清水洗净，共煎取汁，去渣。绿豆、粳米淘洗干净后共煮稀粥，待沸后兑入银花露及药汁，文火缓熬至粥熟，最后调入冰糖。

【功效】清暑化湿，解表清营。适用于中暑，表现为头痛、全身酸楚、无汗、恶寒发热、心烦口渴、尿黄、苔腻、脉濡数等症状。

清宫粥

【原料】莲子心3克，淡竹叶15支，石膏30克，连心麦冬、滑石各6克，粳米100克。

【制法】前5味共煎，去渣取汁，再加入粳米，共煮为粥食。

【功效】莲子心性寒，味苦，能清心除热，治温热病身热神昏；淡竹叶性寒，味辛，甘，能清心除烦；连心麦冬性微寒，味甘，微苦，能清肺养阴，益胃生津，清心除烦；石膏性大寒，味辛，甘，能清热泻火，除烦止渴；滑石性寒，味甘，有利水通淋，清热解暑之功。诸物与粳米合用，具有清心凉营之功。

增液粥

【原料】鲜生地黄汁50毫升（或干地黄60克煎汁），麦冬15～20克，粳米100克，生姜汁少许，蜂蜜30克。

【制法】先将麦冬入沙锅煎汁，取汁去渣，再与洗净的粳米同煮，煮沸后加入生地黄汁、生姜汁，待粥熟后调入蜂蜜即可食用。

【功效】滋阴润燥。适用于热结津伤，症见身热、腹满、口干唇裂、便秘、苔焦燥、脉沉弱。

栀子淡豆豉粥

【原料】栀子5～10克，淡豆豉、天花粉各15克，粳米50～100克。

【制法】将淡豆豉，天花粉同入沙锅煎汁，沸后约10分钟，取汁约5碗，再与粳米同煮为粥。另将栀子碾成细末，待粥将成，调入栀子末，稍煮即可。

【功效】栀子性寒，味苦，有清热除烦，清利湿热等功用；天花粉性寒，味甘，有清热生津，清肺化痰，解毒消肿的功用；淡豆豉性平，味甘，微苦，有透表散热，清热除烦的功效；3味与粳米合之，具有清热除烦，透热解郁，生津止渴的作用。

二鲜三花茶

【原料】鲜淡竹叶、鲜荷梗、南沙参、绿豆各30克，丝瓜花、扁豆花各20朵，南瓜花5朵。

【制法】先将各味洗净，绿豆淘净与南沙参先入锅，加水共煮，待绿豆开花后，再加入其他各味，约煮半小时即可，去渣取汁，每日分数次代茶饮用。

【功效】清热生津，祛暑。适用于身热息高、心烦溺黄、口渴身汗、肢倦神疲、脉虚无力等症。

双花饮

【原料】金银花30克，山楂10克，蜂蜜250克。

【制法】将金银花、山楂放入铝锅内，加适量水，置火上烧开3分钟，将药汁滗入小盆内，再熬1次滗出药液，将两次药液合并，放入蜂蜜搅拌均匀即成。不拘时饮之。

【功效】辛凉解表。适用于风热感冒、发热头痛、口渴等症。

二、中暑药膳

从医学理论上来看，中暑是指在高温环境下人体体温调节功能紊乱而引起的中枢神经系统和循环系统障碍为主要表现的急性疾病。除了高温、烈日暴晒外，工作强度过大过长、睡眠不足、过度疲劳等也都是引起中暑的高危因素。

中暑症状有轻有重，在高温环境下，人们首先可以出现“先兆中暑”，表现为多汗、口渴、无力、头晕、眼花、耳鸣、恶心、心悸、注意力不集中、四肢发麻、动作不协调等。这时如果及时转移到阴凉通风处，补充水和盐分，短时间内即可恢复。如果上述症状加重，患者的体温升高到38℃以上，面色潮红或苍白、大汗、皮肤湿冷、脉搏细弱、心率加快，血压下降有可能是轻度中暑，需要及时处理，并休息几个小时。

重度中暑时，大多数患者是在高温环境中突然昏迷。此前患者常有头痛、麻木、眩晕、不安或精神错乱、定向力障碍、肢体不能随意运动等症，皮肤出汗停止、干燥、灼热而绯红，体温常在40℃以上。

柠檬炖乳鸽

【原料】乳鸽2只，鲜柠檬1个，料酒、酱油各10毫升，味精2克，白糖5克，高汤750毫升，菜油500毫升。

【制法】将乳鸽闷死，用开水烫透，去毛、内脏洗净，鸽身腹腔内外用料酒、酱油抹匀，腌一会后下热油锅炸约3分钟捞起。在锅中放入乳鸽、柠檬片、味精、白糖、高汤、生抽、料酒烧开，改为文火炖至肉烂，盛入盆中即可。

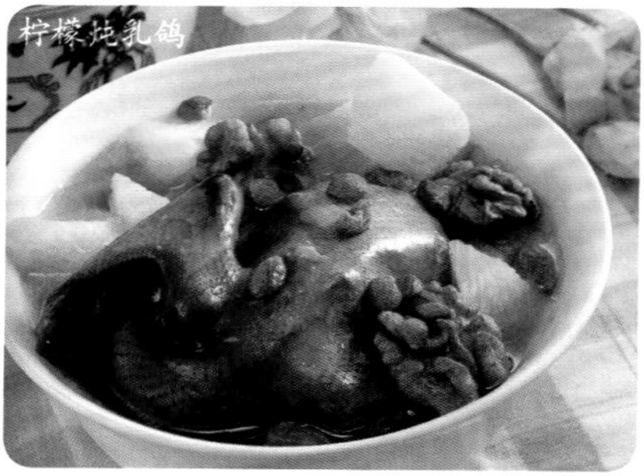
柠檬炖乳鸽

【功效】生津止渴，祛暑补精。

泥鳅炖豆腐

【原料】泥鳅150克，豆腐1盒，酱油25毫升，白糖6克，胡椒粉2克，葱花、生姜末各5克，香菜25克，黄酒20毫升，精制植物油300毫升，湿淀粉10克，鲜汤250毫升（或放了鸡精的水）。

【制法】先将豆腐切方丁，放入沸水锅中，熄火浸3分钟备用；活泥鳅用沸水冲一下去除鱼身黏液，洗净，放入碗中，加黄酒、酱油拌一拌待用。起油锅烧至七成热，将泥鳅投入油锅，炒成金黄色，倒入漏勺沥油。原锅留少许油，下葱花，生姜末煸香，放入豆腐、泥鳅，黄酒，加鲜汤，滚烧至豆腐起孔，放入白糖、酱油、味精烧滚，淋湿淀粉勾薄芡，盛入放好香菜的热煲中，撒上胡椒粉，盖上煲盖即成。

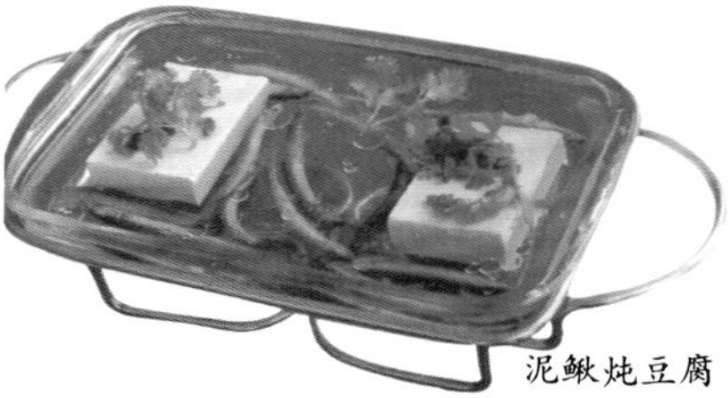
泥鳅炖豆腐

【功效】清利湿热，清热解毒，补中益气。

酸菜活鲫鱼

【原料】活鲫鱼500克，熟火腿、姜、葱各25克，泡青菜、苦笋（净）各100克，化猪油20克，胡椒面1克，料酒10毫升，味精1克，盐10克，奶汤1000毫升。

【制法】将活鲫鱼打鳞抠鳃，洗净剖腹去内脏，用净帕搌尽血污。泡青菜切片，苦笋、火腿分别切成5厘米长、2厘米宽的片备用。将猪油在锅内烧至五成熟，放入姜、葱略煸炒，放进奶汤烧沸，捞去姜、葱不用。再相继放入鲫鱼、泡青菜、苦笋、火腿片、胡椒面、料酒、盐，烧开后撇去浮沫，加盖约煮5分钟，放入味精，起锅盛入大汤碗中即成。

【功效】清热开胃，生津止渴，补益身体，为夏季清补佳肴，尤其适宜于妇女食用。

荷叶瘦肉汤

【原料】鲜荷叶半块，薏苡仁20克，柠檬、生姜各3片，莲子、鸡内金各30克，猪瘦肉500克，盐、生油各适量。

【制法】各配料、药材洗净，稍浸泡；猪瘦肉洗净，整块不用刀切。莲子、薏苡仁、鸡内金、猪瘦肉、生姜放进瓦煲内，加入清水2500毫升（约10碗水量），武火煲沸后改文火煲2小时，下柠檬、荷叶稍滚，调入适量盐和生油便可。

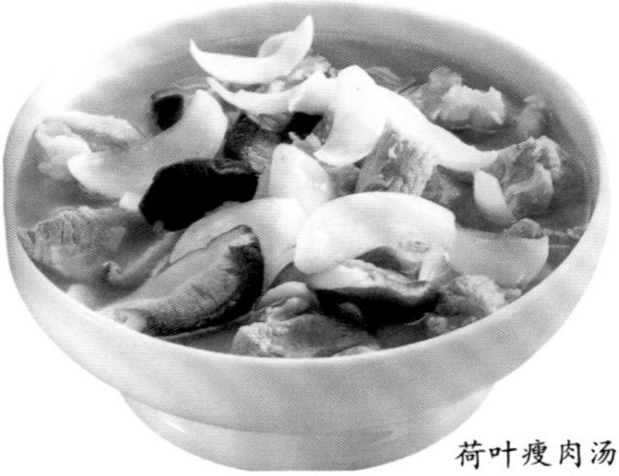

荷叶瘦肉汤

【功效】鲜荷叶能解暑热、清暑气；柠檬能生津解暑，健脾消食；莲子能益心，补肾，健脾，止泻，固精，安神；薏苡仁能健脾止泻，清热解毒，祛湿除痹；鸡内金能消食积，止遗尿，化结石；猪瘦肉能滋阴润燥。

冬菜三丝汤

【原料】冬菜100克，豆腐300克，番茄、丝瓜各200克，盐2克，味精1克，鲜汤750毫升，菜油50毫升。

【制法】将冬菜洗净，切成丝；豆腐切成丝；番茄洗净，去皮，切成粗丝；丝瓜刮去皮，洗净，切成丝。将锅洗净置于旺火上烧热，倒入菜油烧至五成熟时，放入冬菜微炒，掺入鲜汤烧沸，待煮出冬菜的鲜味后，放入豆腐丝、丝瓜丝，加入盐、味精调味，最后放入番茄丝烧沸，即可起锅

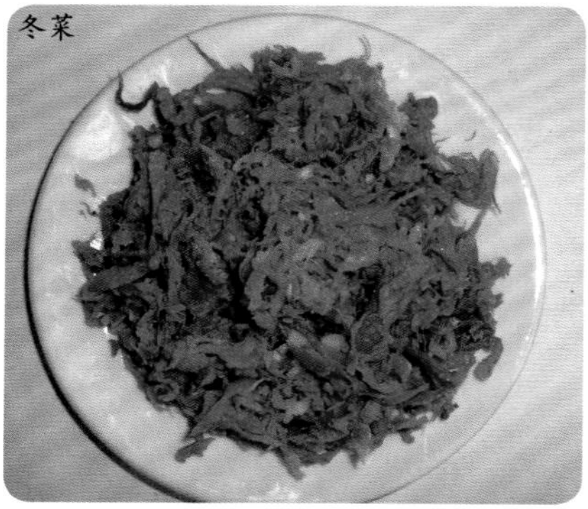
冬菜

冬菜，是四川的著名特产之一。是用青菜的嫩尖部分，加上盐、香料等调味品装坛密封，经数年腌制而成。冬菜以南充生产的顺庆冬尖和资中生产的细嫩冬尖为上品，有色黑发亮、细嫩清香、味道鲜美的特点。冬菜既是烹制川菜的重要辅料，也是重要的调味品。

入碗，上桌食用。

【功效】清火去热，开胃生津，增进食欲。

百合绿豆汤

【原料】鲜百合100克，绿豆250克，冰糖适量。

【制法】将绿豆洗净，百合掰开去皮，同放入沙锅内，加适量水，武火煮沸，改用文火煲至绿豆开花百合破烂时，加入冰糖即成。

【功效】清热解暑。适用于暑日心烦、口干、出汗等症，亦可用于防治感暑。

绿豆冬瓜汤

【原料】冬瓜1000克，绿豆300克，鲜汤500毫升，姜10克，盐3克，葱30克。

【制法】将铝锅洗净置于旺火上，倒入鲜汤烧沸，撇净浮沫；将姜洗净拍破放入锅内，葱去根洗净挽成结入锅；绿豆淘洗干净，去掉浮于水面的豆皮，然后入汤锅炖。然后将冬瓜去皮，去瓤，洗净，切块投入汤锅内，炖至熟而不烂，加少许盐，即可食用。

【功效】清热利尿，解渴祛暑。

青荷泥鳅汤

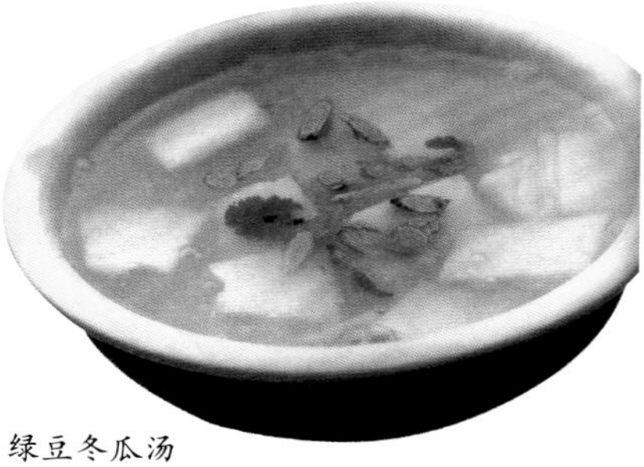
绿豆冬瓜汤

【原料】鲜荷叶2张，熟猪油50克，泥鳅600克，葱、姜各15克，白糖5克，盐3克，料酒、酱油各15毫升，胡椒粉1克。

【制法】泥鳅去杂，洗净；荷叶用沸水烫软，每张切成6片；葱、姜切末。锅上火，加猪油烧热，放入葱、姜末煸炒，再放入泥鳅、盐、料酒略炒，加水煮沸，加入荷叶、酱油、白糖再煮片刻，撒上胡椒粉即可。

【功效】解暑消渴，益气祛湿，

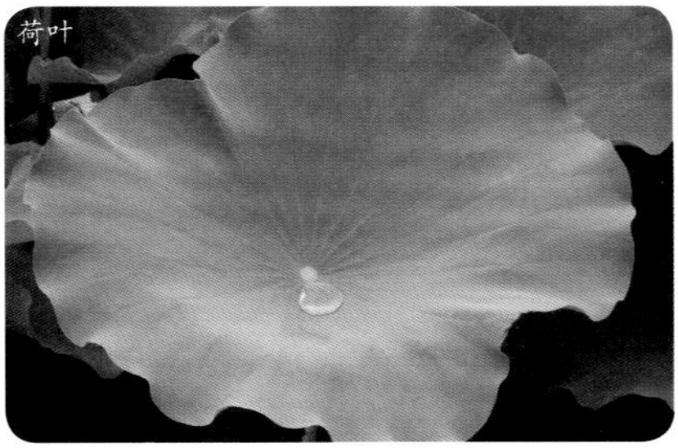

荷叶，为多年水生草本植物莲的叶片。味苦，性平。归肝、脾、胃经。清热解暑，升发清阳，凉血止血。适用于暑热烦渴、暑湿泄泻、脾虚泄泻、血热吐衄、便血崩漏等症。

利水消肿。对脾胃虚弱、口渴思饮、暑湿泄泻、糖尿病患者有疗效。

番茄皮蛋汤

【原料】番茄300克，皮蛋4个，绿色蔬菜100克，盐2克，姜5克，鲜汤1000毫升，菜油适量。

【制法】将番茄洗净，放入沸水中微烫后撕去皮，对剖，去蒂，切成片；姜去皮洗净，切成末；皮蛋去掉外层，洗净，剥去壳，对剖，切成薄片；绿色蔬菜择洗干净。将锅洗净置于旺火上烧热，倒入菜油烧至六成熟时，将皮蛋片投入锅中炸酥起泡，掺入鲜汤，放入姜末，烧至汤色微白时，放入绿色蔬菜煮熟，下盐调味，最后放入番茄片，烧沸起锅。

番茄皮蛋汤

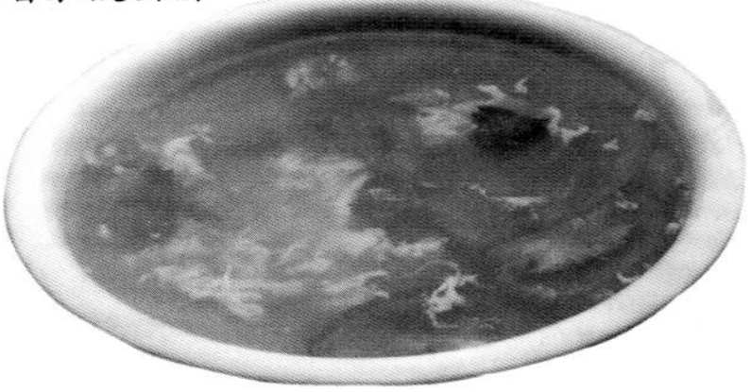

【功效】消暑清热，开胃生津。

酸辣海参汤

【原料】水发海参250克，水发黄花50克，盐3克，味精2克，胡椒粉1克，料酒5毫升，米醋10毫升，葱丝、姜末各5克。

【制法】将海参冲洗干净，切成薄片；将黄花去尽根蒂，洗净。锅中加水烧开，下海参、黄花焯一下，捞出，沥干水分备用。锅中注入清水750毫升烧开，下海参、黄花，再加盐、味精、料酒略煮，撇去浮沫，盛入装有葱丝、姜末、米醋、胡椒粉的汤盆中即成。

【功效】有润肠通便，祛火清热的功效。

乌梅清暑茶

【原料】乌梅15克，石斛10克，莲子心6克，淡竹叶30根，西瓜翠衣30克，冰糖适量。

【服法】将石斛放入沙锅先煎，后放诸药共煎取汁，去渣，调入冰糖令溶化即可。

【功效】清热祛暑，生津止渴。适用于心热烦躁、消渴欲饮不已、舌红绛、苔黄燥等症状。

三、头痛药膳

头痛是临床上最为常见的临床症状之一，是人体对各种致痛因素所产生的主观感觉，属于疼痛的范畴。致痛因素可以是物理的、化学的、生物化学的或机械性的等。这些因素刺激了位于颅内外组织结构中的感觉神经末梢，通过相应的传导通路传到大脑而被感知。

头痛与其他疼痛一样，除具有躯体的感觉外，往往伴有情绪反应。由于痛觉的神经末梢在颅内各种组织结构中分布的差异较大，所以同样的刺激，不同的组织敏感性大不一样，加之各人的耐受性不同，因此对疼痛的反应具有很大的差别。

生姜橘皮汤

【原料】生姜、橘皮各12克。

【制法】将上述两味加水煎煮成汤。

【功效】有止痛，止呕之效。适用于慢性胃炎、胃痛、呕吐等症。

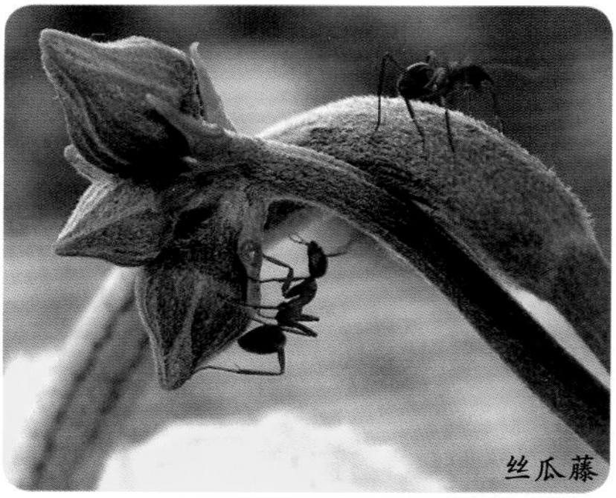

丝瓜藤，为葫芦科植物丝瓜的藤。味甘，性平。通经活络，止咳化痰。适用于腰痛、咳嗽、鼻炎、支气管炎等症。

丝瓜藤煲猪肉

【原料】丝瓜藤3～5尺，猪瘦肉60克。

【制法】丝瓜藤洗净，猪瘦肉切块，同放锅内煮汤，至熟后加少许盐调味。

【功效】清热消炎，解毒通窍。适用于慢性鼻炎急性发作、萎缩性鼻炎、鼻流脓涕、脑重头痛等症。

灵芝炖猪脑

【原料】灵芝30克，猪脑1具，盐、味精、香油各适量。

【制法】将新鲜猪脑以凉开水洗净血膜，与灵芝一起放入沙锅，注入适量清水，以文火炖1小时，捞出灵芝，加入盐、味精、香油等作料，调好味即可服食。

【功效】安神，益脑，健胃，养心，补骨髓，益虚劳。适用于神经衰弱、年高眩晕，以及偏、正头痛等症。

杞子炖羊脑

【原料】枸杞子30克，羊脑1具，葱、姜、料酒、盐、味精各适量。

【制法】将羊脑洗净放入器皿内，加枸杞子、盐、葱、姜、料酒，隔水炖熟，加入味精调味即可。

【功效】补肝肾，益脑强身。适用于肝血虚所致的头痛头晕、眼涩眼花等。

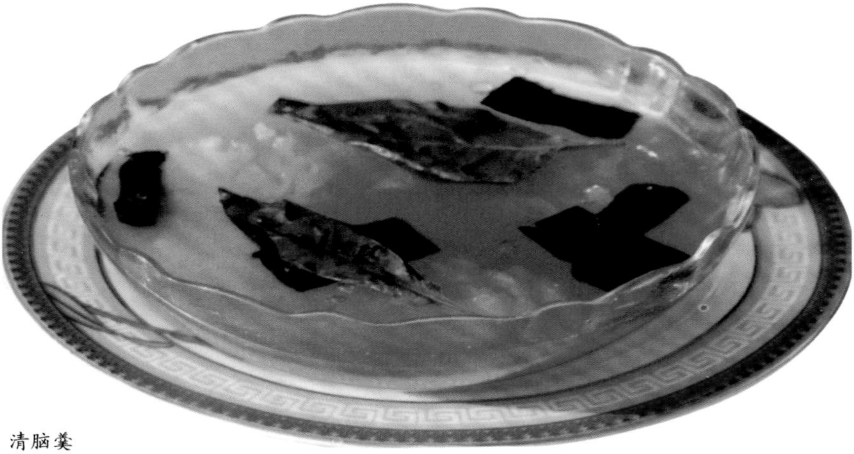

清脑羹

清脑羹

【原料】银耳、炙杜仲各10克，冰糖50克，猪油少许。

【制法】将银耳放入盆内，加适量温水，浸泡30分钟，然后拣去杂质、蒂头，淘去泥沙，撕成片状；将冰糖放入锅内，加水溶化后熬至微黄色时，滤去渣滓待用；将炙杜仲放入锅内，加水煎熬3次，取药液1000毫升。将药液倒入锅内，加银耳片和适量清水，置武火上烧沸，再用文火烧熬3～4小时，使银耳烂，再冲入冰糖溶液。起锅时，加少许猪油，使银耳羹更加滋润可口。

【功效】补肝肾，壮腰膝。适用于肝肾阴虚引起的头昏头痛、腰膝酸软等症。

鳙鱼川芎白芷汤

【原料】鳙鱼1条，川芎、白芷各60克。

【制法】鳙鱼去杂，洗净，川芎、白芷装入纱布袋，同入锅炖熟后加调料。

【功效】祛风止痛。对头痛、头部眩晕有疗效。

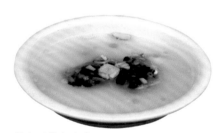

鳙鱼川芎白芷汤

夏枯草荷叶茶

【原料】夏枯草10克，荷叶12克（去蒂，或新鲜荷叶半张）。

【制法】将夏枯草、荷叶冲泡。每日1剂，分数次冲泡饮服。

【功效】养肝补血，清降风火。适用于头痛目眩等症。需要注意的是，脾胃虚弱者慎用。

四、眩晕药膳

眩晕是感觉自身或外界景物转动或晃动的幻觉，常伴有恶心、呕吐。内耳除有听觉功能外，尚有维持人体平衡的功能，因此内耳有病时，可出现眩晕症状。

引起眩晕的最常见原因是椎基动脉供血不足，常由颈椎疾病、动脉粥样硬化或栓塞引起。椎基动脉供血不足将导致内耳及平衡中枢如小脑和脑干缺血，由脑缺血引起的眩晕可伴有视物模糊和其他感觉异常。

如果眩晕并出现听力减退、耳流脓、耳鸣和耳痛等症状时，应考虑由耳部疾病引起。常见的疾病有前庭神经炎、中耳炎、迷路炎、梅尼埃病和听神经瘤等。

茴香炖猪肾

【原料】茴香15克，猪肾2个，盐、葱花、姜片、蒜瓣、黄酒、味精各适量。

【制法】先将茴香洗净；蒜去皮洗净；猪肾剖开去筋膜，臊腺洗净；将茴香、盐拌匀放入猪肾内，外用针线缝好后放入沙锅，加入适量水及葱花、姜片、黄酒、蒜瓣，用旺火煮沸后改用中火炖至猪肾熟透，加入味精即成。

【功效】补肾健胃，散寒止痛。适用于肾精不足出现的眩晕头痛等症。

四味止眩汤

【原料】松子仁、枸杞子、杭菊花、黑芝麻各15克，白糖适量。

【制法】将以上前4味药洗净，松子仁、芝麻捣碎，然后一同入锅加适量清水，用火煮沸后改文火煨至松子仁熟软时加入白糖即成。

【功效】滋补肝肾，清热养血，明目，止眩晕。适用于肝肾虚损引起的头晕眼花及内耳眩晕等症。

双耳汤

【原料】银耳、黑木耳各10克，冰糖30克。

【制法】将银耳、黑木耳用温水发泡，除去杂质，洗净，放入碗内，加冰糖、水适量，置于蒸笼中，蒸1小时，待木耳熟透时即成。

【功效】滋阴润肺，补肾健脑。适用于肾阴虚、血管硬化、高血压、肺阴虚咳嗽、喘息等症。

黄豆芽猪血汤

【原料】黄豆芽、猪血各250克，蒜头2瓣，色拉油、绍酒各20毫升，葱末10克，姜末5克，盐3克，味精2克。

【制法】黄豆芽去根洗净；猪血划成小方块，用清水漂净；蒜剁成蓉。器皿内放入色拉油、蒜蓉、葱、姜末大火煮1分钟，加入猪血、绍酒大火煮沸，然后放入豆芽，再大火煮

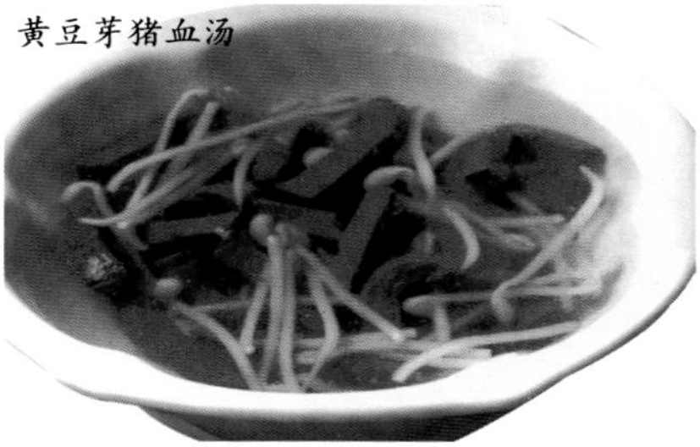

1分钟，入盐、味精调味即可。

【功效】润肺补血。适用于血虚头晕、缺铁性贫血。并可防治棉肺尘埃沉着病、硅沉着病等症。

桑椹粥

【原料】桑椹20～30克（或鲜品30～60克），糯米100克，冰糖少许。

【制法】将桑椹浸泡片刻，洗净后与糯米同入沙锅煮粥，粥熟加入冰糖稍煮即可。或用新鲜紫黑色成熟果实，与糯米同煮为粥。

【功效】桑椹性微凉，味甘，入肝、肾经，有滋阴养血的功效。与糯米、冰糖合用，具有养血润燥的功效。适用于大便秘结、面色无华、心悸、头晕目眩、唇舌色淡、脉细等症。

健脑油茶

【原料】牛骨髓250克，黑芝麻、核桃仁、面粉各150克，糖或盐适量。

【制法】将牛骨髓、黑芝麻、面粉分别炒熟，芝麻、核桃仁捣碎，各味混合拌匀即成。每日2次，每次取30克，冲入滚开水，按个人口味加盐或糖调味，即可饮服。

【功效】补肾填精，补脑益智。适用于肾精亏虚、眩晕耳鸣、神疲健忘、须发早白、腰膝酸软等症。需要注意的是，脾胃虚寒或湿热内盛，大便溏泻者，不宜饮用。

五、失眠药膳

失眠的最基本定义就是睡眠障碍，而且是指经常不能获得正常的睡眠而言。研究人员认为，失眠是睡眠不足，或睡得不深、不熟，一般呈现为起始失眠、间断失眠及终点失眠3个特点。偶尔失眠关系不大，而只有连续长期无法成眠者才算患有失眠症。失眠的发病率很高，据国外资料调查显示，美国人群中失眠发生率为32%～35%，日本为20%。我国虽然目前尚无此类调查，但据临床医师的观察，失眠在我国发病者也为数不少，特别是中老年人出现失眠的人数较多。而国外统计数字表明，老年人失眠者高达70%。由此可见，失眠在人的生活中是颇为重要的一个问题。

失眠从主观上认为是应该入睡而不能入睡的一个伤神症状。包括①不能如愿地迅速进入睡眠，多见于年轻人和有兴奋、激动心情者；②不能维持熟睡，见于过度疲劳之后；③以早醒为主的睡眠时间缩短，多见于老年人；④由于噩梦和其他原因惊醒而妨碍了的睡眠；⑤不舒适的睡眠等。在失眠的诊断上，至少连续3周感到睡眠不足，引起明显的功能障碍时，方应被视为失眠症，而不管每夜实际睡多少小时。

乌灵参炖鸡

【原料】鸡1只，乌灵参100克，料酒、姜、葱、盐各适量。

【制法】乌灵参用温水浸泡4～8小时，洗净切片，放入鸡腹内。将鸡放入沙锅内，清水淹过鸡体，放入料酒、姜、葱各适量，旺火烧开后，改文火清炖，待鸡熟后，加盐少许即成。

【功效】补气健脾，养心安神。适用于神经衰弱症。

乌龟百合红枣汤

【原料】乌龟1只（约250克），百合30克，大枣10枚，冰糖适量。

【制法】将乌龟去甲及内脏，切块，用清水煮熟，然后放入百合、大枣，继续熬煮，直至龟肉烂熟、药物煮透为止，最后添加少量冰糖炖化即可。

【功效】养血安神。可辅助治疗神经衰弱等症。

枣仁百合汤

【原料】生枣仁、熟枣仁各15克，鲜百合250克。

【制法】先将百合置清水内浸泡1昼夜备用，取生枣仁、熟枣仁加适量水，煎煮30分钟后去渣，加入百合同煮至熟烂。

枣仁百合汤

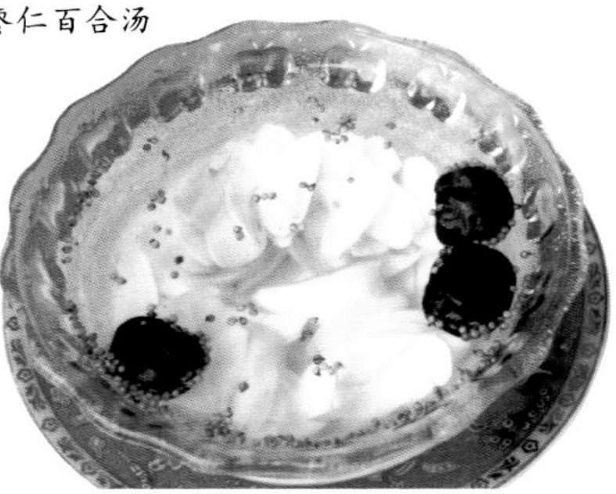

【功效】镇静安神，清心养血。适用于失眠。

茯苓龙眼肉粥

【原料】茯苓30克，龙眼肉、粳米各100克，白糖少许。

【制法】将茯苓、龙眼肉洗去浮灰。将粳米淘洗干净，放入沙锅内，注入适量水，放入茯苓、龙眼肉，用文火煮至粥熟时调入白糖即成。

【功效】养心安神。适用于心血虚证，主要症状为心悸、失眠、多

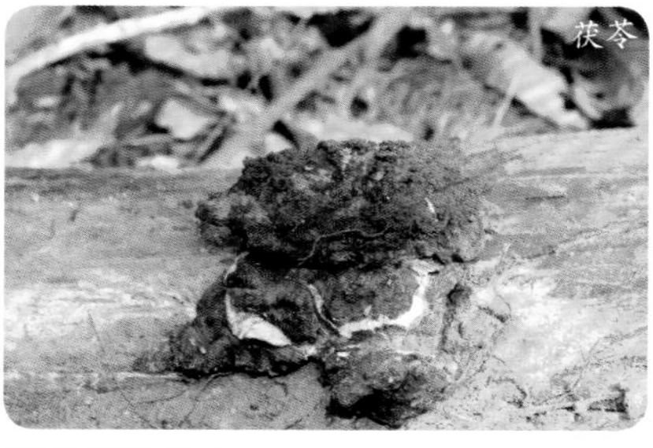

茯苓，为多孔菌科真菌茯苓的干燥菌核，多寄生于松科植物赤松或马尾松等树根上。味甘淡，性平。归心、肺、脾、肾经。具有利水渗湿，健脾宁心的功效。适用于水肿尿少、痰饮眩悸、脾虚食少、便溏泄泻、心神不安、惊悸失眠等症。

梦、健忘、面色苍白、眩晕等，可见于神经衰弱、贫血等。健康人常服可增强记忆力。

小米枣仁粥

【原料】小米100克，酸枣仁末15克，蜂蜜40克。

【制法】将小米加水煮粥至将熟，加入酸枣仁末，入蜂蜜搅匀煮开即可。

【功效】补脾润燥，宁心安神。适用于纳食不香、夜寐不宁、大便干燥等症。

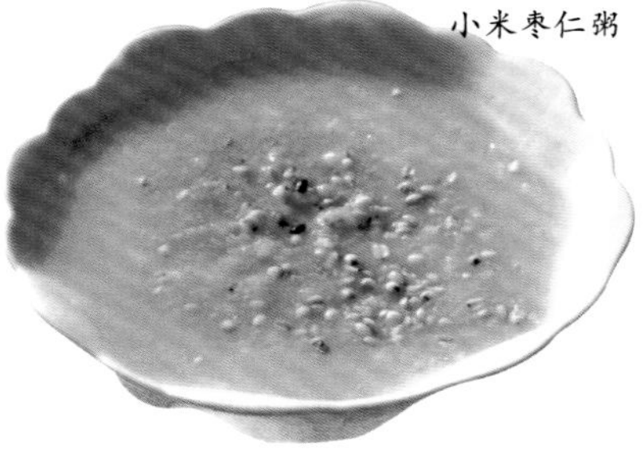

紫菜猪心汤

【原料】紫菜、猪油各50克，猪心250克，料酒15毫升，葱段10克，姜片5克，肉汤750毫升，盐、味精各少许。

【制法】紫菜泡发，去杂质；猪心剖开洗净，入沸水锅中焯去血水，捞出洗净切片。锅烧热加入猪油、葱段、姜片煸出香味，放入猪心片，烹料酒煸炒至水干，加盐、味精、肉汤，烧煮至猪心熟时加入紫菜，汤再烧沸时即可出锅盛碗。

【功效】祛热除烦，利水养心。适用于因暑热引起的失眠、烦躁等症。

双仁粥

【原料】酸枣仁、柏子仁各10克，大枣5枚，粳米100克，红糖适量。

【制法】先煎酸枣仁、柏子仁、大枣取汁，与粳米同煮粥，粥熟调入红糖稍煮即可食用。

【功效】酸枣仁性平，味甘、酸，有补养肝血，宁心安神的作用；柏子仁性平，味甘，有养心安神的作用。与大枣、粳米等合用，具有补血养心，健脾益气，养心宁神的功效。需要注意的是，内有实热、大便溏泄者不宜用。

灯心竹叶茶

【原料】灯心草5克，鲜淡竹叶

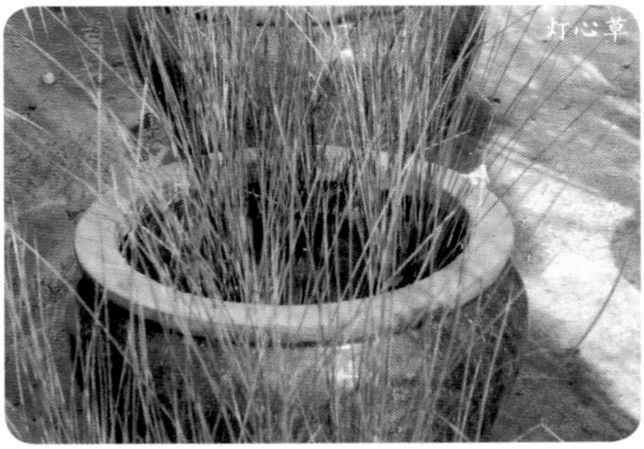

灯心草，别名野席草、龙须草、灯草、水灯心，为灯心草科植物灯心草的茎髓。味甘淡，性微寒。清心火，利小便。适用于心烦失眠、尿少涩痛、口舌生疮等症。

30克。

【制法】将灯心草、鲜淡竹叶放保温杯内，以沸水冲泡，盖闷15～20分钟后，代茶频饮。睡前1小时，再按原量冲泡顿服。

【功效】清心，降火，除烦，利尿。适用于虚烦不眠证，起于心阴不足；或热病耗伤心阴而致心烦口渴、夜寐不宁者。需要注意的是，小便失禁者慎用。

脑清茶

【原料】炒决明子250克，甘菊、夏枯草、桔饼、何首乌、五味子各30克，麦冬、枸杞子、龙眼肉各60克，黑桑椹120克。

【制法】将以上10味药捣碎为粗末，混匀，每次取15克，沸水冲泡。每日2次，代茶频饮。

【功效】清肝明目，荣脑益智。适用于神经衰弱等症。

六、哮喘药膳

哮喘是一种慢性支气管疾病，病者的气管因为发炎而肿胀，呼吸管道变得狭窄，因而导致呼吸困难。

哮喘可以分为外源性及内源性两类。

（1）外源性哮喘是患者对致敏原产生过敏的反应，致敏原包括尘埃、花粉、动物毛发、衣物纤维等，不过并不是每一个哮喘患者对上述各类致敏原都会产生同样敏感的反应，所以患者应该认清对自己有影响的致敏源。外源性哮喘病患者以儿童及青少年占大多数。除致敏原外，情绪激动或者剧烈运动都可能引起发作。

（2）内源性哮喘患者以成年人和女性居多，病发初期一般都没有十分明显的病症，而且症状往往与患上伤风感冒等普通疾病类似，有时甚至在皮肤测试中也会呈阴性反应。一般来说，内源性哮喘对药物治疗并没有外源性哮喘般理想，即使经治疗后呼吸管道也不容易恢复正常。

板栗炖猪胎盘

【原料】鲜猪胎盘1个，板栗250克，香油、味精、盐各少许。

【制法】先将猪胎盘洗净，切块，板栗去壳。然后将猪胎盘、板栗一起放入锅中，加适量水，旺火煮沸后改中火炖煮猪胎盘至软，猪胎盘肉用香油、味精、盐调味后食用。

【功效】益气厚胃，止咳平喘，增强机体免疫功能，适用于肺虚型哮喘患者服用。

甲鱼贝母汤

【原料】甲鱼1只，川贝母5克，鸡清汤1000毫升，料酒、盐、花椒、生姜、葱各适量。

【制法】将甲鱼切块放入蒸钵中，加入鸡汤、川贝母、盐、料酒、花椒、姜、葱，上蒸笼蒸1小时即成。

【功效】滋阴补肺。适用于阴虚咳嗽、喘息、低热、盗汗等症。健康人食用更能防病强身。

冰糖蒸鸭梨

【原料】鸭梨5个（约250克），冰糖50克。

【制法】将鸭梨洗净去核、蒂后切块，放入碗中，并加入冰糖、水，隔水入锅蒸至梨熟软即成。

【功效】补脾和胃，止咳定喘。适用于哮喘、慢性支气管炎、肺结核等症。健康人经常食用能防病延年。

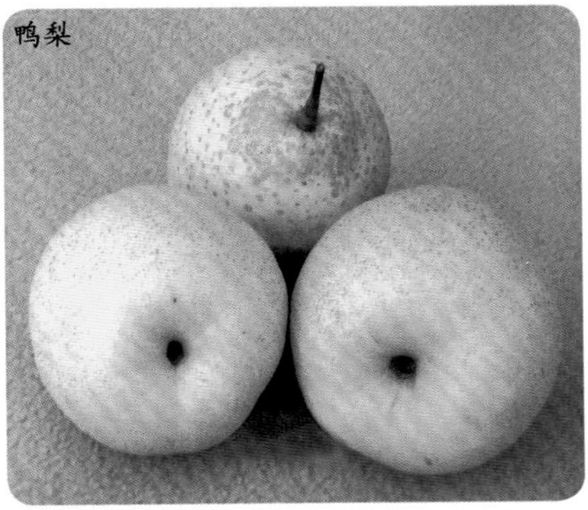

鸭梨，因果形似鸭蛋，梗处有突起，果柄歪斜如鸭嘴，故名鸭梨。鸭梨营养价值很高，内含蛋白质、脂肪、碳水化合物、钙、磷、铁、胡萝卜素、维生素B_2、维生素C等，具有生津止渴，止咳化痰和解疮毒、酒毒的功效。

苏子降气粥

【原料】紫苏子20克，糯米100克，冰糖适量。

【制法】将紫苏子、糯米放入锅中，加水煮烂，放入冰糖即可。

【功效】降气平喘，止咳化痰。适用于老年性支气管哮喘、支气管炎等症。

加味补虚正气粥

【原料】炙黄芪30～60克，人参3～5克，山药30克，半夏10克，粳米100～150克，白糖少许。

【制法】先将黄芪、人参切成薄片，用冷水浸泡半小时，与半夏同下沙锅煎沸，后改用小火煎成汁，取汁后再加冷水，如上法煎取2汁，将2次药汁合并，分2次与粳米、山药同煮粥。粥熟后，加入白糖少许。

【功效】培土生金，化痰平喘。适用于平素痰多、喉间有哮鸣、面色黯黑、食少脘痞、倦怠无力、便溏、四肢浮肿、苔白腻、脉缓无力等症。需要注意的是，热喘咳黄痰者忌用。

白鸭冬虫草粥

【原料】冬虫夏草10克，白鸭1只，小米100克，盐、味精各适量。

【制法】将冬虫夏草用布包好，白鸭去毛及内脏，然后将布包放入鸭胸膛内与小米放入沙锅中，同煮至肉熟粥成，加盐、味精调味即可。

【功效】补虚损，益精气，润肺补肾。适用于肺肾阴虚所致虚喘、痨咳、咯血、血汗盗汗、阳痿遗精、腰膝酸痛、病后久虚不复等症。

平喘茶

【原料】麻黄3克，黄柏4.5克，白果仁（打碎）15枚，茶叶1撮（6克），白糖30克。

【服法】前4味加水适量，共煎取汁，加入白糖即成。每日1剂，分2次服饮。在病发呼吸困难时饮用。

【功效】可宣肺肃降，平喘止咳。适用于哮喘（喘息型支气管炎）等症。

人参核桃饮

【原料】人参3克，核桃仁3枚。

【制法】将人参浸润切片，每枚核桃仁都掰成两块，放入沙锅内加适量水，置于武火上烧沸，再用文火熬煮1小时即成。

【功效】人参性微温，味甘，微苦，有大补元气，补肺生津的作用；核桃仁性温，味甘，有补肾强腰，益肺定喘的作用。诸物合用，具有益气，固肾，平喘的功效。需要注意的是，外感热病及咳喘痰黄、舌红、苔黄者，不宜服用。

七、胃痛药膳

胃痛又称胃脘痛，是由外感邪气、内伤饮食、脏腑功能失调导致气机瘀滞，以上腹胃脘部包括其周围经常疼痛为主症。本病在脾胃肠病症中最多见，发病率较高。临床症状以胃脘部疼痛为主，但同时兼有恶心、脘闷、嗳气、大便不调等。

炖猪肚

【原料】猪肚1个，生姜（不去皮）5克。

【制法】将猪肚洗净，入沸水锅中焯一下捞出，刮去内膜，再将生姜放入猪肚内，置清水锅内蒸至猪肚熟烂即成。

【功效】猪肚性温，味甘，有健脾补虚的作用。与生姜合用，具有温补脾胃的功效。适用于食欲不振、四肢欠温、神疲乏力、大便溏薄、舌质淡、脉软弱等症。需要注意的是，阴虚火旺见口干咽燥、大便秘结、尿黄、舌红苔少、脉细者，不宜服用。

胡椒葱汤

【原料】胡椒粉2克，葱白3茎，姜6克。

【制法】先烧开水，放入姜、葱白，煮沸成姜葱汤。用热姜葱汤送服胡椒粉，或将胡椒粉放入姜葱汤中即成。胃痛前将汤热饮即可缓解。

【功效】暖胃，行气止痛。适用于胃寒痛症。需要注意的是，胃热痛者忌服。

生姜鲫鱼汤

【原料】生姜30克，陈皮10克，胡椒3克，鲫鱼2条。

【制法】将鲫鱼去鳞，剖肚去内脏，将生姜、陈皮、胡椒用纱布包好，放入鱼肚中，加清水适量煨熟，

生姜鲫鱼汤

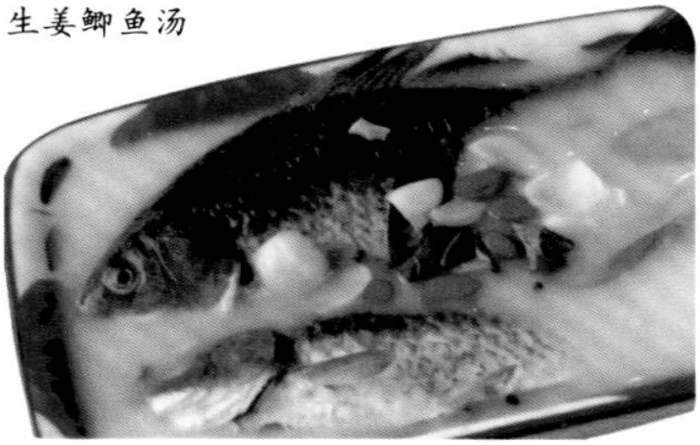

放入盐、味精等调味品即成。

【功效】温中散寒，理气止痛。适用于虚寒性胃痛症。

青鱼党参汤

【原料】青鱼250克，党参30克，草果、陈皮、桂皮、盐、葱段、姜片、熟猪油、胡椒粉各适量。

【制法】把鱼加工，党参、草果、陈皮、桂皮用纱布包装，与鱼、水、盐、葱段、姜片、熟猪油同煮熟，撒入胡椒粉调味。

【功效】补气化湿，补中健胃，补肝肾。对脾胃失健、无力、便溏、下肢肿痛有疗效。

干姜花椒粥

【原料】干姜5片，高良姜4克，花椒3克，粳米100克，红糖15克。

【制法】将干姜、高良姜、花椒洗净，姜切成片，以白净的纱布袋盛之，与淘洗净的粳米同加清水煮沸，30分钟后取出药袋，煮制成粥加入红糖即可。

【功效】暖胃散寒，温中止痛。适用于脾胃虚寒、心腹冷痛、呕吐、呃逆、口吐清水、肠鸣腹泻等症。

豆蔻粥

【原料】肉豆蔻5～10克，生姜2片，粳米50克。

【制法】先把肉豆蔻捣碎研为细末，用粳米煮粥，待煮沸后加入肉豆蔻末及生姜，同煮为粥。

【功效】开胃消食，温中祛寒。适用于脾胃有寒引起的呃逆等症。需要注意的是，实热病症或阴虚火旺体质者不宜使用。

佛手柑粥

【原料】佛手10～15克，粳米50～100克，冰糖适量。

【制法】将佛手煎汤去渣，再放入粳米、冰糖同煮为粥。

【功效】健脾养胃，理气止痛。适用于年老胃弱、胸闷气滞、消化不

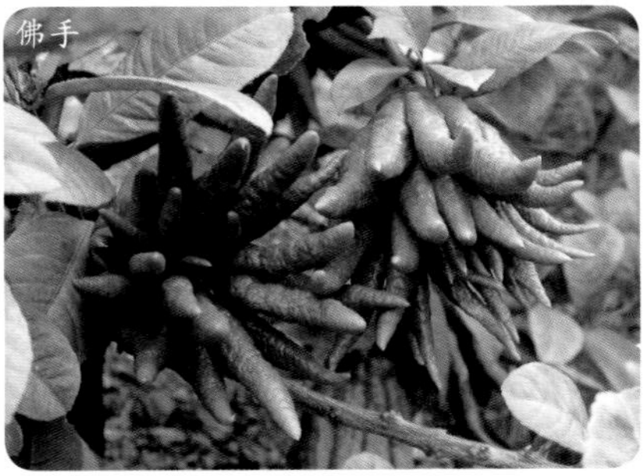

佛手，别名佛手柑、佛手香橼、福寿柑、蜜罗柑。为芸香科植物佛手的果实。味辛、苦，性温。归肝、脾、肺经。芳香理气，健胃止呕，化痰止咳。适用于消化不良、舌苔厚腻、胸闷气胀、呕吐咳嗽以及神经性胃痛等症。

良、食欲不振、嗳气呕吐等症。

八、食欲不振药膳

食欲不振不是一种独立的疾病，而是消化系统疾病的常见症状，主要表现为不思饮食或食而无味、食后难于消化等。人由于消化吸收功能减退常有食欲减退，中医学认为食欲不振属脾胃虚弱，或肝胃不和，或饮食不节，或感受外邪而损胃，治疗当以调节脾胃为关键。

山楂鱼块

【原料】鲤鱼肉300克，山楂片25克，鸡蛋1个，盐、黄酒、淀粉、姜片、白醋、辣酱油、白糖、葱花各适量。

【制法】鲤鱼肉斜刀切成瓦片块，加黄酒、盐腌15分钟，放入用鸡蛋与淀粉搅匀的蛋糊中浸透，再裹上干淀粉，入爆过姜片的温油中炸熟捞起。山楂片加少量水溶化，加白醋、辣酱油、白糖。淀粉制成芡汁，倒入有余油的锅中煮沸，然后倾入炸好的鱼块，用中火急炒，待汁水紧裹鱼块，撒上葱花即可。

【功效】开胃消食，利水止泻。适用于食欲不振、冠心病、高血脂等症。

芙蓉鹌片

【原料】鹌鹑肉250克，冬笋，火腿各50克，豌豆荚30克，色拉油3大匙，葱白2根，姜末、盐、味精、香油、蛋清、黄酒、土豆淀粉各适量。

【制法】将鹌鹑肉洗净，切成薄片，放入碗中，加入蛋清、盐、土豆淀粉拌匀备用；将冬笋，火腿洗净，切成薄片；豌豆荚洗净。将炒锅置于火上，加2大匙油，烧至温热时，即

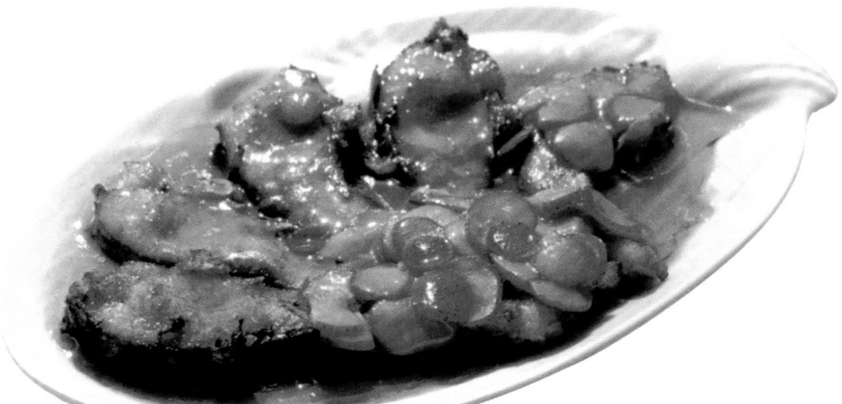

山楂鱼块

可倒入鹌鹑肉片，拌炒过油，变白时即捞起。锅内再加1大匙油，放入黄酒、味精、火腿、豌豆荚、冬笋片、葱白、姜末，大火爆炒。然后用土豆淀粉加适量水，调匀倒入勾芡，再淋上香油即可。

【功效】补益五脏，治疗虚损。适用于脾胃虚弱、食欲不振、筋骨酸痛等症。健康人食之能使精力充沛，食欲旺盛，防病强身。

鲚鱼豆豉汤

【原料】鲚鱼500克，生姜3片，胡椒粉15克，淡豆豉6克。

【制法】先煮淡豆豉，水沸后放入鱼及生姜、胡椒粉，待鱼熟后即可食用。

【功效】补气温中。适用于脾胃虚寒、食欲不振等症。温热证及素体阳盛者不宜使用。

橙子蜂蜜饮

【原料】橙子1只，蜂蜜50克。

【制法】将橙子用水浸泡后去除酸味，然后带皮切成4瓣。橙子、蜂蜜放入锅内，加适量清水，用武火烧沸后，转用文火煮20～25分钟，捞出橙子，留汁即成。

【服法】代茶饮。

【功效】消食下气。适用于食积气滞、脘中痞闷、不思饮食等症。

消食散

【原料】谷芽、山楂、槟榔、枳壳各等份。

【制法】将以上各味共研为细末。每次服1～2克，每日3次。

【功效】健脾开胃，消食化积。适用于食积气滞、消化不良、脘腹胀满、腹泻便溏等症。

橘红糕

【原料】橘红10克，米粉500克，白糖200克。

【制法】橘红研细末，与白糖和匀为馅。米粉以水少许湿润，以橘红为馅做成糕，放蒸锅屉布上蒸熟，冷后压实，切为夹心方块米糕。

【功效】燥湿化痰，理气健脾。

茯苓香菇饭

【原料】干茯苓10克，大米700克，干香菇10朵，油豆腐3块，青豌豆约半碗，酒、酱油、盐各适量。

【制法】将干茯苓置于碗内，用冷水泡1小时，使其柔软，然后捣碎成粉状。干香菇用水泡开，洗净，切成细丝；油豆腐切成细丁。粳米淘净，置锅内，加适量水，放入酒、酱油、盐，并将香菇丝、油豆腐丁、茯苓粉一并放入锅内，与米混合；煮至水将干时，把青豌豆撒在饭面上，焖至饭熟，即成。

【功效】补养心脾，益气开胃。适用于病后体虚、食欲不振、惊悸少寐、眩晕健忘等症。需要注意的是，湿热内蕴或痰火内盛者慎食。

九、消化不良药膳

消化不良是指一种间断或持续的、集中于上腹部的疼痛或不适，与进食有关或无关。消化不良在临床非常常见，具体的临床表现通常有上腹痛或不适、餐后饱胀、嗳气、早饱、厌食、恶心、呕吐、烧心、反酸。功能性消化不良是指具有上述消化不良症状，并持续4周以上，经进一步检查未能发现局部或全身器质性疾病的患者，又称非溃疡性消化不良。功能型消化不良以上腹部不适、隐痛、厌食、恶心、呕吐、早饱、嗳气、胀满、反胃、烧心等消化不良症状为特征，发病广泛，几乎与感冒一样常见。

羊肉萝卜汤

【原料】羊肉1000克，豌豆100克，萝卜300克，草果5克，生姜10克，胡椒、盐、味精、醋、胡荽各适量。

【制法】将萝卜洗净，切成小块；羊肉洗净，切块；豌豆择除杂质，淘净；胡荽洗净，切段备用。将羊肉、豌豆、草果、生姜放入沙锅内，加水适量，先用武火烧沸，后改用文火炖60分钟，再下入萝卜块，待煮熟时，加胡荽、胡椒、盐、味精、醋调味即成。

【功效】温胃消食。适用于脘腹冷痛、食滞等症。

猪肚粥

【原料】大米、猪肚各500克，盐少许。

【制法】先将猪肚洗干净，加水煮至七成熟后捞出，切成丝备用。将大米淘洗干净，加入猪肚丝和猪肚汤煮成粥，食用时加入盐。

【功效】健脾益气。适用于脾胃气虚、食欲不振、米谷不化等症。

羊肉花生生姜粥

【原料】羊肉150克，花生、生姜各30克，粳米100克，盐、味精各少许。

【制法】先将羊肉洗净，加水炖煮。放入花生、生姜、粳米，用小火共煮成粥，加入适量盐、味精盛出

羊肉萝卜汤

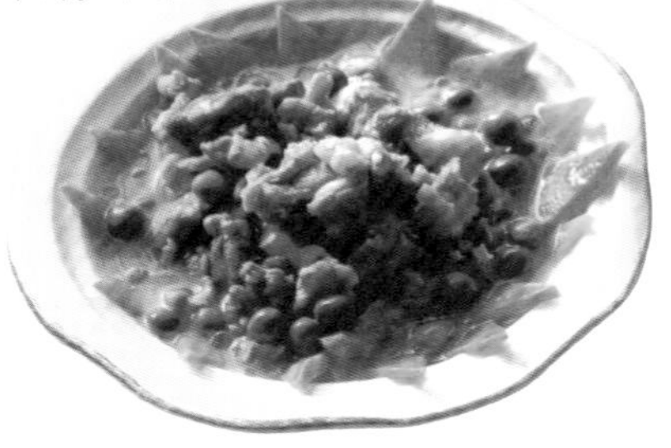

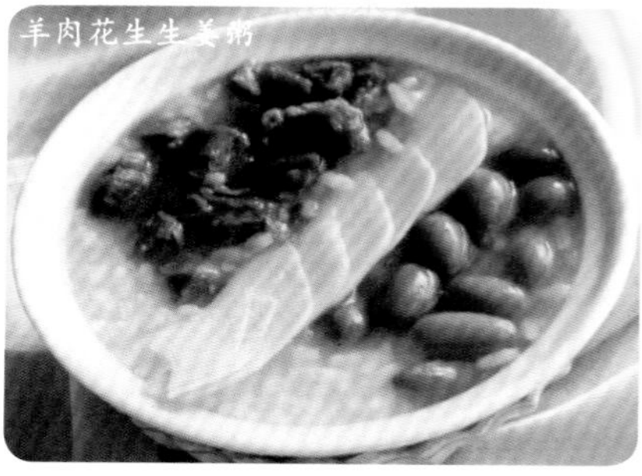

羊肉花生生姜粥

即可。

【功效】适用于脾胃虚弱，抗病能力差的慢性胃病患者。

槟榔粥

【原料】槟榔15克，粳米60克。

【制法】先用槟榔片煎汁，去渣，加入粳米，煮成稀粥。

【功效】消食导滞，行气除胀。适用于食积气滞、脘腹胀痛、大便不爽、厌食不欲等症。需要注意的是，本方不宜久服，一般以2～3日为1个疗程。脾胃气虚、中气下陷者应当慎用。

曲米粥

【原料】神曲15克，粳米60克。

【制法】先将神曲捣碎，加适量水，煎煮20分钟后去渣取汁，加入粳米，继续煎煮成粥。

【功效】神曲，又名六曲，是由鲜青蒿、鲜苍耳、鲜辣蓼、赤小豆、杏仁研碎混合，再同麦麸、白面拌匀后发酵而成，有消导积滞之功效，与具有补益脾胃的粳米同煮成粥，则有健脾胃，助消化的功效，故《多能鄙事》曰："曲米粥治老人脾虚不消化，泄痢不定。"适用于消化不良、食积难消、嗳腐吞酸、脘闷腹胀、大便溏泻等症。

十、水肿药膳

水肿是指体内水液潴留，泛溢肌肤，引起头面、眼睑、腹背、四肢甚至全身浮肿的症状。《金匮要略·水气病脉症并治》将水肿的症候分为风水、皮水、正水、石水，及心水、肝水、脾水、肺水、肾水。《丹溪心法》概分为阴水、阳水两大类。其病因，多由外感湿邪、久居湿地、饮食不节，或病后体虚所引起，并与肺脾肾三脏密切相关。《景岳全书·杂证谟·肿胀》曰："凡水肿，乃脾肺肾三脏相干之病。盖水为至阴，故其本在肾，水化于气，故其标在肺，水惟畏土，故其制在脾。"

水肿可分为阳水、阴水两大类。阳水为风水泛滥、水湿浸渍、湿热壅盛；阴水为脾阳不振、肾阳虚衰、气血两虚。

清炖牛肉萝卜汤

【原料】肥瘦黄牛肉2000克，白萝卜1000克，葱结2个，植物油、细盐、黄酒各适量。

【制法】牛肉洗净，滤干，切成大块；萝卜洗净，刮皮，再洗净，切转刀块。起油锅，放植物油2匙，用旺火烧热油后，倒入牛肉，翻炒5

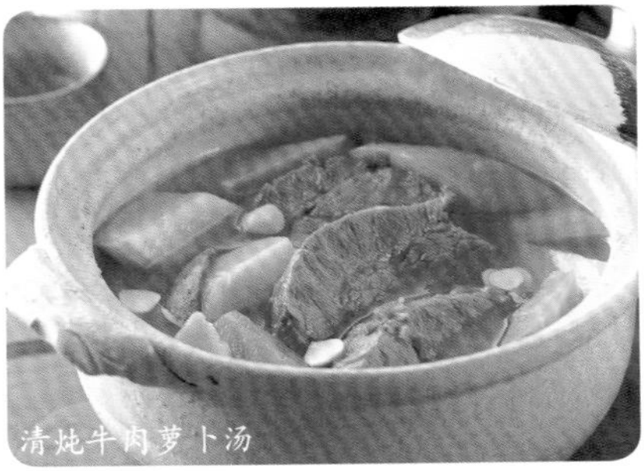

清炖牛肉萝卜汤

分钟，加黄酒4匙，再焖烧10分钟，至出香味时，盛入大沙锅内，一次加足冷水将牛肉浸没。继续用旺火烧开，放葱结、黄酒，然后改用小火慢炖约3小时，至牛肉筋膜熟透，已能咬碎时，倒入萝卜，加细盐1匙（宜淡），最后慢炖1小时，待牛肉、萝卜均已熟烂时，离火即成。

【功效】黄牛肉补脾胃，白萝卜利水湿。脾胃得养，运化转输有力，胀满渐消。肝硬化腹水初期、脾胃虚弱、腹胀者，食之甚宜。

菊花豆苗熘鱼片

【原料】鲜菊花、豆苗各50克，鲤鱼1条（约500克），鸡蛋清1个，料酒10毫升，胡椒粉、味精各适量，淀粉15克，姜末5克，酒15毫升，鸡汤500毫升。

【制法】将菊花、豆苗洗净；鱼去鳞及肠杂，取肉洗净，切作薄片，放入碗内，加入盐、味精、料酒、鸡蛋清、淀粉拌匀。另取一碗放入盐、味精、胡椒粉、料酒、淀粉、鸡汤拌匀，成芡汁。锅内放油烧热，放入鱼片滑透捞出。锅内留少量油，放入姜末爆香，倒入芡汁，再放入鱼片、菊花、豆苗，翻炒后即成。

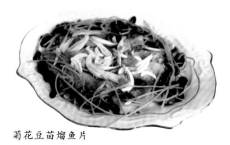

菊花豆苗熘鱼片

【功效】利水消肿，益脾除热。适用于胸中烦热、食欲不振、消化不良、体虚乏力等症。

菊花火锅鱼片

【原料】鲜菊花300克，鲤鱼1条（约500克），鸡汤2000毫升，姜、葱、盐、醋各适量。

【制法】鸡汤烧开备用；鲜菊花入温水中漂洗20分钟，捞出，放入溶有稀矾的温水内漂洗，取出沥水。鱼去鳞及肠杂，取肉洗净，切作薄片，放入火锅鸡汤内，煮5分钟，再放入菊花瓣，下葱、姜末、盐、醋等与鱼同煮2～3分钟，即可食用。

【功效】利水消肿，清热解毒，止咳下气。适用于水肿胀满、小便不利、黄疸、气喘咳嗽等症。

乌鱼冬瓜汤

【原料】乌鱼500克，冬瓜250克，黄酒、葱、姜、盐、味精各适量。

【制法】乌鱼留鳞去肠杂，切块后在爆香姜片的温油中略煎，烹上黄酒，加少许水焖煮20～30分钟后，放入冬瓜片，再煮5分钟，撒上葱花、盐和味精即可。

【功效】利水消肿。适用于肾性水肿等症。

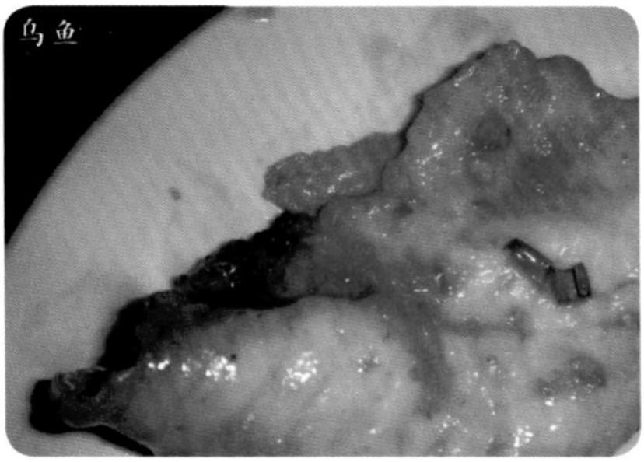

乌鱼，别名黑鱼、生鱼、蠡鱼、才鱼等，属鲈形目，鳢科。味甘，性寒，有补脾益气，利水消肿的功效。病后、产后以及手术后食用，可生肌补血、加速伤口愈合，也可治疗水肿、湿痹、脚气、痔疮、疥癣等症。

玉米汁鲫鱼汤

【原料】鲫鱼10条（约350克），玉米须100克，玉米芯100克，料酒、姜片、葱花、味精各适量。

【制法】玉米须、玉米芯下水锅，煮沸20分钟后汤出汁。鲫鱼去肠杂和鳞，加料酒腌渍片刻。将玉米汁倒入锅中，上火烧开，放入鲫鱼，加料酒、姜片，烩30分钟，撒上葱花、味精即成。

【功效】除湿利水。适用于水肿、尿少、尿频、尿急、尿道感染灼热疼痛等症。

三味苡仁羹

【原料】薏苡仁、山药、莲子各30克，盐适量。

【制法】将3味同入锅，加入适量清水，武火煮沸后改文火煮1～2小时，煮成羹后放入调味品。

【功效】健脾祛湿。适用于外阴肿痛、食欲不佳、脘闷不适、带下量多、不欲饮水等症。

茯苓赤小豆粥

【原料】茯苓25克，赤小豆30克，大枣10枚，粳米100克。

【制法】先将赤小豆冷水浸泡半日后同茯苓、大枣、粳米煮粥。

【功效】利水消肿，健脾益胃。适用于水肿病、肥胖症以及大便溏薄等症。

狗肉小麦仁粥

【原料】狗肉500克，小麦仁（即小麦去皮）100克。

【制法】将狗肉切成小块，与小麦仁共煮粥。

【功效】补虚消肿。适用于营养不良、体虚浮肿等症。

菊花粳米粥

【原料】菊花30克，粳米100克。

【制法】将菊花和粳米入锅加

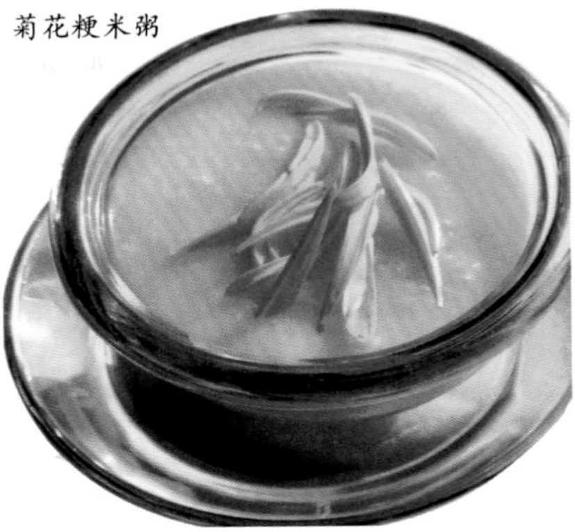

水，共煮成粥。

【功效】适用于秋季慢性胃病患者常出现的风热感冒、心烦咽燥、目红肿疼等症。

十一、泄泻药膳

泄泻又称腹泄、溏泄。在古医籍中名目繁多，分类不一。《内经》多以泄泻症情和大便性质分类而有飧泻、洞泻、溏泻、水泻、濡泻等名。《难经》则从脏腑主论，有胃泻、大肠泻、小肠泻等名。汉唐方书多称泄泻为下利，包括痢疾，如《伤寒论》《金匮要略》等。宋以后则将两者分开，而痢疾则属肠澼，又称滞下。

泄泻病因甚多，主要与脾胃、大肠的关系密切。后世诸家或从外感病因辨证分为湿、水、气、痰、积等腹泻，或从内伤分型，如脾虚腹泻、肾虚腹泻、肝脾不和腹泻、食积腹泻等。

大麦豆粉面片

【原料】草果5克，羊肉、大麦粉、豆粉各1000克，生姜10克，胡椒粉、盐、味精各适量。

【制法】将草果、羊肉、生姜洗净，用刀拍破，放入锅内，用武火烧开，移至文火上煨炖。将大麦粉、豆粉加水，如常规制作成面片大小待用。待羊肉煮熟后，加入大麦豆粉片，煮熟后，放入胡椒粉、盐、味精即成。

【功效】温中散寒。适用于脾胃虚寒、脘腹冷痛等症。

榛子粥

【原料】榛子仁少量，粳米50克，蜂蜜少许。

【制法】将榛子仁水沉去皮，水磨滤取其浆汁，再和粳米煮成粥。食用时调入蜂蜜，久服尤佳。

【功效】益气力，宽胃肠。用于脾胃气弱、温中止泻。

加味车前子粥

【原料】车前子15～30克，木棉花30克，粳米100克。

【制法】将车前子用布包好与木棉花共煎汁，去渣，再加入粳米同煮为粥。

【疗效】清热止泻，利水消肿。适用于急性肠炎、尿道炎、膀胱炎等症。

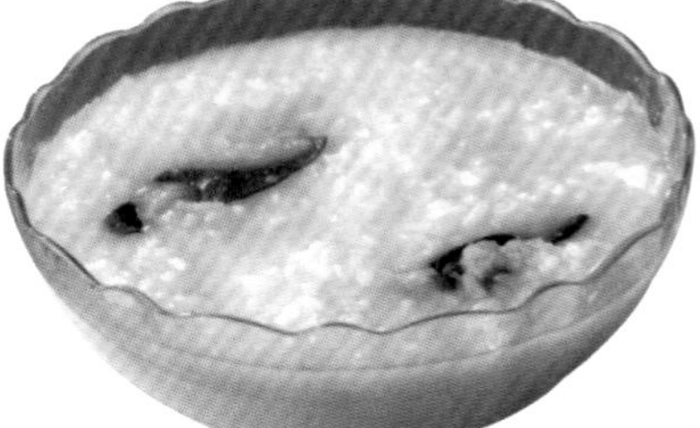

加味车前子粥

大枣糯米粥

【原料】大枣30克，羊胫骨2枚，糯米100克。

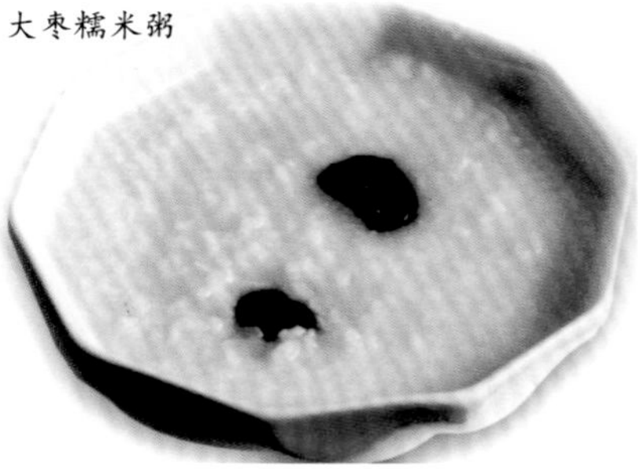

大枣糯米粥

【制法】将羊胫骨洗净捶破，与大枣、糯米共煮为稀粥。

【功效】健脾养血，补肾填精。适用于腰膝酸软、倦怠乏力、体虚消瘦等症。

芡实扁豆山药粥

【原料】白扁豆、山药各60克，芡实20克，大米50克。

【制法】以上四味同入沙锅中，加清水适量煮粥。

【功效】健脾益胃，消暑止泻。适用于脾虚胃弱、呕逆泄泻、食欲不振、食积痞块、小儿疳积、消渴等症。湿热泄泻的患者忌用。

山药羊肉粥

【原料】羊肉250克，鲜山药、糯米各500克。

【制法】将羊肉、鲜山药煮烂，加入糯米，加适量水煮粥。

【功效】补脾止泻，补气暖胃。适用于脾胃虚弱、慢性泄泻、食欲欠佳、四肢不温等症。需要注意的是，湿热所致的泄泻忌用。

十二、遗尿药膳

遗尿俗称尿床，是指睡眠中小便自遗，醒后方知的一种病症。医学研究认为，如果3岁以上儿童至成人多次发生入睡后无意识排尿，每周达1次以上且持续至少6个月而在清醒状态下无有此现象发生，应视为遗尿症。遗尿症分原发性和继发性两种。在睡眠中尿自行遗出，醒后方知者为遗尿。凡在醒时，尿不随意地流出、滴沥不断、不能自禁者，称为小便不禁（尿失禁）。

益智猪膀胱

【原料】益智5克，猪膀胱1个，白胡椒7粒，糯米30克。

【制法】将猪膀胱洗净，将益智、白胡椒、糯米装入猪膀胱内，把口扎紧，放入沙锅内，炖熟即成。

【服法】每日服吃1个，连服1周。

【功效】养心强神，摄纳膀胱。适用于心脾不足所致遗尿之症。

五香鹌鹑

【原料】鹌鹑10只，八角、花椒、陈皮、丁香、桂皮各少许，葱、姜、料酒、冰糖、酱油、盐、清汤、花生油、麻油各适量。

【制法】将鹌鹑宰杀、褪毛去内脏，洗净沥水，表皮抹少许酱油。锅中放入花生油烧到八成热，将鹌鹑下锅炸至红润。沙锅放入清汤、葱、

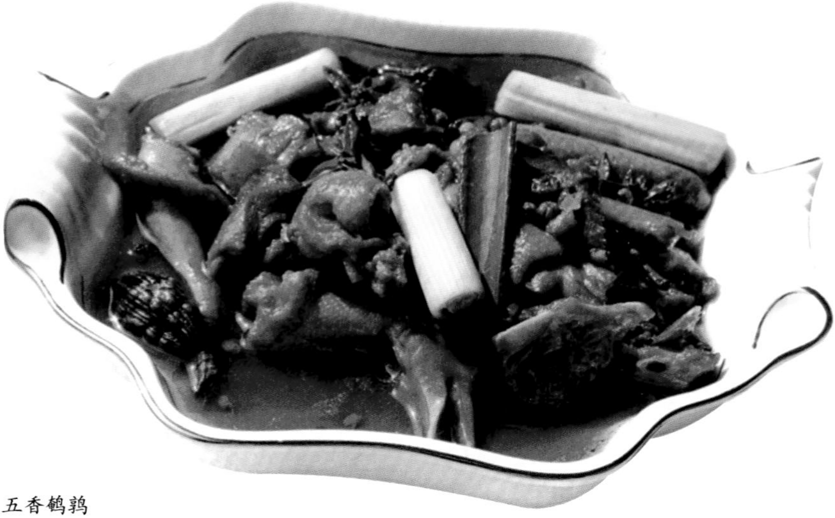

五香鹌鹑

姜、料酒和八角、花椒、陈皮、丁香、桂皮，加冰糖、鹌鹑、酱油、盐中火烧开，撇去浮沫，加盖，小火煨至酥烂，捞出鹌鹑，每只切成两半装盘，淺入卤汁，淋少许麻油即可。

【功效】适用于肾虚腰膝酸软、尿频遗尿等症。

板栗烧鹌鹑

【原料】鹌鹑1只，板栗15个，盐、香油、味精各适量。

【制法】先将鹌鹑宰杀，去毛、肠杂后洗净，切块。板栗去壳皮与鹌鹑共入锅，加适量水用旺火煮至栗、肉熟软时，再加入适量盐、香油、味精调味后即成。

【功效】具有健脾，固肾，壮腰，止遗之功效。适用于肾虚腰膝酸软、尿频遗尿等症。

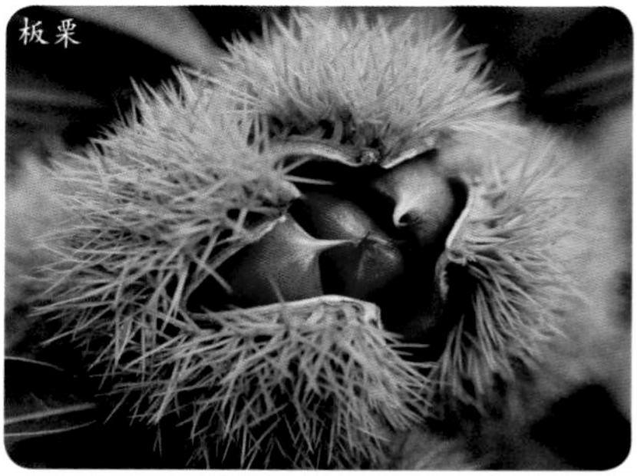

板栗，壳斗科，与桃、杏、李、枣并称“五果”。多生于低山丘陵缓坡及河滩地带，河北、山东、陕南镇安是板栗著名的产区。味甘，性寒，有养胃健脾，补肾强筋的功效。吃食板栗可以益气血，养胃，补肾，健肝脾；生食还有治疗腰腿酸疼、舒筋活络的功效。

白果肉粥

【原料】白果肉20克，大枣10枚，粳米50克，白糖适量。

【制法】将白果肉、大枣、粳米洗净，大枣去核；然后置锅加入适量水及白果肉、大枣，旺火烧开后加粳米，再煮沸然后改文火煨至米熟软，加入白糖调匀即成。

【功效】具有健脾开胃，补五脏，安神止遗，除斑美容之效。适于遗尿症者食用。

核桃燕麦粥

【原料】核桃仁20克，粳米、燕麦片各50克，红糖6克。

【制法】核桃仁捣碎，与粳米、燕麦煮成粥，粥成后，加红糖调味。

【功效】适于肾虚早泄者食用。

红覆盆子芡实粥

【原料】红覆盆子20粒，莲须6克，芡实30克，饴糖1汤匙。

【制法】将莲须、红覆盆子、芡实洗净，先将莲须，芡实入锅，加适量水，用旺火煮沸后，改用文火煨至芡实熟软，加入红覆盆子、饴糖继续煮沸即成。

【功效】具有补肾缩尿之功效。适于老年小便次数多且尿急、遗尿者食用。

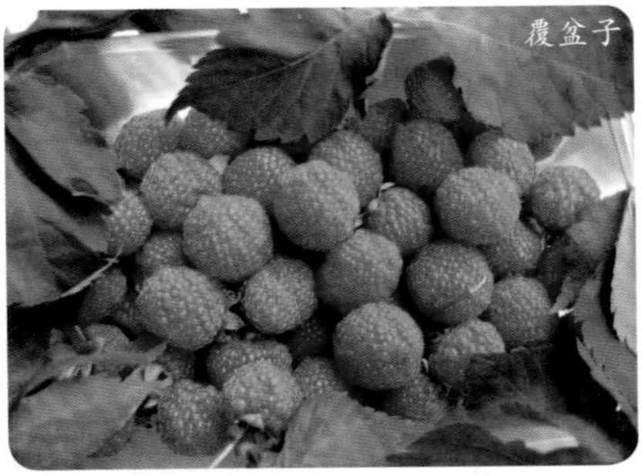

覆盆子，别名种田泡、翁扭、牛奶母。为蔷薇科植物华东覆盆子的果实。味甘、酸，性温。具有补肾固精，助阳遗尿的功效。适用于肾虚遗尿、小便频数、阳痿早泄、遗精滑精等症。

韭菜籽糯米粥

【原料】韭菜籽15克，糯米100克，盐适量。

【制法】将韭菜籽、糯米先洗净入锅，加适量水，旺火煮沸后改文火煨至粥软糯，加入盐调味后即成。

【功效】具有温阳止遗之效。适用于尿频、遗尿者食用。

小米苡仁粥

【原料】小米20克，薏苡仁30克。

【制法】先将小米、薏苡仁淘洗干净。将清水倒入锅中，加入小米、薏苡仁，先大火煮沸，再小火熬至米烂汤稠即成。

【功效】具有补肾壮阳，缩尿止遗之功效。适于肾虚体弱、尿频遗尿者食用。

十三、贫血药膳

贫血是指血液中红细胞的数量或红细胞中血红蛋白的含量不足。贫血有缺乏性贫血、先天性贫血、造血器官出现障碍、有毒物质引起的贫血。贫血的种类不同，治疗的方法也截然不同。

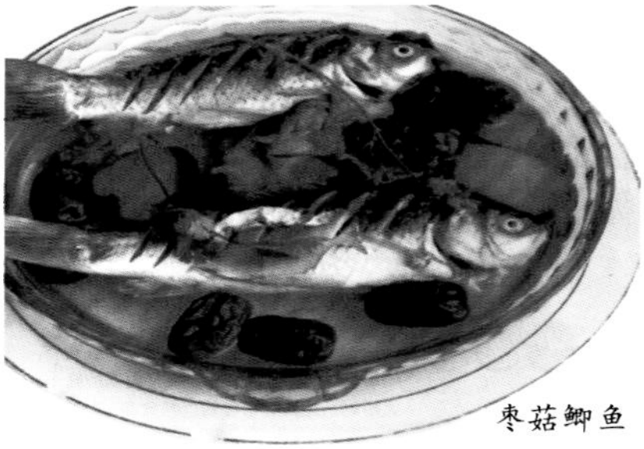

枣菇鲫鱼

【原料】活鲫鱼300克，香菇150克，大枣10枚，姜片10克，精盐、味精各适量，花生油4毫升。

【制法】将鲫鱼去鳃、鳞、内脏，洗净；将香菇、大枣分别洗净；香菇水发切片；大枣去核；葱白、姜片洗净。将鲫鱼放入油锅中略煸，加水2～4碗，将香菇、大枣、葱白、姜片一起放入沙锅中，先用大火煮沸后，改用小火，待熬至汤液呈乳白色，加入盐、味精调味即可。

【功效】具有补肝肾，益脾胃，养血补血的功效。适用于身体虚弱、消化不良、贫血、精力疲倦等症。

山药紫荆皮汤

【原料】山药30克，紫荆皮9克，大枣10枚。

【制法】将上3味水煎成汤。

【功效】健脾益血，补肾养阴。适于低热的贫血患者食用。

当归米饭

【原料】大米适量，猪肉200克，当归15克，洋葱、土豆、胡萝卜、盐、酱油、胡椒粉各适量。

【制法】将大米做成干饭；将当归加水100毫升，煎取药汁约50毫升，连渣保留备用。将猪肉炒熟，放入洋葱片、土豆丝、胡萝卜片及调味品，翻炒数下后将当归汁连渣倒入，再加入盐、酱油、胡椒粉等调味，煮熟后即可与米饭一同食用。

【功效】具有促进血液循环及新陈代谢的功效。适用于平素血虚体弱贫血、面色㿠白、月经稀少等症。

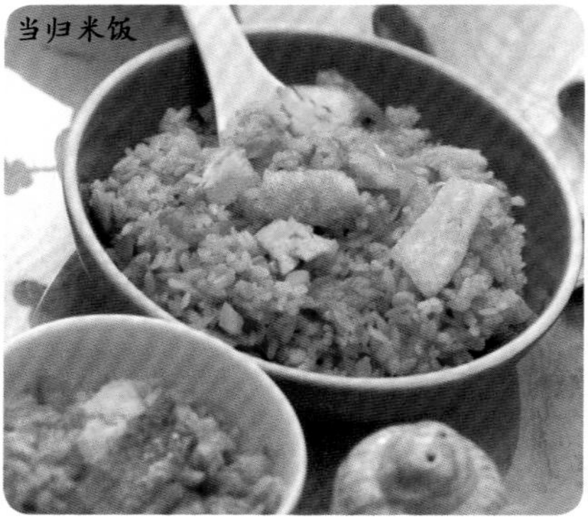

猪血粥

【原料】猪血100克，菠菜250克，粳米50克，盐、味精、葱、姜各适量。

【制法】取猪血放入开水中稍煮片刻，捞出切成小块；再将新鲜菠菜洗净放入开水中烫3分钟，捞出切成小段；将猪血块、菠菜及粳米放入锅中，加适量清水煮粥，粥熟后放入适量盐、味精、葱、姜调味即可。

【功效】具有润肺养血，消烦去燥的功效。适用于贫血及痔疮便血、老年便秘等症。

桂圆黑芝麻粥

【原料】黑芝麻25克，龙眼肉15克，大米适量。

【制法】将黑芝麻捣碎，大米淘净，与龙眼肉一并入锅，加适量水煮粥。

【功效】补肝肾，润五脏。适用于阴血不足所致眩晕、消瘦、便燥、须发早白以及产后乳汁不足等症。

黄芪鸡汁粥

【原料】母鸡1只（1000～1500克），黄芪15克，粳米100克。

【制法】先将母鸡去毛及内脏，剖洗干净，浓煎为鸡汁。黄芪水煎2次取汁，加适量鸡汤及粳米共煮成粥。

【功效】益气血，填精髓，补气升阳，固表止汗。适用于久病体虚、气血双虚的贫血、乏力、自汗等症。感冒发热期间宜停服。

芪枣羊骨粥

【原料】羊骨1000克，黄芪30克，大枣10枚，粳米100克，细盐、生姜、葱白各适量。

【制法】先将羊骨打碎与黄芪、大枣同入沙锅，加水煎汤，然后取汁代水入粳米煮粥，待粥将成时，加入细盐、生姜、葱白调味，稍煮即可。

【功效】补肾气，强筋骨，健脾胃。也适用于再生障碍性贫血。

动物肝粥

【原料】动物肝（猪肝、羊肝、牛肝、鸡肝均可）100～150克，粳米100克，葱、姜、盐各适量。

【制法】将动物肝洗净切成小块，与粳米、葱、姜、盐加水约700毫升煮成稀粥，待肝熟粥稠既成。

【功效】补肝，养血明目。适用于气血虚弱所致的贫血、夜盲症、疳眼、目昏眼花等。本粥需现煮现吃，不宜久放。

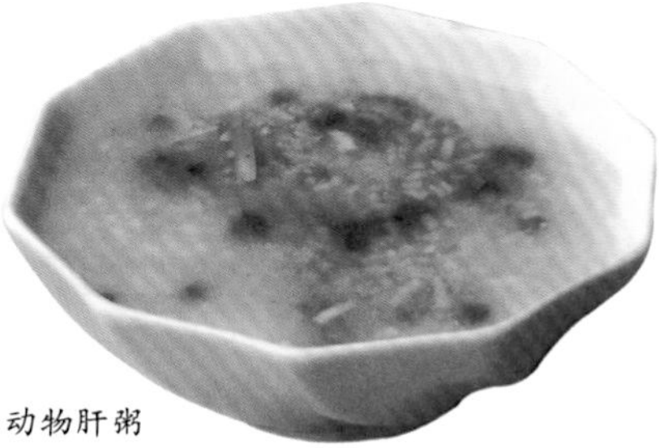

动物肝粥

十四、便秘药膳

便秘是一种很常见的临床症状，指便次太少，或排便不畅、费力、困难、粪便干结且量少。正常时，每日排便1～2次或2～3日排便1次，但粪便的量和便次常受食物种类以及环境的影响。许多患者的排便每周3次，严重者长达2～4周才排便1次。有的每日排便可多次，但排便困难，排便时间每次可长达30分钟以上，粪便硬如羊粪，且数量极少。

姜汁菠菜

【原料】菠菜300克，生姜25克，味精、盐各2克，麻油15毫升，醋6毫升，酱油、花椒油各10毫升。

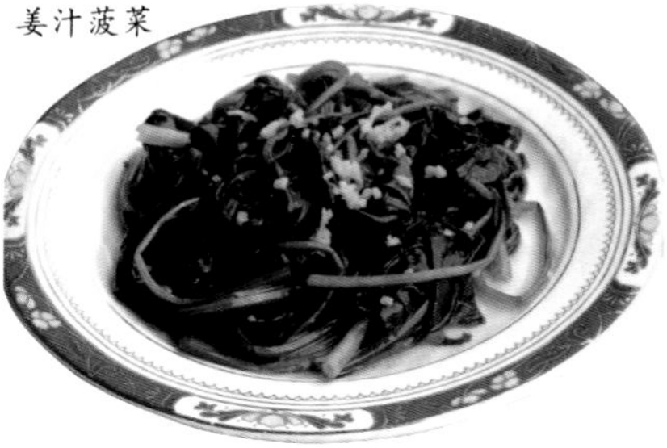
姜汁菠菜

【制法】将菠菜择去黄叶，削去须根，保留红头，切成长段，用清水洗净；生姜洗净后，捣出姜汁。将锅内加清水1000毫升，置于火上烧沸后，倒入菠菜略焯，2分钟后捞出沥去水，装在盘内，晾凉后装在稍大的碗或小盆内，加入姜汁、盐、酱油、醋、味精、麻油、花椒油拌入味，装入菜盘即成。

【功效】生津血，降血压，通肠胃，解酒毒。适用于老年便秘、习惯性便秘、痔疮、高血压及酒精中毒等症。

玫瑰香蕉

【原料】鲜玫瑰花1朵，香蕉500克，鸡蛋、芝麻、白糖、面粉、花生油、淀粉各适量。

【制法】将香蕉去皮，切滚刀块；玫瑰花洗净，切丝；鸡蛋打入碗内，加面粉、湿淀粉拌匀调糊；芝麻洗净，炒熟。将锅烧热，倒入花生油烧至五成热时，将香蕉块贴一层面糊，逐块炸成金黄色时捞出。锅内留底油少许，放白糖，待糖炒至黄色时下入炸好的香蕉，翻炒几下，使糖全部裹在香蕉上，上面撒上熟芝麻，翻炒几下，盛入抹好油的平盘内，撒上玫瑰花丝即可。

【功效】生津润肠。适用于肠燥便秘症。

虾子海参

【原料】海参、虾子各150克，盐、味精各3克，肉汤500毫升，淀粉6克，葱、姜各15克，猪油30克，料酒30毫升，酱油6毫升。

【制法】将海参放入锅内加清水，用小火烧开，锅离火位，待其发好后捞出，去内脏杂质，洗净；将发透的海参由肚内先划十字花刀，入开水锅内焯一下，捞出沥干水分备用。将虾子洗净盛入碗内，加上适量的水和料酒，上笼蒸10分钟取出。再将锅烧热，放入猪油，投入姜、葱，煸炒后捞出，烹入料酒，加入肉汤、盐、酱油、海参、虾子，煨透成浓汤汁，用淀粉勾芡，加味精，起锅。

【功效】补阴养血，补肾润燥，

增强人体免疫功能。适用于便秘、头晕、贫血、耳鸣等症。

核桃仁炒猪腰

【原料】核桃仁30克，猪腰2对，韭菜100克，食油、葱、姜、盐、酱油、味精各适量。

【制法】将猪腰剖开，去膜，洗净，切为薄片，锅内放油烧热，下猪腰煸炒，取出沥尽污水。再将锅烧热，加食油、韭菜、葱、姜炝锅，下猪腰、核桃仁、盐、酱油等调料，翻炒片刻，下味精起锅即成。

【功效】滋阴补肾，润肠通便。也适用于腰酸腿痛、梦遗滑精等症。

核桃仁炒猪腰

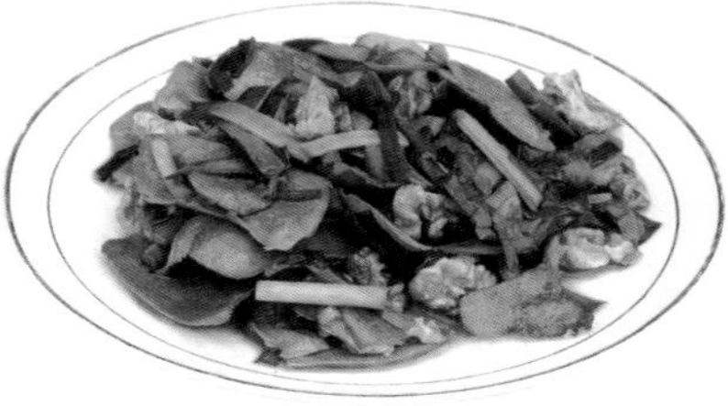

二仁通幽汤

【原料】桃仁9个，郁李仁6克，当归尾5克，小茴香1克，藏红花1.5克。

【制法】将五物合煮成汤，去渣。

【功效】润汤通便，行气滞消胀。适用于因血脉瘀阻，阻隔大肠以至腹部胀满、大小便不通。

桑椹蜜膏

【原料】鲜桑椹1000克（干品500克），蜂蜜300克。

【制法】将桑椹洗净加适量水煎煮，每30分钟取煎液1次，加水再煎，共取煎液2次。合并煎液，再以小火煎熬浓缩至较黏稠时，加蜂蜜至沸停火，待冷却后装瓶。

【功效】滋补肝肾，聪耳明目。适用于失眠、健忘、目暗、耳鸣、烦渴、便秘及须发早白等症。

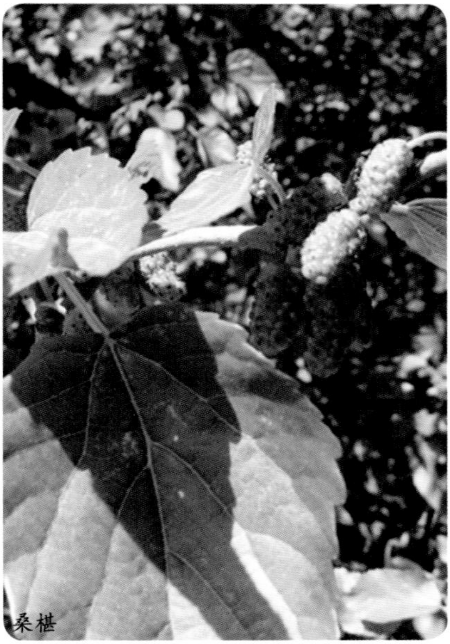

桑椹

桑椹，为桑科植物桑的果穗。味甘，性寒。归肝、肾经。含糖、鞣酸、苹果酸及维生素B_1、维生素B_2、维生素C和胡萝卜素等多种化学成分，具有补肝益肾，熄风滋液，生津止渴，促进消化之功效。适用于肝肾阴亏、消渴、便秘、目暗、耳鸣、瘰疬、关节不利等症。

五仁粥

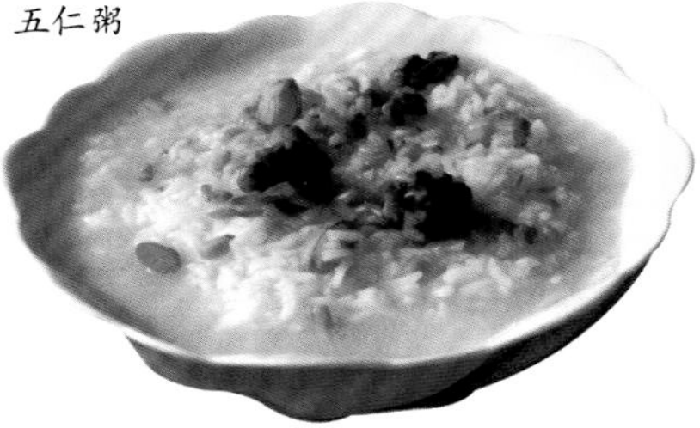

五仁粥

【原料】芝麻、松子仁、核桃仁、桃仁（去皮、尖后炒）、甜杏仁各10克，粳米200克，白糖适量。

【制法】将五仁混合碾碎，加入粳米共煮稀粥。食用时，可加白糖适量。

【功效】滋养肝肾，润燥滑肠。适用于中老年气血亏虚引起的习惯性便秘。

紫苏麻仁粥

【原料】紫苏子10克，火麻仁15克，粳米50~100克。

【制法】先将紫苏子、火麻仁捣烂，加水研，滤取汁，与粳米同煮成粥。

【功效】润肠通便。适用于老人、产妇体虚肠燥、大便干结难解之症。

松仁粥

【原料】松子仁15克，粳米30克。

【制法】先煮粳米粥，然后将松子仁和水研末作膏，放入粥内，煮至稍沸即可。

【功效】润肠通便。适用于老年气血不足，或热病伤津引起的大便秘结。

槟榔糯米粥

【原料】槟榔、火麻仁各15克，郁李仁20克，糯米100克。

【制法】先用水研火麻仁，滤取汁液，加入糯米煮粥至将熟。再取槟榔捣碎，用热水烫郁李仁，去皮研磨成膏，与槟榔研匀，放入米粥中煮片刻即可。

【功效】理气，润肠，通便。适用于胸膈满闷、大便秘结等症。槟榔

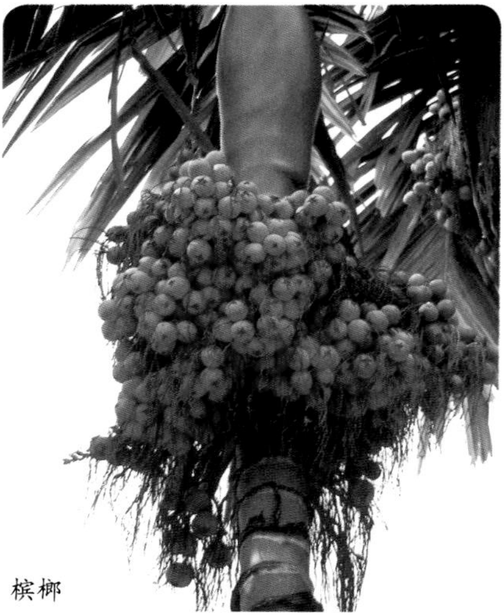

槟榔

槟榔，即槟榔树的果实，属棕榈科植物，原产于马来西亚。味苦、辛，性温。归脾、胃、大肠经。具有杀虫破积，健脾调中，下水肿，通关节，治心痛积聚等功效。适用于虫积、食滞、脘腹胀痛、泻痢后重、疟疾、水肿、脚气、痰癖等症。

破气下行，消食通滞；郁李仁、火麻仁富含油脂，润肠通便。三品合用，具有温和而持久的通便效果。需要注意的是，脾虚便溏、无便秘者不可服用。

四仁通便茶

【原料】炒杏仁、松子仁、火麻仁、柏子仁各10克。

【制法】以上4味一并捣碎，放入保温杯中，用开水适量冲泡，盖闷15分钟，代茶频饮。

【功效】润肠通便，宁心益智。适用于阴虚患者出现的大便干结、形体消瘦，或见颧红、眩晕耳鸣、心悸怔忡、腰膝酸软、舌红少苔、脉细数等症。婴幼儿慎用。

十五、自汗盗汗药膳

自汗、盗汗是指人体阴阳失调、营卫不和、腠理失密而引起的汗液外泄。时时汗出，动则益甚者为自汗；睡眠中汗出，醒后汗止者为盗汗。此症常由自主神经功能紊乱所致。

参芪鸽肉汤

【原料】党参、黄芪各20克，山药30克，净白鸽1只，盐、味精各适量。

【制法】将鸽肉切块，放沙锅中，加入党参、黄芪、山药、盐、味精和适量水，文火炖煮50分钟，肉熟后饮汤食肉。

【功效】补气健脾，补中和胃。适用于胃气虚所致的食欲不振、食后腹胀、气短乏力、虚汗频出等症。

牛肉芪麦汤

【原料】牛肉250克，黄芪、浮小麦各20克，山药15克，大枣10枚，生姜7片，胡椒粉适量。

【制法】将牛肉洗净切片；黄芪、山药洗净切碎与浮小麦同装入纱袋中，扎紧口备用。牛肉片、洗净的大枣（去核）、纱布药袋一起放入沙锅中，加入葱花、姜片及清水，待牛肉熟烂除去葱花、姜及纱布袋，调味，撒上胡椒粉。

【功效】补脾健胃，益气固表，调和营卫，止自汗。适用于气虚所致的自汗症。

龙骨粥

【原料】煅龙骨30克，糯米100克，红糖适量。

【制法】将龙骨捣碎，放入沙锅内加水200毫升，煎1小时，去渣取汁，然后加入糯米，再加水600毫升，红糖适量，煮成稀稠粥。

【功效】镇惊潜阳，收敛固涩。适用于遗精以及产后虚汗不止、盗汗、自汗、崩漏等症。湿热之症者不宜服用。

浮小麦茶

【原料】浮小麦30克，茯苓、麦冬各9克。

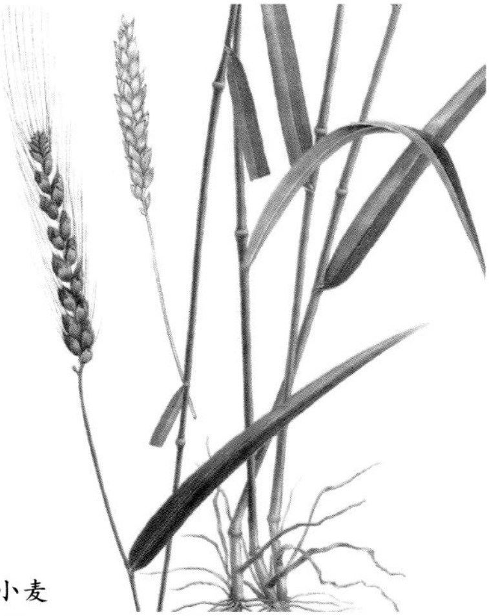

浮小麦

浮小麦，为禾本科一年生草本植物小麦未成熟的颖果。生用，或炒用。味甘，性凉。归心经。有敛汗，益气，除热之功效。适用于自汗、盗汗、阴虚发热、骨蒸劳热等症。

【制法】按上述3味用量比例，加10倍量，研成粗末。每次取50克，放热水瓶中，冲入半瓶沸水，旋紧瓶塞，20分钟后代茶随意饮服。

【功效】养心安神。适用于心慌、自汗、盗汗等症。需要注意的是，虚寒证忌用。

桂圆枣仁茶

【原料】茯苓10克，龙眼肉15克，银耳、酸枣仁各30克，冰糖适量。

【制法】将茯苓、龙眼肉、酸枣仁共煮成汤，去渣后，加入银耳，冰糖即成。

【功效】养心安神。适用于心神不宁、睡眠不佳、心律不整、四肢微肿等症。

山萸肉茶

【原料】山茱萸20克，地骨皮、黄芪皮各3克。

【制法】将3味药制成粗末，置茶杯中用沸水冲泡闷15分钟，代茶饮用；也可水煎，代茶饮用。每日1剂。

【功效】补虚收敛止汗，清热生津，止渴。适用于自汗、盗汗及消渴等症。

黄芪红枣茶

【原料】黄芪皮15克，大枣5枚。

【制法】将2味药加水煎成浓汤。代茶饮用，每日1～2剂。

【功效】健脾益气，调和营卫。适用于自汗症。由感冒引起的多汗症不宜用。

十六、呃逆药膳

呃逆又称打嗝、膈肌痉挛，是指气逆上冲、喉间呃呃连声、声短而频、令人不能自制的一种病症。中医

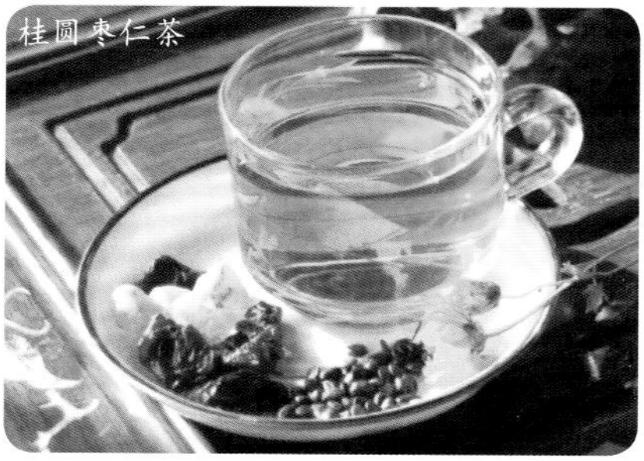

桂圆枣仁茶

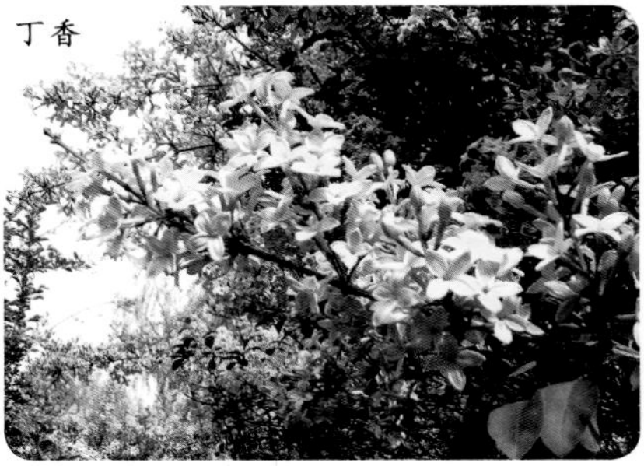

丁香，别名紫丁香、百结花等，为双子叶植物药桃金娘科植物丁香的花蕾。味辛，性温，无毒。归胃、脾、肾经。具有温中，暖肾，降逆之功效。适用于呃逆、呕吐、反胃、痢疾、心腹冷痛、痃癖、疝气等症。

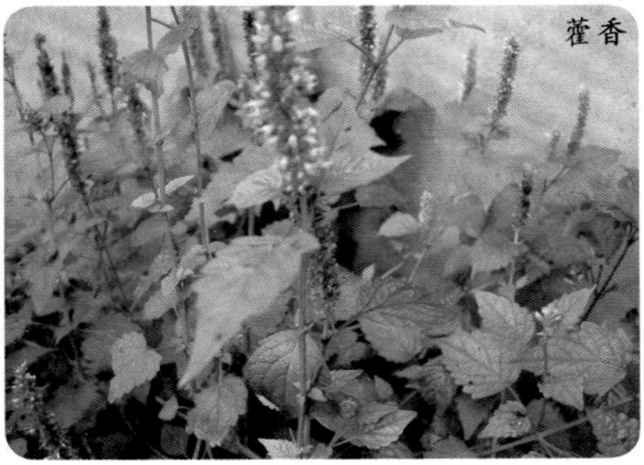

藿香，别名土藿香、排香草、大叶薄荷。为唇形科植物藿香的地上部分。味辛，性微温。归肺、脾、胃经。具有快气，和中，辟秽，祛湿，解暑之功效。适用于暑湿感冒、寒热、头痛、胸脘痞闷、呕吐泄泻、疟疾、痢疾、口臭等症。

学认为主要由于饮食不节、情志不畅、正气亏虚导致胃气上逆所致。

丁香梨

【原料】大雪梨1个，丁香15粒，冰糖20克。

【制法】将梨洗净削去表皮，再洗干净，用牙签均匀地在梨上戳15个小孔。将丁香放入梨内，再把梨子装在盅内，盅口用纸封严，放入蒸笼内，蒸约30分钟即可。在锅内将冰糖加少许水溶化，熬成糖汁待用。取出梨盅后，揭去纸，将梨倒在盘内，抠去丁香，浇上冰糖即可。

【功效】理气化痰，益胃，降逆止呕。适用于痰气交阻或胃阴亏虚出现的呃逆、反胃、呕吐等症。

藿香粳米粥

【原料】藿香15克（鲜品30克），粳米100克。

【制法】将藿香洗净，入锅，煎5分钟，取汁。粳米淘净，入锅，加适量水，用大火烧沸，再用小火煮成粥，加入藿香汁，再煮沸即可。

【功效】解暑祛湿，开胃止呕。适用于脘腹痞闷、呕吐泄泻、食欲不振、头昏痛、发寒热等症。

姜汁砂仁粥

【原料】砂仁3～5克，粳米50～100克，生姜汁10毫升。

【制法】粳米煮粥，待粥煮熟时，调入研成细末的砂仁、姜汁，再煮至稍沸。

【功效】温中健脾，和胃上呕。适用于脾胃虚寒、气逆呕吐、不思饮食等症。

半夏山药粥

【原料】半夏6克，山药粉30克，白糖适量。

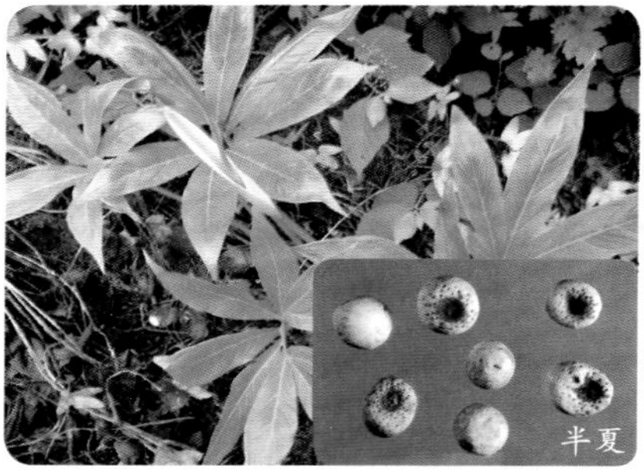

半夏，别名三叶半夏、三步跳、麻芋子。为天南星科植物半夏的块茎。味辛，性温，有毒。燥湿化痰，降逆止呕，消痞散结。适用于痰多咳喘、痰饮眩悸、内痰眩晕、痰厥头痛、呕吐反胃、胸脘痞闷等症。生用外治痈肿痰核。

【制法】半夏用温水淘去矾末，以沙锅煎取清汤200毫升，去渣，加入山药细末煎至沸再加入白糖，煮至粥成。

【功效】健脾止痰，降逆止呕。适用于脾胃虚弱、胃气上逆所致呕吐之症。需要注意的是，孕妇慎用。

莱菔子粥

【原料】莱菔子10克，柿蒂5个，粳米50～100克。

【制法】先将莱菔子、柿蒂放入沙锅加清水煎数沸，取汁与粳米同煮为粥食。

【功效】莱菔子味辛、甘，性平，有降气祛痰，消食导滞的功效；柿蒂性微温，味苦、涩，为降气止呃逆要药。与粳米合用，具有降气化痰，清胃热止呃逆的功效。适用于呃逆频频、恶心、痰多、胸胁胀闷、舌

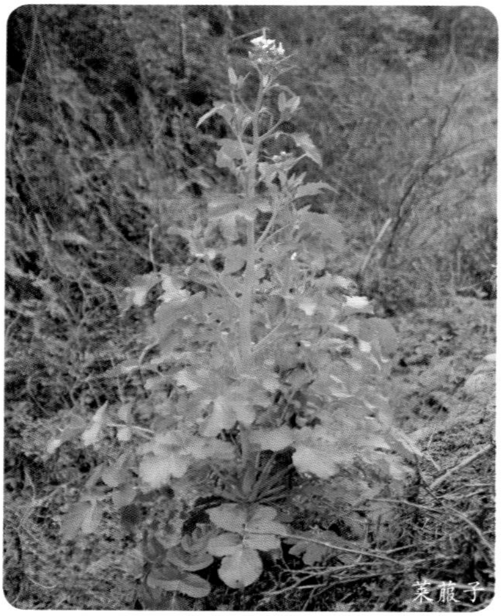

莱菔子，别名萝卜子、萝白子、菜头子。为十字花科植物萝卜的种子。味辛、甘，性平。具有消食除胀，降气化痰之功效。适用于饮食停滞、脘腹胀痛、大便秘结、积滞泻痢、痰壅喘咳等症。

淡红、苔白黄腻、脉弦滑等症。气虚者慎用本粥。

加味桂浆粥

【原料】肉桂2～3克，生姜5片，柿蒂5个，粳米100克

【制法】先将肉桂、生姜、柿蒂共煎取汁。粳米煮粥，待粥煮沸后，调入药汁和红糖，同煮成粥。

【说明】肉桂温肾壮阳，温中祛寒；柿蒂味苦、涩，性微温，有降气止呃的作用。与生姜合用，具有温中祛寒，降逆止呃的功效。适用于呃声沉缓、胃脘不舒、得热则减、得寒愈甚、口不渴、苔白润、脉迟缓等症。

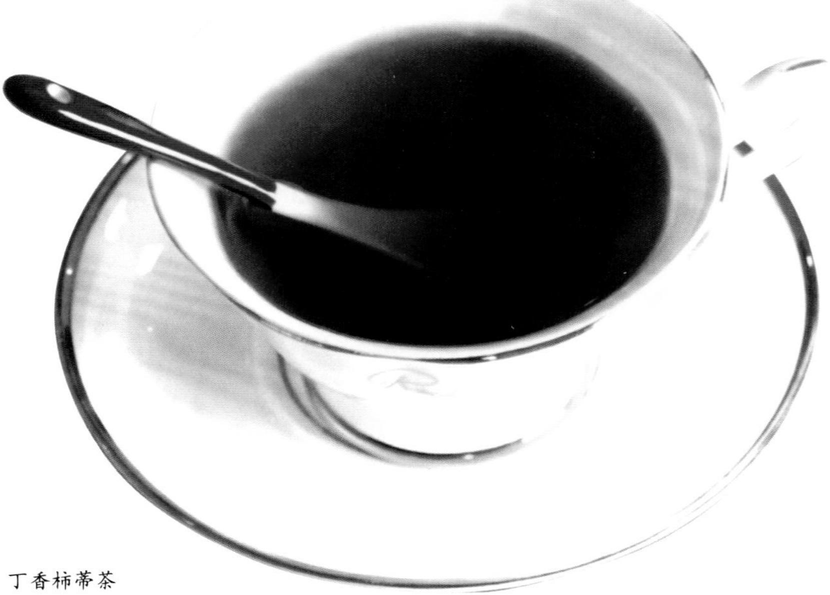

丁香柿蒂茶

需要注意的是，呃声洪亮、口臭烦渴、小便短赤、大便秘结、舌苔黄属实热者，不宜服用。

丁香柿蒂茶

【原料】丁香3克，柿蒂6克，红茶1克。

【制法】将上述3味共同加水煎煮，取汁代茶饮服，每日1剂。

【功效】温中降逆止呕。适用于呃逆连声、呕吐、恶心、胸腹痞满等症。

生姜和胃茶

【原料】生姜、红茶各3克。

【制法】将生姜切成片与红茶同放入茶杯内，冲入开水，加盖闷泡5分钟，代茶饮用。

【功效】温中和胃，降逆止呃。适用于呕吐、恶心等症。

醋面茶

【原料】小麦面适量（或150克），米醋适量，茶叶适量（或5克）。

【制法】将小麦面用醋拌作弹丸大小，煮（或隔水蒸）熟。用时以沸水冲泡茶叶，以茶汤送服醋麦丸。服用时每次1丸，每日2次，呕吐未止再服，茶汤送下。

【功效】和胃降逆，止呕吐。适用于呕吐不止之症。

十七、中风药膳

中风西医称为脑卒中，多见于老年人。近十几年来，中风的发病率愈来愈高，中风能把原来生龙活虎的人折腾成残废，令许多患者半身不遂、手足麻木、视力模糊、说话错乱甚至不能说话、吞咽障碍、记忆减退、不能理解别人讲话、性情改变等。中风分为出血性和缺血性两种，是由于脑的血液供应中断，对部分脑组织造成损害。可能引起中风的危险因素有高血压、心脏病、糖尿病、高脂血症、吸烟、颈动脉狭窄、镰刀状细胞病、高胱氨酸血症，饮酒过多、缺乏运动也会增加中风的可能性。

九龙根炖肉

【原料】九龙根（龙须藤根）30克，黄酒250毫升，猪瘦肉500克，生姜、葱、盐、味精各适量。

【制法】先将九龙根捣碎，研末，将猪瘦肉洗净，切块，放入沙锅，加入九龙根末、黄酒、生姜、葱搅匀，置火上煮熟，熟后加盐、味精少许调味即可。

【功效】祛风湿，行气血，解郁积，壮筋骨，补脾益胃。适用于中风偏瘫。

牛筋当归汤

【原料】牛蹄筋、当归各50克，葱、生姜、盐、味精等各适量。

【制法】将牛蹄筋剔除杂肉，同当归一起放入沙锅，摆上葱节、姜片，注入适量清水，置于文火上炖之，待蹄筋酥烂后，拣去当归、葱节、姜片，加入盐、味精调好味即可服食。

【功效】养血活络，补肝强筋。适用于中风后遗症、风湿性关节炎引起的关节屈伸不利等症。

葛粉羹

【原料】葛粉250克，荆芥穗50克，淡豆豉150克。

【制法】将葛粉捣碎成细粉末，再制成面条。把荆芥穗和淡豆豉用水煮六七成沸，去渣取汁，再将葛粉面条放入淡豆豉汁中煮熟。

【功效】滋肝，祛风开窍。适用于中风、言语蹇涩、神志昏瞶、手足不遂、中老年人脑血管硬化及预防中风等症。

羊肚羹

【原料】羊肚1具，粳米300克，葱白1根，淡豆豉75克，花椒30粒，生姜8克。

【制法】羊肚洗净，其余5味拌匀，放入羊肚内，置入锅中，加适量水蒸至熟烂即可。

【功效】祛风散寒，健脾胃，补虚益气。适用于中风之症。

小米麻子粥

【原料】火麻仁、薄荷叶、荆芥

穗各50克，小米150克。

【制法】将火麻仁炒熟去皮研细，沙锅内放水先煮薄荷叶、荆芥穗，而后去渣取汁，再将火麻仁、小米同放汁内，加水煮成粥即可。

【功效】滋养肾气，润肠，清虚热。可辅治中风以及大肠滞涩等症。

豆豉粥

【原料】淡豆豉、生姜各10克，荆芥、薄荷各6克，葱白4克，盐少许，羊髓50克，粳米100克。

【制法】先煎荆芥、淡豆豉、葱白、生姜，后下薄荷，去渣取汁备用。将汁加入清水，放入米、羊髓煮粥，待熟，加盐调味即成。

【功效】祛风，通络。适用于中风出现的手足不遂、口眼㖞斜、言语蹇涩、精神昏闷等症。

樱桃酒

【原料】鲜樱桃200克，白酒500毫升。

【制法】将樱桃除去杂质，洗净，放入瓶中。将白酒倒入盛有樱桃的瓶中，盖上盖，封严，每3日搅拌1次，浸泡15～30日即成。饮用时每次30克，每日2次。

【功效】益气，祛风湿。适用于四肢麻木、瘫痪、风湿腰腿疼痛、冻疮等症。

独活牛膝酒

【原料】独活、牛膝、肉桂、防风、制附子各30克，火麻仁、花椒各50克（原方有天蓼木），白酒1500毫升。

【制法】将火麻仁炒香，花椒（去目及闭口者）炒出汗，上7味药捣碎，用净瓶盛之，以白酒浸之，密封口，3日后开取，去渣。每日饭前及临睡时，温1盅饮用。

【功效】温经和血，除湿止痛。适用于中风引起的半身不遂、骨节疼痛等症。

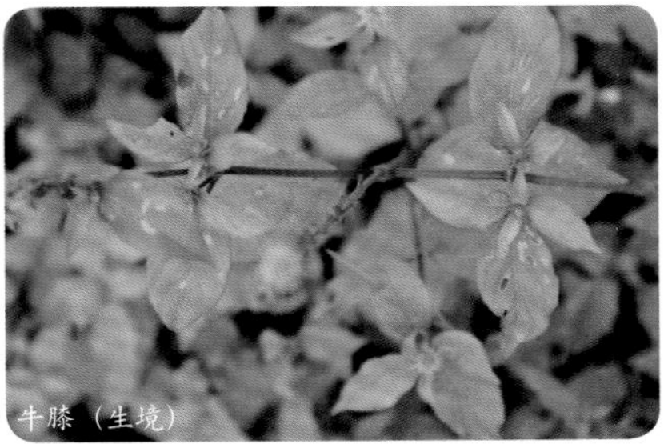
牛膝（生境）

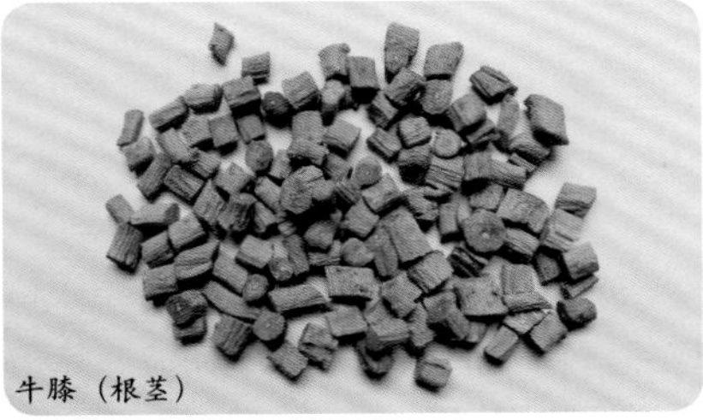
牛膝（根茎）

牛膝，别名怀牛膝、对节草、土牛膝。为苋科植物牛膝的根。全国各地都有栽培，其中以河南产的怀牛膝品质最佳。有补肝肾，强筋骨，通经，散瘀的作用。主治咽喉肿痛、高血压、闭经、胎衣不下、痈肿、跌打损伤等症。酒制（取净牛膝段，放锅内炒热，喷洒黄酒，炒至微干，取出放凉。每500克用黄酒50毫升）治肝肾不足、腰膝酸痛、四肢不利、风湿痛等症。

第二十章　外科病药膳

一、乳腺炎药膳

乳腺炎是指由化脓性细菌侵入乳腺而引起的急、慢性乳腺炎或乳腺脓肿。

急性乳腺炎是最常见于哺乳期妇女，主要是乳管不通畅，使乳汁淤积，继发细菌感染。急性乳腺炎炎症期的治疗是比较关键的阶段，治疗得当，炎症可以吸收而治愈，否则就会形成脓肿。本病如果不予以彻底治愈，哺乳期会反复发作，甚至以后乳腺导管内形成坏死病灶，导致癌变。

黄花菜炖瘦肉

【原料】黄花菜25克，猪瘦肉250克。

【制法】将黄花菜、猪瘦肉共同炖熟即成。

【功效】适用于乳腺增生。

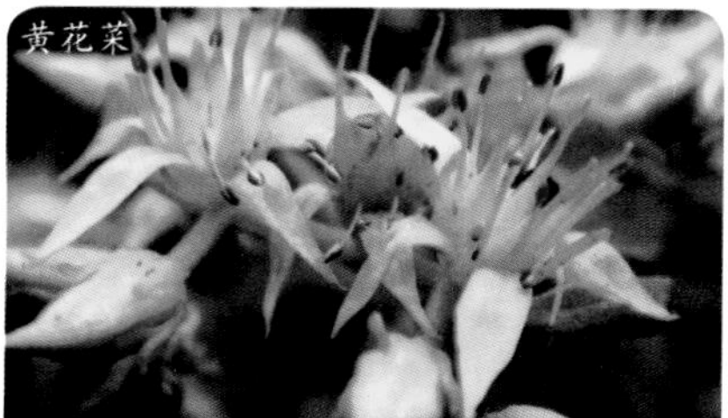

黄花菜，俗称金针菜，学名萱草，别名忘忧草、萱草花、健脑菜，古名忘忧。为百合科植物摺叶萱草的根。味甘，性平。具有养血平肝，利尿消肿之功效。适用于治头晕、耳鸣、心悸、腰痛、吐血、衄血、大肠下血、水肿、淋病、咽痛、乳痈等症。哮喘病患者，不宜食用。

金针菜炖瘦肉

【原料】金针菜30克，猪瘦肉60克，盐少许。

【制法】将金针菜、猪瘦肉共用旺火隔水炖熟透，加入少许盐调味即成。

【功效】适用于乳腺增生。

豆腐粑煮鲫鱼

【原料】淡水鲫鱼120～140克，豆腐锅粑30克，水500毫升，红糖、菜油各适量。

【制法】淡水鲫鱼剖腹，除去内脏，保留鱼鳞。豆腐锅粑以菜油炒成黄色，加水，与鲫鱼共放锅中煮至鱼熟透，加红糖调味即成。

【功效】适用于乳腺增生。

黄芪炖乳鸽

【原料】乳鸽1只，黄芪30克，枸杞子15克。

【制法】乳鸽宰好，去除内脏，与黄芪、枸杞子共放炖盅内，加适量水，隔水炖熟。

【功效】补益气血，兼清余热。适用于乳痈破溃。

金针猪蹄汤

【原料】鲜金针菜根15克（或

用干金针菜24克），猪蹄1只。

【制法】将鲜金针菜根与猪蹄加水同煮成汤。

【功效】清热消肿，通经下乳。适用于乳腺炎、乳汁不下等症。

巴豆仁鸡蛋

【原料】巴豆16粒，鸡蛋1个。

【制法】巴豆炒去油，装入鸡蛋内，湿纸封口，外用白面团包裹，放入火炉内煨熟，去除面及蛋壳，食鸡蛋。

【功效】清热泻下，止痛。主治乳痈初期出现的发热疼痛等症。

苍耳子仁鸡蛋

【原料】苍耳子仁7粒，鸡蛋2个。

【制法】苍耳子仁研碎，与鸡蛋混合炒熟。

【功效】疏表和营卫，消肿。适用于乳痈初期。

岗梅根煲鸭蛋

【原料】岗梅根50克，青皮鸭蛋1个。

【制法】将岗梅根、青皮鸭蛋同入锅内，加水煮至蛋熟后，蛋去壳再煮15分钟，去除岗梅根即成。

【功效】清热解毒，活络消肿。适用于乳痈早期。

大飞扬草豆腐汤

【原料】大飞扬草15～30克，豆腐2～3块，盐适量。

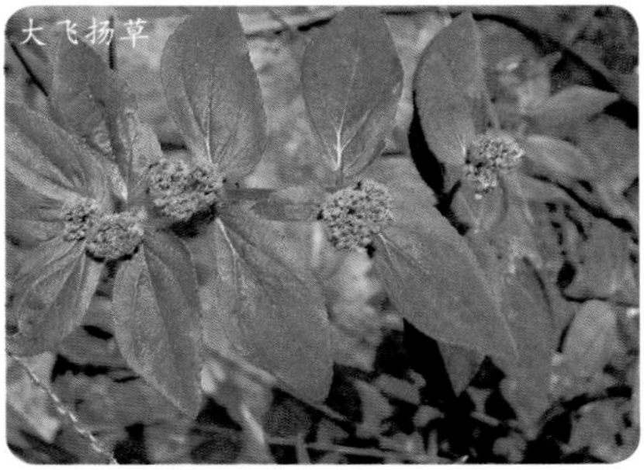

大飞扬草，别名大乳汁草、奶子草、天泡草，为大戟科大戟属植物飞扬草的干燥全草。味微辛、酸，性寒。归肺、大肠经。清热利湿，祛风止痒，止血。适用于湿热泻痢、衄血、尿血。外用治皮炎、湿疹、疥癣、皮肤瘙痒、外伤出血等症。

【制法】将大飞扬草、豆腐块同入锅，加600毫升水炖至200毫升时，放盐调味即成。

【功效】清热解毒，通乳。适用于产妇排乳不畅、乳房胀痛、早期急性化脓性乳腺炎等症。

败酱薏米汤

【原料】薏苡仁50克，败酱草30克。

【制法】将薏苡仁、败酱草煎水服。

【功效】适用于乳痈成脓期。

理肝汤

【原料】海带120克，绿豆250克，冰糖25克。

【制法】将海带泡软后，切成5厘米长的段。将绿豆、适量清水放入锅内，武火焖煮5分钟，加入海带以武火煮沸后改文火煲1～2小时，煮熟后加入冰糖即成。

【功效】清热解毒，软坚散结。适用于产妇排乳不畅、早期急性化脓性乳腺炎，症状特征为乳房胀痛、有硬结、口干口苦、大便干结、小便黄短、烦躁易怒。

蒲公英绿豆粥

【原料】蒲公英10克，绿豆50～100克，冰糖适量。

【制法】蒲公英加水煎取汁，与绿豆共煮为粥，粥成后加入适量冰糖即成。

【功效】清热解毒，泻火利湿，消疮除烦。适用于产妇排乳不畅，早期急性化脓性乳腺炎，症状特征为乳房胀痛、口干烦躁、大便干结，或伴发热。

鲜橙汁冲米酒

【原料】米酒15毫升，鲜橙汁100毫升。

【制法】将米酒冲入鲜橙汁内搅匀。

【功效】行气止痛。适用于妇女急性乳腺炎早期，症状特征为妇女哺乳期乳汁排出不畅、乳房红肿、结硬疼痛等。

生虾壳粉

【原料】生虾壳适量。

【制法】生虾壳焙干，研细末。每日早、晚各以沸水冲服9克。

【功效】适用于乳痛。

螃蟹爪尖

【原料】螃蟹爪尖25克。

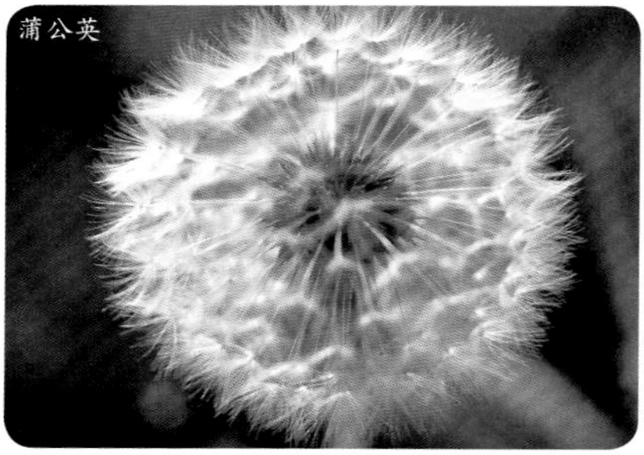

蒲公英，别名凫公英、蒲公草、耩褥草、仆公英、仆公罂、地丁、黄花苗、黄花郎、鹁鸪英、婆婆丁、白鼓丁、黄花地丁、蒲公丁、耳瘢草、狗乳草、奶汁草、残飞坠、黄狗头、鬼灯笼、羊奶奶草、双英卜地、黄花草、古古丁、茅萝卜、黄花三七。为菊科植物蒲公英的带根全草。味苦、甘，性寒。归肝、胃经。具有清热解毒，利尿散结之功效。适用于急性乳腺炎、淋巴腺炎、瘰疬、疔毒疮肿、急性结膜炎、感冒发热、急性扁桃体炎、急性支气管炎、胃炎、肝炎、胆囊炎、尿路感染等症。

螃蟹

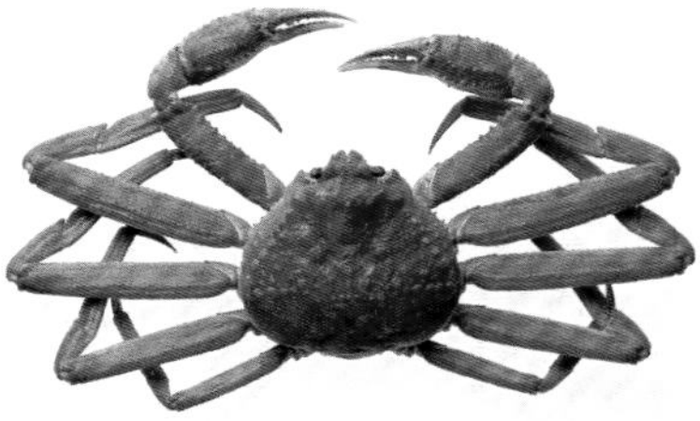

螃蟹，节肢动物门、甲壳纲、十足目、爬行亚目。味咸，性寒，有小毒。归肝、胃经。具有养筋益气，理胃消食，散诸热，通经络，解结散血之功效。适用于胸中邪气、郁结瘀血、筋骨伤折等症。煮酒食之治产后肚腹痛，恶露不下；蟹壳治漆疮。

【制法】将螃蟹爪尖放于瓦上炙为末。分数次用陈酒送服。

【功效】适用于乳腺炎初期。

二、胆囊炎药膳

胆囊炎是指由于胆管内的寄生虫或细菌感染、胆汁瘀积或胰液反流、胆固醇代谢失调的因素引起的胆囊内膜炎症，亦可由胆石刺激引起。胆囊炎与胆结石相互合病，互为因果，合称胆道疾病。胆石症是常见病、多发病，病因及发病机制尚未完全明了。随着年龄的增长，胆石症发病率呈进行性增加。临床主要表现为右上腹顶端疼痛、恶心呕吐、发热、黄疸，且常在饱食或进食油腻膳食后的夜间或清晨发作。本病中医学多属于“胁痛”“胃脘痛”“腹痛”“胆胀”“胆津”“黄疸”等范畴。

金钱银花炖瘦肉

【原料】金钱草80克（鲜品200克），金银花60克（鲜品150克），猪瘦肉块600克，黄酒20毫升。

【制法】将金钱草、金银花用纱布包好，与猪瘦肉块共加水浸没，武火烧沸后加入黄酒，改文火炖2小时，取出药包即成。

【功效】清热解毒，化石。适用于胆囊炎、胆管炎，预防胆结石。

玉米须茵陈蚌肉汤

【原料】鲜河蚌肉120克，玉米须45克，茵陈20克。

【制法】鲜河蚌用沸水略煮，去壳取肉与玉米须、茵陈同入锅，加适量清水，武火煮沸后改文火煮1～1.5小时，调味即成。

【功效】清热利湿。适用于湿热型急性胆囊炎、胆道感染、胆结石、黄疸型肝炎。

女贞子枸杞汤

【原料】猪瘦肉100克，女贞子20克，枸杞子30克。

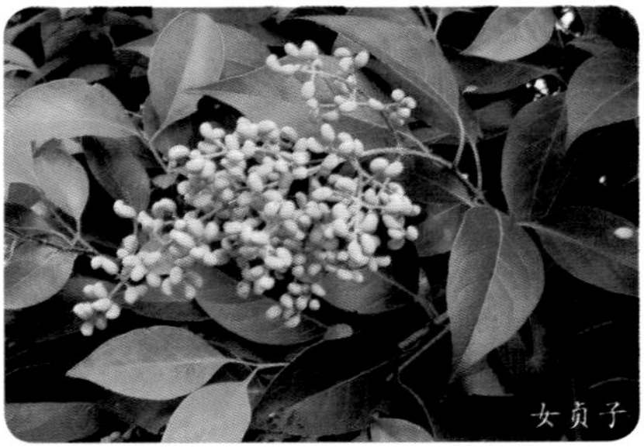

女贞子，别名冬青子、蜡树、虫树。为木犀科植物女贞的干燥成熟果实。味甘、苦，性凉。具有滋补肝肾，明目乌发之功效。适用于眩晕耳鸣、腰膝酸软、须发早白、目暗不明等症。

【制法】将猪瘦肉切细，加适量水，与女贞子、枸杞子共以小火熬煮成汤。

【功效】养肝阴。适用于肝阴虚型慢性胆囊炎，症状特征为右胁隐痛不适、口干咽燥、烦躁。

包菜虾米粥

【原料】糯米100克，包菜丝200克，虾米10克，猪肉末50克，盐、味精各适量。

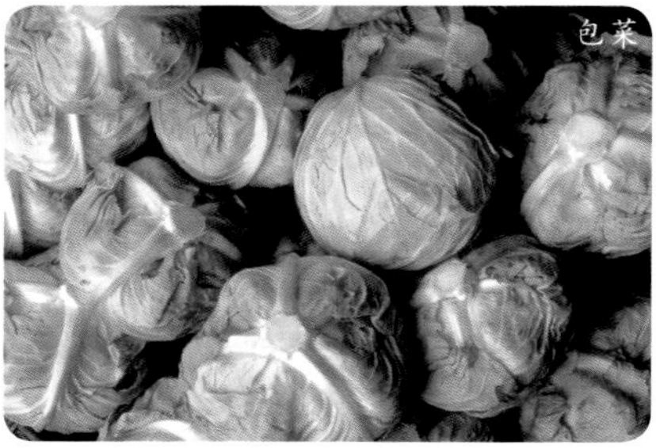

包菜，别名包心菜、卷心菜、椰菜、甘蓝，为十字花科植物甘蓝的茎叶。味甘，性平，无毒。归胃经。具有止痛生肌之功效。适用于胃和十二指肠溃疡早期疼痛。

【制法】糯米用水泡发，包菜丝与糯米煮粥，煮半熟加虾米、猪肉末再煮至烂熟即成。或服前调入适量盐、味精。

【功效】适用于胁痛、胆囊病。

大肠塞薏米

【原料】绿豆50克，薏苡仁30克，猪大肠200克。

【制法】绿豆、薏苡仁用水浸泡，置入猪大肠内，加少许水，将肠两端扎紧，用瓦锅加水煮烂即成。

【功效】适用于湿热型胆囊炎、胆石症。

三金散

【原料】广郁金、鸡内金各15克，金钱草30克。

【制法】广郁金、鸡内金与金钱草制后混合，研成粉末，沸水冲服。

【功效】疏肝利胆，消食化石。适用于慢性胆囊炎、胆石症，症状特征为右上腹胀痛、黄疸。

白花蛇舌草蜜露

【原料】白花蛇舌草125克，蜜糖250克。

【制法】将白花蛇舌草水煎，去渣取汁，装入瓷盆，加蜜糖搅匀，加盖，文火隔沸水炖1～2小时，冷却后即成。

【功效】清热解毒，利水祛湿。适用于湿热型急性肝炎、慢性肝炎、胆囊炎。

苡仁金钱草汤

【原料】猪瘦肉100克，薏苡仁、金钱草各30克。

【制法】猪瘦肉切细，加适量水，与薏苡仁、金钱草共煮汤，煮至肉烂即成。

【功效】清热祛湿，排石。适用于老年人胆囊炎、胆石症，症状特征为口苦、胁痛、纳差、面目黄染。

鸡骨草红枣汤

【原料】鸡骨草60克，大枣10枚。

【制法】鸡骨草、大枣入锅，加清水600毫升煎至200毫升，去渣饮服。

【功效】清热解毒，舒胆散结。适用于胆囊炎、胆结石症。

佛手郁金粥

【原料】佛手10克，广郁金15克，粳米100克。

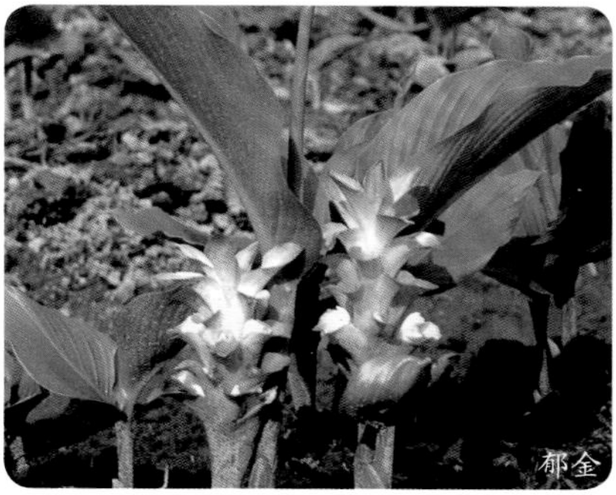

郁金，别名玉金，姜黄、毛姜黄。为姜科植物姜黄、郁金或莪术的块根。味辛、苦，性凉。归心、肺、肝经。具有行气解郁，凉血破瘀之功效。适用于胸腹胁肋诸痛、失心癫狂、热病神昏、吐血、衄血、尿血、血淋、妇女倒经、黄疸等症。

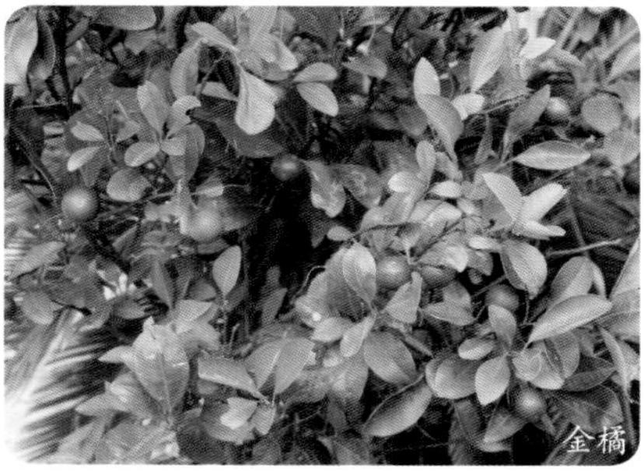

金橘，别名金柑、金枣、罗浮、金弹、圆金柑，为芸香科金橘属常绿灌木或小乔木。味辛、甘，性温。具有理气，解郁，化痰，醒酒之功效。适用于胸闷郁结、伤酒口渴、食滞胃呆等症。

【制法】佛手、广郁金、粳米共煮稀粥，调味即成。

【功效】疏肝利胆。适用于慢性胆囊炎、胆石症，症状特征为胁胀不适、右上腹疼痛。

金橘山楂粥

【原料】粳米100克，金橘30克，山楂15克。

【制法】粳米加适量水煮至八成熟，加入金橘、山楂煮成稀烂粥。

【功效】行气化食，消炎。适用于胆囊炎、胆石症，症状特征为右上腹胀痛、胁闷不适、纳差。

萝卜鸡内金粥

【原料】白萝卜50克，佛手20克，粳米100克，鸡内金10克，生姜5片。

【制法】将白萝卜、佛手切碎，与粳米同煮成粥。将鸡内金研末，与生姜同加入粥中搅匀后煮至稍沸。

【功效】适用于胆石症、胆囊炎、胁痛。

溪黄草煲瘦肉

【原料】猪瘦肉100克，溪黄草30克。

【制法】将猪瘦肉切细，加适量水，与溪黄草共小火煮汤，至肉熟烂。

【功效】清肝利胆。适用于慢性胆囊炎、胆石症，症状特征为口苦、胁肋胀痛不适、小便黄赤。

鲤鱼赤小豆陈皮汤

【原料】鲜活鲤鱼1条（约500克），赤小豆100克，陈皮10克，盐适量。

【制法】将鲜活鲤鱼去鳞、内脏、鳃后，加适量水与赤小豆、陈皮

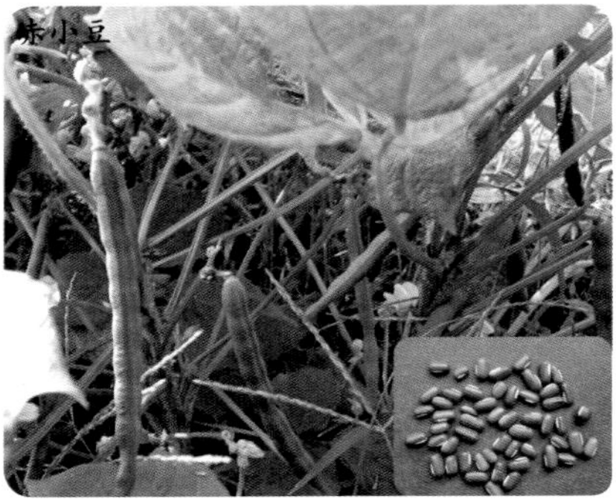

赤小豆，别名红豆、野赤豆。为豆科一年生直立草本植物赤豆的种子。味甘、酸，性平。具有利水消种，解毒排脓之功效。适用于浮肿胀满、脚气浮肿、黄疸尿赤、风湿热痹、痈肿疮毒、肠痈腹痛等症。

同煮，先大火煮沸，改小火煮至豆、鱼熟烂，入盐调味即成。

【功效】清热解毒，利水消肿。适用于慢性胆囊炎、胆石症，症状特征为胁痛腹胀、身目黄染、小便短赤。

茵陈金钱草汤

【原料】猪瘦肉100克，茵陈、金钱草各30克，盐、味精各适量。

【制法】将猪瘦肉切细，加适量水，与茵陈、金钱草同煮，大火煮沸后改小火煮1小时，入盐、味精调味即成。

【功效】清热，利湿，排石。适用于慢性胆囊炎、胆石症，症状特征为反复发热、右腹疼痛。

三、颈淋巴结结核药膳

颈淋巴结结核是由结核分枝杆菌感染所致，多见于儿童和青少年。病原体从口腔或鼻咽部（扁桃体）侵入，经淋巴管引流到达颈部、颌下或须下淋巴结。也常是全身结核病的颈部表现，但肺部常查不到原发灶。发病缓慢，病程较长，颈部一侧或双侧淋巴结常在无任何自觉症状的情况下逐渐肿大，不及时治疗常自行破溃而不易收口。本病中医学称为“瘰疬”，破溃后称为“鼠疮”；认为是情志不畅、肝气郁结或肝肾阴虚、痰热互结所致。

紫菜猪肉汤

【原料】紫菜15克，猪瘦肉100克，盐、味精各适量。

【制法】将紫菜、猪瘦肉置于炒锅内，加清水适量共煮汤，服时调盐、味精即可。

【功效】适用于颈淋巴结结核、甲状腺肿大。

紫菜猪肉汤

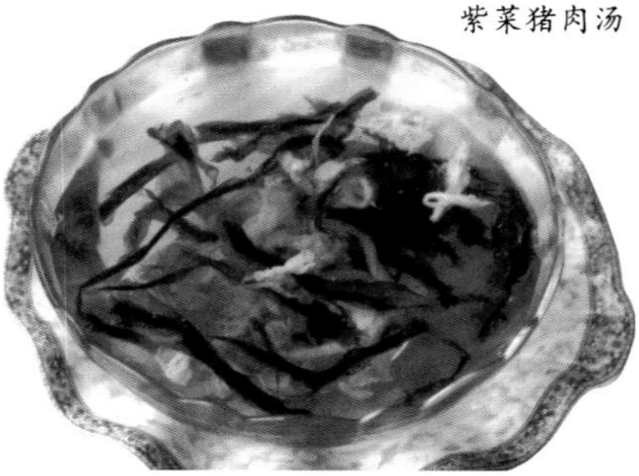

海带薏仁蛋汤

【原料】海带条、薏苡仁各30克，鸡蛋3个，猪油、盐、胡椒粉、味精各适量。

【制法】将海带条、薏苡仁加水炖熟烂。锅置旺火上，放猪油烧热，将搅匀的鸡蛋炒熟，随即加入海带、薏苡仁连汤，调盐、胡椒粉、味精。

【功效】适用于瘰疬、瘿瘤、高血压、冠心病等症。

海胆汤

【原料】海胆6克，海藻、夏枯草各15克，浙贝母9克。

【制法】将海胆、海藻、夏枯草、浙贝母，加适量水同煎20分钟，去渣取汁即成。

【功效】化痰消瘰。

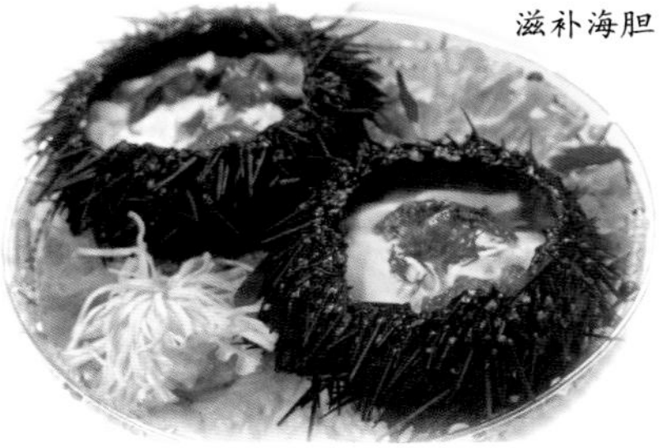
滋补海胆

海胆，别名刺锅子、海刺猬，棘皮动物门海胆纲的通称。味咸，性平，具有制酸止痛，软坚散结，化瘀消肿，清热消炎，健脾强肾，舒筋活血，滋阴补阳之功效。适用于治疗颈淋巴结结核、积痰不化、胸胁胀痛等症。

大蒜鸭蛋汤

【原料】大蒜90克，鸭蛋2个。

【制法】大蒜去皮，与鸭蛋同加水煎，蛋熟去壳略煮即成。

【功效】滋阴润肺，杀菌解毒。适用于颈淋巴结结核（疼痛）初期。

枇杷核汤

【原料】枇杷核10～20克。

【制法】把枇杷核捣碎，加水适量煎20分钟取汁。适量饮服，每日2次。

【功效】润肺，化痰，止咳。适用于瘰疬，症状特征为干咳少痰、痰较难出。

海带蛙鼓汤

【原料】海带30克，牡蛎肉100克，猪油、姜片、料酒、肉汤、盐、味精各适量。

【制法】将海带、牡蛎肉放热水中浸泡胀发，去杂后放入碗中，然后将浸泡水澄清，将碗上笼蒸1小时取出。烧热锅，加入少量猪油，投姜片煸香，烹料酒，加入肉汤、盐、味精，倒入海带、牡蛎肉和汤略煮，调味即成。

【功效】适用于瘰疬、瘿瘤。

栗壳猪肉汤

【原料】带壳栗子500克，猪瘦肉250克。

【制法】将带壳栗子、猪瘦肉加水共煎成汤。

【功效】消瘰疬，补虚。适用于痰核瘰疬。

蚌肉发菜佛手汤

【原料】蚌肉、琼枝各250克，发菜30克，佛手、陈皮各6克，蜜枣

8枚，香油、盐、味精各适量。

【制法】将蚌肉、琼枝、发菜、佛手、陈皮、蜜枣同入沙锅，加适量水，武火煮沸后改文火炖2小时，加入香油、盐、味精各适量即成。

【功效】清热消痰，软坚散结。适用于颈淋巴结结核。

银花夏枯草茶

【原料】金银花、夏枯草各50克。

【制法】将金银花、夏枯草置保暖瓶中，冲入沸水，盖闷10～15分钟。代茶频饮，每日1剂，连服2周。

【功效】清热解毒散结。适用于热毒型瘰疬。

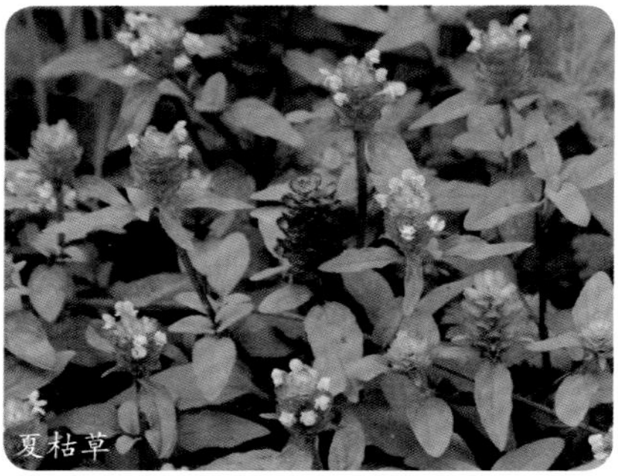

夏枯草，别名棒槌草、铁色草、大头花、夏枯头。为唇形科植物夏枯草的干燥果穗。味辛、苦，性寒。归肝、胆经。具有清火、明目、散结、消肿之功效。适用于目赤肿痛、头痛眩晕、瘰疬、瘿瘤、乳痈肿痛、甲状腺肿大、淋巴结结核、乳腺增生、高血压等症。

牡蛎面条

【原料】面条适量，牡蛎肉50克，鲜大蒜15克，盐适量。

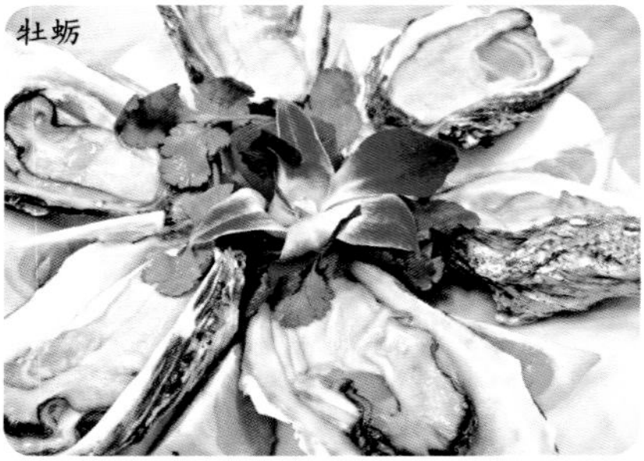

牡蛎，别名蚝、牡蛤、蛎蛤、海蛎子、蛎黄。为牡蛎科动物牡蛎及其近缘动物的全体。味甘、咸，性平。归肝经。滋阴益血，清热除湿。

【制法】将面条适量加水煮至半熟，加入鲜牡蛎肉、切碎的鲜大蒜再煮几分钟，然后加入盐调味即成。

【功效】适用于淋巴结结核。

海藻龙须茶

【原料】海藻、海带、紫菜、昆布、龙须菜各20克。

【制法】上述所有食材加水煎10～15分钟，去渣取汁即成。

【功效】消坚散凝。适用于气滞痰瘀型瘰疬。

芋头丸

【原料】荸荠、陈海蜇各500克，芋头粉500克。

【制法】将荸荠、陈海蜇浓煎取汁，加入芋头粉搅匀，制成绿豆大丸子。服用时，每次15克，每日2次，温开水送服。

【功效】补虚，消瘰疬。适用于瘰疬。

四、跌打损伤药膳

跌打损伤即扭、挫伤，是临床较常见损伤。扭伤是指间接暴力使肢体和关节周围的筋膜、肌肉、韧带过度扭曲、牵拉，引起损伤或撕裂，多发生在关节及关节周围的组织。挫伤是指直接暴力打击或冲撞肢体局部，引起该处皮下组织、肌肉、肌腱等损伤，以直接受损部位为主。颈、肩、肘、腕、指间、腕、膝、踝、腰等部位都可引起扭挫伤，其中腰部扭挫伤是最常见的腰部伤筋疾患，多见于青壮年。跌打损伤轻者伤及肌肤，多于短期内痊愈，只用通常膳食治疗即可；重者伤筋动骨，创面污染，或出血过多，而致血虚气衰，甚至伤及内脏，生命垂危，病期较长，需膳食治疗辅佐。

月季花烧鱼肚

【原料】水发鱼肚600克，鲜汤1500毫升，月季花3朵，鸡油、麻油、葱、姜各适量。

【制法】将水发鱼肚放入锅内，烧沸炖1小时取出切块，用沸水略焯，捞出晾凉。另锅将鱼肚入鲜汤中煨20分钟，去异味。炒锅上火，放麻油烧，下入调料，放鲜汤，汤沸后放葱、姜，将鱼肚挤净原汤，并放入锅内，小火焖30分钟调味。鱼肚勾芡，将月季花1朵撕在鱼肚身上。另2朵月季花放盘内。鱼肚起锅，淋上鸡油，盖于花上即成。

【功效】适用于跌打损伤。

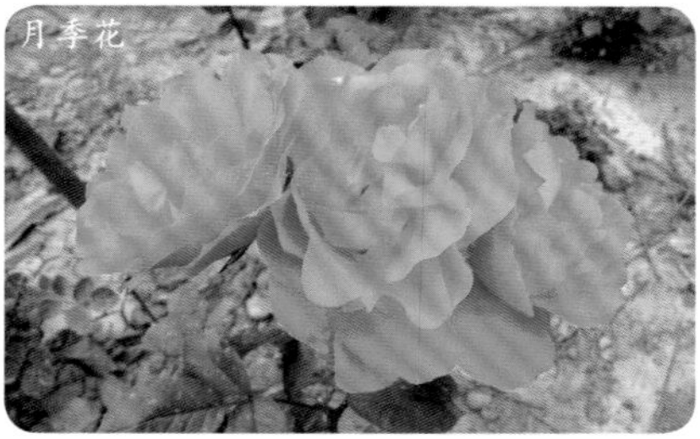

月季花，别名月月开、月月红。为蔷薇科植物月季的花。味甘，性温。归肝经，有活血调经、消肿解毒之功效。适用于月经不调、痛经等症。

大黄蚯蚓酒

【原料】大黄（如鸡子）1枚，蚯蚓泥30克，酒100毫升。

【制法】将大黄、蚯蚓泥、酒同煮至沸。

【功效】适用于宿疾在诸骨节及肋胁外不去者。

山羊血三七末方

【原料】山羊血50克，三七10克。

【制法】山羊血、三七共研细末。服用时，每次0.3克，每日2次，黄酒适量冲服。

【功效】活血化瘀，消肿止痛。主治外伤瘀血肿痛。

四花茶

【原料】月季花、玫瑰花、凌霄花、桂花各1克，红糖适量。

【制法】将月季花、玫瑰花、凌

霄花、桂花与红糖适量同入保温杯，加沸水冲泡，盖紧茶杯闷5分钟。代茶饮。

【功效】适用于跌打损伤。

归参牛膝猪腰

【原料】猪腰（猪肾）500克，当归、党参、牛膝各10克，酱油、醋、姜丝、蒜末、香油各适量。

【制法】将猪腰切开，剔去筋膜、肾盂；将当归、党参、牛膝装入纱布袋，扎紧口。诸料同放铝锅内，加适量水清炖至猪腰熟透，捞出猪腰切成薄片，放入盘里，拌入酱油、醋、姜丝、蒜末、香油即成。

【功效】养血益气，补肾壮腰。适用于跌打损伤、慢性腰扭伤。

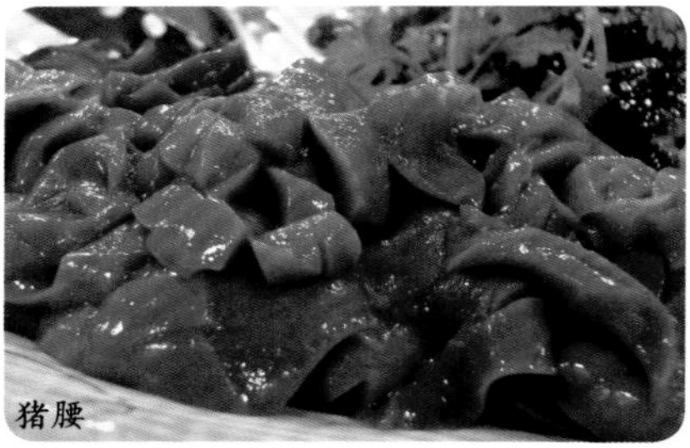

猪腰

猪腰，即猪肾，含蛋白质、脂肪、钙、磷、铁和维生素A、维生素B、维生素C等成分。味咸，性平，无毒。归肾经。具有理肾气，通膀胱，消积滞，止消渴之功效。适用于肾虚所致的腰酸痛、肾虚遗精、耳聋、水肿、小便不利等症。

鸡血藤酒

【原料】鸡血藤、冰糖各60克，白酒500毫升。

【制法】将鸡血藤、冰糖浸入白酒中7日。服用时，每次服20毫升，每日2次。

【功效】活血祛瘀，通络舒筋。适用于上肢扭挫伤。

鸡蛋两面针

【原料】鸡蛋2个，两面针30克，红糖适量。

【制法】将鸡蛋、两面针加水适量同煮至蛋熟，去壳后加红糖适量，再煮5分钟去渣即成。

【功效】活血通络，消肿止痛。适用于一般扭挫伤。

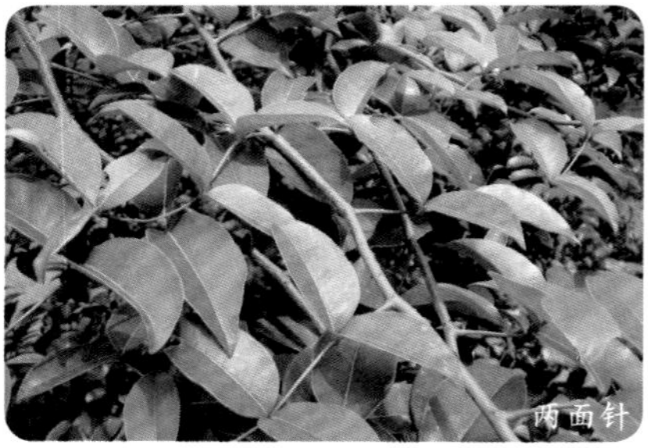

两面针

两面针，别名蔓椒、豕椒、猪椒、彘椒、狗椒、金椒、金牛公、两边针、山椒、上山虎、花椒刺、出山虎、入山虎。为双子叶植物药芸香科植物两面针的根或枝叶。味辛、苦，性温，有小毒。归肝、心二经。具有祛风通络，消肿止痛之功效。适用于风湿骨痛、喉痹、瘰疬、胃痛、牙痛、跌打损伤、汤火烫伤等症。

炸芙蓉山茶

【原料】鲜白山茶花40朵，鸡蛋6个，淀粉100克，白糖50克，精制植物油1000毫升（耗油约50毫升）。

【制法】将鲜白山茶花去花萼、稍干，保持其花形；鸡蛋打开，去蛋黄，留蛋清，放碗中，加清水、淀粉、白糖，搅匀成蛋清糊。炒锅上中火，放精制植物油烧热，用筷子夹住白茶花，裹上蛋清糊，逐个依次下入油锅离开火，待油温降低后再上火，炸至浅黄色时捞出即成。

【功效】适用于跌打损伤、烫伤。

扁豆花粥

【原料】粳米50克，白扁豆花15克。

【制法】粳米煮成稀粥，粥将熟时加入白扁豆花，改小火略煮。粥熟后饮服。亦可将白扁豆花晒干研粉，调入热粥中食用。

【功效】适用于跌打损伤。需要注意的是，脾胃虚寒者需与温中健脾的食物配合应用。

莴苣子乳没丸

【原料】莴苣子30克，粟米6克，乌梅肉、乳香、没药各5克，蜂蜜少许。

【制法】将莴苣子、粟米分别炒香，与乌梅肉、乳香、没药共研细末，加蜂蜜少许做丸，每丸6克。服用时，每日嚼1丸，温酒送服。

【功效】活血壮腰，消肿止痛。适用于跌打损伤、急性腰扭伤。

海棠花蒸茄子

【原料】海棠花50克，紫茄子3个，蒜蓉、盐、味精、麻油、食醋各适量。

【制法】将海棠花入锅，加水适量煎沸，去渣后取海棠花汤汁，与紫茄子共放碗中隔水蒸熟，加入蒜蓉、盐、味精、麻油、食醋各适量拌匀即成。

【功效】适用于跌打损伤。需要注意的是，脾胃虚寒者慎用。

童子鸡栀子花

【原料】栀子花6朵，小鸡1只，黄酒、冬笋片、香菇片、味精、湿淀粉、白糖、酱油、黄酒、生姜片、葱各适量。

【制法】将栀子花取瓣，切成细末，入碗，加冬笋片、清水、黄酒、味精、湿淀粉拌匀，撒上白糖溶化；香菇适量泡发、切片；小鸡宰杀，破肚除杂后再清洗干净。将酱油、黄酒、生姜片、葱白、白糖调和成汁后，将鸡入调味汁中浸渍1小时，然后置大碗中，加入冬笋片、香菇片上笼蒸15分钟，取出浇上栀子花蓉，上笼再蒸1分钟至熟即成。

【功效】适用于跌打损伤。需要注意的是，脾虚便溏者忌服。

葛根炖金鸡

【原料】葛根50克，小公鸡1只，姜丝、黄酒、味精、细盐、油各适量。

【制法】葛根加水700毫升煎至

500毫升，滤过取汁。小公鸡宰杀后去毛、内脏，切块，放锅内用适量油稍炒，然后加入葛根药汁、姜丝、黄酒，文火焖烂，调入味精、细盐即成。

【功效】活血解肌，补血壮筋。适用于跌打损伤、落枕、颈项疼痛。

穿山龙药酒

【原料】穿山龙片600克，白酒1000毫升。

【制法】将穿山龙片放入白酒浸泡15日后过滤，滤过液放置室温下静置48小时，再过滤，得滤液分装，每瓶100毫升或200毫升。服用时，每次服10毫升，每日2次。

【功效】舒筋活血，止痛。适用于跌打损伤、扭腰岔气、风湿等症。

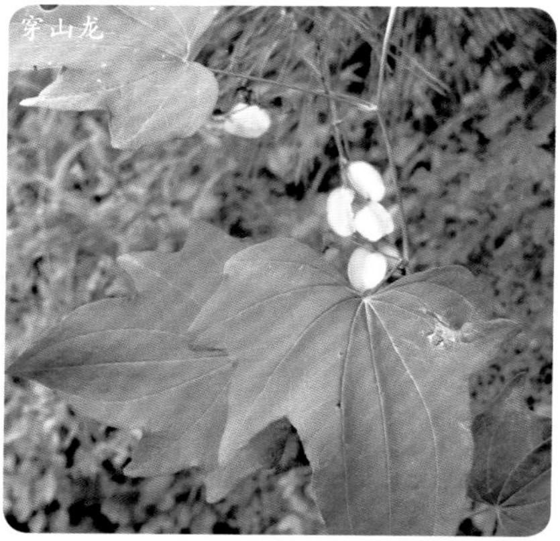

穿山龙，别名蜀葵叶薯蓣、龙骨七、细山药。为薯蓣科植物蜀葵叶薯蓣的根茎。味辛，性温。具有舒筋活血、祛风止痛、止咳平喘、燥湿理脾、强筋壮骨之功效。

桃仁芥子糊

【原料】白芥子15克，栀子50克，桃仁30克，面粉适量，鸡蛋清2个。

【制法】白芥子打碎，与栀子、桃仁研成粗末，加入适量面粉、鸡蛋清调和。使用时，敷于患处。

【功效】适用于跌打损伤。

蚌壳蛋壳菜油

【原料】蚌壳、鸡蛋壳各60克，菜油适量。

【制法】将蚌壳、鸡蛋壳煅炭研为细末，用菜油适量拌调，涂搽患处。

【功效】收敛止痛。适用于跌打、擦伤流水。

五、骨折药膳

骨折是指由于骨的完整性和连续性在外力的作用下受到了破坏，失去了正常的生理功能。骨折通常分为闭合性骨折、开放性骨折、病理性骨折。闭合性骨折，骨折处的皮肤没有损伤，折断的骨头不与皮肤外界相通，从外形上看不出有骨折，但可看到局部形状的改变；开放性骨折，又称复杂性骨折，骨折的局部皮肤破裂，骨折的断端与外界相通，骨折端露在外面，能在皮外看到骨折断端；病理性骨折，骨骼是在病理病变的基础上（如炎症、结核、肿瘤、发育异常、代谢异常等），轻微遭受外力，即可导致骨折。

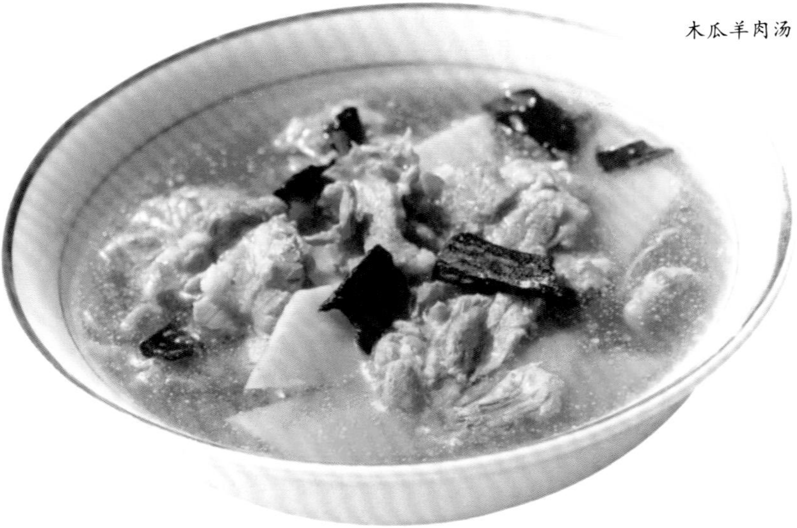
木瓜羊肉汤

木瓜羊肉汤

【原料】木瓜30克，伸筋草15克，羊肉250克，盐、味精、胡椒粉各适量。

【制法】将木瓜、伸筋草用纱布包扎，再加水与羊肉共煮。羊肉烂熟后，加盐、味精、胡椒粉调味即成。

【功效】适用于骨折后旧伤疼痛。需要注意的是，有内热或阴虚盛者慎用。

田七全鸡

【原料】三七5克，净母鸡1只（约1250克），笋片、香菇、料酒、葱花、姜末、盐、味精、麻油、五香粉各适量。

【制法】三七晒干或烘干，切碎，研为极细末。将净母鸡鸡腹朝下，放入沙锅中，加足量水，大火煮沸，撇去浮沫，烹入料酒，加葱花、姜末，并可加适量笋片、香菇，改小火煨炖1.5小时，待鸡肉酥烂，调入三七细末，加盐、味精、五香粉拌匀，再煨沸，淋入麻油。

【功效】适用于骨折。

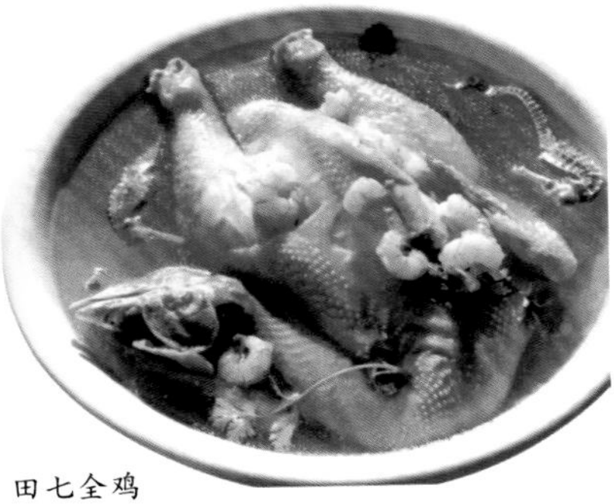
田七全鸡

怀牛膝炖乌骨鸡

【原料】牛膝30克，乌骨鸡1只，葱花、姜末、盐、五香粉、料酒、麻油各适量。

【制法】将牛膝拣杂，洗净后晒干，切饮片。将乌骨鸡宰杀后洗净，放入沙锅中，加足量水，大火煮沸撇沫，烹入料酒，放入牛膝饮片，并加葱花、姜末，改用小火煨1小时，待乌骨鸡酥烂，加盐、五香粉拌匀，淋入麻油。

【功效】适用于骨折。

猪骨头黄豆汤

【原料】猪骨头1000克，黄豆250克，盐、姜各适量。

【制法】将猪骨头、黄豆加水，以小火烧烂，加盐、姜调味即可。

【功效】适用于骨折中、后期。

猪骨头黄豆汤

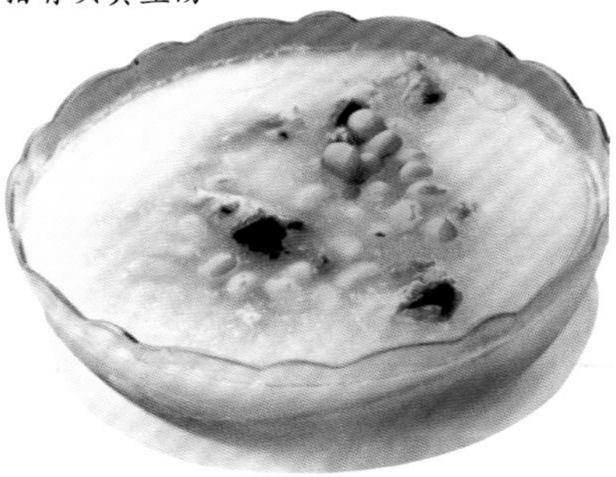

骨碎补猪骨汤

【原料】骨碎补、丹参各30克，黄豆150克，鲜猪长干骨1000克，料酒、葱花、姜末、盐、味精、五香粉、麻油各适量。

【制法】将骨碎补、丹参分别拣杂，洗净后晒干，切碎，一并装入纱布袋，扎紧袋口；黄豆拣杂，淘净，放入温水中泡1小时。鲜猪长干骨用刀背砸断，放入沙锅，加水煮沸撇沫，烹入料酒，再加入浸泡的黄豆及其浸泡液，然后放进骨碎补、丹参药袋，中火煲40分钟，取出药袋，加葱花、姜末，改用小火煨至黄豆熟烂如酥，加盐、味精、五香粉拌匀，淋入麻油即成。

【功效】适用于骨折迟缓愈合。

赤小豆红糖羹

【原料】赤小豆100克，红糖20克。

【制法】将赤小豆拣杂，淘洗干净，放入沙锅中，用温开水略浸泡，加适量清水，大火煮沸后改小火煨煮1小时，待赤小豆酥烂，调入红糖搅匀，改用小火煨成羹糊即可。

【功效】适用于骨折。

蟹肉粥

【原料】粳米适量，新鲜河蟹肉（带黄）2只，生姜、醋、酱油各适量。

【制法】粳米煮粥，熟时加入新鲜河蟹肉，再调以生姜、醋和酱油。

【功效】滋养气血，接骨续筋。适用于骨折。

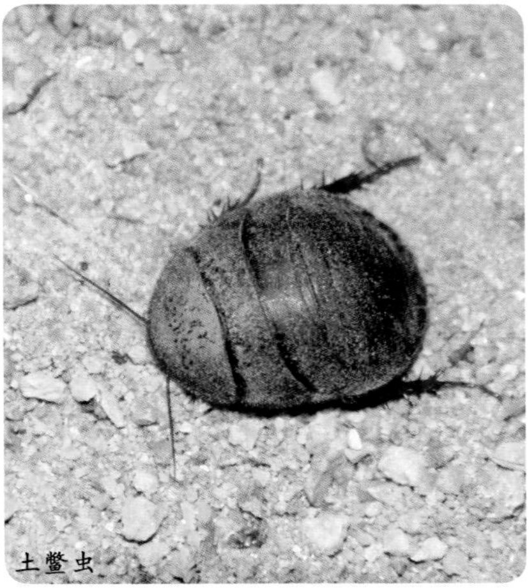

土鳖虫，别名地鳖虫、土元、地乌龟等。为鳖蠊科昆虫地鳖或冀地鳖的雌虫干燥体。味咸，性寒，有小毒。归肝经。具有破瘀血，续筋骨之功效。适用于筋骨折伤、瘀血经闭、癥瘕痞块、跌打损伤等症。孕妇禁用。

六、血栓闭塞性脉管炎药膳

血栓闭塞性脉管炎是一种动静脉的周期性、节段性炎症病变，是由于血管发生闭塞引起的以局部组织缺血、肢体末端紫黑溃烂甚至坏死、疮口经久不愈、趾（指）关节脱落为主要特征的一类慢性脉管疾病。本病属于中医学“脱疽”“脱痈”范畴。

大枣土鳖虫酒

【原料】大枣20枚，土鳖虫、苏木各30克，细辛15克，白酒1500毫升。

【制法】将大枣、土鳖虫、苏木、细辛共浸泡于白酒中，1周后可服用。服用时，每次服30毫升。

【功效】活血止痛。适用于脉络血瘀型血栓闭塞性脉管炎。

山鸡桂红汤

【原料】山鸡肉250克，桂枝10克，红花15克。

【制法】将山鸡肉加水煮至八成熟，再加入桂枝、红花共炖至熟烂即成。

【功效】温阳散寒，活血通络。主治阳虚寒凝型血栓闭塞性脉管炎，症状特征为肢端发凉、疼痛、酸胀、麻木、间歇性跛行、患者局部皮肤温度下降、皮肤颜色苍白或萎黄、中小动脉搏动减弱或消失、舌质淡紫、苔白润、脉弦紧。

川芎黄芪粥

【原料】川芎10克，黄芪15克，糯米50克。

【制法】将川芎、黄芪加水煮沸20分钟去渣取汁，加入糯米煮成

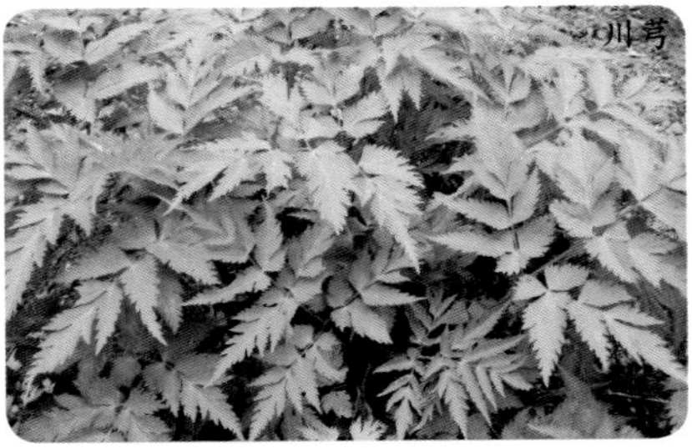

川芎，别名芎穷、小叶川芎。为伞形科植物川芎的根茎。味辛，性温。归肝、胆、心包经。具有活血行气，祛风止痛之功效。适用于月经不调、经闭痛经、癥瘕腹痛、胸胁刺痛、跌扑肿痛、头痛、风湿痹痛等症。

粥食。

【功效】补气活血，行气止痛。适用于脉络血瘀型血栓闭塞性脉管炎，症状特征为患肢发凉、酸胀、麻木，间歇性跛行加重，可出现持续性疼痛，患肢皮色暗红、紫红或青紫，足背动脉搏动消失，舌质青紫有瘀斑或瘀点，脉沉细或沉涩。

乌骨鸡汤

【原料】乌骨鸡1只。

【制法】将乌骨鸡炖熟，适量食肉饮汤。

【功效】补益肝肾，益气养血。适用于气血虚损出现的脉管炎。

双补膏

【原料】党参、山药、龙眼肉、黄芪、茯苓各30克，甘草、白术、枸杞子各20克，山茱萸、当归各15克，大枣10枚，蜂蜜100毫升。

【制法】将党参、山药、龙眼肉、黄芪、茯苓、甘草、白术、枸杞子、山茱萸、当归、大枣，共加水煎煮取汁，共煎2次，合并药汁，加热浓缩，加入蜂蜜，收膏。服用时，每次服20毫升，每日3次。

【功效】补气养血，健脾益胃。适用于气血两虚型血栓闭塞性脉管炎。

白斩羊肉片

【原料】羊肉1000克，黄芪50克。

【制法】将羊肉与黄芪同煮，至羊肉烂后切成薄片，调味即可。

【功效】调益气血，补气托毒。适用于气血两虚型血栓闭塞性脉管炎，症状特征为身体消瘦虚弱、精神倦怠、面色苍白、头晕心悸、气短乏力、畏冷自汗、患肢肌肉萎缩、坏死组织脱落后创面生长缓慢、经久不愈、舌质淡、苔薄白、脉沉细无力。

党芪鸡

【原料】母鸡1只，黄芪、党参、山药、大枣各30克，黄酒适量。

【制法】将母鸡收拾干净，将黄芪、党参、山药、大枣同装入鸡腹内，加水及适量黄酒，隔水蒸熟即成。

【功效】益气补血。适用于气血两虚型血栓闭塞性脉管炎。

党芪鸡

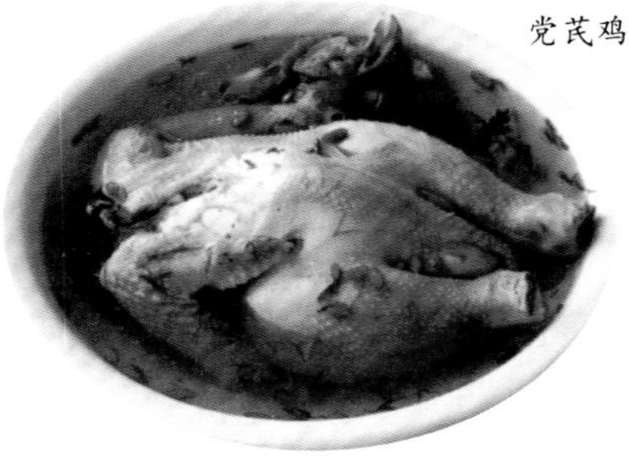

毛冬青汤

【原料】猪蹄1只，毛冬青100克。

【制法】猪蹄去杂毛洗净，与毛冬青一同加水，文火煎煮取汁1000毫升，分作5次趁热饮服，每日2次。

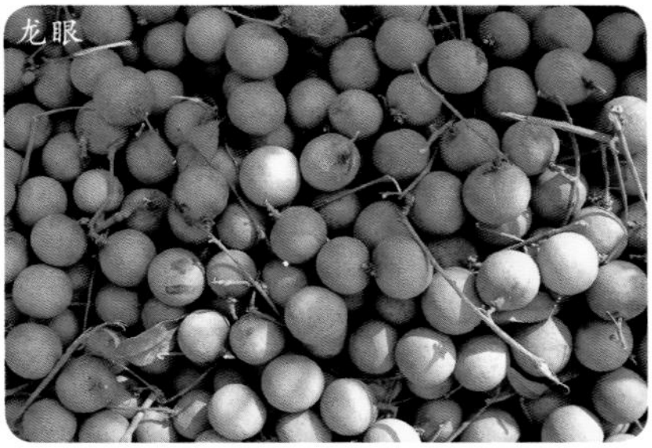

龙眼肉，别名桂圆肉、亚荔枝。为无患子科植物龙眼的假种皮。味甘，性平、温，无毒。归心、脾、胃经。具有补心脾，益气血，健脾胃，养肌肉之功效。适用于思虑伤脾、头昏失眠、心悸怔忡、虚羸、病后或产后体虚以及由于脾虚所致之下血失血症。患有外感实邪、痰饮胀满者勿食。

【功效】清热解毒，活血通脉。适用于脉络瘀热型血栓闭塞性脉管炎。

龙眼莲子粥

【原料】龙眼肉5枚，莲子15克，糯米30克。

【制法】将龙眼肉、莲子、糯米加水共煮粥食。

【功效】滋补强壮，补血益心。适用于气血两虚型血栓闭塞性脉管炎。

银花丹参茶

【原料】丹参、金银花、黄柏各10克，绿茶20克。

【制法】将丹参、黄柏煮沸20分钟取汁，再用此汁泡金银花、绿茶。

【功效】清热解毒，凉血化瘀。适用于脉络热毒型血栓闭塞性脉管炎。

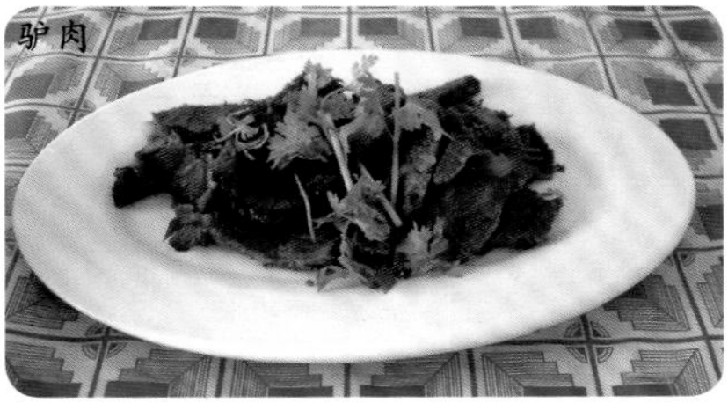

驴肉，为马科动物驴的肉。味甘、酸，性平。驴肉中含有丰富的蛋白质、碳水化合物、钙、磷、铁以及人体所需的多种氨基酸，具有健脾胃，补肝肾，固精填髓，补气养血，滋阴壮阳，安神去烦之功效。

驴肉芪归汤

【原料】当归15克，黄芪30克，驴肉250克。

【制法】将当归、黄芪装纱布袋中，与驴肉同煮，至驴肉烂熟即成。

【功效】调益气血，活血托毒。适用于气血两虚型血栓闭塞性脉管炎。

红丹百合汤

【原料】百合20克，红花、牡丹皮各10克，白糖适量。

【制法】将百合加水煮沸10分钟，加红花、牡丹皮再煮10分钟，取汁，加白糖调味。

【功效】清热凉血，活血化瘀。适用于脉络瘀热型血栓闭塞性脉管炎。

鲫鱼糯米粥

【原料】鲫鱼150克，糯米50克，姜粒5克，盐适量。

【制法】将糯米淘洗干净，鲫鱼剖开，去掉内脏，洗净。将锅内水烧开之后，放入糯米和鱼，同煮成粥后加姜粒、盐调味即成。

【功效】除热毒，散恶血，消胀满，利小便。适用于脉络热毒型血栓闭塞性脉管炎。

鸡丁饭

【原料】鸡脯肉250克，糯米250克，盐、葱、姜、黄酒各适量。

【制法】鸡脯肉切小丁，加少许盐、葱、姜、黄酒，拌匀放置1小时后，加糯米及适量水焖熟成饭。

【功效】温经益气。适用于阳虚寒凝型血栓闭塞性脉管炎。

七、风湿性关节炎药膳

风湿性关节炎是风湿热的关节表现形式。由于多数关节炎是风湿热早期症状之一，因此临床上亦将风湿热称为风湿性关节炎。它是乙型溶血性链球菌所致上呼吸道感染后，引起的一种反复发作的急性或慢性的全身结缔组织非细菌性炎症免疫性疾病，以心脏、关节和皮肤损害最明显。发病较急，若不及时采取有效的方法进行治疗，会转为慢性风湿性关节炎。以儿童和少年发病较多。多数后者在发病前1～3周有咽喉炎、扁桃体炎等上呼吸道链球菌感染病史。一些患者从而丧失劳动能力和生活自理能力，约50％的患者病情可发展到影响心脏甚至可危及生命。中医药膳对治疗风湿性关节炎积累了丰富的经验。本病中医学属于“痹证”范畴。

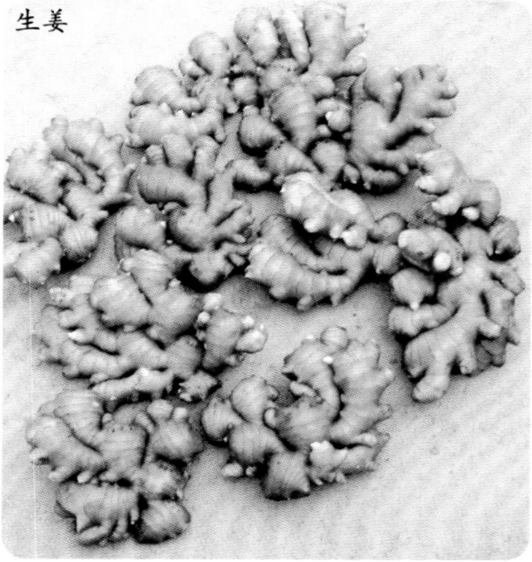

生姜，是普通蔬菜之一，为姜科草本植物的根茎。味甘、辛，性温，具有散寒发汗，温胃止吐，杀菌镇痛，抗炎之功效，还能舒张毛细血管，增强血液循环，兴奋肠胃，帮助消化。

生姜鸡

【原料】公鸡（刚刚开叫的）1只，生姜100～250克，酒少许。

【制法】将公鸡与生姜均切块，在锅中爆炒焖熟，不放油、盐，可放少量酒。

【功效】适用于关节冷痛、喜暖怕寒。

乌鸡爬山虎

【原料】穿山龙15克，乌母鸡1只，蒜汁、葱、姜、花椒、酱油各适量。

【制法】穿山龙水煎2次，取汁700毫升与乌母鸡煮烂熟，把鸡撕碎，加入蒜汁、葱、姜、花椒、酱油，调味蘸食。

【功效】祛风湿，舒筋活络，活血止痛。适用于风湿性关节炎。

蜀羊泉炖狗肉

【原料】白英50克，狗大腿肉1000克，老姜10克，胡椒粉3克，油、盐、味精各适量。

【制法】将白英煎2次，取汁液1000毫升。狗肉切小块，老姜切片，同入沙锅，兑入白英汁液，文火炖烂，调入胡椒粉及油、盐、味精。

【功效】祛风除湿，通络止痛。适用于风湿性关节炎。

参蒸鳝段

【原料】大鳝鱼1条（约1000克），熟火腿肉150克，葱15克，黄酒15毫升，党参、盐各10克，姜、当归各5克，胡椒粉、味精各2克，清鸡汤适量。

【制法】将大鳝鱼剖腹，去内脏、血污，沸水稍烫捞出，去黏液、头、尾，再剁成5厘米长的段；熟火腿肉切大片。锅内放清水和一半的葱、姜、黄酒，沸后鳝鱼段入锅略烫捞出，整齐置小盆上，上放火腿片及党参、当归、姜、葱、黄酒、胡椒粉、盐、清鸡汤，盖好后以软绵纸1张浸湿，封严盖口，上笼蒸1小时后取出，去葱、姜，加味精佐餐食。

【功效】补虚损，除风湿。适用于风湿性关节炎，症见腰膝酸软，筋骨疼痛等。

翠皮爆鳝丝

【原料】西瓜皮200克，鳝鱼1000克，泡辣椒50克，生姜15克，蒜20克，葱10克，鸡蛋3个，淀粉30克，盐6克，绍酒3毫升，酱油30毫升，汤50毫升，白糖、味精、胡椒粉各3克，猪油250克，芹菜500克，醋2毫升，香油3毫升。

【制法】将西瓜皮榨汁，用纱布过滤；鳝鱼剖腹，去骨、内脏，切丝；泡辣椒切4条；生姜、蒜、葱均切丝；鸡蛋去黄留清。鳝鱼丝用淀粉、盐、鸡蛋清、西瓜皮汁一半调浆；绍酒、酱油、汤；另一半西瓜皮汁与白糖、味精、胡椒粉、淀粉兑汁。锅烧热后放猪油至六成熟，投鳝鱼丝略滑后入漏勺。原锅重置火上，放少许猪油，投入芹菜、泡辣椒、姜丝、葱丝、蒜丝一起翻炒，鳝鱼丝倒入炒勺，将兑汁沿锅沿倒入，调醋、香油炒匀。

【功效】补虚健骨，清暑疗痹。适用于风湿性关节炎，症见病后消瘦

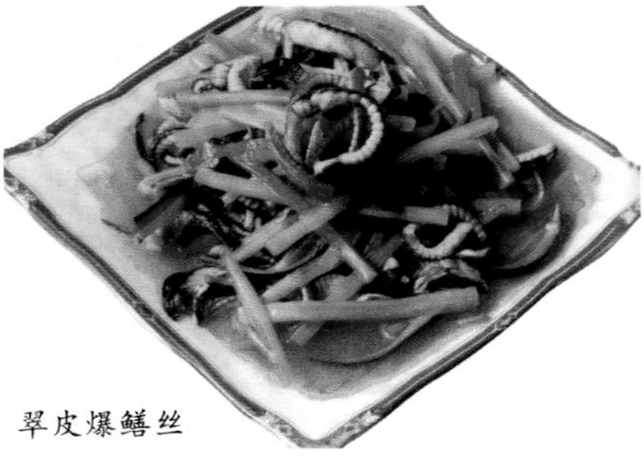

翠皮爆鳝丝

乏力、腰腿酸软、风湿肢体疼痛、屈伸不利、暑热烦渴。

枳椇果炖母鸡

【原料】母鸡1只（约1000克），枳椇果30克，黄酒、油备适量。

【制法】将母鸡切块，倒入油锅翻炒5分钟，加黄酒焖烧8分钟，出香味时盛入大锅，加凉水，与枳椇果以大火同煮沸后改小火慢炖1小时，到鸡块酥烂即成。

【功效】祛风湿，补虚损。适用于风湿性关节炎，尤其适用于老年患者。

老桑枝煲鸡

【原料】桑枝60克，母鸡1只（约500克），盐适量。

【制法】将桑枝、母鸡，加水适量煲汤，调盐少许。

【功效】温经散寒，清热除湿。

当归羊肉汤

【原料】羊肉90克，全当归、生姜各15克，桂枝9克，大枣（去核）10枚。

【制法】将羊肉去脂油，切块，与全当归、桂枝、生姜、大枣同入瓦锅，加适量清水，文火煮2～3小时至羊肉酥烂，调味即成。

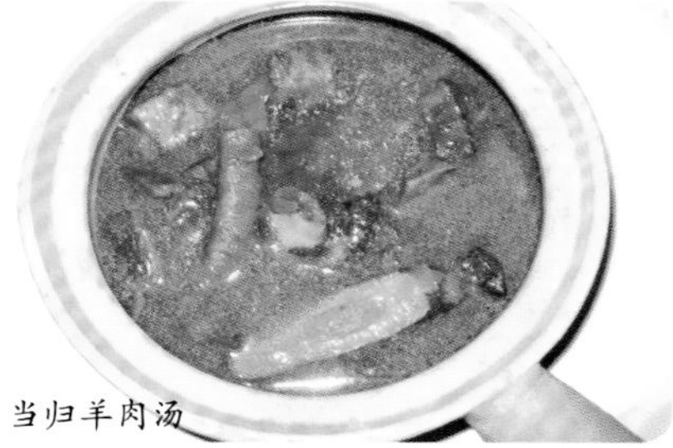

当归羊肉汤

【功效】温经逐寒，养血通脉。

乌鱼枸汤

【原料】乌鱼1条（约500克），枸杞子30克，鸡血藤10克。

【制法】将乌鱼、枸杞子、鸡血藤加水煎沸，改文火煨1小时即成。

【功效】适用于体虚、关节活动不利。

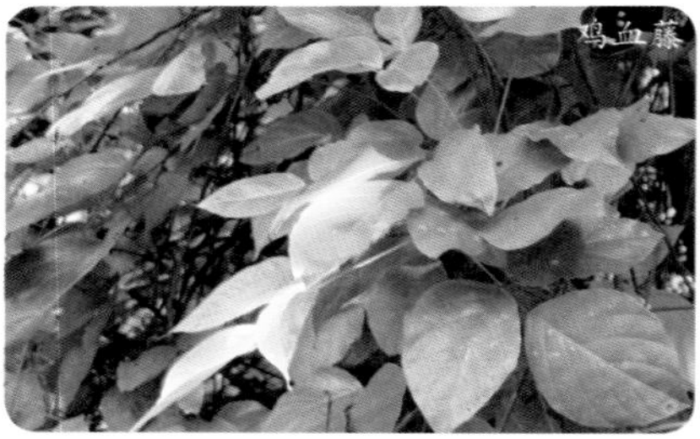

鸡血藤，别名血风藤，乃豆科植物昆明鸡血藤和山鸡血藤的藤茎。味辛、甘，性温，归肝经。具有活血补血，舒筋活络之功效。适用于贫血、月经不调、经闭、痛经、腰膝酸痛、肢体麻木、瘫痪等症；亦可治老年人因血不养筋所致风湿痹痛及手足痿弱，还可治疗放射性白细胞减少症。

乌雌鸡羹方

【原料】雌乌鸡1只，淡豆豉、姜汁、花椒、葱、酱油各适量。

【制法】将雌乌鸡煮熟后撕烂捣碎，以淡豆豉、姜汁、花椒、葱、酱油调作羹。

【功效】适用于风湿性关节炎，症状特征为关节筋骨疼痛、不能踏地。

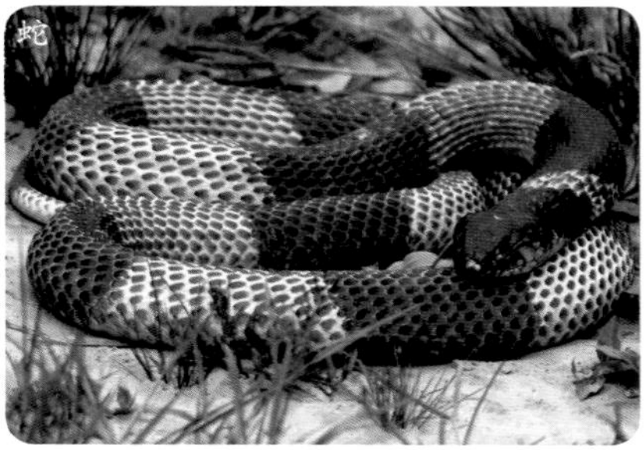

蛇肉，为蝮蛇科动物蝮蛇、游蛇科动物乌梢蛇及眼镜蛇科动物眼镜蛇等除去头、皮、内脏的全体。味甘，性温。具有补气血，祛风邪，通经络之功效。适用于体质虚弱、气血不足、营养不良、风湿痹痛、四肢麻木、风湿性及类风湿关节炎、脊柱炎、大疯癞疾、过敏性皮肤病、末梢神经麻痹、骨结核、关节结核、淋巴结结核等症。

五加蛇肉汤

【原料】南五加皮18克，巴戟天15克，活蛇1条，蛇肠杂（蛇胆另服）、生姜、大枣（去核）各少许，盐适量。

【制法】将活蛇去头、皮，与南五加皮、巴戟天、蛇肠杂、生姜、大枣同入瓦锅，加适量清水，文火煮2小时，入盐调味即成。

【功效】补肝肾，强筋骨。适用于老年肝肾不足，筋骨失养型关节炎、风湿性关节炎。

川牛膝羊肉汤

【原料】羊肉90克，川牛膝、枸杞子各12克，生姜少许。

【制法】将羊肉、川牛膝、枸杞子、生姜同入瓦锅，加适量清水，文火煮2～3小时，至羊肉酥烂为止，调味即成。

【功效】养血强筋，活血通痹。适用于筋脉失养型风湿性关节炎、类风湿关节炎。

附子鹿筋汤

【原料】鹿筋90克，猪脚2只，制附子9克，生姜、大枣各少许。

【制法】将鹿筋、猪脚、制附子、生姜、大枣同入瓦锅，加适量清水，文火煮2～3小时，到口尝无麻辣感，即成。

【功效】温肾逐寒，强筋健骨，除寒散痹。

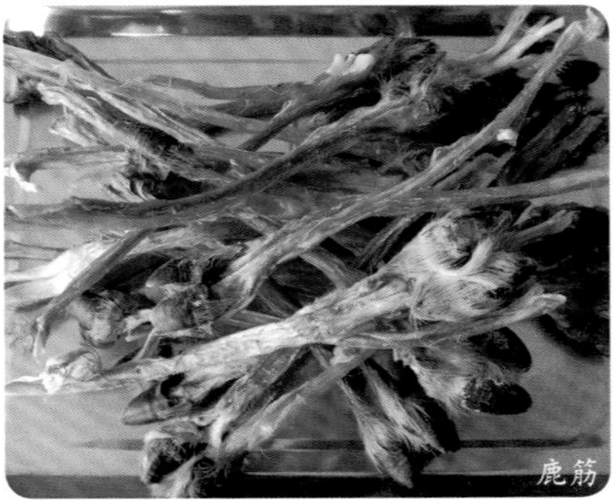

鹿筋，为鹿科动物梅花鹿或马鹿四肢的筋。味淡微咸，性温，无毒。归肝、肾经。具有补肾阳，壮筋骨之功效。适用于劳损过度、风湿关节痛、子宫颈寒冷、阳痿、遗精等症。

威灵仙蜇皮汤

【原料】鲜海蜇皮60克，白芥子12克，胡椒6克，威灵仙15克，茯苓25克。

【制法】将海蜇皮用石灰明矾液浸渍2小时后用清水漂洗干净，白芥子、胡椒用纱布另包，与威灵仙、茯苓一同放入瓦锅中，加适量清水，文火煮2～3小时。

【功效】祛风除湿，消积化痰。适用于风湿痰浊流注关节型痛风性关节炎、风湿性关节炎。

钻地风鸽肉汤

【原料】白鸽1只，钻地风25克，海风藤15克，防风9克，生姜、大枣（去核）各少许。

【制法】将白鸽去毛、肠杂后斩块，钻地风、海风藤、防风、生姜、大枣少许，一同放入瓦锅中，加适量清水，文火煮2小时后调味。

【功效】祛风除湿，通络止痛。适用于风湿侵袭经络型风湿性关节炎初期。

菟丝子羊脊骨汤

【原料】菟丝子18克，肉苁蓉25克，羊脊骨（连尾）1条。

【制法】将菟丝子用酒浸泡3日，晒干捣末；肉苁蓉用酒浸泡1宿；羊脊骨斩块。肉苁蓉、羊脊骨放入锅内，加适量清水，文火煮2～3小时后，放入菟丝子末即成。

【功效】补肝肾，益精髓，强筋骨。

猪脚伸筋汤

【原料】薏苡仁、木瓜、伸筋草、千年健各60克，猪脚1～2只。

【制法】薏苡仁、木瓜、伸筋草、千年健用纱布包好，与猪脚一同放锅内，文火煨烂，去渣，不放盐。

【功效】祛风湿，补肝肾。

辣椒瘦肉汤

【原料】猪瘦肉100克，辣椒根90克。

【制法】猪瘦肉、辣椒根，共煮汤，调味食。服用时，每日1次，连服7～10日。

【功效】适用于风寒湿痹。

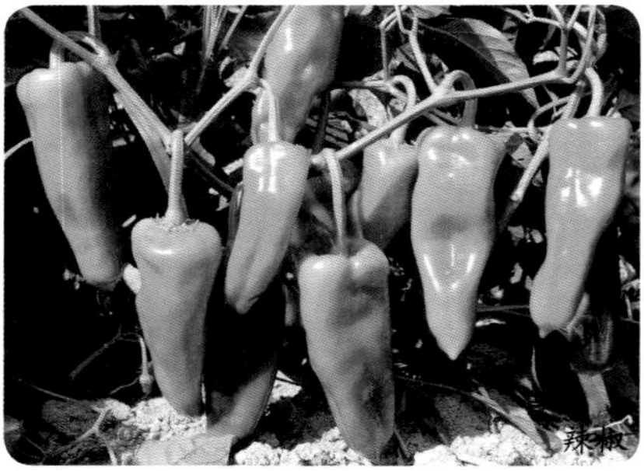

辣椒，别名辣子、辣角、牛角椒、红海椒、海椒、番椒、大椒、辣虎。为茄科辣椒属植物，以果实、根和茎枝入药。味辛，性热。果有温中散寒，健胃消食之功效。适用于胃寒疼痛、胃肠胀气、消化不良等症；外用治冻疮、风湿痛、腰肌痛。根有活血消肿之功效。外用治冻疮。对胃和十二指肠溃疡、急性胃炎、肺结核以及痔疮或眼部疾病患者忌用。

九层风酒

【原料】川牛膝、红鱼眼各4.5克，三根风、山大风各3克，55度三花酒2500毫升。

【制法】将川牛膝、红鱼眼及三根风、山大风混合，加入55度三花酒浸渍15日后，取上澄清药液。若患者能饮酒而又无禁忌证，可直接服用酒，每次20毫升，每日2次；若患者不能饮酒，或有禁忌证（例如肝炎、消化道疾患、高血压等），则用水煎剂，剂量为每剂浸酒量的1/4。分早、晚2次服用。

【功效】祛风除湿。适用于风湿性关节炎。

木瓜粥

【原料】鲜木瓜1个（或干木瓜片20克），粳米50克，白糖少许，水适量。

【制法】将鲜木瓜剖切成4瓣（或干木瓜片），加水煎汁去渣，加入粳米、白糖，再兑水，同煮成稀粥。

【功效】舒筋活络，和胃化湿。适用于风湿性关节炎。

八、丹毒药膳

丹毒是指皮肤突然发红，色如涂丹的一种急性感染性疾病。它是皮肤及其网状淋巴管的急性炎症，由溶血性链球菌从皮肤，黏膜的细小伤口处入侵所致。其蔓延速度很快，但很少有坏死或者化脓。发于胸腹腰胯者，称为内发丹毒；发于头面部者，称为抱头火丹；发于小腿足部者，称为流火或腿游风。

黄瓜土豆茯蛇粥

【原料】乌梢蛇250克，大枣10枚，鲜黄瓜500克，土茯苓100克，生姜片30克，赤小豆60克。

【制法】将乌梢蛇剥皮，去内脏，入碗，上笼蒸至烂熟，取肉去骨；大枣去核、切碎；鲜黄瓜切碎片。土茯苓、生姜片入锅煮1小时，去渣取汁，入赤小豆、大枣煮粥，粥熟后放入乌梢蛇肉、黄瓜片略煮即成。

【功效】清热解毒，除湿化瘀。适用于热疮毒、烂疮、丹毒等（注：食粥期间忌饮茶）。

油菜扒鸡肾

【原料】鸡肾、油菜各100克，生姜、蒜各10克，花生油20毫升，盐6克，味精5克，白糖3克，湿生粉适量，麻油2毫升，蚝油10毫升。

【制法】将鸡肾去老皮切花刀，油菜去老叶改成菜胆，生姜去皮切片，蒜切片。先在锅内放少许油，下

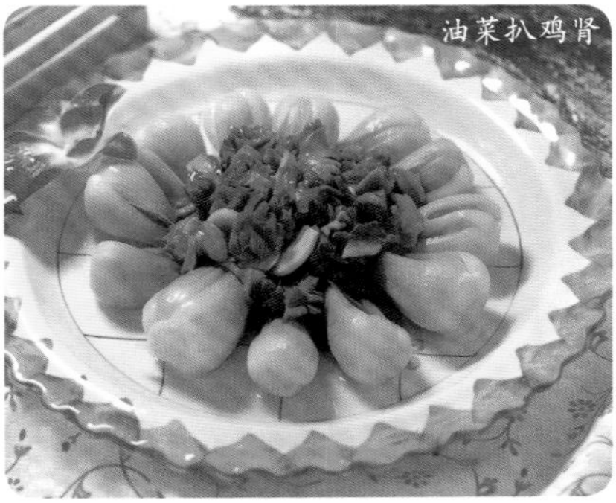
油菜扒鸡肾

菜胆爆炒，加入盐、味精、白糖炒透，用湿生粉勾芡，出锅摆入盘内。另烧锅下油，放入姜片、蒜片煸香，加入鸡肾，调入剩下的盐、味精、蚝油爆炒至熟，用湿生粉勾芡，淋麻油即成。

【功效】清热解毒。适用于丹毒。

苍术膏

【原料】苍术300克，蜂蜜200毫升。

【制法】将苍术加水浸泡2小时，加热煎取汁每30分钟1次，共取3次，合并3次煎液，大火煮沸后改小火煎熬，熬剩200毫升时，入蜂蜜继续熬炼收膏。服用时，每次50毫升，每日3次，沸水冲化食。

【功效】清热化湿解毒。适用于反复发作的下肢丹毒。

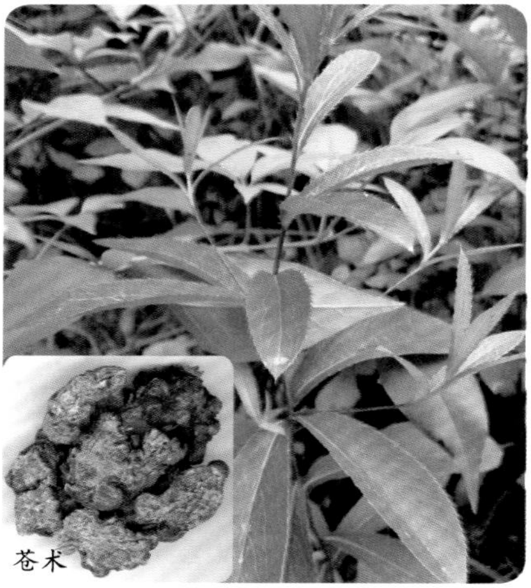

苍术，别名茅术、南苍术、穹窿术。为菊科植物茅苍术的根茎。味辛、苦，性温。具有燥湿健脾，祛风，散寒，明目之功效。适用于脘腹胀满、泄泻、水肿、脚气痿辟、风湿痹痛、风寒感冒、雀目夜盲等症。

油菜虾米粥

【原料】粳米100克，油菜叶（切碎）150克，虾米（切碎）、猪油各25克，味精、盐各适量。

【制法】将粳米入锅，加水煮粥，粥将熟时入油菜叶、虾米、猪油，以及味精、盐，再煮一二沸即可。

【服法】每日1～2次，作早、晚餐温服。

【功效】清热解毒，温补托毒。适用于丹毒。

泥鳅滑液方

【原料】活泥鳅20条，白糖适量。

【制法】将活泥鳅在清水中去泥污，再放入盆中，加入白糖适量拌10分钟装瓶。取滑液糖浆涂抹患部，液干即换。

【功效】清热解毒，凉血化瘀。适用于丹毒。

蜈蚣百部醋方

【原料】干蜈蚣1条，百部6克，雷丸1个，白矾少许，醋适量。

【制法】干蜈蚣、百部、雷丸、少许白矾一同研成末，用适量醋调匀。外敷患处。

【功效】解毒消肿。适用于丹毒。

九、痈、疖肿药膳

痈是指多个相邻的毛囊及其所属皮脂腺或汗腺的急性化脓性感染，或由多个疖融合而成。致病菌为金黄色葡萄球菌。其特点是局部光软无头，红肿烧灼痛，结块范围多在6～9厘米，发病迅速，易肿，易脓，易溃，易敛，或有恶寒、发热、口渴等全身症状，一般不会损伤筋骨。痈多见于成年人，常发生在颈项、背等皮肤较厚韧的部位。颈部痈俗称“对口疮”；背部痈俗称“搭背”。感染常从1个毛囊底部开始。由于皮肤厚，感染只能沿阻力较弱的皮下脂肪柱蔓延至皮下组织，沿着深筋膜向四周扩散，侵及附近的许多脂肪柱，再向上传入毛囊群，而形成具有多个“脓头”的痈。

疖是指一个毛囊及其所属皮脂腺的急性化脓性感染，常扩展到皮下组织。致病菌大多为金黄色葡萄球菌和表皮葡萄球菌。人体皮肤的毛囊和皮脂腺通常都有细菌存在，但只有在全身或局部抵抗力减低时才引起感染。局部皮肤擦伤，不清洁，常受摩擦和刺激，都可致疖的发生。任何季节都可发病，夏季更多见。常发生于毛囊和皮脂腺丰富的部位（如颈、头、面部、背部、腋部、腹股沟部、会阴部和小腿）。多个疖同时或反复发生在身体各部，称为疖病。常见于营养不良的小儿或糖尿病患者。

三豆汤

【原料】绿豆、赤小豆、黑大豆各15克，甘草9克。

【制法】将绿豆、赤小豆、黑大豆、甘草一同放入沙锅内，加适量水煮至豆烂熟，吃豆喝汤。

【功效】消肿透脓。适用于痈。

三豆汤

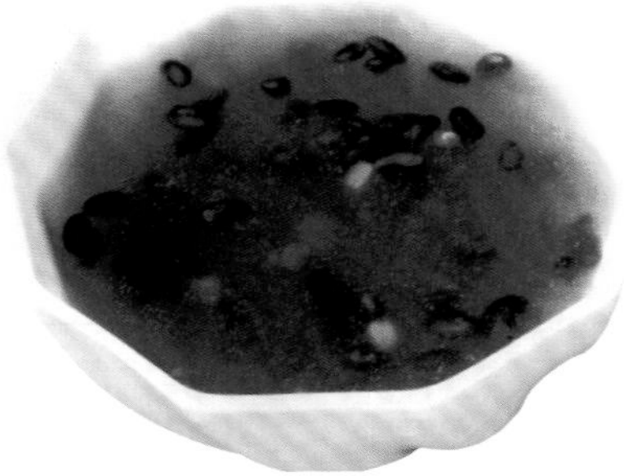

马齿苋大青叶方

【原料】马齿苋、大青叶、金银花各50克。

【制法】马齿苋、大青叶、金银花加适量清水共煎取汁。服用时，每日2次，连服4～5日。

【功效】清热解毒。适用于痈。

生黄芪红枣粥

【原料】生黄芪、大枣各30～60克，红糖30克，粳米100克，陈皮末1克。

【制法】将生黄芪、大枣浓煎取汁，加入红糖、粳米同煮，将成粥

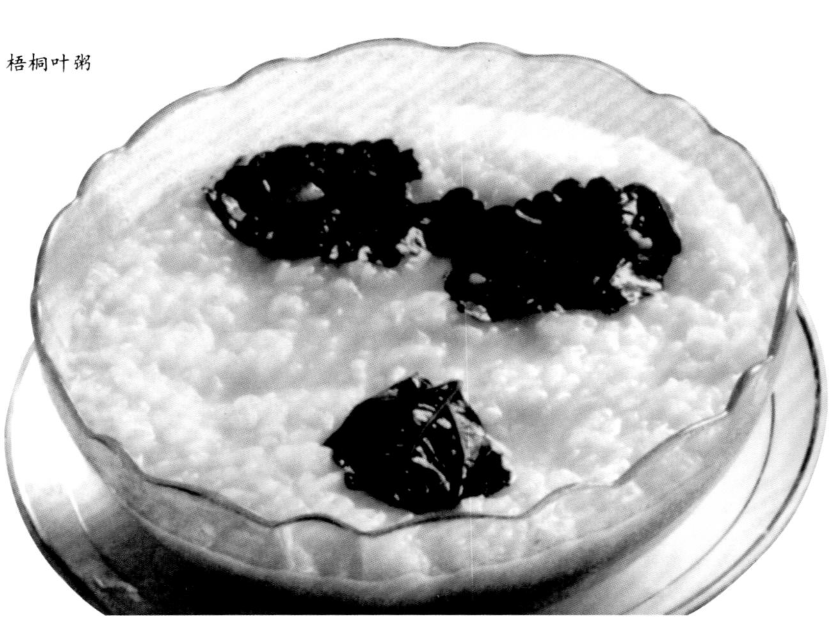
梧桐叶粥

时，调入陈皮末稍煮沸。

【功效】补虚收敛。适用于痈病，症状特征为久溃不收口者。

梧桐叶粥

【原料】鲜梧桐叶100克，粳米50克。

【制法】梧桐叶先煎水去渣，再取煎液300毫升，将粳米与梧桐叶水煮成粥。

【功效】消肿透脓。适用于痈。

丝瓜肉片咸蛋汤

【原料】猪瘦肉片200克，咸蛋（去壳）2个，丝瓜片500克，猪油、盐、味精、酱油各适量。

【制法】将沙锅加适量水，旺火烧沸，放入猪瘦肉片、咸蛋煲熟，再投丝瓜片及猪油、盐、味精、酱油各适量略煮沸。

【功效】适用于疮疖热痱。

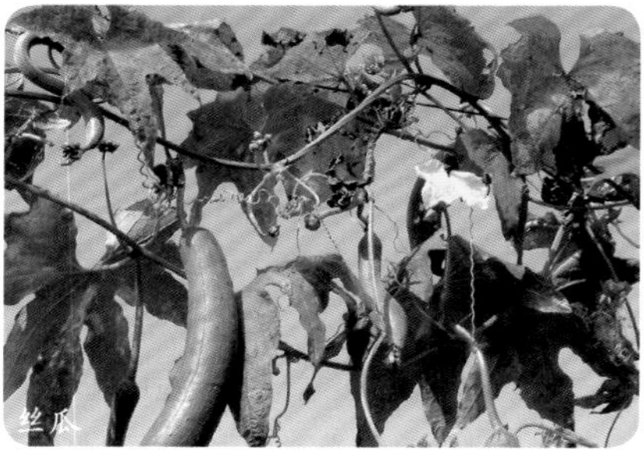
丝瓜

丝瓜，别名天丝瓜、天罗、天罗瓜、蛮瓜、布瓜、绵瓜、天吊瓜。为葫芦科植物丝瓜和粤丝瓜的鲜嫩果实。味甘，性凉，无毒。具有清热利肠，去风化痰，凉血解毒，通经活血，下乳汁之功效，适用于治疗咽喉肿痛、咳嗽、哮喘、腮腺炎、乳汁不通、腰痛、痘疹不快、牙痛、胸胁痛、鼻窦炎、水肿、大小便带血、脚湿气、斑秃等症。

生油鸡蛋炖胡荽汁

【原料】胡荽适量，生油30毫升，鸡蛋清2个。

【制法】将适量胡荽捣烂，绞汁30毫升，与生油、鸡蛋清和匀，炖熟服。

【功效】养阴，补不足。适用于疖。

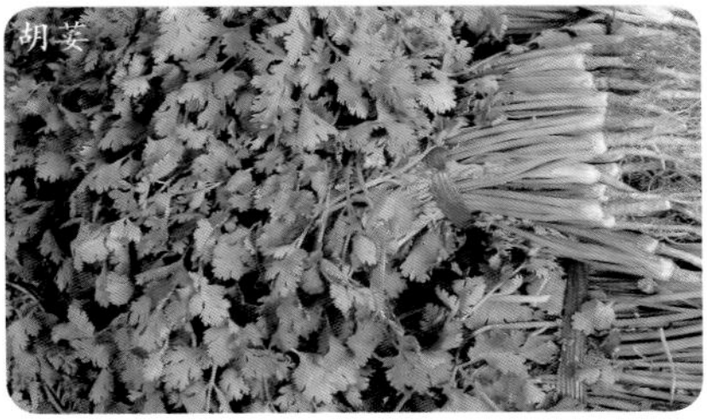
胡荽

胡荽，别名芫荽、盐荽、香菜、满天星等。属唇形科植物，一年生草本植物。胡荽辛温香窜，为温中健胃养生食品。有消食下气，醒脾调中，壮阳助兴之功效，适用于寒性体质、胃弱体质以及肠腑壅滞者食用，可用来治疗胃脘冷痛、消化不良、麻疹不透等症。

生地瘦肉汤

【原料】生地黄、猪瘦肉各30克。

【制法】将生地黄、猪瘦肉加适量水同煮或蒸至猪肉熟。服药、肉及汤，可分几次服完。

【功效】养阴补虚。适用于疖。

夏枯草煲瘦肉

【原料】夏枯草15克，猪瘦肉100克。

【制法】将夏枯草、猪瘦肉煮汤食。

【功效】清热，补虚。适用于疖。

野鸭粥

【原料】大白菜100克，野鸭肉200克，猪五花肉50克，糯米150克，料酒10毫升，葱头、姜块、盐、麻油、味精各适量。

【制法】将大白菜切丝，野鸭肉、猪五花肉分别切丁放入碗内，加葱头、姜块、料酒、盐等，上笼蒸烂熟后，剔去鸭骨，取出葱和姜，将糯米放入锅中，加肉汤上火烧沸，投大白菜、蒸好的鸭肉及猪五花肉，小火略煮，入麻油、味精调味。

【功效】补中益气。适用于水肿、疮疖等。

鲤鱼绿豆汤

【原料】鲤鱼1尾（1000～1500克），绿豆100克。

【制法】鲤鱼去内脏，与绿豆同煮熟透。喝汤吃肉，连服3～5日。

【功效】适用于毛囊炎。

鲤鱼绿豆汤

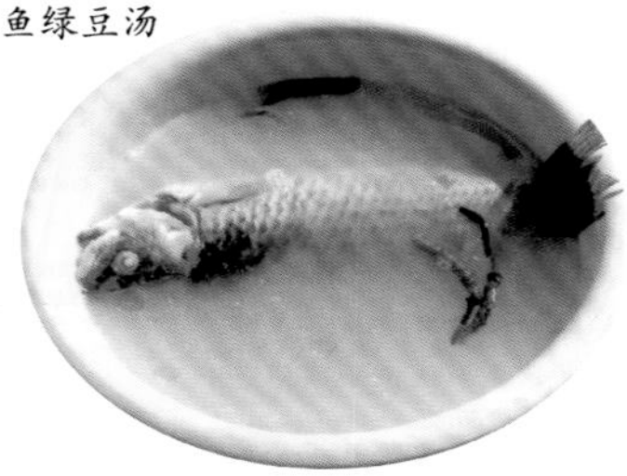

十、疝气药膳

腹腔内脏器经腹壁肌肉薄弱处向体表突出称为疝气，可分为腹股沟疝、股疝、脐疝和白线疝等，基本特征是患处出现包块，自觉有局部坠胀感，包块可随卧位或用手压迫而消失，如果包块肿痛不能还纳腹内，就意味着有嵌顿。

中医学认为本病与气滞、寒湿、气虚有关，药食调治，宜疏肝理气，温化寒湿，补中益气。

桂香炖麻雀

【原料】肉桂3克，小茴香、胡椒各6克，砂仁5克，麻雀6只。

【制法】将麻雀去毛、内脏，洗净，肉桂、茴香、胡椒、砂仁分别研末，一起放入麻雀腹内，放入大碗上笼蒸3小时，分2～3次食。

【功效】温肾散寒，行气止痛。

小茴香煎蛋

【原料】小茴香15克，盐4克，青皮鸭蛋2个，米酒少许。

【制法】将小茴香和盐一同炒熟研末，与打入碗中的鸭蛋拌匀，在油锅中煎成蛋饼，每晚临睡时以温米酒送服，4日为1个疗程。

【功效】行气止痛，消肿散结。

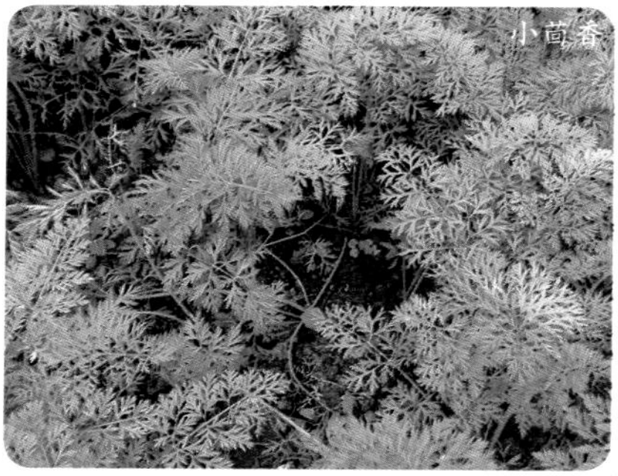

小茴香，为伞形科植物茴香的干燥成熟果实。味辛，性温。具有散寒止痛，理气和胃之功效。适用于寒疝腹痛、睾丸偏坠、痛经、少腹冷痛、脘腹胀痛、食少吐泻、睾丸鞘膜积液等症。

金橘甜汤

【原料】柚子核15克，柑核30克，金橘2枚，白糖适量。

【制法】将柚子核、柑核洗净，金橘切开多瓣，一起放入沙锅加水，用文火煎煮1小时，去渣取汁，加入白糖即成。

【功效】益胃润肺，理气缓急。适用于疝气痛。

吴茱萸粥

【原料】吴茱萸3克，生姜2片，葱白2茎，粳米50克。

【制法】先将吴茱萸研细末。粳米淘洗后放入沙锅加水煮，待米熟即下吴茱萸末及生姜、葱白，继续煮成粥，温服。

【功效】温脾，暖胃，止痛，止呕。

十一、痔疮药膳

痔疮是指直肠末端黏膜下和肛管皮下的静脉丛发生扩大、曲张所形成的柔软的静脉团，并因此而产生出血、栓塞或团块脱出。它是一种常见的肛门疾病，任何年龄都可发生，成年人多见。由于痔的发生部位不同，可分为内痔、外痔和混合痔。生于肛门齿线以上，由于黏膜下的痔上静脉丛发生扩大和曲张，而形成的静脉团，称为内痔；外痔则发生于肛管齿线以下，是痔外静脉丛扩大曲张或反复发炎而成，其表面覆以皮肤，不易出血，形状大小不规则；混合痔则是指内外痔静脉丛曲张，相互沟通吻合，括约肌间沟消失，使内痔部分和外痔部分形成一个整体。

乌龟粥

【原料】乌龟肉丁150克，粳米100克，料酒、盐、大蒜末、香醋、味精、麻油、胡椒粉各适量。

【制法】将乌龟肉丁、粳米下水锅里，大火烧沸撇沫，入料酒、盐煮粥，粥快好时调入大蒜末、香醋、味精、麻油、胡椒粉各适量略煮。

【功效】健脾利水。适用于水肿、湿疹、痔疮等。

乌鲤鱼白及汤

【原料】乌鲤鱼1条，大蒜3头，白及15克。

【制法】将乌鲤鱼去鳞、内脏，与大蒜、白及煮汤食。

【功效】适用于痔疮。

丝瓜猪瘦肉汤

【原料】丝瓜块250克，猪瘦肉片200克，盐适量。

【制法】丝瓜块、猪瘦肉片加适量水煲汤，调盐。

【功效】适用于各种痔疮。

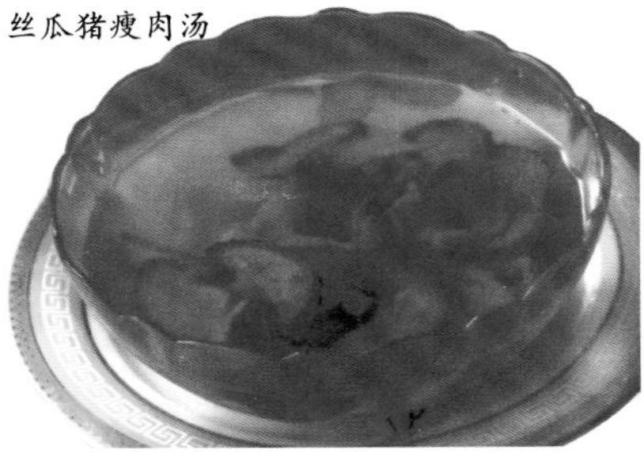
丝瓜猪瘦肉汤

生地煲猪蹄肉

【原料】生地黄30克，猪蹄肉100克。

【制法】生地黄、猪蹄肉共煮汤。

【功效】适用于痔疮。

双耳炖猪血

【原料】水发木耳、水发银耳各75克，胡荽10克，猪血200克，香油、熟猪油、盐、味精、葱末、姜末、料酒各适量。

【制法】将猪血块切成厚片；木耳、银耳均切成片；胡荽切成段。锅内放熟猪油，下入葱末、姜末炝香，烹入料酒，加清水，下入猪血块烧开，撇净浮沫，下入木耳、银耳、

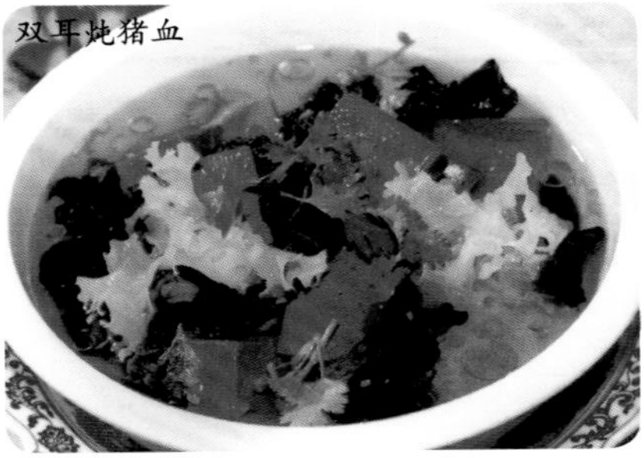
双耳炖猪血

盐炖至熟透，加味精和香油，装入碗内，撒上胡荽段即成。

【功效】养血润肠通便。适用于大便出血、便血日久，症见面色无华等。

羊血米醋方

【原料】羊血250毫升，米醋300毫升，盐适量。

【制法】羊血凝固后用沸水略烫，倒出血污水，切小方块，入米醋，置火上煮，入盐调味即成。只吃羊血，不饮醋汤，每日服1次，连用5日。

【功效】散瘀解毒，止血补血。适用于内痔出血。

杏仁粥

【原料】大米50克，杏仁（去皮尖）20个，白糖适量。

【制法】大米煮粥，粥快熟时入杏仁，粥熟调白糖。

【功效】适用于大便干燥、痔疮下血等。

泥鳅汤

【原料】泥鳅250克，桔梗、地榆、槐角、诃子、罂粟壳各3克。

【制法】将泥鳅去内脏，洗干净后，与桔梗、地榆、槐角、诃子、罂粟壳共煮汤服。

【功效】适用于痔疮。

柿饼黑木耳

【原料】黑木耳3～6克，柿饼30克。

【制法】黑木耳、柿饼同煮烂。

【功效】适用于痔疮，症见出血、大便干结。

清蒸鳝鱼羹

【原料】活鳝鱼1000克，火腿、猪板油各10克，香菇25克，玉兰片40克，葱白、高汤、盐、料酒、味精、豌豆苗各适量。

【制法】活鳝鱼去头、骨、内脏，入沸水锅略浸后漂洗干净，切长6厘米小段，背面划十字花刀，摆盘中。葱白切段，火腿、香菇、玉兰均切片，猪板油切小丁，撒鳝鱼上，入高汤、盐、料酒、味精，上蒸笼蒸15分钟，原汤入锅，加高汤煮沸勾芡浇鳝鱼身上，撒豌豆苗点缀服食。

【功效】补气血，健脾消食，润肠止血。适用于痔疮出血。

大蒜烧鲶鱼

【原料】鲶鱼1尾，大蒜100克，油、葱、姜、味精、水淀粉各适量。

【制法】将鲶鱼去鳃，去内脏，洗净切块。油入锅中烧热，炒蒜，

大蒜烧鲶鱼

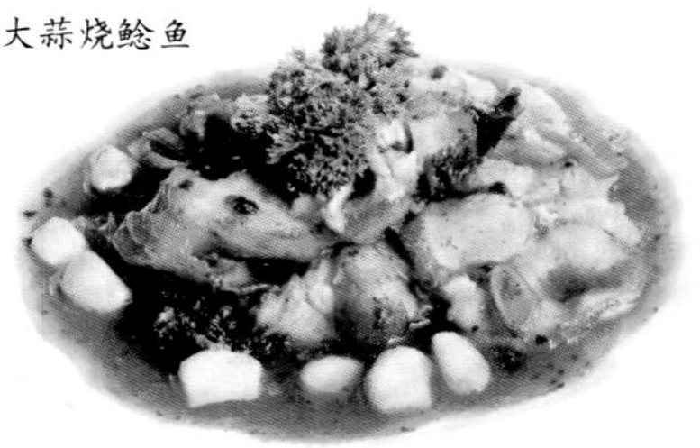

加入葱、姜一同炒香，放入鲶鱼，冲骨头汤入锅，烧至鱼熟，加白糖，将鱼、蒜捞出放盘内。将水淀粉用汤汁调匀，煮开，加味精，淋于鱼上即成。

【功效】适用于五痔下血、肛痛。

橄榄猪肉汤

【原料】鲜橄榄（去核捣烂）15个，猪瘦肉150克，少量盐。

【制法】将鲜橄榄、猪瘦肉放入水中共煎，加少量盐，煮熟。

【功效】适用于痔疮出血。

鲜河蚌汤

【原料】鲜河蚌肉60克，生姜3片，油适量。

【制法】鲜河蚌肉、生姜用油炒香，加水煮汤食。

【功效】适用于痔疮。

十二、脱肛药膳

脱肛又称肛管直肠脱垂，是直肠黏膜、肛管、直肠和部分乙状结肠向下移位，脱出肛门外的一种疾病。仅鼓膜脱出者，称为不完全脱垂或假性脱垂；直肠全层脱出者，称为完全脱垂或真性脱垂；脱出部分在肛管直肠内者，称为内脱垂或内套叠；脱出肛门外者，称为外脱垂。多见于小儿和老年人。老年人在身体虚弱、中气不足，或腹内压升高等情况下，韧带松弛，对脏器的固护能力下降，出现脏器脱垂，轻症脱垂患者在腹压减轻或卧床即可恢复，重者终日脱垂在外不能回纳而影响正常生活。

升麻炖乌龟

【原料】新鲜乌龟肉120克，升麻12克。

【制法】将新鲜乌龟肉切片，升麻用纱布包好，同入沙锅，加适量水，大火炖熟烂，去药袋即可。

【功效】补益气血，升提举陷。适用于老年性脏器下垂，症见腰膝酸软无力、头晕心悸、失眠耳鸣。

人参黄芪粥

【原料】人参5克，炙黄芪30克，粳米100克，白糖适量。

【制法】将人参、炙黄芪切薄片，用清水浸泡30分钟后煮沸，再用小火浓缩药汁；取汁后，再如上法煎取药汁，两者合并。粳米加适量水煮成烂粥，加入白糖适量。早、晚用药汁与米粥调匀温食。

【功效】健脾益气，升阳举陷。适用于老年性中气不足、内脏下垂，症见气短神疲、腹胀、自汗。

炒田螺

【原料】田螺600克，食油15毫升，黄酒40毫升，盐、酱油、胡椒粉、葱、姜各适量。

【制法】将田螺剪尾端，放食油，入水煮熟，加黄酒及盐、酱油、胡椒粉、葱、姜略煮食。

【功效】主治脱肛。

全鳖猪大肠

【原料】活鳖1个，猪大肠500克，适量盐。

【制法】将活鳖去内脏，与猪大肠共炖，用盐调味。

【功效】适用于脱肛。

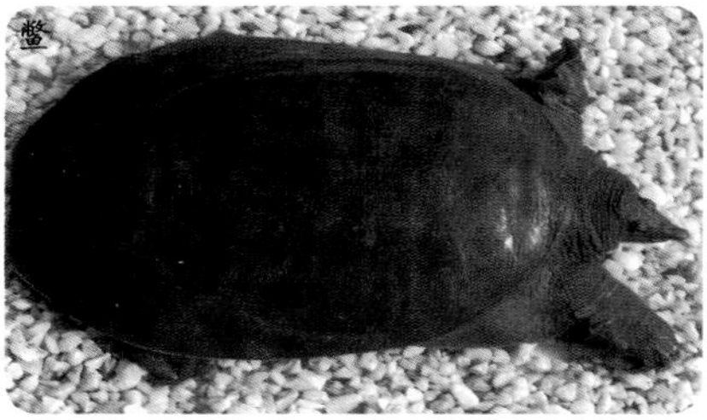

鳖，俗称老鳖、王八，别名甲鱼、团鱼、脚鱼、水鱼、元鱼。性味：鳖肉味咸，性寒，无毒；鳖甲味咸，性平，无毒。鳖肉归肝、肾经；鳖甲归肺、脾经。鳖肉具有补骨髓，滋肝阴，养筋活血，消痞块之功效；鳖甲具有滋阴，益肾，健骨，除热、散结，消痞之功效。鳖肉主治热气湿痹、肺病潮热、腹中积热、肝脾大、身体虚弱、妇女带下、血瘕腹痛；鳖甲主治骨蒸瘕瘕、疮毒瘀血、妇女五色带下。孕妇忌食，消化不良者慎食。产后泄泻和失眠者不宜食。

蒜子煨大肠

【原料】猪大肠250～300克，冬菜30克，大枣、生姜、香葱各10克，花生油、蚝油各10毫升，盐、味精各5克，干生粉适量，麻油2毫升，胡椒粉少许。

【制法】将猪大肠洗净切花刀，改成小节，大枣泡洗透，生姜去皮切成粒，香葱切花。将猪大肠放入碗内，与冬菜、大枣、盐、味精、胡椒粉、蚝油、干生粉、花生油拌匀后摆入盘内。蒸笼烧开水，放入摆好的猪大肠，用大火蒸7分钟后取出，撒上葱花，淋入麻油即可。

【功效】适用于脱肛。

猪肉海参汤

【原料】猪瘦肉丝250克，海参30克，大米适量。

【制法】将猪瘦肉丝、海参共加水煮汤，至软烂时调味，佐餐食。或加大米煮成粥。

【功效】适用于脱肛。

清炒鳝丝

【原料】鳝丝300克，蒜苗100克，橄榄油20毫升，料酒、盐、葱丝、姜丝、香油各适量。

【制法】将鳝鱼切成丝，入沸水烫去血污捞出；蒜苗洗净切成段。锅中橄榄油烧至七成熟，下入蒜苗、葱丝、葱姜丝爆炒，加入鳝鱼丝煸炒，烹入料酒，加盐炒熟，淋入香油，出锅即成。

【功效】补气养血，升提举陷。适用于老年性脏器下垂；症见疲倦乏力、头晕气短、腰酸肢软无力、面色苍白。

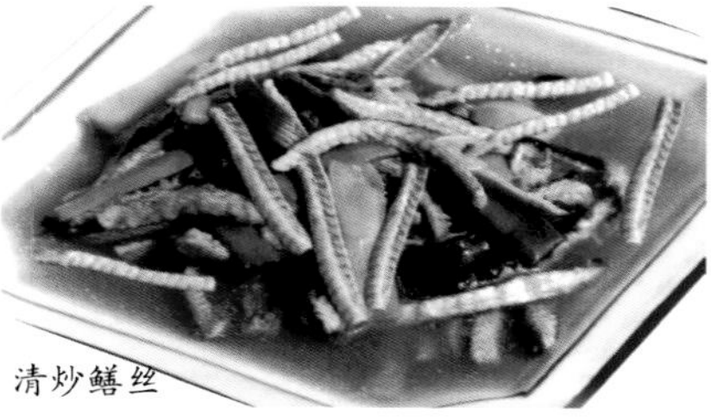

清炒鳝丝

第二十一章 内科病药膳

一、甲状腺肿药膳

甲状腺肿是指由于缺碘引起的代偿性甲状腺增生、肿大，有的与地区有关，故又称地方性甲状腺肿（俗称大脖子病）。临床上仅有甲状腺肿大，一般没有甲状腺功能紊乱现象。女性较多见。青春期或妊娠期妇女机体对甲状腺素的需要增多，亦可发生甲状腺轻度弥漫性肿大，以后可自行缩小。某些药物或先天性因至少妨碍甲状腺素的合成，亦可促成甲状腺肿大。本病中医学属于“瘿病”“瘿气”“瘿瘤”等范畴。

荸荠炖猪靥

【原料】荸荠500克，猪靥（猪甲状腺）1副。

【制法】将以上2味共煮烂熟。

【功效】适用于痰血瘀积型单纯性甲状腺肿。

昆布海藻煮黄豆

【原料】昆布30克，海藻30克，黄豆150克。

【制法】将昆布（海带）、海藻用水泡发洗净切段，和黄豆一起放入沙锅加水，文火炖煮至豆烂熟，加调料即成。

【功效】滋阴，清热，降压。适用于甲状腺肿、慢性颈淋巴结炎以及高血压属阴虚有热等症。

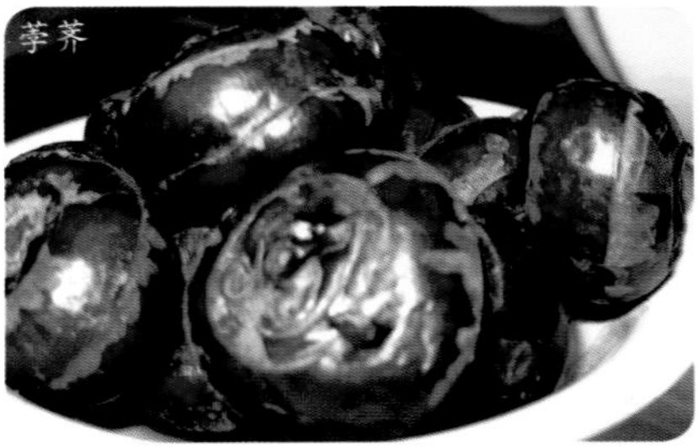

荸荠，别名马蹄、乌芋、地栗、地梨等，为莎草科荸荠属。以球茎及地上部分入药。球茎味甘，性平；地上全草味苦，性平。球茎具有清热止渴，利湿化痰，降血压之功效，适用于热病伤津烦渴、咽喉肿痛、口腔炎、湿热黄疸、原发性高血压、小便不利、麻疹、肺热咳嗽、矽肺、痔疮出血等症。地上全草可清热利尿，适用于呃逆、小便不利等症。

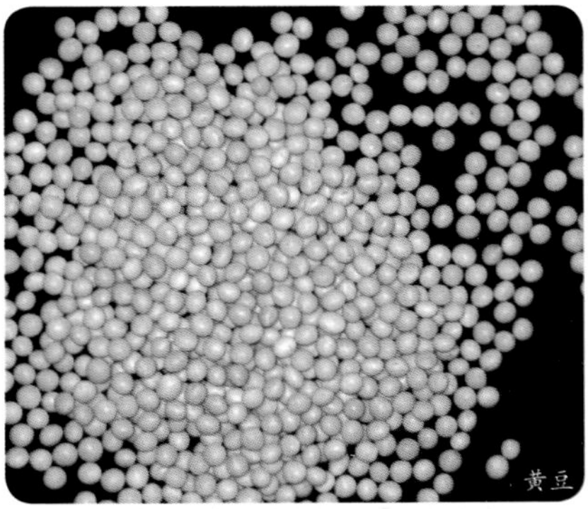

黄豆，味甘，性平，富含蛋白质、钙、铁、磷、碳水化合物、膳食纤维、卵磷脂、异黄酮素等。能预防乳癌、前列腺癌等，改善妇女的更年期症状、骨质疏松症等，还可消除血管壁上的胆固醇，软化血管，改善缺铁性贫血、神经衰弱，预防便秘等。

理气化痰丸

【原料】海藻、昆布（海带）等份，青皮为昆布的1/3，蜂蜜适量。

【制法】将海藻、昆布、青皮焙焦，研成细末，加入蜜，制成杏核大小的蜜丸，装瓶用。晚饭后服1～2丸。

【功效】理气，解郁，消瘿。适用于肝郁气滞型单纯性甲状腺肿，以及心情不畅、胁痛腹胀、经期前乳房、小腹痛等症。

海带紫菜燕窝汤

【原料】海带、紫菜、燕窝各25克，豆腐250克，生姜2片，盐、葱各适量。

【制法】把燕窝用开水浸过，去毛，把水倒掉；海带洗净，隔水蒸半小时，切丝；姜切成小片，葱切成小段。把海带、紫菜、燕窝、姜、盐一同放入锅中，加水后用旺火煮开，再用文火炖半小时，把豆腐切成8块入锅，再煮沸即成。

【功效】养肺阴，化痰止咳，壮阳，暖腰膝，抗衰老，助发育，抗癌。对缺碘性甲状腺肿、高血压、高血脂均有疗效。

紫菜猪瘦肉汤

【原料】紫菜15克，猪瘦肉100克，香油、盐、味精各适量。

【制法】把猪瘦肉切成肉片或肉丝；紫菜先放碗内，以水泡发，去除

紫菜猪瘦肉汤

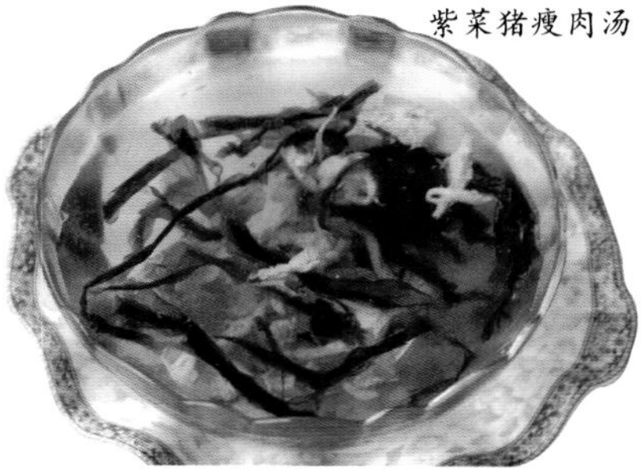

泥沙。把猪肉放入锅内，加适量水煮汤，水沸肉熟后，再放入紫菜，继续煮至熟烂，加入香油、盐、味精等调味后即成。

【功效】软坚，清热，化痰。适用于甲状腺肿（包括地方性甲状腺肿、缺碘诱发症）、颈淋巴结结核、脚气病、淋症、水肿、慢性气管炎等病症。

紫菜萝卜汤

【原料】紫菜15克，白萝卜250克，陈皮3克。

【制法】将紫菜用清水洗净，白萝卜洗净切厚片，紫菜萝卜片和陈皮一起放入沙锅，加水旺火炖煮1小时即成。

【功效】清热解毒，行气软坚。适用于甲状腺肿及淋巴结结核等症。

绿豆海带粥

【原料】绿豆、红糖各60克。海带、大米各30克，陈皮6克。

【制法】将海带泡软洗净切丝，

绿豆

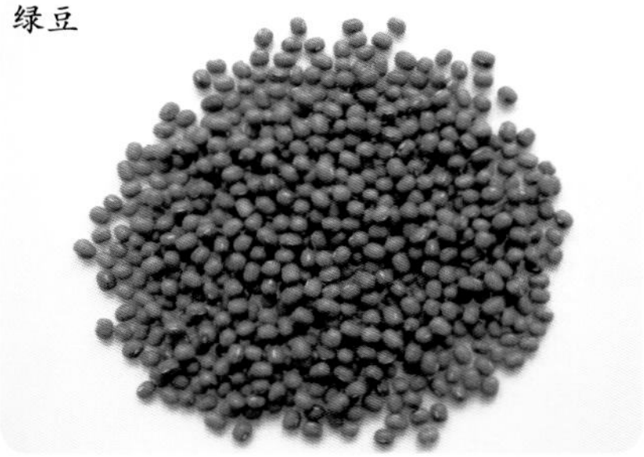

绿豆，别名青小豆，为豆科菜豆属植物，以种子入药。味甘，性寒。归心、胃经。清热解毒，消暑。适用于暑热烦渴、疮毒痈肿等症。可解附子、巴豆毒。

绿豆、大米洗净和陈皮一起放入沙锅中，加水，文火炖煮，煮至绿豆开花，加入红糖溶匀即成。

【功效】清凉解毒，消肿软坚。适用于甲状腺肿、青春期甲状腺功能亢进症等症。

荔枝杏仁茶

【原料】荔枝50克，杏仁10克，茶叶3克，白糖适量。

【制法】将荔枝、杏仁、茶叶同放入沙锅中，加适量水，煎煮20分钟，去渣取汁，加入白糖，搅匀即成。

【功效】理气化痰，以清痰结。适用于甲状腺肿、甲状腺瘤等症。

紫明茶

【原料】紫菜30克，决明子25克。

【制法】将紫菜、决明子洗净，放入沙锅中，加水适量，煎煮20分钟，取汁，每日1剂，当茶饮服。

【功效】清凉泄热，化痰散结，清热利水。适用于甲状腺肿、水肿、慢性支气管炎、咳嗽、高血压、咽炎等症。

二、甲状腺功能亢进症药膳

甲状腺功能亢进症简称甲亢，是由多种病因引起的甲状腺激素分泌过多所致的一组常见内分泌疾病，是作用于全身的组织器官，造成机体的神经、循环、消化等系统兴奋性增高和代谢亢进为主要表现的疾病的总称。临床上以高代谢症候群、神经兴奋性增高、甲状腺肿大、不同程度的突眼症为特征。女性发病比男性多，尤以20～45岁的中青年女性常见。Graves病是甲亢的最常见病因，但60岁以上老年甲亢，则大多因毒性结节性甲状腺肿引起。老年甲亢发病较隐蔽，症状多轻微或不典型，易被误诊。本病中医学属于“肝火”“瘿病”“瘿气”“心悸”“郁证”“虚劳”等范畴。

柚子炖鸡

【原料】柚子1个，仔鸡1只，生姜、葱、盐、味精、料酒各适量。

【制法】将柚子去皮留肉；鸡杀后除毛去内脏，把柚子肉纳入鸡腹中，放在盆中，加入葱、姜、料酒、味精、盐和适量的水；再将盆置入锅中，锅中加水，炖熟即成。

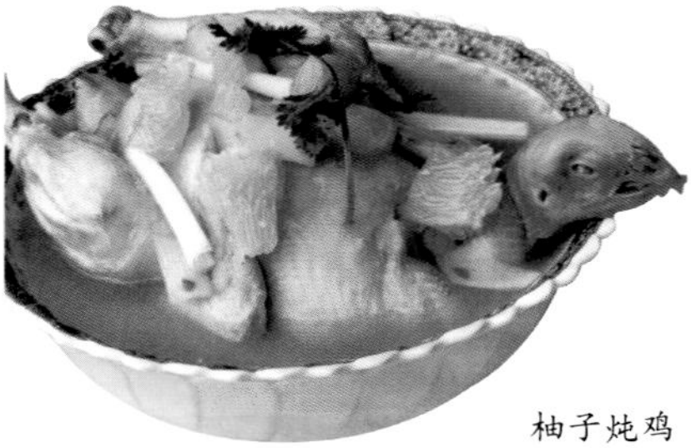

柚子炖鸡

【功效】滋阴益气，补精化痰。适用于甲亢出现的脖颈胀大、饮食减少、神疲乏力、头晕耳鸣、腰膝酸软、胸闷多痰等症。

卤汁黄豆

【原料】黄豆500克，大茴香3粒，桂皮1小块，酱油、白糖、味精、植物油各适量。

【制法】将黄豆炒香，放入冷水中浸5分钟，至豆粒涨发，皮起皱，捞起沥干。锅内放植物油，烧热，加入黄豆翻炒，加桂皮、大茴香、酱油、白糖，文火慢煮0.5～1小时，旺火收汁，调入味精即成。

【功效】适用于甲亢。

凉拌蜇皮芹菜

【原料】芹菜500克，水发蜇皮150克，小海米30克，盐、味精、白糖各适量。

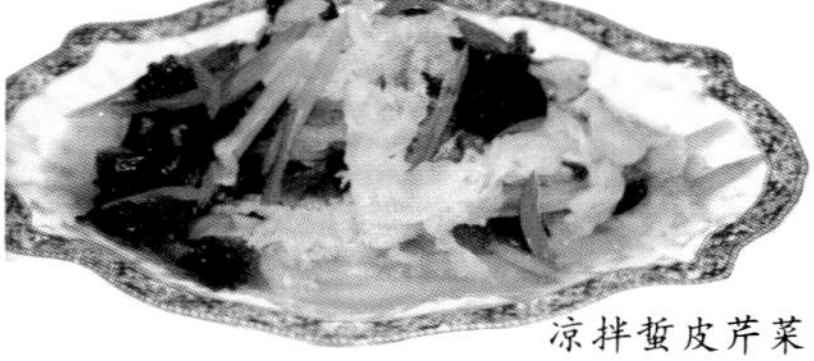

凉拌蜇皮芹菜

【制法】将芹菜去叶，除粗筋后切成节，在开水中烫一下，沥干水分。小海米泡涨，海蜇皮切丝，然后把芹菜丝、海蜇丝、海米一起拌匀，加白糖、盐、味精拌匀即成。

【功效】平肝解毒，化痰软坚。适用于甲亢出现的脖颈肿大、眼球突出、畏光、怕热、多汗、烦躁易怒、善食易饥、舌及手指颤抖、头晕目赤、口干心悸等。

生拌莲花白

【原料】鲜莲花白嫩叶250克，香油、盐、味精各适量。

【制法】把鲜莲花白嫩叶洗净，撕成碎片，在沸水中烫一下，捞起沥干，拌入香油、盐、味精调匀即成。

【功效】利五脏，调六腑。适用于甲亢出现的脖颈肿胀、咽阻胸闷、纳少脘胀、大便不调。

糖醋蜇皮冬笋

【原料】水发海蜇皮250克，川青笋500克，白糖、醋、盐、香油各适量。

【制法】把海蜇皮切丝；青笋去皮，切丝，加盐少许码好，腌10分钟后，用水浸泡数分钟。将青笋放入盘底，海蜇皮丝放上面，把白糖、醋、盐、香油放入碗内兑成汁，淋在蜇丝上即可。

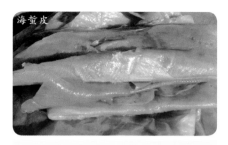

海蜇皮，是海蜇的制成品。味咸，性平。清热解毒，消肿降压，软坚化痰，有抑癌作用。适用于高血压、妇女劳损、带下、小儿风热、支气管炎、哮喘、胃溃疡等症。

【功效】平肝清热，化痰散结。适用于甲亢出现的颈肿大、眼球突出、畏光、怕热、心悸、易怒烦躁、善食易饥、舌及手指颤抖、口干便秘等症。

鱼香四季豆

【原料】四季豆250克，猪肉500克，豆瓣、酱油、白糖、醋、水豆粉、菜油、猪油、味精、葱花、姜末、蒜末、清汤各适量。

【制法】把四季豆去筋掐成节，放入油锅内炸至断生时捞出；猪肉剁成碎末。锅内放入猪油、菜油烧至七成热时，放入肉末，炒干水气时放入姜末、豆瓣、蒜末，炒出香味，放入清汤，再放入四季豆、酱油、白糖、醋，用文火烧至四季豆熟烂时，放入味精、葱花、水豆粉，收汁起锅。

【功效】滋阴清热。适用于甲亢的辅助食疗。

花生鸡蛋煲枸枣

【原料】枸杞子30克，南枣（去核）10克，鸡蛋2个，花生仁适量。

【制法】将枸杞子、南枣（去核）、花生仁加适量水，用文火炖1小时，捞出枸杞子、南枣、花生仁，再把鸡蛋敲开放入，煮成荷包蛋。

【功效】滋阴补血，益脾胃，补肝肾。适用于甲亢出现的心悸、气促、失眠、多梦、汗出、易饥喜饮、大便干结、眼球突出、脖颈肿大、形体消瘦等症。

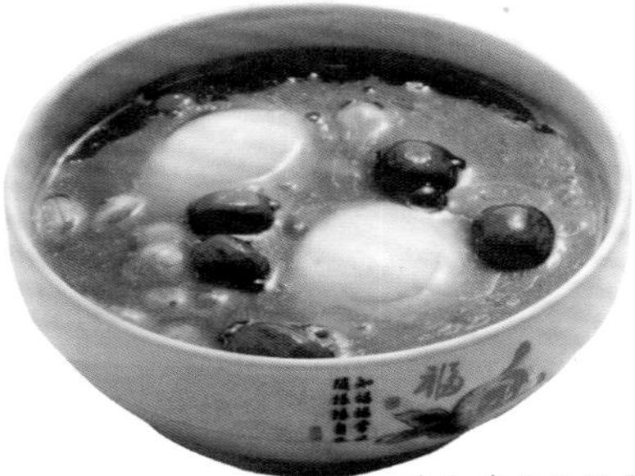

花生鸡蛋煲枸枣

蚝豉元鱼汤

【原料】蚝豉100克，鳖肉50克，柏子仁、昆布、酸枣仁、白芍各25克，大枣（去核）10枚。

【制法】将昆布漂洗干净，酸枣仁捣碎，与蚝豉、鳖肉、柏子仁、白芍、昆布同煎汤。

【功效】滋阴潜阳，敛汗镇静。适用于甲亢、心悸失眠、手颤等症。

桂圆益心膏

【原料】龙眼肉150克，当归100克，远志、天冬各50克，五味子、黑桑椹各30克，黑芝麻20克，大枣20枚，蜂蜜适量。

【制法】制作时除黑芝麻外，其他各味均放入沙锅内加水煎煮，每半小时滤出药液一次，再加水复煎，如此3次，将所有药液合并在一起，以文火煎熬，浓缩成黏稠膏状，放入蜂蜜1倍量，撒入黑芝麻，再煮熟，冷却后储于陶瓷或玻璃罐中。每日服2次，每次1匙，用热水冲饮，1次饮完。

【功效】滋阴，补心，安神。可辅助治疗甲亢。

莲子茯苓门冬糕

【原料】莲子、茯苓、麦冬各500克，白糖、桂花各适量。

【制法】将莲子去皮和心，茯苓切片，同麦冬一起研成细粉，加入白糖、桂花拌匀，用水和匀，做成糕，上笼蒸20分钟即可。

【功效】健脾胃，益气阴，清虚热。适用于甲亢的辅助治疗。

黑芝麻桑椹麻仁糕

【原料】黑芝麻60克，桑椹30克，麻仁10克，糯米粉700克，大米粉300克，白糖100克。

【制法】将桑椹、麻仁放入锅内，加适量水，置武火上烧沸，用文火煮熬20分钟，去渣留汁；将黑芝麻炒香。将糯米粉、大米粉、白糖合匀，加入桑椹、麻仁汁后加水适量，揉成面团，做成糕，在每个糕上撒上黑芝麻，上笼蒸15～20分钟即成。

【服法】当点心或主食，每日1次。

【功效】滋阴益气。适用于甲亢症的辅助治疗。

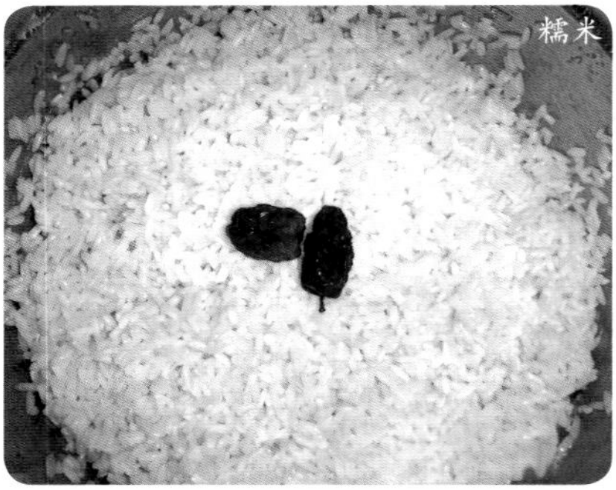

糯米，别名江米，是家常经常食用的粮食之一。糯米是一种温和的滋补品，有补虚，补血，健脾暖胃，止汗等作用。适用于脾胃虚寒所致的反胃、食欲减少、泄泻，气虚引起的汗虚、气短无力、妊娠腹坠胀等症。

鲜蘑粥

【原料】鲜蘑菇片25克，大米100克，盐、味精、香油各适量。

【制法】将大米淘净，加适量水煮粥，待粥将熟时，下入蘑菇片、盐、味精、香油，再稍煮一会儿即成。

【功效】健脾胃，化痰湿，补虚健中。适用于甲亢出现的脖颈肿大、

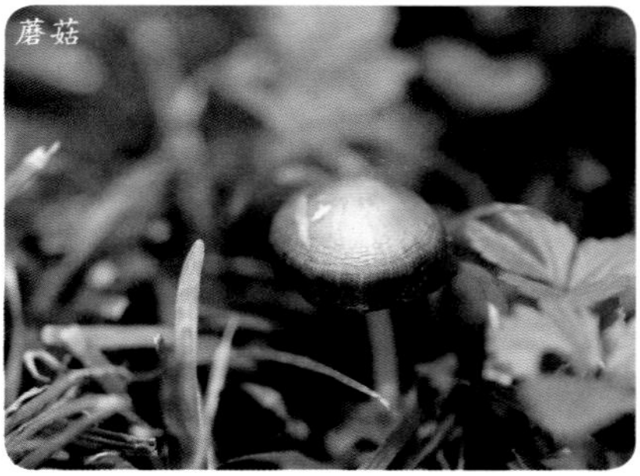

蘑菇，别名双孢蘑菇、洋蘑菇、洋蕈、洋菌、洋茸、西洋草菇。真菌类担子菌纲伞菌目伞菌科，以子实体入药。味甘，性平。消食，清神，平肝阳。主治消化不良、高血压等症。

咽中梗阻、胸胁满闷、食欲不振、神疲乏力等症。

川参粥

【原料】川贝母、丹参各15克，薏苡仁30克，冬瓜60克，昆布15克，红糖适量。

【制法】将川贝母、丹参煎汤，去渣，取汁，加入薏苡仁、冬瓜（去皮，切小丁）、昆布同煮粥，粥熟后入红糖调匀。

【功效】适用于痰湿凝结所致的甲亢。

五味粥

【原料】大麦米50克，酸枣仁、五味子、麦冬各10克，嫩莲子、龙眼肉各20克。

【制法】先将酸枣仁、五味子捣碎，与麦冬同煮，浓煎取汁；把莲子发涨后，去掉莲子心放入水中煮烂熟待用。将大麦洗净，如常法煮作粥，将熟时，放入酸枣仁等浓煎液，放入莲子、龙眼肉，煮熟即成，吃时加糖。

【功效】滋阴养心。适用于心阴亏损型甲亢。

番茄西瓜汁

【原料】番茄250克，西瓜300克。

【制法】将番茄用沸水烫后剥皮，用洁净纱布包好，绞取汁液；西瓜挖瓤，亦搅取汁液。将二汁混合，当饮料合用。

【功效】益胃生津，利湿清热。适用于甲亢出现的口干、喜凉饮冷、怕热多汗、善食易饥、脖颈肿大、舌及手指颤动等症。

番茄西瓜汁

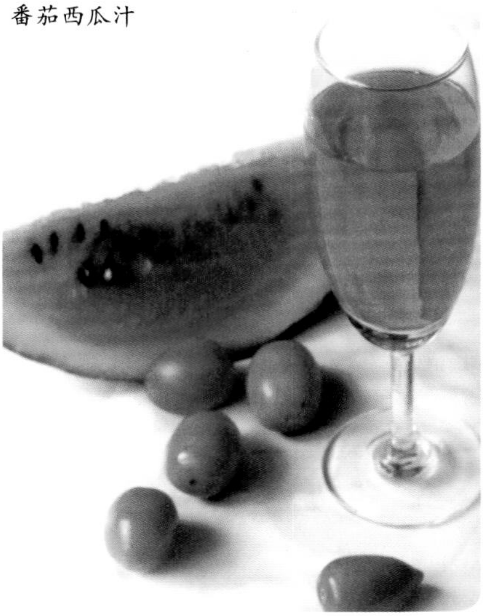

三、支气管炎药膳

支气管炎常继发于上呼吸道感染，为支气管黏膜发生炎症所致。一般可分为急性支气管炎、慢性支气管炎以及喘息性支气管炎。因气管大多同时发炎，实际上可以说是气管-支气管炎。以冬春季发病较多。婴幼儿或体质较弱者易反复发作。

慢性支气管炎指由于物理、化学等因素，反复多次的气管、支气管黏膜及其周围组织的慢性非特异性炎症，每年至少咳嗽、咳痰3个月，连续2年以上，有咳、喘、炎、痰四大症状，X线胸片显示间质性慢性支气管炎、肺气肿等改变，并能排除其他原因所引起的支气管黏膜炎性病变。正确的药膳治疗可减轻症状，减少发作的次数。它是老年人的一种常见病。其发病原因十分复杂，迄今仍不明。一般认为吸烟和环境因素是重要原因。本病呈缓慢发展，常在春夏、秋冬气候急剧变化（例如骤冷骤热、骤风骤雨等），或上呼吸道感染时引起急性发作或加重病情。

喘息性支气管炎泛指一组有喘息表现的婴幼儿急性支气管感染。凡引起上呼吸道感染的病原体都可成为致病原。所不同的是，本病常在病毒感染的基础上，因黏膜纤毛受损而继发细菌感染，即该病细菌或细菌混合病毒感染的机会较上感为多。营养不良、佝偻病、慢性咽炎的患儿易患该病。此外，空气污染、化学因素亦为发病因素。急性者多属外感咳嗽，慢性者多为内伤咳嗽。本病中医学属于“咳嗽”“痰饮”“喘证”等范畴。

百合糖柚

【原料】柚子1个（500克），百合125克，白糖250克。

【制法】将柚子洗净，除去肉瓣，留皮。以柚子连同百合、白糖加水600毫升煎2～3小时，去渣即成。

【功效】消痰下气，止咳平喘。适用于慢性支气管炎、肺气肿。

柚子

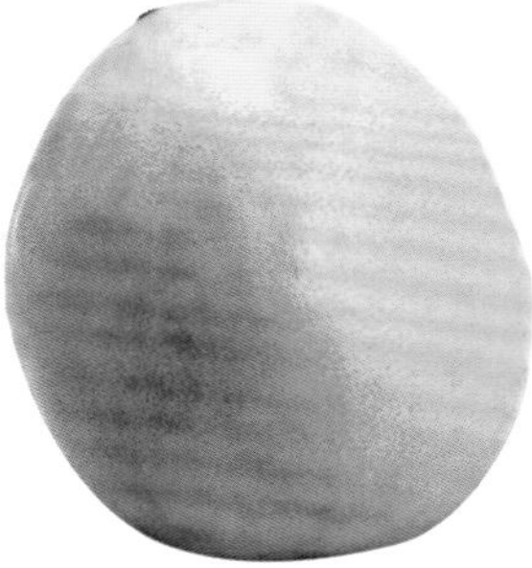

柚子，别名文旦，芸香科植物。味甘、酸，性寒。归胃、肺经，具有宽中理气，化痰止咳，健胃消食，消肿止痛，止孕吐，解酒毒，降血糖之功效。

杏仁猪肺汤

【原料】猪肺1具，甜杏仁50克。

【制法】将猪肺用清水灌洗干净，切块后用手挤除泡沫，入清水煮沸捞出；杏仁洗净，与猪肺一起放入砂煲内，加适量清水，武火煮沸后，改用文火煲2小时即成。

【功效】止咳化痰，生津止渴。适用于老年慢性支气管炎及久咳不愈者。

人参蛤蚧淮山粥

【原料】人参10克，蛤蚧1对，山药30克，粳米100克。

【制法】将以上所有原料同放锅内加适量水，小火煮熟服食。

【功效】益气健脾，止咳平喘。适用于咳嗽气短、纳差、汗多等症。

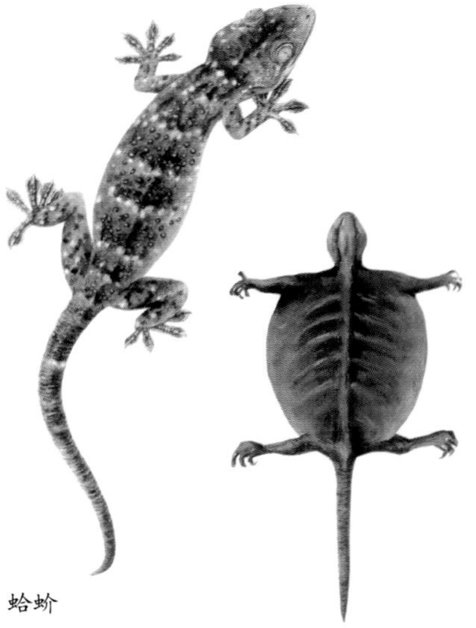

蛤蚧

蛤蚧，别名蛤蟹、仙蟾、大壁虎、蚧蛇、德多、握儿、石牙。为壁虎科动物蛤蚧除去内脏的全体。味咸，性平。归肺、肾经。补肺益肾，定喘止嗽。治虚劳、肺痿、喘嗽、咯血、消渴、阳痿。

三珍粥

【原料】麦冬30克，粳米50克，沙参20克，冰糖适量。

【制法】麦冬煎汤取汁，用汁同粳米、沙参煮粥，加入冰糖适量煮至粥熟。

【功效】适用于肺阴不足型咳嗽症见痰少、口干咽干、盗汗等。

川贝雪梨猪肺汤

【原料】新鲜猪肺250克，雪梨（去核）1个、川贝母15克。

【制法】新鲜猪肺切碎，与雪梨（去核）、川贝母共加适量水煲汤服用。

【功效】适用于肺虚久咳。

乌豆炖鳗鱼

【原料】鳗鱼1尾（150～200克），乌豆50克，盐适量。

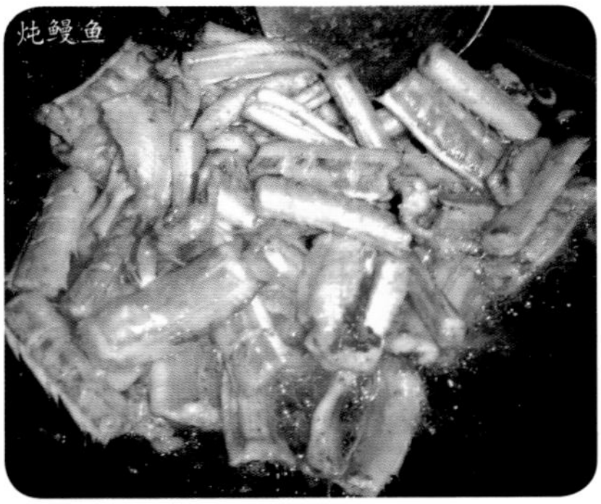

炖鳗鱼

鳗鱼，别名白鳝、白鳗、河鳗、鳗鲡、青鳝、风馒、日本鳗。鳗鱼为馒鲡科动物鳗鱼的肉或全体。鳗鱼富含多种营养成分，具有补虚养血，祛湿，抗痨等功效，是久病、虚弱、贫血、肺结核等患者的良好营养品。

【制法】鳗鱼宰净去内脏，切数小段，装炖盅内，加入乌豆及适量清水，隔水炖至鱼、豆熟烂，再加盐调味即成。

【功效】补虚益肾。适用于小儿支气管炎出现的久咳不愈之症。健康儿童常服之能增强抗病能力。

甜杏鲫鱼汤

【原料】鲫鱼1尾，红糖适量，甜杏仁9克。

【制法】鲤鱼去腮、鳞、内脏，与红糖、甜杏仁共煎至鱼熟即成。

【功效】益气健脾，理肺活络。适用于老年慢性支气管炎气阴不足而致咳嗽痰多的调补和治疗。

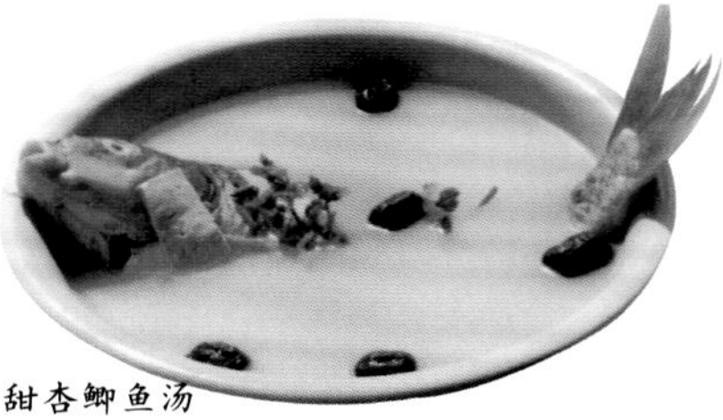
甜杏鲫鱼汤

冬瓜山药薏仁粥

【原料】薏苡仁50克，冬瓜、山药、粳米各100克。

【制法】冬瓜切碎，与薏苡仁及山药、粳米同入锅，加适量水煮稠粥。

【功效】清肺化痰止咳。适用于小儿支气管炎出现的咳嗽痰多、色白而稀、胸闷纳呆食少、神乏困倦等症。

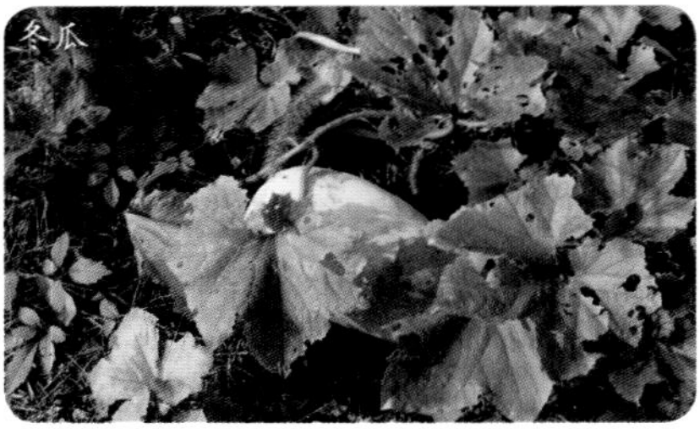
冬瓜

冬瓜，为葫芦科植物冬瓜的果实。我国各地均有栽培。味甘淡，性微寒。含蛋白、碳水化合物、胡萝卜素、多种维生素、粗纤维和钙、磷、铁，且钾盐含量高，钠盐含量低。有清热解毒，利水消痰，除烦止渴，祛湿解暑之功效。适用于心胸烦热、小便不利、肺痈咳喘、肝硬化腹水、高血压等症。

冬虫草炖瘦肉

【原料】冬虫夏草5克，猪瘦肉50克。

【制法】冬虫夏草、猪瘦肉同入锅内，加适量水，小火炖熟即成。

【功效】补益肺肾，化痰止咳。适用于久咳出现的咳嗽无力、腰膝酸软之症。

玉兰花瘦肉汤

【原料】玉兰花10克（鲜品30克），猪瘦肉（切块）150克，盐适量。

【制法】玉兰花、猪瘦肉同入瓦煲，加适量清水煲30分钟以上，去除玉兰花，入盐调味即成。

【功效】滋阴，止咳，化浊。适用于小儿支气管炎。

三七玄香鸡

【原料】醋延胡索15克，制乳

香6克，鸡肉、盐、料酒、葱、姜各适量。

【制法】将醋延胡索、制乳香共置锅内隔水炖，沸后文火蒸30分钟，去渣存汁。鸡肉放入烧锅，加水、盐、料酒、葱、姜各适量共煮，若吃嫩鸡则时间不宜过长。将药汁和三七粉3克共入烧锅略煮即成。

【功效】化痰止咳。适用于慢性支气管炎。

百合猪肺汤

【原料】百合30克，党参10克，杏仁6克，鲜猪肺250克。

【制法】以上各料同入锅，加适量水炖熟，加少许盐调味即可。

【功效】润肺止咳，健脾和中。适用于小儿支气管炎出现的低热、咳嗽无力、喉中痰鸣、面色苍白无华、精神倦怠、动则汗出等症。

竹笋鸡蛋汤

【原料】鲜竹笋嫩尖适量，鸡蛋1个。

【制法】鲜竹笋嫩尖、鸡蛋同做汤食。

【功效】化痰止咳。适用于小儿肺热咳嗽。

羊肉当归煲

【原料】当归10克，山药30克，生姜丝少许，羊肉100克。

【制法】当归、山药加适量水同煎30分钟，去渣取汁，药汁与生姜丝少许煲煮羊肉片，煮至羊肉烂熟调味即成。

【功效】温化痰饮。适用于老年慢性支气管炎，症见口淡不渴、咳嗽痰稀白、气促、腰酸膝软等。

罗汉果猪肺煲

【原料】罗汉果3个，猪肺250克，盐适量。

【制法】先将猪肺切成小块，挤出泡沫，与罗汉果一起，加清水适量煲汤，入盐调味服食。

【功效】滋补肺阴，清利咽喉。适用于肺肾阴虚之喉炎、小儿久咳等症。

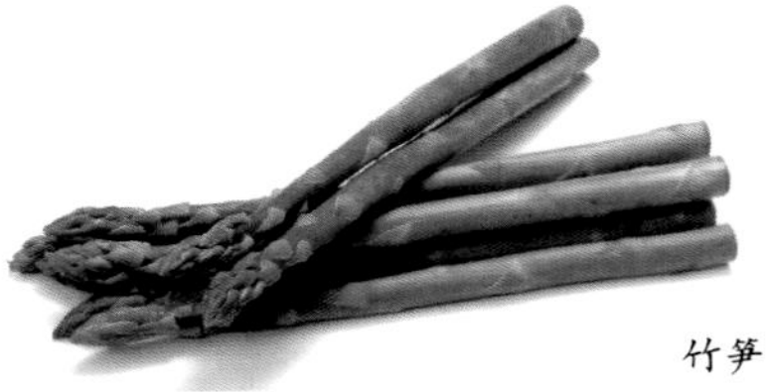

竹笋

竹笋，别名笋，为多年生常绿木本植物，食用部分为初生、嫩肥、短壮的芽或鞭。味甘，性微寒，无毒。具有清热化痰，益气和胃，治消渴，利水道，利膈爽胃等功效。

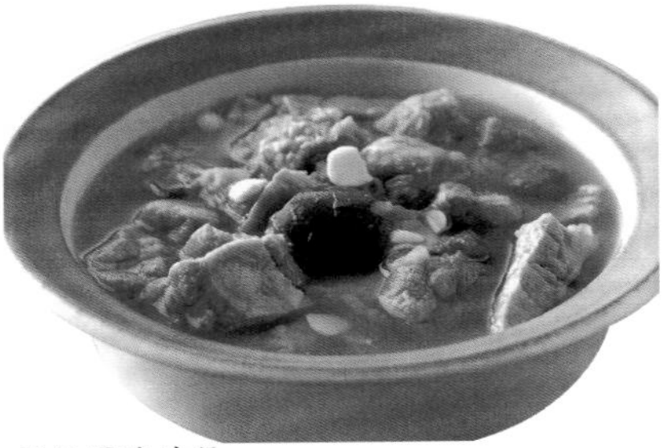

罗汉果猪肺煲

西洋菜蜜枣猪骨汤

【原料】猪脊骨（斩件）100克，蜜枣2枚，盐适量，西洋菜200克。

【制法】将猪脊骨、蜜枣置入锅内，加适量清水，武火煮沸后改文火煲30分钟，加入西洋菜煲1小时，入盐调味即成。

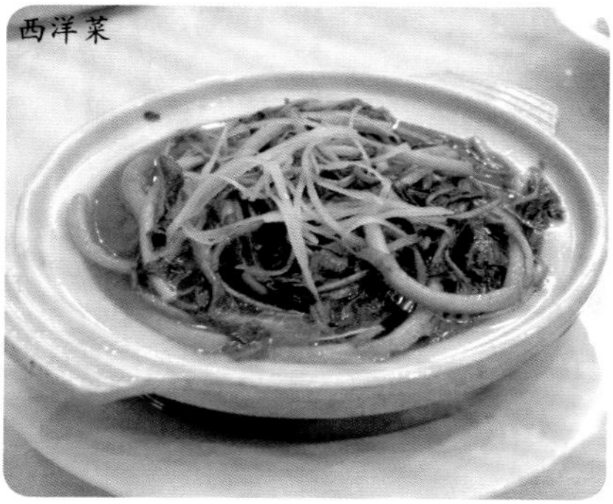

西洋菜，别名豆瓣菜、水田菜、耐生菜，为十字花科豆瓣菜属，多年水生草本植物。味甘，性寒，具有清热，润肺止咳，润肠通便等功效，适用于肺热燥咳、肠燥便秘、热盛伤津口渴等症。

【功效】清热润肺止咳。适用于小儿燥热咳嗽出现的咽干口渴、干咳无痰，或热病后饮多食少、烦躁便秘等症。

沙参玉竹汤

【原料】沙参、玉竹各30克，麦冬20克，猪瘦肉（切细）50克。

【制法】将沙参、玉竹、麦冬、猪瘦肉加入适量水，煎汤即可。

【功效】润肺止咳，润肠通便。适用于干咳声嘶、肠燥便秘。

四仁鸡子粥

【原料】白果、甜杏、核桃仁、花生仁各适量，鸡蛋1个。

【制法】白果、甜杏、核桃仁、花生仁适量按1：1：2：2比例混合，研末后和匀。每日清晨取20克，加鸡蛋1个，煮1小碗服下。

【功效】适用于慢性支气管炎咳喘。

百玉二冬粥

【原料】百合、玉竹各30克，天冬、麦冬各12克，粳米100克，蜂蜜15毫升。

【制法】百合、玉竹、天冬、麦冬水煎，滤汁去渣，加粳米以及适量水同煮为粥，加入蜂蜜化溶即可。

【功效】适用于肺肾阴虚型慢性支气管炎。

芦根川贝粥

【原料】鲜芦根90克（干品45克），川贝母9克，竹茹12克，粳米100克，冰糖末15克。

【制法】将鲜芦根、川贝母、竹茹水煎，滤汁去渣，加粳米以及适量水同煮为粥，加冰糖末略煮使溶化于粥中。

【功效】适用于痰热型慢性支气管炎。

芥菜粥

【原料】芥菜头适量，白米50克。

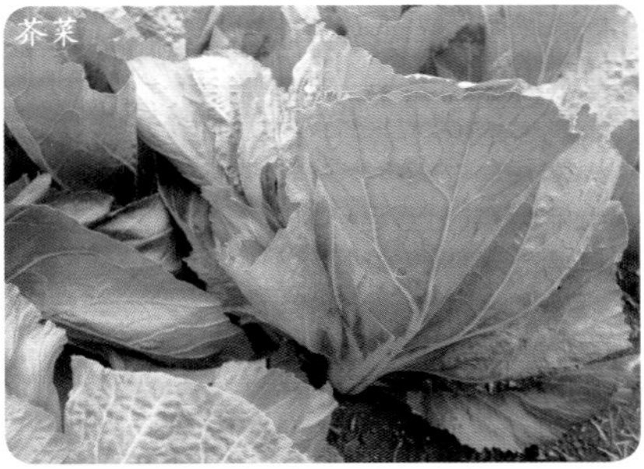

芥菜，别名芥、大芥、雪里蕻、皱叶芥、黄芥。为十字花科植物芥菜的嫩茎叶。味辛，性温，无毒。归肺、胃，兼归肾经。宣肺豁痰，温中利气。适用于寒饮内盛、咳嗽痰滞、胸膈满闷等症。凡疮疡、目疾、痔疮、便血及平素热盛之患者忌食。

【制法】芥菜头切碎，与白米同熬粥温食。

【功效】温化痰饮。适用于小儿肺胃虚寒，痰饮阻遏出现的咳逆上气、胸膈满闷、痰涎壅盛、喘促不宁。

紫苏叶杏仁粥

【原料】紫苏叶、杏仁各9克，陈皮6克，粳米50克。

【制法】将紫苏叶、杏仁、陈皮共水煎，去渣滤汁，加入粳米以及适量清水煮粥。

【功效】适用于风寒型急性支气管炎。

陈皮茯苓粥

【原料】陈皮10克，茯苓30克，粳米适量。

【制法】陈皮、茯苓、粳米适量，小火煮熟服食。

【功效】止咳化痰，健脾祛湿。适用于咳嗽痰多、痰色稀白。

参蛤粥

【原料】人参5克，蛤蚧1对，大枣5枚，粳米100克。

【制法】人参、蛤蚧共碾细末和匀，大枣去核，与粳米同煮为稀粥。或先将大枣、人参煎汁去渣，再与粳米煮粥，粥成后分次调入蛤蚧粉。

【功效】健脾益肾，纳气止咳平喘。适用于久咳出现的咳嗽气短、头晕乏力等症。

黄芪猪肺粥

【原料】猪肺、粳米各100克，黄芪30克，葱、姜、盐、味精各适量。

【制法】将猪肺加适量水煮至七成熟，捞出切丁。黄芪水煮滤汁，加入粳米、猪肺丁以及适量猪肺汤，同煮为粥，调入葱、姜、盐、味精等调味即成。

【功效】适用于肺气虚型慢性支气管炎。

枇杷叶粥

【原料】枇杷叶10～15克（鲜品30～60克），粳米100克，冰糖适量。

【制法】枇杷叶用布包后入锅煎，去渣取浓汁，然后加入粳米煮粥，粥成后调入冰糖至溶化即成。

【功效】适用于痰热咳嗽出现

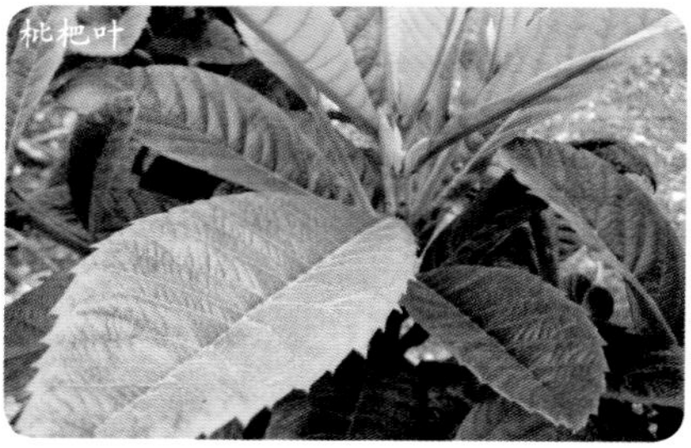

枇杷叶，为蔷薇科植物枇杷的叶。含苦杏仁苷、熊果酸、齐墩果酸、维生素 B_1 和维生素 C、鞣质、有机酸、碳水化合物等化学成分。味苦，性微寒。清肺止咳，降逆止呕。适用于肺热咳嗽、气逆喘急、胃热呕逆、烦热口渴等症。

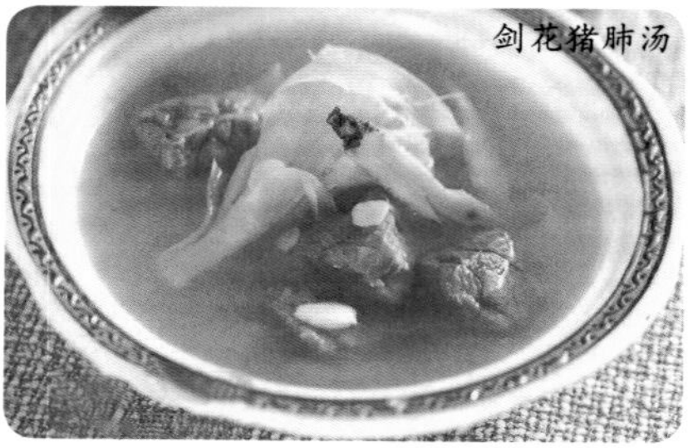

猪肺，味甘，性平。有补虚，止咳，止血之功效。可用于治疗肺虚咳嗽、久咳咯血等症。适用于肺虚久咳、肺结核及肺痿咯血者食用。不宜与白花菜、饴糖同食。

的痰多、色黄稠，气促胸闷，身热口渴，小便黄等症。

胎盘汤

【原料】紫河车1个，山药30克，补骨脂15克，大枣5枚，料酒、盐、生姜片各适量。

【制法】紫河车用沸水略煮，冷水漂洗后切细，放入沙锅中与料酒，生姜片炒透，再加适量水与山药、补骨脂、大枣同煮至熟透，入盐调味即成。

【功效】温化寒饮。适用于老年慢性支气管炎引起的咳嗽多痰、痰质稀白、口淡无味、面色萎黄。

剑花猪肺汤

【原料】猪肺80克，剑花15克，蜜枣1枚，盐适量。

【制法】猪肺用温水反复挤净后切件，剑花用清水浸软后切段，与蜜枣同置锅内，加适量清水，武火煮沸后改文火煲2小时，入盐调味即成。

【功效】润肺止咳。适用于小儿肺燥型咳嗽出现的咽干口燥、干咳无痰等症。

萝卜杏仁菜干汤

【原料】白萝卜1个，北杏仁10克，菜干适量。

【制法】将白萝卜、北杏仁、菜干同放锅内加水煲汤。

【功效】化痰下气，清肺止咳。适用于肺热咳嗽、痰多气逆。

银耳雪梨膏

【原料】雪梨1个，银耳10克，冰糖15克。

【制法】雪梨去皮、核后切小块，银耳用沸水泡发，同入锅加水煮至汤稠，放入冰糖溶化后即成。

【功效】养阴清热，润肺止咳。适用于小儿支气管炎出现的低热缠绵或潮热盗汗、面色潮红、干咳无痰等症。

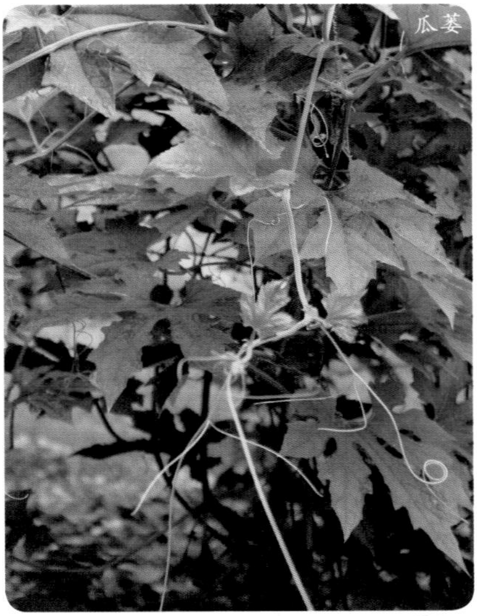

瓜蒌，为葫芦科植物栝楼或双边栝楼的干燥成熟果实。味甘、微苦，性寒。归肺、胃、大肠经。清热涤痰，宽胸散结，润燥滑肠。适用于肺热咳嗽、痰浊黄稠、胸痹心痛、结胸痞满、乳痈、肺痈、肠痈肿痛、大便秘结等症。

瓜蒌煎

【原料】瓜蒌1个，酥油50克，生甘草末1克，蜂蜜150毫升。

【制法】瓜蒌、酥油、生甘草末、蜂蜜，诸味加水置文火上煎稀汤。

【功效】止咳宽胸。适用于小儿久咳不已、心神烦闷等症。

四、高血压药膳

血压病是指临床上收缩压和或舒张压升高超出正常范围的一种疾病。高血压是最常见、多发的心脑血管疾病，以体循环动脉血压升高为特征，其患病率高，可引起严重的心、脑、肾并发症，是中风、冠心病的主要危险因素。可分为原发性高血压、继发性高血压。在绝大多数患者中，其病因不明，称原发性高血压，与遗传、膳食因素、肥胖、工作紧张等因素有关；约5%患者，其血压升高多由泌尿系疾病、内分泌疾病，颅脑疾病等引发，称为继发性高血压。原发性高血压是老年常见病。本病中医学属于“头痛”“眩晕”“中风”等范畴。

马蹄海带玉米须饮

【原料】鲜荸荠10个，海带、玉米须各15克。

【制法】鲜荸荠、海带、玉米须共加水煎汤饮食。

【功效】利尿降血压。适用于原发性高血压。

香菇烧菜花

【原料】菜花250克，小香菇15克，鸡汤200毫升，淀粉、鸡油各10克，味精、葱、姜各2克，盐4克，花生油10毫升。

【制法】将菜花洗净，掰成小块，用开水烫透，小香菇洗净备用。将花生油烧热放入葱、姜，煸出香味，再放入盐、鸡汤、味精，烧开将葱、姜捞出，再将菜花、香菇分别码入锅内，用微火稍烤入味后，淋入淀粉、鸡油，翻勺即成。

香菇

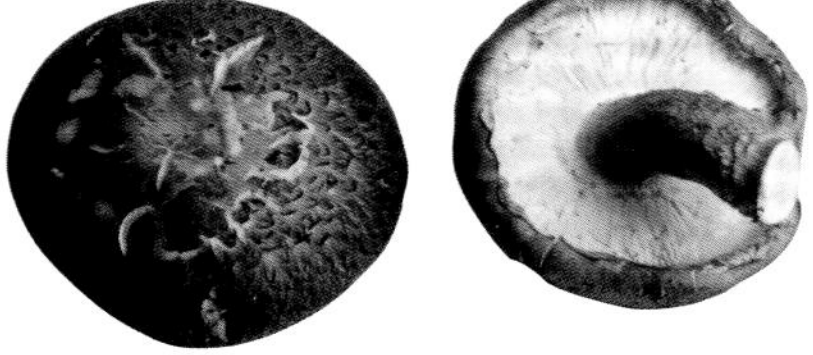

香菇，别名香蕈、椎耳、香信、冬菰、厚菇、花菇。香菇为真菌植物门真菌香蕈的子实体。由于营养丰富，香气沁脾，味道鲜美，素有“菇中之王”“蘑菇皇后”“蔬菜之冠”的美称。香菇中含腺嘌呤、胆碱、酪氨酸、氧化酶以及某些核酸物质，能起到降压、降胆固醇、降血脂的作用，又可预防动脉粥样硬化、肝硬化等疾病。香菇多糖能提高辅助性T细胞的活力而增强人体体液免疫功能。大量实践证明，香菇防治癌症的范围广泛，已用于临床治疗。香菇还含有多种维生素、矿物质，对促进人体新陈代谢，提高机体适应力有很大作用。香菇还对糖尿病、肺结核、传染性肝炎、神经炎等起治疗作用，又可用于消化不良、便秘、减肥等。

【功效】适用于高血压、动脉粥样硬化及糖尿病患者。

杜仲炖猪腰

【原料】猪腰1个，杜仲20克。

【制法】猪腰切细，去膜浸泡后，加入杜仲和适量水，以小火炖熟即成。

杜仲炖猪腰

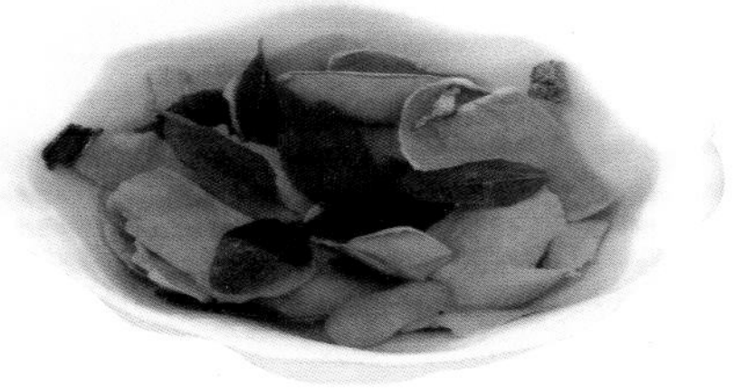

【功效】补肝肾，降血压。适用于腰膝酸软、高血压。

天麻杜仲炖瘦肉

【原料】猪瘦肉50克，天麻10克，杜仲20克。

【制法】天麻、杜仲浸泡后放入猪瘦肉，加适量水小火炖熟。

【功效】平肝熄风，补肾。适用于高血压出现的头晕、头胀、腰膝酸软无力、四肢麻木等症。

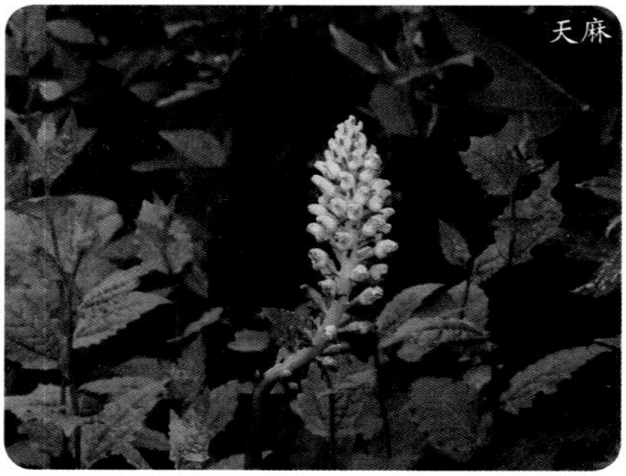

天麻

天麻，别名明天麻、白龙草、赤箭根。为兰科植物天麻的块茎。含天麻苷、天麻苷元、天麻醚苷、派立辛、香草醇、对羟基苯甲醛、柠檬酸、琥珀酸等化学成分。味甘，性平。具有平肝熄风止痉之功效。适用于头痛眩晕、肢体麻木、小儿惊风、癫痫抽搐、破伤风等症。

天麻炖鸡蛋

【原料】天麻10克，熟鸡蛋（去壳）1个。

【制法】天麻加适量水，上小火炖40分钟，再入鸡蛋，炖熟即成。

【功效】补血熄风。适用于高血压、肝血不足、肝风内动出现的眩晕、眼花等症。

天麻炖鸡蛋

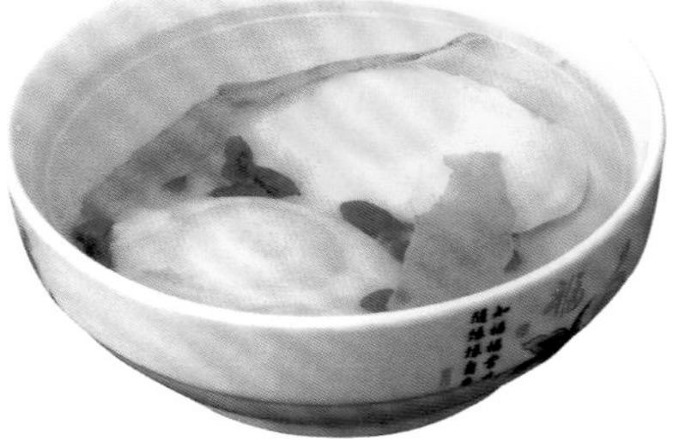

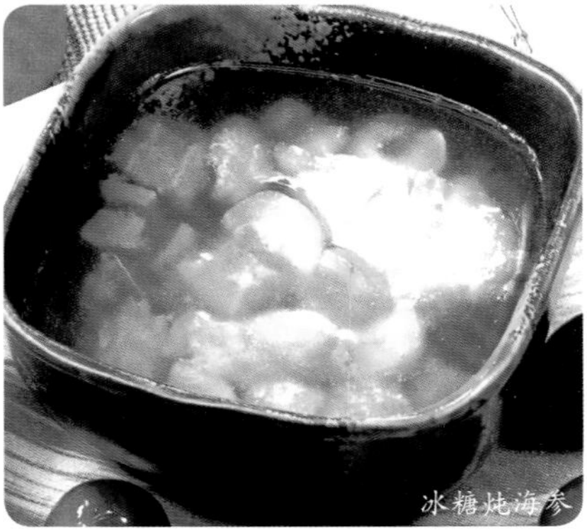

冰糖炖海参

天麻猪脑粥

【原料】天麻10克，猪脑1个，粳米250克。

【制法】将天麻、猪脑同入沙锅，加入粳米、适量水煎成稀粥，至猪脑熟透为止。

【功效】适用于原发性高血压。

何首乌大枣粥

【原料】何首乌60克，粳米100克，大枣3～5枚，冰糖适量。

【制法】何首乌加水煎成浓汁，去渣后加入粳米、大枣以及适量冰糖，同煮为粥。

【功效】补肝肾，益精血，乌发，降血压。适用于原发性高血压。

冰糖炖海参

【原料】海参30克，冰糖20克。

【制法】将海参、冰糖同入炖盅，加适量水，以小火炖烂即成。

【功效】滋阴补阳。适用于老年人高血压出现的食欲不振、头晕目眩、心慌心悸、夜间多尿、肢冷无力等症。

芹菜粥

【原料】芹菜（连根）100克，粳米100克。

【制法】芹菜切段，与粳米共加适量水，煮成烂粥即可。

【功效】清热平肝，醒脑降压。适用于肝阳上亢、阴虚阳亢型高血压。

首乌酒蒸鸭血

【原料】鸭血（1只鸭的量）适量，何首乌酒10～20毫升，盐少许。

【制法】每次用1只鸭的血（宰鸭时取之），加适量清水，盐少许，隔水蒸熟，再入何首乌酒稍蒸片刻后即成。

【功效】适用于原发性高血压。

海带绿豆粥

【原料】海带50克，绿豆60克，粳米100克。

【制法】海带切碎，绿豆充分浸泡，加入适量水与粳米同煮成粥，调味即成。

【功效】软坚化痰，利水降血压。适用于热证型高血压出现的痰多、胸闷、头晕等症。

海蜇淡菜牛膝汤

【原料】海蜇250克，淡菜50克，牛膝50克。

【制法】海蜇浸洗去除咸味，淡菜亦浸洗，同牛膝共置锅内，加适量水煎熟。

【功效】利尿降血压。适用于原发性高血压。

海蛰荸荠汤

【原料】海蜇皮50克，荸荠100克。

【制法】将海蜇皮、荸荠去皮切片煮汤。

【功效】适用于阴虚阳亢型高血压患者。

菊花石决明粥

【原料】杭菊花20克，石决明30克，粳米100克。

【制法】杭菊花、石决明、粳米同加适量水煮至半熟，去菊花再煮至米烂成粥即成。

【功效】清肝明目，降血压。适用于肝火旺盛型高血压出现的头晕头痛、烦躁失眠、口苦等症。

菊花粥

【原料】粳米100克，菊花适量。

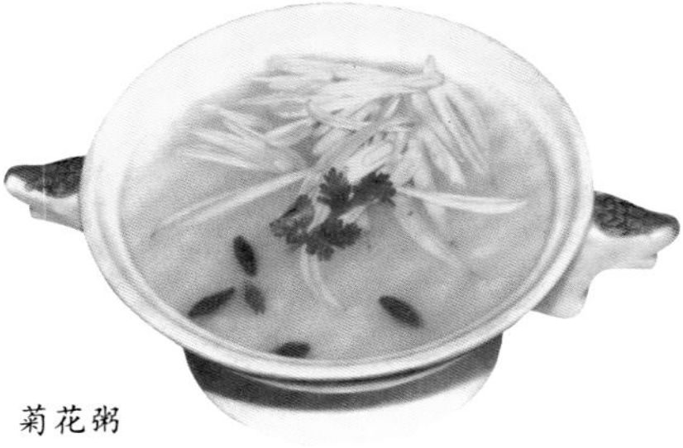

菊花粥

【制法】菊花去蒂，蒸后晒干或阴干，磨成细末15克。粳米100克入锅，加适量清水，武火烧沸后转文火煮至半成熟，再加菊花细末，续文火煮至米烂成粥。

【功效】清肝明目，疏风降压。适用于原发性高血压。

麻油拌菠菜芹菜

【原料】菠菜320克，芹菜320克，麻油或玉米油、生抽、盐、食醋各适量。

【制法】菠菜、芹菜去根、叶后切段，分别入沸水中拖熟，捞起去水。麻油或玉米油起锅，与生抽、盐、食醋同拌入芹菜、菠菜中，炒匀服食。

【功效】适用于原发性高血压。

葛根玉米粥

【原料】葛根40克，鲜玉米1个，粳米100克。

【制法】葛根、鲜玉米、粳米，共入锅内，加适量水，煮粥至熟透即成。

【功效】扩张血管，降低血压。适用于高血压出现的头痛、烦躁等症。

五、低血压药膳

低血压是指收缩压与舒张压均低于正常值，即低于140毫米汞柱/90毫米汞柱。多因急性失血（外伤）或久病体虚而致的贫血，以及各种病症造成的休克而引起血压过低。尚有一些外界刺激，例如看到别人大量流血，或听到悲惨消息等恶性的刺激，亦可致突然血压降低而昏厥。慢性低血压则常由内分泌功能减低、营养吸收不良、脾胃虚弱等慢性病而导致。常分为原发性低血压，继发性低血压和体位性低血压。本病相当于中医学“眩晕”“心悸”范畴。慢性低血压可通过药膳治疗来补虚强身。

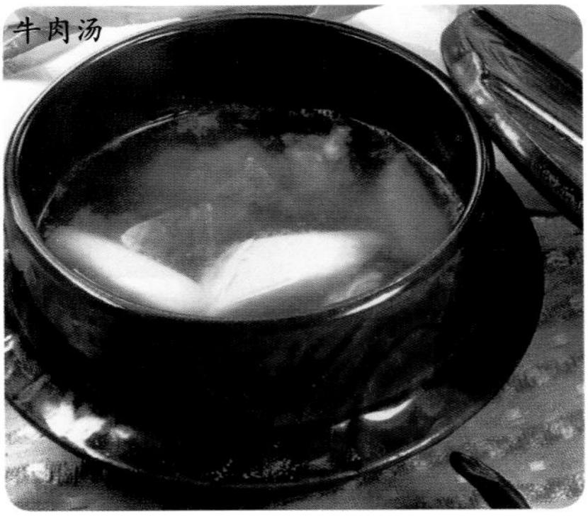

牛肉，有补中益气，滋养脾胃，强健筋骨，化痰熄风，止渴止涎的功效。适用于中气下陷、气短体虚、筋骨酸软、贫血久病及面黄目眩之人食用。

牛肉汤

【原料】新鲜牛肉250克，姜、葱、盐、胡椒粉各适量。

【制法】将新鲜牛肉剁碎，加入姜、葱、盐、胡椒粉共煮成汤。

【功效】养血升压。适用于低血压。

田七鸡

【原料】母鸡1只，三七片30～50克。

【制法】母鸡去毛、内杂后，加入三七片一起清炖，旺火烧沸后改文火烧至熟烂。

【功效】适用于低血压。

当归生姜羊肉煲

【原料】当归片50～100克，生姜末30克，羊肉片500克。

【制法】将当归片、生姜末、羊肉片同入锅内共煲至熟即成。

【功效】温中补血，强壮身体。适用于低血压。

补中益气汤

【原料】白鸽1只，北芪、党参各30克，山药50克，大枣10枚。

【制法】将白鸽、北芪、党参、山药、大枣诸料共煮成汤。

【功效】补中益气。适用于低血压出现的头晕、气短、心悸、乏力等症。

健脾益气粥

【原料】太子参、山药各30

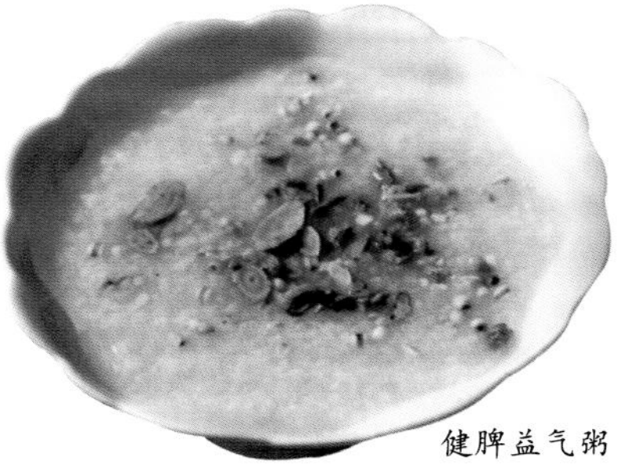
健脾益气粥

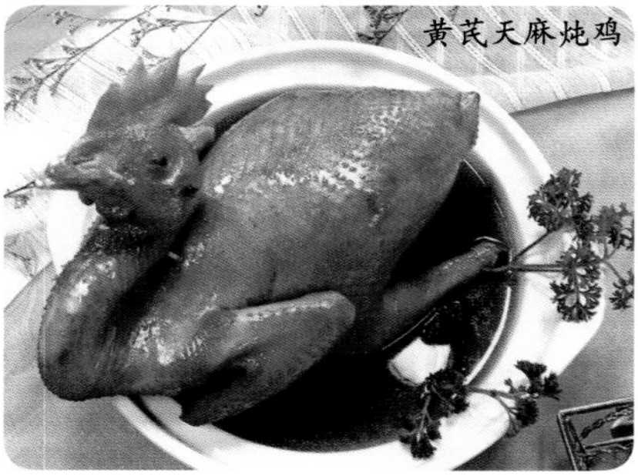
黄芪天麻炖鸡

克，薏苡仁20克，莲子15克，大枣10枚，粳米100克。

【制法】将太子参、山药、薏苡仁、莲子、大枣共置凉水中浸泡发胀，再与粳米同下锅，加适量水，用文火煮至米烂熟即成。

【功效】健脾益气。适用于伴有头晕、乏力、少气懒言的低血压患者。

枸杞红枣鸡蛋汤

【原料】枸杞子15克，大枣10枚，鸡蛋（去壳）2个。

【制法】将枸杞子、大枣用冷水煮30分钟，再加入鸡蛋共煮熟。

【功效】调补气血，增强体质。适用于气血双亏型低血压。

黄芪天麻炖鸡

【原料】嫩母鸡1只，黄芪30克，天麻15克，陈皮、葱、姜各10克，盐少许，胡椒粉适量，黄酒10毫升。

【制法】嫩母鸡去毛，剖腹去内脏；黄芪、天麻切片，置于鸡腹腔内。鸡入沙锅中，加入陈皮、葱、姜、盐，同时加进黄酒以及适量水，盖好，文火炖至鸡熟烂，调胡椒粉少许即成。

【功效】益气补虚，回升血压。适用于低血压。

黄鳝升压汤

【原料】黄鳝1条，猪瘦肉100克，黄芪50克。

【制法】黄鳝去内脏，切段，与猪瘦肉、黄芪同入锅内，共加适量水煮熟，去除药渣即成。

【功效】适用于气血虚弱型低血压出现的体倦乏力、心悸气短、头昏眼花等症。

鹌鹑蛋海参汤

【原料】海参100克，鹌鹑蛋10个，盐、酱油、白糖各适量。

【制法】海参水发后切片；鹌鹑蛋加水煮熟后去壳。将锅烧热，加入沸水漂过的海参片，调入盐、酱油、白糖等，再加入煮好的鹌鹑蛋烧沸即成。

【功效】升血压，美容。适用于低血压。

瘦肉人参汤

【原料】人参15克（或党参50～100克），猪瘦肉250克。

【制法】将人参（或党参）、猪瘦肉，诸料剁碎，共炖烧熟。

【功效】益气养血，升血压。适用于低血压。

蹄筋鸡脯茸

【原料】猪蹄筋100克，鸡脯肉200克，鸡蛋清2个，植物油、料酒、盐、淀粉各适量。

【制法】将猪蹄筋切段，加水烧沸、捞出；鸡脯肉剁细泥，加料酒、盐、淀粉、鸡蛋清2个调成浓浆。用植物油煸炒猪蹄筋，再将鸡肉浆慢慢倒入，煎熟即成。

【功效】适用于低血压。

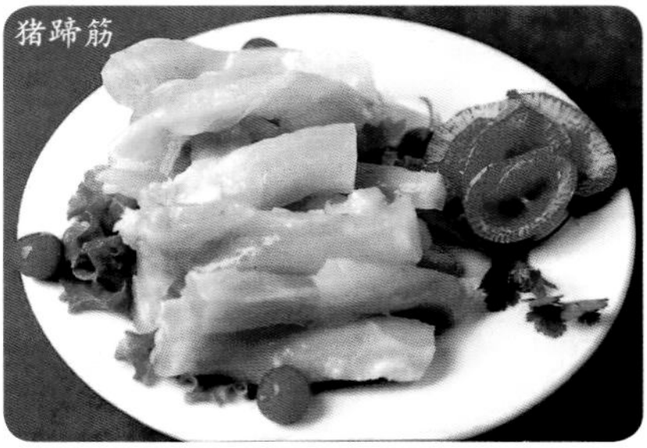

猪蹄筋，即猪的前后脚连接关节的腱子，经人工抽出后干制而成。蹄筋中含有丰富的胶原蛋白质，能增强细胞生理代谢，延缓皮肤的衰老。还有强筋壮骨之功效，对腰膝酸软、身体瘦弱者有很好的食疗作用。

六、高脂血症药膳

人体血液中，血浆内所含的脂类称为血脂，包括胆固醇、胆固醇脂、甘油三酯、磷脂、未脂化的脂酸等。高脂血症是指由于机体脂肪代谢异常，导致血浆中的一种或多种脂质成分的浓度高于正常时的病症。它是动脉粥样硬化的主要发病因素，常因侵犯重要器官而引起严重的后果（例如冠心病、糖尿病、脑血管意外、顽固性高血压、肾病综合征、胰腺炎、结石症、脂肪肝等）。临床分为原发性、继发性两种，原发性较难见。原发性高脂血症系由脂质和脂蛋白代谢先天性缺陷（或遗传性缺陷）以及某些环境因素，通过尚未知的机理而引起的。继发性高脂血症常由糖尿病、肝脏疾病、肾脏疾病、甲状腺疾病等引起。高脂血症起因主要是由于膳食不当或食高热量、高胆固醇等食物，肥胖也是导致本病的重要因素。本病中医学属于“痰浊”“膏浊”“瘀血”等范畴。

灵芝烧猪蹄

【原料】灵芝15克，猪蹄1只，料酒、盐、味精、葱段、姜片、植物油各适量。

【制法】将猪蹄去净毛，洗净，放入沸水锅中焯后，捞出洗净；灵芝洗净切片。锅内放油烧热，加入葱、

灵芝烧猪蹄

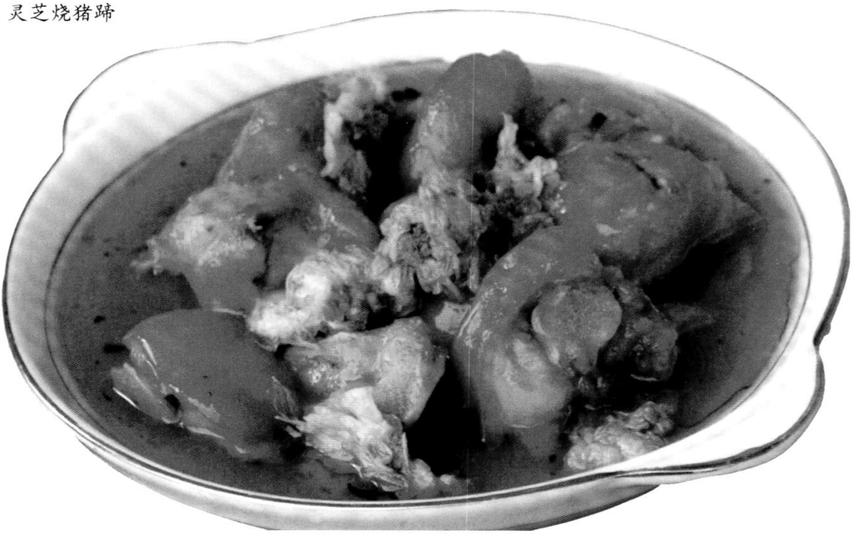

姜煸香，放入猪蹄、料酒、盐、味精、灵芝，用武火烧沸，再改用文火炖至猪蹄熟烂，出锅即成。

【功效】灵芝营养丰富，含有多种氨基酸、蛋白质、生物碱、香豆精、挥发油、树脂糖类，以及维生素B_1、维生素B_2和维生素C等，其粗纤维也比较丰富，可增强血液中细胞运氧能力，促进人体新陈代谢。灵芝能调节神经系统功能，促进冠状动脉血流量，加强心肌收缩能力，降低血压血脂，治疗冠心病、高脂血症。

香菇烧豆腐

【原料】豆腐400克，水发香菇、笋片各50克，熟油菜叶100克，料酒、盐、味精、酱油、白糖、葱丝、湿淀粉、鲜汤、豆油各适量。

【制法】将豆腐切成小方块，用沸水焯一下捞出；水发香菇去杂洗净（一分为二）。锅内放豆油烧热，用葱丝、酱油炸香后，加入一勺汤，随即倒入笋片、油菜叶、香菇，加盐、料酒、白糖、豆腐、鲜汤，烧至汤沸后，加入味精烧至入味，用湿淀粉勾芡即成。

【功效】豆腐味甘，性凉，有清热解毒，生津润燥等功能；香菇益胃养气，降血脂，抗癌。两者配合有降血脂、降血压的作用。

山楂雪梨羹

【原料】生山楂30克，雪梨1个。

【制法】将山楂、雪梨洗净去籽入锅，加水适量置于大火上煮沸后再

山楂雪梨羹

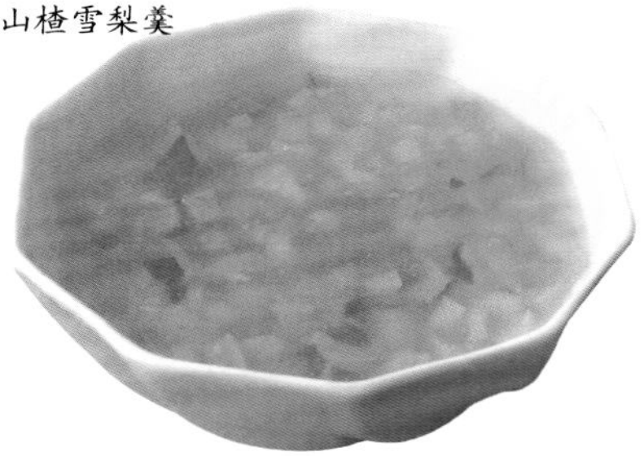

首乌黑豆鸡汤

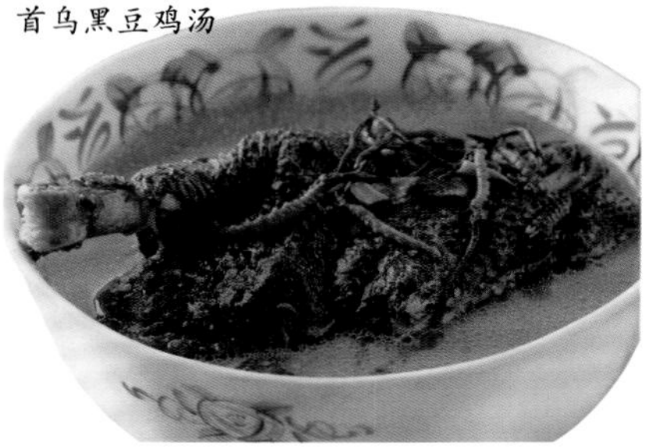

小火煮30分钟，用勺将其压成糊状搅匀即可。

【功效】养阴生津，降脂解血稠。适用于高脂血症，秋天气候干燥或平时口干咽燥者。

海带苡仁蛋汤

【原料】海带、薏苡仁各30克，鸡蛋3个，植物油、盐、味精各适量。

【制法】将海带洗净，切丝；薏苡仁淘净。将海带，薏苡仁同放入高压锅中，加水炖烂，连汤备用。锅中放植物油适量，烧熟后，打入鸡蛋炒熟，倒入海带苡仁汤，待沸后调入盐、味精即可。

【功效】可活血除湿、降脂散结。

首乌黑豆鸡汤

【原料】何首乌15克，黑豆50克，大枣10枚，乌骨鸡1只，黄酒、葱、姜、盐、味精各适量。

【制法】乌骨鸡除毛去内脏，将何首乌、黑豆、大枣分别用清水洗净，置于鸡腹内。将鸡放入锅内，加适量清水及黄酒、葱段、姜片及盐，大火烧沸后，改用小火煨至鸡肉熟烂，加入少许葱花、味精调味即成。

【功效】何首乌能阻止胆固醇在体内沉积，防治动脉粥样硬化；黑豆可防治胆固醇增高。适用于高脂血症、冠心病等症。

冬瓜粥

【原料】冬瓜100克，大米30克。

【制法】冬瓜连皮洗净，切小块，大米洗净，放入锅中，加适量水煮沸后，下冬瓜煮至粥熟即成。

【功效】健脾利湿，祛脂减肥。

玉米粉粥

【原料】粳米、玉米粉各适量。

【制法】玉米粉加适量冷水调和，将粳米煮沸后加入玉米粉，同煮即成。

【功效】玉米含蛋白质、脂肪、淀粉、钙、镁、磷、铁、维生素B、烟酸、泛酸、胡萝卜素等营养成分，其中玉米油有降低血脂作用，烟酸、胡萝卜素等对动脉粥样硬化、冠心病、心肌梗死及血液循环障碍有一定的治疗作用，适用于高脂血症、肥胖症。

鹌鹑蛋木耳粥

【原料】鹌鹑蛋150克，黑木耳15克，芹菜60克，大米100克，葱末、姜丝各5克，盐2克，味精3克。

【制法】将黑木耳用温水泡发去杂洗净，撕成小片，芹菜洗净，切成碎末；大米淘洗净，备用。锅内加适量水，放入大米煮粥，八成熟时加入黑木耳、芹菜末、葱末、姜丝、盐，再煮至粥熟，打入鹌鹑蛋，调入味精。

【功效】鹌鹑蛋为高蛋白、低脂肪、低胆固醇食物；黑木耳具有减低血液凝集的作用，常吃黑木耳能预防血栓、结石的发生。

决明子茶

【原料】决明子、绿茶各3克。

【制法】将决明子用小火炒至有香气溢出时取出，候凉，将决明子、绿茶同放杯中，冲入沸水，浸泡3～5分钟后饮服。

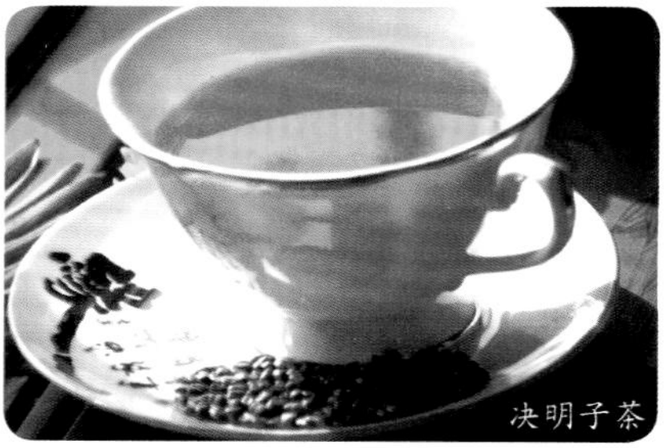

决明子茶

【功效】清热平肝，降脂降压，润肠通便，明目益睛。

山楂荷泽茶

【原料】山楂15克，荷叶12克，泽泻10克。

【制法】将山楂、荷叶、泽泻，共切细，加水煎取浓汁，或沸水冲泡。每日1剂，代茶饮服。

【功效】消脂，降血压。

山楂荷泽茶

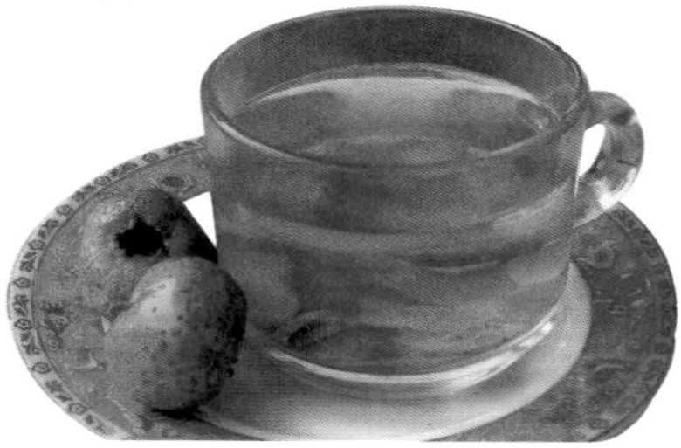

三七首乌粥

【原料】三七5克，何首乌30～60克，大米100克，大枣2枚，白糖适量。

【制法】将三七、何首乌放入沙锅煎取浓汁，然后将大米、大枣、白糖适量放入沙锅，加水适量，先煮成稀粥，然后入药汁搅匀，文火烧至翻滚，粥汤稠黏停火，盖紧闷5分钟。注意忌用铁锅煮。

【功效】强心，降脂，降血压。适用于高脂血症。

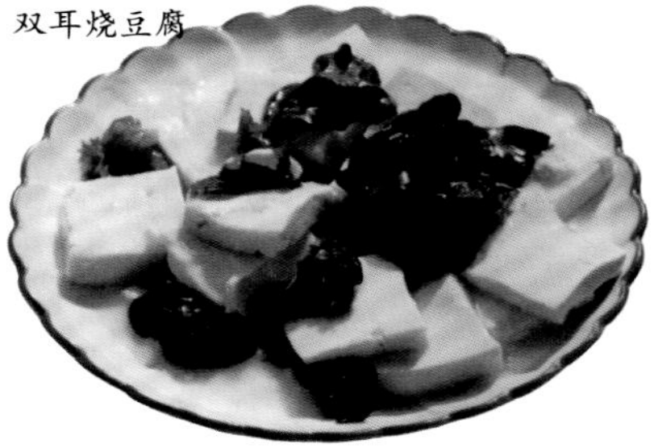

双耳炒豆腐

【原料】黑木耳、白木耳各15克，豆腐300～500克，鲜肉汤、胡荽碎末、胡椒粉、盐、味精、植物油各适量。

【制法】黑木耳、白木耳入清水泡发，去杂质，在油锅中略爆炒。将优质鲜豆腐切成2厘米见方的小块，放入油锅，与豆腐块煎炒，然后放入黑木耳、白木耳、鲜肉汤、胡荽碎末、胡椒粉、盐、味精煮透即成。

【功效】滋补气血，降血脂，降血压。

仙人粥

【原料】制何首乌50克，粳米100克，大枣3～5枚，红糖适量。

【制法】制何首乌煎水，去渣取汁，同粳米、大枣同入沙锅煮粥，将熟时调入适量红糖，煮熟即成。

【功效】滋补肝肾，消脂降血压。适用于肝肾亏损型高脂血症。

冬瓜苡仁兔肉汤

【原料】兔肉、冬瓜（均切块）各200克，生薏苡仁30克，盐少许。

【制法】将兔肉、冬瓜、生薏苡仁同入锅内加适量水小火慢煮至烂，入盐调味服食。

【功效】补中益气，健脾利湿。适用于高脂血症出现的痰多、疲倦乏力。

芝麻桑椹粥

【原料】黑芝麻、桑椹各60克，大米50克，白糖少许。

【制法】黑芝麻、桑椹、大米均捣碎，入沙锅，加清水煮成糊。服时加入白糖。

【功效】降血脂，补肝肾。

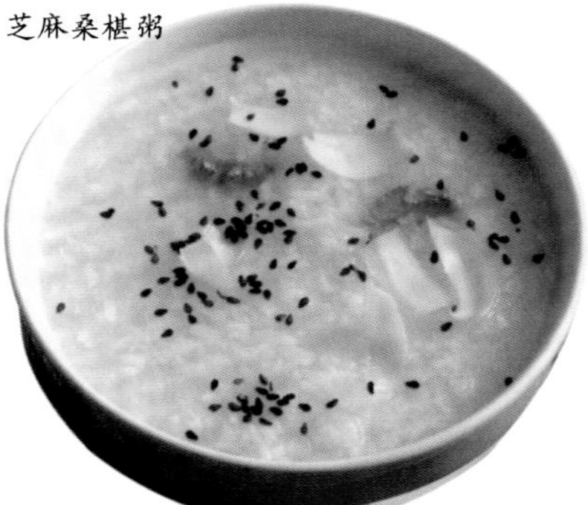

花生萝卜芹菜黄瓜丁

【原料】胡萝卜、黄瓜各100克，芹菜50克，花生仁200克，盐、味精、葱、桂皮、花椒各适量。

【制法】胡萝卜、黄瓜及芹菜均切细粒；新鲜花生仁加适量水，与盐、葱、桂皮、花椒同煎至花生仁烂熟，捞出花生仁与切好的细粒盛盘，加入味精搅匀即成。

【功效】降血脂，保护血管壁。适用于老年高脂血症、动脉粥样硬化。

首乌芹菜粥

【原料】何首乌30克，粳米、芹菜各100克，猪瘦肉50克。

【制法】将何首乌加水先煎，去渣取汁，再用药汁与粳米同煮，待粥快熟时入芹菜、猪瘦肉煮熟即成。

【功效】补肝肾，益精血，降血脂。适用于高脂血症出现的眩晕、体弱等症。

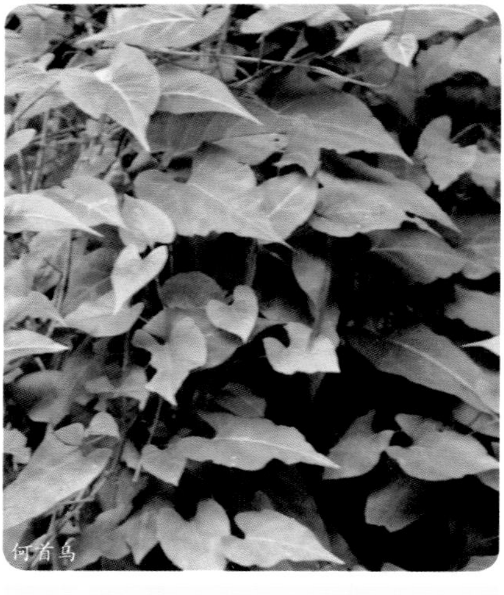

何首乌，为蓼科植物何首乌的块根。生于山坡石缝、篱边、林下或灌丛中。味苦、甘涩，性温。生何首乌解毒，消痈，通便；适用于瘰疬疮痈、风疹瘙痒、肠燥便秘、高脂血症。制何首乌补肝肾，益精血，乌须发，壮筋骨；适用于眩晕耳鸣、须发早白、腰膝酸软、肢体麻木、神经衰弱、高脂血症。

素烩三菇

【原料】冬菇、蘑菇、草菇各25克，嫩玉米笋片50克，盐、味精各适量。

【制法】冬菇、蘑菇、草菇用清水泡发，入油锅煸炒，放入鲜汤、嫩玉米笋片同煮，熟后再加入盐、味精等略翻炒即成。

【功效】降血脂，降血压，防癌。

荷叶粥

【原料】鲜荷叶1张（约200克），粳米200克。

【制法】鲜荷叶、粳米同煮粥食。

【功效】降血脂，减肥，降血压。适用于高脂血症。

黑木耳炒芹菜

【原料】干黑木耳15克，芹菜200克，猪瘦肉50克，植物油适量。

【制法】干黑木耳用温水充分浸泡，然后与切细的芹菜、猪瘦肉同锅炒熟（加植物油）。

【功效】降血脂。适用于高脂血症。

七、冠心病药膳

冠心病全称为冠状动脉粥样硬化性心脏病，是指供给心脏营养物质的冠状动脉发生严重粥样硬化或痉挛，使冠状动脉狭窄或阻塞以及血栓形成造成管腔闭塞，导致心肌缺血缺氧或梗塞的一种心脏病，又称缺血性心脏病。主要包括心绞痛、心肌梗死、心律失常、心力衰竭、心搏骤停5种类型，是老年人常见病。导致冠心病易发的危险因素包括高脂血症、源发性高血压、吸烟、肥胖、糖尿病等。发病者男性多于女性，脑力劳动者较多。

人参灵芝煲兔肉

【原料】人参、灵芝、葱各10克，兔肉100克，绍酒10毫升，植物油30毫升，上汤400毫升，姜、盐各5克。

【制法】人参、灵芝润透，切片；兔肉切3厘米见方的块；葱切段；姜拍松。将人参、灵芝、兔肉入碗，加绍酒、盐拌匀，淹渍30分钟。将锅置中火上，加入生植物油烧至六成熟，加入兔肉，加上汤，然后放入人参、灵芝片、姜、葱，武火烧沸后改文火煲25分钟即成。

【功效】滋阴养心，补益气血，疏肝行气。适用于心肝失调型冠心病。

双耳滑鸡煲

【原料】白木耳、黑木耳各15克，西芹100克，葱10克，鸡肉200克，绍酒、酱油各10毫升，盐、姜、白糖各5克，鸡汤400毫升，植物油50毫升。

【制法】白木耳、黑木耳发透，去蒂根，撕成瓣；西芹切成3厘米长的段；姜切丝；葱切花；鸡肉切成4厘米见方的块。把鸡肉放入碗内，加

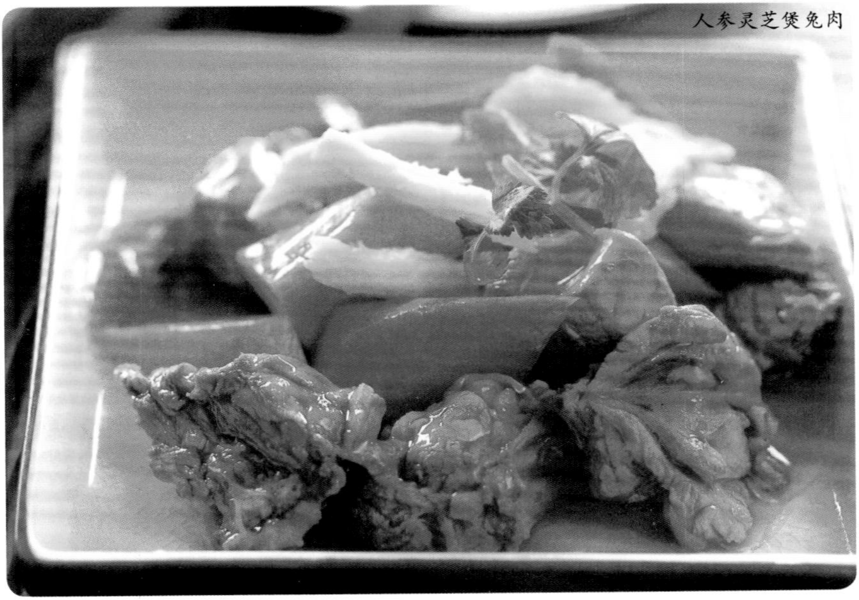

人参灵芝煲兔肉

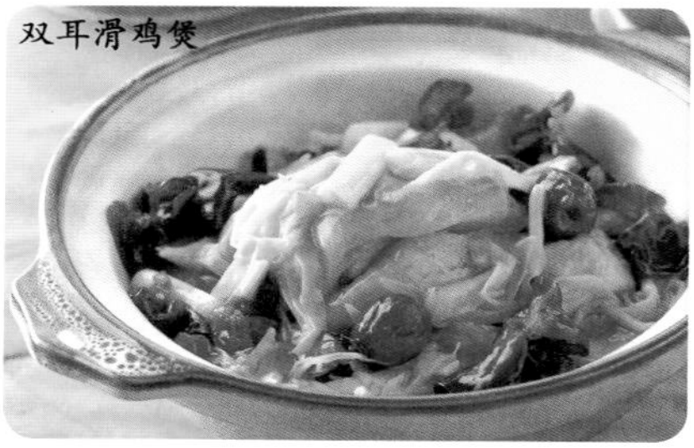

入绍酒、酱油、盐、白糖，以及葱、姜拌匀腌渍30分钟。炒勺放置武火上，烧热，加入植物油烧至六成熟，加入鸡块、木耳、西芹翻炒片刻，再加入鸡汤煲熟即成。

【功效】养心阴，补气血。适用于心气不足型冠心病。

天麻蒸鸡蛋

【原料】鸡蛋1个，葱、盐各5克，天麻10克，香油5毫升，酱油10毫升。

【制法】鸡蛋打入蒸盆；葱切花；天麻烘干，打成细粉。将葱花、天麻粉以及盐、香油，置入鸡蛋蒸盆拌匀，加适量清水，置于武火大气蒸笼内蒸15分钟即成。

【功效】补养肝肾，养心安神。适用于隐匿型冠心病。

归芪蒸鳗鱼

【原料】当归9克，黄芪18克，鳗鱼1尾（约500克），葱、姜、盐各5克，冬菇30克，酱油10毫升，香油5毫升，绍酒适量，上汤300毫升。

【制法】当归切片；黄芪润透、切片；鳗鱼去鳃、内脏，剁连接的5厘米长的段；葱切段；姜切丝；冬菇切两半。鳗鱼放蒸盆内，用酱油、香油、盐、葱、姜、绍酒腌渍30分钟，再入黄芪、当归片，加上汤。冬菇放鳗鱼上，把盛有鳗鱼的蒸盆置于蒸笼内，武火蒸35分钟即成。

【功效】益气和中，气血双补。适用于气血两虚型冠心病。

归参鸡

【原料】仔鸡1只，葱10克，当归9克，党参片15克，绍酒10毫升，姜、盐各5克，大枣（去核）10枚。

【制法】仔鸡宰杀后，去毛、内脏及爪；姜拍松；葱切段。当归、党参片放入炖锅内，加入绍酒、姜、葱、盐、大枣，注入清水，置武火上烧沸，改文火炖50分钟即成。

【功效】补中益气，补气补血。适用于气血两虚型冠心病。

竹参心子

【原料】玉竹、葱段各10克，猪心1只，盐、生姜丝、白糖各5克，味精、花椒各2克，鸡汤300毫升，香油3毫升。

【制法】玉竹切成4厘米的节；猪心切薄片，放碗内，加入盐、生姜丝、葱段、味精、花椒、白糖拌匀腌渍30分钟。将鸡汤注入炖锅，放入猪心、玉竹，武火烧沸后改文火炖

竹参心子

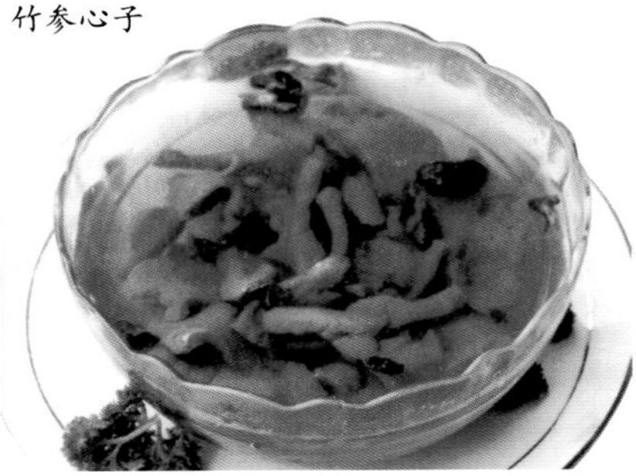

30分钟。食时加入香油3毫升。

【功效】补心气，养心阴，疏肝解郁。适用于心气不足、阴亏肝郁型冠心病。

虫草雪蛤

【原料】雪蛤膏、冬虫夏草、冰糖各10克。

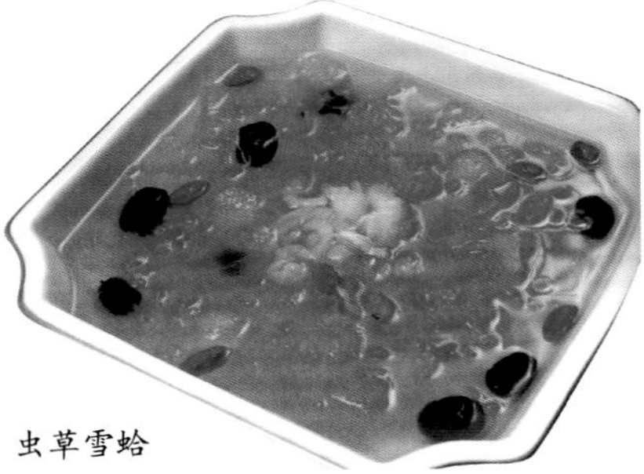

虫草雪蛤

雪蛤即哈蟆，别名蛤蟆、蛤士蟆、哈仕蟆，属蛙科两栖类动物，是生长于中国东北长白山林区山脉地势高而寒沟泽地带的一种珍贵蛙种。味咸，性平，不燥不火，含有大量的蛋白质、氨基酸、各种微量元素和少量有益人体的激素，尤其适用于作为日常滋补之品。雪蛤膏实际上就是雌性蛤蟆的输卵管，与熊掌、猴头、飞龙并称长白山四大山珍，具有补肾益精，润肺养阴，壮阳健体的独特功效。

【制法】雪蛤膏用温水发透后去黑仔及筋膜，冬虫夏草用酒浸泡30分钟，冰糖打碎，共同放入炖锅内，加入清水，置武火烧沸后改文火煮30分钟。

【功效】养阴益精，滋补肝肾。适用于阴亏肝郁型冠心病。

红枣莲米燕窝冰糖羹

【原料】燕窝10克，大枣5枚，莲子15克，冰糖适量。

【制法】燕窝用温水发透后去燕毛及杂质，大枣去核，莲子去心，冰糖打碎。所有原料同放蒸杯内，加入清水200毫升蒸1小时即成。

【功效】滋阴健脾，补气补血。适用于气血两虚型冠心病。

二黄汤

【原料】黄精、熟地黄各10克，猪瘦肉100克，鸡汤1500毫升，黄豆50克，绍酒10毫升，葱10克，姜、盐各5克。

【制法】黄精、熟地黄切片；猪瘦肉切4厘米见方的块；葱切段；姜拍松。将黄精、黄豆、猪瘦肉、熟地黄、绍酒、盐、葱、姜同置炖锅内，加入鸡汤，以武火烧沸，再文火煮1小时即成。

【功效】补中益气，养阴润肺。适用于心气不足型冠心病。

妙香茯神汤

【原料】猪瘦肉50克，菜胆100

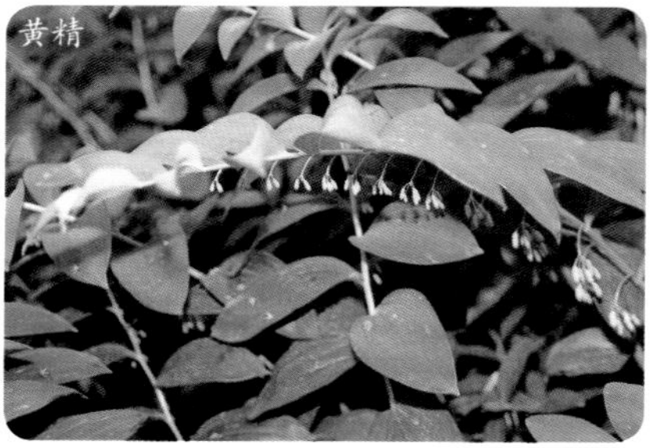

黄精，别名鸡头黄精、鸡头根、黄鸡菜。来源于百合科植物黄精、多花黄精、滇黄精的根茎。味甘，性平。具有补脾，润肺生津，调节血糖，调节血脂，免疫调节，抗疲劳，延缓衰老之功效。适用于脾胃虚弱、肺虚燥咳、内热消渴等症。

克，葱、茯神各10克，姜、盐各5克，酸枣仁12克，生粉20克，鸡蛋（去壳）1个，酱油10毫升，植物油50毫升。

【制法】猪瘦肉切片；菜胆切4厘米段；葱切花；姜切丝。将酸枣仁、茯神放入炖杯内，加水，中火煎25分钟，去渣留汁。将猪肉放于碗内，入生粉、药汁、鸡蛋（去壳）、盐5克、酱油10毫升、姜、葱拌成稠状。将锅置武火上烧热，加入植物油烧至六成熟，加入姜、葱爆香，然后加入拌好的猪肉，武火烧沸，再文火煮熟即成。

【功效】滋补气血，宁心安神，行气疏肝。适用于心肝失调型冠心病；症见多梦。

柏子仁猪心汤

【原料】猪心1只，绍酒10毫升，姜、葱、盐各5克，鸡汤500毫升，柏子仁、山药片各10克，大枣（去核）10枚。

【制法】猪心用沸水略焯，捞起切片，加入碗内，加绍酒、姜、葱、盐泡渍30分钟；姜拍松；葱切花。鸡汤放于锅内，置武火烧沸，加入柏子仁、山药片、大枣，文火煎25分钟，再加入猪心片煮10分钟即成。

【功效】滋补气血，养心安神。适用于心气不足型冠心病。

野山人参炖鲍翅

【原料】野山人参、桃仁、红花各6克，大枣6枚，鱼翅、鲍鱼各50克，冬菇30克，菜胆100克，姜、盐各5克，葱10克，绍酒10毫升，鸡汤（或上汤）200毫升。

【制法】野山人参润透、切片；桃仁去皮尖；大枣去核；鱼翅发透、

野山人参炖鲍翅

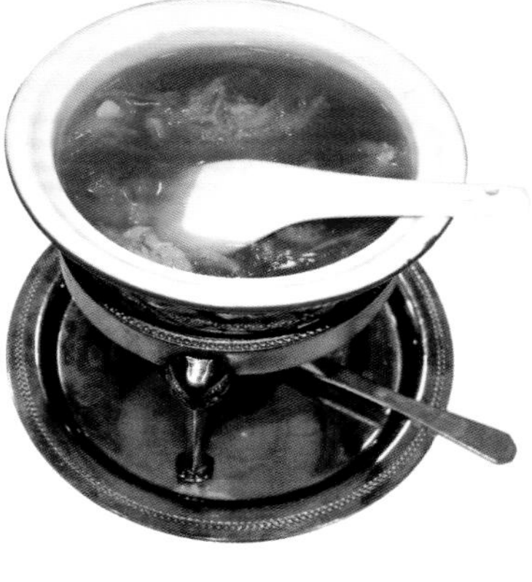

撕丝；鲍鱼切薄片；冬菇发透、切两半；菜胆切4厘米长的段；姜切丝；葱切段。将鱼翅、鲍鱼放入蒸杯，加绍酒、盐、姜、葱泡渍30分钟，再加入冬菇、菜胆、野山人参、红花、大枣、桃仁，加鸡汤或上汤。将蒸杯置蒸笼内，武火蒸35分钟即成。

【功效】祛瘀阻，通经络，养气血。适用于瘀阻心络型冠心病。

党参当归煲虾球

【原料】党参10克，当归9克，虾仁、菜胆各200克，花椒、胡椒各3克，生粉30克，盐5克，酱油10毫升，鸡蛋1个，鸡汤500毫升，粉丝50克。

【制法】将党参、当归烘干，打成细粉；虾仁碎成泥；花椒、胡椒打成细粉，筛去壳；菜胆切成4厘米长的段。将虾仁泥、党参、当归粉、生粉、盐、酱油放入盆内，磕入鸡蛋拌成稠状，制成丸子。锅置炉上，入鸡汤、粉丝烧沸，再加入虾球和菜胆煮熟即成。

【功效】祛寒补气，温肾壮阳。适用于血虚寒闭型冠心病。

柠檬玉面粥

【原料】柠檬1个，蜂蜜30毫升，玉米面粥适量。

【制法】柠檬切片，用蜂蜜渍透。加入玉米面粥内饮食。

【功效】适用于冠心病合并高脂血症、高血压。

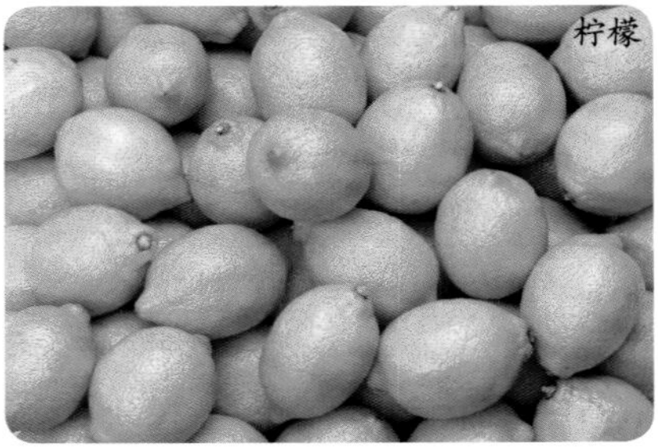

柠檬，别名黎檬子、黎朦子、宜母子、里木子、梨橡干、药果、檬子、梦子、宜母果、柠果。为芸香科植物黎檬或洋柠檬的果实。味苦，性温，无毒，具有止渴生津，祛暑清热，安胎，疏滞，化痰，止咳，健胃，健脾，止痛，杀菌之功效。柠檬含有丰富的维生素C，不但能预防癌症、食物中毒，还能降低胆固醇，消除疲劳，增加免疫力，并且能防治糖尿病、高血压、贫血、感冒、骨质疏松症。

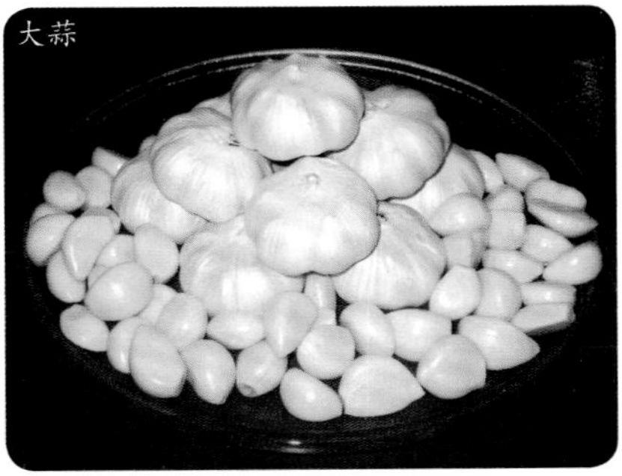

大蒜，为百合科葱属植物蒜的鳞茎，原产地在西亚和中亚。味辛辣，性温。归脾、胃、肺经。具有行气滞，暖脾胃的功效，适用于治疗饮食积滞、脘腹冷痛、泄泻痢疾、解毒杀虫、百日咳等症。大蒜中所含生物碱，具有降低血糖成分，可增加胰岛素的功能。

大蒜粥

【原料】紫皮蒜30克，粳米100克。

【制法】将紫皮蒜置于沸水中煮1分钟后捞出蒜瓣。粳米煮粥熟后，加入蒜瓣略煮。

【服法】早、晚食。

【功效】适用于隐匿型冠心病。

首乌红枣粥

【原料】何首乌10克，大枣10枚，党参15克，大米100克，红糖30克。

【制法】何首乌烘干，打成细粉；大枣去核；党参切片。将大米、何首乌粉、大枣同入锅，加适量水，再放入党参片，先用武火烧沸，再改文火煮30分钟，加入红糖拌匀，烧沸煮至粥熟即成。

【功效】补气血，益肝肾。适用于气血两虚型冠心病。

淮山萝卜粥

【原料】白萝卜100克，山药片12克，大米50克。

【制法】白萝卜切3厘米见方的块，与山药片、大米共放锅内，加水，置武火烧沸后改文火煮45分钟即成。

【功效】生津祛痰，活血化瘀。适用于痰瘀内滞型冠心病。

山楂玉面粥

【原料】红山楂5个，蜂蜜1匙，玉米面粥适量。

【制法】红山楂去核、切碎，用蜂蜜调匀，加在玉米面粥中饮食。

【功效】降血脂，通心脉。适用于隐匿型冠心病。

八、溃疡病药膳

胃和十二指肠溃疡一般统称为溃疡病，这是常见和多发的慢性疾病。溃疡病的加重或痊愈，与饮食是否得当有十分密切的关系。因此，饮食调养就显得更为重要。溃疡病患者的饮食原则应当是有利于减轻症状；有利于溃疡愈合；有利于营养平衡。具体要求有以下几个方面。

（1）避免化学和物理刺激性过强的食物，减少胃酸的分泌。刺激胃酸分泌的食物有浓肉汤、香料、浓茶、浓咖啡，过甜、过咸、过酸、过辣的食物，以及坚硬、油炸或多渣的食物等。这些刺激性较大的食物，或促使溃疡活动，或刺激溃疡出血，对创面愈合十分不利，故应慎食。

（2）日常膳食要含有足够的蛋白质、维生素A、维生素B和维生素C。这些营养素具有帮助修复损伤组织和促进溃疡面愈合的作用。高脂食物、煎炸食品，油腻厚味会刺激胆囊收缩，减慢胃排空速度，使食物在胃内滞留，引起胃酸分泌增加，因此也不要过食。

（3）为了中和胃酸，减轻胃蠕动和胃液分泌，可常饮牛奶、豆浆、乳酪等。主食多选发酵食品，可稀释中和胃酸，对保护溃疡病灶和促进愈合有利。

（4）采用少量多餐的方式进餐。一般以每日4～5餐为宜，避免过饥过饱。定时用餐可使胃酸分泌有规律，细嚼慢咽可减轻胃的负担。

仙人掌炒牛肉

【原料】仙人掌80克，牛肉240克，粟米粉、细盐、烧酒、生抽、糖、植物油各适量。

【制法】将仙人掌、牛肉切细，与粟米粉、细盐、烧酒、生抽、糖、植物油拌匀、炒熟。

【功效】补益肠胃。适用于消化性溃疡。

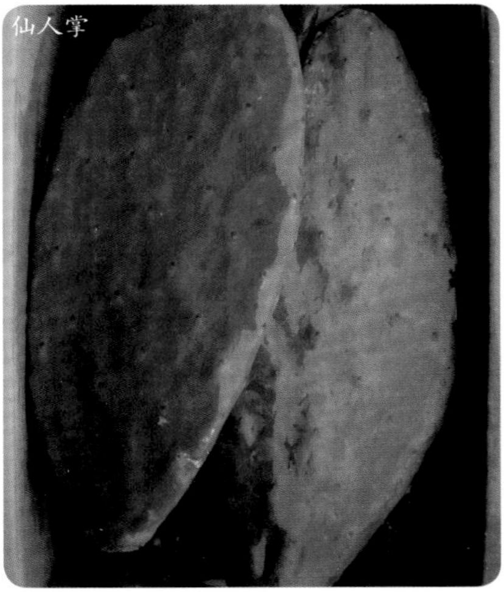

仙人掌，别名仙巴掌、霸王树、火焰、火掌、玉芙蓉。为仙人掌科仙人掌属植物，以全株入药。味苦，性凉。清热解毒，散瘀消肿，健胃止痛，镇咳。适用于胃和十二指肠溃疡，急性痢疾，咳嗽等症；外用治流行性腮腺炎、乳腺炎、痈疖肿毒、蛇咬伤、烧烫伤。

良姜陈皮草蔻鸡

【原料】嫩公鸡1只（不宜太大），高良姜、陈皮各6克，草豆蔻3克，盐、料酒、葱各适量。

【制法】嫩公鸡斩块，放入烧锅，加高良姜、陈皮和草豆蔻及盐、料酒、葱，先腌20分钟，再煮，煮时不加水，中火煮沸后，改文火焖20分钟。

【功效】温中，散寒，止痛。适用于消化性溃疡。

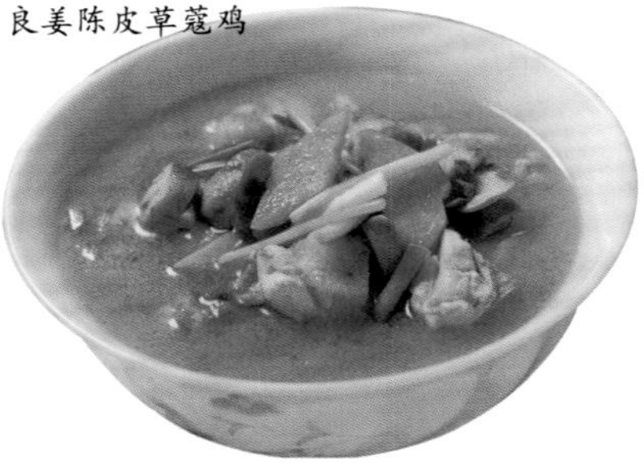

三七藕蛋羹

【原料】鲜藕汁50毫升，三七粉3克，鸡蛋1个。

【制法】鲜藕汁加适量水煮沸，再入三七粉和捣烂的鸡蛋，调成羹，调味后服。

【功效】活血祛瘀，养胃止痛。适用于慢性胃及十二指肠溃疡出血等症。

马铃薯汁

【原料】鲜马铃薯1～2个，蜂蜜适量。

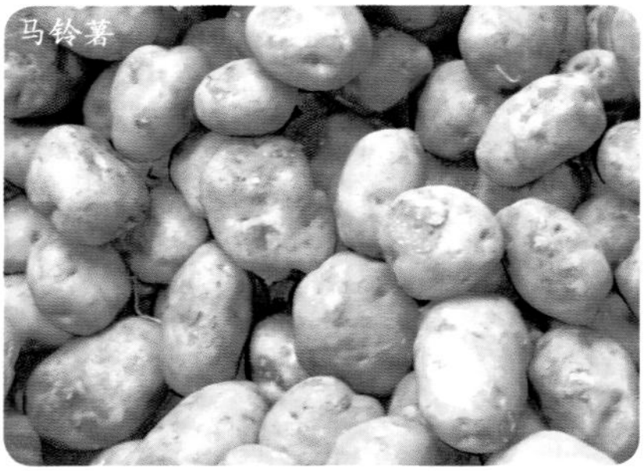
马铃薯

马铃薯，别名土豆、洋芋、山药蛋等。茄科茄属一年生草本。块茎可供食用，是重要的粮食、蔬菜兼用作物。味甘，性平，无毒。能健脾和胃，益气调中，缓急止痛，通利大便，适用于脾胃虚弱、消化不良、肠胃不和、脘腹作痛、大便不畅等症。

【制法】将鲜马铃薯切碎后捣烂取汁，加入适量凉开水、蜂蜜即可。

【服法】每日早、晚各服50毫升。连续服用。

【功效】消胀气。适用于消化性溃疡。

毛根肉汤

【原料】猪瘦肉100克，白茅根30克。

【制法】将猪瘦肉切碎后，加入适量水，与白茅根共煎汤服。

【功效】清胃热，凉血止血。适用于慢性胃炎及十二指肠溃疡出现的胃热出血、口臭、上腹灼痛、大便干硬等症。

牛奶粥

【原料】鲜牛奶250毫升，粳米60克，白糖适量。

牛奶粥

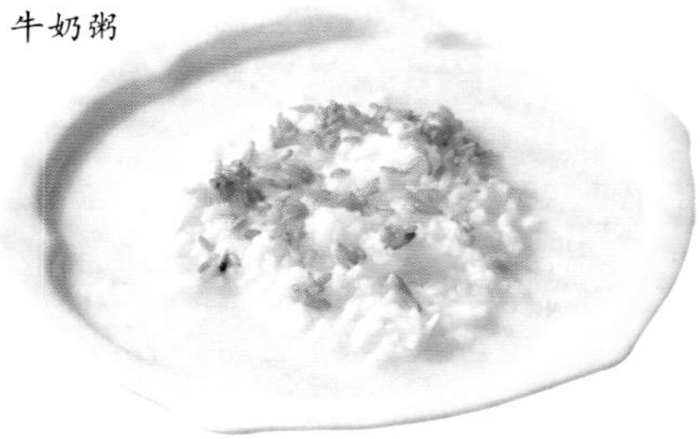

【制法】鲜牛奶、粳米，加入适量水共煮烂粥，凉后加白糖适量服食。

【功效】养胃止痛。适用于老年人慢性胃炎及十二指肠溃疡。

柚皮橘皮粥

【原料】鲜柚皮1个，橘皮5克，粳米100克。

【制法】鲜柚皮去掉外层黄皮，浸泡1日后切块，加入适量水与橘皮、粳米共煮成烂粥，调味即成。

【功效】疏肝健脾，理气止痛。适用于慢性气滞不畅型胃炎及十二指肠溃疡，症见嗳气频作、腹胀纳差、胁肋闷痛等。

柚皮橘皮粥

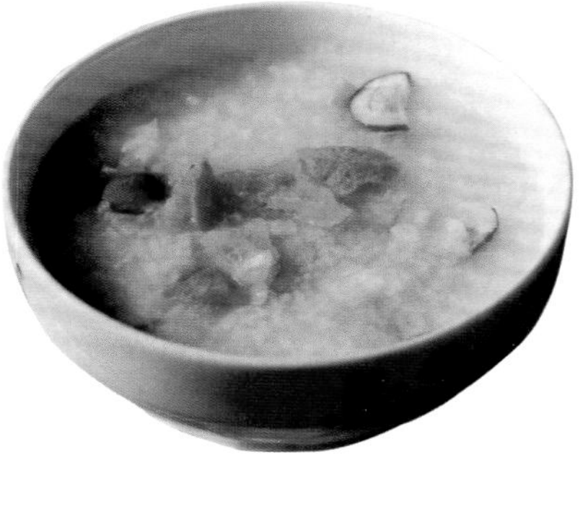

鸡蛋末

【原料】鸡蛋1～2个，95%乙醇500毫升。

【制法】鸡蛋、乙醇同放在锅内点燃，待鸡蛋水分蒸发成为粉末（若不成粉末，可烘干研末）。

【功效】适用于消化性溃疡。

佛手延附猪肝汤

【原料】佛手、醋延胡索各9克，香附6克，猪肝片100克，盐、姜丝、葱花各适量。

【制法】佛手、醋延胡索及香附同装布袋中，放入烧锅，加适量水煮沸后改文火煮15分钟，随即捞去布袋，放入已切好的猪肝片，再放适量盐、姜丝、葱花烫熟后即成。

【功效】理气止痛，疏肝解郁。适用于消化性溃疡。

胡椒红枣老鸡汤

【原料】老母鸡1只，胡椒30粒，大枣6枚，瘦肉150克。

【制法】老母鸡切开，去毛及内脏，洗净后与胡椒、大枣、瘦肉同入煲中煮5小时即成。

【功效】散寒止痛，补中益气。适用于消化性溃疡。

胡椒猪肚汤

【原料】猪肚250克，胡椒5克，盐适量。

【制法】将猪肚、胡椒同入锅

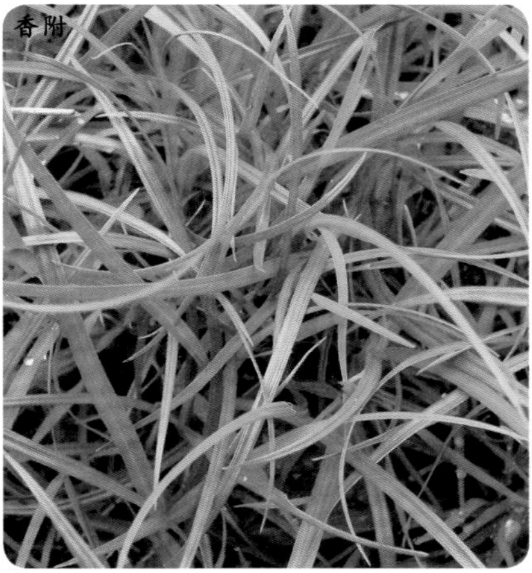

香附，别名雀头香、香附子、香附米、雷公头。为莎草科多年生草本植物莎草的根茎。味辛、甘、苦，性平。归肝、三焦经。具有疏肝理气，调经止痛之功效。适用于胸、胁、脘腹胀痛及肝郁气结、消化不良、月经不调、经闭痛经、寒疝腹痛、乳房胀痛等症。

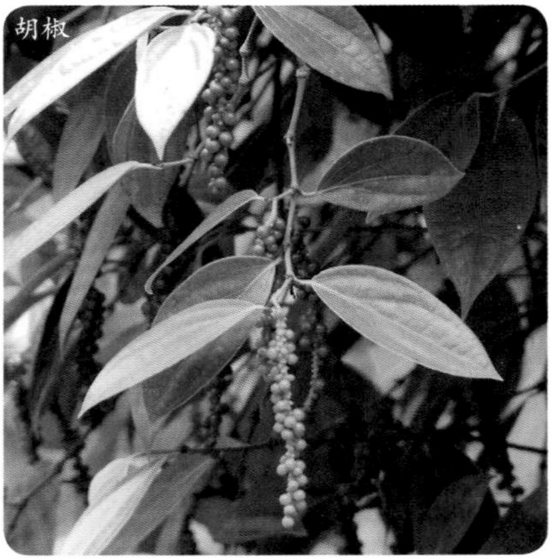

胡椒，别名白胡椒、黑胡椒，为胡椒科植物胡椒的干燥近成熟或成熟果实。秋末至次春果实呈暗绿色时采收，晒干，为黑胡椒；果实变红时采收，用水浸渍数日，擦去果肉，晒干，为白胡椒。味辛，性热。归胃、大肠经。温中散寒，下气，消痰。用于胃寒呕吐、腹痛泄泻、食欲不振、癫痫痰多。

内，加适量水，小火慢煮，待猪肚烂后入盐调味即成。

【功效】醒脾开胃。适用于慢性脾胃虚寒型胃炎及十二指肠溃疡出现的腹痛、呕吐等症。

乌贼骨

【原料】海螵蛸、糖水各适量。

【制法】海螵蛸适量，研为细末，每次3克，每日2次，糖水适量调服。

【功效】活血生肌止痛。适用于消化性溃疡。

石斛麦冬粥

【原料】石斛15克，麦冬20克，粳米100克。

【制法】将石斛、麦冬、粳米，大火同煮至米开花后改小火慢煮至烂即成。

【功效】养胃生津。适用于慢性胃阴不足型胃炎及十二指肠溃疡出现的口干口渴、上腹隐痛等症。

健脾粥

【原料】山药、粟米各50克，党参（研粉）、薏苡仁（炒焦）各30克。

【制法】用山药、粟米煮粥，粥将成时加入党参、薏苡仁略煮即可。

【功效】健脾养胃。适用于消化性溃疡。

海蜇膏

【原料】海蜇皮、大枣各500克，红糖250克。

【制法】将海蜇皮切碎，加入适量水，与大枣、红糖共浓煎成膏。服时每次10克，每日2次。

【功效】养血止痛，润肠。主治老年消化性溃疡。

糖蜜红茶

【原料】红茶5克，蜂蜜、红糖各适量。

【制法】将红茶放入保温杯，用沸水冲泡，加盖温浸10分钟后，加入蜂蜜、红糖搅匀，空腹饮用。

【功效】温中健胃。适用于慢性胃痛及十二指肠溃疡出现的上腹冷痛、泛酸腹胀、纳差等症。

糖蜜红茶

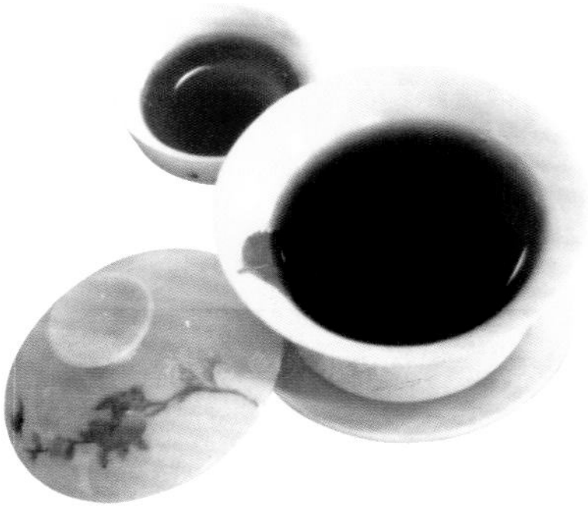

香薷粳粥

【原料】香薷梗20克，粳米100克。

【制法】将香薷梗、粳米，加适量水同煮成粥。

【功效】化湿和胃。适用于慢性胃和十二指肠溃疡出现的纳呆、嗳气、腹胀、周身困重等症。

九、慢性胃炎药膳

慢性胃炎是以胃黏膜的非特异性慢性炎症为主要病理变化的慢性胃病。根据其病理变化差异，常可简单地分为3种类型。

（1）浅表性胃炎：多数缺乏明显症状，部分有食欲不振、嗳气、胃痛、恶心、呕吐等症状。胃出血并不少见。

（2）肥厚性胃炎：往往只有无规律的上腹不适，临床症状酷似溃疡病。

（3）萎缩性胃炎：主要症状是厌食、饭后饱胀、上腹部压迫感钝痛，偶有恶心呕吐。常伴有贫血、消瘦、疲乏等全身症状。

金橘根炖猪肚

【原料】猪肚100～150克，金橘根30克，盐少许。

【制法】将猪肚、金橘根用水4碗煮至一碗半，加少许盐调味即成。

【功效】健脾开胃，行气止痛。适用于慢性胃炎、胃溃疡、十二指肠球部溃疡等症。

炒木须肉片

【原料】干黄花菜20克，干黑木耳10克，猪瘦肉60克，细盐、黄酒、植物油、香葱各适量。

【制法】将黑木耳用水浸泡洗净；黄花菜稍浸泡，滤干；猪瘦肉切薄片拍松，加细盐、黄酒拌匀，将植物油2匙入锅内，用中火烧热油，倒入肉片稍炒断生，再倒入木耳、黄花菜同炒，加细盐、黄酒适量，炒出香味后，加淡肉汤或清汤半小碗，焖烧8分钟，撒上香葱，拌炒几下即可。

【功效】柔肝调中，补益脾胃。

太子参炖鸡

【原料】鸡肉90克，太子参30克，山药15克，生姜3片。

【制法】将鸡肉去除肥油，洗净切块；太子参、山药、生姜洗净。把全部用料一齐放入炖盅内，加适量清水，文火隔水炖1～2小时即成。

【功效】益气健脾养阴。

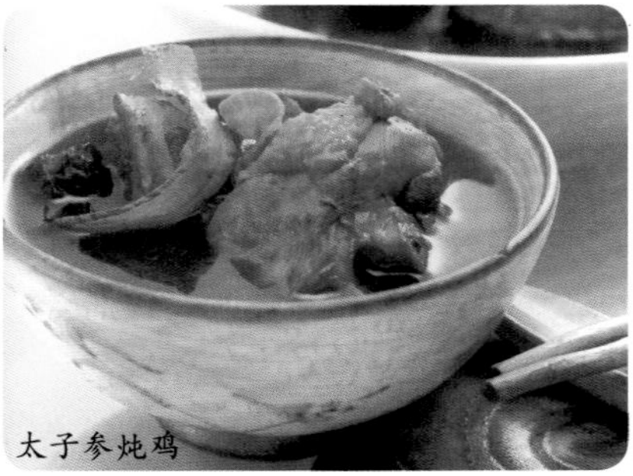

太子参炖鸡

参芪薏米粥

【原料】党参12克，黄芪20克，炒薏苡仁、粳米各60克。

【制法】将党参、黄芪、粳米、

薏苡仁洗净，以冷水泡透。把全部用料一齐放入锅内，加适量清水，文火煮粥即可。

【功效】健脾祛湿。

牛奶山药糊

【原料】牛奶250克，山药30克，面粉30克。

【制法】将山药去皮，洗净，切成丁状，加入适量水，用文火炖煮，至汤浓后再加牛奶，调入面粉糊搅拌，再煮沸即成。

【功效】补脾益胃。

麦冬粥

【原料】麦冬30克，粳米100克，冰糖适量。

【制法】先用麦冬煎汤，去渣取汁备用。将粳米淘洗干净，加水适量煮粥，待粥快好时，加入麦冬汁及冰糖，调匀稍煮即可。

【功效】补中和胃，养阴除烦。

草蔻鲫鱼汤

【原料】鲫鱼2条，草豆蔻6克，陈皮、胡椒各3克，生姜4片。

【制法】将草豆蔻捣烂，放入洗净的鱼腹内，将鱼与陈皮、胡椒、生姜一齐放入锅内，加适量清水，武火煮沸后，文火煮1小时即成。

【功效】化湿醒脾。

鸡内金饼

【原料】鸡内金、白术各10克，大枣30克，干姜1克，面粉500克，白糖300克。

【制法】将鸡内金、大枣、白术、干姜同入锅内，加水用文火煮30分钟，去渣留汁备用。将药汁倒入面粉，加白糖、发面，揉成面团，待发酵后加适量碱，做成饼。将饼置于蒸笼上，武火蒸15分钟即成。

【功效】消食化积，健脾益胃。

鹌鹑汤

【原料】鹌鹑1只，党参15克，山药30克。

【制法】将鹌鹑、党参、山药洗净后同放锅内，加清水800毫升，煮至鹌鹑熟，去药渣即可。

【功效】健脾益气。

草蔻鲫鱼汤

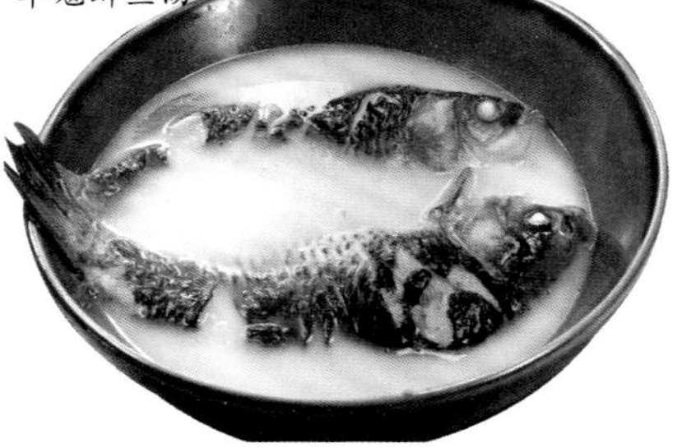

鹌鹑汤

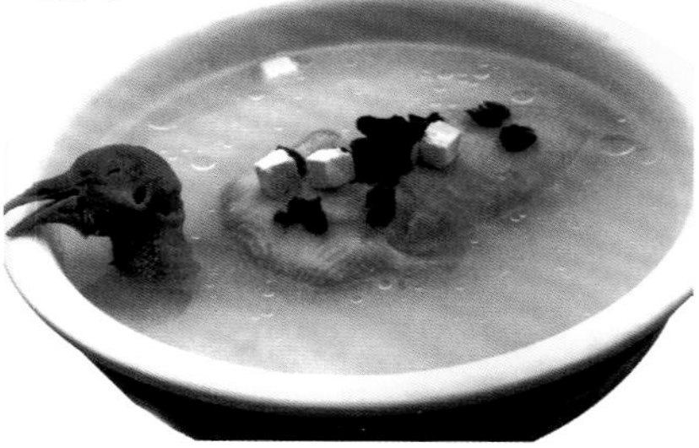

陈皮油淋鸡

【原料】公鸡1只（约1500克），陈皮20克，植物油、盐、麻油、姜、葱花、花椒、冰糖、味精各适量。

【制法】锅中加水1500毫升，加入一半陈皮及姜、葱、花椒、盐少量；再把洗净的鸡放入煮至六成熟，捞出。卤汁入锅烧沸，再入鸡，用文火煮熟，捞出待用。锅内留卤汁少许，放入10～30克冰糖及少许味精、盐收成汁，涂抹在鸡表面上。将植物油放入锅内，烧熟，另一半陈皮，切丝炸酥。将鸡倒提，用热油反复淋烫至颜色红亮为度，再往鸡的表面抹上麻油，然后切成小块装盘，撒上炸酥的陈皮丝即成。

【功效】理气开胃。

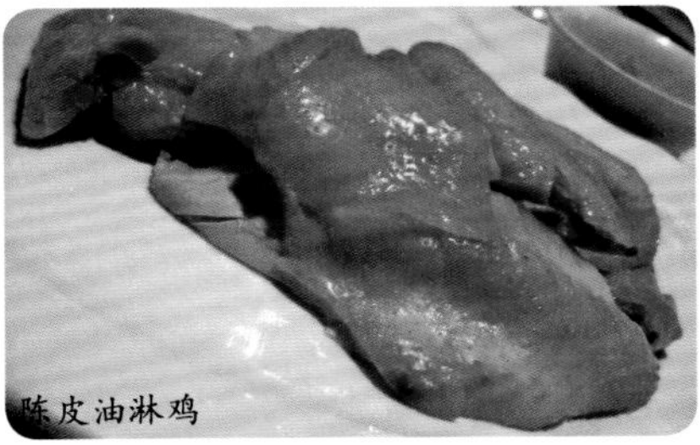
陈皮油淋鸡

胡萝卜炒陈皮瘦肉丝

【原料】胡萝卜200克，陈皮10克，猪瘦肉100克，盐、黄酒、油、香葱各适量。

【制法】胡萝卜切丝，猪肉切丝后加盐、黄酒拌匀，陈皮浸泡至软切丝。先炒胡萝卜至成熟后出锅，再用油炒肉丝、陈皮3分钟，加入胡萝卜丝、少许盐、黄酒同炒至干，加少量水焖烧3～5分钟，撒入香葱即成。

【功效】宽胸理气。

十、胃下垂药膳

内脏下垂是指脏腑器官离开原来位置向下低垂，而出现的一系列临床症状的疾病。临床上以胃下垂、肾下垂、子宫脱垂、直肠脱垂为多见。胃下垂是指胃体下垂，以脘腹坠胀作痛、食后或站立时为甚的劳病类疾病。胃下垂多影响患者的消化和吸收功能。由于老年人多有身体虚弱、中气不足、韧带松弛，或腹内压升高等情况，导致对脏器的固护能力下降，故脏器下垂（脱垂）是老年人的多发病。轻症脱垂患者在腹压减轻或卧床即可回复；重者终日脱垂在外不能回纳，而影响正常的生活。本病属于中医学"胃缓"范畴。

芪豆羊肚汤

【原料】黄芪15克，黑豆50克，羊肚1个。

【制法】黄芪、黑豆、羊肚加适量水同入炖盅，小火炖羊肚烂熟，去除黄芪，取出羊肚切片，再入汤中略煮即成。

【功效】益气升提。适用于老年性胃下垂。

枸杞黄芪炖乳鸽

【原料】乳鸽1只，枸杞子30克，黄芪20克。

芪豆羊肚汤

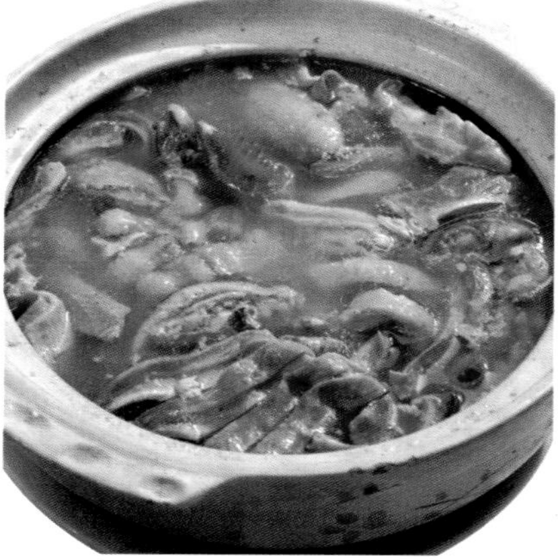

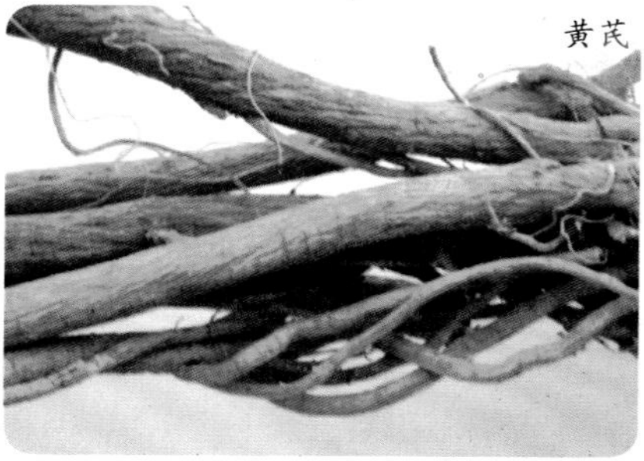

黄芪

黄芪，别名王孙、百药棉、箭芪，为豆科植物黄芪或内蒙黄芪的干燥根。生于向阳草地及山坡。主产于内蒙古、山西及黑龙江等地。味甘，性温。有补中益气，止汗，利水消肿，除毒生肌的作用。适用于气虚乏力、久泻脱肛、自汗、水肿、子宫脱垂、慢性肾小球肾炎、蛋白尿、糖尿病、疮口久不愈合等症。

【制法】乳鸽宰杀干净，切块，加入枸杞子、黄芪及适量水，同入炖盅，隔水炖至烂熟，去除药渣后即成。

【功效】补气固肾，升阳补血。适用于老年性体弱脏器下垂出现的疲倦乏力、腰膝酸软无力等症。

猪肚砂仁枳壳汤

【原料】猪肚200克，春砂仁6克，炒枳壳20克。

【制法】将猪肚、春砂仁、炒枳壳用布包好，加适量水共煮熟成汤即成。

【功效】理气化湿，健运脾胃，升提举陷。适用于老年性胃下垂。

黄芪白术粥

【原料】黄芪30克，白术、柴胡各15克，粳米100克。

【制法】将黄芪、白术、柴胡，加适量水同煎40分钟，去渣取汁。用药汁煮粳米成烂粥服食。

【功效】补气健脾，升阳举陷。适用于老年性中气不足、脏器固护无力所致内脏下垂出现的神疲乏力、气短自汗等症。

鲫鱼黄芪汤

【原料】鲫鱼1尾（约400克），黄芪30克，生姜5片，植物油适量。

鲫鱼黄芪汤

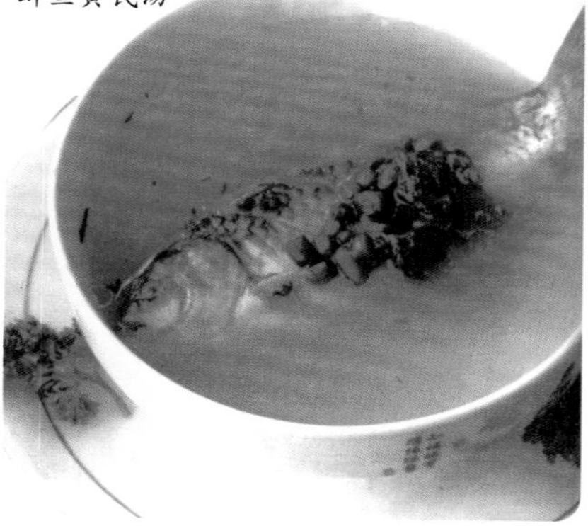

【制法】鲫鱼去鱼鳞、鳃和内脏，用植物油煎至鱼皮成金黄色，加入黄芪、生姜，再加适量水共煮成汤即成。

【功效】益气升举。适用于老年性脾胃虚弱型脏器下垂出现的腹胀纳差、气短乏力等症。

十一、急、慢性胃肠炎药膳

胃炎可分为急性胃炎和慢性胃炎两类。

（1）急性胃炎：主要病损是糜烂和出血，故常称为“急性糜烂出血性胃炎”。病变可局限于胃窦、胃体，或弥漫分布于全胃。为常见病、多发病，只要患者能坚持治疗，按时服药，尤其注意养成生活有规律、饮食有节制的良好习惯，做好调护，不仅可减轻病痛，还有可能完全治愈。

（2）慢性胃炎：是胃黏膜上皮遭到各种致病因子的经常反复侵袭，发生持续性慢性炎症性病变，由于黏膜特异的再生能力以致黏膜发生改建，最后导致胃固有腺体萎缩，甚至消失。包括萎缩性胃炎、浅表性胃炎、肥厚性胃炎。它可由急性胃炎、长期服刺激性食物或药物以及其他因素引起，目前认为幽门螺杆菌是导致慢性胃炎的主要原因，而饮食不节、精神因素、胆汁反流等则是该病的重要诱因。该病的发生率随年龄的增长而升高，其发病率居各种胃病之首。老年人常见的是慢性萎缩性胃炎，并且有发展为胃癌的倾向。本病中医学属于“胃脘痛”“心下痞”“痞满”“嘈杂”等范畴。

丁香姜糖

【原料】白糖250克，丁香5克，生姜30克。

【制法】将白糖入锅，用文火煎熬至黏稠，再加入丁香、生姜调匀，继续煎熬成糊，置洁净玻璃瓶内密封贮存。服时每次6克，每日2次。

【功效】理气止痛，散寒。主治慢性胃炎。

木瓜米醋汤

【原料】木瓜500克，生姜30克，米醋50毫升。

【制法】木瓜、生姜、米醋同入沙锅，加适量水煮成汤。

【功效】适用于萎缩性胃炎。

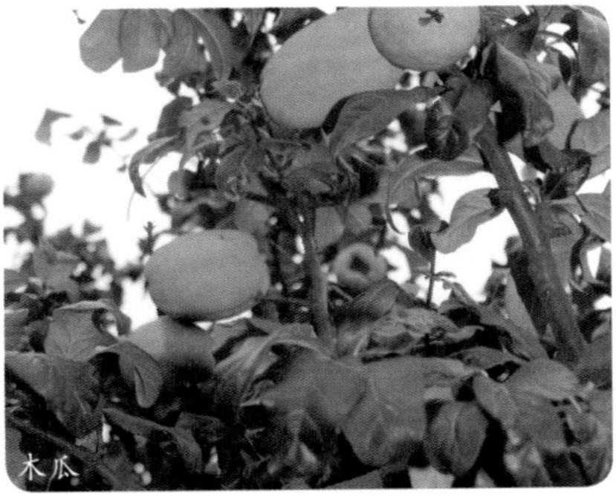

木瓜，别名皱皮木瓜、宣木瓜、红木瓜。为蔷薇科植物贴梗海棠的果实。味酸，性温。平肝舒筋，祛湿和胃。适用于湿痹拘挛、腰膝关节酸重疼痛、吐泻转筋、脚气水肿等症。

玉米扁豆汤

【原料】玉米、白扁豆各60克，木瓜15克。

【制法】将玉米、白扁豆、木瓜加水煎汁饮服。

【功效】适用于胃炎。

牛肉粳米粥

【原料】牛肉（煮熟后切薄片）50克，粳米、香菇条各100克，山药片30克，葱、姜、盐、味精各适量。

【制法】将牛肉、粳米、香菇条、山药片共煮成粥，熟后调入葱、姜、盐、味精等即成。

【功效】适用于胃病。

石斛瘦肉汤

【原料】猪瘦肉100克，石斛15克。

【制法】将猪瘦肉切细，加入石斛和适量水，小火煎汤服食。

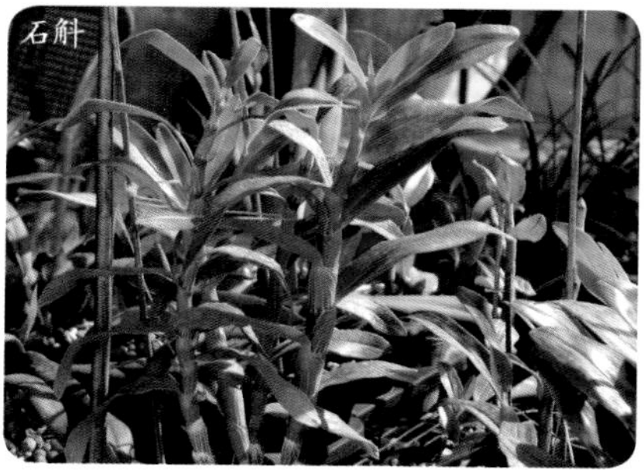

石斛，别名林兰、禁生、金钗花、千年润、黄草，为兰科植物金钗石斛、铁皮石斛，或其多种同属植物的茎。味甘淡、微咸，性寒。具有生津益胃，养阴清热之功效，适用于热病伤津、口干烦渴、病后虚热、阴伤目暗等症。

【功效】益胃养阴。适用于胃阴不足型慢性胃炎出现的上腹部隐痛，口干不欲饮、纳差等症。

红枣益脾糕

【原料】干姜1克，大枣30克，鸡内金10克，面粉55克，白糖300克，发面（用酵母发面）、上汤汁各适量。

【制法】将干姜、大枣、鸡内金入锅，用武火烧沸后转文火煮20分钟，去渣留汁。面粉、白糖、发面（用酵母发面）适量入盆，加上汤汁、清水适量，揉成面团。面团发酵后，做成糕坯，上笼武火蒸15～20分钟即成。

【功效】补益脾胃。适用于慢性胃炎。

百合葡萄粥

【原料】鲜百合60克，葡萄干20克，糯米100克。

【制法】将鲜百合、葡萄干、糯米共加适量水，煮粥服食。

【功效】养阴益胃。适用于胃阴亏虚型慢性胃炎出现的胃脘隐痛、口干咽燥、大便秘结等症。

花椒炖猪肚

【原料】猪肚1个，花椒10粒，姜片3片，黄酒少许，盐适量。

【制法】将猪肚纳入花椒、姜片，加黄酒少许，撒上盐，隔水炖烂即可。

【功效】适用于胃痛经久不愈。

参芪苡仁粥

【原料】党参20克，黄芪15克，炒薏苡仁30克，大枣4枚，粳米100克。

【制法】将党参、黄芪、炒薏苡仁、大枣共用冷水浸泡至软，加适量水，与粳米以小火同煮成粥服。

【功效】补中益气，祛湿。适用于慢性胃炎出现的疲倦乏力、纳呆腹胀。

炒牛肚土豆丝

【原料】土豆（马铃薯）丝、熟牛肚丝各50克，葱丝、碎蒜、牛肉汤、盐、味精各适量。

【制法】土豆丝以清水淘洗掉表面淀粉。油锅热后加入少许葱丝、碎蒜，然后加入熟牛肚丝、土豆丝爆炒，并点入适量牛肉汤和盐、味精，至土豆丝九成熟即可。

【功效】暖脾胃，补中气。适用于慢性胃炎。

狗肉盐豉粥

【原料】肥狗肉300克，米、盐豉各适量。

狗肉盐豉粥

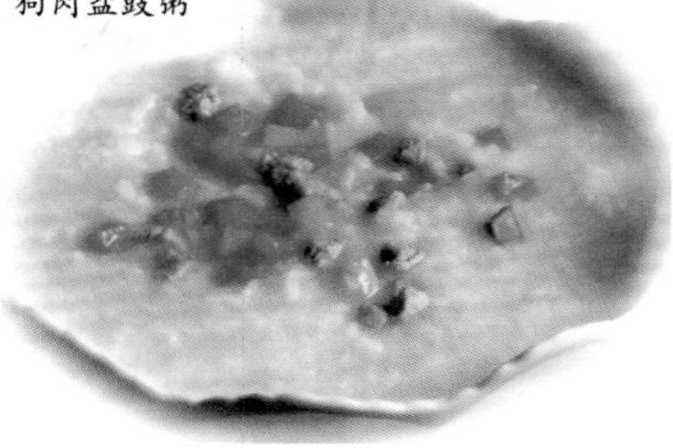

【制法】将肥狗肉加米、盐豉等同煮成粥。

【功效】适用于胃炎出现的胃脘痛等症。

茴香粳米粥

【原料】猪油25克，白萝卜、熟牛肉各50克，粳米100克，芥菜末、茴香粉各10克，盐、味精各适量。

【制法】将猪油入锅烧熟，下入白萝卜、熟牛肉煸炒，再加水、粳米烧沸煮粥，调入茴香粉、盐、味精，最后撒上芥菜末即成。

【功效】适用于胃痛、胃炎。

香菇牛肉汤

【原料】香菇10克，瘦牛肉30克，粉面、味精、盐、香油各适量。

【制法】将香菇泡好；瘦牛肉用粉面裹好。待汤沸后放入香菇，再拨进牛肉片，同时点入适量味精、盐、香油，煮沸即可。

【功效】益气养血。适用于慢性胃炎。

猪血糯米膏

【原料】糯米、鲜猪血、花生米、盐、香油、花椒末、陈皮末、生姜末各适量。

【制法】糯米适量蒸熟，与鲜猪血、花生米及盐、香油、花椒末、陈皮末、生姜末各少许拌匀，打压成糕，蒸熟佐餐，或炒熟做菜。

【功效】适用于脾胃虚弱、健运失职型胃脘痛、贫血、肢软、乏力自汗等症。

鲤鱼内金姜椒汤

【原料】鲤鱼1条（约250克），鸡内金10克，生姜3片，胡椒1克，盐适量。

【制法】鲤鱼去鳞、内脏，与鸡内金、生姜、胡椒同入锅煮汤。入盐调味后即成。

【功效】适用于脾胃虚寒型胃脘痛。

鸡内金

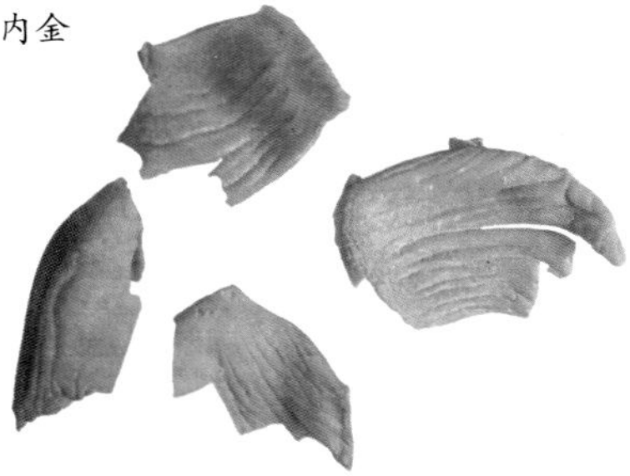

鸡内金，为家禽类鸡的胃内膜（鸡肫内的黄皮）。鸡内金味甘，性平，具有健胃消食，化积排石，固摄缩尿等作用。现代药理研究认为，鸡内金主要含有胃激素、角蛋白、氨基酸等成分。有增加胃液分泌量和胃肠消化能力、加快胃的排空速率等作用，是一种很常用的中药。

姜橘椒鱼羹

【原料】生姜片30克，橘皮10克，胡椒3克，鲫鱼1条（约250克），盐适量。

【制法】将生姜片、橘皮、胡椒

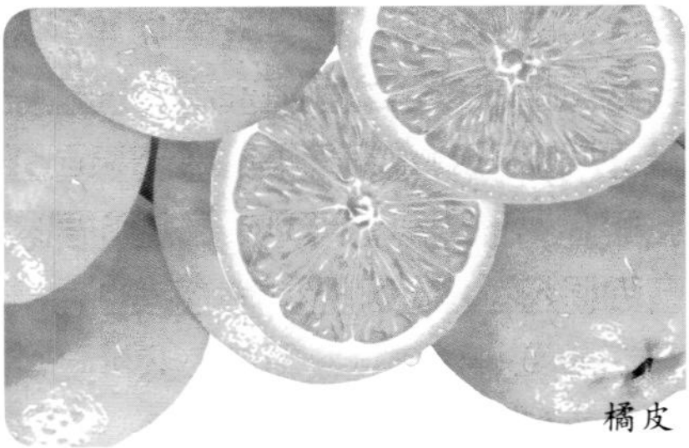

橘皮

橘皮，为云香科小乔木橘及其栽培变种的成熟果皮。味辛、苦，性温。归脾、肺经。行气除胀满，燥湿化痰，健脾和中。适用于胸腹胀满、不思饮食、呕逆咳痰、胃痛嘈杂等症。

用纱布包扎成袋，塞入去掉鳞、腮、内脏的鲫鱼腹中，加适量水，小火煨熟，加盐少许调味即成。

【功效】适用于胃寒气冷型腹痛及出现的食欲不振、消化不良、虚弱乏力等症。

十二、脂肪肝药膳

脂肪肝是指肝内脂肪蓄积过多，肝内脂肪含量超过10％的病症。肥胖、酗酒、糖尿病、药物中毒、妊娠、肝炎病毒或其他病原体感染等，都可引起脂肪肝。以病因分类可分为肥胖性脂肪肝、糖尿病性脂肪肝、酒精性脂肪肝、肝炎后脂肪肝、营养不良性脂肪肝等。其通常为良性病变，但个别患者有可能发展为肝硬化。本病中医学属于“积证”“痞满”“胁痛”“痰痞”等范畴。

山楂香菇粥

【原料】山楂15克，香菇10

克，粳米50克，白糖适量。

【制法】将山楂、香菇加温水浸泡，水煎去渣，取浓汁，再加适量水与粳米、白糖煮成粥。

【功效】健脾消食，活血化瘀，降脂。主治脾胃虚弱或兼血瘀型脂肪肝。

杞豉粥

【原料】枸杞叶15克，淡豆豉汁少许，粳米100克。

【制法】枸杞叶切碎，加入淡豆豉汁少许，粳米加水煮粥至熟即成。

【功效】滋补肝肾，益胃消食。适用于肝肾亏虚型脂肪肝。

兔肉健脾汤

【原料】山药、大枣各30克，枸杞子、党参、黄芪各15克，香橼9克，兔肉200克，盐、味精各少许。

【制法】将山药、大枣、枸杞子、党参、黄芪、香橼共装入纱布袋，扎口，与兔肉共煮熟，去药袋，入盐、味精调味即成。

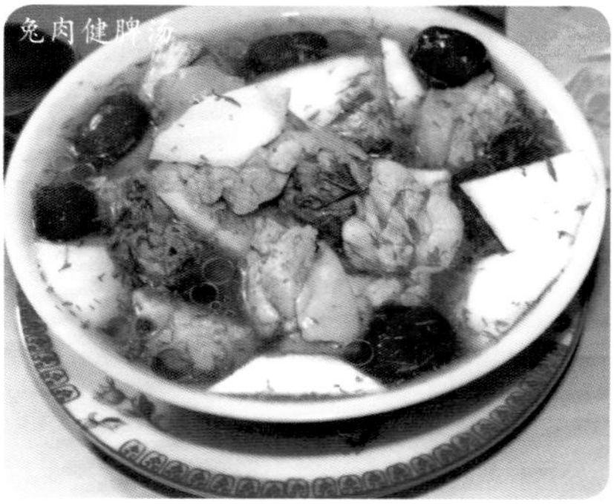
兔肉健脾汤

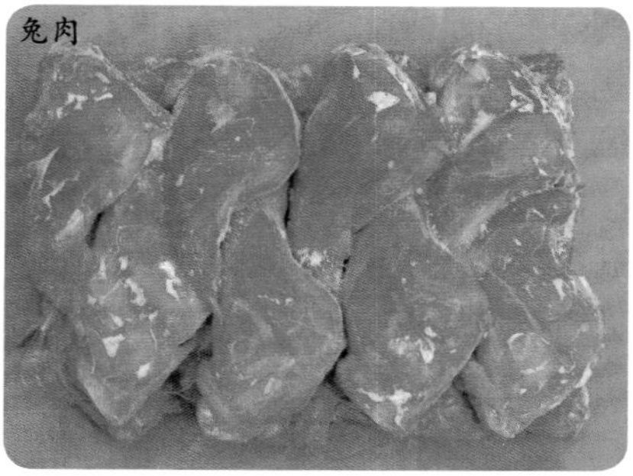
兔肉

兔肉，味辛、甘，性冷，无毒。归脾经。补中益气，止渴健脾，滋阴凉血，解热毒，利大肠。适用于阴虚失眠、热气湿痹、消渴、便血、胃热呕吐、消瘦乏力等症。兔肉还能增加人体血液中的磷脂，抑制胆固醇的有害作用，有助于避免动脉粥样硬化的发生和发展。

【功效】健脾益气，疏肝化湿。适用于脾气虚弱型脂肪肝。

赤小豆鲫鱼汤

【原料】鲫鱼250克，赤小豆60克，大蒜、陈皮、葱白各适量。

【制法】将鲫鱼洗净去鳞、内脏，与赤小豆及大蒜、陈皮、葱白适量共入锅内，文火炖熟即成。

【功效】利湿消肿解毒。适用于肥胖型脂肪肝或伴有高脂血症者。

金橘粥

【原料】粳米50克，鲜金橘（每个剖成4瓣）5个，白糖少许。

【制法】粳米加水，如常法煮粥，粥将煮稠时加入鲜金橘（每个剖成4瓣），调入少许白糖。

【功效】健脾化痰，理气和胃。适用于肝郁气滞型脂肪肝。

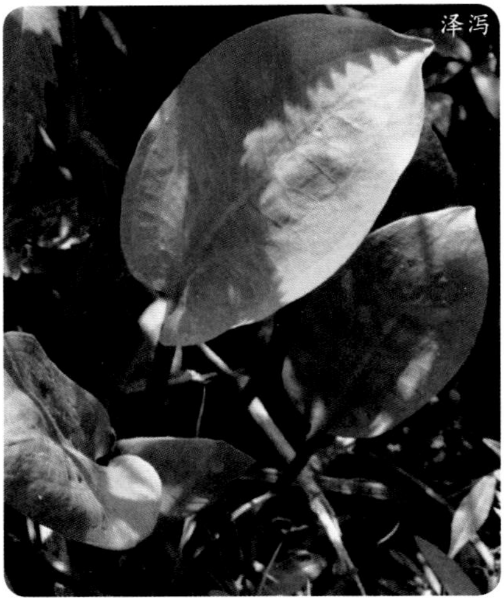

泽泻，别名水泽、如意花、车苦菜、天鹅蛋、天秃、一枝花。为泽泻科植物泽泻的干燥块茎。味甘，性寒。归肾、膀胱经。利小便，清湿热。适用于小便不利、水肿胀满、泄泻尿少、痰饮眩晕、热淋涩痛、高血脂等症。

泽泻杞苓鸡

【原料】母鸡1只，茯苓20克，枸杞子、泽泻各30克，黄酒少许。

【制法】母鸡剖腹，去内脏后洗净，茯苓及枸杞子、泽泻一同放入鸡腹内，鸡背朝下入大瓷盆，加黄酒少许于鸡腹内，大火隔水蒸2～3小时，去浮油即成。

【功效】滋补肝肾，健脾利水。主治肝肾亏虚或脾虚湿困型脂肪肝。

枸杞子女贞兔肉汤

【原料】兔肉100克，枸杞子、女贞子各10克。

【制法】将兔肉洗净切片，与枸杞子、女贞子同入沙锅，加适量水，以旺火烧沸后改小火煨30分钟。

【功效】滋补肝肾。主治肝肾阴虚型脂肪肝出现的胁肋隐痛、口干舌燥、心中烦热、头晕目眩、舌质红、少苔、脉细弦等症。

茯苓薏米粥

【原料】薏苡仁60克，茯苓粉、山楂肉各15克。

【制法】将薏苡仁、茯苓粉、山楂肉共煮成粥。

【功效】健脾化湿祛瘀。适用于脾虚湿盛或血瘀型脂肪肝。

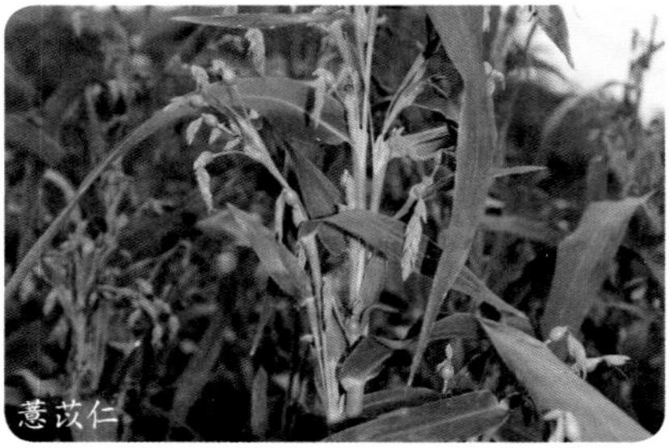

薏苡仁，别名米仁、六谷、川谷、菩提子。为禾本科植物薏苡的种仁。味甘淡，性凉。健脾渗湿，除痹止泻。适用于水肿、脚气、小便不利、湿痹拘挛、脾虚泄泻等症。

首乌玉竹粥

【原料】何首乌、玉竹、金樱子、枸杞子各12克，粳米100克。

【制法】何首乌、玉竹、金樱子先煎，去渣取汁，加入枸杞子、粳米共煮作粥。

【功效】滋补肝肾。适用于肝肾

阴虚型脂肪肝。

柴胡粥

【原料】柴胡、佛手各9克，郁金、生山楂、海藻各15克，粳米60克，红糖适量。

【制法】将柴胡、佛手、郁金、生山楂、海藻煎汤，去渣后加入粳米、红糖适量共煮成粥。

【功效】疏肝理气。适用于肝郁气滞型脂肪肝。

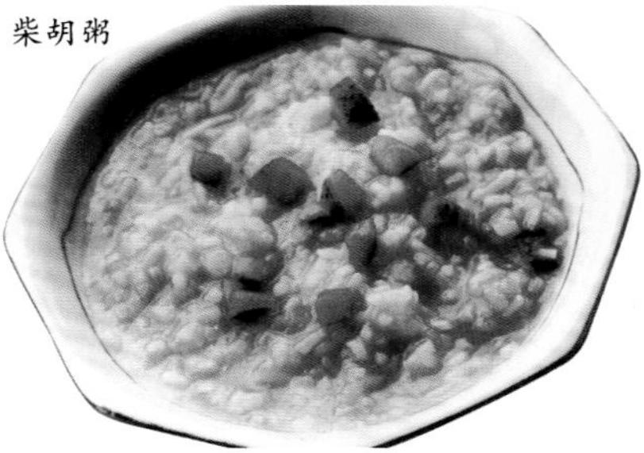

菖蒲郁金粥

【原料】石菖蒲、郁金各12克，姜半夏5克，粳米50克，冰糖适量。

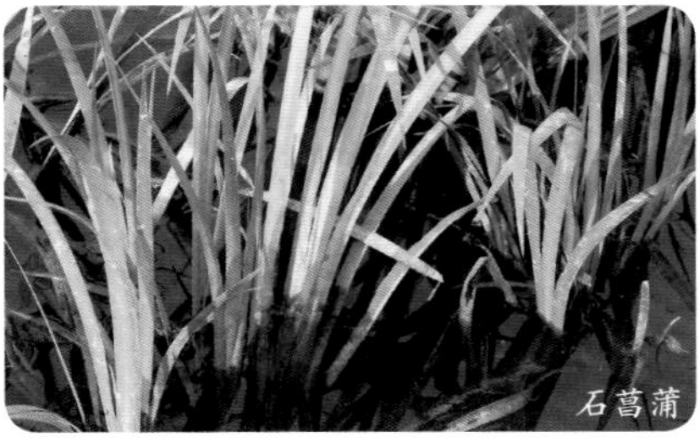

石菖蒲，别名山菖蒲、石蜈蚣、水剑草。为天南星科植物石菖蒲的根茎。味辛、苦，性温。具有化湿开胃，开窍豁痰，醒神益智之功效。适用于脘痞不饥、噤口下痢、神昏癫痫、健忘耳聋等症。

【制法】将石菖蒲、郁金与姜半夏水煎，去渣取汁，加入粳米煮粥，粥熟时加适量冰糖调味。

【功效】祛湿化痰，疏肝健脾。适用于痰湿困阻型脂肪肝。

十三、急、慢性肾小球肾炎药膳

肾炎有急性、慢性之分，临床以水肿、蛋白尿和高血压为特征。急性肾小球肾炎中医学多属于“风水”“阳水”范畴；慢性肾小球肾炎中医学多属于“正水”“石水”“阴水”范畴。药膳作为一种辅助疗法，对于本病症状的改善和机体的康复，均有积极作用。

急性肾小球肾炎有以下3种情况。

（1）风寒犯肺，三焦气滞：表现为恶寒、发热、咳嗽、气喘，头面和四肢浮肿，或伴有胸闷、口渴、尿少色黄赤、大便干、苔薄白、脉浮紧或沉细。

（2）风热郁肺，湿毒蕴结：表现为头痛、发热、咽喉红肿疼痛、口渴喜饮，开始头面或四肢轻度浮肿、逐渐高度浮肿，尿少赤涩、大便干、舌质红、苔白、脉沉滑数。

（3）热毒内攻，灼伤阴血：表现为咽峡红肿、咽后壁有脓疱，或扁桃体肿大，或轻度浮肿，口干、尿少赤涩或如洗肉水色血尿、舌质红、脉沉细数。

慢性肾小球肾炎有以下两种情况。

（1）脾肾阳虚，水湿泛滥：表现为面色白或萎黄、全身高度浮肿、腹部膨隆如鼓、肢凉怕冷、食欲不振、大便溏、小便少、尿色清、腰酸痛，舌质淡而胖大，边有齿痕，苔薄白、脉象沉细或沉缓。

（2）脾肾两虚，精血亏虚：表现为面色苍白无华、神疲体倦、腰酸膝软、尿有蛋白、舌质淡。

白茯苓粥

【原料】白茯苓粉15克，粳米100克，胡椒粉、盐、味精各少许。

【制法】粳米淘洗干净，将粳米、茯苓粉放入锅内，加水适量，用武火烧沸后转用文火炖至米烂，再加味精、盐、胡椒粉搅匀即成。

【功效】健脾胃，利水肿。适用于老年性浮肿。

鸭汁粥

【原料】鸭汤1000毫升，粳米50克。

【制法】粳米洗净。粳米、鸭汤（撇去浮油）放入锅内，用武火烧沸后，转用文火煮至熟即成。

【功效】益肺肾，消水肿。适用于肺肾亏损、水肿等症。

鲤鱼冬瓜汤

【原料】鲤鱼2条，赤小豆30克，冬瓜1500克，大葱5棵。

【制法】鲤鱼去鳞及内脏并洗净，加水5碗与赤小豆、冬瓜、大葱

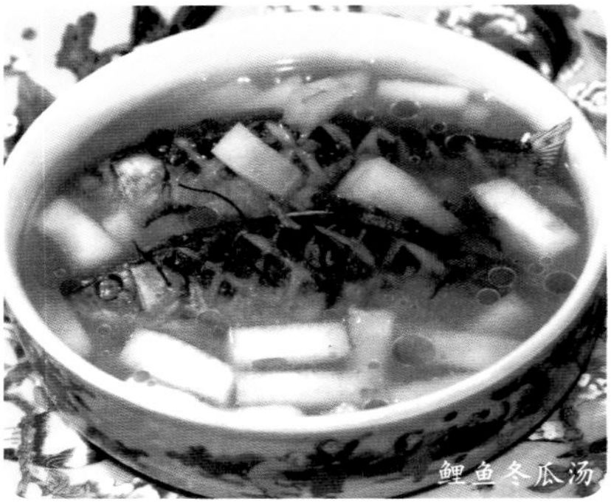
鲤鱼冬瓜汤

共同煮至3碗汤。

【功效】适用于恶寒发热、头晕、咽喉肿痛、小便不利、色黄或赤等症。

小白菜薏米粥

【原料】小白菜500克，薏苡仁60克。

【制法】薏苡仁煮成粥，再加入切好的小白菜，待菜熟即成，不可

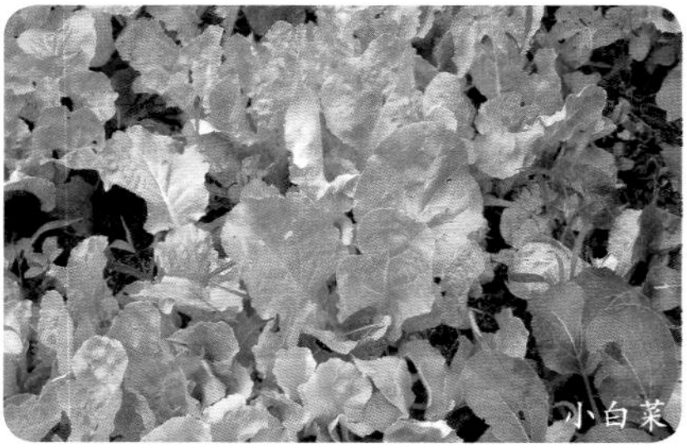
小白菜

小白菜，别名青菜、鸡毛菜、油白菜。十字花科芸苔属，一年生草本植物。小白菜中所含的矿物钙、磷能够促进骨骼的发育，加速人体的新陈代谢和增强机体的造血功能。胡萝卜素、烟酸等营养素，也是维持生命活动的重要物质。它还富含维生素 B_1、维生素 B_6、泛酸等，具有缓解精神紧张的功能。富含维生素A、维生素C、钾、硒等，有助于荨麻疹的消退。

久煮。

【功效】适用于面色苍白、咽痛口干、心烦、尿赤者。

双皮汤

【原料】葫芦壳50克，冬瓜皮30克，大枣5枚。

【制法】把上述各味药共加水400毫升煎至150毫升，去渣留汁。每日1剂，服至浮肿消退为止。

【功效】适用于浮肿症者。

鲫鱼粥

【原料】鲫鱼2条，粳米60克，鲜芦根6克。

【制法】鲫鱼去除内脏，洗净，与鲜芦根、粳米共同煮成粥。

【功效】温补脾肾，通阳利水。

冬瓜砂仁汤

【原料】冬瓜1000克，砂仁30克。

【制法】将冬瓜、砂仁共同炖成汤。

【功效】利尿。

生姜大枣粥

【原料】鲜生姜12克，大枣6枚，粳米90克。

【制法】将生姜洗净后切碎，用大枣、粳米共煮成粥。

【功效】适用于轻度浮肿、面色萎黄等症。

黑芝麻茯苓粥

【原料】黑芝麻6克，茯苓20克，粳米60克。

【制法】将茯苓切碎，放入锅内煎汤，再放入黑芝麻、粳米煮粥即成。

【功效】适用于精神委靡等症。

芡实粥

【原料】芡实、糯米各30克，白果10枚。

【制法】先将净白果去壳去心，将白果与芡实、糯米共同煮成粥。

【功效】平肝潜阳，固肾。

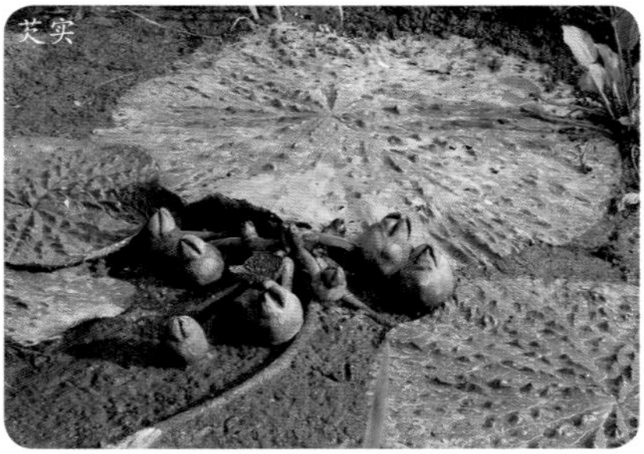

芡实，别名鸡头子、鸡头米、鸡头。为睡莲科植物芡的干燥成熟种仁。秋末冬初采收成熟果实，除去果皮，取出种子，洗净，再除去硬壳（外种皮），晒干即成。芡实含淀粉、蛋白质、脂肪等化学成分。味甘、涩，性平。归脾、肾经。具有益肾固精，补脾止泻，祛湿止带之功效。适用于梦遗滑精、遗尿尿频、脾虚久泻、白浊、带下等症。

十四、泌尿系感染药膳

泌尿系感染是指病原微生物侵入泌尿道引起的肾盂肾炎、膀胱炎或尿道炎，在不易定位时统称泌尿系感染。尿路感染是指尿路内有大量微生物生长繁殖，所引起的尿路炎症；

但以细菌性尿路感染为最常见，故临床上所说尿路感染，即尿路的细菌性感染。临床特点主要表现为尿频、尿急、尿痛，亦有少数患者无临床症状，仅靠实验室检查而确诊。尿路感染是引起老年人发热的第二大原因，也是引起菌血症的最常见原因，女性发病率为男性的8～10倍。患儿临床表现可因感染部位（上或下泌尿道）、年龄及病程而异。新生儿、婴幼儿以全身症状为主，泌尿系局部症状可不明显；年长儿除全身症状外，局部症状明显，为儿科较常见疾病，在泌尿系统疾病住院患儿中居第三位。新生儿期男孩发病率高于女孩，1岁后女孩多见。感染病原以革兰阴性杆菌最为常见（约占70%），其中大肠埃希菌、变形杆菌、克雷伯菌、产气杆菌和铜绿假单胞菌较为常见。本病中医学属于“淋证”“腰痛”等范畴。

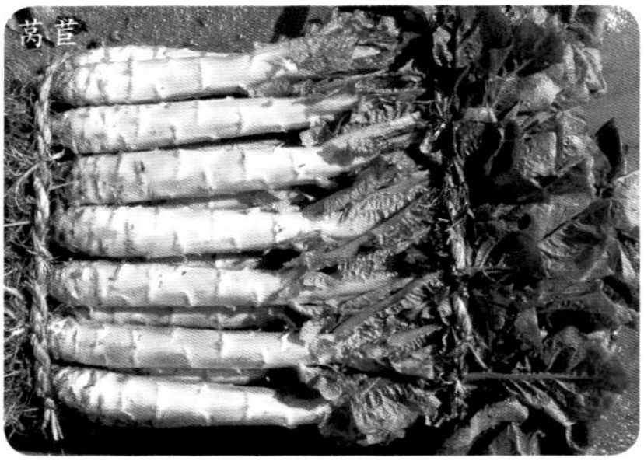

莴苣，别名莴苣笋、莴笋、千金菜。菊科莴苣属，一二年生草本植物。莴苣可分为叶用和茎用两类。叶用莴苣又称生菜，茎用莴苣又称莴笋、香笋。莴苣味苦、甘，性凉。归大肠、脾、胃经，有清热利尿，通脉下乳之功效。

凉拌莴苣丝

【原料】鲜莴苣（去皮）250克，盐、黄酒各适量。

【制法】将鲜莴苣用冷开水洗净、切丝，加适量盐、黄酒拌食。

【功效】清热利湿。适用于湿热中阻型尿路感染，症状特征为尿频、尿急、尿痛、小便短赤，或有浮肿。

紫苏炒田螺

【原料】田螺（先用清水养2日，并需常换水以去泥污）250克，鲜紫苏叶（切碎）5～8片，盐适量。

【制法】将田螺斩去少量田螺尾尖部，沥干水。起油锅，放入鲜紫苏叶、田螺略热炒后，放盐炒熟即成。

【功效】利尿通淋，清热化湿。适用于膀胱湿热型尿路感染，症状特

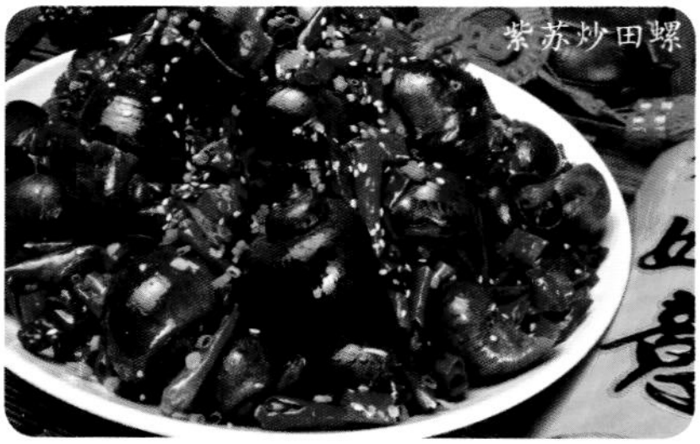

田螺，别名黄螺，古称田蠃。属腹足纲、栉鳃目、田螺科、圆田螺属。为田螺科动物中国圆田螺或其同属动物的全体。味甘、咸，性寒。归膀胱、肠、胃、肝、脾经。清热，利水。适用于热结小便不通、黄疸、脚气、水肿、消渴、痔疮、便血、目赤肿痛、疔疮肿毒等症。

征为小便不利尿频、尿急、尿痛，或有浮肿。

二草生地粥

【原料】通草6克，茜草15克，生地黄30克，小米50克。

【制法】通草、茜草、生地黄水煎取液，加入小米煮粥。

【功效】利尿通淋，凉血止血。适用于尿路感染、湿热下注型血淋。

车前土茯苓粥

【原料】车前子、车前草各50克，土茯苓、粳米各100克。

【制法】车前子、车前草与土茯苓同入水煎，沸后15分钟去渣取汁，然后加入粳米熬粥，随意食。

【功效】清热解毒，通淋利尿。适用于急性尿路感染出现的发热、微恶风寒、小便不利、尿时涩痛等症。

冬瓜豆豉粥

【原料】冬瓜（连皮、切片）500克，淡豆豉、粳米各50克。

【制法】将冬瓜与淡豆豉、粳米同入水熬粥。

【功效】清热祛暑，通淋利尿。适用于外感暑湿之邪、膀胱气化失利所致尿路感染，症状特征为小便短涩、尿道灼痛。

玉米蚌肉汤

【原料】新鲜玉米1条，蚌肉60克。

【制法】将新鲜玉米去衣，留须后切段，放进锅内，加适量水，大火煮沸后改小火煮20分钟，加入蚌肉煮30分钟即成。

【功效】健脾补虚，清热利尿。适用于脾肾气虚、湿热内蕴型尿路感染等症。

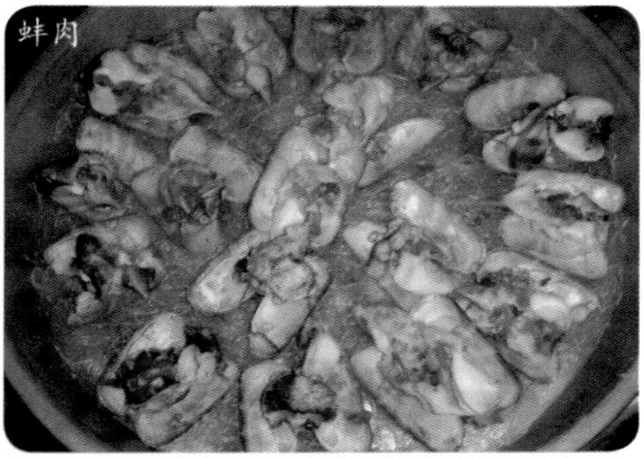

蚌肉，别名河歪、河蛤蜊。为蚌科动物背角无齿蚌或褶纹冠蚌、三角帆蚌等蚌类的肉，味甘、咸，性寒。归肝、肾经。清热，滋阴，明目，解毒。适用于烦热、消渴、血崩、带下、痔瘘、目赤、湿疹等症。

金石赤豆粥

【原料】金钱草、粳米各50克，石韦、赤小豆各30克。

【制法】将金钱草、石韦水煎取汁，加入赤小豆、粳米煮粥即成。

【功效】清热化湿，利尿排石。适用于尿路感染、湿热型石淋等症。

青豆粥

【原料】通草30克，青豆、小麦各500克。

【制法】通草用水煎，去渣取汁约1000毫升，然后在汁中加入青豆、小麦如常法熬粥。

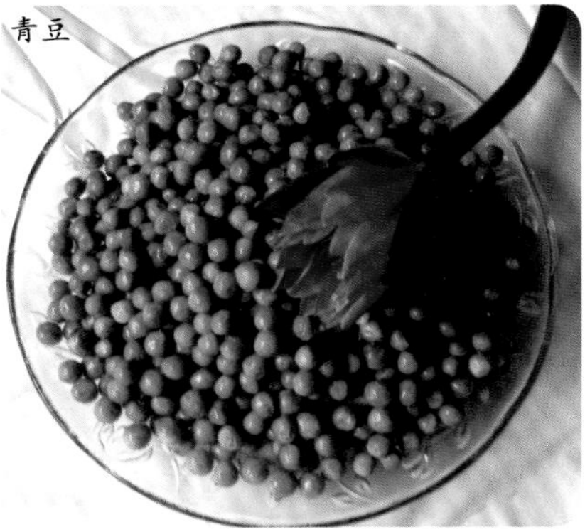

青豆，是大豆（黄豆）的嫩果实。味甘，性平。具有补中益气，下气，利小便，解疮毒等功效。它含丰富的蛋白质，其中含有人体必需的多种氨基酸，尤其以赖氨酸含量高。其制品不含胆固醇，可预防心血管病。

【功效】清热，通淋，利尿。适用于急性尿路感染，症状表现为小便短涩、淋沥而下。

益肾粥

【原料】冬葵叶100克，猪肾（切细）1个，粳米50克。

【制法】冬葵叶煎沸，去渣取汁，然后加入猪肾、粳米煮粥。

【功效】补益脾肾，利尿通淋。适用于慢性脾肾两虚型尿路感染。

莲子六一汤

【原料】莲子（去心）60克，生甘草10克，冰糖适量。

【制法】莲子、生甘草加水煎至莲子烂熟，加入适量冰糖即可。

【功效】清心火，祛湿热。适用于膀胱湿热型尿路感染，症状特征为尿频、尿急、尿痛、心烦不眠。

黄芪鲤鱼汤

【原料】生黄芪60克，鲜鲤鱼1条（250～500克）。

【制法】用生黄芪煎取汁，加入鲜鲤鱼同煮成汤。

【功效】健脾益气。适用于气虚型尿路感染，症状特征为小便淋沥不已、余沥难尽，或尿有热感，时轻时重、遇劳则发或加重。

十五、泌尿系结石药膳

泌尿系结石是指一些晶体物质（如钙、草酸、尿酸、优氨酸等）和有机基质（如蛋白聚糖、酸性黏多糖等）在泌尿系统中的异常聚集。多数患者有不同程度的腰腹或尿道疼痛以及血尿，结石梗阻或反复感染者可并发肾积水、梗阻性肾病、肾衰竭等严重并发症，临床上危害很大。病因复杂，与自然、社会环境、种族、遗传、代谢异常、饮食习惯、所患疾病等因素有关。多发生于青壮年，21～50岁者占80%以上，我国南方肾结石的发病率远较北方更多。尿结石多数在肾内形成，老年人泌尿系结石则常与下尿路梗阻、少动或长期卧床、尿路感染，或甲亢有关。本病中医学属于“石淋”“血淋”范畴。

金钱草鸡脑汤

【原料】金钱草50克，鸡脑

2个，酱油适量。

【制法】金钱草用冷水浸70分钟，鸡脑去渣，留肫内皮，共用小火炖1小时，服用时，鸡脑切片蘸酱油。

【功效】化石通淋，清热利水，健胃消食。适用于湿热内蕴型尿路结石。

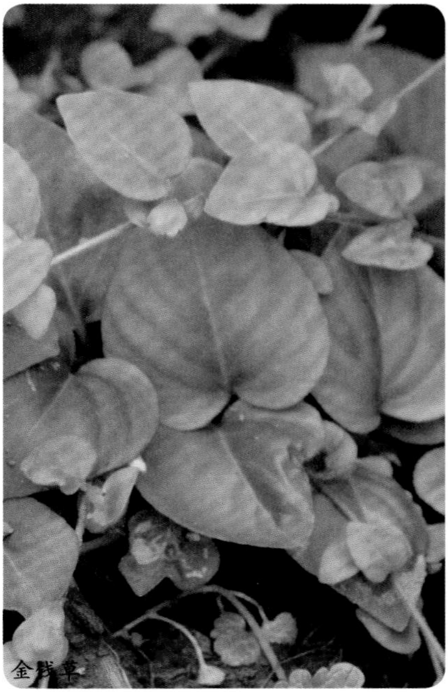

金钱草，别名大金钱草、对座草、路边黄、遍地黄、铜钱草、一串钱、寸骨七。为报春花科植物过路黄的干燥全草。生于山地林缘、沟边、溪旁。分布于华北、华东、中南、西北、西南。味甘、咸，性微寒。归肝、胆、肾、膀胱经。清利湿热，通淋消肿。适用于热淋、沙淋、尿涩作痛、黄疸尿赤、痈肿疔疮、毒蛇咬伤、肝胆结石、尿路结石等症。

鸡肫方

【原料】鸡肫1个。

【制法】将鸡肫晒干，捣碎研末，白开水送服。每日早、晚各1次，可连续服。

【功效】化石通淋。适用于尿路结石、胆结石、小便淋沥、尿道刺痛。

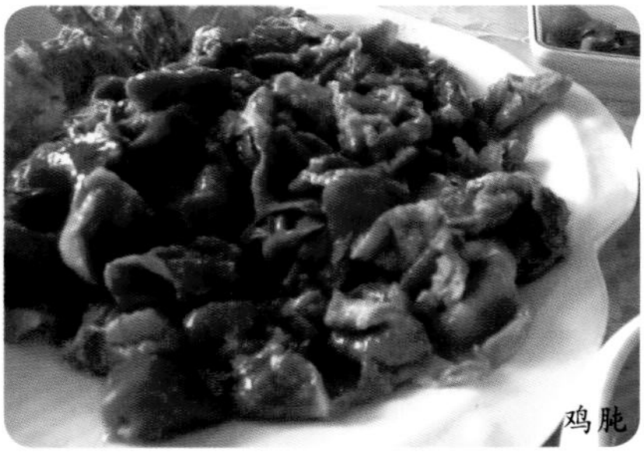

鸡肫，别名鸡胃。鸡杂之一。味甘，性平，有消食积，健脾胃的功效。可治疗食积胀满、呕吐反胃、遗溺等症。

花生莲肉汤

【原料】莲子（连衣）、花生仁（连衣）各30克，白糖适量。

【制法】将莲子用温水浸30分钟，剥开去心，加入花生仁炖至酥软，再加适量白糖即可。

【功效】益肾健脾，生血止血。适用于尿路结石，症状特征为长期血尿淋沥、脾虚体弱。

茯苓核桃饼

【原料】茯苓60克，鸡内金（焙）15克，核桃仁120克，香油、蜂蜜各适量。

【制法】茯苓、鸡内金研成细粉，调糊做薄层煎饼。核桃仁用香油炸酥，加蜂蜜适量调味，然后共研成膏，做成饼馅。

【功效】健脾补肾，化石通淋。适用于脾肾偏虚型尿路结石。

荠菜炒地龙

【原料】柴草灰1碗，热水半盆，活地龙、荠菜各300克，黄酒、酱油、细盐、生姜、大蒜各适量。

【制法】将柴草灰倒入盆内，加热水半盆搅拌10分钟，澄取清液，放入活地龙致死，洗净腹泥，去头部切段，与荠菜及黄酒、酱油、细盐、生姜、大蒜各适量同炒熟即成。

【功效】清热止血，利尿。适用于湿热下注型尿路结石，症状特征为血尿、泌尿系感染。

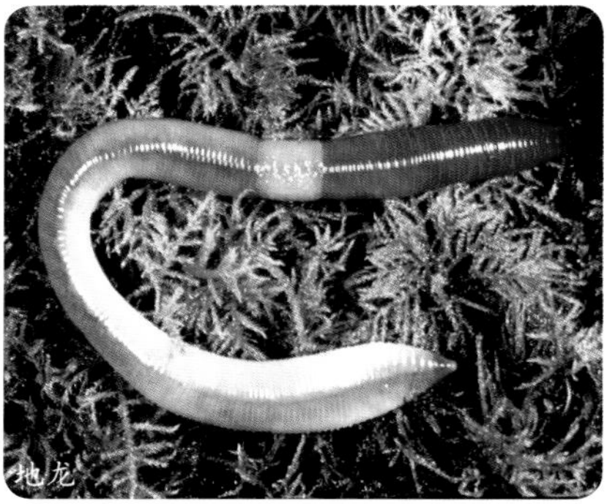

地龙，为蚯蚓科动物参环毛蚓或编蚯蚓等的干燥全体。味咸，性寒，归肝、脾、膀胱经。有清热熄风，平喘，通络，利尿之功效，适用于高热惊痫、抽搐等症。

荷叶滑石茶

【原料】鲜荷叶1张，滑石30克，甘草梢5克。

【制法】鲜荷叶分成4等份，包滑石、甘草梢，共煎汤。

【功效】清暑解热，通淋化石，缓中止痛。适用于暑湿内盛型尿路结石。

酸甜藕片

【原料】山楂糕50克，鲜藕150克。

【制法】鲜藕去皮，切薄片，烫熟，在2片中夹1片山楂糕即成。

【功效】止血祛瘀。适用于瘀血、湿热内蕴型尿路结石。

黄鱼耳石当归汤

【原料】黄鱼耳石、当归各15克。

【制法】黄鱼耳石、当归，同煎汤服。

【功效】下石淋，利小便。适用于肾结石、膀胱结石、胆结石症。

藕节茅根车前汤

【原料】鲜藕节、鲜车前草各50克，鲜白茅根100克。

【制法】将鲜藕节、鲜车前草、鲜白茅根加适量水并煎沸即成。

【功效】清热利尿，凉血止血。适用于湿热下注型膀胱型尿路结石，症状特征为血尿、尿不尽。

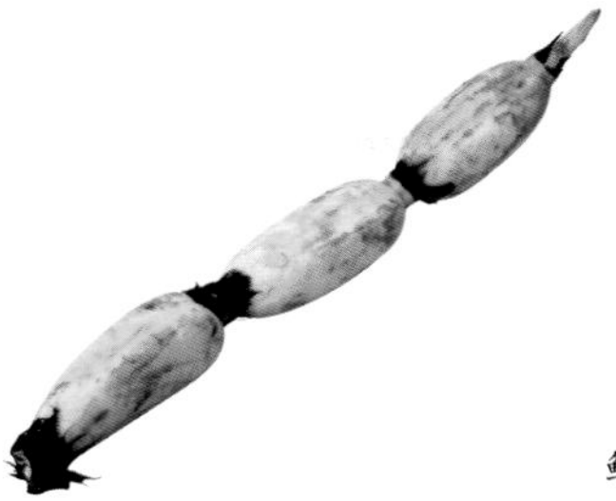
鲜藕

藕，别名连菜、莲藕、菡萏、芙蕖。是睡莲科莲藕的地下茎的膨大部分。味甘，生藕性寒，熟藕性温。生藕清热，凉血，止血，散瘀；熟藕健脾，开胃，养血。鲜藕适宜吐血、口鼻出血、咯血、尿血以及血友病患者打汁服用；生藕适宜原发性高血压、糖尿病、肝病、便秘、脾胃气虚、食欲不振、缺铁性贫血、营养不良之人生食。

十六、肾病综合征药膳

肾病综合征是一种比较顽固的病症，临床中的治疗难度很大。肾病综合征不是一个疾病名，它是一组由多种病因引起的临床症候群，最基本的特点是高蛋白尿、低蛋白血症、水肿和高脂血症，临床中称为“三高一低”症状。

大蒜蒸西瓜

【原料】大蒜（去皮）60～90克，西瓜1500～2000克。

【制法】先以尖刀在西瓜蒂上挖一个三角形洞，将大蒜纳入西瓜内，再用挖出的瓜皮塞住洞口，隔水蒸熟。

【功效】清热利尿。适用于肾病综合征。

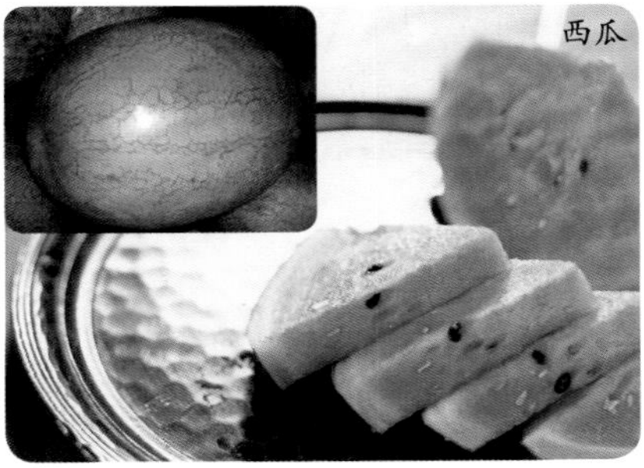
西瓜

西瓜，异名寒瓜、天生白虎汤。为葫芦科植物西瓜的果瓤，一年生蔓生藤本。味甘，性寒。归心、胃、膀胱经。清热解暑，除烦止渴，利小便。适用于暑热烦渴、热盛津伤、小便不利、喉痹、口疮等症。中寒湿盛者忌服。

滋阴海带丝

【原料】决明子、生地黄、枸杞子各15克，石决明（捣碎）30克，海带50克，莴笋100克，醋、盐、白糖、香油各适量。

【制作】将前4味药加水煎取浓汁。海带用水发软，同莴笋均切成细丝，加入药汁、醋、盐、白糖、香油调味即成。

【功效】滋阴凉血，平肝降压。适用于肾病综合征。

鳝鱼芹菜炒翠衣

【原料】鳝鱼200克，西瓜皮、芹菜各150克，姜丝、葱段、蒜片、味精、香醋、麻油各适量。

【制法】将鳝鱼活杀，去内脏，洗净切丝；西瓜皮洗净切条；芹菜去根、叶，切段，入热水中焯一下捞起；起麻油锅，待油热后倒入鳝鱼丝，炒半熟时，加入西瓜皮、芹菜、姜丝、葱段、蒜片、味精、香醋，翻炒至熟即成。

【功效】适用于肾病引起的高血压。

核桃山楂菊花汤

【原料】核桃仁125克，山楂60克，菊花12克，白糖150克。

【制法】将核桃仁洗净，用石磨磨成浆汁，倒入瓷盆中，加清水稀释调匀备用；将山楂、菊花洗净，水煎2次，去渣取汁共1000毫升。将山楂菊花汁同核桃仁浆汁一块倒入锅中，加白糖搅匀，置火上烧至微沸即成。

【功效】润肺益肾，平肝明目，滑肠润燥，通利血脉。适用于肾病引起的高血压。

五味杜仲炖羊肾汤

【原料】羊肾2个，杜仲15克，五味子6克。

【制法】羊肾切开去脂膜，洗净切片；杜仲、五味子分别洗净。将以上用料一齐放入炖盅内，加适量水，用文火隔开水炖1小时即成。

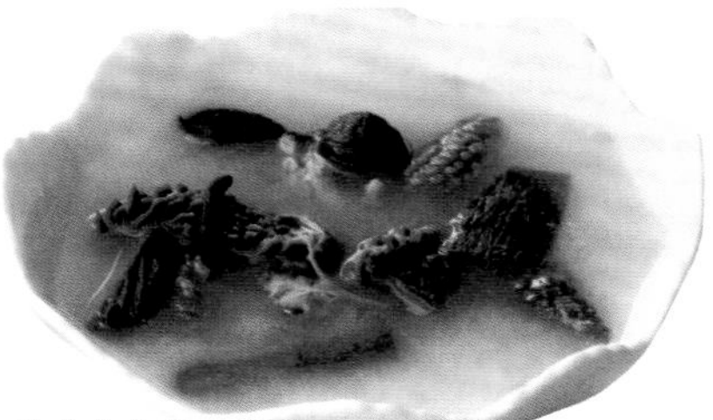

五味杜仲炖羊肾汤

【功效】温肾涩精，收摄蛋白，强筋健骨。适用于肾病综合征。

巴戟苁蓉鸡肠汤

【原料】鸡肠100克，巴戟天12克，肉苁蓉15克，生姜、盐各适量。

【制法】将鸡肠搓洗干净，切段，巴戟天、肉苁蓉分别洗净，装入纱布袋内，扎紧袋口，与鸡肠同放沙锅内，加适量清水和姜片、盐，武火煮沸后，改用文火煮1小时，捞出药袋，入盐调味即成。

【功效】温肾固摄。适用于肾病综合征。

茯苓鲤鱼汤

【原料】鲤鱼500克，茯苓20克，葱、姜各适量。

【制法】将茯苓放入鲤鱼腹中，加水煮熟，以葱、姜调味。

【功效】补脾利尿，养阴除湿，消肿。适用于肾病综合征。

茯苓鲤鱼汤

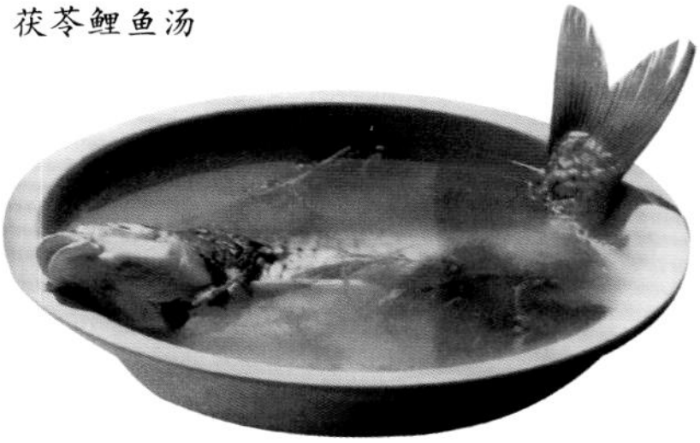

花生猪尾汤

【原料】猪尾1条，花生米60克。

【制法】将猪尾刮洗干净，斩小段，花生米洗净，与猪尾同放沙煲内，加清水适量，武火煮沸，改用文火煲至花生米烂熟即成。

【功效】健脾和胃，益肾利水。适用于肾病综合征。

莲子龙须猪肉汤

【原料】莲子40克，龙须菜45克，腐竹、猪瘦肉各100克，味精少许。

【制法】将腐竹、龙须菜水发后，切细，猪瘦肉洗净切片，同莲子共入锅中，加适量水煮汤，调入味精即成。

【功效】清热理肠，收摄蛋白，降压降脂。适用于肾衰竭多尿等症。

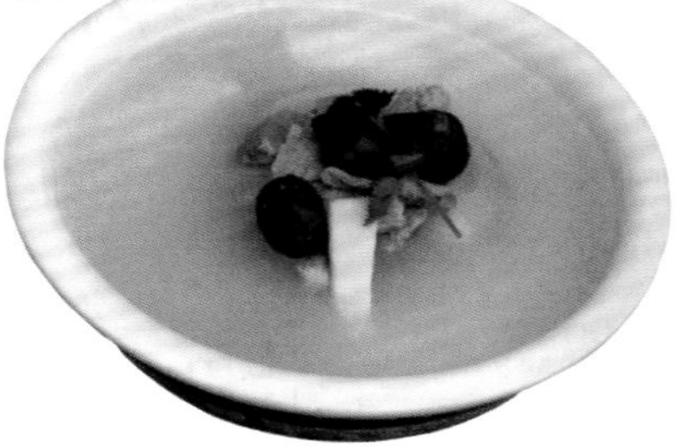

玉米西瓜香蕉汤

【原料】玉米须60克，鲜西瓜皮200克（干品50克），香蕉3条，冰糖适量。

【制法】将玉米须洗净、鲜西瓜皮洗净切块，香蕉剥去皮。将以上几味一齐放入沙锅内，加清水4碗，用文火煲至1碗，再加入冰糖调味即成。

【功效】滋阴祛湿，利尿消肿。适用于慢性肾功能衰竭。

十七、肾结核药膳

肾结核是由结核分枝杆菌侵犯肾脏而引起的慢性疾病，在发生肾结核以前，大多先有肺、淋巴结、肠、骨或关节等部位的结核病灶，其中以肺结核最为主要。当机体抵抗力降低时，原发病灶的结核分枝杆菌便趁机侵入肾脏。从肾脏感染结核分枝杆菌到出现症状，需要多年时间，最长达8～10年。

肾结核的典型症状是尿频、尿急、尿痛。随着病情加重，排尿更加频繁，每日可达数十次，甚至有尿失禁现象。血尿是肾结核另一个重要症状，有时可见尿液染成红色，有时显微镜检查可以看到红细胞。尿液多呈不同程度的混浊，严重者呈米泔水样，并含有较多的碎屑或絮状物，这种尿液称为脓尿，内有肾脏排出的干酪样坏死组织和脓细胞。肾结核晚期可出现低热、盗汗、食欲减退、贫血等症状。

菟丝饼

【原料】菟丝子20克，面粉150克，鸡蛋1枚，葱20克，盐6克，植物油适量。

【制法】将菟丝子打成细粉，与面粉混匀，加入鸡蛋、葱花、盐调匀成面团，将面团用擀面杖擀成饼状。

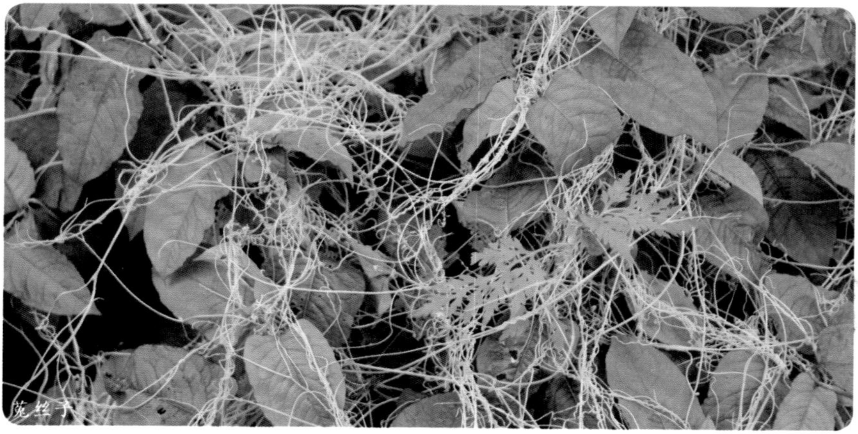

菟丝子，别名豆寄生、无根草、黄丝、黄丝藤、无娘藤、金黄丝子。为旋花科植物菟丝子的干燥成熟种子。味甘，性温。归肝、肾、脾经。滋补肝肾，固精缩尿，安胎，明目，止泻。适用于阳痿遗精、尿有余沥、遗尿尿频、腰膝酸软、目昏耳鸣、肾虚胎漏、胎动不安、脾肾虚泻等症。外治白癜风。

将炒锅加入植物油，用中火烧至六成熟时，放入面饼，两面煎黄、煎熟即成。

【功效】补肾固腰，益气补血。

阿胶贝母鸡

【原料】阿胶12克，桔梗、天冬各15克，川贝母、藕节、白英、葱各20克，母鸡1只，盐5克，姜10克，绍酒20毫升，上汤800毫升。

【制法】将鸡宰杀后，去毛及内脏。将阿胶、川贝母、桔梗、天冬、藕节、白英、葱、姜洗净后装入鸡腹内，把鸡放入蒸盆内，加绍酒、盐、上汤，把鸡盆放入蒸笼内，用大火蒸1小时即成。

【功效】补肺肾，止咳嗽。有肺结核者食之尤宜。

九仙水鱼汤

【原料】党参、茯苓、白术、沙参、百部、天冬各9克，生地黄、百合、川贝母各12克，甲鱼1只，冰糖50克。

【制法】将甲鱼剁去头、爪，除去内脏；将以上9种药物去杂质，同甲鱼放入炖锅内，加水2000毫升，放入冰糖。将锅置武火上烧沸，再用文火炖熬50分钟即成。

【功效】滋阴补肾，抗劳补虚。

冰糖银耳莲子羹

【原料】银耳20克，莲子、冰糖各30克。

【制法】将银耳、莲子分别用温水发透；银耳去蒂根，撕成瓣，洗净；莲子去心，冰糖打碎，将银耳、莲子放入炖锅内，加清水，放入冰糖，用中火烧沸，文火炖熬1小时即成。

【功效】补益脾胃，益肾固精。

洋参八宝鸡汤

【原料】鸡1只，西洋参10克，冬虫夏草、杏仁、白果、川贝母、百合、百部、鳖甲各12克，冰糖60克。

【制法】将鸡宰杀后，去毛及内脏；西洋参切片，冬虫夏草酒泡，杏仁炒香，川贝母打碎，百部酒炙，百合蜜炙，白果去壳及心，鳖甲醋制，冰糖打碎。将以上8味放入鸡腹内，然后放进锅，加水3000毫升，放入冰糖，把锅置武火上烧沸，用文火炖熬1小时即成。

【功效】滋补气血，抗结核。

杜仲冬菇煲猪腰

【原料】杜仲20克，猪腰2只，肉汤500毫升，西芹50克，盐5克，黑木耳、冬菇、猪油各30克。

【制法】将猪腰一切两半，除去白色臊腺不用，切成腰花；杜仲用盐水炒焦，切丝；冬菇一切两瓣，黑木耳水发透，去蒂根，洗净；西芹洗净切段。将猪腰花、木耳、杜仲、冬菇、西芹、盐、猪油共放煲内，加肉汤，用中火烧沸，文火煲40分钟即成。

【功效】补益气血，益脾固肾。

十八、糖尿病药膳

糖尿病是指由于胰岛β细胞不能正常分泌胰岛素导致人体内胰岛素不足，引起人体内出现以糖代谢紊乱为主的糖、脂肪、蛋白质三大营养物质代谢紊乱而发生的一种疾病。

糖尿病起病可急可缓，其临床症状与分型关系密切，也就是说，糖尿病的类型不同，临床表现也不同。典型的症状是“三多一少”，三多指的是多饮，多食，多尿；一少是指消瘦或体重减轻。糖尿病患者出现多饮是由于多尿使人体内的水分大量丢失，患者感觉口渴不止，从而通过大量饮水来补充；多食是由于体内主要提供能量的葡萄糖不能被充分利用，从尿中大量排出，患者由于糖分丢失过多，处于饥饿状态，引起食欲亢进，一般情况下，尿中丢失的糖越多，多食的症状也越明显；多尿是由于血糖、尿糖过高，不能被充分利用，特别是葡萄糖从肾小球滤出后不能完全经肾小管重吸收而形成渗透性利尿造成的。血糖、尿糖越高，排出的尿量也越多。而机体由于不能充分有效地利用葡萄糖，使脂肪、蛋白质分解加速，大量消耗，加上组织失水是引起体重减轻的主要原因。

糖尿病的典型症状是三多一少，但实际上糖尿病的表现是多种多样的，有些患者仅表现1～2种症状，有些糖尿病患者初发病时甚至可能完全无症状或缺乏明显症状。

山药焖萝卜

【原料】山药、番薯各100克，白萝卜400克，姜片、葱节各少许，油、盐、味精各适量。

【制法】将山药、番薯洗净去皮，萝卜洗净，均切成小方块备用。油烧热，下姜片、葱节爆香，加入山药、番薯、萝卜焖熟，加盐、味精调味即成。

【功效】降血糖。适用于糖尿病。

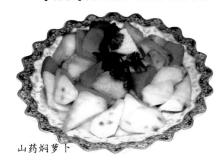

山药焖萝卜

乌豆焖狗肉

【原料】狗肉100～150克，乌豆50克，花生油、盐、味精、姜、葱、蒜各适量。

【制法】狗肉切小块，与乌豆同入锅，加水焖至狗肉、乌豆熟烂，再加入花生油、盐、味精及姜、葱、蒜碎末拌匀，略煮沸即成。

【功效】补中益气，温肾助阳。适用于小儿糖尿病。健康儿童常服能增强体质。

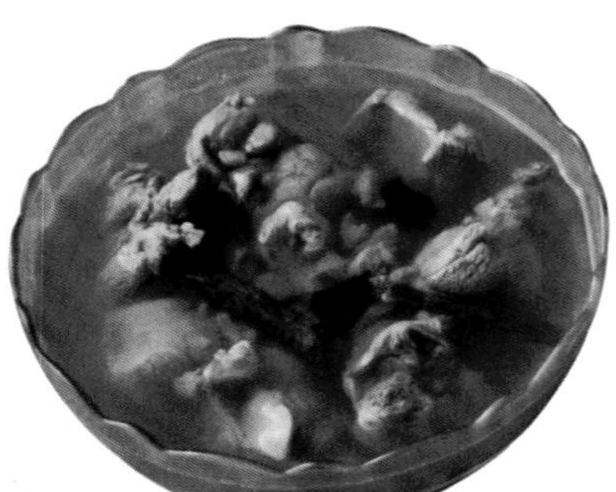

乌豆焖狗肉

牛肉丸子汆冬瓜

【原料】牛肉末100克，冬瓜250克，盐5克，葱、姜各少许，香油、酱油各5毫升。

【制法】牛肉末用葱、姜各少许及酱油调匀。将水煮沸，将牛肉末挤成丸子入锅，随即放冬瓜、盐煮至熟透，浇上香油即成。

【功效】适用于糖尿病。

肉桂炖鸡肝

【原料】肉桂2～3克，新鲜鸡肝1～2副。

【制法】肉桂切细粒，新鲜鸡肝切小块，共装炖盅内拌匀，加适量清水，盖紧，隔水炖熟。

【功效】温补肾阳。适用于小儿糖尿病、遗尿症，以及一般人出现的肾虚腰冷、夜多小便等症。

附子猪肚丸

【原料】猪肚1个，附子（炮）、槟榔各30克，鳖甲（醋煮）25克，当归、知母、木香、川楝子、秦艽、大黄（酒蒸）、龙胆、白芍、补骨脂、枳壳（款炒）各15克，蜜酒3000毫升，童便5000毫升。

【制法】附子（炮）、槟榔、鳖甲（醋煮）、当归、知母、木香、川楝子、秦艽、大黄（酒蒸）、龙胆、白芍、补骨脂、枳壳（款炒）各研成细末，和匀后分成3份，取2份纳入猪肚中，用线缝定，与蜜酒、童便共熬至猪肚干烂，取出后研成细末，与剩下1份药末同捣为丸，如梧桐子大小。服用时每次30～50丸，水饮送服。

【功效】适用于糖尿病，症状特征为饮食倍常、肌肤不润、日渐消瘦、大便反坚、小便无度。

香菇木耳焖豆腐

【原料】香菇、白木耳各30克，金针菇15克，豆腐250克，黑木耳、绿豆粉丝、葱各适量。

【制法】香菇、白木耳、金针菇水浸。豆腐切块，起油锅煎香，加入适量清水，并加入香菇、黑木耳、金针菇，文火焖30分钟，再放入绿豆粉丝、葱，调味即成。

【功效】清养肺胃，宽肠降浊。适用于小儿肺胃阴虚型糖尿病，症状特征为口干口渴、多饮多食、能食而形瘦、大便干结、干咳无痰。尤宜于糖尿病并发肺结核或支气管炎出现的肺胃阴虚等症。

南瓜炒田鸡

【原料】田鸡90克，南瓜250克，大蒜少许。

【制法】将田鸡去内脏、外皮；南瓜去皮、切块；大蒜少许去衣、捣烂。起油锅，投入大蒜煎香，再加入南瓜炒熟，加适量清水，放入田鸡，文火煮30分钟即成。

【功效】补气益阴，化痰排脓。适用于小儿糖尿病，并发肺脓肿。

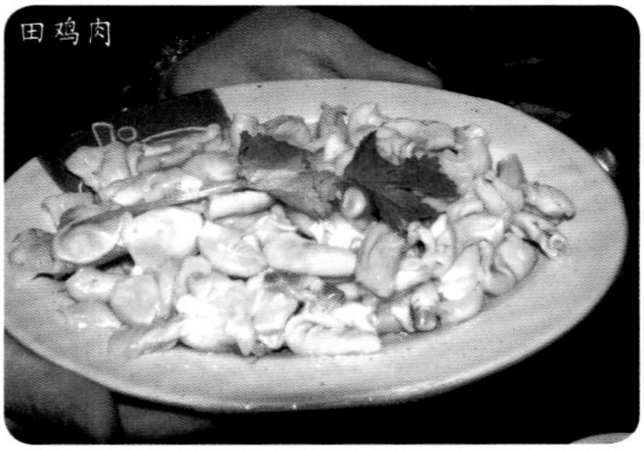

田鸡，别名蛙、水鸡、坐鱼，包括普通青蛙、牛蛙等。因其肉质细嫩胜似鸡肉，故称田鸡。田鸡味甘，性凉，补虚健胃，解毒利水，增强体质，健脾消肿。适用于体虚消瘦、小儿疳积等症。

山药地黄猪胰汤

【原料】猪胰1具，山药60克，干地黄30克。

【制法】将猪胰放入瓦锅加适量清水煮，然后加入山药、干地黄同煎熟。

【功效】降血糖。适用于糖尿病。

巴戟天鸡肠汤

【原料】巴戟天25克，鸡肠2

副，盐适量。

【制法】巴戟天扯成细条，鸡肠剪开后切小段，同入瓦煲，加适量清水，煎至鸡肠熟烂，加入盐调味。

【功效】补肾壮阳。适用于小儿肾虚型糖尿病，症状特征为夜多小便、遗尿等。

沙参玉竹煲老鸭

【原料】老雄鸭1只，沙参、玉竹各50克，葱、姜、盐、味精各适量。

【制法】将老雄鸭去毛杂，置于沙锅内，加入沙参、玉竹、葱、姜、清水，大火烧沸后改小火，煮至鸭肉肥烂，调盐、味精即成。

【功效】清热润肺，益肾养阴。适用于肺肾阴虚型糖尿病。

沙参玉竹煲老鸭

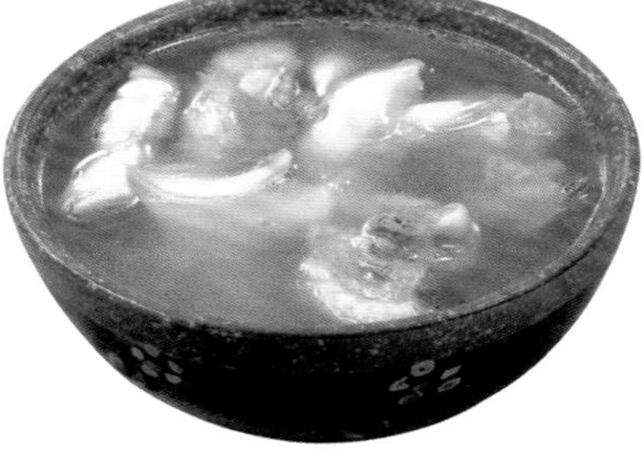

生山药知母汁

【原料】知母、天花粉各15克，生山药粉30克，生鸡内金粉、五味子、葛粉各10克。

【制法】将知母、五味子加水500毫升，煎汁至300毫升，去渣。将生山药粉、天花粉、生鸡内金粉、葛粉冷水调糊，趁药液沸滚时倒入搅拌为羹。

【功效】清热降火。适用于尿频、下肢浮肿。

石膏粳米粥

【原料】生石膏40克，粳米100克。

【制法】生石膏水煎，去渣留汁，加入粳米煮粥食。

【功效】清肺、胃之热，生津润燥。适用于胃热津伤较甚型糖尿病。

羊肚盐味汤

【原料】羊肚1个，盐适量。

【制法】羊肚剖开，用清水彻底冲洗，或用竹片刮洗干净，切细条，加清水适量熬制成浓汤，加入盐调味即成。

【功效】补虚健脾。适用于小儿糖尿病。

灵芝虫草鸡肉汤

【原料】灵芝、冬虫夏草各9克，鸡肉60克，大枣（去核）、盐各少许。

【制法】将灵芝、冬虫夏草、鸡肉、大枣，同入瓦锅，加适量清水，武火煮沸后改文火煮到鸡肉烂熟，入盐调味随量服。

【功效】补益肺气，化痰止咳。适用于小儿肺气不足型糖尿病，或并发肺结核。

芸豆汤

【原料】芸豆（四季豆）100克。

【制法】芸豆煎汤服。

【功效】适用于小儿糖尿病。

麦冬党参兔肉汤

【原料】党参15克，麦冬30克，兔肉60克。

【制法】将党参、麦冬、兔肉同置瓦锅内，加适量清水，武火煮沸后改文火煮至兔肉熟烂，调味随量食。

【功效】清养肺胃，生津止渴。适用于小儿糖尿病，症状特征为口渴多饮、善食易饥、形体消瘦、神疲乏力、小便频多。

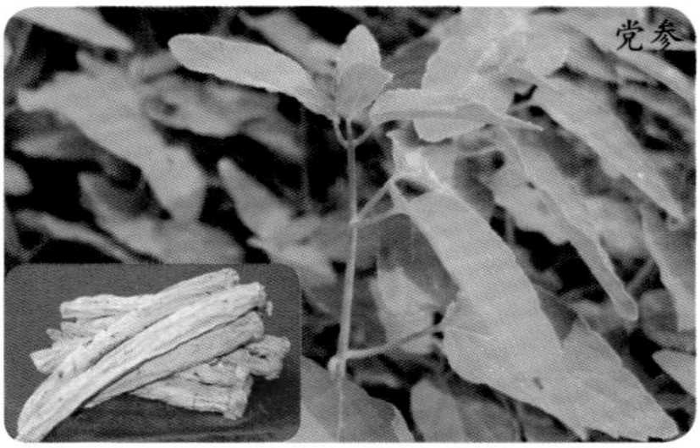

党参，别名潞党参、汶党参、晶党参、台参、仙草根、叶子菜。为桔梗科植物党参、素花党参或川党参的干燥根。味甘，性平，具有补中益气，健脾益肺之功效，适用于脾胃虚弱、气血两亏、体倦无力、内热消渴、气短心悸、食少便溏，四肢倦怠等症。

苦瓜蚌肉汤

【原料】蚌肉100克，苦瓜250克，盐、油各适量。

【制法】活蚌用清水养2日除泥味后取蚌肉，同苦瓜煮汤，以盐、油

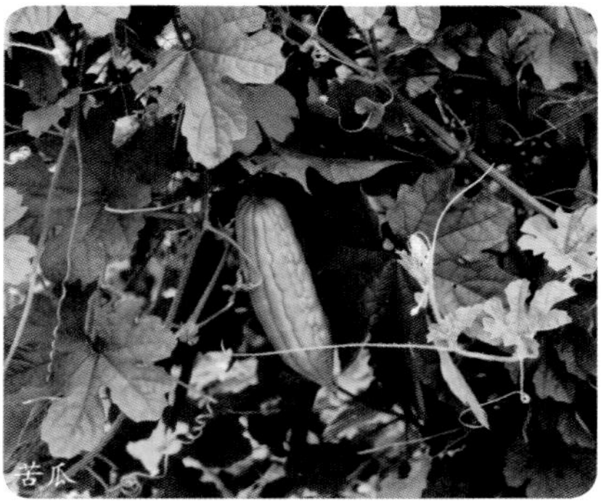

苦瓜，别名锦荔子、癞葡萄、癞瓜。为葫芦科植物苦瓜的果实，全国各地均有栽培。味苦，性寒，维生素C含量丰富，具有除邪热，解疲劳，清心明目，益气壮阳之功效。苦瓜含有抗疟疾的喹宁，喹宁能抑制过度兴奋的体温中枢，因此苦瓜能清热解毒。

调味。

【功效】养阴清热，润燥止渴。适用于上消型糖尿病。

大麦黄鳝粥

【原料】黄鳝、大麦各90克，薏苡仁30克，大米适量，生姜（连皮）、盐各少许。

【制法】黄鳝去内脏、切块，起油锅，将黄鳝煎香铲起，与大麦、薏苡仁、大米、生姜（连皮）同入瓦锅，加清水，武火煮沸后改文火煮至大麦熟烂，入盐调味即成。

【功效】健脾渗湿，通络除痹。适用于湿热阻滞经络型糖尿病，并发周围神经病变。症状特征为双上肢或双下肢麻木或疼痛、针刺或烧灼感，足腔肿大重着、软弱无力。

玉竹粥

【原料】玉竹30克，粳米100克，甜叶菊糖（不含糖）适量。

【制法】玉竹切片，加水煮汁去渣。粳米淘净，加入玉竹汁及适量清水煮粥，将熟时入甜叶菊糖适量，略煮至沸。

【功效】滋阴润肺，生津止渴。适用于肺热阴虚型糖尿病。

十九、酒毒、食物中毒药膳

酒是一种麻醉剂，一次大量饮用会导致可逆性的中毒现象，就是一般人所谓的醉酒了。患者长期反复大量饮酒，躯体和精神两方面都发生病理改变，社会功能会因此而受损。长期反复饮酒者会导致像药物依赖那样的精神依赖和躯体依赖，所以世界卫生组织（WHO）提出了“酒依赖综合征”的概念，在酒依赖发展的过程中可出现慢性酒精中毒性的精神障碍和躯体损害。

食物中毒是指人摄入了含有生物性、化学性的有毒有害物质，或把有毒有害物质当做食物摄入后所出现的而非传染性的急性或亚急性疾病，属于食源性疾病的范畴。食物中毒既不包括因暴饮暴食而引起的急性胃肠炎、食源性肠道传染病（如伤寒）和寄生虫病（如猪囊尾蚴病），也不包括因一次大量或者长期少量摄入某些有毒有害物质而引起的以慢性毒性为主要特征（如致畸、致癌、致突变）的疾病。

凉拌辣白菜

【原料】白菜少许，干辣椒1个，白糖100克，醋50毫升，姜1小块，盐、香油各适量。

【制法】取白菜嫩心，切成长条状，加上少许盐腌渍，待菜心水分泌出后，用清水漂洗掉盐分，再用布挤出水分，放入盆内；干辣椒斜切成丝；姜切成丝，均撒于白菜心上。锅内加香油少许烧热，加上辣椒炸出味，将油浇到白菜心上，盖上盖使香辣味渗透到菜条内，加醋和白糖拌匀装盘即可。

【功效】下气开胃，促进食欲，助消化，解醉酒。

治醉酒不醒方

【原料】淡豆豉70克，葱白30克。

【制法】将葱白洗净，切碎，与淡豆豉加水2碗，煎至1碗，去渣即成。

【功效】适用于酒醉不醒。

陈皮醒酒汤

【原料】陈皮50克，葛花、绿豆花各25克，豆蔻10克，人参粉8克，檀香20克。

【制法】将上述五种药物（除人参粉外）低温烘干后研成细粉，与人参粉充分混合均匀，装入净器中备用。服用时取1汤匙（约15克）放入小碗中，冲入开水，加盖闷片刻，1次饮服。

【功效】醒酒。适用于饮酒过量者服用。

老菱角汤

【原料】老菱角及鲜菱角草茎共150克。

【制法】将老菱角及鲜菱角草茎加水煎汤。

【功效】解酒毒。适用于饮酒过量中毒者。

八珍醒酒汤

【原料】莲子、核桃仁、青梅各10克，白果、百合各5克，橘子瓣、白糖、山楂糕、冰糖各50克，大枣20克，白醋5毫升，桂花汁、盐各少许。

【制法】把莲子用温水泡后去皮、心，掰成两半；白果切丁；百合掰成瓣；核桃仁用温水泡后去衣切丁；大枣去核，青梅、山楂糕切丁。把莲子、橘子瓣、白果、百合，大枣分别置于小碗内上屉蒸熟。锅内放入清水，烧开，加白糖、冰糖，待溶化后，加入上述诸料，待沸，再加白醋、桂花汁、盐，勾薄芡食。

【功效】适用于解酒除烦。

生橄榄煎

【原料】生橄榄20枚。

【制法】将橄榄洗净，去核，捣烂，加少量水调匀绞汁。

【功效】适用于河豚中毒或饮酒过量中毒。

葛根解酒饮

【原料】葛根30克，麦冬15克，砂仁6克，丁香2克，乌梅10克，甘草3克。

【制法】将以上各味水煎服。

【功效】生津止渴，和胃止呕。适用于酒精中毒。

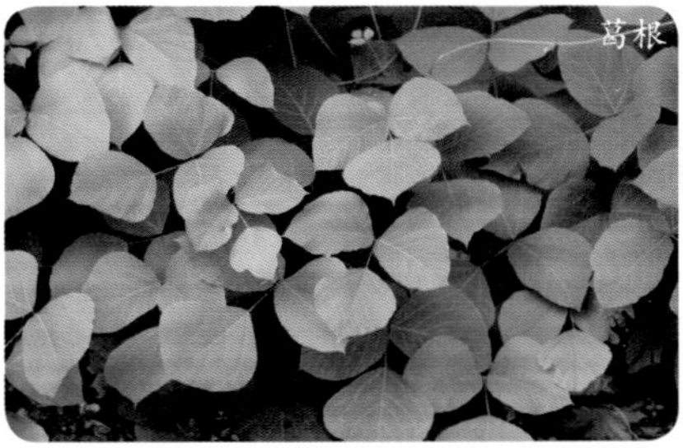

葛根，别名葛条、粉葛、甘葛、葛藤。为豆科植物野葛的根。生于山坡草丛、路旁、疏林中较阴湿处。味甘、辛，性凉。解表退热，生津，透疹，升阳止泻。适用于外感发热头痛、高血压颈项强痛、口渴、消渴、麻疹不透、热痢、泄泻等症。

绿豆陈醋饮

【原料】绿豆60克，陈醋50毫升。

【制法】净绿豆水煎，用其汤冲调陈醋。

【功效】清热解毒，适用于酒精中毒。

第二十二章　儿科病药膳

一、小儿暑热药膳

小儿暑热症是夏季婴幼儿常见的发热性疾病，多见于3岁以下的小儿。发病原因主要是由于小儿身体发育不完善，体温调节功能较差，不能很好地维持产热与散热平衡，以致排汗不畅、散热慢，不能适应酷热环境。其表现为发热、烦躁、易哭、唇干舌燥、口渴多饮、食欲减退、汗闭、疲乏、消瘦。因发病时间多为夏季，又称夏季热。

青蒿绿豆粥

【原料】青蒿5克，西瓜皮60克，茯苓12克，鲜荷叶10克，绿豆、粳米各30克。

【制法】将青蒿（或鲜用绞汁）、西瓜皮、茯苓入锅内共煎取汁去渣。将绿豆淘洗净后，与粳米、荷叶同煮为稀粥，待粥煮熟，加入以上药汁再稍煮即成。

【功效】清暑利湿，利小便。症状表现为寒热似疟、口渴心烦、身热、苔黄腻、脉弦数。

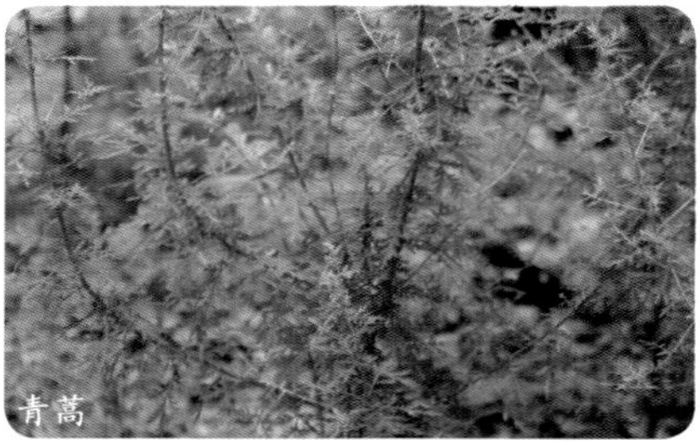

青蒿

青蒿，别名蒿、草蒿、方溃、三庚草、野兰蒿、黑蒿、白染艮。为菊科植物青蒿或黄花蒿的全草。味苦、微辛，性寒。归肝、胆经。清热，解暑，除蒸。治温病、暑热、骨蒸劳热、疟疾、痢疾、黄疸、疥疮、瘙痒。

山楂陈皮竹叶粥

【原料】鲜淡竹叶30克，山楂肉10克，广陈皮5克，粳米100克，白糖少许。

【制法】先将鲜淡竹叶、山楂肉、广陈皮洗净，共煎取汁，去渣，再与粳米同煮成稀粥，最后调入白糖食用。

【功效】适用于寒热往来、身困乏力、腹脘痞满、食欲不振、苔黄腻、脉滑数。需要注意的是，高热、神昏谵语、烦动不安者不宜服用。

清热祛湿粥

【原料】赤小豆30克，白扁豆、薏苡仁、芡实、木棉花各20克，川萆薢、灯心草各10克，赤茯苓15克，粳米50克。

【制法】将川萆薢、赤茯苓、木棉花、灯心草洗净，水煎至2碗，去渣取汁，加入赤小豆、白扁豆、薏苡仁、芡实、粳米煮粥食。

【功效】适用于暑热而引起的小便不利、胃滞不适。脾肾阳虚、浮肿、小便不利、五更腹泻、神疲肢冷者，勿服。

蕹菜荸荠茶

【原料】蕹菜（空心菜）、荸荠各500克。

【制法】将以上两种材料同入锅，加水煮汤代茶饮。

【功效】清热解暑，生津利尿。适用于夏季小儿口渴口干、尿黄短涩等。

二、小儿流涎药膳

流涎症即流涎不收，俗称“流口水”，是指小儿涎液过多，经常流出口外。常见于婴幼儿时期。病因有生理、病理两个方面。若是生理性则不用治疗；若是患口腔黏膜炎症以及神经系统疾病时，唾液分泌过多或吞咽障碍所致的流涎，则要适当治疗，否则严重时可导致口角赤烂等。本病中医学属于“滞颐”范畴。

灯心草粥

【原料】灯心草6克，石膏10克，栀子3克，粳米30克。

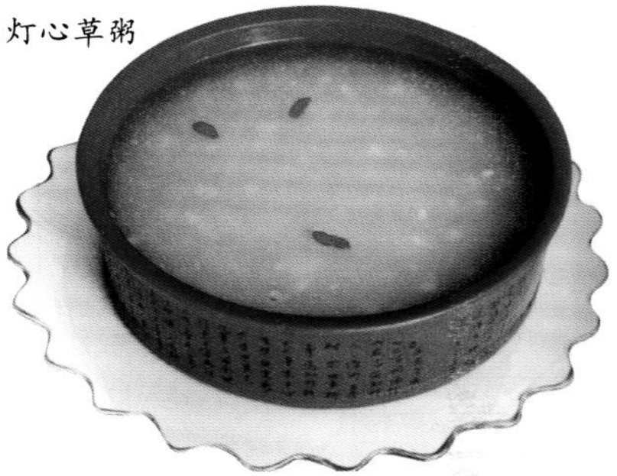
灯心草粥

【制法】将石膏、栀子、灯心草，久煎取汁去渣，再加入粳米共煮成粥。

【功效】清热泻脾。适用于小儿流涎、口舌生疮、烦躁不宁。

益智粥

【原料】益智、白茯苓、大米各30～50克。

【制法】先把益智同白茯苓烘干后，一并放入碾槽内研为细末；将大米淘净后煮成稀薄粥，待粥将熟时，每次调入药粉3～5克，稍煮即可；也可用米汤调药粉3～5克稍煮。每日早、晚分2次服，每次趁热服食，连用5～7日。

【功效】益脾，暖肾，固气。适用于小儿遗尿，也可用于小儿流涎。

摄涎饼

【原料】炒白术、益智各20～30克，鲜生姜、白糖各50克，白面粉适量。

【制法】先把炒白术和益智一同放入碾槽内，研成细末；把生姜洗净后捣烂绞汁；再把药末同白面粉、白糖，加入姜汁和清水和匀，做成小饼15～20块，放入锅内，如常法烙熟。

【功效】健脾摄涎。适用于小儿口角流涎。小儿口腔溃疡、小儿口疮所致的流涎忌服。

三、小儿咳嗽、哮喘药膳

小儿咳嗽是一种症状，是一种保护性反射动作，通过咳嗽把呼吸道中的“垃圾”清理出来（咳嗽同时往往伴有咳痰，痰就是“垃圾”）那这么说来，咳嗽是好事，就不要止咳治疗了？不是的，当呼吸道中没有“垃圾”，只是有充血、水肿，或由于长期咳嗽刺激，使咳嗽中枢持久处于高度兴奋状态，这时的咳嗽就不是具有保护作用的反射动作了，就应该积极止咳了。即使是保护性的，如果咳嗽剧烈，影响睡眠和进食，也要治疗。止咳治疗也包括祛痰、化痰、减轻呼吸道黏膜水肿、恢复气管内膜纤毛作用等。因此，止咳治疗不是简单的服用止咳药。首先要分析咳嗽的原发因素。针对病因治疗，才会收到好的效果。

哮喘是一种较常见的小儿呼吸道的慢性疾病，包括支气管、呼吸道等让空气进入肺部通道的炎症。哮喘的发作是由于呼吸道对某些物质的反应过度所致，导致这一过敏反应的物质有烟草、冷空气及其他环境有害物质等。这些过敏物质致呼吸道变窄、呼吸困难，变应原还使慢性炎症发作进入哮喘期。烟草、冷空气及其他环境因素虽可致哮喘发生，但它们本身并不引起炎症。

现在的孩子（尤其是发达国家的）已极少暴露于某些细菌与感染中。由于小家庭的不断出现、疫苗的广泛接种、抗生素的使用、母乳喂养的减少、与其他动物接触的减少及过度的干净，必然导致免疫系统缺乏必要的锻炼，因此哮喘的发生机会也就增加。研究人员指出，如果婴儿在出生后头6个月中经常与其他儿童接触，可以大大降低患哮喘病的概率。接触其他儿童以及他们所患的流行性感冒和其他非恶性传染病，可以增强婴儿的免疫功能。

罗汉果茶

【原料】罗汉果1只，柿饼3～5只。

【制法】取罗汉果同柿饼，一并放入搪瓷杯内，加水适量，煎水当茶饮。

【功效】清肺，润肺，止咳。适

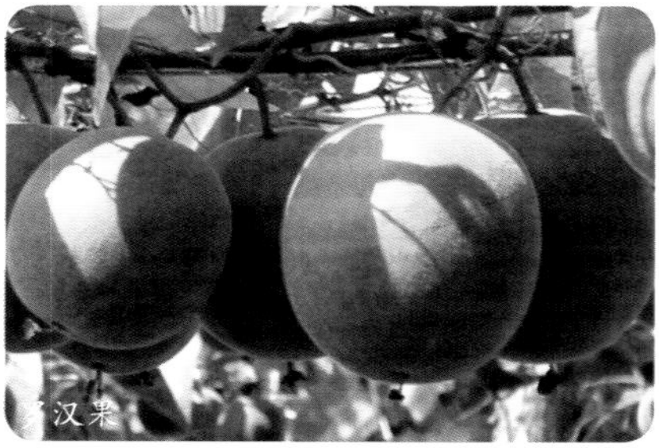

罗汉果，别名汉果、拉汉果、青皮果、罗晃子、假苦瓜等。为葫芦科多年生宿根草质藤本植物罗汉果的果实，味甘，性凉，无毒。归肺、脾经。具有清热凉血，生津止咳，滑肠排毒，嫩肤益颜，润肺化痰之功效。适用于百日咳、痰火咳嗽、血燥便秘、咽喉肿痛、消渴烦躁等症。

用于小儿百日咳。需要注意的是，小儿风寒感冒咳嗽勿用。

桑白皮粥

【原料】桑白皮90克，粳米30克，冰糖适量。

【制法】先将桑白皮入沙锅加冰糖煎药汁，去渣用药汁煮粳米粥，快成熟时加入冰糖稍煮即可。

【功效】成人或小儿肺热咳喘、水肿胀满均可食用，也可用于痰热壅肺的心力衰竭咳喘、水肿症状。

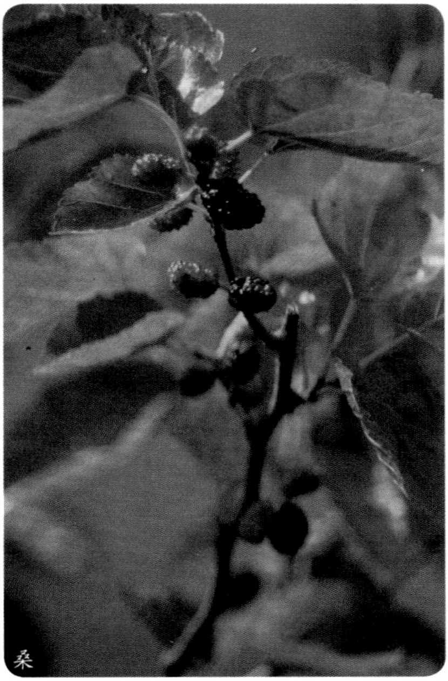

桑，桑白皮别名桑根白皮、桑根皮、桑皮、白桑皮。为桑科植物桑除去栓皮的根皮。味甘，性寒。归肺、脾经。具有泻肺平喘，行水消肿之功效。适用于肺热喘咳、吐血、水肿、脚气、小便不利等症。肺虚无火力、便多及风寒咳嗽者忌服。

生姜核桃杏仁汤

【原料】生姜10克，核桃仁25克，蜂蜜适量。

【制法】将杏仁、核桃仁捣碎，生姜切片，加适量水，煮10分钟即可，再加入蜂蜜。

【功效】适用于儿童久患咳嗽、体质虚弱、气短喘促。

雪羹汤

【原料】海蜇30克，鲜荸荠15克。

【制法】将海蜇用温水泡发，洗净，切碎；将鲜荸荠洗净去皮。把切碎的海蜇和荸荠一起放入沙锅内，加适量水，用小火煮1小时。煮好后，将汤倒入碗内。

【功效】养阴清热，润肺止咳。适用于阴虚内热的咳嗽、痰黄而黏稠、口燥咽干等症。

麻黄蒸梨

【原料】麻黄3～5克，大梨1只。

【制法】先把麻黄捣为粗末；将生梨洗净后，剖开，挖去梨核。把

麻黄蒸梨

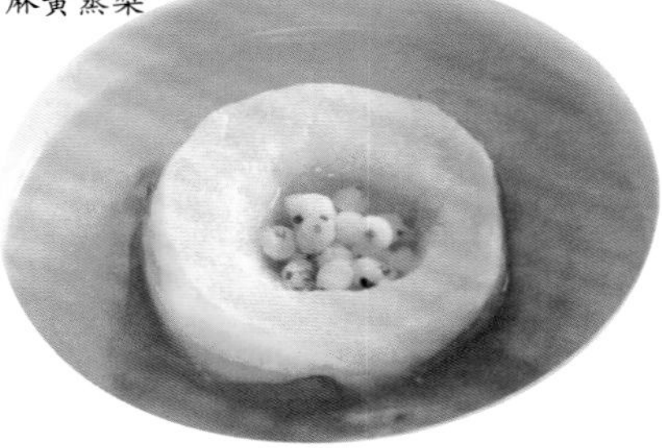

麻黄放入梨心内，再将梨子合严，插上小竹签，然后放入碗内，隔水蒸熟后即可。去麻黄吃梨服汁，连用3～5日。

【功效】止咳。适用于小儿百日咳的初期和痉咳期；也可用于小儿支气管炎咳嗽。

四、小儿疳积药膳

疳积是小儿时期，尤其是1～5岁儿童的一种常见病症。是指由于喂养不当，或由多种疾病的影响，使脾胃受损而导致全身虚弱、消瘦面黄、发枯等慢性病症。疳症与麻疹、惊风、天花并称为儿科四大症。但古代所说之“疳积”已与现代之“疳积”有了明显的区别，在古时候，由于生活水平的限制，人们常常饥饱不均，对小儿喂哺不足，使脾胃内亏而生疳积，多由营养不良而引起，也就是相当于西医所讲的“营养不良”。而现在随着人们生活水平的提高，且近年来独生子女增多，家长们又缺乏喂养知识，盲目地加强营养，反而加重了孩子脾胃的负荷，伤害了脾胃之气，滞积中焦，使食欲下降，营养缺乏，故现在的疳积多由营养失衡造成的。

茯苓煮鸡肝

【原料】鸡肝30克，茯苓10克。

【制法】将鸡肝、茯苓共煮，吃肝喝汤。

【功效】健脾生血，补益肝肾。适用于小儿疳积、身体亏虚。

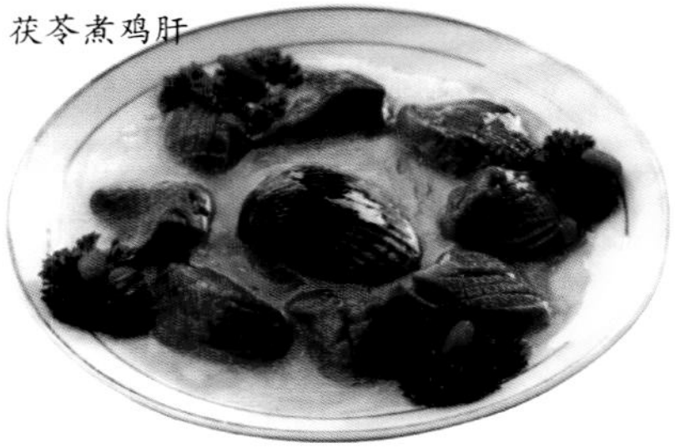
茯苓煮鸡肝

榴根猪肉

【原料】猪瘦肉，红石榴根皮30克。

【原料】将红石榴根皮与猪瘦肉同放在沙锅中炖至熟烂即可。

【功效】驱虫补虚。

鸡内金煮黄鳝

【原料】黄鳝1条（约250克），鸡内金10克，酱油少许。

【制法】将黄鳝去肠切段，同鸡内金加水共煮，酱油调食。

【功效】补虚损，强筋骨，健胃消积。适用于小儿疳积虚损。

鸡内金散

【原料】鸡内金适量。

【制法】将鸡内金焙干研粉。每次2～3克，温开水送服。

【功效】消食化积，健脾止泻。对小儿疳积、遗尿均有疗效。

胡萝卜玉米渣粥

【原料】玉米渣100克，胡萝卜3～5克。

【制法】先将玉米渣煮1小时，

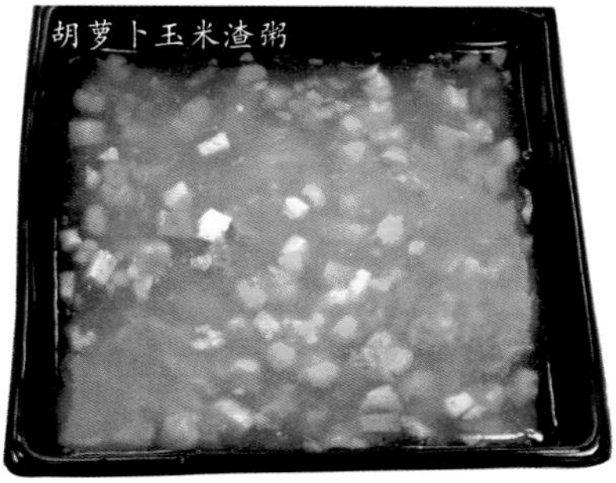

后将胡萝卜洗净切片放入再煮，待萝卜熟后即可。

【功效】消食化滞，健脾止痢。适用于小儿消化不良、食积腹痛、久泄久痢。

小米淮山药粥

【原料】山药45克（鲜品约100克），小米50克，白糖适量。

【制法】将山药洗净捣碎或切片，与小米同煮为粥，熟后加白糖适量调匀。

【功效】健脾止泄，消食导滞。适用于小儿脾胃素虚、消化不良、不思乳食、大便稀溏等。

二藤健脾糕

【原料】旋花根150克，鸡血藤60克，面粉、白糖各250克。

【制法】将前两味共研细粉，和面粉混匀后加白糖，用适量水揉成面团，切块或搓成小团块，蒸熟。

【功效】补虚损，健脾消积。

枣黄面丸

【原料】大枣100枚，大黄30克，白面100克。

【制法】将大黄研末，做成如枣核大的丸，塞入大枣内，外面裹以白面，在火中煅极熟。每次服7丸，每日2次。

【功效】健脾消积。适用于小儿疳积的脾虚夹积滞者。

使君子肉饼

【原料】使君子、面粉各30克，猪瘦肉250克。

【制法】将使君子捣碎，猪瘦肉洗净剁碎，与面粉混合均匀，做饼10个，蒸熟。每次1个，每日2次。

【功效】补虚驱虫。适用于小儿身体虚热而有蛔虫者。

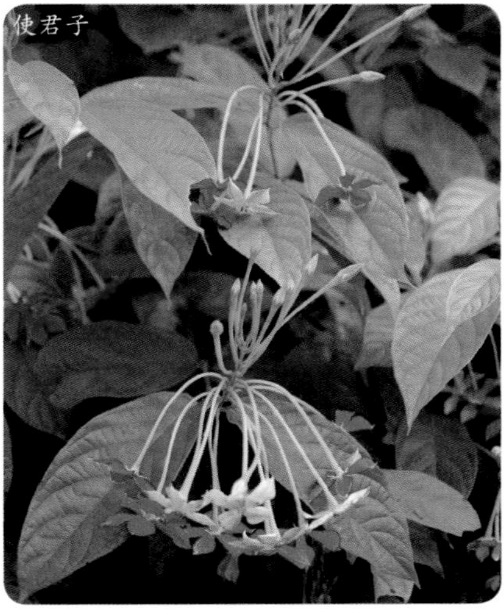

使君子，别名留球子、索子果。为使君子科植物使君子的果实。味甘，性温。具有杀虫消积之功效。适用于蛔虫病、蛲虫病、虫积腹痛、小儿疳积等症。

五、小儿食欲不振药膳

小儿食欲不振是指较长时间的食欲减退或丧失，系儿科常见病症。主要表现为对所有食物均不感兴趣，甚至厌恶。长期厌食可引起严重的营养不良、体力衰弱以及神经精神异常。病因包括膳食习惯不良、胃肠道疾病、全身性疾病。本病中医学称为“厌食”。

鲤鱼豆豉汤

【原料】鲤鱼100克，淡豆豉30克，胡椒0.5克，生姜9克，陈皮6克，盐适量。

【制法】将洗净的鲤鱼切成块。炒锅上火，将鲤鱼略炒加清水，同时放入淡豆豉、生姜、陈皮煮汤，最后加胡椒粉和盐少许调味。

【功效】脾虚湿困引起的便溏、尿浑、食欲减退等症。

扁豆薏米粥

【原料】白扁豆20克，山药15克，薏苡仁10克。

【制法】将白扁豆、山药、薏苡仁等洗净一起放入沙锅，加水煮沸，文火煮成粥。

【功效】和中健脾，消暑化湿。适用于小儿厌食。

麦芽山楂粥

【原料】生山楂、炒麦芽各6～10克，粳米50克，白糖适量。

【制法】先将山楂、麦芽煎水，然后用此水入粳米煮粥。服时可加适量白糖。

【功效】适用于小儿乳食不节。

鹌鹑煲粥

【原料】净鹌鹑1只，粳米适量。

【制法】将鹌鹑洗净切块，与粳米加水同煮熟后食用。

【功效】益气补脾，调肺利水。适用于小儿疳积、食欲不振等症。

鹌鹑煲粥

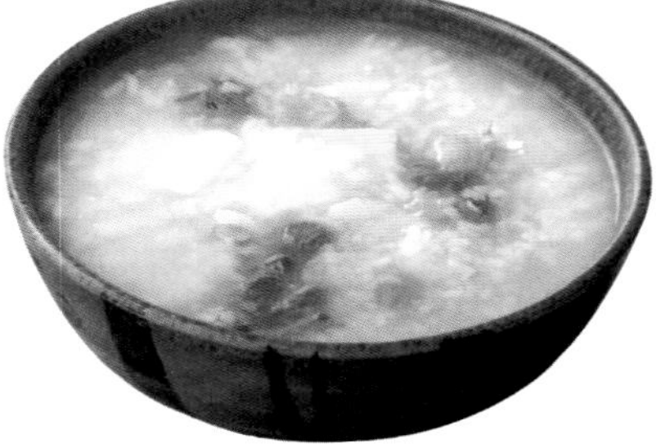

牛百叶粥

【原料】牛百叶150～200克，大米40～50克，盐适量。

【制法】将牛百叶用少许盐搓洗

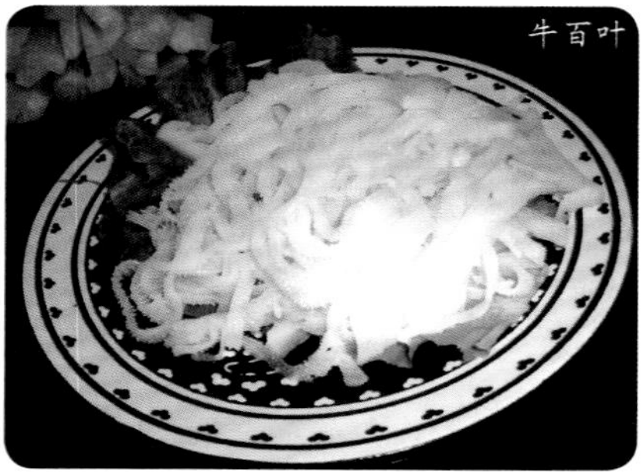

牛百叶，为牛科动物黄牛的瓣胃（百叶胃）。味甘，性平。具有补虚损，益脾胃之功效。适用于病后虚羸、气血不足、消渴、风眩等症。

干净，切成小块，加大米、清水适量煮成粥。

【功效】健脾益气，助消化。适用于小儿病后虚弱、食欲不振、气血不足等。

健儿糕

【原料】茯苓、山药各15克，麦芽25克，蔗糖150克，糯米粉250克，香精适量，山楂20克。

【制法】先把茯苓、麦芽、山药研成细粉，过80目筛；把山楂放入沙锅内，加适量水，煎汁。把茯苓等细粉同蔗糖、糯米粉、香精和匀后，加入山楂汁搅拌均匀，制成糕饼，烘干即可。

【功效】健脾消食，助运导滞。适用于小儿形体消瘦、食欲不振、大便稀溏等症。

六、小儿消化不良药膳

小儿消化不良，食欲不好、呕吐、腹泻，孩子面黄，易疲倦，易感染其他疾病，可发生营养不良。

营养不良主要是由于摄食不足或消化、吸收利用障碍，使人长期处于半饥饿或饥饿状态，不能维持正常代谢所引起的营养性疾病。主要表现为生长发育迟缓或停滞，脂肪组织消耗引起皮下脂肪减少，最终全身各系统、器官功能发生障碍。发病年龄以3岁以下为主。病因是长期饮食不当引起热能不足，或消化系统疾病引起摄入食物不能充分消化、吸收、利用，或慢性消耗性疾病导致消耗增多。本病中医学属于“疳症”范畴。

海蜇煮荸荠

【原料】荸荠250克，海蜇100克。

【制法】选择个大、肥嫩的鲜荸荠洗净后，去掉小芽及基根。把海蜇漂洗后，同荸荠一并放入小锅内，加适量水同煮，待荸荠煮熟后，去掉海蜇，取出荸荠。每次温热嚼食荸荠3～5个，连用2～3日。

【功效】消积，化痰。适用于小儿积滞。需要注意的是，体弱小儿1次不可服食过多。

消食饼

【原料】炒山楂、炒白术各120克，神曲60克，米粉250克。

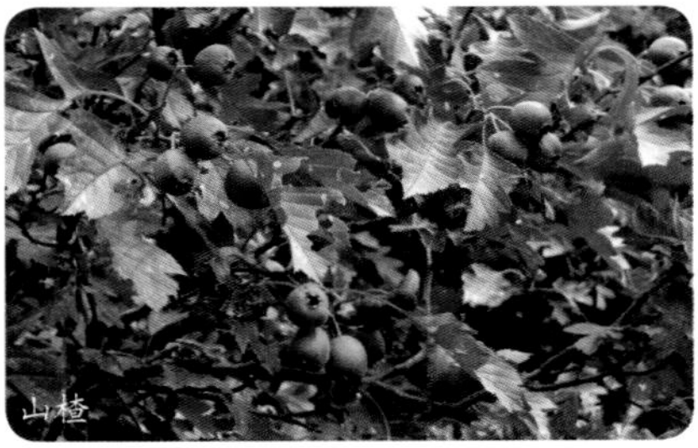

山楂，别名南山楂、小叶山楂、红果子。为蔷薇科植物山里红、山楂或野山楂的成熟果实。味酸、甘，性微温。归脾、胃、肝经。具有消食健胃，化滞散瘀，止痛降压，驱绦虫之功效。适用于肉积、癥瘕、痰饮、痞满、吞酸、肠风、疝气、腰痛、消化不良、腹泻、痢疾、痛经、产后腹痛、恶露不尽、小儿乳食停滞、高血压、冠心病等症。

【制法】把炒山楂、炒白术和神曲一并研为细末，加水与米粉和匀，搓揉成团，分成蛋黄大小的团块，压成饼状，把饼放入蒸笼内蒸熟即可。

【功效】开胃口，助消化。适用于小儿伤食、消化不良、食积伤脾、嗳酸腐气或伤食泄泻。

蜜饯萝卜

【原料】白萝卜500～1000克，蜂蜜150～200克。

【制法】将白萝卜洗净后，切成条状或丁状；在铝锅内加水烧沸后，把萝卜放入再烧，至煮沸后即可把萝卜捞出，把水淋干，晾晒半日，再把它放入锅内，加入蜂蜜，以小火烧煮，边煮边调拌，调匀后，取出萝卜晾凉即可。

【功效】宽中行气，消食化痰。适用于小儿饮食不消、腹胀嗳腐。

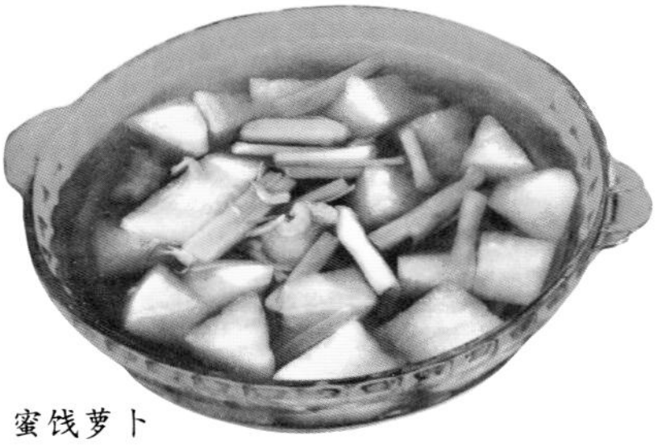
蜜饯萝卜

锅焦饼

【原料】锅焦150克，神曲、山楂肉、莲子各12克，砂仁6克，鸡内金3克，大米粉250克，白糖100克。

【制法】将锅焦放入锅内炒黄，然后把锅焦、神曲、山楂肉、砂仁、莲子、鸡内金一同放入碾槽内，共研为细粉，与大米粉及白糖拌和均匀，加适量水，揉成面团，做成小饼烙熟即可。

【功效】补脾，健胃，助消化。适用于小儿脾胃气虚、消化力弱、饮食不香、大便稀薄等。

香砂藕粉糊

【原料】砂仁2～3克，木香1～2克，藕粉30～50克，白糖适量。

【制法】将砂仁同木香一同放入碾槽内，研为细末，每次取1/5～1/3的药末，同藕粉及白糖一起放入碗内和匀，用沸水冲泡，搅拌成糊状趁热食用。

【功效】健脾开胃。适用于小儿厌食，也可用于小儿伤食症。

二丑消积饼

【原料】黑丑、白丑各60克，面粉500克，白糖适量。

【制法】先将二丑炒香脆，研成极细末，调和面粉，加入适量白糖，焙制成饼干。每片3克，每次1～2片。

【功效】消食导滞。适用于小儿食积。

七、小儿腹泻药膳

小儿腹泻西医称为婴幼儿腹泻，是指一组多病原、多因素所引起的，以腹泻为主要表现的综合征。临床以大便次数增多、粪质稀薄或如水样，或完谷不化为特点。本病是小儿常见疾病之一，一年四季均可发病，但以夏、秋季发病为多。发病年龄多在2岁以下，婴儿期发病者约占1/2。病原很多，病毒、细菌、真菌、寄生虫等均可引起肠道内感染，其中以病毒和细菌更为多见。本病中医学属于“泄泻”范畴。

山药莲肉粥

【原料】山药15～30克，莲子、麦芽各5～10克，大米30～50克，白糖适量。

【制法】将山药、莲子、大米洗净后同煮为粥，兑入麦芽煎汁、白糖，稍煮即可。

【功效】健脾祛湿，和胃止泻。

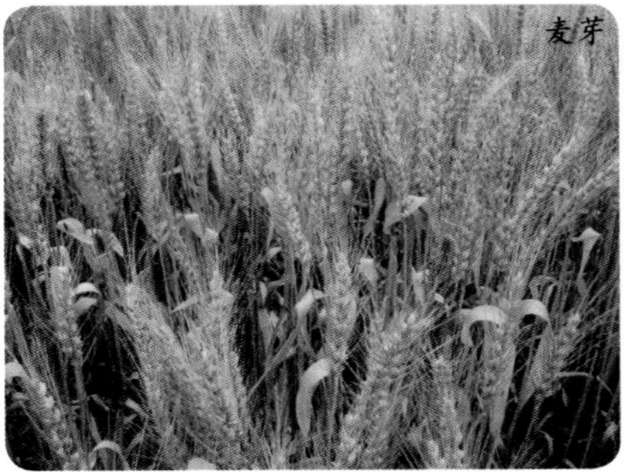

麦芽，是大麦的成熟果实经发芽干燥而得。味甘，性平。归脾、胃、肝经。具有消食和中，疏肝回乳之功效。适用于饮食积滞不消、食少纳呆脘胀、脾胃虚弱、消化力差、纳谷不香、妇女断奶、乳汁郁积引起的乳房胀痛等症。哺乳期勿用。

适用于小儿胃肠功能紊乱、泄泻症。

糯米固肠汤

【原料】糯米30克，山药15克，胡椒末少许，白糖适量。

【制法】将糯米略炒与山药共煮粥，熟后加胡椒少许。每日2次，加白糖适量调服。

【功效】健脾暖胃，温中止泻。适用小儿脾胃虚寒泄泻。

栗子柿子饼糊

【原料】栗子肉15克，柿饼半个。

【制法】将栗肉、柿饼共磨成糊状，煮熟，每日分2次服。

【功效】补肾，健脾，养胃。适用于小儿腹泻。

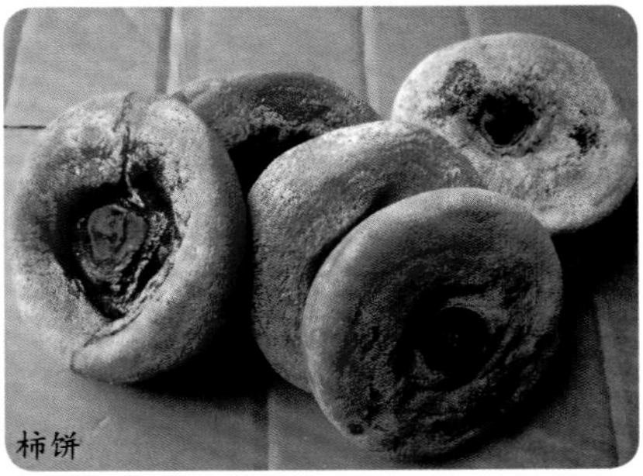

柿饼，别名干柿、白柿、乌柿。味甘涩，性寒。具有润肺，涩肠，止血之功效。适用于各种出血、高血压等症。脾胃虚寒、腹泻便溏、痰湿内盛、病后体弱、孕妇产后、妇女月经期间、糖尿病忌食；忌与螃蟹、甲鱼同食。

芡实山药糊

【原料】芡实、山药、糯米粉、白糖各500克。

【制法】先把芡实、山药一同晒干后，碾为细粉，与糯米粉及白糖一并拌和均匀，备用。用时取混合粉适量，加入冷水调成稀糊状，然后加热烧熟即成芡实山药糊。每次用混合粉50～100克。

【功效】健脾止泻。适用于小儿脾虚久泻、消化不良、大便溏薄、体虚羸弱者。需要注意的是，患小儿急性肠炎、细菌性痢疾腹泻者忌用。

艾叶姜茶

【原料】艾叶6克，生姜2片。

【原料】将二味药同煮，去渣取汁。代茶饮。

【功效】温中散寒。适用于寒泻，寒邪侵于肠胃、肠鸣腹痛、便泻稀水。

糯米车前叶粥

【原料】鲜车前叶10～15克，糯米50克。

【制法】将鲜车前叶洗净，切碎，煮汁后去渣，然后加入糯米煮成粥。

【功效】清热利尿。适用于小儿急性腹泻及小便不通等症。

人参扁豆粥

【原料】白扁豆5～10克，人参2～5克，粳米50克。

【制法】先煮白扁豆，将熟时入粳米同煮成粥，同时单煎人参取汁，粥熟时将人参汁兑入，调匀即可。

【功效】健脾止泄，益精补肺。适用于久泻不止、脾胃虚弱，或小儿吐泻交作。

八、小儿肾炎药膳

小儿肾炎一般指肾小球肾炎，是一种双侧肾脏的弥漫性、非化脓性疾病。多发生于学龄儿童，6～9岁最为常见。常继发于上呼吸道的细菌或病毒感染，但是肾炎的发病并不是细菌或病毒直接损伤肾脏而发生的炎症，而是由于病原体侵入人体后，引起体内产生的一系列自身免疫反应，造成肾脏损伤而致病。

茅根汤

【原料】白茅根250克，白糖25克。

【制法】将白茅根洗净后切碎，

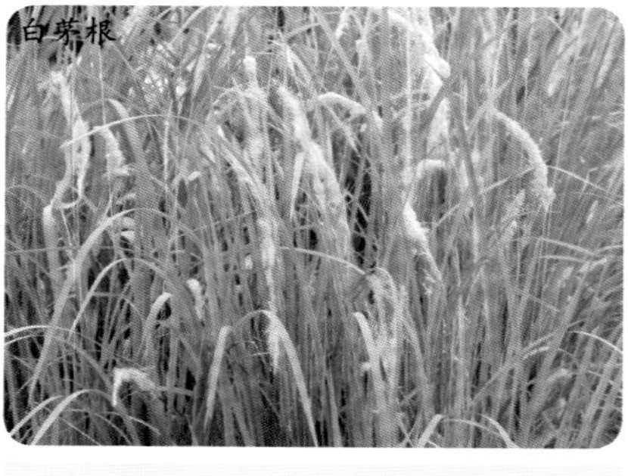

白茅根，别名茅根、兰根、茹根、地菅、地筋、兼杜、白花茅根、地节根、茅草根、坚草根、甜草根、丝毛草根、寒草根。为禾本科植物白茅的根茎。味甘，性寒。归肺、胃、小肠经。具有凉血止血，清热利尿之功效。适用于热病烦渴、吐血、衄血、肺热喘急、胃热哕逆、淋病、小便不利、水肿、黄疸等症。脾胃虚寒、溲多不渴者忌服。

放入沙锅内，加适量水，煎汤去渣，然后加入白糖，溶化后即可饮用。

【功效】清热利尿。适用于小儿急性肾炎。

鲫鱼冬瓜汤

【原料】鲫鱼250克，冬瓜500克。

【制法】将鲫鱼洗净，去肠杂及鳃，与冬瓜（去皮）同煎汤。

【功效】清肺，利尿，消肿。适用于小儿肾炎急性期。

桑菊绿豆茶

【原料】桑白皮30克，白菊花8克，绿豆60克。

【制法】将桑白皮、白菊花、绿豆同煎水取汁，每日分2次服。

【功效】清肺利尿，消肿。常用于小儿肾炎急性期。

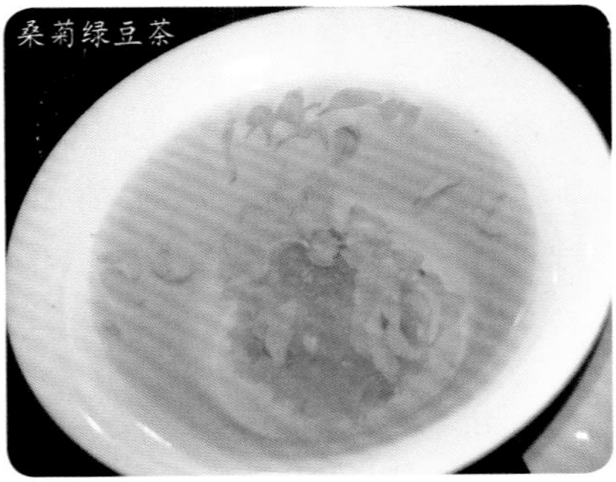

浮萍黑豆汤

【原料】鲜浮萍100克，黑豆50克。

【制法】捞取新鲜浮萍100克，淘洗干净；把黑豆洗后用冷水浸泡

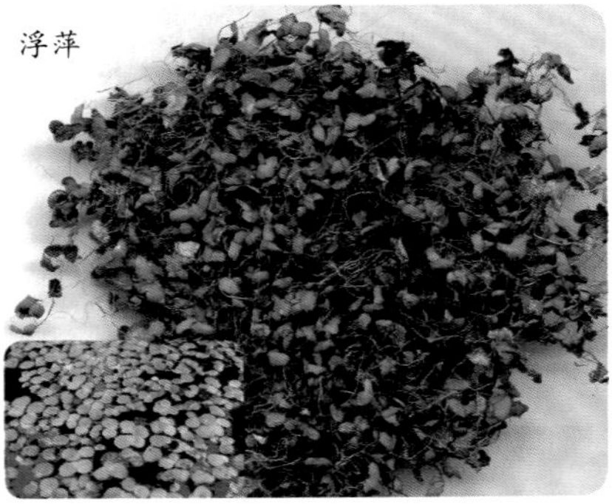

浮萍，为浮萍科植物紫背浮萍或青萍的全草。味辛，性寒。归肺经。具有发汗，祛风，行水，清热，解毒之功效。适用于时行热病、斑疹不透、风热瘾疹、皮肤瘙痒、水肿、经闭、疮癣、丹毒、烫伤等症。

1～2小时，再与浮萍同放入小锅内，加适量水，煮沸后去渣取汤，分2次温热饮用。

【功效】祛风，行水，清热，解毒。适用于小儿急性肾炎。

瓜皮赤豆汤

【原料】冬瓜皮、西瓜皮、白茅根各20克，玉米须15克，赤小豆200克。

【制法】先把赤小豆放入沙锅内，加入温水适量，浸泡1～2小时。再把冬瓜皮、西瓜皮、白茅根、玉米须一同放入泡赤小豆的沙锅内再加些冷水，煮沸后改用小火再煮半小时即可去渣饮用。

【功效】利水，消肿。适用于小儿急性肾炎所致的小便不利、全身水肿。

胡椒蛋

【原料】白胡椒7粒，新鲜鸡蛋1个，面粉适量。

【制法】把鸡蛋顶部，用小剪刀剪个筷子头粗细的小孔，把7粒白胡椒从小孔放入鸡蛋中，再用面粉和成面团，把鸡蛋小孔封固，用湿纸把整个鸡蛋包裹起来，隔水蒸熟即可。将鸡蛋胡椒一起趁热吃下。

【功效】适用于小儿慢性肾炎。

黄芪粥

【原料】生黄芪、生薏苡仁、糯米各30克，赤小豆15克，鸡内金末9克，金橘饼2枚。

【制法】先将黄芪放入小锅内，加水600克，煮20分钟捞出渣；再加入生薏苡仁、赤小豆煮30分钟，最后加入鸡内金末和糯米，煮熟成粥。每次服后嚼食金橘饼1枚。

【功效】补气，健脾。适用于小儿慢性肾炎。需要注意的是，小儿急性肾炎不宜选用。

九、小儿遗尿药膳

小儿遗尿是指3岁以上小儿睡眠中小便自遗，醒后方觉的一种病症。本病的发生，是由于小儿智力未健全，排尿的正常习惯尚未养成，因而未能自立排尿。一般地说，遗尿多与胃和膀胱虚冷有关。

芪地鸡粥

【原料】黄母鸡1只，黄芪30克，熟地黄50克，粳米100克，盐、味精、韭菜各少许。

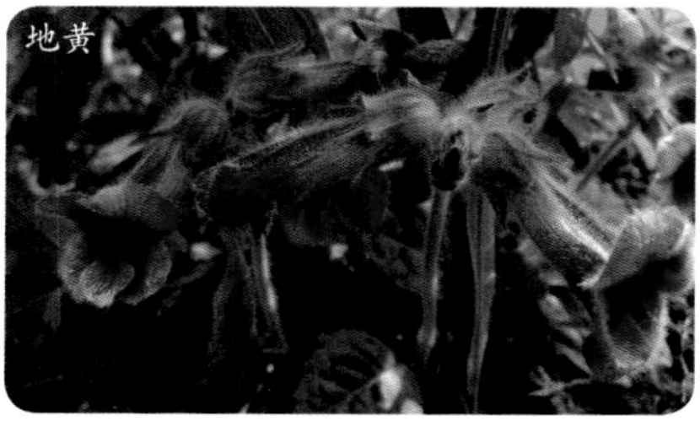

地黄，别名熟地、伏地、酒壶花、山烟、山烟、山白菜。为玄参科多年生草本植物地黄的根。味甘，性微温。归肝、肾经。具有养血滋阴，补精益髓之功效。适用于血虚萎黄、眩晕、心悸失眠、月经不调、崩漏、潮热骨蒸、盗汗、遗精、消渴、腰膝酸软、眩晕耳鸣、须发早白等症。

【制法】将母鸡宰杀，开水泡后拔毛，剖腹去内脏，入沸水中焯去血水；黄芪、熟地黄用2～3层纱布包好；粳米淘洗干净。在沙锅内加适量水，放入鸡及药包，置大火上煮沸，改小火炖煮2小时左右，待鸡肉烂熟后，取出药包不用，并去掉鸡骨，加入粳米，复置火上炖煮，令粳米烂热成粥，加盐、味精、韭菜拌匀，再稍煮即可。食粥及肉。

【功效】本方具有补脾益气，补肺气，调水道的作用。适用于肺脾气虚所致的小儿遗尿症。

烤金钱橘

【原料】金钱橘49个。

【制法】将金钱橘（又称金柑）晾49日，防止腐烂。将其置于火旁或烤箱内，烤至干燥，切碎，研为粉末。每次服6克，每日2次。

【功效】适用于下焦虚寒所致的小儿遗尿症，屡获良效。

鸡肝明目汤

【原料】水发银耳15克，鸡肝100克，枸杞子5克，茉莉花24朵，水豆粉10克，姜汁、料酒各10毫升，盐2克，味精、胡椒粉各1克，清汤适量。

【制法】将鸡肝洗净，切成薄片，放入碗中，加水豆粉、料酒、姜汁、盐，拌匀。银耳洗净，撕成小片；茉莉花摘去花蒂，洗净；枸杞子洗净。锅置火上，放入清汤，加入料酒、姜汁、盐、味精、胡椒粉，随即下银耳、鸡肝、枸杞子，烧沸，撇去浮沫，待鸡肝刚熟时，盛入碗中，撒上茉莉花，即成。

【功效】适用于肝肾阴虚、视物模糊、两眼昏花、面色憔悴、遗尿等症。还可作为夜盲症患者的辅助治疗药膳。

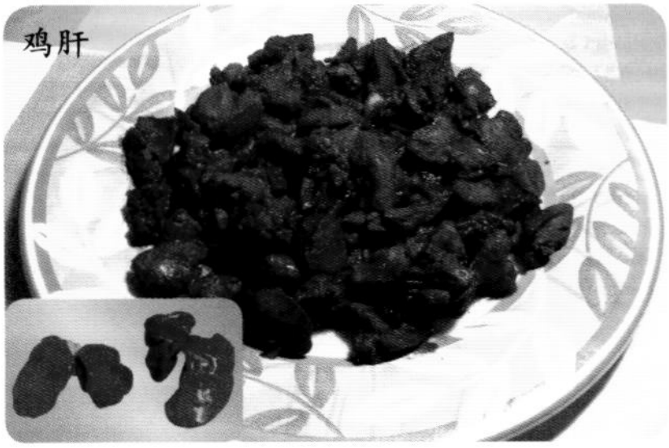

鸡肝，为雉科动物家鸡的肝。味甘，性微温。归足厥阴、少阴经。补肝肾。适用于肝虚目暗、小儿疳积、妇女胎漏等症。

韭菜根粥

【原料】鲜韭菜根25克，粳米50克，白糖适量。

【制法】将鲜韭菜根洗净后，放入干净纱布中绞取汁液。粳米煮粥。待粥沸后，加入韭菜根汁再煮即成，可加入白糖调味。

【功效】补肾温中，壮阳止遗。适用于小儿遗尿及虚寒。需要注意的是，韭菜根宜采用新鲜的煮粥，现煮现吃，隔日粥不要吃。阴虚内热、身有疮疡以及患有眼疾者忌食。炎热夏季不宜食用。

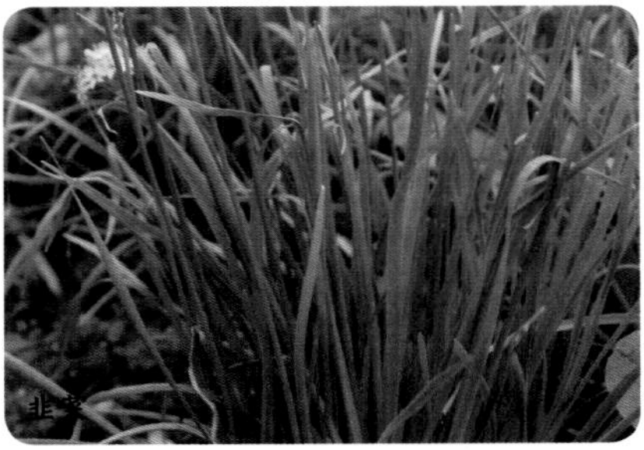

韭菜，别名韭、山韭、丰本、扁菜、草钟乳、起阳草、长生韭、懒人菜，属百合科多年生草本植物，以种子和叶等入药。味甘、辛，性温，无毒。具有健胃，提神，温暖作用。根、叶捣汁有消炎止血，止痛之功效。适用于盗汗、遗尿、尿频、阳痿、遗精、噎膈、反胃、下痢、腹痛、妇女月经病、经漏、带下以及跌打损伤、吐血、鼻衄等症。

荔枝枣泥羹

【原料】大枣10枚，荔枝10个。

【制法】将大枣煮熟，去皮、核后制成枣泥。荔枝剥皮、去核取肉，入枣泥，加水以文火略煮。

【功效】补脾生血，止遗尿。适用于小儿遗尿。

水陆二味粥

【原料】芡实50克，金樱子20克，白糖适量。

【制法】先将金樱子煮汁100毫升，加入芡实煮粥，放适量白糖即成。

【功效】固肾缩尿，益肾固精，健脾。适用于小儿肾虚遗尿；亦可用于成人遗精、老人小便失禁。

猪小肚炖白果

【原料】白果15～30克，猪小肚1个。

【制法】先将猪小肚切开清洗干净，把白果放入猪小肚内，炖熟即可；也可煨熟吃。

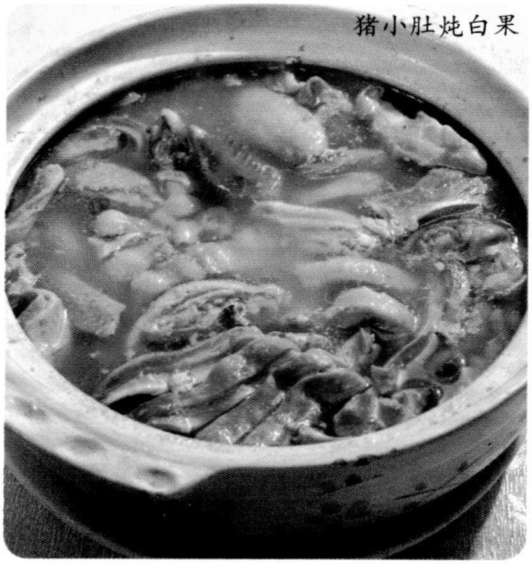
猪小肚炖白果

【功效】固肾气，止遗尿。适用于小儿遗尿。白果有小毒，每次不宜吃得过多。

盐爆水鳖虫

【原料】水鳖虫若干只，盐适量。

【制法】将水鳖虫、盐少许同入铁锅炒熟香，去翅、头，嚼服。小儿每次5只，成人加倍，每日1次，晚上睡前服。

【功效】功能滋阴补肾，缩小便。适用于小儿遗尿。

鸡肠粉

【原料】公鸡肠1副。

【制法】将公鸡肠剖开洗净，放在文火上焙干研成细末。用温开水送服，每次10克，每日2次。

【功效】温肾止遗。适用于小儿遗尿。

四味猪脬汤

【原料】益智、芡实、山药、莲子（去心）各30克，猪脬（猪膀胱）1具，盐适量。

【制法】将益智煎水去渣取汁，以药汁把芡实、山药、莲子浸泡2小时，装入洗净的猪脬内，把口扎紧，用沙锅文火炖熟，入盐。分2～3次食肉饮汤，每日1料，1周为1个疗程，间断再服。

【功效】小儿遗尿，症见遗尿或尿床，兼见自汗、面色苍白、唇色淡白、食欲不振、肌肤不丰、脉弱。需要注意的是，外感发热或见有口干、口苦、尿黄、咽痛等热症者，不宜服用。

十、小儿盗汗自汗药膳

小儿盗汗自汗是指小儿在安静的状态下，全身或身体的某些部位出汗较多，或者大汗淋漓不止的一种临床症候。一般以入睡中汗出称之为“盗汗”，白天无故汗出称之为“自汗”。在日常生活中，因天气热或衣着过厚等因素引起的汗出而又无他疾者属正常。

红枣糯米肚

【原料】净羊肚400克，大枣100克，糯米60克，麻油、酱油各10毫升，盐3克。

【制法】羊肚、糯米（用清水浸泡一夜）、大枣洗净。将糯米、大枣塞入收拾干净的羊肚内，用棉线将口扎紧，放入大碗内，上笼蒸至羊肚肉烂熟、糯米熟透为止，待凉后，切成片状，以少许麻油、酱油、盐调味。

【功效】补脾健胃，补中益气，止汗止血。

肉麸汤圆

【原料】猪瘦肉、糯米粉各250克，小麦麸60克，盐、味精各适量。

【制法】糯米用水泡2日，淘洗干净，水磨成浆，白布滤过，晒干成

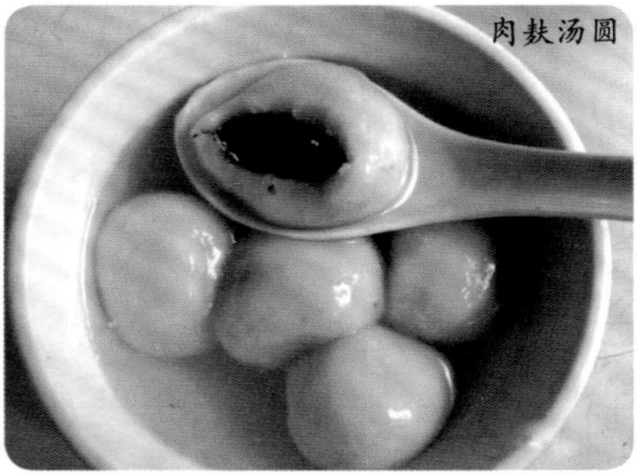
肉麸汤圆

粉，小麦麸炒成黄色，猪瘦肉剁茸，葱、姜切成末，加盐、味精、清水各适量，搅拌成馅，用面粉做成汤圆，沸水中煮熟食之。

【功效】适用于小儿自汗、盗汗。

淡菜粳米饭

【原料】淡菜（洗净、浸软）60克，粳米50克，姜汁、料酒、豉油各适量。

【制法】粳米洗净，煮饭，待饭

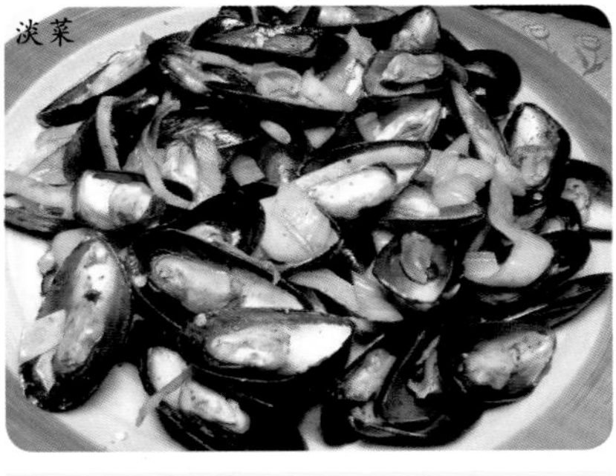
淡菜

淡菜，别名水菜、壳菜。为蚌类，蚌肉俗称水菜，因曝干时不加盐，故名淡菜。味甘，性温。具有补肾，填精，益血之功效。适用于体质虚弱、气血不足、营养不良、原发性高血压、动脉粥样硬化、耳鸣眩晕、肾虚腰痛、阳痿、盗汗，小便余沥、甲状腺肿、疝瘕等症。

水将干时，放入淡菜，小火焖至熟烂，拌入姜汁、料酒、豉油等调料即可。

【功效】益五脏，补精血，增智慧。

浮小麦羊肚汤

【原料】浮小麦60克，羊肚（洗净切小块）100克，党参10克，生姜、大枣、盐各少许。

【制法】将浮小麦、羊肚、党参、生姜、大枣同入沙锅，加适量水，文火炖汤，待羊肚熟后滤去浮小麦，加盐调味即可，饮汤食羊肚。

【功效】适用于小儿气虚自汗。

牛肉黄芪汤

【原料】新鲜牛肉（洗净切小块）100克，黄芪10克，浮小麦20克，山药15克，生姜5克，大枣10枚，盐适量。

【制法】将所有原料共入沙锅，加适量水，先以武火煮沸，再用文火慢炖，至肉烂熟后加盐调味，即可饮汤食肉。

【功效】小儿气虚自汗。

泥鳅汤

【原料】泥鳅适量，盐少许。

【制法】把泥鳅用热水洗去黏液，去内脏，锅内放入油加热后，把泥鳅放入油锅内煎炸至金黄，然后加入一碗半水，用温火煮汤至半碗，加入少许盐，即可食用。

【功效】适用于小儿盗汗。

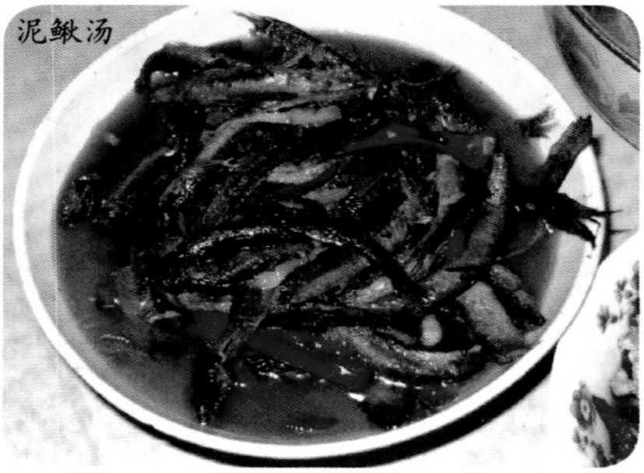
泥鳅汤

浮小麦黑豆汤

【原料】黑豆、浮小麦各30克，大枣5枚。

【制法】将黑豆、浮小麦、大枣同煎至熟后，去渣用汁。代茶饮。

【功效】滋肾，补气，止汗。

鳖肉炖百合

【原料】鳖肉60克，百合30克，盐、香油各适量。

【制法】将鳖肉洗净切成小块，与百合洗净共入沙锅中加适量水，煮至鳖肉熟烂时加入少许盐、香油等调料即可。

【功效】适用于小儿盗汗。

十一、小儿癫痫药膳

小儿是指自胎儿至青少年这一时期，分为胎儿期（小儿在母体内，大约280日）、新生儿期（自出生至出生后28日）、婴儿期（出生至满1周岁之前）、幼儿期（1周岁后到满3周岁之前）、学龄前期（3周岁至6周岁）、学龄期（6周岁至13周岁）、青春期（少年期、13岁至18岁）7个时期。发生在这

7个时期的癫痫统称为小儿癫痫。与成人相比，小儿患病率更高，为成人的10～15倍，其中20%～30%患者虽经治疗仍反复发作，成为难治性癫痫。

白鸽心生食

【原料】白鸽子2只。

【制法】将白鸽子宰杀，剖开取其心脏，于癫痫发作前1次生吃下。如能于发作前，宰杀取心乘热食之，其效尤妙。

【功效】养心镇静，安神熄风。适用于癫痫，常获奇效。

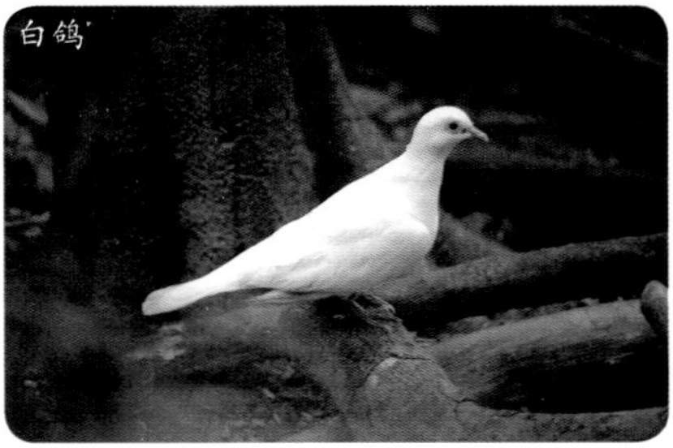

白鸽，别名白凤，民间称它为“甜血动物”，贫血者食用后有助于恢复健康，入药的鸽肉则以白鸽为佳，白鸽对毛发脱落、中年秃顶、白发、未老先衰等有很好的疗效。

龙眼炖羊脑

【原料】羊脑1个，龙眼肉20克。

【制法】羊脑和龙眼肉一起放入沙锅，加水煮沸，改文火炖1小时即成。可分次食用。

【功效】养血祛风，适用于癫痫。

黄瓜藤汤

【原料】黄瓜藤100克。

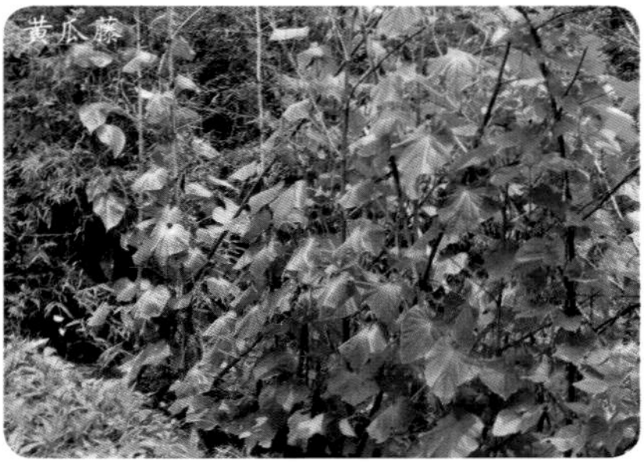

黄瓜藤，双子叶植物药葫芦科植物黄瓜的茎。味淡，性平，无毒。具有利水通淋、燥湿疗疮、清热止痢之功效。适用于痢疾、淋病、黄水疮等症。

【制法】将黄瓜藤洗净切段，放入沙锅，加水煮沸，改文火煮1小时即成，分2次服。

【功效】清热熄风，适用于癫痫。

红蓖麻醋蛋

【原料】鸡蛋2个，红蓖麻根60克，黑醋适量。

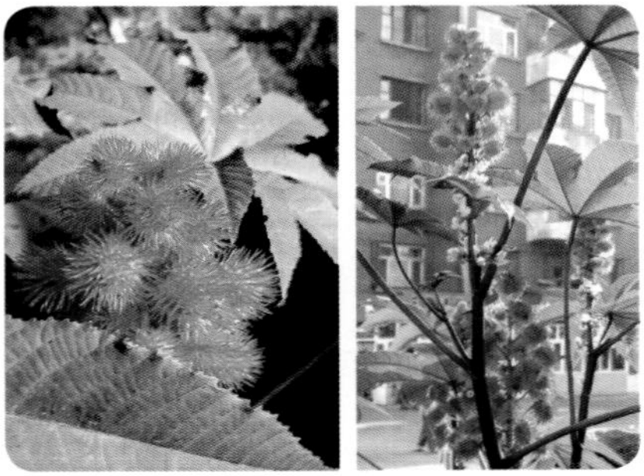

红蓖麻，为大戟科植物蓖麻的种子，根及叶入药。叶味甘、辛，性平，有小毒；根味淡、微辛，性平。叶有消肿拔毒，止痒之功效，适用于疮疡肿毒等症；根有祛风活血，止痛镇静之功效，适用于风湿关节痛、破伤风、癫痫、精神分裂等症。

【制法】将红蓖麻根洗净，切段待用。沙锅加适量清水烧开，打入鸡蛋煮熟，再放入黑醋及红蓖麻根，改小火煮熬约半小时，停火稍晾即成。

【功效】适用于小儿癫痫。大人亦有效，但宜加大剂量。

甲鱼汤

【原料】甲鱼1只，油、盐各适量。

【制法】将甲鱼入沙锅内，加适量水，置于大火上煮沸，中火煮熟，取出甲鱼，剔去外壳，将内腹入汤中，加油、盐各适量，用小火炖肉烂熟即得。

【功效】养阴补血，益肝脾肾，定惊。适用于小儿癫痫。

郁金橄榄膏

【原料】橄榄500克，郁金250克，明矾200克。

【制法】将橄榄去核捣烂，和郁金一起放入沙锅加水煮沸，改文火煮成浓汁，去渣后加入明矾，继续文火煎煮至膏状即成，每次服1匙，温水送服。

【功效】清热凉肝，止惊镇静。适用于小儿癫痫。

十二、小儿发育不良药膳

在经济不发达的地区，我们只要留心观察周围的婴幼儿，便可以见到有些幼儿两腿站立不稳，或呈X形，或呈O形，中医学称为“行迟”，认为这种病往往是先天发育不足，后天营养不当，出现脾肾虚弱、筋骨痿软等现象。故治疗原则往往从脾、肾二脏入手，补脾强肾，填精壮骨。可长期食用保健食品，逐渐缓解症状。

芝麻椒盐虾

【原料】鲜虾仁200克，鸡蛋2个，芝麻20克，香油、芡粉、味精、花椒、盐各适量。

【制法】芝麻洗净，沥干，放热锅中炒香备用；花椒炒焦，加入盐混匀后共炒，磨成粉末；洗净虾仁并沥干；鸡蛋打蛋清蛋黄，倒入大碗中搅匀，加入芡粉、盐、味精和少量水共调成糊，随之放入虾仁，拌匀。锅置中火上，待锅热加入香油，当烧至五成热时再陆续放入虾仁，炸成柿黄色时起锅，在虾仁上撒上芝麻、椒盐即可。

【功效】补肾壮阳。富含钙、磷，有助于青少年生长发育。

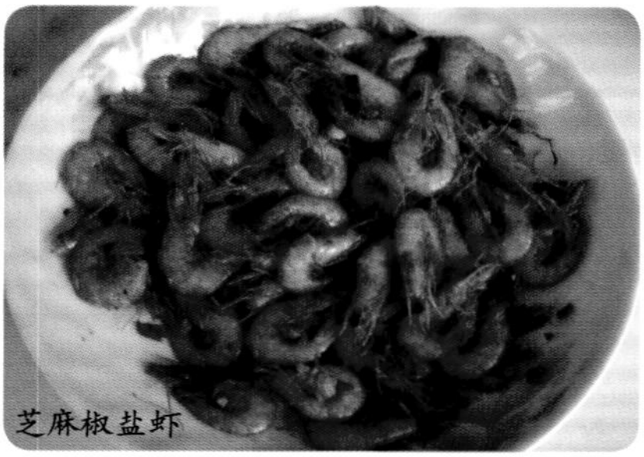
芝麻椒盐虾

海带花生排骨汤

【原料】海带200克，花生仁100克，猪排骨300克，盐、醋、味精各适量。

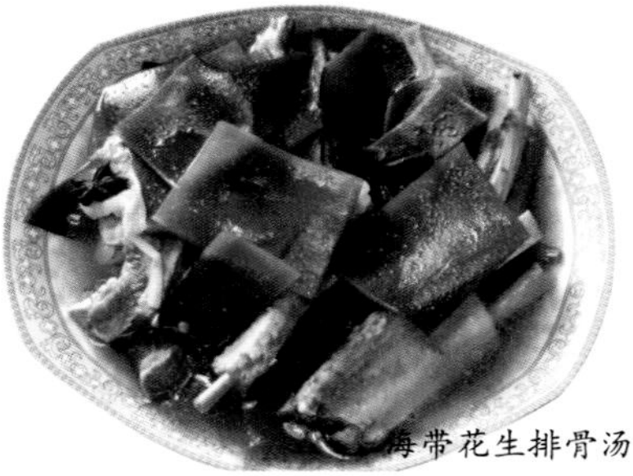
海带花生排骨汤

【制法】将排骨剁成块，海带稍加醋水浸泡片刻并切成片或丝。花生仁用热水泡涨去皮，然后锅中加水，先放入排骨、花生仁，旺火煮沸后撇去浮沫，加入海带，并改用中火保持一定沸度继续煮0.5～1小时，至肉熟易脱骨时加入盐、味精调味即可。

【功效】强身健体，补脑益智，有利于促进生长发育，适用于青少年定期或不定期食用。

酒煎杞子鲤鱼

【原料】活鲤鱼1尾（约750克），枸杞子20克，葱、姜各100克，绍酒、香油各100毫升，味精、盐、芡粉、高汤各适量。

【制法】鲤鱼杀好洗净；枸杞子、葱、姜洗净；葱切成花、姜切成粒。锅置旺火上，锅热后放入香油，将葱花、姜粒炸一下后即下入鱼，将其煎翻2次，至鱼熟加入适量高汤及枸杞子，待汤开，稍停火一会。最后改用中火收汁，勾入少量芡汁，放入绍酒煮沸即成。

【功效】本药膳富含钙、磷，可解生长发育中因钙、磷缺乏，生长缓慢之忧。

五香糖醋排骨

【原料】猪排骨500克，陈皮10克，葱、姜、白糖、香油、醋、酱油、盐、料酒、大茴香各适量。

【制法】排骨洗净，剁成3～4厘米长的小节，葱切段，姜切片。锅置旺火上，加入排骨、葱、姜、陈皮、大茴香、白糖、醋、酱油、香油、料酒、盐等，煮沸后撇去水面浮沫，改中火炖至排骨肉熟软易离骨时，再改文火收汁，至浓即成。

【功效】本药膳富含钙、磷，有促进骨骼生长发育之功效。

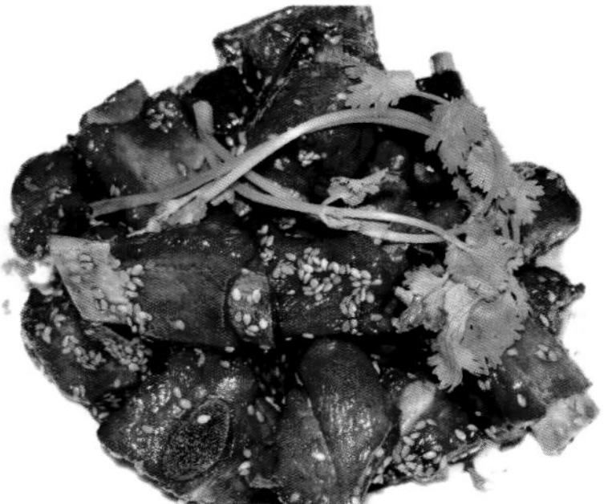
五香糖醋排骨

草鱼炖豆腐

【原料】草鱼净肉、豆腐各100克，熟猪油50克，笋、蒜苗、酱油、料酒、盐、味精、葱、姜、鲜汤各适量。

【制法】草鱼肉切成1厘米见方的小丁；豆腐亦切成同样大小的丁；笋切成小方片。炒锅置旺火上，放入熟猪油，烧至八成热时，把鱼丁煎黄，烹入料酒，加盖略焖，加入葱、姜、酱油、盐，烧上色后，倒入鲜汤烧开，加盖转小火煨3分钟，下入豆腐、笋片，再焖3分钟，转旺火烧稠汤汁，加入味精，撒上蒜苗，盛入盘中即可。

【功效】可补充蛋白质及钙质，对促进生长发育有益。

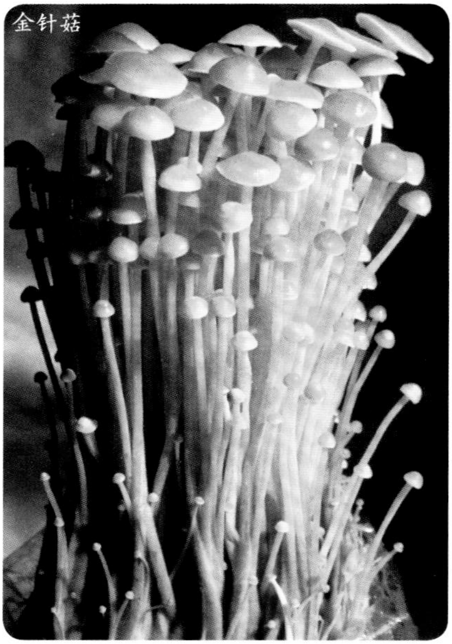

金针菇，学名毛柄金钱菌，别名构菌、朴菇、冬菇等，属伞菌目口蘑科金针菇属。味咸，性寒，具有利肝脏，益肠胃，增智慧，抗肿瘤之功效。

金针菇增智粥

【原料】金针菇15克，糯米150克，盐、味精各适量。

【制法】将金针菇洗净，切碎，脱水熟化，糯米熟化，按每50克熟化的糯米加脱水熟化的金针菇干品50克的比例混合，加盐、味精各适量，用食品袋装好。要食用时，打开包装，用滚开水冲泡5分钟后即可。

【功效】益智增慧，常吃保健。

胡萝卜肉丝

【原料】胡萝卜150克，猪瘦肉100克，油、葱、姜、酱油、味精各适量。

【制法】胡萝卜、猪瘦肉切丝。油锅内放葱、姜煸香，胡萝丝（盐拌渍后）、肉丝入锅烩炒，加酱油、味精调味后即可。

【功效】健脾胃，益气力，增强体质。有助于身体生长发育。

鸡蛋炒饭

【原料】大米饭100克，鸡蛋

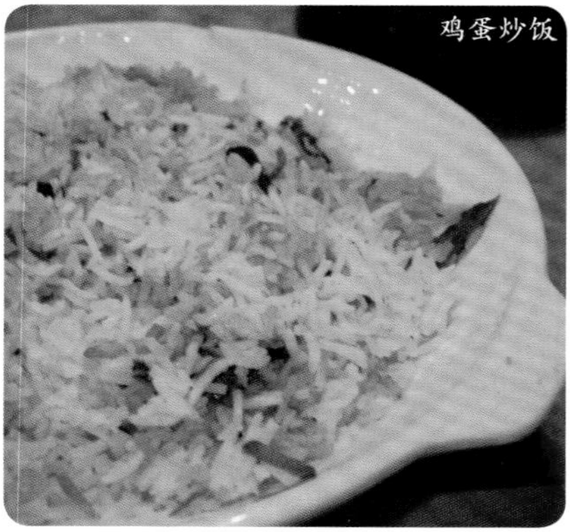

1～2个，葱、盐、味精、植物油各适量。

【制法】鸡蛋磕入碗内，打匀，待锅里的植物油热时，加入鸡蛋，炒成细块状，呈微黄金色时，入大米饭及葱，炒和均匀，加盐、味精调味即可。

【功效】有助于增高。

牛肉茸粥

【原料】粳米50克，鲜牛肉25克，米粉20克，香菜、葱花、植物油、酱油、盐、白糖、淀粉各适量。

【制法】粳米加入清水烧开，煮至粳米开花；把洗净的鲜牛肉剁成茸，加入酱油、盐、白糖、淀粉拌匀；米粉用植物油炸香，捞出备用。将粳米粥熬好后，放入调过味的牛肉茸，在煮至肉熟软后再煮沸即可。装碗食用时，再加入熟油、香菜、葱花及炸香的米粉即成。

【功效】补充蛋白质、铁，强健骨骼。

十三、小儿佝偻病药膳

佝偻病是因维生素D摄入不足所致，以骨骼生长障碍为主的全身性慢性营养不良疾病。以骨骼系统生长发育障碍为临床主要特征，可伴多汗、夜惊、牙齿生长慢、枕秃等表现。多发于1岁以内小儿。病因为维生素D供给不足、日照不足、生长速度过快，或肝肾疾病引起维生素代谢异常。本病中医学属于“五迟”“五软”“龟背”“鸡胸”等范畴。

虾皮炒韭菜

【原料】韭菜300克，虾皮20克，植物油50毫升，盐5克，味精2克。

【制法】将韭菜切成3厘米长的段，把韭菜头和梢分别放在两个盘内。把虾皮用清水洗净，挤干水分。炒锅内放植物油，热后，下入虾皮炸一下，随后下韭菜头及盐，用旺火急炒，再放韭菜梢和味精，迅速煸炒几下即可出锅装盘。

【功效】防止小儿佝偻病。

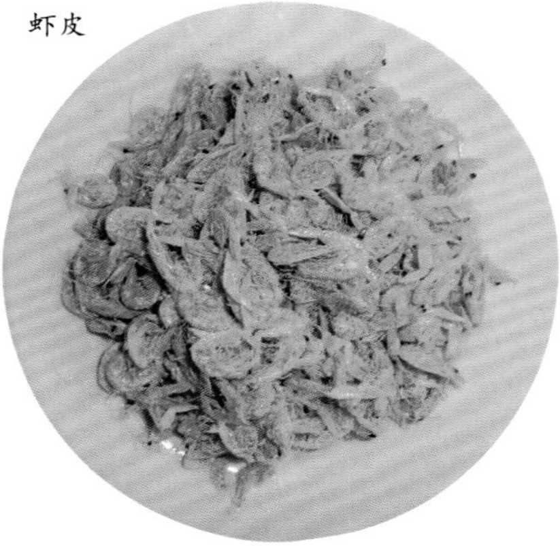

虾皮，是毛虾经加工晒制成干品的总称。味甘，性温。有补肾壮阳之功效，适用于冬季肾阳虚弱所致的畏寒体乏者食用。虾皮含有丰富的钙、碘，常食虾皮，可预防儿童佝偻病，甲状腺肿。

蛋壳龟板散

【原料】鸡蛋壳、龟甲各等份。

【制法】鸡蛋壳洗净焙干，龟甲用小火焙黄，趁热放入醋中浸泡片刻，取出晒干，与鸡蛋壳共研末，装瓶。每次取3～6克，用温开水或米汤调服，每日2次，连用数日。

【功效】滋阴补肾，制酸补钙。适用于小儿佝偻病、手足搐搦、营养不良等。

猪骨菠菜汤

【原料】猪脊骨或腿骨300克，菠菜100克，盐、味精各适量。

【制法】将猪脊骨洗净剁碎（猪腿骨砸碎）放入沙锅内，加水熬成浓汤，加入切段的菠菜，稍煮加盐、味精调味即成。

【功效】适用于佝偻病、小儿软骨病。

鱼骨胎盘散

【原料】生鱼骨50克，紫河车粉7克，鸡蛋壳18克，白糖25克。

【制法】将生鱼骨用醋炒，鸡蛋壳在瓦上焙黄，共研成细末，与紫河车粉混匀。服用时加适量白糖，每次0.5克，每日3次。

【功效】治小儿佝偻病。

乌贼骨龟板汤

【原料】海螵蛸10克，龟甲12克，茜草根6克，红糖适量。

【制法】先将海螵蛸、龟甲、茜草根加水煎汤，待温加入适量红糖饮服。

【功效】适用于佝偻病。

芝麻鱼豆粉

【原料】油炸小黄鱼、炒熟黄豆各500克，芝麻酱250克。

【制法】把小黄鱼、熟黄豆研末，加芝麻酱调匀。每次开水送服1小匙，每日2次，连服2年。

【功效】适用于佝偻病。

清炖二骨汤

【原料】猪骨头250克，海螵蛸250克，盐少许。

【制法】将猪骨头、海螵蛸砸碎，加适量清水炖至汤呈白色黏稠时，加盐调味。弃渣饮汤。

【功效】补虚益肾，补充钙质。适用于小儿软骨病、出齿不齐、发育缓慢、头颅畸形。

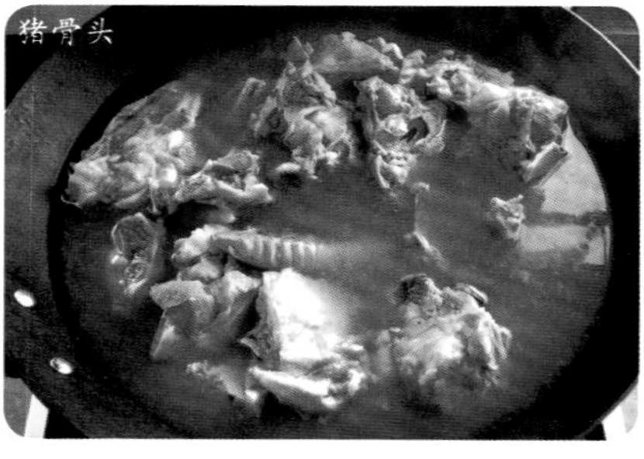

猪骨头中含有多种对人体有营养、滋补和保健功能的物质，具有添骨髓，增血液，减缓衰老，延年益寿的保健功效。猪骨头含有丰富的钙质，缺钙者宜食，以达到补钙的目的。

龙牡粥

【原料】龙骨、牡蛎各30克，山茱萸10克，大米100克。

【制法】将龙骨、牡蛎打碎加水煮约1小时，再加山茱萸煎半小时，用纱布过滤出药汁，再煎药渣2次（每次约40分钟），把3次药汁合在一起，入大米，加适量水煮成粥。

【功效】防治佝偻病。症见面色苍白、神疲消瘦、夜惊多惕、明显汗多、头发稀、鸡胸龟背、筋骨酸软。需要注意的是，外感未清，内有实热者，不宜服用。

炒黄豆

【原料】黄豆、鸡蛋皮、白糖各适量。

【制法】炒黄豆研末，鸡蛋皮炒糊研末，等量混合，加白糖。每次服3克，每日3次，连服1个月。

【功效】治佝偻病。

海蛤壳散

【原料】海蛤壳、甘草各等份。

【制法】将海蛤壳、甘草研粉混合，开水冲服。

【功效】健脾壮骨。治疗小儿佝偻病。

十四、小儿肠道寄生虫病药膳

小儿肠道寄生虫种类很多，如蛔虫、钩虫、蛲虫、绦虫、阿米巴原虫等，最常见的是蛔虫、钩虫、蛲虫。

蛔虫病是由于蛔虫寄生于小肠内所致的，小儿时期最常见的寄生虫病之一。感染蛔虫后，大多患者无自觉症状，称为蛔虫感染。儿童尤其是年幼体弱及营养不良儿童，可出现不同程度的消化道症状。本病中医学亦称“蛔虫病”。

蛲虫病是由于蛲虫寄生于人体所致的一种寄生虫病，主要表现为肛门及会阴附近瘙痒，在集体儿童机构中易造成感染，尤以2～9岁儿童感染率最高。蛲虫主要寄生在人体盲肠、结肠、直肠等处。蛲虫唯一的传染源是患者，主要传播方式是进食含有虫卵的食物和吸吮虫卵污染的手指。本病中医学亦称“蛲虫病”。

钩虫病是由于钩虫寄生于人体小肠所致的疾病。临床以营养不良、贫血、胃肠功能紊乱为主要表现。传染源为钩虫病患者和感染者，经皮肤接触或生食蔬菜经口传播，人群普遍易感，青壮年多见。本病中医学属于“黄肿病”“疳黄”“黄胖”范畴。

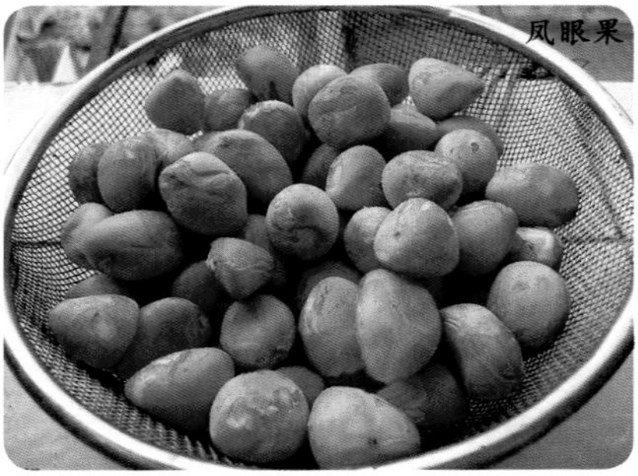

凤眼果，别名频婆果、九层皮、罗晃子、潘安果、七姐果、富贵子。为梧桐科植物苹婆的种子。味甘，性温。具有温胃，杀虫之功效。适用于虫积腹痛、翻胃吐食、疝痛等症。

凤眼果煲猪瘦肉

【原料】凤眼果7～10个，猪瘦肉100克，盐少许。

【制法】用凤眼果、猪瘦肉、清水适量煲汤，用盐调味。

【功效】温胃，健脾，杀虫，消疳。对小儿疳积、蛔虫病有效。

糖蜜南瓜

【原料】鲜南瓜150～200克，冰糖50克（或蜂蜜30克）。

【制法】取鲜南瓜，放入研钵内，加入冷开水少许，研烂如糊状，加入冰糖或蜂蜜，一同拌匀。空腹服，每日分2次顿服。

【功效】杀虫。适用于小儿蛔虫病；也可用于小儿绦虫病。

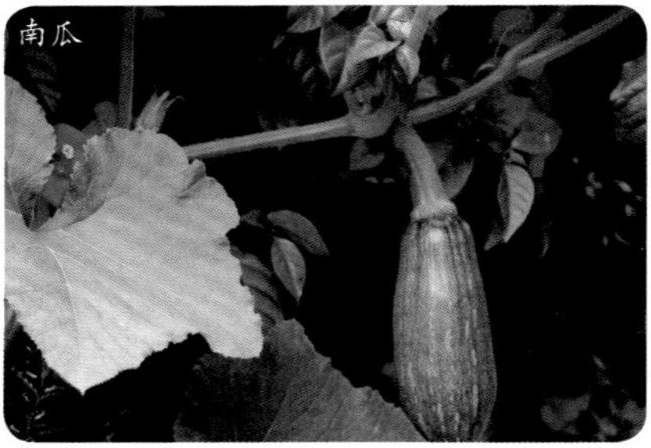

南瓜，别名麦瓜、番瓜、倭瓜、金冬瓜，为葫芦科植物南瓜的果实。味甘，性温。归脾、胃经。具有补中益气，消炎止痛，解毒杀虫之功效。适用于气虚乏力、肋间神经痛、疟疾、痢疾、解鸦片毒、驱蛔虫、支气管哮喘、糖尿病等症。

糖醋马齿苋

【原料】鲜马齿苋200～250克，食醋30毫升，白糖适量。

【制法】马齿苋煎取浓汁250毫升，去渣，加入食醋、白糖适量，调匀后即可。空腹温热饮用，连服3日为1个疗程。

【功效】驱虫。适用于小儿钩虫病。

豆油藕粉糊

【原料】豆油60毫升，藕粉适量。

【制法】取豆油，同适量藕粉一同调成稀糊状即可。分3次炖温后服食。

【功效】驱虫，润肠。适用于小儿蛔虫性肠梗阻。此方对粘连性肠梗阻也可以选用，但对绞窄性梗阻不宜选用。

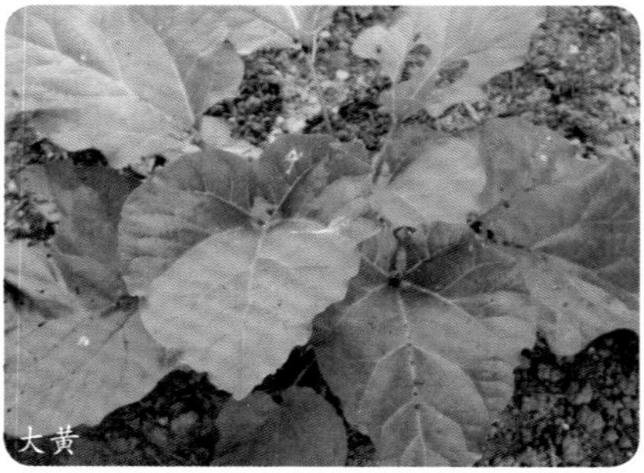

大黄，别名西大黄、将军、锦军。为蓼科植物掌叶大黄、唐古特大黄或药用大黄的干燥根及根茎。味苦，性寒。归胃、脾、大肠、肝、心包经。具有泻热通便，解毒消痈，行瘀通经，清热除湿，凉血止血之功效。适用于胃肠实热积滞、大便秘结、腹部胀满、疼痛拒按、冷积便秘、热毒疮疡、暴赤眼痛、口舌生疮、齿龈肿痛、月经闭止、产后瘀阻、癥瘕积聚、跌打损伤、瘀血肿痛、黄疸、小便不利、大便干结、热淋、石淋、吐血、衄血、便血、崩漏、赤白带下等症。

大黄粉蜜糊

【原料】生大黄、粳米粉各15克，蜂蜜60毫升。

【制法】先把生大黄晒干后研成细粉；再把粳米粉放入小铁锅内，用小火炒至微黄色，然后取出，晾凉，最后把大黄粉、粳米粉及蜂蜜一同放入茶杯内，加入温开水，调匀成糊状即可。每小时服1次，每次15克，全量约12次服完，直至排出蛔虫为止。

【功效】通便驱虫。适用于小儿蛔虫性肠梗阻。此方只适用于蛔虫性肠梗阻，对其他类型肠梗阻不宜选用。

牵牛子粥

【原料】牵牛子末1克，大米50～100克，生姜2片。

【制法】先放入大米加水煮，待煮沸后加入牵牛子末及生姜片，然后煮成粥。

【功效】消肿利尿，驱虫。适用于小便不利、脚气浮肿、蛔虫病等。需要注意的是，牵牛有小毒，用量不宜过大，本方也只能短暂使用，不可长期服用。孕妇忌服。

苦楝根粥

【原料】鲜苦楝根皮15克，粳米50克。

【制法】先将鲜苦楝根皮洗净，刮去外表粗皮，用水煎，去渣、取汁与淘洗干净的粳米一同煮粥。

【功能】清热，燥湿，杀虫。适用于小儿风疹、蛔虫病、蛲虫病、钩虫病。需要注意的是，体弱及脾胃虚寒之小儿不宜服用。

使君子茶粥

【原料】茶叶15克，花生仁25克，使君子、粳米各50克。

【制法】先将茶叶、花生仁、使君子共研细末，备用。将粳米煮粥，将熟时加入药末10克，稍煮即成。

【功效】杀虫。适用于小儿蛔虫病。

驱虫糖

【原料】牵牛子60克，槟榔30克，使君子肉50粒，白糖适量。

【制法】先把牵牛子放入锅内炒香后研末；把使君子肉微炒后取出，同槟榔一并研成细末，将3味药粉混匀。每日1次，每次取药末3～5克，同白糖适量和匀后一次服下，连用2～3日，直至蛔虫被驱出。

【功效】杀虫驱蛔。适用于小儿蛔虫病。需要注意的是，体弱儿童不宜多吃或常吃。

炒香榧

【原料】榧子250～500克。

【制法】于每年10～11月间香榧子成熟时采摘，除去肉质外皮，取出种子，晒干；再将榧子仁微炒至外表褐黑，内仁黄黑，发出焦香味为度。每日吃榧子仁10～15克，连吃

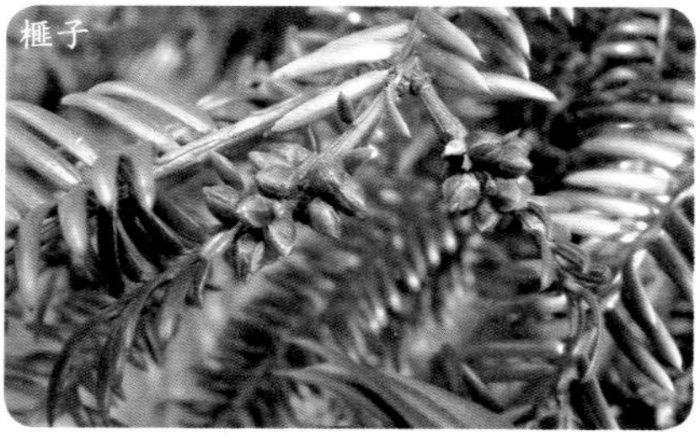

榧子，为常绿乔木，属紫杉科榧属，是世界稀有干果之一。具有杀虫消积，润肺滑肠，消痔驱蛔之功效。适宜多种肠道寄生虫患者食用；适宜便秘痔疮、疝气、小便频数、小儿疳积和夜盲症者食用。

15～30日，直至大便中钩虫卵消失为止。

【功效】消积杀虫。适用于小儿钩虫病。

驱钩虫茶

【原料】马齿苋2000克，食醋1000毫升，黏合剂适量。

【制法】将马齿苋研粉过60目筛，加入食醋和适量黏合剂拌和，压制成茶块，每块30克。临睡前开水冲泡，代茶饮。

【功效】解毒，杀虫。适用于钩虫病。

雷丸冰糖水

【原料】雷丸（俗称竹铃芝、木莲子）200克，糖100克。

【制法】先把雷丸研为细粉，每次取雷丸粉15～20克，加冰糖10克，冷开水适量，调匀即成。

【功效】驱虫。适用于小儿绦虫病。

乌药槟榔饮茶

【原料】乌药9克，槟榔1个。

【制法】将乌药、槟榔加水碾磨为浆，以温开水冲饮。

【功效】杀虫镇痛。适用于虫积腹痛、腹痛难忍，动则痛剧以及可感腹内肿块上下滑动的症状。

花椒油

【原料】花椒10～12克，麻油100～200毫升。

【制法】先把麻油放入锅内煎熬，见锅内有烟雾后即可放入花椒继续煎熬，至微焦后即捞出弃去，待花椒油微温时即可服用。顿服。

【功效】杀虫通便。适用于小儿蛔虫性肠梗阻。

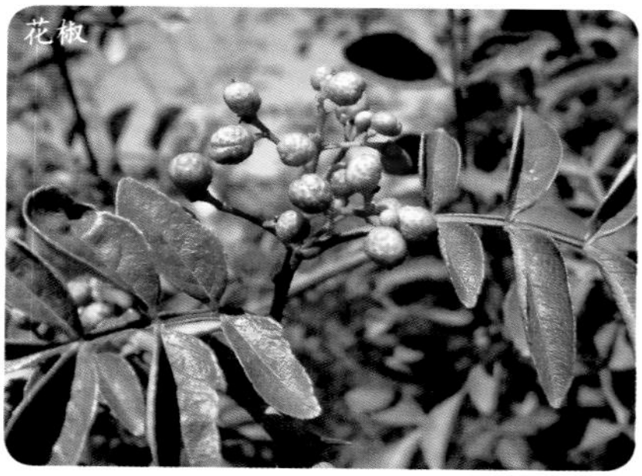

花椒，别名川椒。属芸香科植物。药用以色红者为佳，果皮名椒红，种子名椒目，均作药用。味辛，性温，有小毒。归脾、胃、肾经。具有温中止痛，杀虫止痒之功效。适用于脘腹冷痛、呕吐泄泻、虫积腹痛、蛔虫病等症；外治湿疹瘙痒。

第二十三章 男科病药膳

一、性欲低下药膳

性欲低下是指在体内外各种因素的作用下，不能引起性兴奋，也没有进行性交的欲望，使性生活能力和性行为水平降低的病症。病因病机为先天不足、天癸不充、命火不旺、劳心思虑过度、损伤心脾，或郁怒伤肝，或久病伤阴耗血、肝络失养。

益阳麻雀

【原料】麻雀15只，小茴香、大茴香、大蒜各10克，生姜9克，菜油适量。

【制法】将麻雀去毛和内脏，待锅中菜油热时放入，炸酥。将麻雀（炸后）同小茴香、大茴香、大蒜、生姜一起放入锅内，加适量的水，煮沸后，文火煨1小时左右。每日吃3～5只，半个月后即可见效。

【功效】益阳壮肾。适用于肾阳虚之阳痿、早泄、性欲减退等症。阴虚火旺者不宜服用。

养元鸡子

【原料】鸡蛋2个，附片、山药各10克，小茴香5克，青盐2克。

【制法】先将小茴香、山药、附片、青盐放入沙锅中，加适量的水煎煮2小时以上。将鸡蛋打在碗内，用滚开药液冲调即成。每日晨服1次，坚持月余即可见效。

【功效】补肾壮阳，益精增力。适用于肾阳虚肾精亏的早衰、性欲减退、阳痿等症。青少年肾不虚者忌服。

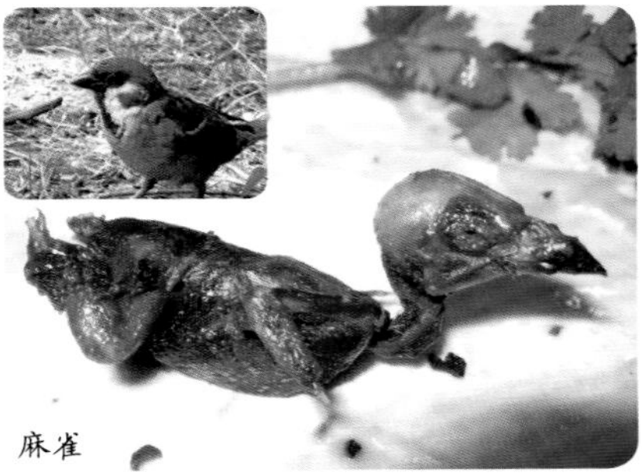

麻雀

麻雀，鸟纲雀形目文鸟科麻雀属鸟类的通称。麻雀肉含有蛋白质、脂肪、碳水化合物、无机盐及维生素B_1、维生素B_2等。雀肉具有补五脏，补阴精，暖腰膝，起阳道，缩小便之功效。适用于治疗肾阳虚所致的阳痿、腰痛、小便频数及妇女血崩带下等症。

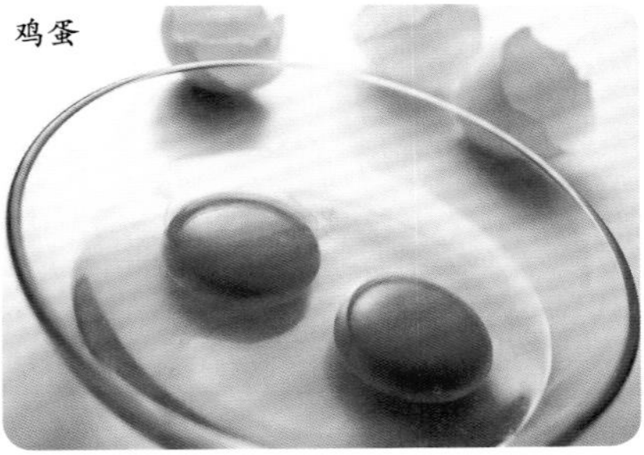

鸡蛋

鸡蛋，为鸡下的蛋。味甘，性平。归脾、胃经。具有补肺养血，滋阴润燥之功效。适用于气血不足、热病烦渴、胎动不安等症，是扶助正气的常用食品。

药制羊肾

【原料】羊肾1个，杜仲5克，小茴香1克，巴戟肉、韭菜子各2克，炒盐适量。

【制法】将羊肾从内侧剖开，去筋膜，洗净。将诸药与炒盐放入羊肾内，用线扎紧，放锅内隔水蒸30～50分钟，去净肾内药粉，切成片即可。晚饭后食用。

【功效】扶阳补肾。适用于肾阳不足、性欲减退、早泄、阳痿、腰膝冷痛、小便清长。

龙马童子鸡

【原料】虾仁15克，海马10克，仔公鸡1只，料酒、盐、味精、生姜、葱段、水豆粉、清汤各适量。

【制法】将仔公鸡去毛及肠杂，洗净备用。将海马、虾仁用温水泡10分钟，分放在鸡肉上，加葱段、姜块、清汤、料酒，上笼蒸至熟烂，出笼后除去姜块、葱段，放入味精、盐，另用水豆粉勾芡收汁，浇在鸡面上即可。

【功效】温肾壮阳，补气益精。适用于性欲减退、阳痿、早泄、小便频数、耳鸣目眩、腰膝软弱无力或冷痛。

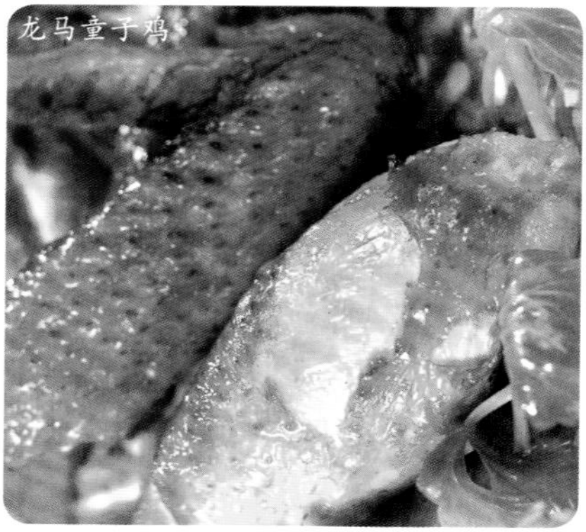

童子鸡，是指生长刚成熟但未配育过的小公鸡；或饲育期在3个月内（依各品种不同稍有差异，最少有饲养不到1个月的）、体重500～750克、未曾配育过的小公鸡。味甘，性温。壮阳健肾。

淫羊藿面条

【原料】面条适量，山药40克，淫羊藿10克，龙眼肉50克，酱油、葱各适量。

【制法】将淫羊藿加水煎取药汁备用。在锅内加水，将山药捣成粉后加入，待熟后再加入淫羊藿汁和龙眼肉，以及酱油、葱做成面卤。另锅下面条，浇上面卤食用。

【功效】增强性功能和大脑活动功能，健脑安神，强精健脾。适用于神经衰弱、性功能减退等症。

二、阳痿药膳

阳痿是指阴茎痿弱不举，或临房举而不坚，不能插入阴道进行性交的病症，是男性性功能障碍常见疾病之一。多因先天禀赋不足，后天房事过度；或少年手淫、长期精神紧张、思虑过度、情志郁结、伤及肝脾，或以酒为浆，过食辛辣及膏粱厚味，湿聚化热，湿热下注，阻遏阳道，致阳气不布、宗筋弛纵所致。老年性阳痿是指老年男人出现阴茎不能勃起或勃起不坚。在临床上虽然不是一种病理现象，但随年龄的增大，老年人性欲减低，性生活次数也会相应减少，大多由于机体功能下降、命门火衰、肝肾不足引起；部分由于精神心理因素造成，如年龄大了再有性生活会被人笑话，或者误认为性生活对身体有害，有意跟配偶分床或即使有性欲也不性交，导致久而废用；再者老年人触觉的敏感性普遍降低，而难以产生反射性勃起的刺激。阳痿随着老年人年龄的增长而发生率亦逐渐增高。本病中医学多属于“阳痿”“筋痿”等范畴。

虫草炖雄鸭

【原料】冬虫夏草10条，雄鸭1只，生姜、葱白、胡椒粉、盐、陈皮末、味精各适量。

【制法】先将冬虫夏草清除灰屑后用温水洗净；鸭宰杀去毛、剖腹去肠杂及两侧臊豆后洗净；生姜、葱白洗净后分别切成小片及葱花。然后将冬虫夏草放入鸭腹，缝合后放入锅中加适量水，文火炖熬软后加入姜片、葱花、陈皮末、胡椒粉、盐、味精，调味后即成。细嚼冬虫夏草，食肉饮汤。

【功效】保肺益肾，补虚清热，除水肿，消胀满，养胃，补血，生津，壮肾阳。适用于阳痿、神疲、咳嗽多痰、食不消化、贫血患者食用。

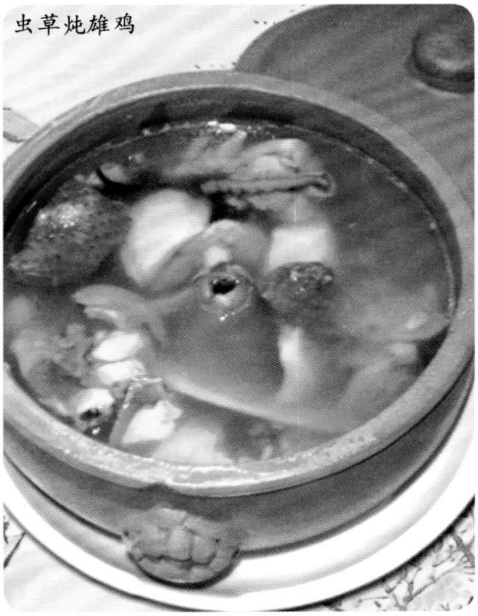

陈皮川椒烧狗肉

【原料】狗肋条肉1500克，陈皮9克，炒茴香6克，生姜30克，葱白10根，胡椒30粒，花椒50粒，酱油、盐各适量。

【制法】先把狗肉洗净，去血水，整块放入沙锅内，加盐、葱白、生姜、胡椒、花椒、陈皮、炒茴香放入冷水，淹浸狗肉约3指，加盖，武火煮沸，用文火煨烂。取出狗肉切块，再放入原汁原锅内煨烧，加入酱油，烧透即成。

【功效】温补脾肾。适用于脾肾虚损之阳痿、腰膝冷痛、性欲低下、身体畏寒等症。常服一定会收到较好的效果。

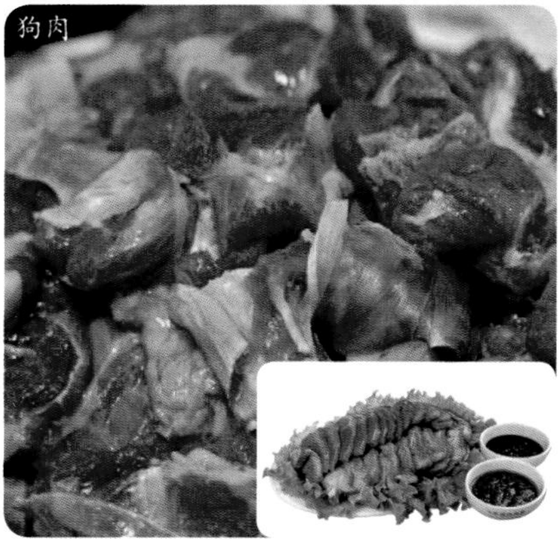

狗肉，为犬科动物狗的肉。味咸，性温。归脾、胃、肾经。具有补中益气，温肾助阳之功效。适用于脾肾气虚、胸腹胀满、臌胀、浮肿、腰膝软弱、寒疟、败疮久不收敛等症。热病后忌服。

白汁桂鱼

【原料】桂鱼500克，熟火腿、虾仁、青豆、水发香菇各15克，鸡汤60毫升，料酒、盐、胡椒粉、葱、姜、猪油、蛋清、淀粉、味精、鸡油各适量。

【制法】将桂鱼去鳞和内脏，在沸水中烫一下捞出，刮去肚内黑衣，洗净，用刀在鱼背厚肉处作十字形花刀；将熟火腿、香菇切丁；虾仁用盐拌和，将蛋清均匀地粘在虾仁上，洒上适量干淀粉，拌匀，入油锅炸至断生后及时出锅。把鱼放在浅汤盆中，加入料酒、盐、胡椒粉、葱、姜、猪油，放蒸锅中，旺火蒸15分钟，拣去葱、姜。把蒸桂鱼的卤汁倒入炒锅中，在旺火上加入香菇丁、青豆、火腿丁、虾仁、鸡汤烧滚，加入味精和少量湿淀粉，放入鸡油，出锅浇在鱼面上即可。

【功效】补肾益气。适用于肾精亏损的阳痿不举、畏寒、面色不华、精少清冷等症。

三子泥鳅汤

【原料】活泥鳅200克，韭菜子、枸杞子、菟丝子各20克，盐、味精各适量。

【制法】将泥鳅用沸水烫杀，剖腹去内脏、肠杂，然后再用清水洗净。将韭菜子与菟丝子装入一纱布袋，把口扎紧，然后将泥鳅、枸杞子和纱布袋一同放入锅中，加入清水，用旺火煮沸后，再改文火煨至水剩一半左右时取出布袋，加入盐及味精即成。

【功效】暖中益气，补肾壮阳。适用于阳痿及贫血者。

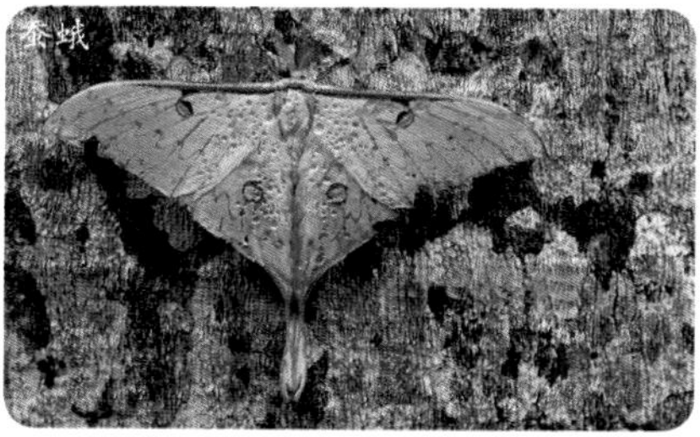

蚕蛾，为蚕蛾科动物家蚕的雄蚕蛾。味咸，性温。归肾、心经。具有益精补气，壮阳养肾，止血生肌之功效。适用于阳痿、遗精、早泄、外伤出血等症。

雄蚕蛾

【原料】雄蚕蛾20只，白酒30毫升。

【制法】选活雄蚕蛾，在热锅上焙干，研末，冲白酒服。

【功效】补肾壮阳。适用于肾虚阳痿。服药膳期间忌食萝卜。

韭菜炒羊肝

【原料】韭菜100克，羊肝120克。

【制法】将韭菜切6厘米长，羊肝切片，与韭菜一起用铁锅旺火炒熟。

【功效】温肾固精。适用于男子阳痿、遗精、盗汗、女子月经不调、经漏、带下、遗尿，以及夜盲症、角膜软化症。

冬虫夏草炖胎盘

【原料】冬虫夏草10～15克，鲜紫河车1个。

【制法】将冬虫夏草与紫河车加水置瓦盅中，隔水炖熟。吃紫河车喝汤。

【功效】补气益血。适用于阳痿、遗精、盗汗、肺结核、贫血、老年慢性气管炎。

东风螺汤

【原料】东风螺200克，巴戟天、黄芪、当归、枸杞子、龙眼肉各150克，盐、葱、姜、味精各适量。

【制法】将东风螺放清水中使其吐清肠中泥沙；将巴戟天、黄芪、当归用纱布包，与东风螺、枸杞子、龙眼肉共炖汤，汤开后加盐、葱、姜、味精炖至螺肉熟即可，去药包。

【功效】滋补肾阴，益气壮阳。适用于肾虚之阳痿、遗精、四肢酸软、困倦乏力等症。

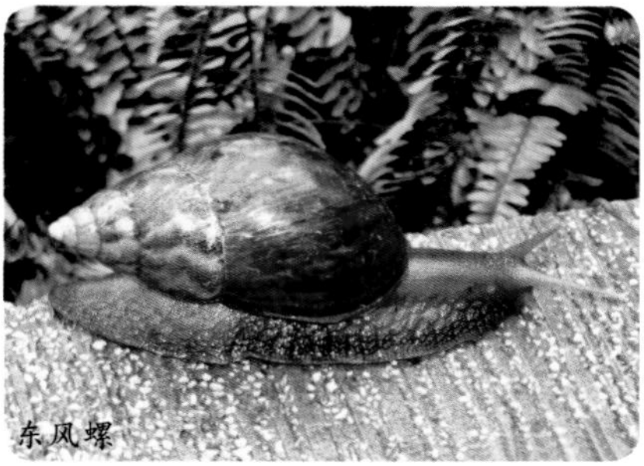

东风螺，学名方斑东风螺，属腹足纲新腹足目蛾螺科。味咸，性寒。归肝、肾、心经。具有平肝潜阳，宁心安神之功效。适用于肝肾阴虚所致肝阳上亢、头晕目眩、耳鸣耳聋等症。适用于心肾不交所致的心神不安、惊悸、失眠健忘等症。

枸杞羊肉粥

【原料】枸杞叶250克，羊肾1只，羊肉100克，葱白2茎，粳米100～150克，细盐少许。

【制法】将新鲜羊肾剖洗干净，去内膜，切细；再把羊肉洗净切碎。枸杞叶煎汁去渣后，同羊肾、羊肉、葱白、粳米一起煮粥。待粥成后加入细盐少许，稍煮即可。

【功效】滋肾阳，补肾气，壮元阳。适用于肾虚劳损、阳气衰败所致的阳痿、腰脊疼痛、腿脚痿弱、头晕耳鸣、听力减退、尿频或遗尿等。

三、遗精药膳

遗精是指不因性交而精液自行遗泄，每月4次以上为主要表现的不固类疾病。有梦遗与滑精之别。睡中有梦而遗者，称为梦遗；睡中无梦，甚至清醒时而遗者，称为滑精。本病常见于西医性神经衰弱症、前列腺炎、精囊炎、男性性功能障碍以及某些慢性疾病等。

枸杞炖牛鞭

【原料】罐装牛鞭1瓶，枸杞子25克，盐、味精、鸡精、料酒、胡椒粉、花椒、大葱、老姜、胡荽、鲜汤各适量。

【制法】将牛鞭剞上十字花刀，切段；枸杞子用温水泡软；花椒用纱布包好；大葱挽成结；老姜拍碎；胡荽切细成粒。锅置旺火上，烧鲜汤下牛鞭、姜、葱结、料酒、胡椒粉、花椒至汤沸，用勺撇去浮沫，炖至牛鞭将软，拣去姜、葱结、花椒不用，投入枸杞子，再煮一会儿，烹入盐、味精、鸡精和匀，起锅盛入碗中，撒上胡荽粒即成。

【功效】补肾壮阳。

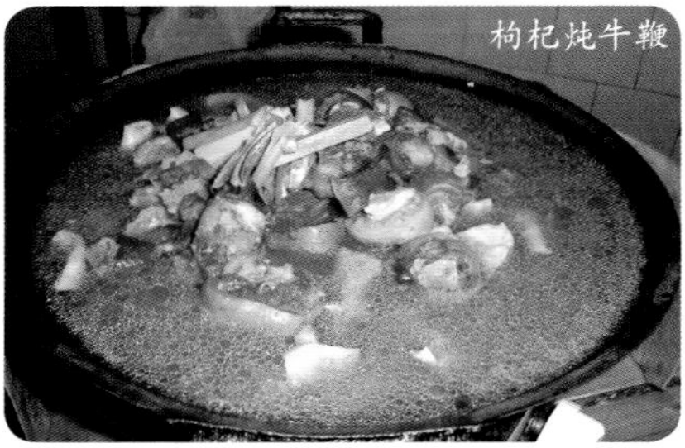
枸杞炖牛鞭

荔枝根炖猪膀胱

【原料】荔枝根60克，猪膀胱100克，盐、味精各适量。

【制法】将荔枝根、猪膀胱洗净切碎后共入锅，加入水，旺火煮沸后再改用文火炖至水剩约250毫升时，捞出荔枝根，加入盐、味精调味，即成。每日1次，连服7日。

【功效】开胃益脾，补元气，养血润肤，健脑。适用于遗精日久、腰酸无力者食用。

猪肾煨附子

【原料】猪肾1对，熟附子末3克，湿棉纸适量。

【制法】将猪肾1对，切开去膜，入熟附子末，湿棉纸裹煨熟。空腹食，每日1次。

【功效】补肾益精。适用于肾阳虚之腰痛、下身冰冷、遗精、阳痿、耳鸣耳聋、小便频数。

猪脊髓煲莲藕

【原料】猪脊髓（连脊骨）500克，莲藕250克。

【制法】将猪脊髓、莲藕同放锅内熬煲。

【功效】补血益肾。适用于遗精、面色苍白、四肢乏力、腰膝酸软。

猪腰核桃

【原料】猪腰1对，杜仲、核桃仁各30克。

【制法】将猪腰与杜仲、核桃仁

同煮熟。

【功效】益肾助阳，强腰益气。适用于肾虚不固的遗精盗汗。

汤煨甲鱼

【原料】甲鱼1只（约500克），鸡蛋、酱油、黄酒、葱末、胡椒末、姜末各适量。

【制法】先将甲鱼杀死，用八成热的开水烫一下，用刀剖去外部的皮衣，然后将一层黑皮刮去，将肚皮剪开，去内脏，洗净。再取锅加水将甲鱼煮烂，用漏勺捞出凉透，拆去甲鱼骨，切碎，用鸡蛋、酱油、黄酒煨，加汤2碗，煎至1碗起锅，用葱末、胡椒末、姜末掺之即成。

【功效】滋阴补精。适用于阴虚火旺之遗精，兼有虚烦少寐、失眠健忘、五心烦热、心悸神疲、盗汗、腰酸肢软、舌红少苔、脉细而数等症。

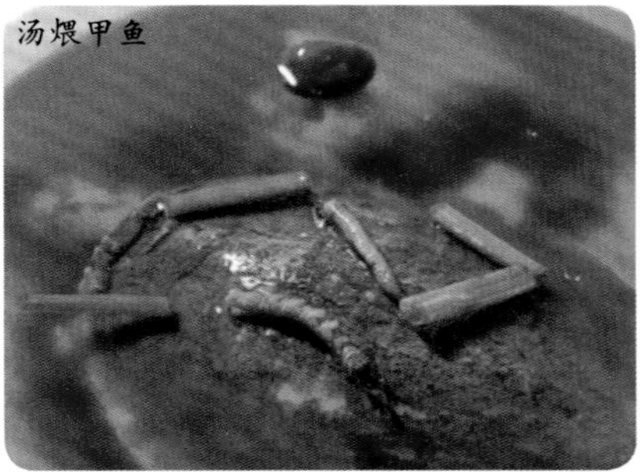
汤煨甲鱼

一品山药

【原料】生山药500克，面粉150克，核桃仁、什锦果脯、蜂蜜各适量，白糖100克，猪油、芡粉各少许。

【制法】将山药蒸熟去皮，和面粉揉成团，再制成饼坯，上置核桃仁、什锦果脯，移蒸锅上蒸20分钟。出锅后在饼上浇一层蜜糖（蜂蜜1汤匙、白糖100克、猪油和芡粉各少许，加热即成）。当早点或夜宵吃。

【功效】补肾滋阴。适用于消渴、尿频、遗精。

芡实莲蓉包

【原料】白莲子、白糖各300克，面粉500克，芡实、发酵面团各150克，冬瓜糖50克，食用碱少许。

【制法】将白莲子蒸透熟压成莲蓉，加白糖和冬瓜糖切碎搅和成馅。芡实研成粉细筛，与面粉，加50克白糖和成发酵面团，加适量食用碱水均匀揉成面团。稍后将面团揪成若干包子面坯，将坯压扁擀成中间厚边薄

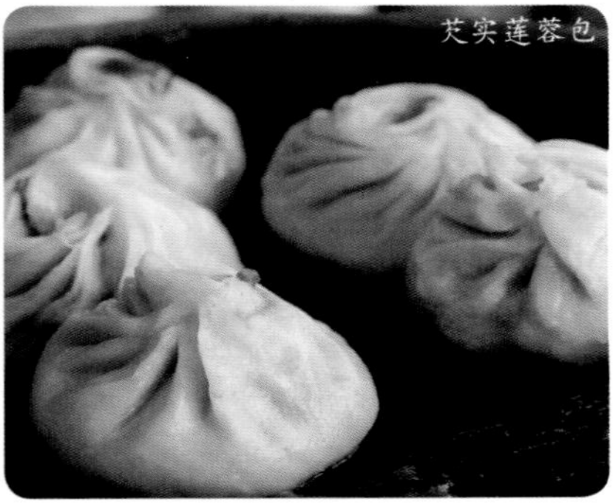
芡实莲蓉包

的圆皮，包入莲蓉馅，入蒸笼蒸15分钟即可，可当主食吃。

【功效】固肾涩精，对遗精、体弱者有疗效。

四、早泄药膳

早泄是指性交时间极短即行射精，甚至性交前即射精，不能实行正常性交为主要表现的病症。本病西医学属于男性性功能障碍疾病，亦称早泄。

北芪杞子炖乳鸽

【原料】黄芪、枸杞子各30克，乳鸽1只。

【制法】先将乳鸽去毛及内脏与黄芪、枸杞子同放炖盅内，加水适量，隔水炖熟。一般3日炖1次，3～5日为1个疗程。

【功效】补心益脾，固摄精气。适用于早泄、阳痿、体倦乏力、自汗、心悸。

淮山圆肉炖水鱼

【原料】山药15～20克，龙眼肉15～20克，甲鱼1尾。

【制法】先用滚水烫甲鱼，使其排尿，再切开洗净，掏出内脏，然后将甲鱼肉、甲鱼壳、山药、龙眼肉一起放入炖盅内，加水适量，隔水炖熟服用。

【功效】补肾益精。适用于早泄、食欲不振、心悸怔忡、泻痢、耳聋目暗。

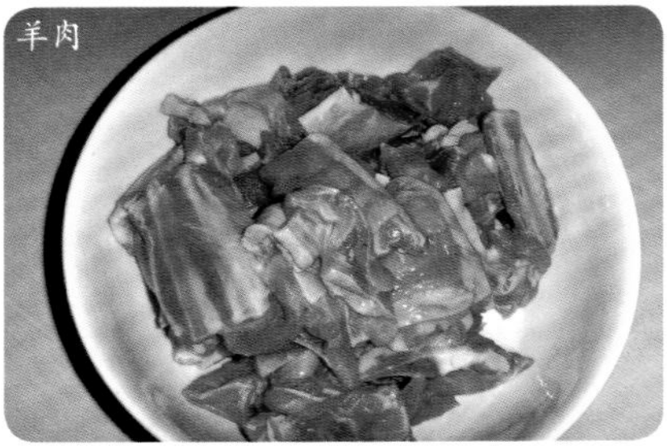

羊肉，味甘，性温，无毒。归脾、肾经。具有补虚劳，祛寒冷，温补气血，益肾气，补形衰，开胃健力，补益产妇，通乳治带，助元阳，益精血之功效。适用于肾虚腰疼、阳痿精衰、形瘦怕冷、病后虚寒、产妇产后大虚或腹痛、产后出血、产后无乳或带下等症。

枸杞炖羊肉

【原料】羊腿肉1000克，枸杞子20克，清汤2000毫升，生姜、葱、料酒、盐、味精各适量。

【制法】将羊腿肉投入沸水锅内煮透，再丢入冷水中洗去血沫，切成肉块；取适量生姜切片，葱切段。将铁锅烧热后投入羊肉和姜片煸炒，烹入料酒炝锅。炒透后将羊肉和姜片一并倒入沙锅内，放入枸杞子、清汤和适量盐、葱段，用武火煮沸，撇去浮沫，加上锅盖，用文火炖煮，以羊肉熟烂为度，拣去葱、姜，酌量加味精。

【功效】益精明目，补肾温中。用于脾肾亏虚、性欲减退、阳痿早泄。年老体弱者也可食用。

椰子糯米蒸鸡饭

【原料】椰子肉、糯米、鸡肉各适量。

椰子

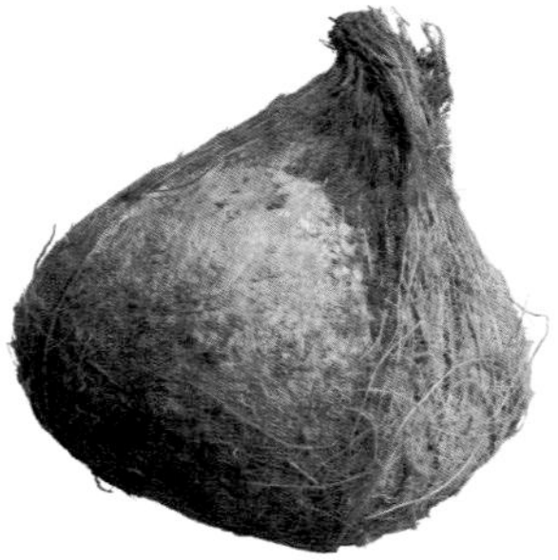

椰子，是棕榈科植物椰子树的果实。味甘，性寒。椰子果肉富含蛋白质、脂肪等，具有补虚强身，益气祛风，驱毒润颜之功效。

【制法】将椰子肉切成小块，加糯米、鸡肉适量，置有盖的瓦盅内，隔水蒸至熟。

【功效】补脾，益心，摄精。适用于早泄、阳痿、四肢乏力、食欲不振。

五、精液异常药膳

精液异常是指精液的色、量、形态计数、活动力、活动率、液化情况等不在正常生育范围之内，此症是男性学科棘手问题之一。

精液异常是男性不育的主要原因之一，其病因极为复杂，涉及面甚广。在诊治方面，经反复研究探讨，审病求因，辨证论治，其病机皆属精气不足，出现精液量少、色异、畸形、无精子、精子计数低下、活动力弱、活动率差、精液在60分钟以上不液化、脓（血）精液等多种病症。

鹿茸煎

【原料】鹿茸156克，清酒1500毫升。

【制法】将鹿茸去毛炙黄捣为末，以清酒调和，放入银器中用慢火熬成膏，盛入瓷器中。每次半匙，空腹饭前服，温水送下。

【功效】补肾益精。适用于骨髓空虚、精液少或清冷。

熟附煨姜焖狗肉

【原料】制附子15～30克，生姜（煨熟）150克，狗肉（切碎）500～1000克，蒜头、花生油各适量。

【制法】先用蒜头、花生油热锅，加水焖狗肉，再放入制附子、煨姜片，焖约2小时。

【功效】助阳益元，暖肾散寒。适用于阳痿、精液清冷、夜间多尿、畏寒、四肢冰冷、慢性哮喘。

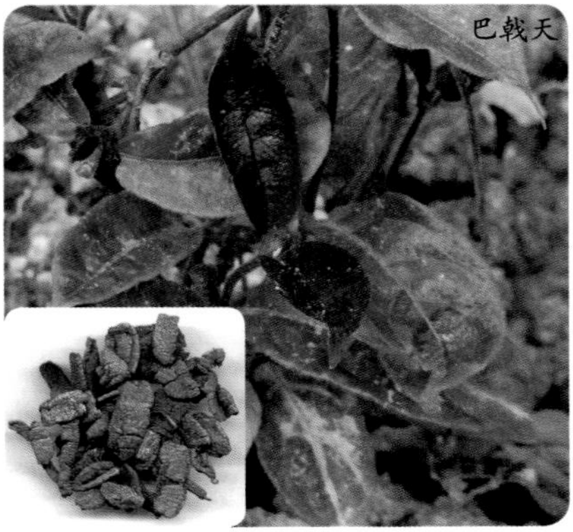

巴戟天，别名鸡肠风、鸡眼藤、三角藤。为茜草科植物巴戟天的根。味甘、辛，性微温。具有补肾阳，强筋骨，祛风湿之功效。适用于阳痿遗精、宫冷不孕、月经不调、少腹冷痛、风湿痹痛、筋骨痿软等症。

巴戟二子酒

【原料】巴戟天、菟丝子、覆盆子各15克，米酒500毫升。

【制法】将前3味捣碎，置容器中，加入米酒，密封，浸泡7日，即成。每次服10～15毫升，每日服2次。

【功效】补肾涩精。适用于精液异常、滑精、小便频数、腰膝冷痛等。需要注意的是，凡阴虚火旺者忌服。

莲子山药酒

【原料】莲子、炒山药各50克，白酒800毫升。

【制法】将莲子去皮、心，连同山药装入酒坛内，再将白酒倒入酒坛中，拌匀，盖上盖，封严，每隔2日搅拌1次，浸泡15日即成。每次饮服15～20毫升，每日2次。

【功效】养心补脾，益肾涩精。适用于脾虚腹泻，遗精等症。

芡实核桃粥

【原料】芡实粉30克，核桃仁15克，大枣7枚。

【制法】将核桃仁打碎，大枣去核，芡实粉用凉开水打成糊状，放入滚开水中搅拌，再入核桃仁、大枣，煮成粥，加糖食用。连用半个月。

【功效】益气温肾，止带。

六、男子阴冷药膳

阴冷是指自觉前阴寒冷为主症的疾病，可伴有小腹寒冷，性欲淡漠。

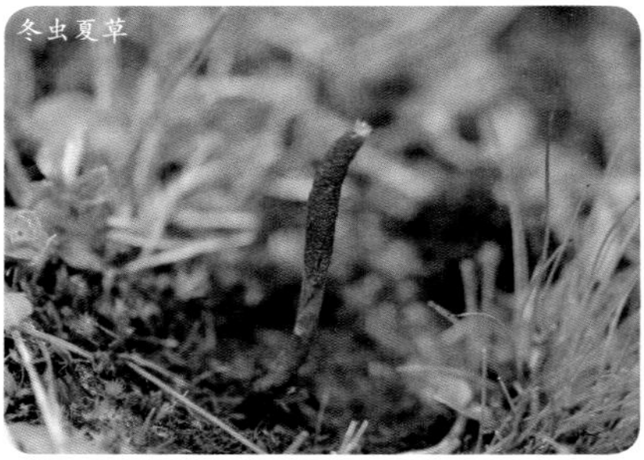

冬虫夏草，别名虫草，是虫和草结合在一起长的一种奇特的东西，冬天是虫子，夏天从虫子里长出草来。虫是虫草蝙蝠蛾的幼虫，草是一种虫草真菌。味甘，性温。归肾、肺经。具有养肺阴，补肾阳，止咳化痰，抗癌防衰之功效，适用于肺痨咯血、阳痿遗精等症。

冬虫胎盘汤

【原料】冬虫夏草25克、鲜紫河车（切碎）1具，葱段、姜末、料酒、盐、味精各适量。

【制法】将冬虫夏草、鲜紫河车同入炖盅，加水适量及葱段、姜末、料酒、盐、味精，隔水炖熟。

【服法】晚上睡前温热分次服。

【功效】祛寒温肾。适用于肾阳虚衰型腰膝酸软、骨蒸分热、头晕耳鸣等。

肉桂鸡肝

【原料】肉桂5克，雄鸡肝1具，葱、姜、盐、料酒各适量。

【制法】将雄鸡肝切成4块，肉桂切成小块，一并放在大碗内，酌加适量葱、姜、盐、料酒和清水。将碗放入锅内，隔水加热，炖至鸡肝熟烂为度，可加少量味精。

【功效】温补心肾，健脾暖胃。适用于心脾肾阳虚气弱、阳痿不举、腰部酸冷、夜尿频多、甚至遗尿、四肢不温。

补骨脂胡桃膏

【原料】补骨脂、蜂蜜各250克，核桃仁500克，酒适量。

【制法】将核桃仁（连皮）捣成泥状；补骨脂酒拌、蒸熟、晒干、研末。蜂蜜熔化至沸，加入核桃仁泥、补骨脂粉，和均，收贮瓶内。

【功效】补肾强腰，养筋健骨。适用于肥大性关节炎、外伤性关节炎等。属于肾虚骨弱者，症见腰酸脊硬、仰俯不得、不耐久坐、膝软脚弱、行走不健、气短乏力、夜尿频数、舌淡胖大苔白腻、脉沉细。

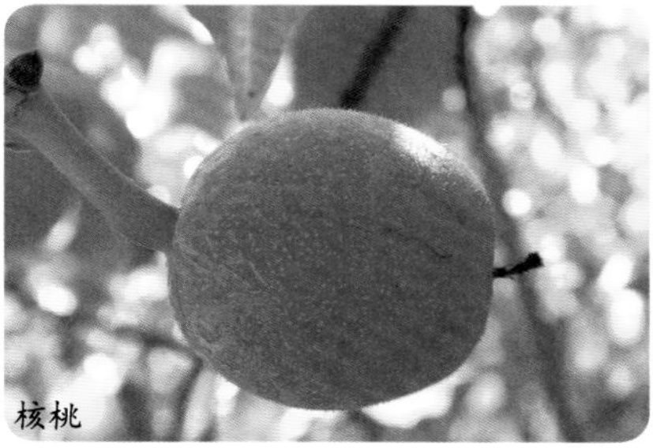

核桃

核桃，别名胡桃或羌桃，属胡桃科植物。种仁、果隔、果皮、树叶都作药用。味甘，性温。具有补肾固精，温肺止咳，益气养血，补脑益智，润肠通便之功效。适用于肺肾两虚、久咳久喘、小便频数、阳痿、遗精、腰脊酸软、腿脚无力、头昏眼花者、体虚、神经衰弱、营养不良、气血不足、癌症、肠燥便秘、尿路结石、原发性高血压、动脉粥样硬化、冠心病等症。阴虚火旺、痰火内热、腹泻便溏、鼻衄、肺脓肿、支气管扩张、咯血者忌食。

七、睾丸肿痛药膳

睾丸痛是男科临床常见的病症之一，常因外伤、炎症、肿瘤等病引起。本病中医学属于“肾子痛”范畴。

瓦楞子蒸鸡肝

【原料】瓦楞子3克，鸡肝1具。

【制法】把瓦楞子研细末，与鸡肝拌匀，隔水蒸熟。吃鸡肝，每日2次。

【功效】消痰化瘀，软肾散结。对小儿睾丸酸胀隐痛、副睾丸上的硬结、饮食不佳、舌淡苔白、脉滑均有疗效。

马鞭草蒸猪肝

【原料】马鞭草30克，猪肝片60克，盐、油、味精各适量。

【制法】马鞭草洗净切段，与猪肝片加盐、油、味精共蒸熟烂食。

【功效】清热解毒，活血散瘀。需要注意的是，脾胃虚寒者慎用。

八、不育症药膳

男性不育症是指夫妇婚后2年，有生育愿望，未采取避孕措施而未孕育，且女方已被确认具有健全的性器官和正常的性功能，具备生育能力，责任在男方者，或曾有孕育而后2年以上再未有孕育者。前者为原发性不育症，后者为继发性不育症。其中，精液疾病亦是导致男性不育的主要原因之一，包括：①精液不液化，是指离体精液在25℃室温下60分钟不液化，或仍含有不液化的凝块者。这是导致男性不育症的常见原因之一，占男性不育病因的25％～42％。这种异常的液化过程的延迟，使精子发生凝集或制动，减缓或抑制精子正常通过子宫颈而造成不孕。西医常见于前列腺炎等。②精子减少症，是指男子在禁欲3～7日后，取1次射精的标本于2小时内送检，精子数量低于600万/毫升或精子总数在2000万以下者，属于精液质量异常所致的男子不育症之一。常见于西医的睾丸生殖能力下降等。③无精子症，是指多次精液检查（一般3次以上）均未发现精子者。在精液异常所致不育症中较为少见，但亦最为难治。本病中医学属于“无子”“绝孕”“不育”等范畴。④精子动力异常症，是指精子的活动能力下降的一种疾患，是引起男性不育的主要原因之一。

鳖肉银耳汤

【原料】鳖1只，银耳15克，盐、姜适量。

【制法】将鳖宰杀制净，切块；银耳水发，与鳖肉、姜同炖，熟后加盐调味。食鳖肉、银耳并饮汤，每日1剂，连用5～7日。

【功效】滋阴降火。适用于精液不液化所致的不育症。

参芪雀卵汤

【原料】人参15克，黄芪20克，山药25克，麻雀蛋5个。

【制法】将人参、黄芪、山药水煎，去渣，打入麻雀蛋搅匀再煮片刻。温服，食麻雀蛋饮汤，每日1剂，连服数日。

【功效】健脾补肾。适用于精子活动力差所致的不育症。

狗脊狗肉汤

【原料】狗脊、金樱子、枸杞子各15克，瘦狗肉200克。

【制法】将狗肉洗净切块，同狗脊、金樱子、枸杞子一起下锅，加适量水，炖40分钟即可。

【功效】补肾壮阳。可辅治不育症，常服效佳。

益气健精汤

【原料】人参、水发香菇各15克，山药、黄芪各20克，麻雀头5个，母鸡1只，葱、姜、盐、料酒各适量。

【制法】将母鸡及麻雀头去毛洗净，同入锅内，加适量水上火煮，待七成熟时，加黄芪、山药、香菇、葱、姜、盐、料酒后，改文火煨至烂。人参用开水泡开，上笼蒸半小时。饮汤，吃肉，嚼食人参。

【功效】健脾胃，补肾气。适用

于脾肾气虚之精子活动力差者。

羊腰汤

【原料】羊腰子1对，肉苁蓉12克，熟地黄、枸杞子各10克，巴戟天8克。

【制法】将羊腰子切丁，与肉苁蓉、熟地黄、枸杞子、巴戟天同入锅，加水炖60分钟至羊腰子熟烂即可。每日1次。

【功效】壮阳补肾。可辅治不育症。

鹿鞭苁蓉粥

【原料】鹿鞭1对，肉苁蓉、粳米各100克，葱白、花椒、盐、味精各适量。

【制法】将鹿鞭去膜，洗净切细；肉苁蓉酒浸一宿，刮去皱皮，切细。粳米煮粥，粥将熟时，下入鹿鞭、肉苁蓉，以及适量葱白、花椒、盐、味精等调味食用。

【功效】补肾壮阳，益精活血。可辅助治疗不育症。

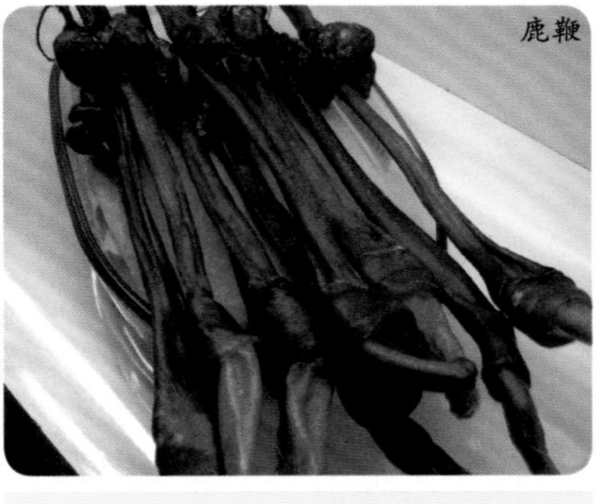

鹿鞭，别名鹿茎筋、鹿鞭、鹿阴茎、鹿冲、鹿冲肾，为鹿科动物梅花鹿或马鹿雄性的外生殖器。系雄鹿宰杀后割取阴茎及睾丸，除净残肉及油脂，固定于木板上风干即成。味咸、辛，性温，无毒。归肝、肾、膀胱经。具有补肾，壮阳，益精，活血之功效。适用于劳损、腰膝酸痛、肾虚耳聋、耳鸣、阳痿、宫冷不孕等症。

九、前列腺炎药膳

前列腺炎是中年男性最常见的疾病之一，发病年龄15～55岁，可分为急性前列腺炎、慢性前列腺炎两大类，后者可分为细节性前列腺炎、非细节性前列腺炎、前列腺痛3种。临床中急性前列腺炎较少，慢性前列腺炎在成年人群中发病较高，约占泌尿外科门诊患者的1/5。前列腺炎的症状繁多，个体差异较大，目前把前列腺炎的症状统称为前列腺炎综合征。

紫花炒田螺

【原料】紫花地丁、田螺肉各60克，香油、盐各适量。

【制法】把紫花地丁、田螺肉用香油炒熟，加盐调味即成。

【功效】清热化湿。对前列腺炎有疗效。

栗子炖乌鸡

【原料】栗子仁200克，乌鸡1只，海马5只，盐、姜各少许。

【制法】将乌鸡去肠杂、毛，切块，与栗子仁、海马及盐、姜同放锅内，加水适量蒸熟。分2～3次食完。

【功效】补益脾肾。适用于前列腺炎。

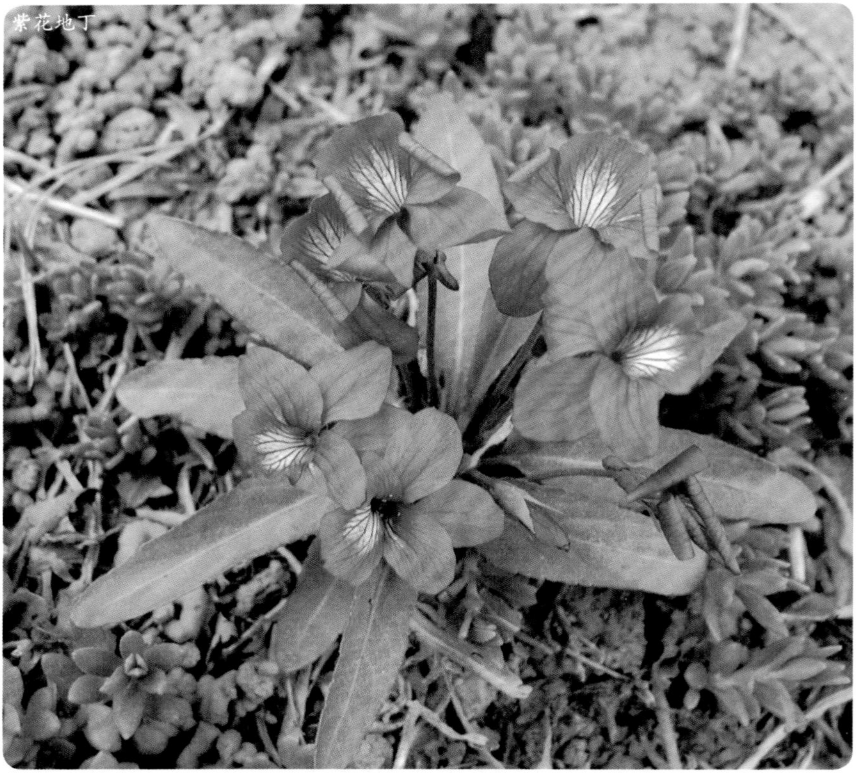

紫花地丁，别名铧头草、光瓣堇菜，为堇菜科植物紫花地丁的全草。味苦、辛，性寒。归心、肝经。具有清热解毒，凉血消肿之功效。适用于疔痈疮疖、丹毒、蜂窝织炎、毒蛇咬伤、黄疸、痢疾、乳腺炎、咽炎、尿路感染等症。

蛇床红枣汤

【原料】鲜蛇床100克（干品减半），大枣30克。

【制法】将蛇床洗净切碎，同大枣一起加水1000毫升，煎至400毫升左右。每日分2次服，饮药汁吃枣。

【功效】利水解毒。适用于前列腺炎。

白兰花猪肉汤

【原料】猪瘦肉150～200克，鲜白兰花30克（干品10克），盐适量。

【制法】将猪瘦肉切小块，与鲜白兰花加水煲汤，加盐调味。

【功效】补肾滋阴，行气化浊。适用于男子前列腺炎等症。

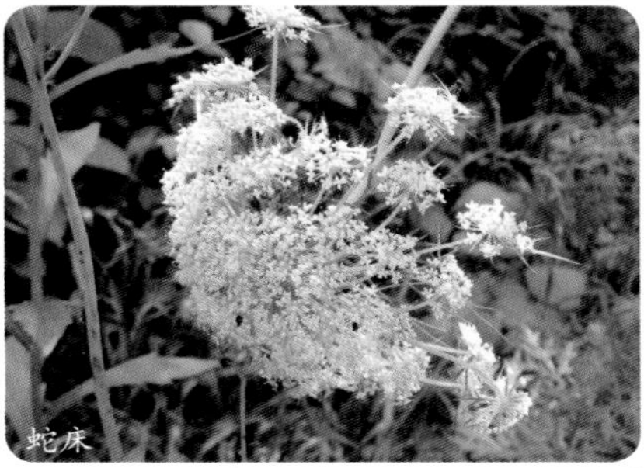

蛇床，别名野茴香、野胡萝卜。是伞形科蛇床属植物，一年生草本。味辛、苦，性温。具有祛风燥湿，杀虫止痒，强阳补肾之功效。适用于阴痒带下、阴道毛滴虫、阳痿、阴囊湿痒等症。

二紫通尿茶

【原料】紫花地丁、紫参、车前草各15克，海金沙30克。

【制法】将以上4种药研为粗末，置保温瓶中，以沸水500毫升泡闷15分钟。代茶饮用，每日1剂。

【功效】消炎利尿。适用于前列腺炎、排尿困难及尿频、尿痛者。

十、前列腺肥大药膳

前列腺肥大又称前列腺增生症，是一种因前列腺明显增大而影响老年男性健康的常见病。40％的50岁以上、80％～90％的80岁以上的老年人组织学检查均有前列腺增生，部分出现临床症状。前列腺肥大以进行性尿频、排尿困难为临床特点。其病因未明，多认为腺体增生引起机械性下尿道梗阻，与体内性激素平衡失调有关。本病中医学属于“癃闭”“精癃”等范畴。

小麦通草粥

【原料】小麦250克，通草30克。

【制法】将小麦去壳，通草研末，同入锅内，加水煮制成粥。分3次服食。

【功效】清热利尿，养心益肾。适用于老年人前列腺肥大症湿热不去、肾气渐伤、小便淋沥涩痛、身热、小腹胀满。

鹿角牛膝猪腰汤

【原料】猪腰2个，鹿角12克，牛膝、车前子各15克，菟丝子24克。

【制法】将猪腰去臊筋，用清水浸渍后切片；菟丝子、车前子洗净，用纱布另包。把鹿角、牛膝和菟丝子、车前子药包一同放入锅内，加清水适量，用文火煮2个小时，加入猪腰，再煮半小时，调味即可。

【功效】温补肾阳，通调小便。适用于前列腺肥大肾阳不足、尿后余沥、点滴不断、间有小便失禁、腰膝无力、头晕耳鸣、神气怯弱等。

锁阳萸肉鹌鹑汤

【原料】鹌鹑1只，锁阳18克，制附子9克，山茱萸、茯苓各30克。

【制法】将鹌鹑去除肠杂后切块；锁阳、山茱萸、制附子、茯苓洗净，一同放入锅中，加适量水，武火煮沸后，改用文火煮3小时，调味服食。

【功效】温补肾阳，通调小便。主治前列腺增生、肾阳不足、排尿无力、余沥不尽、腰酸冷痛、神疲乏力、夜尿频繁、尿液清澈等。

补肾利尿小肚

【原料】猪小肚1个，肉苁蓉30克，淫羊藿、葱白各15克，盐、味精各适量。

【制法】将猪小肚切块；肉苁蓉、淫羊藿用纱布包好，一起放入沙锅内，加葱白、清水，小火炖煮，待小肚烂熟即可。加盐、味精调味即可。

【功效】温肾补虚，利尿。适用于前列腺肥大肾阳虚衰、小便频数不畅、排尿困难，或点滴而出、小腹胀满、畏寒喜暖、腰酸肢软、头晕、面色苍白。

田螺坤草汤

【原料】田螺250克，益母草125克，车前子30克。

【制法】将田螺漂洗干净，去尾尖；益母草切碎；车前子用布包好。将三种原料一起加水煎汤，去药包即可。喝汤，食田螺肉及益母草。

【功效】有清热利湿，行气通滞的作用。适用于膀胱湿热型的前列腺肥大，以及小便频数、量少、短赤灼热等症。

第二十四章 妇科病药膳

一、月经不调药膳

月经不调是指月经周期、经量、经色、经质出现异常改变。药膳治疗可通过调节脏腑气血功能，使月经恢复正常。益母草汁粥、红花糯米粥、益母草煮鸡蛋、当归延胡汤、豆豉羊肉汤可养血调经，适用于月经失调者食用。

金针炖水鱼

【原料】鳖1只（约500克），猪瘦肉200克，黄花菜30克，木耳15克，盐、味精各适量。

【制法】将黄花菜、木耳（浸开）洗净；猪瘦肉洗净，切块；鳖剖净，斩块。把全部用料放入炖盅内，加适量开水，炖盅加盖，隔水炖2～3小时，入盐、味精调味即成。

【功效】滋阴降火，补肾和血。适用于月经不调，及月经后期，量多色淡、质稀无块、面黄头晕。脾胃寒湿者不宜食用。

益母草汁粥

【原料】鲜益母草汁10毫升，鲜生地黄汁、鲜藕汁各40毫升，生姜汁、蜂蜜各适量，大米100克。

【制法】将大米煮粥，米熟时，再加入上述诸汁及蜂蜜，煮成稀粥即成。每日2次，温服。病愈即停。

【功效】滋阴，养血，调经，消瘀，解渴，除烦。适用于妇女月经不调、功能失调性子宫出血、产后血晕、恶露不净、瘀血腹痛等。脾虚腹泻者忌用。吃粥期间忌葱、韭菜。

红花糯米粥

【原料】红花、当归各10克，丹参15克，糯米100克。

【制法】先煎诸药，去渣取汁，后入糯米煮作粥。空腹食。

【功效】养血，活血，调经。适用于月经不调有血虚、血瘀者。

当归延胡汤

【原料】当归9克，延胡索5克，生姜2片。

【制法】将上述3味水煎。连服3剂，每日1剂。

【功效】活血，散寒，调经。适用于月经后期，兼治闭经。

豆豉羊肉汤

【原料】生姜15克，淡豆豉50克，羊肉100克，盐适量。

【制法】将上述前3味同放沙锅中，煮至羊肉烂熟，加盐适量，调味即可。月经前10日，每日1次，连服3～5日。

【功效】温经散寒。适用于血寒性月经后期。

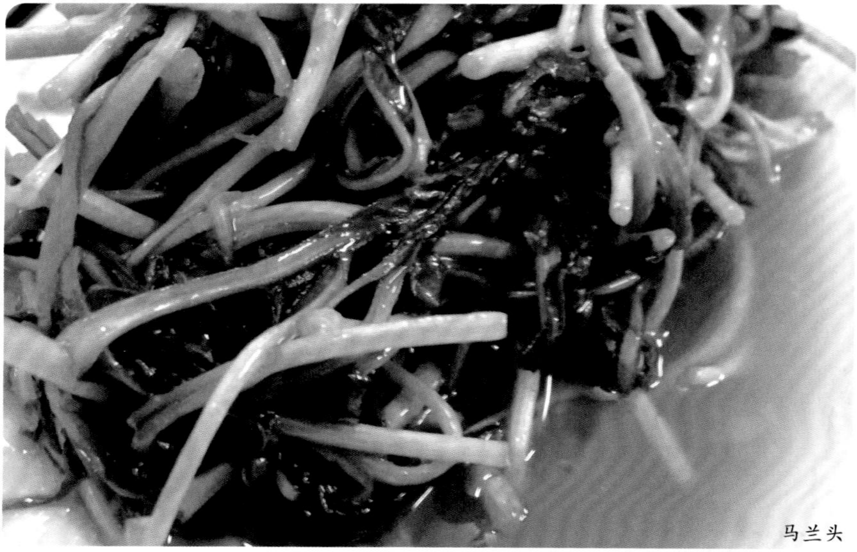

马兰头，别名马兰、马菜、路边菊、马郎头、红梗菜、鸡儿菜、鸡儿肠等，属菊科多年生草本植物。味辛凉，性微寒。具有清热解毒，凉血止血，利湿消肿之功效。适用于咽喉肿痛、痈疔疮、黄疸、水肿、痢疾、淋浊等症。

凉拌马兰头

【原料】鲜马兰头200克，卤香干2块，味精、糖、盐、麻油各适量。

【制法】将马兰头择洗干净，放入沸水锅焯1分钟，取出过凉后，将其切成碎末。再将卤香干切成碎末后拌入马兰头末中，加入糖、盐、味精，淋上麻油，拌匀即成。

【功效】清热凉血。适用于月经不调，属血热型，及月经超前、量多色红、质黏、心烦、口渴、苔黄。

鸡蛋马齿苋汤

【原料】马齿苋250克，鸡蛋2个。

【制法】将马齿苋洗净与鸡蛋共煮，熟后蛋去壳，再煮。食蛋饮汤。

【功效】清热凉血调血。适用于月经不调，属血热型，及量多色红、质黏有块、口渴心烦。

乌鸡茯苓汤

【原料】乌鸡1只，茯苓9克，大枣10枚。

【制法】将乌鸡洗干净，把茯苓、大枣放入鸡腹内，用线缝合，放沙锅内煮熟烂，去药渣，食鸡肉饮汤。

【功效】补气，益血，调经。适

用于月经不调，属气虚型，及月经超前、量多色淡、质稀、小腹隐痛、神疲乏力、舌淡、脉细缓。

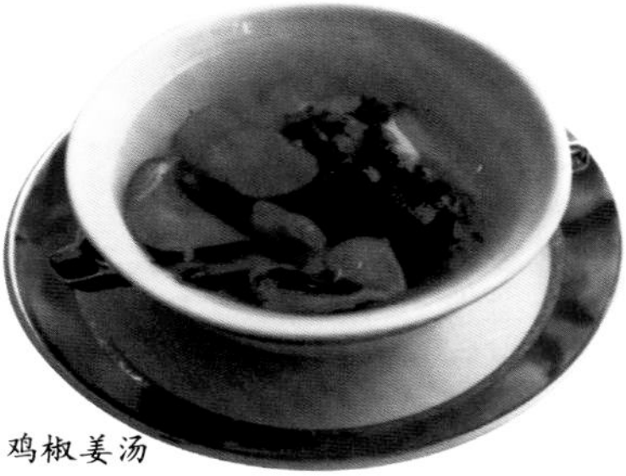
乌鸡椒姜汤

二、痛经药膳

凡在经期及经行前后，发生明显下腹部疼痛或腰酸痛等不适，影响生活及工作者称为痛经。是一种临床常见症状，而不是独立疾病，可由多种因素（如原发性痛经、子宫内膜异位症、盆腔炎、子宫颈粘连、宫内异物等）引起。本病中医学属于“痛经”范畴。

乌鸡椒姜汤

【原料】雄乌骨鸡500克，陈皮、高良姜各3克，胡椒6克。

【制法】将雄乌骨鸡与陈皮、高良姜及胡椒同入锅，加水没过鸡面，放作料，文火炖至肉烂。

【功效】补益气血。适用于气血虚弱型痛经，症见经前或经后下腹隐隐作痛、平素体虚、面色偏白、肢体麻木、肌肤欠温、头晕健忘、少气懒言、食欲不振。

当归红花瘦肉汤

【原料】猪瘦肉片250克，当归12克，红花10克，大枣（去核）4枚，盐适量。

【制法】将猪瘦肉片、当归、红花、大枣同入锅，加适量清水，武火煮沸后改文火煲2小时，入盐调味即可食。

【功效】养血活血，调经止痛。适用于血虚瘀滞型月经不调，症见经前腹痛、经行量少、时有血块、小腹疼痛，或月经渐少、面色苍白、心悸眩晕等。

五香鳙鱼

【原料】鳙鱼（或鲫鱼）500克，干姜8克，胡椒6粒，肉桂5克，桃仁10克，胡荽6克，清汤1000毫升，植物油适量。

【制法】将鳙鱼去鳞、鳃、内脏，以植物油煎至两面微黄时，放入干姜、胡椒、肉桂、桃仁、胡荽、清汤，文火煎20分钟，调味佐餐。

【功效】适用于血虚血寒型痛经，症见月经来潮后数小时或经前1～2日开始下腹疼痛。

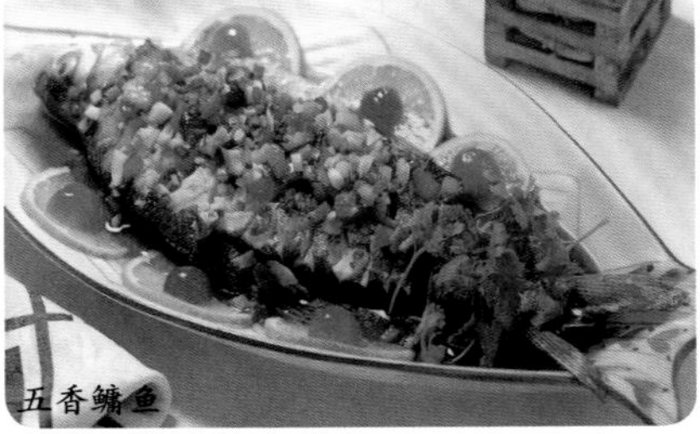
五香鳙鱼

苏茴荷包蛋

【原料】紫苏梗、小茴香各3～5克，鸡蛋2个，盐适量。

【制法】紫苏梗、小茴香放入布包，煮水打荷包鸡蛋，加盐调味。

【服法】经前及经期服，每日1次。

【功效】行气，活血，止痛。适用于气滞血瘀型痛经。

艾叶生姜煲鸡蛋

【原料】艾叶10克，生姜15克，鸡蛋2个。

【制法】将艾叶、生姜、鸡蛋加水同煮，蛋熟后去壳再煮，煎好后饮汁吃蛋。于月经首日开始服，每晚1次，连服5日。

【功效】温经，散寒，止痛。适用于阳虚内寒型痛经。

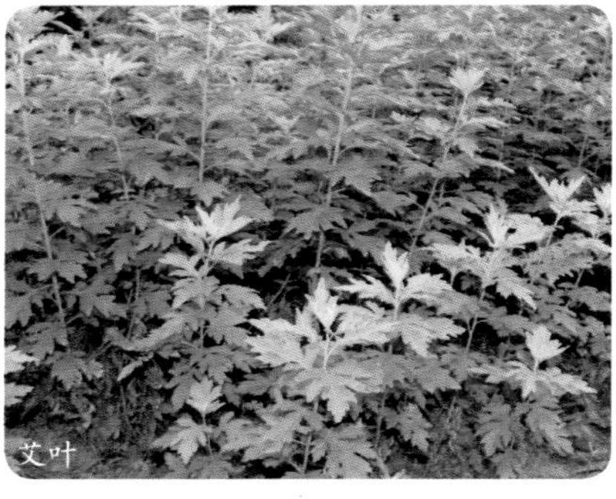

艾叶，别名艾蒿、蕲艾、灸草，为双子叶植物药菊科植物艾的干燥叶，被誉为“医草”。味苦、辛，性温。归脾、肝、肾经。具有理气血，逐寒湿，温经，止血，安胎之功效。适用于心腹冷痛、泄泻转筋、久痢、吐衄、下血、月经不调、崩漏、带下、胎动不安、痈疡、疥癣等症。外治皮肤瘙痒。

祈艾山甲瘦肉汤

【原料】猪瘦肉块250克，艾叶30克，炮穿山甲15克，大枣（去核）4枚，盐适量。

【制法】将猪瘦肉块、艾叶、炮穿山甲、大枣同入锅，加清水适量，武火煮沸后改文火煲2小时，入盐调味食。

【功效】温经散寒，祛瘀止痛。适用于瘀滞寒凝型痛经，症见经行腹痛、经量少、色紫暗，甚至闭经。亦可用于产后受寒之恶露不行、腹中冷痛。

桃仁莲藕瘦肉汤

【原料】莲藕250克，猪瘦肉块120克，桃仁12克，盐适量。

【制法】将莲藕去节、外衣后切段，与猪瘦肉块、桃仁同入锅，加适量清水，武火煮沸后改文火煲2～3小时，入盐调味即可食用。

【功效】活血化瘀，通经止痛。适用于血瘀型痛经、崩漏，症见月经不调、经行量少、小腹疼痛，或月经量多、淋漓不尽、排出瘀血、腹中疼痛，或产后腹痛。

枸杞子蒸鸡

【原料】枸杞子10克，母鸡肉150克。

【制法】将枸杞子、母鸡肉加作料调味，上笼蒸熟食。经前2周开始食，每2日1次。

【功效】适用于血虚型痛经。

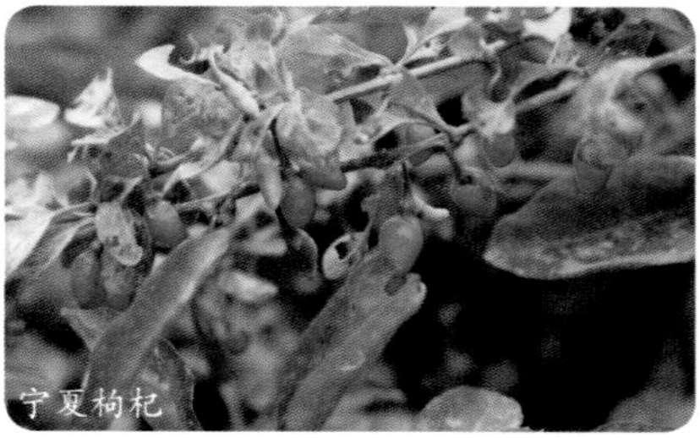
宁夏枸杞

枸杞子，别名西枸杞、白刺、山枸杞、白疙针。为茄科植物宁夏枸杞的果实。味甘，性平。具有滋补肝肾，益精明目之功效。适用于虚劳精亏、腰膝酸痛、眩晕耳鸣、内热消渴、血虚痿黄、目昏不明等症。

益母草红枣瘦肉汤

【原料】猪瘦肉块250克，益母草30克，大枣（去核）5枚，盐适量。

【制法】猪瘦肉块、益母草、大枣同入锅，加适量清水，武火煮沸后改文火煲2小时，入盐调味后可食。

【功效】活血祛瘀，调经止痛。适用于血瘀型痛经，症见经行不畅或量少、色紫暗、有瘀块、小腹胀痛、胸胁作胀。亦可用于产后恶露不止、腹中疼痛。

肉苁蓉粥

【原料】嫩肉苁蓉15克，大米250克，羊肉150克，盐适量。

【制法】嫩肉苁蓉刮制干净，用酒洗，煮熟后切薄片，与大米、羊肉同煮粥，入盐调味食。

【功效】温补下元，温暖子宫。适用于妇女寒性痛经。

莱菔子粥

【原料】莱菔子10克，大米50克。

【制法】将莱菔子炒黄研末，与大米同入锅，加水煮粥。经前2日开始服，早、晚2次，连服5日。

【功效】疏肝理气，调经止痛。适用于肝郁气滞型痛经，症见月经来潮后数小时或经前1～2日开始下腹疼痛、面色苍白、冷汗淋漓、烦躁易怒或抑郁不舒、喜叹气、失眠多梦。

阿胶糯米粥

【原料】阿胶30克，糯米50克。

【制法】阿胶捣碎，炒黄。糯米加水煮粥，粥熟后下阿胶末搅匀食。

【功效】补益气血。适用于气血虚弱型痛经，症见经前或经后下腹隐隐空痛、平素体虚、面色偏白、肢体麻木、头晕健忘、少气懒言、食欲不振。

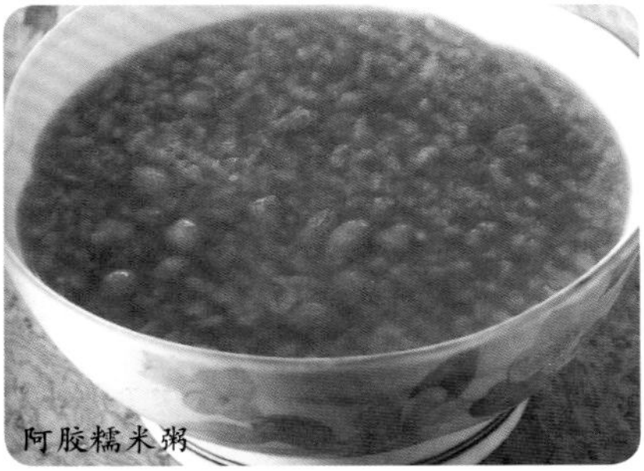
阿胶糯米粥

三、闭经药膳

闭经是多种妇科疾病所共有的一种症状，可由全身或局部多种原因引起。女子年满18周岁而月经尚未来潮者为原发性闭经，占闭经总数的5%。继发性闭经指原有月经来潮，又停经3个月经周期者，占闭经总数的95%。妊娠期、哺乳期暂时性的停经，绝经期的停经或有些少女初潮后一段时间内有停经现象等，均属生理现象，不作为闭经范畴。病因复杂。现代医学据病变部位将闭经分为子宫性、卵巢性、垂体性、下丘脑性4种。本病中医学称为“月经不来”“月事不通”“血枯经闭”“女子不月”等。

马鞭草蒸猪肝

【原料】鲜马鞭草60克，猪肝100克。

【制法】鲜马鞭草切小段，猪肝切片，混匀后放碟上，隔水蒸熟。连服3~5日。

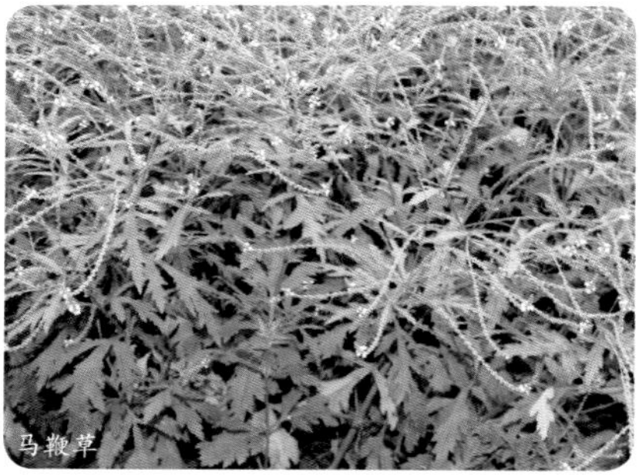
马鞭草

马鞭草，别名铁马鞭、紫顶龙芽草、野荆芥，为马鞭草科植物马鞭草的地上部分。味苦，性凉。归肝、脾经。具有活血散瘀，截疟，解毒，利水消肿之功效。适用于癥瘕积聚、经闭痛经、疟疾、喉痹、痈肿、水肿、热淋等症。

【功效】清热解毒，活血散瘀。适用于血热血瘀型闭经、月经过少、白带过多、阴痒，症见月经不行、下腹疼痛、带下黄稠、阴痒阴痛、乳房刺痛、渴喜冷饮、小便短黄、大便干结。

王不留行炖排骨

【原料】王不留行30克，茜草、红牛膝各15克，排骨250克。

【制法】将王不留行及茜草、红牛膝用纱布包好，与排骨同入沙锅，炖至烂熟，去药包。服汤食肉，每日1剂，分2次服，5剂为1个疗程。

【功效】活血化瘀，理气通经。适用于气滞血瘀型继发性闭经，症见月经不能按时来潮，推迟超过3个月，及乳房胀痛、下腹胀满不适、烦躁失眠，或胸胁胀满不适、喜叹气、情绪抑郁、口干口苦。

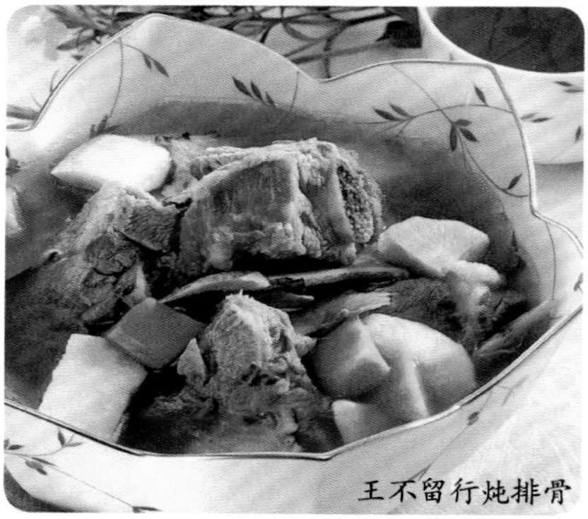
王不留行炖排骨

老母鸡炖木耳红枣

【原料】老母鸡1只，木耳、麦冬

各30克，大枣15枚，盐、味精各适量。

【制法】将老母鸡去毛、内脏，与木耳、麦冬及大枣同入沙锅，加适量水，武火煮沸后改文火炖1～2小时，至鸡肉烂熟，入盐、味精调味即可食用。

【功效】养阴，清热，调经。适用于阴虚血燥型闭经，症见月经不来、形体干瘦、烦躁易怒、失眠多梦、午后潮热、盗汗、手足心发热、大便干结、肌肤干燥、容易脱发、皮肤瘙痒。

杞子兔肉汤

【原料】枸杞子30克，兔肉块250克，盐、味精各适量。

【制法】将枸杞子、兔肉块同入沙锅，武火煮沸后改文火煮2～3小时至肉烂，调盐、味精服食。

【功效】补肝肾，调经。适用于肝肾不足型闭经，症见月经不能正常来潮、腰膝酸痛、心烦易怒、失眠梦多。

鸡血藤鸡蛋

【原料】鸡血藤40克，鸡蛋2个，白糖20克。

【制法】将鸡血藤、鸡蛋同煮至蛋熟，去渣、蛋壳，加入白糖溶化。每日1次，连服7日。

【功效】行气补血，舒筋活络。适用于气血亏虚型月经不调、经闭不行，症见月经不能按时来潮、形体瘦弱、面色苍白无华、疲倦乏力、懒言声低、下腹隐隐疼痛、动则气促、食欲欠佳、小便多、大便溏或先硬后溏。

菠菜猪肝汤

【原料】菠菜200克，猪肝100克。

【制法】将菠菜去杂质，猪肝切块，同入锅，中火煮汤（时间不宜太长）服。每日1次，连用1个月。

【功效】补血。主治血虚型闭经，症见月经不行、面色苍白、指甲干脆易折、头晕头痛、脱发、畏寒易感。

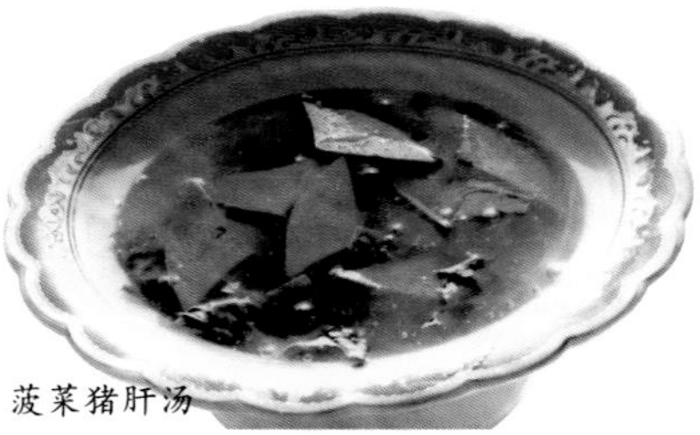
菠菜猪肝汤

鳖鱼瘦肉汤

【原料】鳖1只，猪瘦肉100克，生地黄30克，盐适量。

【制法】将鳖用热水烫10分钟，待鳖尿排尽，去头、足、内脏，洗干净，与猪瘦肉、生地黄同入沙锅，加适量水，武火煮沸后改文火炖2～3小时至肉烂，入盐调味，饮汤食鳖肉。每日1剂，分2次服，3剂为1个疗程。

【功效】养阴，清热，调经。适用于阴虚血燥型闭经。

山药内金散

【原料】将山药90克，鸡内金30克，糯米酒或黄酒适量。

【制法】将山药、鸡内金烘干，共研细末。糯米酒或黄酒适量送服，每次12克，每日2次。

【功效】健脾补肾，养血通脉。主治气血虚弱型闭经，症见月经不能按时来潮、形体瘦弱、面色苍白无华、疲倦乏力、懒言声低、下腹空坠感、动则气促、食欲欠佳、小便多、大便溏或先硬后溏。

四、带下病药膳

妇女阴道内有少量白色无臭的分泌物，滑润阴道，为生理性带下。若带下量过多，色、质、味异常，并伴有腰酸、小腹疼痛者，为带下病。西医诊断为阴道炎、子宫颈糜烂、盆腔炎等急、慢性炎症病及宫颈癌、宫体癌等，均可出现带下病的症状。

三子炖猪腰

【原料】菟丝子20克，桑椹30克，韭菜子10克，猪腰100克，生姜2片，盐、味精各适量。

【制法】将菟丝子、桑椹、韭菜子、生姜洗净并用白纱布装好；猪腰切开，去白脂膜洗净，切厚片。将全部用料放入炖盅内，加水适量，文火炖3小时，入盐、味精调味即成。饮汤吃猪腰，每日1剂。

【功效】补益肝肾，黑发养颜。适用于腰酸不适、夜尿多、妇女带下、耳鸣失眠、须发早白、视物不清等症。

莲肉白果粥

【原料】莲子30克，白果15克，胡椒5克，糯米100克。

【制法】将莲子、白果、胡椒捣碎，和糯米一同放沙锅内，加适量水，煮粥。

【功效】方中莲肉益肾，补脾，固涩，对带下之症极有良效；白果功擅止带浊；胡椒有温中暖胃的功用；糯米，《本草纲目》称其能“暖脾胃，止虚寒带下”。此粥适用于白带过多症，有补脾益肾、固涩收敛的功用。

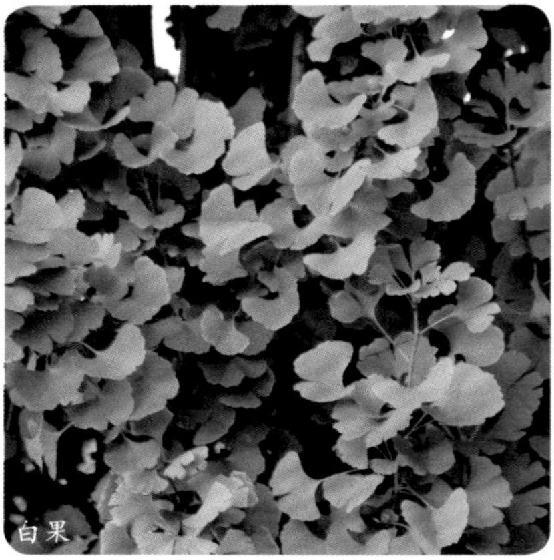

白果，别名灵眼，佛指甲，佛指柑，为银杏科植物银杏的种子。味甘、苦涩，性平，有毒。归肺、肾经。具有敛肺气，定喘嗽，止带浊，缩小便之功效。适用于哮喘、痰嗽、白带、白浊、遗精、淋病、小便频数等症。

狗骨鱼骨散

【原料】狗骨、海螵蛸各100克，米汤适量。

【制法】将狗骨置火上烧炭存性，和海螵蛸共研细末。每日早、晚各用米汤水送服10克。

【功效】狗骨健脾之功，烧炭使用力在固涩，海螵蛸专于收敛，能止血止带。此方适用于白带清稀量多、腰酸、乏力之症。

芪术莲米炖乌鸡

【原料】黄芪30克，白术20克，莲子50克，乌骨鸡1只，盐适量。

【制法】将乌骨鸡宰杀去毛及内脏后洗净，黄芪、白术用布包好，塞入鸡腹内，放入炖锅中，再入莲子及盐，加适量水，用文火炖至鸡肉烂熟，拣去药包。

【功效】补气，生血，行经。适用于防治体虚性痛经等症。

杜仲二仁炖猪腰

【原料】杜仲、益智各15克，核桃仁20克，猪腰2只，葱花、姜末、料酒、盐、味精各适量。

【制法】先将猪腰剖开，去除臊腺，洗净后切成小块。将杜仲、益智、核桃仁用水冲净，与猪腰块共放入炖锅中，适量加水，大火煮沸，加入料酒、葱花、姜末，改用文火炖至猪腰烂熟，加入盐、味精少许，再炖片刻即成。

【功效】补肾，适用于腰痛，安胎。

杞叶羊肝汤

【原料】羊肝100克，枸杞叶25克，枸杞子15克，鸡蛋清半个，料酒、葱姜汁各5毫升，盐3克，味精2克，湿淀粉5克，香油10毫升。

【制法】羊肝改刀切成片，用料酒及盐1克腌渍入味，再用鸡蛋清、湿淀粉拌匀上浆。锅内放水700毫升，加入葱姜汁烧开，下入枸杞子、羊肝烧开，再加入枸杞叶、盐煮熟，加味精，淋入香油装碗即成。

【功效】适用于慢性肝炎、肝肾虚弱等症。

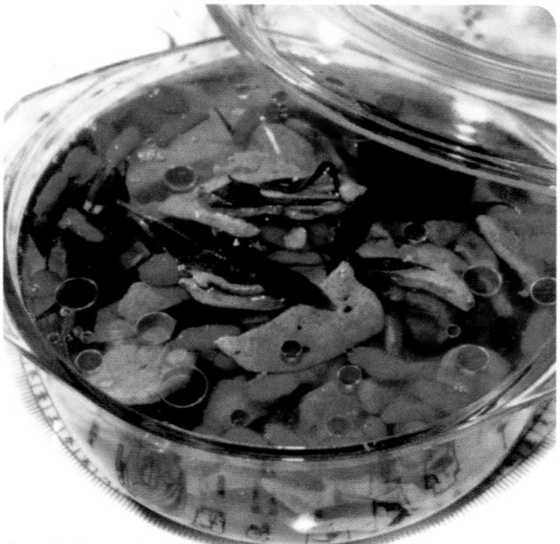

杞叶羊肝汤

二子百合炖瘦肉

【原料】莲子30克，枸杞子、百合各20克，猪瘦肉150克，植物油、盐、味精各适量。

【制法】先将莲子用水浸泡2小时后去心，百合、枸杞子冲洗干净，猪瘦肉洗净切片，同入炖锅中，加适量水、植物油，大火煮沸后改用小火，炖至猪肉及药材熟烂，加盐、味精少许拌匀即成。

【功效】清心润肺，益气安神。适用于熬夜后干咳、失眠、心烦、心悸等症。

五、崩漏（功能失调性子宫出血）药膳

功能失调性子宫出血简称功血，是指妇女不规则阴道出血，多因卵巢功能异常引起，但无生殖器官的器质性病变，症状有月经周期紊乱或出血持续时间延长、经量增多，或突然大量出血或淋漓不断，可分排卵性和无排卵性功血。机体内外因素如过度紧张、环境改变、营养不良、代谢紊乱等通过大脑皮质引起下丘脑-垂体-卵巢轴的调节机制失常，进而影响到子宫内膜，可导致本病的发生。临床表现为子宫不规则出血，如月经量多、经期紊乱、淋漓不净、月经先期、经期紊乱、经期间出血等。妇科检查多属正常范围。基础体温测定、子宫颈黏液检查、子宫内膜活检有助于鉴别有排卵性与无排卵性功血。本病中医学相当于“崩漏”范畴。

（1）有排卵性功血：是指月经有一定规律性，但经量、经期、周期发生改变的疾病。是妇科常见病之一。主要是由于内分泌失调，雌孕激素不足或激素水平失衡，而引起的非经期子宫内膜不规则脱落而形成的。可分为排卵期出血、黄体功能不足、黄体萎缩不全、子宫内膜修复不全4种，中医学分别相当于“经间期出血”“月经先期”“经期延长”“月经过多”等。

（2）无排卵性功血：是指由于调节生殖的神经内分泌系统的功能障碍，排卵功能失常或停止引起的子宫异常出血。临床主要表现为非行经期阴道大量下血或淋漓不净。多发于女性青春期和更年期。

玉米须炖猪肉

【原料】玉米须30克，猪瘦肉120克，盐、味精各适量。

【制作】将玉米须洗净，猪瘦肉切成薄片，一起放入陶瓷罐内，加水500毫升，上蒸笼蒸至猪肉熟透，加盐、味精即成。

【功效】神中益气，清血热，治血崩。适用于血热型崩漏。

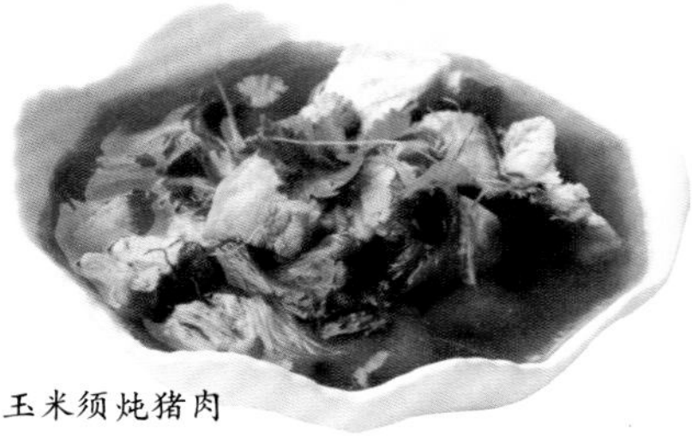

玉米须炖猪肉

猪肉藕片汤

【原料】猪肉、鲜藕片各120克，生油15毫升，盐、味精各适量。

【制法】将猪肉切3厘米长的片，将锅放在旺火上，加入生油烧热，先下猪肉片，煸炒片刻后加入鲜藕片及盐炒5分钟，调入味精，出锅即成。

【功效】清热，凉血，调经。适用于血热实热型月经先期，症状特征为月经提前7日以上、量多、色深红、口干口渴、口唇红、大便干结、小便赤短、自觉热盛。

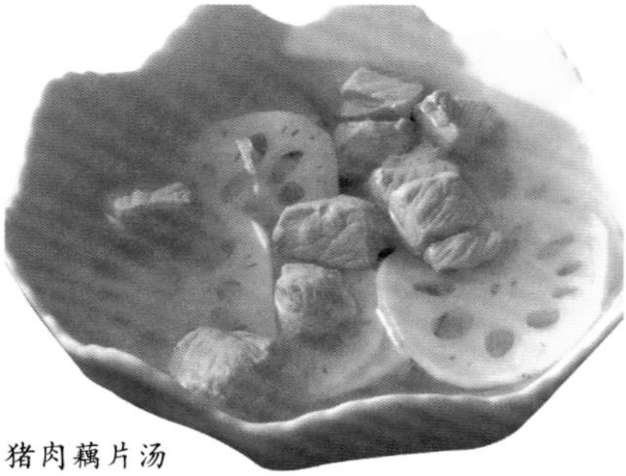

猪肉藕片汤

艾叶阿胶汤

【原料】艾叶15克，阿胶粒20克。

【制法】艾叶入锅加清水，武火煮沸后改文火熬1～2小时，加入捣碎的阿胶粒，边煮边搅匀至阿胶溶化后服。

【功效】温经祛寒，养血止血。适用于虚寒型月经过多、崩漏，症状特征为月经量多、色淡红质稀薄，或夹清稀白带、腰酸腹痛、得温痛减、下腹空坠感、畏寒、四肢发冷、喜食热饮、口干不渴、大便溏薄、小便清长、疲倦喜卧等。需要注意的是，脾胃虚弱者不宜多食。

萝卜红枣猪肉汤

【原料】大枣、萝卜各30克，猪瘦肉150克，盐、姜、葱、味精各适量。

【制法】将猪瘦肉洗净切片，大枣去核洗净，萝卜洗净切块。将肉片、大枣、萝卜、葱、姜同入锅内，加水适量，入盐、味精煮熟即成。

【功效】活血去瘀，调经止血。主治血瘀型排卵期出血，症状特征为阴道出血量少、色暗红、伴下腹胀痛。

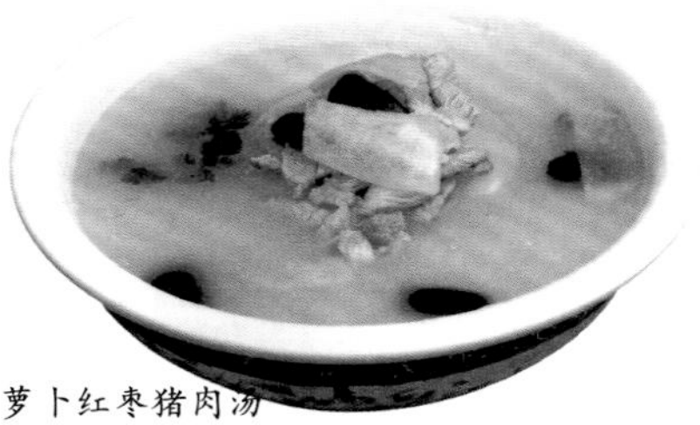

萝卜红枣猪肉汤

鸡血藤黑豆瘦肉汤

【原料】鸡血藤、黑豆各30克，猪瘦肉片120克，盐适量。

【制法】将鸡血藤、黑豆、猪瘦肉片，同入锅，加适量清水，武火煮沸后改文火煲2小时，入盐调味即成。

【功效】养血活血，调经止痛。适用于血虚瘀阻型月经不调、痛经，症状特征为面色苍白、月经不调、经行腹痛、量少有瘀块甚至闭经。

木耳红枣瘦肉汤

【原料】黑木耳30克，猪瘦肉250克，大枣6枚。

【制法】将黑木耳用清水浸发、去蒂；猪瘦肉切块；大枣去核。全部

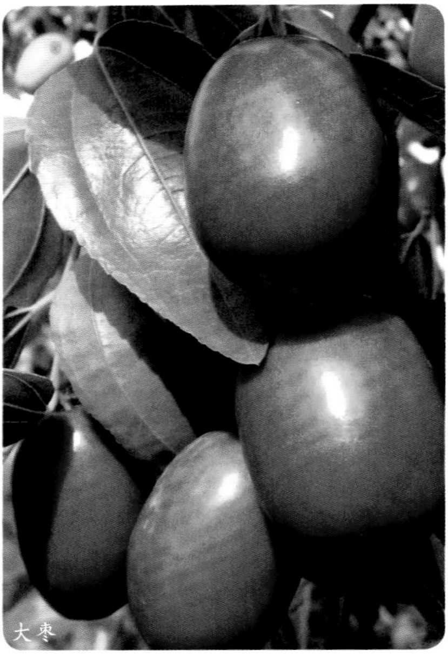
大枣

大枣，别名红枣、刺枣、美枣、良枣等，鼠李科枣属植物的果实。味甘，性温。归脾、胃经。具有补中益气，养血安神，缓和药性之功效。适用于脾胃虚弱、气血不足、贫血萎黄、肺虚咳嗽、四肢无力和失眠等症。近年来，还发现大枣有镇静神经、保护肝脏、降低血清胆固醇和抑制癌细胞增殖等作用。

用料一并入锅，加适量清水，武火煮沸后改文火煲2小时即成。

【功效】养血止血。适用于血虚型月经量多，症状特征为眩晕、月经量多色淡、漏下不绝、形体虚弱、面色苍白、食欲减退。亦可治疗缺血性贫血、产后贫血等症。

归芪炖乌鸡

【原料】黄芪20克，当归、茯苓各10克，乌骨鸡1只。

【制法】将黄芪及当归、茯苓纳入乌骨鸡的腹内，放入沙锅煮，武火煮沸后改文火煲2～3小时，煲至烂熟，去掉药渣即成。

【功效】益气养血，调经。适用于气血亏虚型月经先期，症状特征为月经提前7日以上、量少色淡、面色苍白无华、神疲喜卧。

胶艾炖羊肉

【原料】鲜嫩羊肉块250克，阿胶（打碎）、艾叶各12克，生姜4片。

【制法】将鲜嫩羊肉块、阿胶、艾叶、生姜，同入炖盅，加适量沸水，炖盅加盖，隔水文火炖3小时后服食。

【功效】养血补肝，固崩止血。适用于虚寒型无排卵性功血，症状特征为体倦乏力、腰膝酸软、月经不调、经行量多、色淡红、淋漓不止、头晕心悸、面色无华。

卷柏芹菜鸡蛋

【原料】鸡蛋2个，鲜卷柏、鲜芹菜各30克。

【制法】将鸡蛋煮熟去壳，与鲜卷柏、鲜芹菜同煮10分钟，去渣，喝汤食蛋。

【功效】行血化瘀，育阴养血。适用于血热有瘀型无排卵性功血，症状特征为阴道出血无规律、时出时止，或良久方来，或淋漓难止、出血量多、色深红或紫红、黏稠多块、下腹疼痛、腰腹痛疼、口干口渴、烦躁易怒、大便干结、小便短黄。

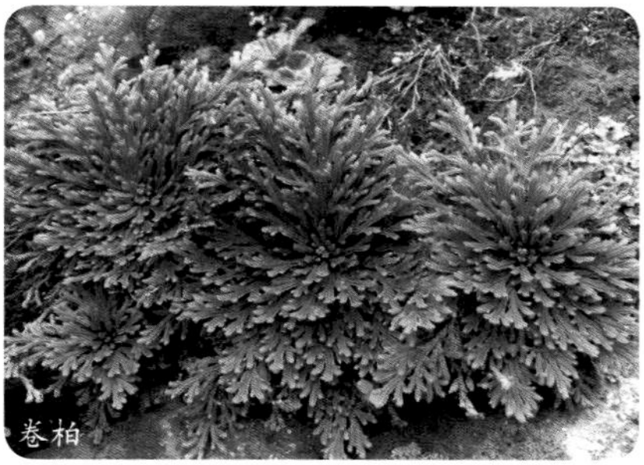

卷柏，别名一把抓、老虎爪、长生草、万年松。为卷柏科植物卷柏或垫状卷柏的干燥全草。味辛，性平。归肝、心经。具有活血通经之功效。适用于经闭痛经、癥瘕痞块、跌扑损伤等症。

香菇蒸蚌肉

【原料】香菇20个，鲜蚌3个，生姜15克，葱2茎，生姜汁、盐、淀粉、米酒各适量。

【制法】将香菇去蒂，清水浸泡发大，切丝；鲜蚌取肉；生姜去皮，榨汁；葱去须，切粒。用生姜汁、盐、淀粉、米酒拌蚌肉后，加入香菇丝、葱粒，文火隔水蒸熟。

【功效】滋阴清热，调经止血。适用于阴虚内热型经期延长，症状特征为经来持续不断、淋漓10余日方止、色鲜红、质稠，伴见两颧潮红、五心烦热、口干咽燥。

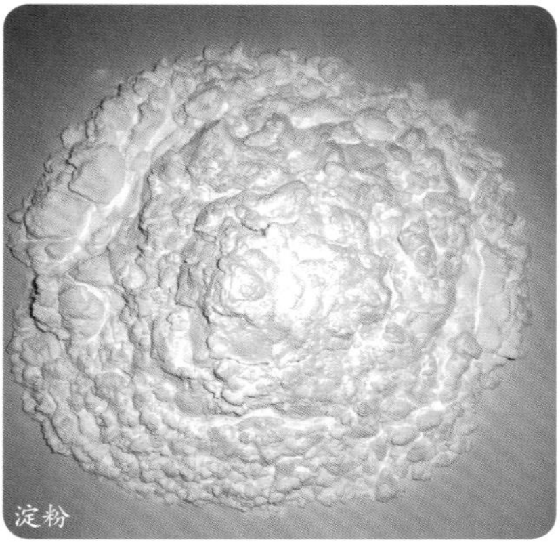

淀粉，是植物体中储存的养分，存在于种子和块茎中，各类植物中的淀粉含量都较高，大米中含淀粉62%～86%，麦子中含淀粉57%～75%，玉蜀黍中含淀粉65%～72%，马铃薯中则含淀粉12%～14%。淀粉是食物的重要组成部分。

鹿胶党参炖鸡肉

【原料】鸡肉（去皮）250克，鹿胶15克，党参30克，生姜10克，大枣（去核）4枚。

【制法】将鸡肉、鹿胶、党参、生姜、大枣，同入炖盅，加适量沸水，盖好盅，隔沸水炖1小时。

【功效】补肾益精，固崩止血。适用于久病伤肾、肾阳不足、精血虚少型无排卵性功血，症状特征为阴道出血无规律、量多、淋漓不尽、下腹冷痛、腰膝酸软、头晕乏力。亦可用于阳虚、精血不足型有排卵性功血、贫血、更年期综合征。

百草霜鸡蛋

【原料】鸡蛋3个，百草霜10克。

【制法】鸡蛋打碎后与百草霜调匀，干炒熟。

【功效】止血，润燥，和营。适用于阴虚血少型无排卵性功血，症状特征为阴道出血淋漓不尽、量少、色鲜红、口干咽燥、手足心发热、盗汗、心烦失眠。

海参猪蹄煲

【原料】水发海参250克，猪前蹄2个，盐适量。

【制法】水发海参切条，猪前蹄去毛、蹄甲后切大块，同入锅，加适量水武火煮沸改文火炖3～3.5小时，入盐调味即成。

【功效】补益气血。适用于血虚型月经过多，症状特征为月经量多、色淡红、稀薄或夹清稀白带、腰酸腹痛、下腹空坠感、四肢乏力、面色无华、爪甲不红润、口干不渴、疲倦喜卧。

核桃腰花

【原料】猪腰（猪肾）2个，杜仲、核桃仁各30克，盐适量。

【制法】将猪腰、杜仲、核桃仁均切片。杜仲入锅，加适量水，置武火上烧沸，去渣取汁，用汁煮猪腰、核桃仁至熟透，加适量盐即可。

【功效】温补肾阳，调经止血。适用于肾阳虚型无排卵性功血。

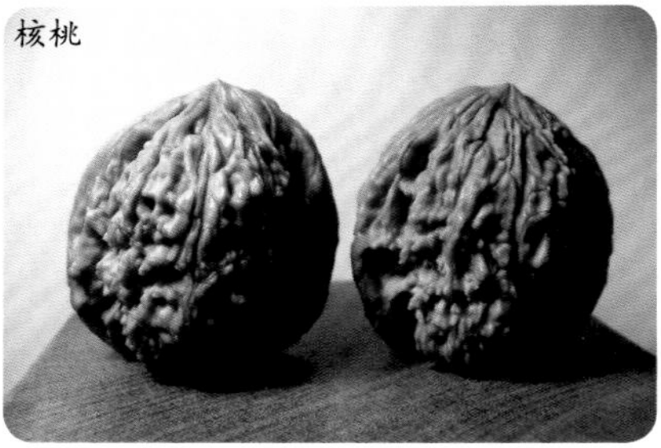

核桃仁，别名胡桃仁。为胡桃科植物胡桃的种子。味甘，性温。具有温补肺肾，定喘润肠之功效。适用于肾虚腰痛、脚软、虚寒喘咳、大便燥结等症。

鲫鱼当归散

【原料】活鲫鱼1条（250克以上），当归10克，血竭、乳香各3克。

【制法】活鲫鱼去内脏、留鳞，当归及血竭、乳香入鱼腹，以净水和泥包裹鱼身，烧黄，去泥研粉。

【功效】祛瘀生新，止血。主治血瘀型功血，症状特征为月经淋漓不尽达7日以上，或月经量多、

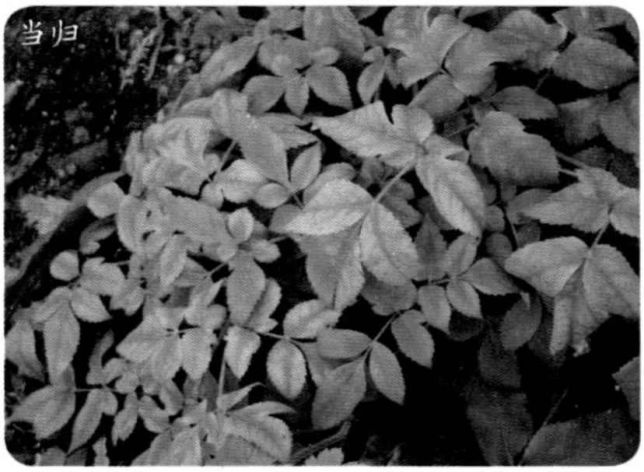

当归，别名秦归、云归、西当归、岷当归。为伞形科植物当归复伞形花序。味甘、辛，性温。具有补血活血，调经止痛，润肠通便之功效。适用于血虚萎黄、眩晕心悸、月经不调、经闭痛经、虚寒腹痛、肠燥便秘、风湿痹痛、跌扑损伤、痈疽疮疡等症。

色鲜红或暗红、血块多或大、下腹疼痛、腰酸、经前为甚、乳房或有胀痛。

牛肾粥

【原料】牛肾1个，阳起石200克，粳米100克，葱白、盐、味精各适量。

【制法】将牛肾剖为2片，去白膜筋，细切；葱白切成细末。阳起石砸碎，用纱布包扎入锅，加水1600毫升，煮至800毫升时去渣取汁，与粳米、牛肾同煮，文火煮至极烂时，放盐、味精拌匀即成。

【功效】温补命门，壮阳补肾。适用于阳虚宫冷型月经不调，症状特征为月经提前或推迟7日以上、畏寒肢冷、面色苍白无华、下腹或腰部冷痛、大便溏泻、小便清长。

蒸乌骨鸡

【原料】乌骨鸡1只，艾叶20克，黄酒30毫升，盐少许。

【制法】乌骨鸡放血，去毛、内脏，与艾叶、黄酒共加水，隔水蒸至烂熟。可加盐少许。

【功效】补虚温中。适用于气血亏虚型功血，月经过多，症状特征为月经量多、色淡红或红、疲倦乏力、经期达7日以上不止、面色无华、爪甲欠红润、头晕头痛、性静喜卧。需要注意的是，血热妄行者不宜食用。

参芪毛豆角

【原料】毛豆角500克，太子参、黄芪各10克，盐少许。

【制法】将毛豆角、太子参、黄芪、盐同时入锅，加适量水共中火煮1～1.5小时。豆熟后，剥开毛豆皮，食种仁。

【功效】补气。适用于气虚型月经过多，症状特征为月经量过多、血色淡质稀、面色苍白无华、气短乏力、小腹空坠感、形体虚弱、食欲不佳、疲倦乏力。

蚌肉白果汤

【原料】蚌肉100克，黄芪60克，白果肉、党参各15克，盐适量。

【制法】将蚌肉、黄芪及白果肉、党参同入炖盅，加适量水，文火炖熟后调盐即成。

【功效】补气摄血。适用于脾气亏虚型月经过多，症见月经量多、质稀、疲倦乏力、白带清长稍多。

参芪白莲粥

【原料】党参、生黄芪各30克，大枣（去核）15枚，白莲子（去心）、粳米各60克。

【制法】将党参、生黄芪加入清水，文火煮取汁液200毫升，去渣，与大枣及白莲子、粳米共煮成粥。

【功效】益气摄血调经。适用于气虚型月经先期，症状特征为月经提前7日以上、量多色淡、气短乏力、倦怠懒言、面色偏白。

藕节瘦肉汤

【原料】老藕250克，猪瘦肉200克。

【制法】老藕、猪瘦肉加水共煮汤。

【功效】清热凉血，止血。适用于血热实热型月经过多，症状特征为月经量多、色鲜红或紫红，伴口舌生疮或大便干结、口干渴。

乌贼鱼墨囊散

【原料】新鲜乌贼鱼的墨囊适量。

【制法】将完整新鲜乌贼鱼的墨囊烘干研细末。每次服1克，每日2次。

【功效】补虚止血。主治气虚失摄型无排卵性功血，症状特征为阴道出血毫无规律、时出时止，或良久方来，或淋漓难止、血色淡红或鲜红、血块少或无血块、疲倦乏力、面色萎黄或苍白、食欲欠佳、少气懒言、动则气短。

桃仁粥

【原料】桃仁10克，粳米250克，红糖适量。

【制法】将桃仁去皮研碎，与粳米同入锅，加入适量清水，武火煮沸后改文火熬1～2小时至米烂，加红糖调味即成。

【功效】活血化瘀。适用于血瘀型月经过多，症状特征为月经出血量多、色暗红、黏稠有块、经前或经行时乳房或下腹或胀或痛、经后自行缓解或血块出尽后腹痛减轻。

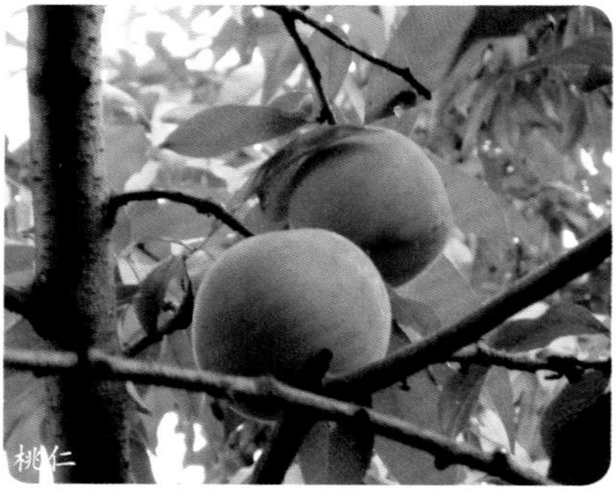

桃仁，别名毛桃仁、扁桃仁、大桃仁。为蔷薇叶植物桃的种子。味苦、甘，性平。具有活血祛瘀，润肠通便之功效。适用于经闭、痛经、癥瘕痞块、跌扑损伤、肠燥便秘等症。

木耳粥

【原料】黑木耳（或银耳）5克，大枣5枚，粳米100克，冰糖适量。

【制法】黑木耳放温水中浸泡，发后去蒂及杂质后撕碎，与大枣、粳米同入锅，加适量水煮成粥，武火煮沸后改文火煮烂，加入适量冰糖至溶化。

【功效】滋阴润肺，补脾和胃。适用于脾虚型无排卵性功血，症状特征为阴道出血毫无规律、血色淡红或鲜红、血块少或无血块、疲倦乏力、面色萎黄或苍白、食欲欠佳、懒言少动。需要注意的是，孕妇，感冒发热者不宜服用。

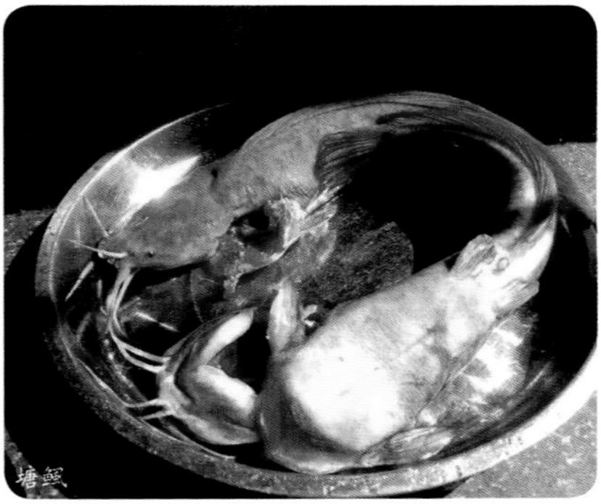

塘鲺，别名角角鱼、暗钉鱼、须子鲇、胡子鲶。为胡子鲇科动物胡子鲇的全体或肉。味甘，性平，无毒。具有补血，滋肾，调中，兴阳之功效。适用于腰膝酸痛等症。

红枣玉粒羹

【原料】大枣（去核）10枚，鲜莲藕半节（去皮切粒），粳米200克，白糖适量。

【制法】将大枣、鲜莲藕、粳米置入沙锅内，加入适量清水，大火煮沸后改文火熬至羹黏稠枣软，加白糖适量调味即成。

【功效】养血调经。适用于青春期无排卵性功血。

岗稔塘虱鱼汤

【原料】塘鲺250克，岗稔子30克，生姜5片，油、盐各适量。

【制法】塘鲺活剖，去肠脏，下入油锅爆至微黄，再与岗稔子、生姜同入锅，加适量清水，武火煮沸后改文火煲2小时，入盐调味即成。

【功效】养血补肾，固崩止血。适用于肾虚血少型无排卵性功血，症状特征为阴道出血量多、经久不止、腰膝酸软、头晕眼花、夜多小便。

党参生蚝瘦肉汤

【原料】党参30克，生姜4片，生蚝肉、猪瘦肉各250克。

【制法】将党参、生姜、生蚝肉放入沸水中略煮取出；猪瘦肉切大块。全部用料入锅，加适量清水，武火煮沸后改文火煲2小时即成。

【功效】滋阴补血，健脾和胃。适用于久病阴血亏虚型无排卵性功血，症状特征为崩漏失血、体虚少食，或经行色淡、量多不止、面色苍白、眩晕心悸。亦可用于不良性贫血，症见血虚、皮肤枯槁。

莲肉粥

【原料】莲子30克，大米50克。

【制法】将莲子放入沙锅，加水

适量炖20分钟，再放入大米煮粥。

【功效】补脾养血，调经。适用于脾虚型无排卵性功血，症状特征为阴道出血毫无规律、血块少或无血块、疲倦乏力、面色萎黄或苍白、食欲欠佳、懒言少动。

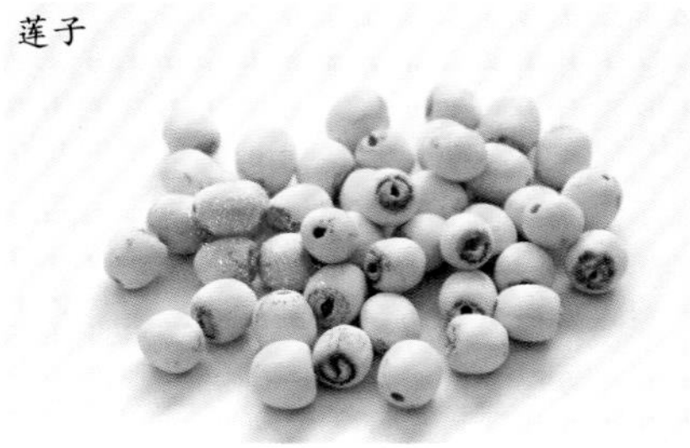

莲子，别名藕实、水芝丹、莲实、泽芝、莲蓬子。为睡莲科植物莲的果实或种子。味甘涩，性平。归心、脾、肾经。具有养心、益肾、补脾、涩肠之功效。适用于夜寐多梦、遗精、淋浊、久痢、虚泻、妇女崩漏带下等症。

六、妊娠恶阻（呕吐）药膳

妊娠恶阻是指孕妇在妊娠早期发生早孕反应比较严重，恶心呕吐频繁，以致不能进食的疾病。妊娠恶阻一旦发生，常引起孕妇体内电解质平衡失调，继而导致酸中毒。病因未明，多数观点认为与血中的绒毛膜促性腺激素水平急剧上升对胃黏膜的刺激有关。精神紧张会加重本病。本病中医学属于“妊娠恶阻”的范畴，认为主要因为孕妇脾胃虚弱或肝气犯胃，引起胃气上逆而导致呕吐。

海橘饼

【原料】胖大海、广柑各500克，甘草、白糖各50克。

【制法】将胖大海、甘草加水炖成茶。广柑去皮、核，放小锅内，加白糖淹渍1日，至广柑浸透糖，加适量清水，文火熬至汁稠停火。再将广柑肉压成饼，加白糖搅匀倒盘，通风阴干装瓶。每日5～7瓣，用已做好的胖大海甘草茶冲服，每日3次。

【功效】清热，燥湿，化痰。适用于痰热或胃热型妊娠呕吐。

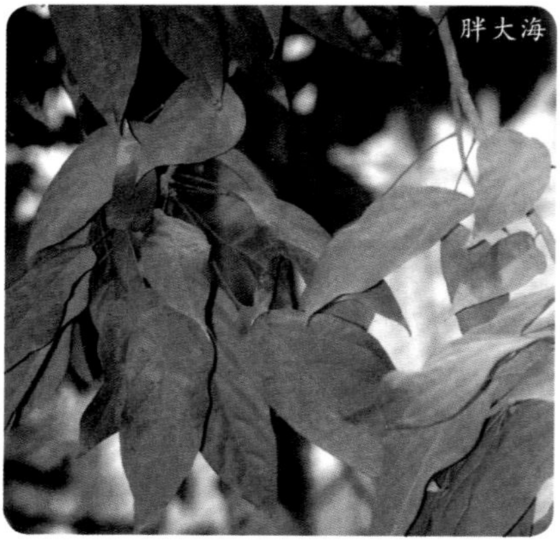

胖大海，别名大海、安南子、大洞果。为梧桐科植物胖大海的种子。味甘淡，性寒。具有清肺热，利咽喉，清肠通便之功效。适用于干咳无痰、咽痛声哑、慢性咽炎、热结便秘等症。

豆蔻肉片

【原料】豆蔻3克，生姜6克，猪瘦肉60克，油、盐各少许。

【制法】将豆蔻碾细末，生姜

切碎丝，猪瘦肉切小块。锅内放油少许，武火炒肉片，加盐，快熟时投入豆蔻末，生姜丝炒匀。

【功效】适用于脾胃虚弱型妊娠剧吐。

白术鲫鱼粥

【原料】白术10克，鲫鱼30～60克，粳米30克，盐或糖适量。

【制法】将白术放锅中水煎取汁。鲫鱼与粳米煮成粥，入药汁和匀，调入盐或糖。

【功效】健脾和胃，安胎。适用于脾胃虚弱型妊娠剧吐，症状特征为呕吐胃容物，食入即吐，早晨呕吐甚于下午，食欲不佳。

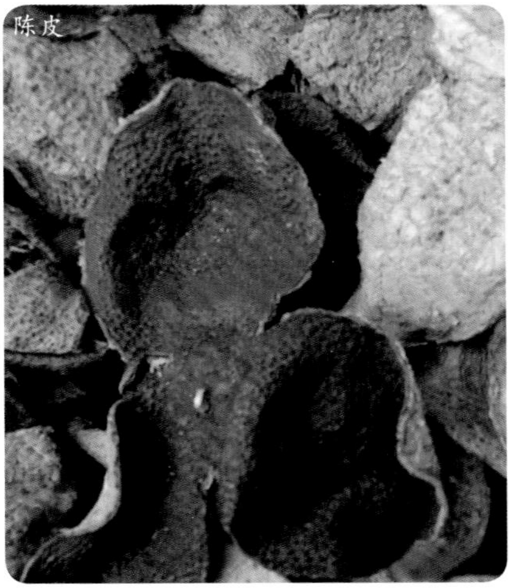

陈皮，别名红橘、大红袍、川橘。为芸香科植物橘的果皮。味苦、辛，性温。具有理气健脾，燥湿化痰之功效。适用于胸脘胀满、食少吐泻、咳嗽多痰等症。

陈皮炒鸡蛋

【原料】陈皮、生姜各15克，葱2茎，鸡蛋2个，盐适量。

【制法】将陈皮用冷水浸软，切细丝；生姜去皮、磨浆、榨汁；葱去须根、切粒。鸡蛋打破，去壳，拌成匀浆，再入姜汁、陈皮丝、葱粒、盐调匀，武火起油锅，下鸡蛋炒至熟。

【功效】健脾化痰，下气止呕。适用于脾胃虚弱型妊娠呕吐，症见妊娠早期恶心呕吐、食欲不振、四肢倦怠、腹胀满闷。

芫荽鱼片汤

【原料】鱼肉100克，生姜丝（去皮）、鲜紫苏叶各10克，鲜胡荽（切碎）50克，盐、生油、酱油、味精各适量。

【制法】将鱼肉切薄片，用适量盐、生油、生姜丝、鲜紫苏叶丝、酱油腌制10分钟。锅内放适量清水煮沸，加入腌过的鱼片，文火煮至刚熟，入鲜胡荽、盐、味精调味即成。

【功效】暖胃和中，行气止呕。适用于肝胃不和型妊娠呕吐，症状表现为妊娠期恶心呕吐，呕吐苦水，伴为胀脘闷等。

砂仁瘦肉汤

【原料】砂仁10克，猪瘦肉500克，生姜3片。

【制法】将砂仁、猪瘦肉、生姜同入锅，加适量水，按常法煲汤。服时每日1剂，分2～3次服完。

【功效】主治脾胃气虚气滞型妊娠剧吐。

砂仁鲫鱼汤

【原料】鲫鱼2尾，生姜6片，紫苏叶15克，砂仁6克。

【制法】将鲫鱼活剖，去鳞、鳃、肠脏，下油锅用姜爆至微黄，加适量清水，武火煮沸后改文火煲30分钟，投紫苏叶、砂仁再煲20分钟即成。

【功效】健脾行气，和胃止呕。

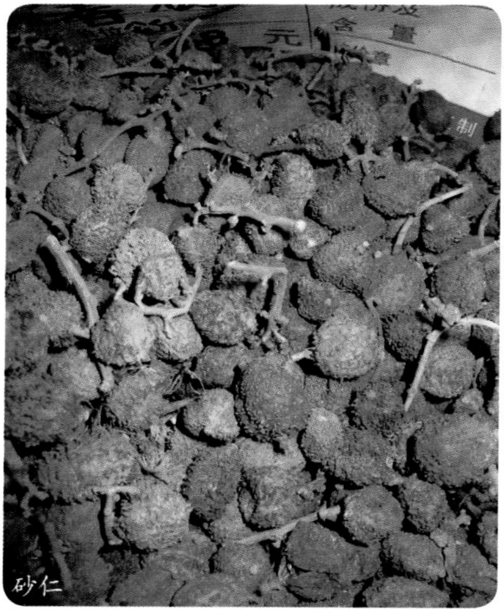
砂仁

砂仁，别名春砂仁，为姜科植物阳春砂、绿壳砂或海南砂的干燥成熟果实。味辛，性温。归脾、胃、肾经。具有化湿开胃，温脾止泻，理气安胎之功效。适用于湿浊中阻、脘痞不饥、脾胃虚寒、呕吐泄泻、妊娠恶阻、胎动不安等症。

适用于脾虚气滞型妊娠呕吐，症见妊娠后恶心欲吐、食欲减退、脘腹胀闷、怠倦乏力。亦可用于急性胃炎、水土不服之呕吐。

砂仁鲫鱼汤

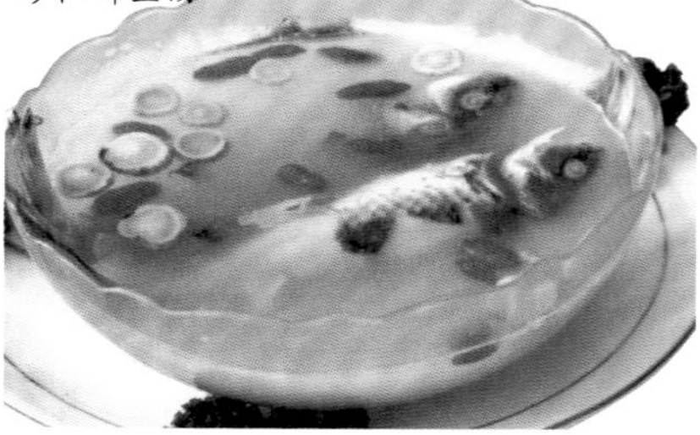

鲜芹菜根汤

【原料】鲜芹菜根10克，甘草15克，鸡蛋1个。

【制法】鲜芹菜根、甘草煎汤，沸后磕入鸡蛋。

【功效】清热降逆。适用于妊娠后反胃。

七、妊娠水肿药膳

妊娠水肿是指妊娠后肢体面目等部位发生水肿。本病的发生主要是因身体脾肾阴虚，孕后更感不足，脾阳虚不能运化水湿，肾阳虚则上不能温煦脾阳，下不能温化膀胱，水道不利，泛溢肌肤，遂致水肿。此外，胎气壅阻、气机滞碍、水湿不化也造成肿胀。

黑豆鲤鱼汤

【用料】鲤鱼1尾，黑豆30～50克。

【制法】先将鲤鱼去鳞及肚肠，将黑豆放入肚中缝合，用水煮至鱼烂豆熟成浓汁即可。

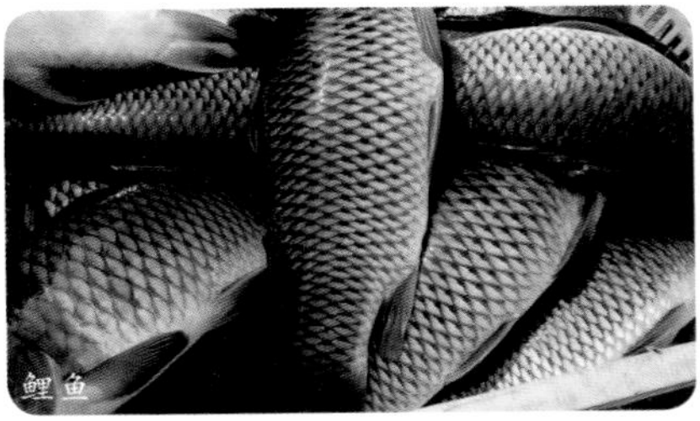

鲤鱼，别名鲤拐子，其品种有红鲤、镜鲤、团鲤。性平，味甘。具有滋补，健胃，利水，催乳之功效。适用于肾炎性水肿、黄疸型肝炎、肝硬化腹水、心源性水肿、营养不良性水肿、脚气浮肿、妊娠水肿、胎动不安、产后乳汁缺少等症。适宜咳喘者食用。凡患有恶性肿瘤、淋巴结结核、红斑性狼疮、支气管哮喘、小儿痄腮、血栓闭塞性脉管炎、痈疽疔疮、荨麻疹、皮肤湿疹等疾病者忌食。

【功效】妊娠水肿，或由阳气不足、水液潴留而引起的头面及脘腹肿胀、小便不利、畏寒喜暖等病。

鹿头肉粥

【原料】鹿头肉150克，蔓荆子15克，高良姜、炒茴香各10克，粳米100克，盐适量。

【制法】将蔓荆子、高良姜、炒茴香捣末。先煮鹿头肉，熟后下粳米与药末同煮粥，临熟加盐调和即成。分作3次食，1日食尽。

【功效】益气健脾，利湿消肿。适用于妇女妊娠四肢虚肿、喘急胀满。

黑豆大蒜煮红糖

【原料】黑豆100克，大蒜、红糖各30克。

【制法】将炒锅放旺火上，加水1000毫升煮沸后，倒入黑豆（洗净）、大蒜（切片）、红糖，用文火烧至黑豆熟即可。每日2次，一般用5～7次有效。

【功效】健脾益胃。适用于肾虚型妊娠水肿。

鲤鱼煮冬瓜

【原料】鲤鱼1条，冬瓜90克。

【制法】将鲤鱼洗净去鳃，冬瓜去皮切成块，把沙锅放在文火上，倒入鲤鱼、冬瓜，加水1000毫升煮沸，待鲤鱼熟透即可。一般服5～7次有效。

【功效】利水消肿，下气通乳。适用于脾虚型妊娠水肿。

八、怀孕坐月子药膳

产妇由于分娩时出血多，加上出汗、腰酸、腹痛、非常耗损体力、气血、筋骨都很虚弱，这时候很容易受到风寒的侵袭，需要一段时间的调补，因此产后必须坐月子才能恢复健康。坐月子的目的是在这段期间内做适度的运动与休养，恰当的食补与食疗，能使子宫恢复生产前的大小，气血经过调理也都能恢复，甚至比以前更好，也能将不好的体质在这段时间慢慢改变过来。

1. 妊娠前期药膳

翡翠虾仁

【原料】毛豆100克，草虾200克，葱1棵，姜2片，盐、米酒各1/8小匙，淀粉1/4小匙，胡椒粉1/4小匙，植物油适量。

【制法】将草虾剪去须角，由背部中间划开，去壳，挑去肠泥，洗净，沥干水分，放入碗中加盐、米酒浸泡，烹调前加入淀粉，拌匀；毛豆洗净，放入滚水焯烫至熟，捞起，泡冷水，待凉沥干备用；葱洗净，姜去皮，分别切碎末。在锅中倒入1大匙植物油烧热，爆香葱、姜末，放入虾仁，大火翻炒数下盛起，余油继续烧热，放入毛豆快炒，再加入虾仁及胡椒粉炒匀即可。

【功效】此菜主要为优质的植物性蛋白质，其营养价值媲美动物性蛋白质，多吃可改善食欲不振与全身倦怠。虾仁富含蛋白质、钙、磷，易被消化吸收，具补气健胃之功效。

山药排骨汤

【原料】山药200克，排骨300克，盐1/4小匙。

【制法】将排骨洗净，放入滚水中焯烫，去除血水，捞出；山药去皮，切3厘米大块。锅中倒入5～6杯水，

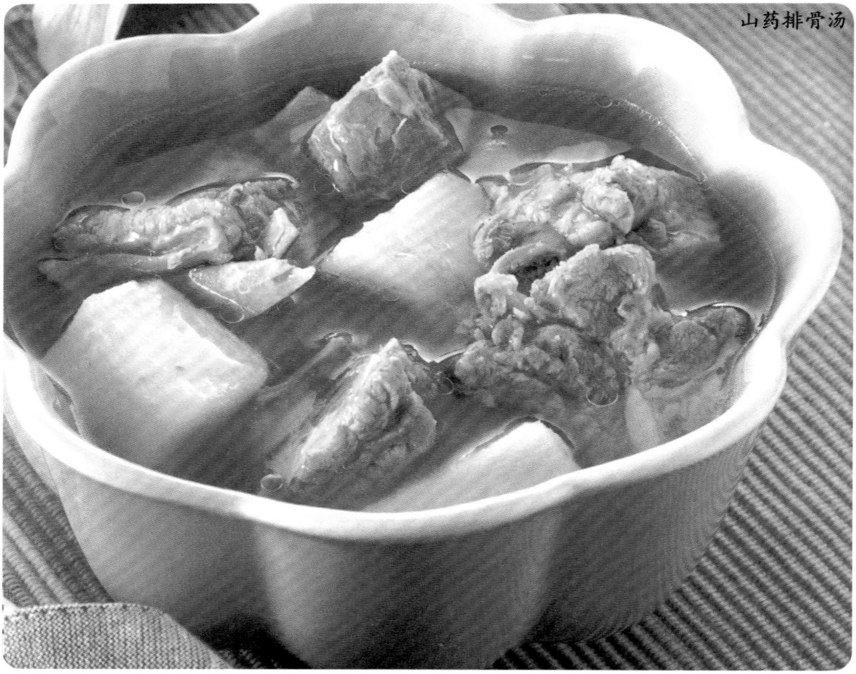

山药排骨汤

放入烫好的排骨，中火煮约40分钟，加入山药，再以中火续煮10～20分钟至山药熟，加入盐调匀即可。

【功效】山药含淀粉质、黏液质、脂肪和蛋白质，极易消化，所含营养素可为人体所吸收，能有效改善体质虚弱与消除疲劳。

鳕鱼香菇丝

【原料】鳕鱼200克，香菇2朵，胡萝卜50克，葱1棵，姜2片，酱油2/3小匙，黑胡椒粉、米酒各1/8小匙。

【制法】将胡萝卜去皮，洗净，切丝；香菇泡软，去蒂，切丝。葱洗净，切丝；姜去皮，切丝。鳕鱼洗净，平铺在深盘内，鱼面放上香菇丝、胡萝卜丝、葱丝、姜丝，淋上酱油、黑胡椒粉、米酒。在锅中倒入2～3杯水煮开，放入鳕鱼蒸盘隔水蒸煮7～10分钟即成。

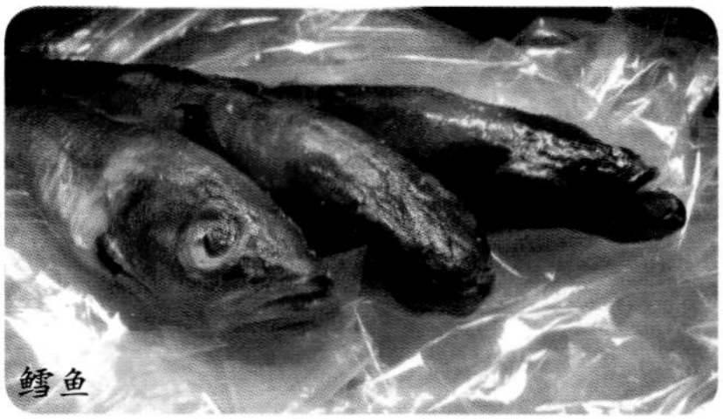

鳕鱼，别名大口、大头腥、鳕狭、明太鱼，为鳕科动物鳕鱼的全体。鳕鱼肉可活血祛瘀；鳔可补血止血；骨可治脚气；肝油可敛疮清热消炎，对结核分枝杆菌有抑制作用。鳕鱼胰腺含有大量的胰岛素，有较好的降血糖作用，可用于治疗糖尿病。

【功效】鳕鱼含有优质蛋白质，且易于消化吸收，钙、磷的含量亦很多；香菇亦可增加抵抗力。

2. 妊娠后期药膳

香菇烩豆腐

【原料】豆腐200克，水发香菇（小朵）8朵，植物油20毫升，酱油15毫升，盐1克，味精0.5克，葱片5克，姜片3克，水淀粉10克。

【制法】豆腐切成8块长方形片，香菇洗净后切去柄。炒锅上火，植物油烧热，用葱片、姜片炝锅至香，放酱油和香菇煸炒均匀后放水，烧至香菇半熟，将豆腐放入锅中，加入盐，用锅铲推翻，使原料均匀受热，继续烧至香菇熟软，豆腐入味，放味精，水淀粉勾芡。装盘时将豆腐片整齐地码放在盘中，每片豆腐上放1片香菇，将芡汁浇淋在菜肴上即可。

【功效】补钙，益气和中。

蟹肉扒西兰花

【原料】蟹肉100克，西兰花500克，高汤150毫升，盐10克，味精5克，湿淀粉15克，猪油50克。

【制法】将西兰花洗净，切成小瓣，焯水，加味，炒熟后摆在盘中。锅置于中火上，下猪油烧至三成热，放入高汤、盐、味精，用湿淀粉调稀勾芡，再放入蟹肉搅拌煮熟后淋在西兰花上即成。

【功效】西兰花含丰富的维生素C，能提高机体免疫力，蟹肉含丰富的蛋白质，有很好的滋补作用。

红烧牛腩

【原料】牛腩600克，胡萝卜、洋葱各1个，八角茴香2粒，姜2片，葱1根，米酒1大匙，盐、冰糖各1小匙，酱油小半杯，植物油适量。

【制法】将洋葱去皮，切片；胡萝卜去皮，洗净，切滚刀块；葱洗净，切末；牛腩切小块，放入滚水中焯烫，去除血水后捞出，冲净备用。在锅中倒入1大匙植物油烧热，爆香八角茴香、姜片，放入牛腩及米酒、盐、冰糖、酱油、水炒匀，改小火煮30分钟，加入胡萝卜、洋葱煮至熟烂，盛起时撒上葱末即可。

【功效】益气血，消水肿。

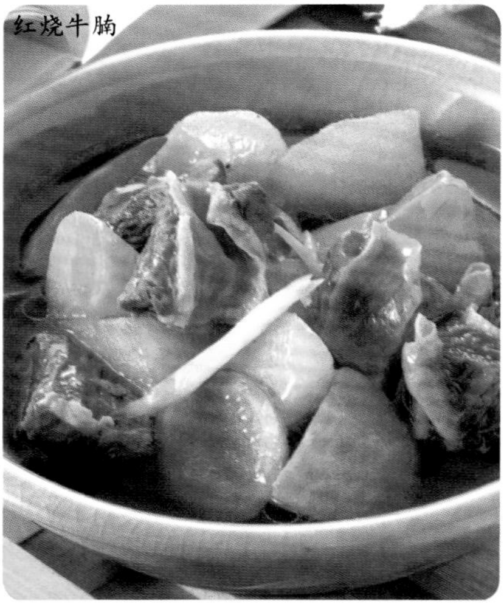

3. 坐月子期药膳

四物炖鸡汤

【原料】乌骨鸡1只，当归、白芍、熟地黄、盐各10克，川芎6克，生姜块15克，葱20克，绍酒15毫升，鲜汤1000毫升，味精、胡椒面各1克。

【制法】将鸡宰杀后，去毛、脚、内脏，入沸水中焯一下，再入清水中洗净；姜、葱洗净；当归、川芎、白芍、熟地黄洗净，分别切成薄片，装入双层纱布袋中。将沙锅置旺火上，加鲜汤、鸡、药包，汤开后，捞去浮沫，再加姜、葱、绍酒，移至小火上炖至鸡肉和骨架软，加盐、胡椒面、味精调味，除去药包、姜、葱即成，酌量分多次佐餐食，隔1～2日1料，3～5料为1个疗程，间断再服。

【功效】乌骨鸡补中益气，填精添髓；当归补血和血；川芎性温，味辛，归肝、胆、心包经，有行气活血的作用；白芍性微寒，味苦，酸，归肝经，有养血和阴的作用；熟地黄补血滋阴。诸物合用，具有补血滋阴养肝的功效。

麻油鸡

【原料】鸡腿400克，姜10克，葱15克，料酒、酱油各125毫升，糖25克，香油20毫升，植物油80毫升。

【制法】将鸡腿切成2厘米块，

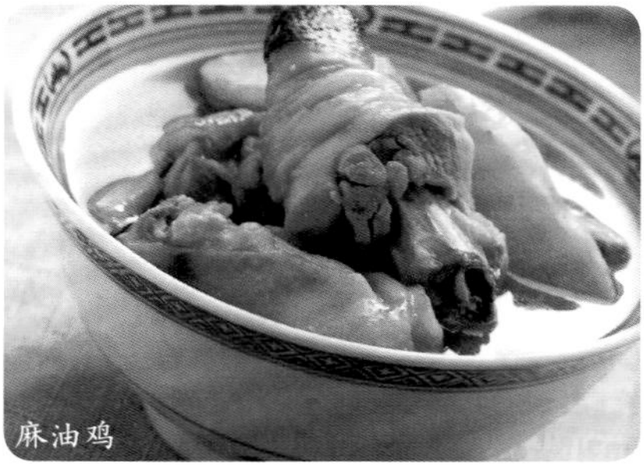
麻油鸡

姜切成2厘米薄片，葱拍碎；炒锅加植物油置旺火上，放入姜、葱炒香，加入鸡块、酱油、香油、料酒、糖一同翻炒，至汤汁干时即可。

【功效】滋阴补血，驱寒除湿。有增强体力、强壮身体的作用。适于产后妇女食用。

花生红枣炖猪蹄

【原料】带皮花生仁100克，大枣15枚，猪蹄7～8块，盐1/4小匙，米酒1小匙。

【制法】将花生仁泡水8小时以上，猪蹄洗净。放入滚水焯烫，去除毛脂，捞出；大枣洗净。猪蹄、花生和大枣，连同花生的泡汁一起放入锅内，加入5杯水和盐、米酒，炖煮至花生与猪蹄熟软即可。

花生红枣炖猪蹄
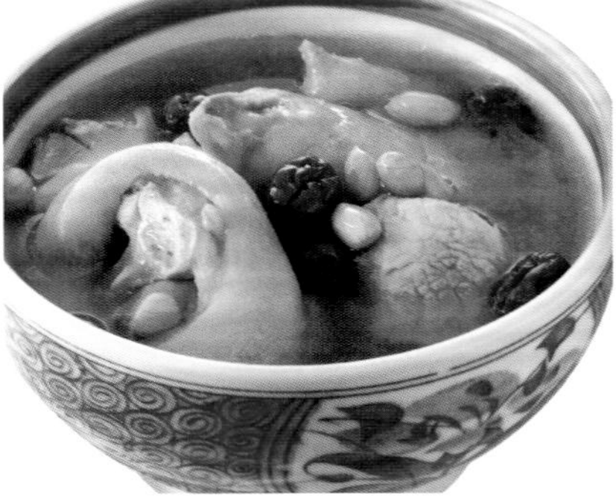

【功效】有补气血、增乳汁之功效。

当归生姜炖羊肉

【原料】羊肉350克，当归15克，生姜10克，盐、胡椒粉、味精、甘蔗汁、花生油各适量。

【制法】将生姜去外皮，与当归一起洗净，姜切片；羊肉洗净，切成块，放入沸水锅中烫一下，过凉水洗净，待用。锅置火上，加适量清水煮沸，放入生姜、当归、羊肉块、甘蔗汁，盖锅，用文火炖至烂熟，放入胡椒粉、花生油、盐、味精，稍煮片刻即可。

【功效】补血，生血，镇痛。适用于妇女产后腹中痛之里虚血寒症。

香菇糯米饭

【原料】糯米400克，鸡肉100克，香菇、葱粒、胡萎碎、蒜蓉、玉米粒、盐、植物油、糖、酱油、鸡粉、白酒各适量。

【制法】糯米洗净，清水浸泡2～3小时，让米粒充分吸收水分，这样比较容易熟；鸡肉调味，放油锅内炒至七八分熟装起备用；玉米粒焯水，和香菇一起放油锅内炒香装起备用。锅洗干净，火上烧热，下植物油烧热，分布均匀，接着下糯米翻炒，炒的过程中，见糯米过干即洒上热水翻炒均匀，糯米起胶后，洒上白酒，盖上盖子焖一下，注意火不要太大。这样洒水几次，洒酒几次，焖几次，到生糯米熟时，加入鸡肉、玉米等炒到熟透，用盐或酱油调味，最后下蒜蓉、糖、鸡粉、葱、胡荽即可。

【功效】补中益气，健脾养胃，止虚汗。可作为孕妇、产妇的进补佳品。

腰果炒虾仁

【原料】虾仁200克，腰果仁50克，植物油1000毫升（约耗油100毫升），料酒25毫升，醋15毫升，盐2克，味精7克，鸡蛋30克，水淀粉25克，面适量，葱花、蒜片各2克，香油10毫升，汤少许。

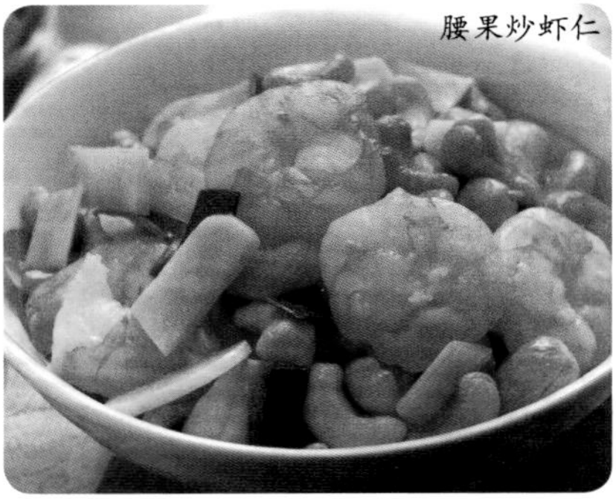
腰果炒虾仁

【制法】将虾仁放碗里，加鸡蛋、淀粉、面抓匀糊。锅放植物油先炸腰果仁，捞出，再放虾仁划开，停片刻倒出。原锅放植物油、葱、蒜，烹料酒，加醋、盐、味精、汤，倒虾仁、腰果翻炒，淋香油，出锅即成。操作关键是炸腰果时要注意油温，轻炸，不要炸过火。

【功效】通乳抗毒，养血止痛。

红薯粥

【原料】新鲜红薯250克，粳米60克，白糖适量。

【制法】将红薯（以红皮黄心者为好）洗净，切成小块，加水与粳米同煮成稀粥，待粥成时，加入白糖适量，再煮沸两次即成。如果供婴儿食用红薯可去皮下锅煮。

【功效】补虚乏，益气力，通乳汁。

九、胎动不安药膳

胎动不安是指怀孕以后，先感胎动下坠，腰酸腹痛或坠胀不适，继而或有少量阴道出血者。多由气虚、血虚、肾虚、血热、外伤使冲任不固、不能摄血养胎，及其他损动胎元、母体而致。气虚者，兼见精神倦怠，少气懒言，宜补气安胎，方用举元煎加阿胶；血虚者，兼见面色萎黄，头晕目眩，心悸乏力，宜补血安胎，用胎元饮；肾虚者，兼见头晕耳鸣，腰酸膝软，尿频等，宜固肾安胎，用寿胎丸；血热者，兼见口干咽燥，心烦不安，宜清热凉血安胎，用保阴煎；外伤者，于外伤后突然胎动下坠、腰酸小腹胀痛，宜补气养血安胎，用胶艾四物汤加减；若因误服毒物，毒药伤胎，症见阴道下血，色红，质正常，腰酸腹痛或伴憎寒、颜面手指爪甲青白，或冷汗淋漓、四肢厥冷等中毒征象，舌脉正常，治以解毒安胎，可用甘草，黑豆，淡竹叶水浓煎服，危重者应中西医结合抢救，以挽救母子生命；或因母亲有癥瘕而致胎动不安，宜祛瘀消癥，止血安胎，方用桂枝茯苓丸加味。

鲤鱼粥

【原料】鲤鱼300克，苎麻根25克，糯米、葱、姜、植物油、盐各适量。

【制法】将鲤鱼去鳞、鳃及肠杂，洗净切片煎汤。再取苎麻根加水200毫升，煎至100毫升，去渣取汁，加入鲤鱼汤中，并加糯米、葱、姜、植物油、盐各适量，煮成稀粥即可。

【功效】安胎，止血，消肿。适用于胎动不安、胎漏下血、妊娠浮肿。

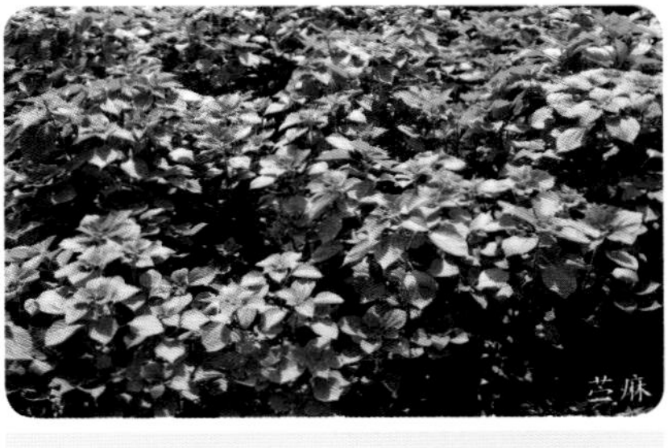

苎麻，别名家苎麻、白麻、圆麻，荨麻科苎麻属植物，以根、叶入药。根味甘，性寒；叶味甘，性凉。根具有清热利尿，凉血安胎之功效。适用于感冒发热、麻疹高热、尿路感染、肾炎性水肿、孕妇腹痛、胎动不安、先兆流产等症；外用治跌打损伤、骨折、疮疡肿毒。叶具有止血解毒之功效。外用治创伤出血，虫、蛇咬伤。

鸡鸽鹌蒸高丽参

【原料】母鸡1只（约1000克），白鸽1只，鹌鹑1只，高丽参6～10克。

【制法】将母鸡、白鸽、鹌鹑分别去毛及肠杂，洗净；高丽参放入鹌鹑腹腔内；鹌鹑放入鸽腔内，鸽子再放入鸡腔内，鸡放入碗内，碗置瓦煲中，封严，蒸2小时取出，即可服汁食肉。

【功效】补肝肾，益精气，安胎。适用于肝肾不足、脾胃气虚、胎动不安、腰酸腿软、小腹胀坠、习惯性流产等症。

苏梗陈皮莲子汤

【原料】莲子60克，紫苏梗10克，陈皮6克。

【制法】将莲子去皮、心后，放入锅内，加水适量煮至八成熟后，再加入紫苏梗、陈皮，待莲子熟透后即可。食莲子，饮汤。

【功效】益气固冲。可辅治习惯性流产。

五香牛肉

【原料】牛肉500克，葱、姜各5克，黄酒5毫升，桂皮1小块，小茴香1粒，盐3克，酱油15毫升，白糖10克，味精2克。

【制法】将牛肉用沸水烫去黏液，用刀刮净，加水、姜、葱煮沸，去浮沫加入黄酒、桂皮、小茴香、

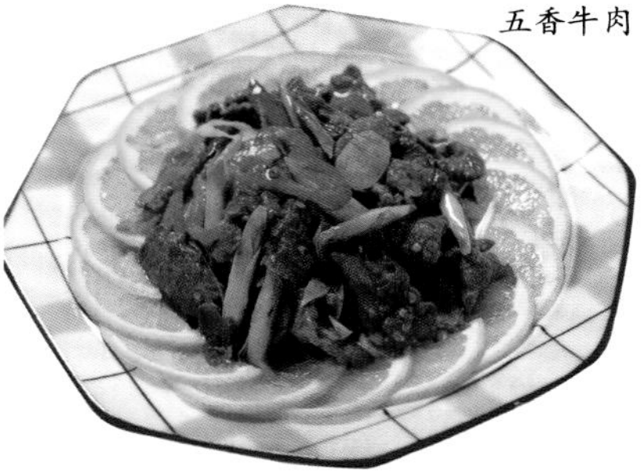
五香牛肉

盐、酱油，文火焖至酥烂，加白糖、味精，收汁起锅，冷后切片。

【功效】补虚安胎。适用于妇女妊娠2个月左右时的腰酸疼痛、腹痛下坠等症。

墨鱼鸡肉饭

【原料】母鸡1只，墨鱼干（带骨）1条，糙糯米150克，盐少许。

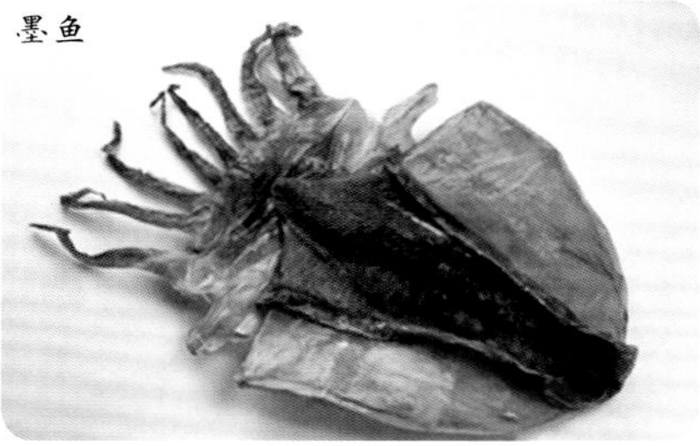
墨鱼

墨鱼，别名乌贼鱼、墨斗鱼、目鱼等，属软体动物门头足纲类海洋性动物。墨鱼肉味咸，性平，具有养血滋阴，益胃通气，去瘀止痛之功效。妇女食用有养血、明目、通经、安胎、利产、止血、催乳和崩漏等功效。

【制法】将母鸡（老母鸡、子母鸡均可）宰杀洗净后，连内脏与带骨墨鱼一同放入沙锅，加水炖烂熟，取浓汤备用。以浓鸡墨鱼汤煮糙糯米成饭，加盐少许调味。以鸡肉、墨鱼为菜，吃鱼汤糯米饭。

【功效】补肾精，固冲任。适用于肾虚胎漏、滑胎。

杜仲炖龟汤

【原料】杜仲20克，党参30克，龟肉90克，姜片、葱花、酱油、盐、味精各适量。

【制法】将杜仲、党参洗净，与龟肉同入锅，加1000毫升水，用文火炖至龟肉熟软，加入姜片、葱花、盐、酱油、味精调味即成。食肉饮汤。

【功效】具滋补肝肾、安五脏、利安胎、止腰痛之效。适用于肾气不固引起的胎动不安、先兆流产者食用。

安胎鲤鱼粥

【原料】活鲤鱼1条（约500克），苎麻根20～30克，糯米50克，葱、姜、油、盐各适量。

【制法】鲤鱼去鳞及肠杂，洗净、切片煎汤。再取苎麻根加水200毫升，煎至100毫升，去渣留汁，入鲤鱼汤中，并加糯米和葱、姜、油、盐各适量，煮成稀粥。

【功效】安胎，止血，消肿。适用于胎动不安、胎漏下血、妊娠浮肿。

小黄米母鸡粥

【原料】老母鸡1只，红壳小黄

米适量。

【制法】将鸡宰杀，去毛及内脏，洗净，切成小块入锅，加适量水炖煮，先以武火煮沸，除去汤面浮物，改文火慢炖至鸡软，将淘洗净的小黄米加入鸡汤煮粥，煮至鸡烂米稠即成。

【功效】补虚安胎。适用于预防习惯性流产。

健肾安胎粥

【原料】杜仲9克，大枣10枚，粳米50克，饴糖1匙。

【制法】将杜仲、大枣、粳米洗净，大枣去核，然后将杜仲入锅，加水旺火煮沸后再煮20分钟，滤汁弃渣。并以汁代水加入大枣和粳米，再煮至米、枣熟软时加入饴糖，搅匀即成。每日1次，连服5日为1个疗程。

【功效】滋补肝肾，健脾开胃，养血安胎。适用于肝肾血虚、胎动不安者食用。

十、不孕症药膳

不孕症是指夫妻同居2年，性生活正常，未采取避孕措施而未能受孕者。病因受男、女双方多种因素的影响，内分泌，免疫因素，生殖系统炎症，男方精液异常是不孕症常见病因。原发性不孕中医学称为“无子”“全不产”“绝嗣”“无嗣”，继发性不孕中医学称为“断绪”“断继”。

丹参牛脯汤

【原料】牛脯250克，丹参、当归各20克，甘草3克。

【制法】将牛脯切小块，与丹参、当归及甘草同入锅，加适量清水，武火煮沸后改文火煮4小时即可。

【功效】活血化瘀。适用于子宫腔粘连及输卵管粘连堵塞之不孕症，症见婚后不孕、月经正常或月经量少、经行腹痛、伴经血排出不畅等。对创伤、炎症造成的组织粘连有松解作用，可作为宫腔粘连或输卵管堵塞性不孕的食疗药膳。

乌鸡汤

【原料】乌骨鸡500克，当归60克，生姜7片，盐适量。

【制法】将乌骨鸡、当归、生姜同入瓦煲，加水共煎汤，调盐适量。

【功效】适用于血虚型不孕症。

党参枸杞胎盘汤

【原料】紫河车1/4个，猪瘦肉100克，党参30克，枸杞子20克，甘草3克，生姜2块。

【制法】将紫河车、猪瘦肉分别切小块，与党参、枸杞子、甘草、生姜同入锅，加适量清水，武火煮沸后改文火煮2小时即成。

【功效】大补气血，滋肾益精。适用于血少精亏、气血不调型不孕症，症见婚后不孕、身体瘦弱、面色淡白、头晕肢倦、腰膝酸软、性欲低下、月经初潮较晚、月经稀少、色淡红，甚至闭经。尤适用于病后体弱或慢性消耗性疾病患者、子宫发育不良者、性腺功能低下者。

韭菜炒羊肾

【原料】羊肾250克，鲜韭菜（切段）100克，植物油、料酒各适量。

【制法】将羊肾用热油炒，加料酒等作料，再加入鲜韭菜段炒至嫩熟。

【功效】适用于肾阳虚型不孕症。

韭菜炒羊肾

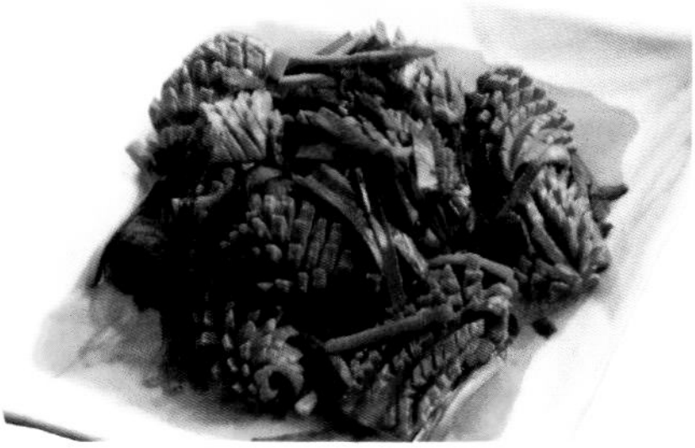

桃仁墨鱼汤

【原料】鲜墨鱼15克，桃仁6克，姜、葱、盐各适量。

【制法】将鲜墨鱼去骨、皮，与桃仁及姜、葱、盐同入锅，加水500毫升，炖至墨鱼熟透。食墨鱼喝汤。

【功效】适用于血瘀型不孕症。

逍遥散

【原料】柴胡、当归、白术各10克，白芍12克，甘草、薄荷、煨姜各3克。

【制法】将柴胡、当归、白术、白芍、甘草、薄荷、煨姜共水煎，1次服完。

【功效】疏肝解郁，理气调经。适用于肝郁气滞型月经不调、不孕症，症见月经先后不定期、经量或多或少、色深红或有小血块、经前或经时乳房胀痛、烦躁失眠，及经前两胁胀痛、胸闷作呕、大便泄泻等。

狗肉粥

【原料】狗肉片150克，大米100克，姜片、葱节、盐各适量。

【制法】将狗肉片、水入锅，煮沸后去浮末，下入大米煮八成熟，入姜片，煮熟起锅前入葱节、盐。

【功效】适用于脾肾阳虚型不孕症。

萸肉粥

【原料】山茱萸15克，粳米50克，红糖适量。

【制法】山茱萸、粳米、红糖同入沙锅，加水450毫升，文火煮粥，表面有粥油即成。每日空腹温热顿服。

【功效】适用于肾阴虚型不孕症。

紫菜鸡肧蛋汤

【原料】鸡肧蛋2～3个，生姜10克，紫菜丝5克。

【制法】鸡肧蛋打破、去壳；生姜切薄片。起油锅，下生姜炒至微

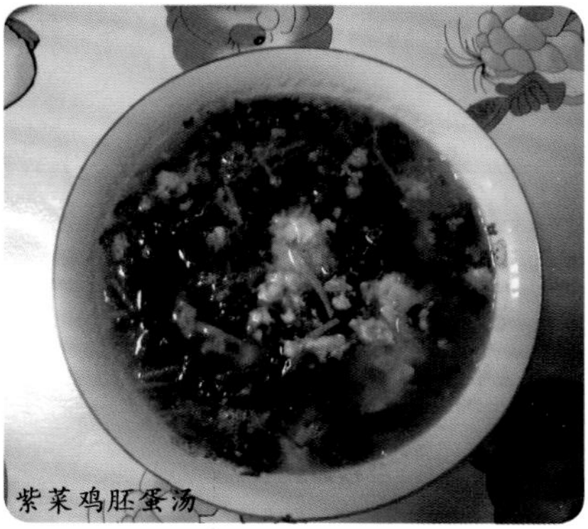

紫菜，为藻类植物红毛菜科坛紫草，条斑紫菜、同紫菜、甘紫菜等多种野生紫菜的藻体。味甘、咸，性寒，具有化痰软坚，清热利水，补肾养心之功效。适用于甲状腺肿、水肿、慢性支气管炎、咳嗽、脚气、高血压等症。

黄，再下紫菜丝及清水，加盖煮沸，调味。

【功效】补血益精。适用于精血不足型不孕症，症见头晕头痛、月经稀少、色淡红、心跳失眠等。

十一、阴道炎、宫颈炎、盆腔炎药膳

阴道炎是阴道黏膜及黏膜下结缔组织的炎症，是妇科门诊常见的疾病。正常健康妇女由于解剖学及生物化学特点，阴道对病原体的侵入有自然防御功能，当阴道的自然防御功能遭到破坏，则病原体易于侵入，导致阴道炎症，幼女及绝经后妇女由于雌激素缺乏，阴道上皮变薄，细胞内糖原含量减少，阴道pH高，故阴道抵抗力低下，比青春期及育龄妇女易受感染。

阴道炎临床上以白带的性状发生改变以及外阴瘙痒灼痛为主要临床特点，性交痛也常见，感染触及尿道时，可有尿痛、尿急等症状。常见的阴道炎有细菌性阴道炎、滴虫阴道炎、真菌性阴道炎、老年性阴道炎。

1. 细菌性阴道炎药膳

细菌性阴道炎又称非特异性阴道炎，是指由一般的病原菌（如葡萄球菌、链球菌、大肠埃希菌、变形杆菌等）引起的阴道炎。多发生于身体衰弱及卫生条件较差的妇女。常见病因有阴道异物、阴道损伤、接触具有腐蚀性的药物、使用避孕用具不当、刺激性的阴道冲洗、子宫颈炎、经期产后阴道分泌物过多、不洁性生活、男方个人卫生差等。本病中医学属于“带下病”“淋病”“阴痛”等范畴。

白果乌骨鸡汤

【原料】乌骨鸡1只（约500克），白果10个，莲子30克，糯米15克，胡椒少许。

【制法】将乌骨鸡活宰、去毛、内脏。白果、莲子、糯米、胡椒少许装鸡腹腔内，封口后放炖盅内并加盖，隔水文火炖2～3小时，至鸡熟烂，温食。

【功效】补益脾肾，固涩止带。适用于脾肾两虚型细菌性阴道炎，症见形体消瘦、面色萎黄、气短体倦、腰膝酸软、带下量多、色白无味、质如胶丝。

马齿苋白果鸡蛋汤

【原料】鲜马齿苋60克，白果仁7个，鸡蛋清3个。

【制法】将鲜马齿苋、白果仁混合捣烂，用鸡蛋清调匀，刚煮沸的水冲服。每日空腹1剂，连服4～5日为1个疗程。

【功效】清热解湿，涩精止带。适用于湿热下注型细菌性阴道炎、带下，症见白带黄稠、小便黄。

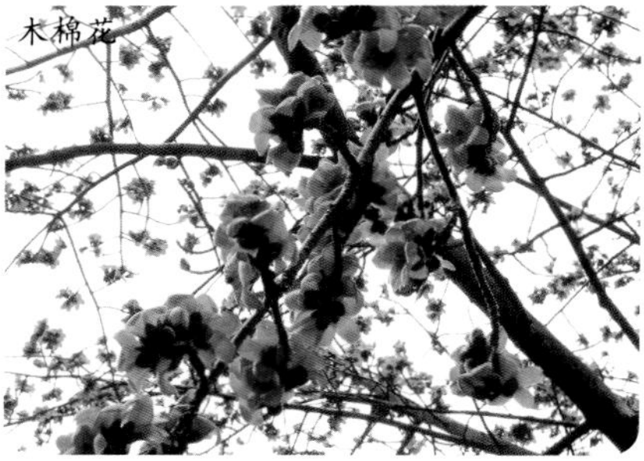

木棉花，为木棉科植物木棉的花。味甘，性凉。具有清热，利湿，解毒，止血之功效。适用于泄泻、痢疾、血崩、疮毒、金创出血等症。

木棉花粥

【原料】木棉花30克，大米500克。

【制法】木棉花加适量水，煎沸去渣取汁，入大米煮粥食。

【功效】清热利湿。适用于细菌性阴道炎，症见白带黄臭。

金樱子猪小肚汤

【原料】猪小肚2个，金樱子30克，生姜4片，盐适量。

【制法】将猪小肚用盐擦洗干净，放滚水中脱去臊味，与金樱子、生姜同入锅，加适量清水，武火煮沸后改文火煲1～2小时，入盐调味即成。

【功效】补肾止带。适用于肾气不足型老年性阴道炎，症见腰膝酸软、白带过多、清稀微腥、淋漓不绝、小便清长、夜尿频多。亦可用于肾气虚型脱肛、子宫下垂、崩漏等。

地龙炒鸡蛋

【原料】鸡蛋2～3个，生地龙3～5条，油、盐各适量。

【制法】生地龙放入盆内2～3天，让其排出体内垢泥，鸡蛋与地龙搅拌，用油炒，盐调味服用。

【功效】温肾通阳止带。适用于久虚白带淋沥不尽。

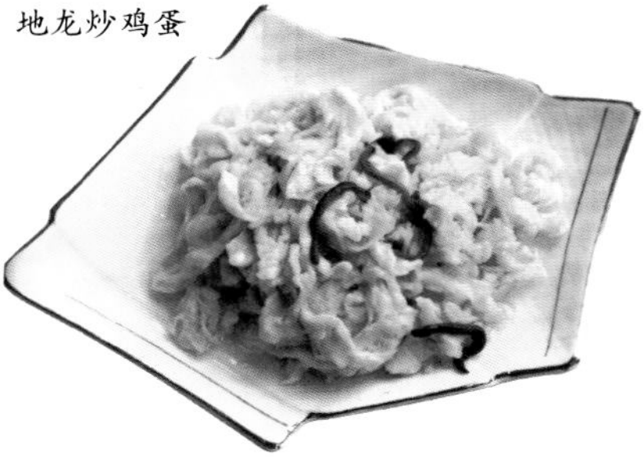

马鞭草猪肚汤

【原料】马鞭草（切小段）30克，猪肚片60～100克。

【制法】将水煮沸，入马鞭草、猪肚片煮沸，去渣取汁服用。

【功效】解毒杀虫，清热利湿。适用于各型假丝酵母菌性阴道炎。需要注意的是，孕妇及脾胃虚弱者慎用。

多味鸡丝汤

【原料】荞麦100克，白果（去壳去肉）10个，乌骨鸡肉500克，芡实60克，车前子（另布包）30克，生姜3片，大枣（去核）适量。

【制法】荞麦、白果、乌骨鸡肉、芡实、车前子、生姜、大枣共入锅，加适量清水，武火煮沸后改文火煲1小时后服食。分2～3次吃。

【功效】清热祛湿，健脾止带。适用于脾虚湿热型老年性阴道炎，症见带下连绵不断、黏稠量多、色白兼黄、其气腥臭，并伴有头眩身重、食欲欠佳、疲倦乏力。

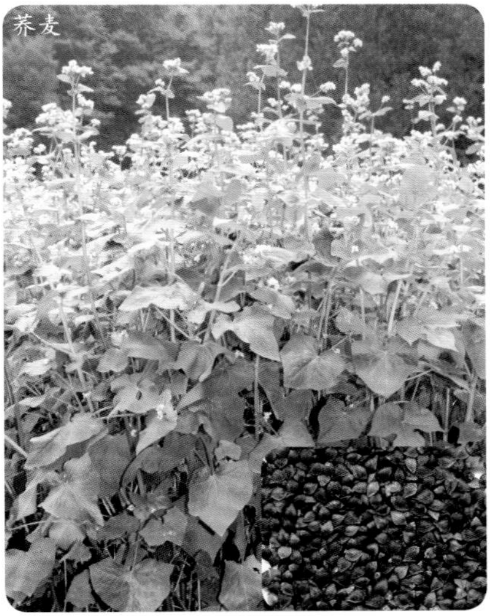

荞麦，是蓼科荞麦属作物，一年生草本双子叶植物纲，蓼科栽培植物。以种子、茎、叶入药。味甘，性平、寒。茎叶能降压，止血。适用于高血压、毛细血管脆弱性出血、防治中风、视网膜出血、肺出血等症。种子有健胃，收敛之功效。适用于止虚汗等症。炒香研末，外用收敛止汗，消炎。

龟苓汤

【原料】鲜土茯苓50克，乌龟1只，猪瘦肉100克，盐适量。

【制法】鲜土茯苓刮皮、切片，乌龟用沸水烫死后去壳、内脏，切小块，与猪瘦肉同入沙锅，加清水适量，武火煮沸后改文火煮3小时，入盐调味即可。

【功效】滋阴解毒，利湿止带。适用于湿毒内盛型假丝酵母菌性阴道炎，症见带下量多、色白如凝脂，或如豆腐渣样、有臭味，并伴有外阴瘙痒或小便频急。

枸杞地黄汤

【原料】生地黄、枸杞子各15克，大米50克。

【制法】将生地黄用干净纱布包好，与枸杞子、大米同入锅煮粥。

【功效】补肝益肾，益阴养血。适用于老年性阴道炎出现的带下色黄清稀，兼头晕耳鸣、腰膝酸软。

淮山鱼鳔瘦肉汤

【原料】鱼鳔15克，猪瘦肉块

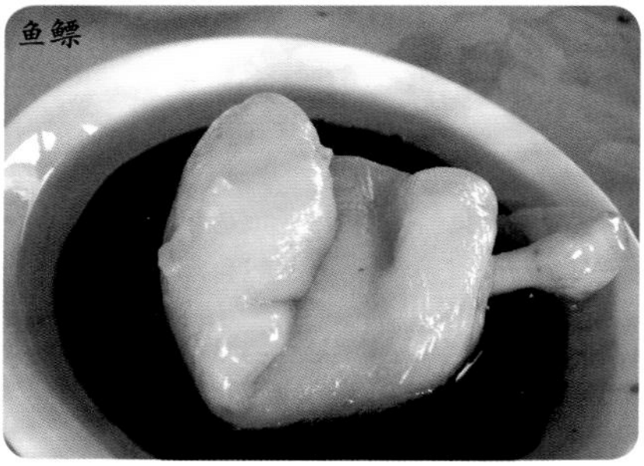

鱼鳔，异名鱼白、鳔、鱼胶、白鳔、鱼脬、鱼肚等。为石首鱼科动物大黄鱼、小黄鱼或鲟科动物中华鲟、鳇鱼等的鱼鳔。味甘，性平。归肾经。具有补肾益精，滋养筋脉，止血散瘀，消肿之功效。适用于肾虚滑精、产后风痉、破伤风、吐血、血崩、创伤出血、痔疮等症。胃呆痰多者忌服。

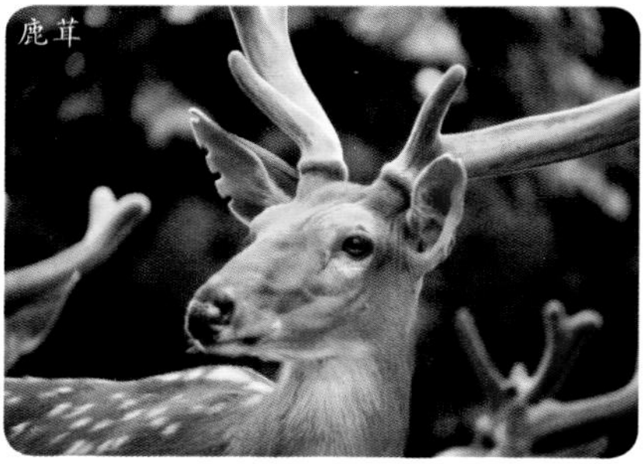

鹿茸，异名斑龙珠。为鹿科动物梅花鹿或马鹿的尚未骨化的幼角。味甘、咸，性温。归肝、肾经。具有壮元阳，补气血，益精髓，强筋骨，调冲任，托疮毒之功效。适用于虚劳羸瘦、精神倦乏、眩晕耳聋、目暗、腰膝酸痛、阳痿滑精、子宫虚冷、崩漏带下等症。

250克，山药30克。

【制法】将鱼鳔用水浸发、切丝，与猪瘦肉块、山药同入锅，加适量清水，武火煮沸后改文火煲2小时食用。

【功效】滋阴补肾，涩精止带。适用于肾阴虚型老年性阴道炎、产后血虚眩晕，症见腰酸脚软、头晕耳鸣、带下不止、五心烦热、潮热盗汗。

鹿茸炖乌骨鸡

【原料】乌骨鸡25克，鹿茸、山药各30克。

【制法】将乌骨鸡去皮，切块，放滚水中煮5分钟，取出过冷水，与鹿茸、山药同入炖盅，加沸水适量，盖好盅盖，隔滚水文火炖2～3小时，汤成趁热服。

【功效】温肾壮阳，收敛止带。适用于肾阴不足型老年性阴道炎，症见腰膝酸软、头晕耳鸣、畏寒肢冷、带下清稀、绵绵不断、小便频多。亦可用于阳气虚型更年期综合征。

2. 宫颈炎药膳

宫颈炎是生育年龄妇女常见病，分急性宫颈炎和慢性宫颈炎两种，以慢性者多见，占已婚妇女的1／2以上。病原体多为一般化脓菌（如葡萄球菌、链球菌、大肠埃希菌、淋病奈瑟菌等），滴虫、假丝酵母菌亦可引起宫颈炎。主要临床表现为白带量增多。

急性宫颈炎多由化脓菌直接感染而来，亦可继发于子宫内膜或阴道感染。病因是性生活过频、流产和分娩引起子宫颈裂伤、人工流产或诊断性刮宫时器械损伤、异物（如纱布，棉球）长期入阴道等。

慢性宫颈炎是妇科最常见的疾病，多发生于经产妇，常由于急性宫颈炎治疗不彻底、病情反复、日久迁延而成慢性。本病中医学属于“带下病”范畴。

三妙鹌鹑汤

【原料】肥嫩鹌鹑1只（约100克），薏苡仁30克，黄柏12克，苍术6克，盐适量。

【制法】将肥嫩鹌鹑活宰后去毛、内脏，薏苡仁炒至微黄以去火气，与黄柏、苍术同入锅，加适量清水，武火煮沸后改文火煲2小时，入盐调味食。

【功效】清热燥湿，利水止带。适用于急性湿热型子宫颈炎，症见带下量多、色黄而稠、气味秽臭、小便短黄、口苦咽干或下阴微肿。

大蒜炒苋菜

【原料】大蒜10克，苋菜250克，油、蒜蓉、盐各适量。

【制法】大蒜去外皮，切碎成糜状；苋菜去根部，切小段。起油锅，下蒜蓉，加适量盐，炒蒜蓉至微黄有蒜香味，再投苋菜翻炒至熟。

【功效】清热，利湿，止带。适用于急性湿热下注型宫颈炎，症见带下色黄、质稠或如脓样、有秽臭味，或伴外阴瘙痒、小便黄而短或小便频急。

马齿苋瘦肉汤

【原料】猪瘦肉250克，马齿苋、芡实各30克。

【制法】将猪瘦肉、马齿苋、芡实，同入锅，加适量清水，武火煮沸后改文火煲2小时即成。

【功效】清热解毒，去湿止带。适用于湿热型宫颈炎，症见带下色黄、黏稠味臭、小便短黄、口渴口苦、舌红苔黄、脉滑。亦可用于湿热泄泻，痢疾。

白果苡仁猪小肚汤

【原料】白果10个，生薏苡仁30克，猪小肚3个，盐适量。

【制法】将白果去壳；生薏苡仁去杂质，用铁锅炒至微黄；猪小肚剪开，用盐反复揉搓，再用清水冲洗干净至无味为止。全部用料同入沙锅，加适量清水，武火煮沸后改文火煮3小时即成。

【功效】健脾，利湿，止带。适用于慢性脾虚型宫颈炎，症见带下量多、色白质稀、无臭味、伴肢倦神疲、腹胀脘满。适用于过度劳累或饮食不节所致脾气受损、脾虚湿盛型带下。需要注意的是，白果有小毒，用量不宜太大，也不宜长期服食。

白果黄豆鲫鱼汤

【原料】黄豆30克，鲫鱼250克，白果（去壳）12克，生姜4片。

【制法】将黄豆用清水浸1小时，鲫鱼活剖后去鳞、鳃、肠脏，与白果、生姜同入锅，加适量清水，武火煮沸后改文火煲2小时后食。

【功效】健脾祛湿，收敛止带。适用于病后体弱、慢性脾虚湿盛型宫颈炎，症见久病体弱、带下色白、量多无臭、小便白浊、体倦乏力。亦可用于湿浊下注型乳糜尿、白浊。

当归羊肉艾叶汤

【原料】羊肉250克，当归15克，山药30克，艾叶10克，生姜5片，枣肉适量。

【制法】将羊肉切块，用滚水去膻味，与当归、山药、艾叶、生姜、枣肉同入锅，加适量清水，武火煮沸后改文火煲3小时即成。

【功效】补血养肝，温经止痛。适用于慢性血虚寒湿型宫颈炎，症见月经不调、经行量多、带下不止、质稀气腥、头晕眼花、手脚麻痹。

芡实煲老鸭

【原料】鲜老鸭肉250克，芡实30克，陈皮3克，油适量。

【制法】将鲜老鸭肉割去油脂、斩块，下油锅略爆黄，与芡实、陈皮同入锅，加适量清水，武火煮沸后改文火煲2～3小时后食。

【功效】补益脾肾，固涩止带。适用于慢性脾肾两虚型宫颈炎，症见体倦乏力、腰膝酸软、带下量多、色淡如丝、无味无臭。亦可用治肾虚遗精、水肿等。

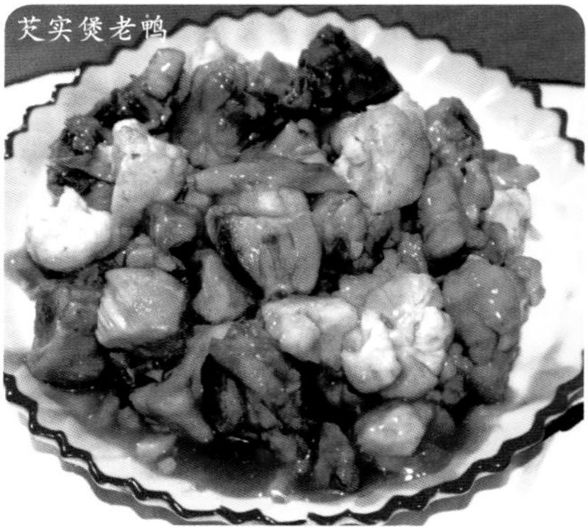
芡实煲老鸭

金银花葛根粥

【原料】金银花、葛根各30克，菊花15克，粳米100克，冰糖适量。

【制法】将金银花、葛根、菊花同入沙锅，加水600毫升，煮沸20分钟后去渣取汁，入粳米慢火煮粥，粥成后调入适量冰糖服食。

【功效】清热解毒。适用于湿热型阴道炎、宫颈炎等。

乌骨鸡炖汤

【原料】白果、莲子、糯米各20克，胡椒3克，乌骨鸡1只。

【制法】白果、莲子、糯米、胡椒纳入乌骨鸡之鸡腹，文火炖至鸡肉烂熟。空腹食肉喝汤。

【功效】适用于慢性脾肾阳虚型宫颈炎，症见白带清稀、量多、精神疲倦、胃纳差、大便稀烂、小便清长、腰酸腿软、月经不调。

3. 盆腔炎药膳

苍术牛膝陈皮粥

【原料】苍术、牛膝各10克，陈皮6克，大米100克，白糖适量。

【制法】将苍术、牛膝、陈皮水煎后去渣取汁，入大米煮粥，服时可调入白糖。

【功效】燥湿化痰，理气通络。适用于慢性痰湿阻络型盆腔炎，症见下腹疼痛、胀痛为甚、白带量多，或黄或白、疲倦乏力、食欲不佳、稍食觉腹胀、体倦嗜睡。

败酱草野菊粥

【原料】败酱草、野菊花、粳米、白糖各适量。

【制法】将败酱草、野菊花、粳米共煮粥，粥熟放白糖即成。

【功效】清热，解毒，消炎。适用于急性盆腔炎，症见带下黄多、发热、下腹疼痛。

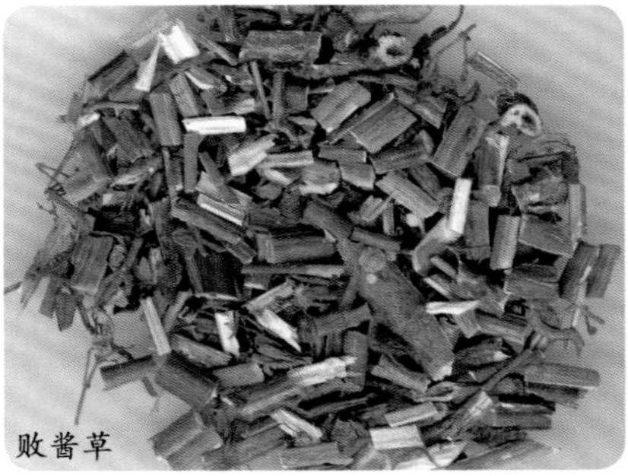

败酱草

败酱草，别名苦菜花。有清热解毒，活血排脓之功效。对消化系统细菌性痢疾炎症、痈肿疮痛有特殊疗效。

枸杞炒瘦肉

【原料】猪瘦肉100克，枸杞子60克，盐、白糖、酱油、生粉、味精、植物油各适量。

【制法】猪瘦肉切丝，加入适量盐、白糖、酱油、生粉、味精等拌匀，腌制10分钟；枸杞子用水浸泡10分钟捞起。入植物油起油锅，下适量盐及枸杞子炒匀，放入猪肉翻炒至熟。

【功效】清热利湿止带。适用于急性湿热型盆腔炎合并阴道炎，症见带下量多色黄而稠、下腹疼痛、腰酸有下坠感、心烦失眠、小便短赤、大便较滞不爽或排便后肛门有灼热感。

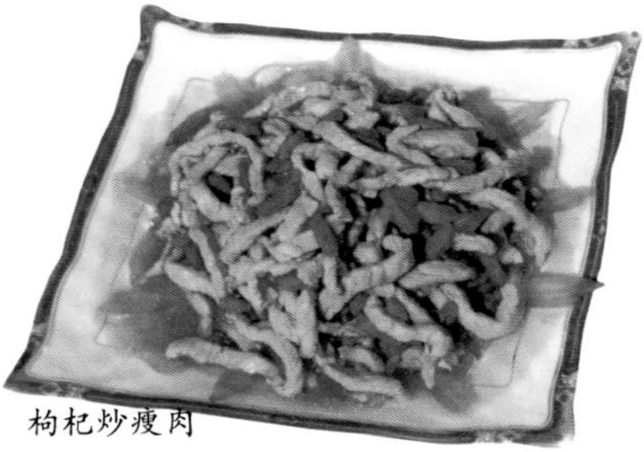

枸杞炒瘦肉

桃仁红花地黄粥

【原料】桃仁、红花各10克，地黄20克，粳米100克，白糖适量。

【制法】将桃仁、红花、地黄用干净纱布包好，与粳米同入锅，加适量清水共煮，粥煮熟后去药包，调入白糖煮沸即成。

【功效】活血化瘀。适用于急性血瘀型盆腔炎，症见小腹疼痛明显、腰股部疼痛、有下坠感、肛门排便感、痛经、白带黄或黄赤。

莲子仙茅炖乌鸡

【原料】莲子50克，乌鸡肉（切小块）100克，仙茅10克。

【制法】将莲子、乌鸡肉、仙茅同入炖盅，加沸水，炖盅加盖，文火隔水炖3小时即可。

【功效】温肾健脾，固涩止带。适用于慢性脾肾阳虚型盆腔炎，症见带下量多、色白稠或无色透明、略带腥味、伴四肢乏力、腰酸下坠，或小腹胀满、大便溏薄，或经行泄泻、经行肢体浮肿、食欲不振等。

茯苓车前粥

【原料】茯苓15克，车前子10克，大米100克，红糖适量。

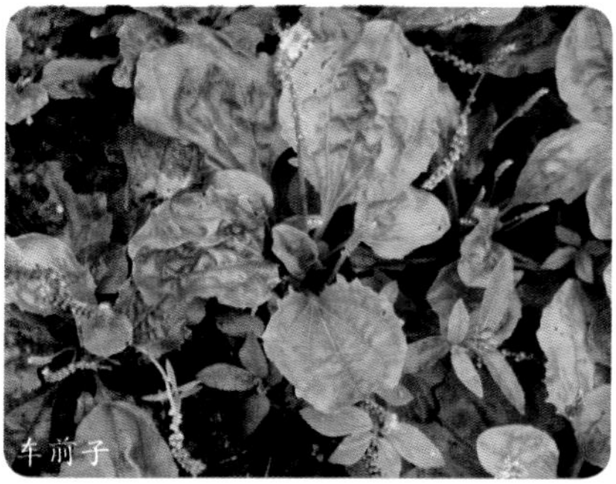

车前子，别名车前实、虾蟆衣子、猪耳朵穗子、凤眼前仁。为车前草科植物车前或平车前的种子。味甘，性寒。归肾、膀胱经。具有利水，清热，明目，祛痰之功效。适用于小便不通、淋浊、带下、尿血、暑湿泻痢、咳嗽多痰、湿痹、目赤障翳等症。凡内伤劳倦、阳气下陷、肾虚精滑及内无湿热者，慎服。

【制法】茯苓、车前子用干净纱布包好，入锅与大米同煮，粥熟后去药包，调入适量红糖食。

【功效】健脾祛湿。适用于慢性脾虚湿困型盆腔炎，症见下腹隐隐作痛、时发时止、白带量多、疲倦、周身困重不适。

十二、子宫脱垂药膳

子宫脱垂是指子宫下垂到坐骨棘水平以下，甚至脱出到阴道口外，而出现的一系列临床症状的疾病。由于老年人年老气弱，韧带松弛，对子宫的固护能力下降，故子宫下垂是老年人的多发病。老年人身体虚弱，中气不足，或腹内压升高等情况下出现子宫脱垂，轻症脱垂患者在腹压减轻或卧床即可回复；重者终日脱垂在外不能回纳，而影响正常生活。本病中医学属于“阴挺”范畴。

枸杞炖乳鸽

【原料】乳鸽1只，枸杞子20克。

【制法】乳鸽宰杀，去毛、内脏，切块，入枸杞子及水适量，同入炖盅隔水炖烂熟，去药渣即可。

【功效】补气固肾，升阳补血。适用于老年性体弱子宫下垂，症见疲倦乏力、腰膝酸软无力。

绿豆糯米煮大肠

【原料】绿豆、糯米各50克，猪大肠250克。

【制法】将绿豆、糯米充分浸

泡，纳入猪大肠内，两端绑紧，入沙锅，加适量水煮2小时，烂熟后服食。

【功效】清利下焦，泻火燥湿。适用于老年性脱出的子宫或直肠部分红肿，或兼有溃烂、流血水，伴小便短赤、口干、脘闷、发热，及女性白带增多、黄白夹赤。

青椒鳝丝

【原料】鲜活黄鳝200克，青椒100克，葱、姜、香油、料酒、盐、味精、植物油各少许。

【制法】将鲜活黄鳝宰杀，去内脏、切段，青椒切丝，锅内植物油少许，下葱、姜粒爆香，放入鳝丝、青椒丝煸炒，烹入料酒，加盐、味精炒熟，淋入香油即可。

【功效】补气养血升提。适用于老年性子宫下垂，症见疲倦乏力、头晕气短、腰酸肢软无力、面色苍白。

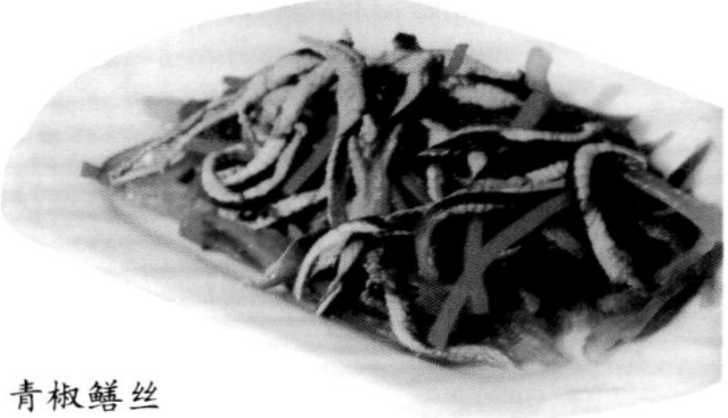

青椒鳝丝

十三、产后缺乳药膳

产后缺乳是指产妇由于乳头刺激不足或其他原因引起乳汁不足以喂养婴儿的现象。若不及时治疗，将影响母乳喂养。本病中医学称为“乳汁不行”“乳汁不足”，认为其发病机制，一为气血虚弱，化源不足；二为肝郁气滞，瘀滞不行。

穿山甲当归母鸡汤

【原料】穿山甲15克，当归10克，花母鸡1只。

【制法】将穿山甲、当归用纱布包好，与花母鸡同下锅，加水煮至母鸡肉熟。

【功效】通乳，活血。适用于产后乳汁不下。

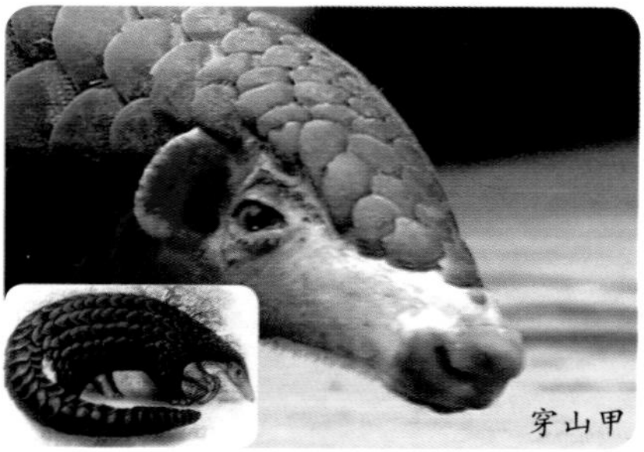

穿山甲

穿山甲，别名山甲片、甲片。为鲮鲤科动物穿山甲的鳞甲。味咸，性微寒。归肝、胃经。具有通经下乳，消肿排脓，搜风通络之功效。适用于经闭癥瘕、乳汁不能、痈肿疮毒、关节痹痛、麻木拘挛等症。孕妇慎用。

木瓜鲫鱼汤

【原料】鲜活鲫鱼1条（约350克），半熟番木瓜500克，生姜（去皮）4片，漏芦30克。

【制法】将鲜活鲫鱼去鳞、内脏、鳃，下油锅略煎至微黄；半熟番木瓜去皮，切块。前两者与生姜、漏芦同入锅，加清水适量，武火煮沸后改文火煲1～2小时后食。

【功效】补气生血，催乳发奶。适用于气血不足型产后乳汁减少，症见面色萎黄、饮食减少、形瘦虚羸、气短懒言、乳汁缺少或清稀。

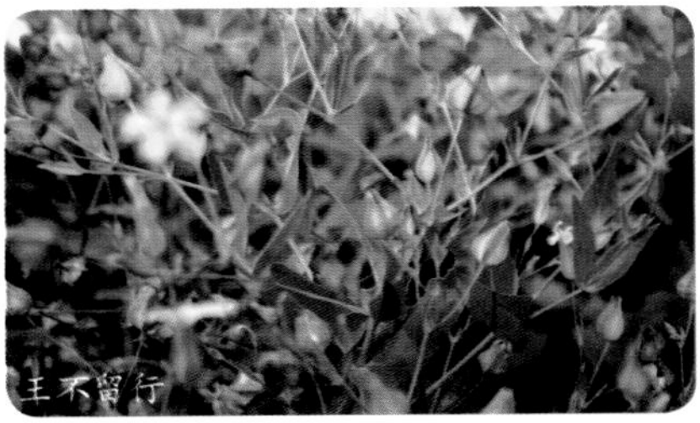

王不留行，别名奶米、大麦牛、不母留、王母牛。为石竹科植物麦蓝菜的干燥成熟种子。味苦，性平，归肝、胃经。具有活血通经，下乳消肿之功效。适用于乳汁不下、经闭、痛经、乳痈肿痛等症。孕妇慎用。

王不留行瘦肉汤

【原料】猪瘦肉250克，王不留行12克，黄芪30克。

【制法】猪瘦肉、王不留行、黄芪同入锅，加适量清水，武火煮沸后改文火煲1～2小时即成。

【功效】补气健脾，通乳。适用于血气不足型产后乳汁过少，症见体倦乏力、面色萎黄、食欲不振、乳汁稀少或不通、乳房胀痛有痞块。亦可用于妇女体虚之乳腺增生。

当归黄芪鲤鱼汤

【原料】鲤鱼1条（约500克），生姜4片，当归12克，黄芪50克，油适量。

当归黄芪鲤鱼汤

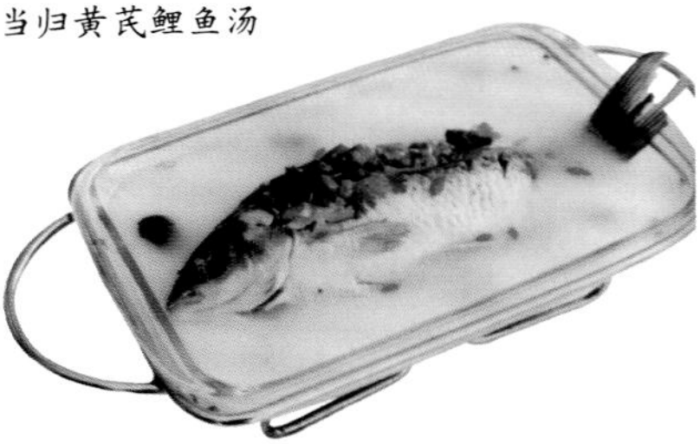

【制法】将鲤鱼活宰、去鳞、鳃、肠杂，以生姜下油锅爆香，与当归、黄芪同入锅，加适量清水，武火煮沸后改文火煲2小时后食。

【功效】补益气血，健脾催乳。适用于气血虚型产后乳汁不足，症见产后虚羸、头昏心悸、面色淡白、乳汁不足。亦可用于治疗妊娠后期气血虚型眩晕、水肿。

红薯粥

【原料】红薯200克，粳米100克。

【制法】将红薯去皮切块，与粳米同入锅，加水煮稀粥服。

【功效】健脾养胃，益气通乳，润肠通便。适用于脾胃虚弱型产后乳汁不通、便秘、大便带血、湿热黄疸、夜盲症等。需要注意的是，该粥含糖分多，糖尿病者不宜食；冷食易引起泛酸、胀气等；由于红薯在胃中产生酸，故胃溃疡和胃酸多者不宜食。

芫荽白饭鱼汤

【原料】银鱼150克，生姜10

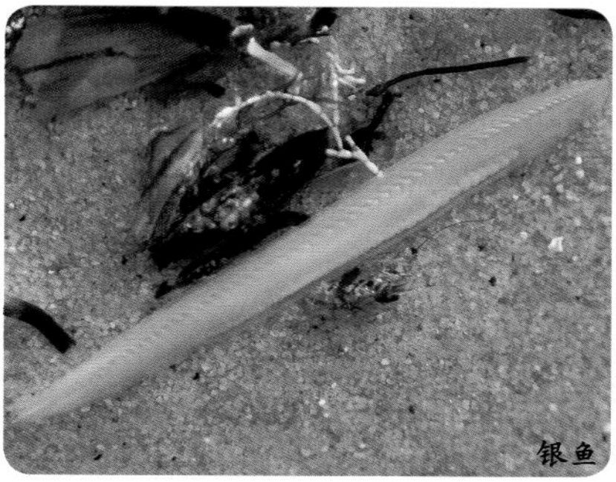

银鱼，又称面条鱼、白饭鱼。为鲑形目胡瓜鱼亚目银鱼科的通称，因体白而得名。性平，味甘。具有补虚，养胃，健脾，益气之功效。适用于体质虚弱、营养不足、消化不良等症。

克，鲜胡荽（去根）30克。

【制法】将银鱼下油锅，放生姜爆至微黄，加适量清水，武火煮沸后改文火煲30分钟，下鲜胡荽略煲即成。

【功效】芳香健胃，补虚催乳。适用于体弱型产后乳汁过少，症见产后食欲不振、口渴津少、乳汁稀少、消化不良、胸闷欲吐。

穿山甲炖猪蹄

【原料】猪蹄2只，穿山甲20克。

【制法】将猪蹄切两片，与穿山甲共加水同煮，武火炖至猪蹄熟透。吃猪蹄，喝汤。

【功效】通乳。适用于产后乳汁不下。

党参当归瘦肉炖墨鱼

【原料】鲜墨鱼250克，猪瘦肉粒60克，党参30克，当归12克，生姜4片，盐适量。

【制法】将鲜墨鱼剖开，去内壳、切块，与猪瘦肉粒、党参、当归、生姜同入炖盅，加沸水适量，炖盅加盖，文火隔沸水炖2～3小时，入盐调味食。

【功效】补气健脾，养血催乳。适用于产后体虚型乳汁缺少，症见产后虚羸、面色苍白、眩晕气短、乳汁缺少或清稀。

金针花豆腐瘦肉汤

【原料】猪瘦肉250克，金针花（水浸软）30克，豆腐（切大块）1块。

【制法】将猪瘦肉、金针花同入锅，加适量清水，武火煮沸后改文火煲1小时，再入豆腐煲约10分钟即成。

【功效】清热滋阴，通乳。适用于虚热型产后乳汁过少，症见产后口渴咽干、心烦胸闷、夜睡不安、乳汁减少、大便干结。

五爪龙红枣猪蹄汤

【原料】猪蹄250克，五爪龙60克，大枣（去核）5枚。

【制法】猪蹄去毛、蹄甲，斩块，放滚水中煮10分钟，取出用清水漂，然后与五爪龙、大枣同入锅，加适量清水，武火煮沸后改文火煲2～3小时即成。

【功效】补气健脾，通利乳汁。适用于产后虚损、脾胃虚弱型乳汁过少，症见面色萎黄、饮食减少、肢体倦怠、乳汁稀少。

十四、产后出血药膳

分娩后24小时至产后6周内发生的子宫出血，称为晚期产后出血。引起晚期产后出血的原因包括胎盘残留、胎膜残留或滞留、胎盘附着部位复旧不全、剖宫产后子宫伤口裂开或愈合不良等。出血量可多可少。少量、缓慢、持续或间断的出血可能导致贫血；突发的大量出血可使产妇发生休克，危及产妇生命；长期出血易致宫腔感染，出现体温升高。本病中医学属于“产后恶露不绝”“产后血晕”“产后血崩”“产后发热”等范畴。

芡实红枣粥

【原料】芡实60克，大枣10枚，花生30克，红糖适量。

【制法】芡实、大枣、花生，入红糖同煮成粥服。可长期服食。

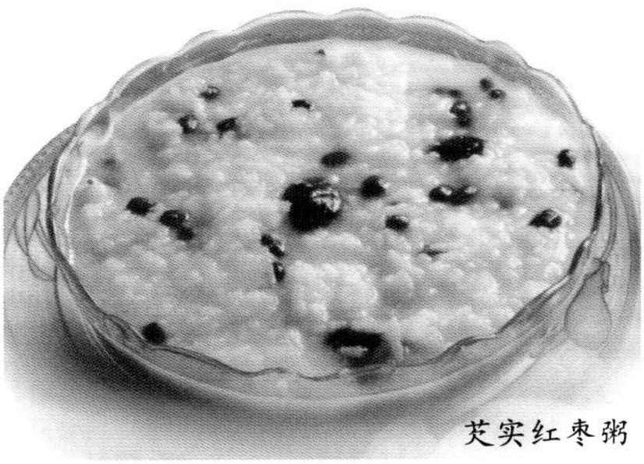

芡实红枣粥

【功效】益气血，补脾胃。适用于气虚型产后贫血。

红参汤

【原料】红参10克，黄豆20克，红糖适量。

【制法】将红参、黄豆放锅内，加水按常法煮粥，熟后入红糖调匀。

【功效】补气血。适用于气血不足型晚期产后出血。

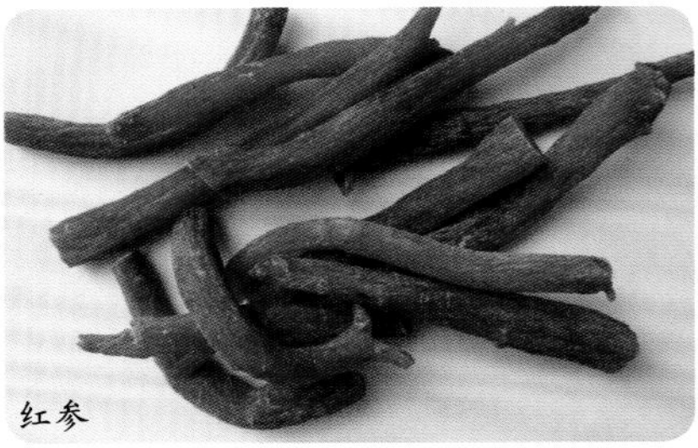

红参

红参，为五加科植物人参的栽培品经蒸制后的干燥根。味甘、微苦，性温。归脾、肺、心经。具有大补元气，复脉固脱，益气摄血之功效。适用于体虚欲脱、肢冷脉微、气不摄血、崩漏下血、心力衰竭、心源性休克等症。

红鸡冠花鸡蛋

【原料】红鸡冠花3克，生鸡蛋2个。

【制法】将红鸡冠花浓煎取汁，冲生鸡蛋，微沸后待温顿服。

【功效】行血化瘀，扶正固本。适用于产后气血不和，症见腹痛、胸闷、出血。

阿胶五味子粥

【原料】五味子、阿胶各10

克，大米50克。

【制法】将五味子、大米同入锅，煮粥，沸后加入阿胶，再煮沸食。

【功效】补血止血。适用于产后出血不止、日久血虚。

参芪炖鸡

【原料】母鸡1只，党参、山药各50克，黄芪30克，枸杞子10克。

【制法】将母鸡去内脏，与党参、山药、黄芪、枸杞子同入炖盅，加水炖1小时。

【功效】补益气血。适用于气血不足型晚期产后出血。

党参杞子炖鹌鹑

【原料】鹌鹑2只，党参30克，枸杞子12克，山药15克。

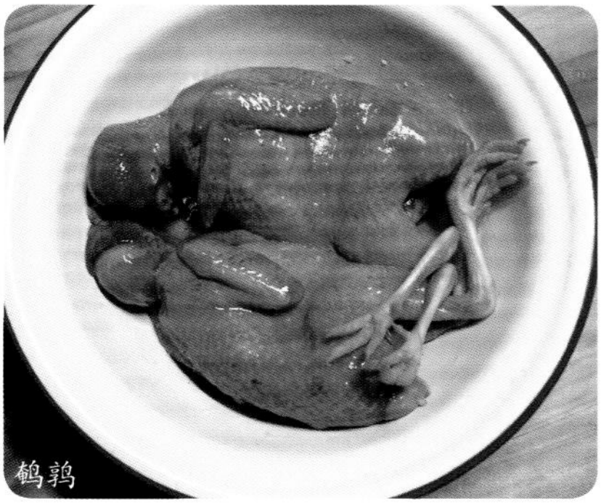

鹌鹑，异名鹑鸟、循、宛鹑、赤喉鹑、红面鹌鹑。为雉科动物鹌鹑的肉或全体。性甘，味平，无毒，具有益中补气，强筋骨，耐寒暑，消结热，利水消肿之功效。适用于贫血、营养不良、神经衰弱、气管炎、心脏病、高血压、肺结核、小儿疳积、月经不调等症。

【制法】将鹌鹑活宰，去毛、脚、肠脏，斩块，与党参、枸杞子、山药同入炖盅，加沸水适量，盖好盅盖，隔沸水文火炖2小时后食。

【功效】补气养阴，健脾益肾。适用于脾肾两虚型产后体弱，症见面色萎黄、体倦乏力、饮食减少、头晕眼花、耳鸣耳聋。

十五、产后恶露不绝药膳

产后恶露不绝指妇女产后恶露持续20日以上仍淋漓不断者。本病发生原因是冲任为病，气血运行失常，在临床上有气虚、血热、血瘀之分别。

归芪红糖蛋

【原料】当归15克，黄芪、红糖各30克，鸡蛋2个。

【制法】将鸡蛋外壳洗净。将鸡蛋、当归、黄芪置瓦罐内，加适量清水，旺火煮沸，撇去浮沫，加红糖，改文火煮20分钟后将鸡蛋壳敲碎，使药液进入蛋内，再用文火煨40分钟即可。

【功效】益气补血，活血化瘀。适用于气血两虚型产后恶露不绝患者。

五味益母草蛋

【原料】当归15克，川芎12克，炮姜3克，三七粉1克，益母草30克，鸡蛋2个，料酒、细盐、葱各适量。

【制法】将当归、川芎、炮姜、益母草、三七粉全部装入纱布袋内，扎口，把鸡蛋外壳洗净，清水泡60分钟。将药袋置大沙锅内，加清水，旺火煮20分钟，将连壳鸡蛋加入同煮至蛋熟时剥壳，鸡蛋及其壳均留在药液中，加细盐、料酒、葱，改文火再煮20分钟即可。

【功效】活血化瘀，行气止痛。适用于瘀血内阻型产后恶露不绝患者。

芪归益母鸡

【原料】炙黄芪、当归、大枣、益母草各30克，仔母鸡1只，黄酒100毫升，细盐、生姜、味精各适量。

【制法】先将黄芪、当归、大枣、益母草洗净，装入纱布袋内，扎口。杀母鸡，去毛、血、内脏，洗净，在沸水中烫2分钟，捞起切块，将药袋放入大沙锅内，加清水适量，旺火煮20分钟，加入鸡块，再用旺火煮20分钟，捞去浮沫，加黄酒、细盐、生姜，改文火再煨40分钟，起锅时加味精。

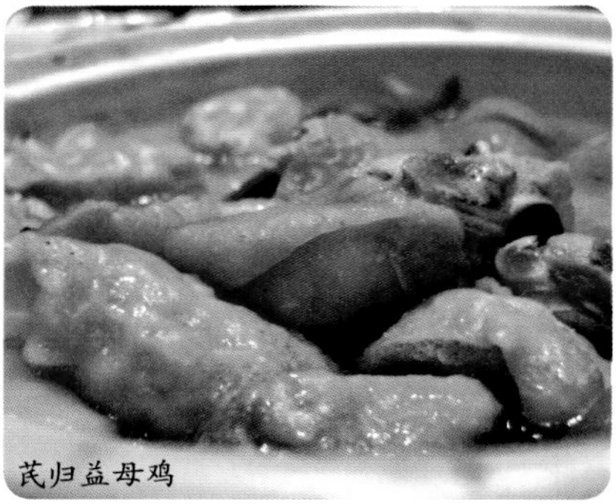
芪归益母鸡

【功效】益气补血，化瘀止痛，适用于气血两虚型产后恶露不绝患者。

六味鸡汤面

【原料】炙黄芪20克，党参、大枣、益母草各60克，当归身、山药各15克，黄酒25毫升，面条250克，生姜末、盐、味精各适量。

【制法】将黄芪、党参、大枣、益母草、当归身、山药装入纱布袋内，扎口；将母鸡宰杀，去毛、内脏，洗净，放入沸水中烫2分钟，捞起切块。将药袋置大沙锅中，加水旺火煮沸，加鸡块，再用旺火煮10分钟，去浮沫，加黄酒、生姜末、盐，改文火再煨40分钟，去药袋，捞出鸡块，置盆中。用鸡、药汤煮面条，热时加味精。

【功效】补气养血，化瘀止痛。适用于气血两虚型产后恶露不绝患者。

参芪胶艾粥

【原料】黄芪、党参各15克，鹿角胶、艾叶各6～10克，升麻3克，当归、白糖各10克，粳米100克。

【制法】将党参、黄芪、艾叶、升麻、当归入沙锅煎取浓汁，去渣，然后加入粳米、鹿角胶、白糖煮粥。

【功效】祛瘀止血。适用于妇女产后恶露淋漓、涩滞不爽、色紫暗有块、小腹疼痛拒按。需要注意的是，气血虚少引起的恶露不绝忌用。

十六、产后便秘药膳

产后便秘是指产后饮食如常，大便数日不解，或艰涩难以解出者，又称“产后大便难”。为中医学病名，病因多为血虚津亏、肠燥失润，或肺脾气虚、传导无力。

菠菜猪血

【原料】菠菜250克，猪血100克，生粉、生油、盐各适量。

【制法】将菠菜切小段；猪血切薄片，用生粉拌匀，腌制10分钟。锅内放清水煮沸，入菠菜、适量生油、盐，煮至菠菜刚熟，再入猪血煮至熟透。

【功效】滋阴养血，润肠通便。适用于阴血不足型产后便秘、眩晕，症见产后头目眩晕、面色淡红、心跳心慌、大便燥结难排。

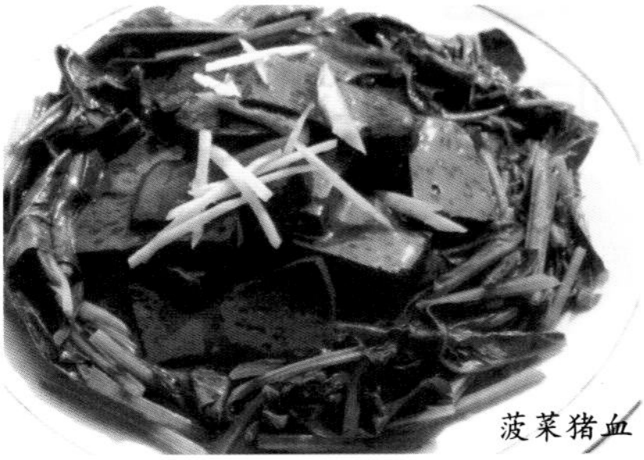
菠菜猪血

木耳海参煲猪大肠

【原料】猪大肠150克，木耳30克，海参20～30克，盐、味精各适量。

【制法】将猪大肠切小段，与木耳、海参入锅同煮，熟后调盐、味精服食。

【功效】滋阴补血，润燥滑肠。适用于产后大便难排，症见面色无华、头晕乏力。

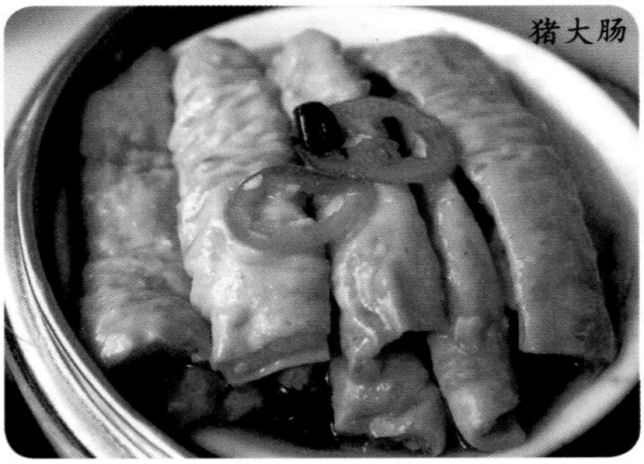
猪大肠

猪大肠，性微寒、味甘。具有补中焦虚竭，润肠通便，治燥，祛肠风，补虚，祛肠内脏毒之功效。适用于便血、血痢、痔疮、脱肛、白带、子宫脱垂等症。

小米红枣粥

【原料】小米200克，大枣（去核）15枚，红糖50克。

【制法】将小米、大枣同入锅，加适量清水，武火煮沸后改文火煮1小时，加入红糖煮至完全溶解。

【功效】健脾补血，清解虚热。

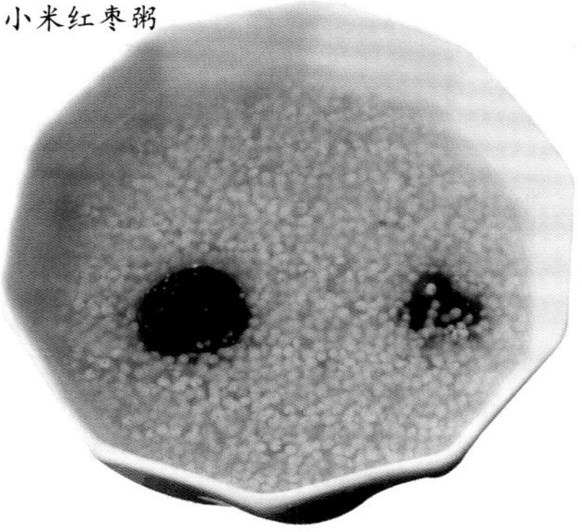
小米红枣粥

适用于产后气血虚弱型便秘，症见产后面色苍白、自汗盗汗、大便不排、无力排便、口干渴饮、倦怠乏力等。

银耳大枣炖冰糖

【原料】银耳30克，冰糖25克，大枣10枚。

【制法】将银耳放碗中，用清水泡发12小时后，入冰糖、大枣隔水炖1小时。空腹食。

【功效】滋阴养血，润肠通便。适用于血虚型产后便秘，症见产后大便干结、面色无华、头晕乏力。

松子仁粥

【原料】松子仁30克，糯米50克，蜂蜜适量。

【制法】将松子仁捣成泥，与糯米同加水，文火煮成稀稠状，冲入蜂蜜即可。

【功效】养血润肠。适用于产后大便难解、面色无华、产时出血过多。

十七、妇女更年期综合征药膳

妇女由生殖年龄过渡到失去生殖功能的时期称为妇女更年期，包括3个阶段。①绝经前期：闭经前2～5年，平均约4年。②绝经期：持续闭经的第1年。③绝经后期：月经停止后至卵巢内分泌功能完全消失时期。妇女更年期综合征是指妇女进入更年期，即进入老年期前的阶段，由于卵巢功能衰退，引起月经紊乱、潮热汗出、头晕耳鸣、心悸失眠、烦躁易怒、腰骨酸楚、皮肤麻木、刺痒或有蚁爬感、记忆力下降、浮肿便清、心血管、泌尿生殖系统症状、骨质疏松，甚或情志异常等与绝经有关的一系列症状的总称。内分泌因素、社会文化因素、精神因素是主要病因。它是由女性绝经前后，性腺发生退行性改变，使下丘脑-垂体-性腺轴之间的平衡制约关系紊乱，进而导致机体自主神经功能紊乱性功能障碍的病理改变所致。多发于45～55岁，约2/3的妇女在更年期会出现上述症状，但个体差异大。只有10%～30%的妇女可出现严重症状，需要积极治疗。本病中医学称为“经断前后诸症”，属于“心悸”“失眠”“眩晕”“头痛”“脏躁”“浮肿”“崩漏”“月经过多”等范畴。

二仙烧羊肉

【原料】仙茅、淫羊藿、生姜各15克，羊肉250克，盐、食油、味精各少许。

【制法】将仙茅、淫羊藿、生姜用纱布裹好入沙锅，加清水，再放羊肉，用小火将羊肉炖熟，调盐、食油、味精各少许。

【功效】温阳散寒，健脾益气。适用于下焦虚寒型更年期综合征。

甘麦红枣瘦肉汤

【原料】猪瘦肉250克，浮小麦30克，炙甘草10克，大枣（去核）6枚。

【制法】将猪瘦肉切块，浮小麦、炙甘草、大枣同入锅，加适量清水，武火煮沸后改文火煲1～2小时后食。

【功效】养心安神，缓急和胃。适用于更年期烦躁，症状为精神恍惚、悲伤欲哭、不能自主、心烦失眠、躁动不安、常喜叹息、体倦食少。

甲鱼枸杞汤

【原料】甲鱼1只，枸杞子45克，姜、葱、糖、料酒各适量。

【制法】将甲鱼去内脏，腹内填入枸杞子及姜、葱、糖、料酒等，清蒸至肉熟，汤服食。

【功效】适用于肝肾阴虚型更年期综合征。

甲鱼枸杞汤

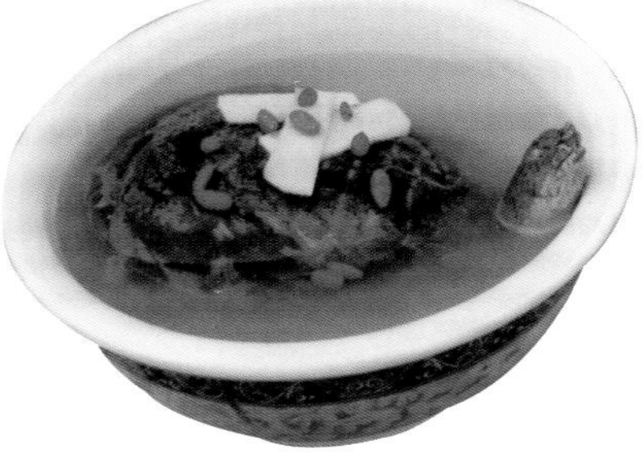

龙眼童子鸡

【原料】童子鸡1只，龙眼肉100克，料酒100毫升，葱、姜、盐各适量。

【制法】将童子鸡宰杀，去内脏、鸡爪，腿放在鸡翅下，在沸水中略烫，捞出入瓦盅。再加入龙眼肉、料酒、葱、姜、盐，加水隔水蒸炖1小时，去葱、姜服食。

【功效】养心安神，益精髓。适用于更年期综合征，症见心悸健忘、失眠多梦、注意力不集中、疲倦耳鸣。

羊肉炖栗子

【原料】羊肉60克，栗子18克，枸杞子15克。

【制法】羊肉切块，加水2000毫升，武火煮沸后改文火煮至半熟，加入去壳栗子、枸杞子再煮20分钟服食。

【功效】温补肾气，滋阴理虚。适用于肾阳不足型更年期综合征，症

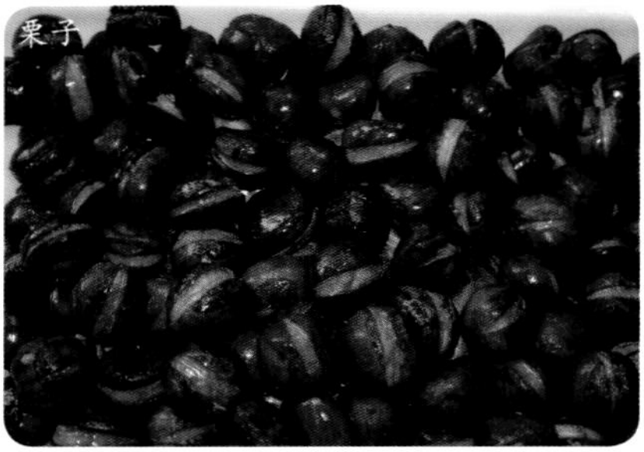

栗子，别名板栗、栗果、大栗。为壳斗科植物栗的种仁。味甘，性温。归脾、胃、肾经。具有养胃健脾，补肾强筋，活血止血之功效。适用于反胃、泄泻、腰脚软弱、吐衄、便血、金疮、折伤肿痛、瘰疬等症。

见腰背冷痛、形寒肢冷、疲倦乏力、小便清长、夜尿多、面浮肿。

首乌黄芪乌鸡汤

【原料】制何首乌30克，黄芪15克，乌鸡肉250克，大枣（去核）10枚。

【制法】将制何首乌、黄芪用棉布袋装后封口，同乌鸡肉（去脂肪，切小块）与大枣同入沙锅，加适量清水，武火煮沸后改文火煮2小时，去药袋后即成。

【功效】补气血，滋肝肾。适用于气虚血弱、肝肾不足型更年期综合征，症状为头晕耳鸣、心跳失眠、心惊胆怯、虚弱无力等。

百合鸡子黄汤

【原料】百合（鲜者效果更好）30克，鸡蛋黄2个，白糖适量。

【制法】将百合入锅，加适量清水，武火煮沸后改文火煲1小时（至百合变软而绵），再下鸡蛋黄、白糖略煮。饮汤食蛋、百合。

【功效】补心养阴，除烦安神。适用于妇女更年期综合征，症见经绝前后月经不调、经量少而淡、心烦躁动、失眠多梦、乍寒乍热。

附子鲤鱼汤

【原料】制附子15克，鲤鱼（去鳞杂）1条（约500克），姜末、葱花、盐、味精各适量。

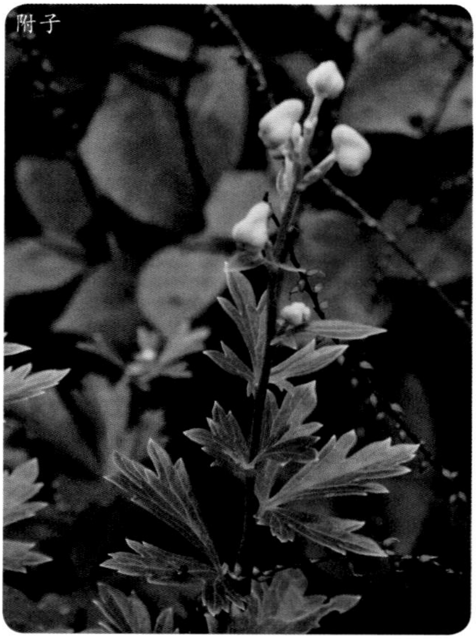

附子，别名黑附子、川附子。为毛茛科多年生草本植物乌头的块根上所附生的子根。味辛、甘，性大热，有毒。归心、肾、脾经。具有回阳救逆，补火助阳，逐风寒湿邪之功效。适用于亡阳虚脱、肢冷脉微、阳痿、宫冷、心腹冷痛、虚寒吐泻、阴寒水肿、阳虚外感、寒湿痹痛等症。孕妇禁用。不宜与半夏、瓜蒌、天花粉、贝母、白蔹、白及同用。

【制法】将制附子用清水煎1～2小时，去渣取汁，加入鲤鱼煮熟，调入姜末、葱花、盐、味精等服食。

【功效】温肾壮阳。适用于肾阳虚型更年期综合征，症见腰膝酸冷、大便清薄、面目浮肿。

参归炖猪心

【原料】党参50克，当归10克，猪心（去油脂）1个，味精、盐各少许。

【制法】将党参、当归、猪心同入沙锅，加水适量，文火炖至猪心烂熟，调少许味精、盐。

【功效】益气养血，补心安神。适用于心脾两虚型更年期综合征，症见心悸、健忘、失眠、忧郁寡欢、面色黄白、倦怠乏力、懒言喜卧。

枸杞蒸甲鱼

【原料】甲鱼1只，枸杞子15克，葱、姜、蒜、盐、糖各适量。

【制法】甲鱼去内脏，将枸杞子纳入其腹，加葱、姜、蒜、盐、糖等调味，放锅上清蒸至熟即成。

【功效】滋补肝肾。适用于肝肾亏损、阴虚内热型更年期综合征。

凉拌海蜇

【原料】海蜇100克，黑芝麻50克，食醋适量。

【制法】将海蜇用清水反复漂洗干净，切细丝，用冷开水再洗，晾干上碟。黑芝麻入锅炒，至令微香即盛起，撒于海蜇丝上，加适量食醋调匀即食。

【功效】滋肝潜阳，化痰软坚。适用于阴虚肝旺型更年期综合征，症见头目眩晕、烘热汗出、五心烦热、烦躁易怒、胸胁苦闷等。最宜于更年期综合征、伴眩晕头痛、烦热口干、血压升高等。

薏米炖鸡

【原料】土鸡（留鸡肝肺）1只，薏苡仁50克，香附子10克，葱、米酒、生姜、胡椒、盐、芹菜各适量。

【制法】将土鸡切块，与薏苡仁共放火锅中，加适量水，煮沸后改小火煮1小时，撇浮沫，将鸡肉取出撕丝，入少许米酒、盐、胡椒拌匀服食。鸡肝、鸡肺切片，过热水；香附子切细片，用200毫升水煮至100毫升取汤汁，再放入鸡肝、鸡肺、葱、生姜、芹菜，中火煮熟食。

【功效】调肝，健脾，利湿。适用于湿邪内蕴型更年期综合征，症见神经痛、关节痛。

蚝豉发菜瘦肉汤

【原料】发菜25克，蚝豉、猪瘦肉（切小块）各100克，盐少许。

【制法】将蚝豉、发菜以清水浸软后同猪瘦肉一起入锅，加适量清水，武火煮沸后改文火煮2小时，调盐适量。

【功效】滋阴补肾，养血补心。适用于肾阴不足型更年期综合征，症见烘热汗出、头晕耳鸣、惊恐不安、心悸失眠或头晕目眩、咽干口燥等。

熟地首乌瘦肉汤

【原料】猪瘦肉块250克，熟地黄、何首乌各30克。

【制法】将猪瘦肉块、熟地黄、何首乌，同入锅，加适量清水，武火煮沸后改文火煲2小时后服食。

【功效】滋阴补血，乌发养颜。适用于更年期血虚型月经过少，症见月经不调、经行量少或数月不行、头晕眼花、腰酸脚软、甚至崩漏。亦可用于血虚型头发早白、面色枯槁、皮肤粗糙。

猪蹄黄豆汤

【原料】猪蹄1只，黄豆100克，鸡蛋1个。

【制法】将猪蹄刮洗干净，黄豆用水泡胀，滤起，加水同炖至猪蹄，黄豆酥烂，磕入鸡蛋煮熟。

【功效】滋阴养血。适用于肾阴虚型更年期综合征。

黑木耳红枣粥

【原料】黑木耳30克，大枣20枚，粳米100克，冰糖150克。

【制法】黑木耳水发后，撕小块；大枣沸水泡后，去核切丁，加少许冰糖渍20分钟。粳米与黑木耳熬成粥，调入大枣丁、冰糖，再煮20分钟服。

【功效】健脾化湿，益气补血。适用于脾虚湿困、气血不足型更年期综合征，症见贫血、白带增多。

安神粥

【原料】党参30克，大枣10枚，茯神、麦冬各10克，糯米100克，红糖适量。

【制法】将党参、大枣、茯神、麦冬，水500毫升，共入锅中煎至汁余300毫升时，加入糯米同煮成粥，粥熟后入红糖适量。

【功效】养血安神。适用于气血两虚型更年期综合征，症见心悸失眠、健忘多梦、面色暗淡。

党参枣仁粥

【原料】党参30克，茯苓15克，酸枣仁10克，白糖30克。

【制法】将党参、茯苓、酸枣仁共熬汤，调入白糖。代茶频饮。

【功效】健脾补气，养心安神，益阴敛汗。适用于气阴两虚型更年期综合征，症见心神不宁、口干口渴、少气懒言、烦躁失眠。

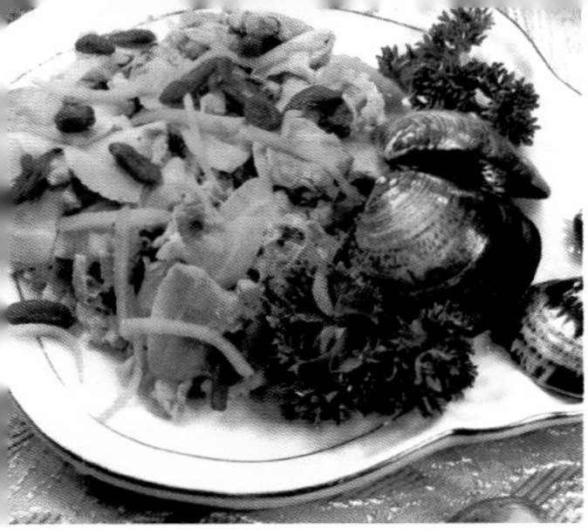 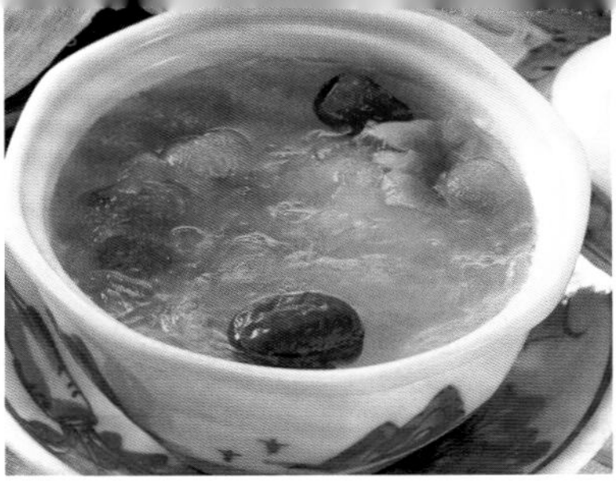 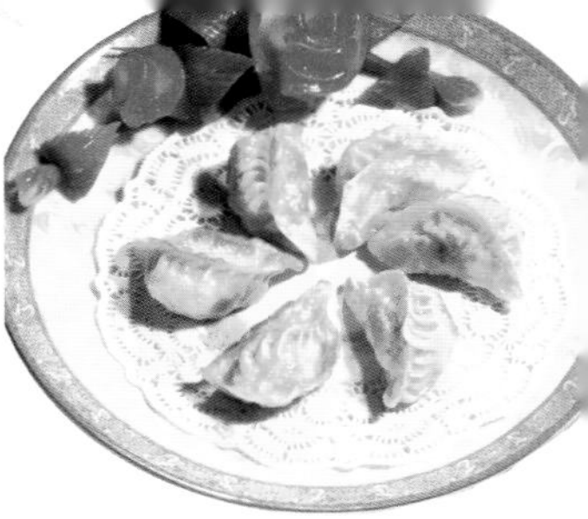

PART6

保健药膳常服益处多

保健药膳是根据用膳者的生理、病理特点而制作的，药性平和，有增进健康和抗衰老的作用。主要通过提高机体免疫功能和协调体内功能，达到促进发育、调理气血和抗衰延年的目的。有强壮抗衰、益寿、增智、增强人体免疫力、健美等功效，长期食用，补益身体，有益无害。如抗衰益寿药膳、补肾壮阳药膳、健脑增智药膳、美容养颜药膳、开胃健脾药膳、滋补肺阴药膳等。常见药膳有虫草鸭子、银耳羹、杜仲腰花、小儿八珍糕及乌鸡白凤汤等。

餐饮业经营供应的药膳，宜选用膳方配伍合理，药性平和，无特殊气味的药膳，不宜使用膳方配伍谬误、药性峻烈、大寒大热、蛮补重补的药膳。

第二十五章　美容养颜药膳

爱美之心，人皆有之。美容与饮食具有十分密切的联系。日常生活中的许多食物除供给人体所需的营养素外，还具有养颜、护肤、美容的作用。有些食物若辅以具有美容护肤作用的中药，取中药之性，用食物之味，则可制成既有药物疗效，又具美味的特殊药食品。若长期食用，会使您肤色靓丽，容颜不老，青春焕发。

苁蓉羊肾粥

【原料】肉苁蓉15克，羊肾1个，羚羊角屑15克，磁石20克，薏苡仁20克。

【制法】将肉苁蓉洗去土，再与羚羊角屑、磁石一起水煎，去渣取汁。将羊肾去脂膜细切后与薏苡仁一起放入药汁中煮成粥。

【功效】滋肾平肝，强壮补虚。适用于肝肾不足、身体羸弱、面色黄黑、鬓发干焦、头晕耳鸣等。

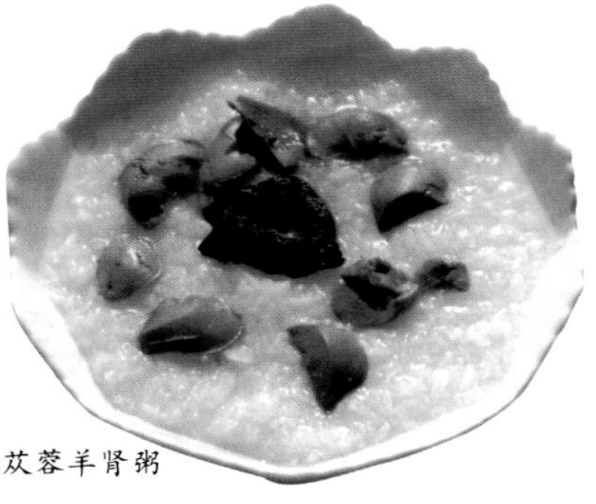
苁蓉羊肾粥

九月肉片

【原料】鲜菊花瓣100克，猪瘦肉600克，鸡蛋3个，鸡汤150毫升，盐、白糖各3克，绍酒20毫升，胡椒粉2克，麻油3毫升，葱、姜各20克，湿淀粉50克，香油、味精各适量，猪油1000克。

【制法】将猪瘦肉去皮、筋后切成薄片；菊花瓣用清水轻轻洗净，用凉水漂上；姜、葱洗净后都切成指甲片大小；鸡蛋去黄留清。肉片用蛋清、盐、绍酒、味精、胡椒粉、淀粉调匀浆好；盐、白糖、鸡汤、胡椒粉、味精、湿淀粉、香油兑成汁。将炒锅置武火上烧热，放入猪油1000克，待油五成热时投入肉片，滑炒后倒入漏勺沥油，锅接着上火，放进50克熟油，待油温五成热时，下入姜、葱稍炒，即倒入肉片，烹入绍酒炝锅，随之把兑好的汁搅匀倒入锅内，先翻炒几下，把菊花瓣接着倒入锅内，翻炒均匀即可。

【功效】清热，明目，祛风，平肝，养血，益寿。适用于虚风上作之头昏头痛、眼花干涩等症。身体虚弱或无病者常食，能健身益寿，美人肤色。中老年人最为适宜。

美容红颜汤

【原料】大白菜心2个（约250克），大枣8枚，牛奶半杯，鸡蛋1个。

【制法】将白菜心洗净切成约5厘米长段，用沸水焯过捞出备用。将大枣放入，放入清水2碗熬至余1碗水时，将牛奶放入，待滚沸时再放进白菜心，至滚沸时打入鸡蛋，用筷子迅速将蛋搅散成蛋花即成。

【功效】补血养颜，润肤。

养颜素什锦

【原料】山药、胡萝卜、西芹、芦荟、甜豆、黄金瓜各50克，百合10克，枸杞子5克，盐、味精、糖各适量。

【制法】将山药、胡萝卜、西芹、芦荟、黄金瓜洗净切菱形片，焯水后备用。将锅置火上，将切好的材料同百合、枸杞子、甜豆一起下锅翻炒，加入盐、味精、糖调味后即成。

【功效】润肺养颜，止咳化痰。

莲实美容羹

【原料】莲子、芡实各30克，薏苡仁50克，龙眼肉10克，蜂蜜适量。

【制法】先将莲子、芡实、薏苡仁用清水浸泡30分钟，再和龙眼肉一同放入锅内，用文火煮至烂熟加蜂蜜调味食用。

【功效】消除皱纹，白嫩肌肤。

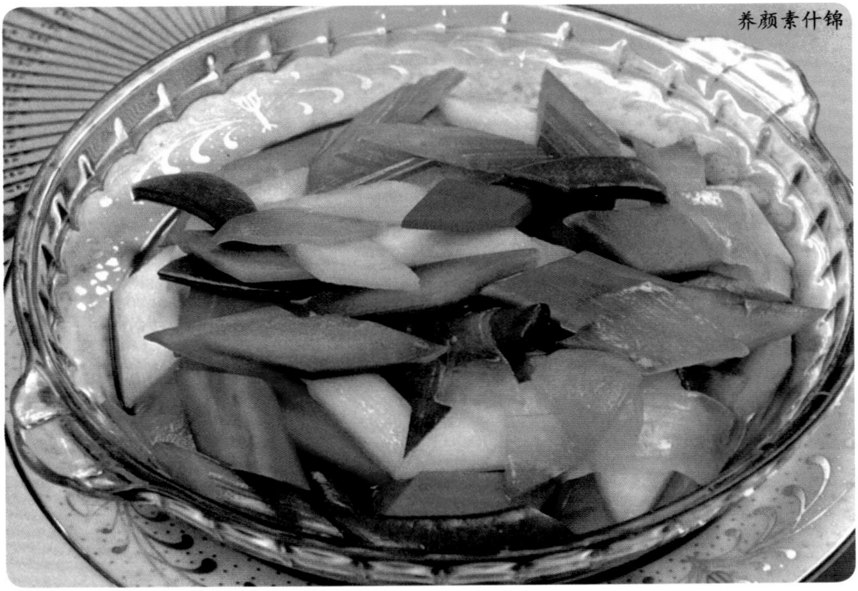
养颜素什锦

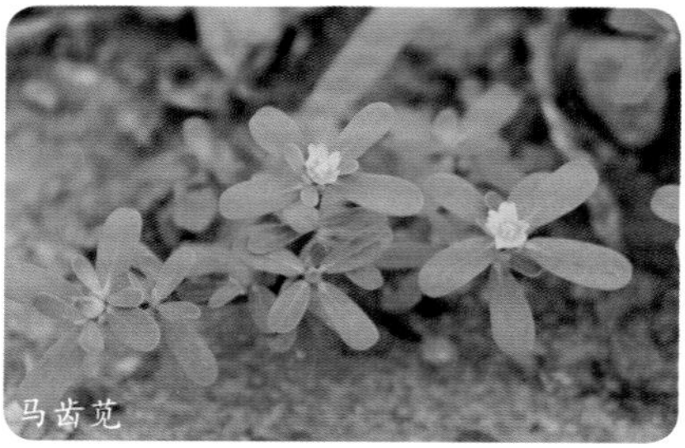

马齿苋，别名长命菜、瓜子菜、五行草，为马齿苋科植物马齿苋的全草，一年生肉质草本植物。味酸，性寒。归大肠，肝、脾经。有清热解毒，散血消肿的功效。适用于热痢脓血、热淋、血淋、带下、痈肿恶疮、丹毒、瘰疬等症，也可用于湿热所致的腹泻、痢疾，常配黄连、木香。内服或捣汁外敷，治痈肿，亦用于便血、子宫出血，有止血作用。

马齿苋拌豆芽

【原料】鲜马齿苋、鲜黄豆芽各150克，白糖6克，醋2毫升，味精2克，酱油3毫升，香油15毫升。

【制法】分别将鲜马齿苋、鲜黄豆芽洗净，沥干水分，投入沸水中煮至断生，捞出，沥干水分后放入盘内。将上述调味品浇在盘内，拌匀便可食用。

【功效】本品具有补中益气，清热解毒，润泽颜面的作用，尤其适用于青春期少女防治青春痘之用。

红枣菊花粥

【原料】大枣50克，粳米100克，菊花15克，红糖适量。

【制法】锅内加清水适量将大枣、菊花、粳米煮粥，待粥煮至浓稠时，放入适量红糖调味食用。

【功效】具有健脾补血，清肝明目之功效。长期食用可使面部肤色红润，起到保健防病、驻颜美容的作用。

笋烧海参

【原料】水发海参200克，鲜笋（或水发竹笋）100克，猪瘦肉汤500毫升，盐、糖、酱油、黄酒、淀粉各适量。

【制法】将水发海参切成长条，鲜笋切成片。将肉汤烧开，加入海参、竹笋，小火煮片刻，加入盐、糖、酱油、黄酒、淋入淀粉汁勾芡，煮至汤汁明透即可。

【功效】滋阴养血，养颜，润肤。

梨楂美容丝

【原料】雪梨500克，山楂200克，白糖适量。

【制法】山楂去核，雪梨去皮，切成丝放盘中。锅中放白糖加少量清水，熬至糖起黏丝时放入山楂丝、梨丝，炒至糖汁透入，出锅即可食用。

【功效】山楂含有丰富的维生素C、胡萝卜素、钙等营养物质，具有散瘀、消积、解毒、活血的作用；梨含鞣质、多种维生素、果酸及碳水化合物物质，具有润肺、健脾、生津、止咳的作用。二物合用常食能润肤养颜，延年益寿。

韭菜肉丝汤

【原料】猪瘦肉100克，韭菜50克，花椒、生姜、味精、盐、葱花各适量。

【制法】先洗净瘦肉切丝，韭菜切段，将锅内水烧开，放花椒、生姜熬10分钟后放肉丝及韭菜煮10分钟，用味精、盐、葱花等调味食用。

【功效】疏调肝气，增进食欲，瘦身乌发，滋补壮阳，健脾提神，美容养颜。韭菜还含有丰富的植物纤维素，具有减肥作用，常食此菜汤有健美效果。

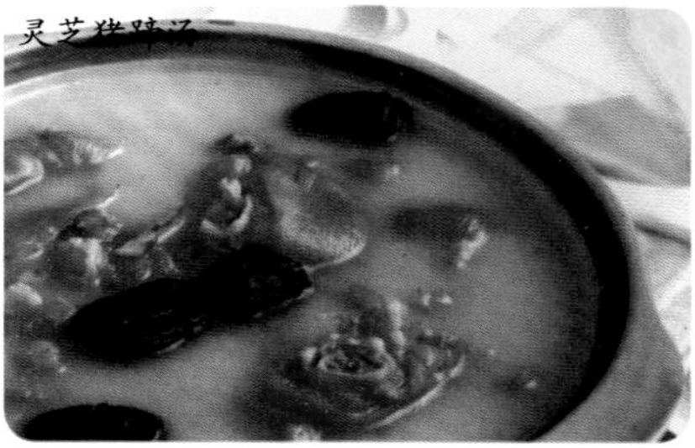

灵芝猪蹄汤

【原料】灵芝30克，猪蹄2只，生姜、胡椒、盐各适量。

【制法】将灵芝浸泡，猪蹄去毛，洗净切块，共放瓦锅内，加生姜、胡椒、盐，炖至猪蹄烂熟即可佐餐食用。

【功效】灵芝具有补肺益肾，健脾安神以及提高人体免疫力的作用；猪蹄含有丰富的胶原蛋白。常食此汤既能抗衰老，又能柔嫩肌肤、减少皱纹、护肤美容。

冰糖燕窝羹

【原料】燕窝50克，乳鸽2只，冰糖适量。

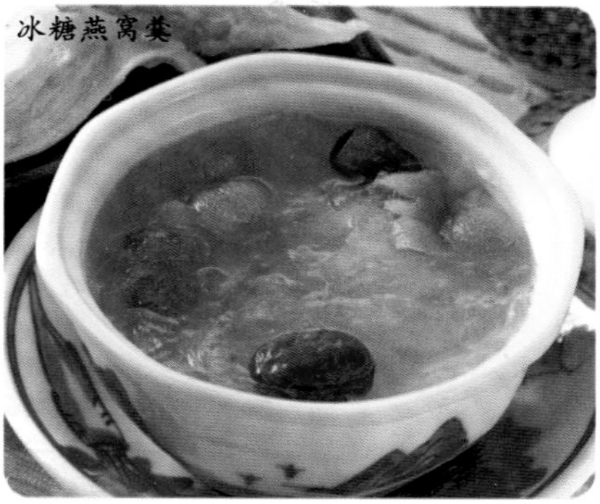

【制法】乳鸽掏净，去肠杂、头、脚，取肉切丝或碎块；燕窝浸发，拣去杂质、绒毛。把乳鸽、燕窝放入清水锅内，武火煮沸后，改文火煲至鸽肉软烂，加入冰糖，煮至冰糖融化即可。

【功效】补气润肺，滋养容颜。适用于血气不足、面色无华、肌肤不泽，或肺痞咳喘、肌肤粗糙、咳痰有血、形容憔悴，或病后气虚血亏之面色痿黄或消渴等。

红白果仁汤

【原料】大枣、薏苡仁各20克，白果（去壳除衣）15克，龙眼肉10克，鹌鹑蛋6个，红糖或冰糖适量。

【制法】大枣、薏苡仁、白果、龙眼肉一同放入锅内煮40分钟，再加入煮熟去壳的鹌鹑蛋6个，煮半小时，加入适量红糖或冰糖食之。

【功效】具有养心神，清湿毒、健脾胃之功效。常食可使皮肤少生暗疮、粉刺、扁平疣等，使皮肤滋润嫩滑、光洁白净。

核桃阿胶膏

【原料】大枣（去核）500克，核桃仁、黑芝麻（炒熟）、龙眼肉各150克，阿胶、冰糖各250克，黄酒500毫升。

【制法】先将大枣、核桃仁、龙眼肉、黑芝麻研成细末；阿胶浸于黄酒中10日，然后与酒一起置于陶瓷器中隔水蒸，使阿胶完全溶化，再加入大枣、核桃仁、龙眼肉、黑芝麻末调匀，放入冰糖再蒸，至冰糖溶化，即成护肤美容珍品，制成后盛于干净容器装好封严。

【功效】补肾美血，润肤美容。

香茅椰汁鸡

【原料】鸡半只（约480克），香茅1根，干葱头8粒，马铃薯2个，椰汁1杯，淡奶1/4杯，生粉1汤匙，胡椒粉少许，盐、糖各1茶匙。

【制法】将鸡洗净抹干切块，加腌料拌匀，腌20分钟。香茅冲净拍松；干葱去衣切碎；马铃薯洗净，连皮煲熟，去皮，切大件。烧热3汤匙油，先爆香茅及干葱碎，加鸡块炒至金黄色，倒入椰汁、淡奶及水煮滚，加调味料及马铃薯，改用中慢火煮约

香茅椰汁鸡

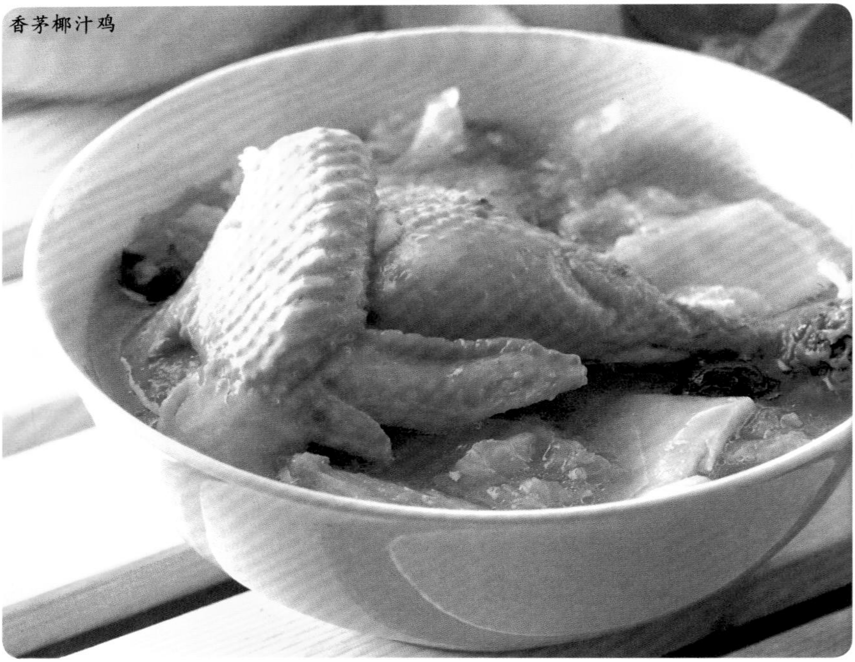

15～20分钟至鸡熟即成。

【功效】滋阴养血，补虚美容。常食可使人肌肤柔嫩、光洁细腻。

杞仁糖膏

【原料】枸杞子50克，核桃仁200克，白及10克，蜂蜜100克。

【制法】先将白及、枸杞子、核桃仁焙干研末。蜂蜜放锅内文火炼至起黏丝时再将药末倒锅内搅匀，冷却后装瓶备用，每次20～30克，每日3次。

【功效】通经络，补气血，养容颜。常食可使人面色红润，皮肤光洁细腻。

荷花荔枝鸭

【原料】肥鸭1只，猪瘦肉60克，熟火腿15克，鲜荔枝150克，鲜荷花1朵，料酒、姜片、葱白、盐、味精各适量。

【制法】将鸭宰杀，从背部切开，去掉嘴、尾臊，清水漂洗干净，放入沸水中焯一下取出；火腿切成五粒，猪肉切成六块；荔枝去壳与核，切成两半；荷花瓣摘下，放入沸水中焯一下。将鸭、猪肉、火腿放在钵内，加入适量料酒、姜片、葱白、盐和开水。用中火隔水蒸炖2小时左右，拣去姜、葱，撇掉浮沫，投入荔枝和荷花瓣，再蒸15分钟左右，加盐、味精调味。佐餐食用。

【功效】润肌肤，美容颜。

樱桃香菇

【原料】水发香菇80克，鲜樱桃50枚，豌豆苗50克，盐、黄酒、味精、酱油、湿淀粉、白糖、色拉油、麻油、生姜汁各适量。

【制法】将香菇、豌豆苗去杂洗净。炒锅上火，放色拉油烧热，放入香菇煸炒，加生姜汁、黄酒拌匀，再加入酱油、白糖、盐和水烧沸后，至小火煨几分钟，再用旺火烧沸，加入豌豆苗，用湿淀粉勾芡，放入樱桃，点入味精推匀，淋上麻油，出锅装盘即成。

【功效】防癌抗癌，健脑益智，调中益气，滋润皮肤。

白果菊梨淡奶汤

【原料】淡牛奶适量，白果30克，白菊花4朵，雪梨4个，蜜糖适量。

【制法】白果去壳，热水烫去衣，去心；白菊花洗净，摘花瓣用；雪梨削皮，取梨肉，切粒。把白果、雪梨放入锅内，加清水适量，武火煮沸后，文火煮至白果熟烂，放入菊花瓣、牛奶煮沸，加蜜糖调味，即可饮用。

【功效】润容白面，洁肤除斑。

菠萝冰莲汤

【原料】莲子250克，罐装菠萝150克，龙眼肉3克，罐装樱桃50克，冰糖200克，纯碱13克。

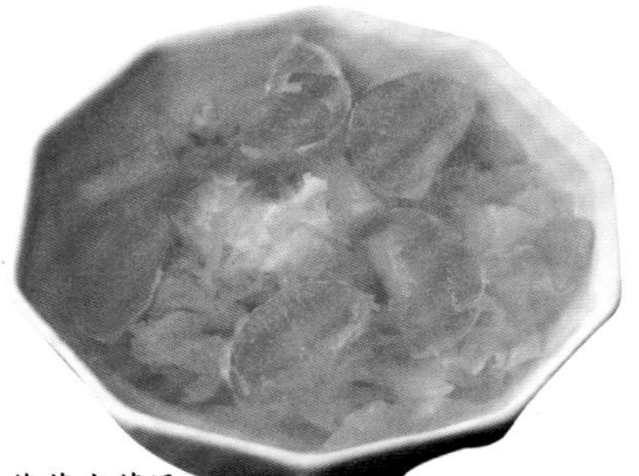

菠萝冰莲汤

【制法】将龙眼肉切成末；菠萝切成小丁；莲子去心、皮（用热碱水泡）后出水盛碗，加清水150毫升，上笼用旺火蒸至粉熟。将炒锅置于火上，放入冰糖加清水800毫升，煮至融化后，再放入莲子、樱桃、菠萝、龙眼肉下锅烧沸，待莲子煮至漂浮时，盛入汤碗即成。

【功效】补脾健胃，养心益智，滋润皮肤。

紫苏子粥

【原料】紫苏子15克，粳米100克。

【制法】先捣烂紫苏子，加清水适量，煮20分钟，滤去渣，取紫苏子水。粳米洗净，放入锅内，用紫苏子水文火煮成粥食用。

【功效】温肺止咳平喘，润肠通便，洁白肌肤。

当归咖喱饭

【原料】当归、咖喱粉各10克，牛肉150克，洋葱、马铃薯各50克，胡萝卜30克，豌豆、奶油各25克，面粉15克，酱油10毫升，盐、胡椒各少许，植物油、米饭各适量。

【制法】将当归水煎1小时取汁待用；分别将牛肉、洋葱、胡萝卜、马铃薯洗净切小丁。锅置旺火，烧热后转中火，加入奶油、面粉、咖喱粉稍炒，加水拌匀，再下马铃薯、胡萝卜煮3～5分钟。另起锅烧热后下入植物油，加牛肉炒熟盛起，再将洋葱炒好一起加入汤锅内，加盐、酱油、胡椒调

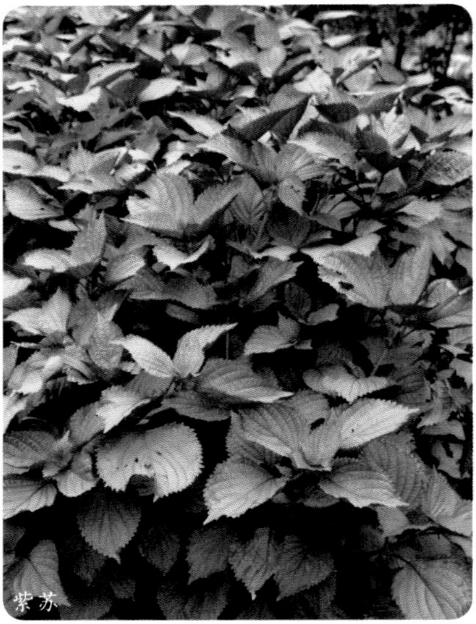

紫苏

紫苏，别名苏子，为唇形科一年生草本植物，夏秋开花，子粒较小，呈紫黑色，老茎称苏梗。紫苏叶有一种特殊的芳香，可拌凉菜或作羹汤。用紫苏嫩叶加大葱、辣椒、盐、酱油、醋和香油拌菜，有开胃和预防感冒的功效。

味，略煮，撒上豌豆煮开即可出锅。分别盛入容器，加米饭拌和食用。

【功效】补血养血，健美容颜。

香菇薏米饭

【原料】粳米250克，生薏苡仁、香菇各50克，油豆腐3块，青豆半小碗，植物油、盐各适量。

【制法】取生薏苡仁洗净浸透心；温水发香菇，香菇浸出液沉淀滤清备用；香菇、油豆腐切成小块。将粳米、薏苡仁、香菇、油豆腐、香菇浸出液等加入盆中混匀，加植物油、盐调味，撒上青豆上笼蒸熟即可。

【功效】美肌肤，泽容颜。常用有助于美容与抗衰老。

人参鹿茸炖乌龟

【原料】乌龟2只，鹿茸片、人参、枸杞子各12克。

【制法】乌龟放盆中，注入开水烫死，去内脏和龟甲，龟肉切块；人参、枸杞子洗净。下油起锅，略炒龟肉，加适量清水煮沸后，倒入炖盅内，放入鹿茸、人参、枸杞子，炖盅加盖，文火隔水炖3小时后食用。

【功效】补精髓，益气血，葆青春。感冒发热及有实火者不宜食用。

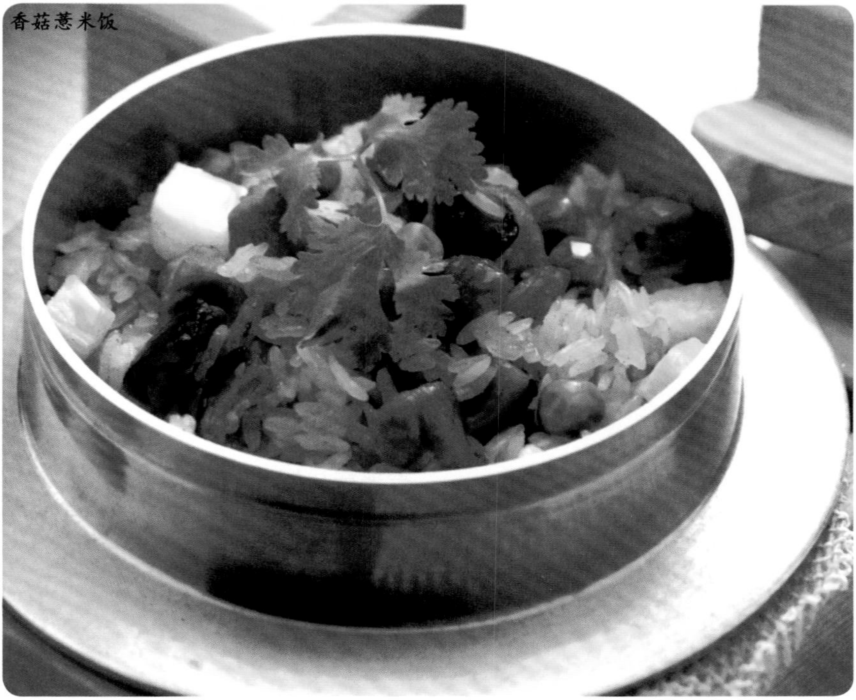

人参鹿茸炖乌龟

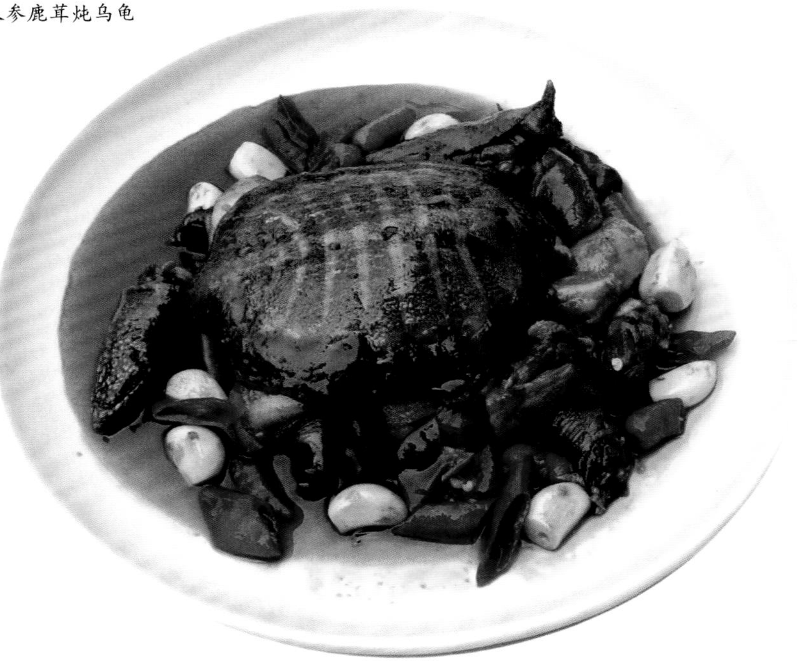

玉兰花糕

【原料】鸡蛋10个，白面粉250克，白糖150克，玉兰花5片，小苏打少许。

【制法】将鸡蛋打花，与白面粉、白糖及小苏打混拌在一起，搅匀，放在锅上蒸，蒸时先倒一半在屉布上，摊平，上面撒满切好的玉兰花丝，然后再将另一半继续倒在上面，开锅后上笼蒸20分钟，出锅扣在案板上，上面再撒些玉兰花丝，切成块即可食。

【功效】滋补清火。具有润肌肤、美容颜的作用。

龙眼和气酒

【原料】龙眼肉250克，枸杞子120克，当归、菊花各30克，白酒3500毫升。

【制法】将白酒放洁净的坛中，把上述4味药放入纱布袋内扎好，投入酒坛中，然后加盖密封坛口，存放30日即可饮用。

【功效】养血润肤，滋肝补肾。能起到美容健身的效果。身体强壮、内热盛者不宜饮。

第二十六章 明目健齿药膳

一、明眸类药膳

眼睛是人类的宝贵财富，而且是无可替代的财富。健康的双眼使你能面对外面绚丽的世界，欣赏阳光下生动的一切，直面五彩缤纷的生活。

眼睛如此重要，所以我们应该像关心心脏一样关爱眼睛。人们应该把对眼睛的保护作为日常保健的一部分，因为视力的好坏对人们的生活质量有着重大的影响。

保护眼睛不仅仅是滴高级眼药水，从饮食习惯做起更为重要。

眼睛视物的过程需要维生素A的参与，视神经的传导又需要维生素B的帮助，预防眼睛的近视需要健康的血管，维生素C和维生素E对此很有帮助。当缺乏维生素A时，眼睛往往感到发干、发涩，容易疲劳，严重时眼白表面干燥、皱缩，甚至导致角膜溃疡。在这些症状发生之前，人的暗光视力已经降低，暗适应能力差，也就是说，从亮处到暗处时很久难以适应。补充维生素A应多吃肝脏、牛奶、蛋黄、绿叶蔬菜、胡萝卜、红薯等。

补充维生素B_2应多吃肝、肾、牛奶、绿叶菜、蘑菇、红薯等。此外，牛磺酸对缓解视力低下、眼睛疲劳有很好的作用。牛磺酸在水产动物如乌贼、虾、蟹、牡蛎、贝、海鱼和牛奶中含量较高。

维生素E具有抗氧化作用，对治疗某些眼病有一定辅助作用，如用于各种白内障、糖尿病视网膜病变、各种脉络膜视网膜病变、视神经萎缩等。膳食中豆油、花生油和香蕉中维生素E含量均较高。另外，偏食对视力发育有非常明显的影响，因此要养成合理的饮食习惯，切不可偏食。同时预防近视还要少吃糖。

胡萝卜粥

【原料】胡萝卜100克，粳米50克，猪油10克。

【制法】取新鲜胡萝卜洗净，切成碎粒，与淘洗好的粳米一同入锅加水煮粥，粥近熟时加入猪油，再煮5～10分钟，即成。

【功效】健脾和胃，养肝明目。

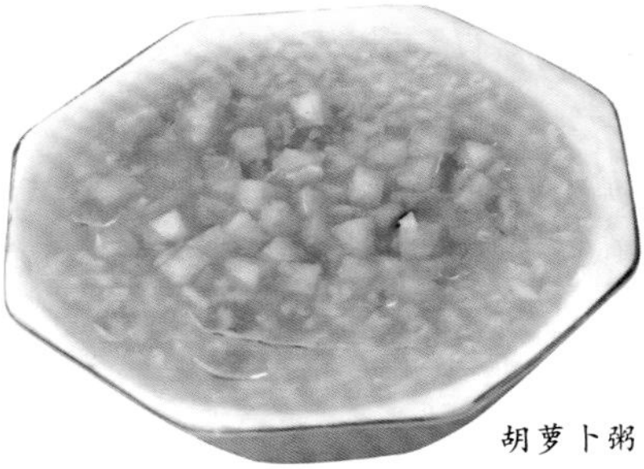

胡萝卜粥

胡萝卜含有多种维生素，对夜盲症效果尤佳。

凉拌金针菇

【原料】金针菇、芹菜各200克，香菇、胡萝卜各100克，红辣椒2个，豆瓣酱、香醋、姜、糖、老酒各适量。

【制法】金针菇切指头长短的段，香菇切丝，芹菜也切段，半个红萝卜切细丝，两个红辣椒切细丝，姜切细丝。然后油锅烧热，先下姜丝、辣椒丝爆炒，淋一点老酒，放入红萝卜丝、香菇丝、芹菜段下去炒熟。放入金针菇炒，加适量豆瓣酱、香醋、糖翻炒片刻，就可以出锅了。

【功效】养肝明目。肝火上冲、眼红目糊者可常食。

鸡肝粟米粥

【原料】鸡肝2个，小米60克，盐适量。

【制法】鸡肝洗净切碎，小米淘洗干净，两者一同入锅共煮粥，粥熟，入盐调味即可。

【功效】益肝明目，滋阴养血。对视力不佳或视力减退者常服有益。

枸杞叶蛋汤

【原料】枸杞叶150克，鸡蛋2枚，盐、味精各适量。

【制法】枸杞叶洗净切碎，加水煮沸，快熟时磕入鸡蛋2个，稍微打撒，蛋凝后入盐、味精调味，枸杞叶

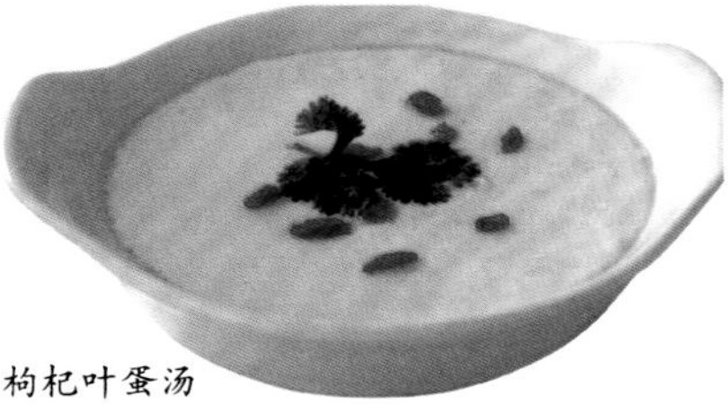

枸杞叶蛋汤

熟即可出锅。食菜、蛋，饮汤。

【功效】明目止渴。适用于风热上攻引起的头晕眼花、视物不清、口渴咽干等。

萝卜枸杞炖鸭肝

【原料】胡萝卜250克，枸杞子20克，鸭肝150克，葱段、姜片各6克，料酒6毫升，食用油、盐各适量。

【制法】先将胡萝卜洗净切成片，再将枸杞子洗净，鸭肝洗净后切成片并放入开水中焯透。然后将锅置中火上，放入食用油并加适量水及葱段、姜片、料酒、盐、胡萝卜片、枸杞子，炖制至汁浓再放入鸭肝，翻炒至熟即起锅后分食之。

【功效】富含维生素A，清肝明目。

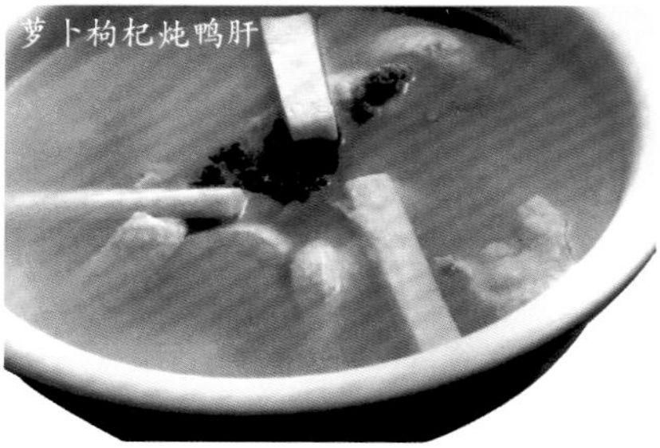

萝卜枸杞炖鸭肝

加味蜜饯黑枣

【原料】青葙子100克，黑枣、蜂蜜各500克。

【制法】青葙子放入沙锅，加水适量煎煮，每20分钟取煎液一次，加水再煮，共取煎液3次。将煎液合并，放入去核黑枣，继续煎煮至枣熟烂，余汁将干时，加入蜂蜜调匀，待冷后装瓶备用。

【功效】黑枣补中益气、养血滋阴，青葙子入肝明目，蜂蜜补中润燥，合而用之有补气明目之功效。经常食用，可治疗目生翳障及夜盲症。

猪肝蛋粥

【原料】猪肝、粳米各50克，鸡蛋1个，盐、姜末、味精各少许。

【制法】将猪肝洗净，切碎；粳米淘洗干净。锅加适量清水，放入粳米和猪肝，用旺火烧沸，然后改用文火，粥将熟时磕入鸡蛋，并加盐、味精、姜末等调料，煮至粥熟即成。

【功效】有养肝明目，补血的作用。

二、皓齿类药膳

一口洁白、整齐、坚固的牙齿不仅能给人增添美感，而且能预防和减少消化系统疾病，增进身心健康。而牙齿的好坏与饮食营养也有着密切的关系。现代医学研究表明，牙齿的健康和整洁与钙、磷、维生素D、维生素C、氟等营养成分密切相关。因此，为了使牙齿健康，在日常饮食中应注意以下饮食原则。

（1）摄取足够的钙质：钙是组成牙齿的主要成分，在饮食中应注意摄取富含钙质的食物，如牛奶、奶粉、乳酪、豆腐及其制品。特别是乳类中的钙、磷比例合适，有利于人体吸收。此外，虾皮、骨头、淡菜、发菜、海带、裙带菜、紫菜、田螺、泥鳅、鱼松、蛋黄粉等食品中钙的含量也比较丰富。此外，在烹饪含钙食物时，适当放点醋，有助于钙质的溶解，有利于人体吸收。

（2）进食含磷丰富的食物：磷与钙一样，也是牙齿的主要成分之一，是保持牙齿坚固不可缺少的营养素。磷在食物中分布很广，肉、鱼、奶、豆类、谷类以及蔬菜中均含有丰富的磷。

（3）补充维生素D：维生素D能促进人体对钙、磷的吸收及骨化作用。含维生素D丰富的食物有动物肝脏、鱼油等。

（4）补充氟元素：氟是牙齿健康的重要元素。氟能与牙质中的钙、磷化合物形成不易溶解的氟磷灰石，从而防止细菌所产生的酸对牙质的侵蚀。此外，氟还能通过抑制细菌中的酶而阻碍细菌的生长。海鱼、茶、蜂蜜和矿泉水中含有丰富的氟，应注意食物选择。

（5）保证维生素C的摄入：人体中维生素C的含量充足，是预防牙周病的重要条件。如果缺乏维生素C就可能导致牙周病的发生。新鲜绿色蔬菜和水果中含有丰富的维生素C，每日膳食中应保证蔬菜和水果的充分供给。

美齿包括洁齿和固齿。洁齿是通过清污涤垢，保持牙齿洁白莹净或使黄黑的牙齿得到改善；固齿是通过补肾固精、滋阴养血、清热辟秽使牙齿坚牢稳固，或使枯槁无泽、疏落不生、松动肿痛的牙齿光泽坚固。

中医学理论认为“齿为脏腑之门户”，牙齿是人体消化系统第一个重要器官，起到磨谷食、助消化的作用，也是控制发声的重要门户，同时还是影响面容美不可忽视的因素。因此，美化牙齿是历代医学家极其重视的部分。

要保证牙齿健康，在饮食上不要过食膏粱厚味之物，要适当食用一些纤维素含量高的食物及有一定硬度的食物。碳水化合物摄入适量，不宜过多。

现代愈来愈多的研究发现，许多食品是能够直接影响牙齿的健康与美观的，下面我们简单地介绍几种常用食品。

（1）芹菜：当你大口嚼着芹菜时，它正帮你的牙齿进行一次大扫除，减少蛀牙的机会。因为这些纤维粗的食物就像扫帚一样，可以扫掉一部分牙齿上的食物残渣。

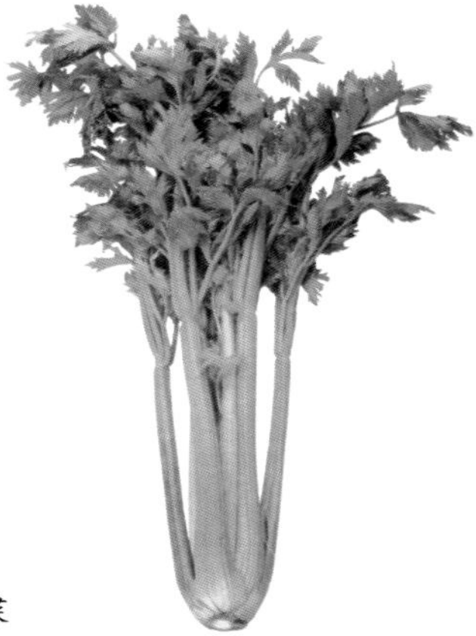

芹菜

芹菜，别名香芹，是伞形科二年生草本植物。有水芹、旱芹两种，药用以旱芹为多。味甘，性凉，无毒。归肺、胃、肝经，具有利尿镇痉，理胃中湿浊，除心下烦热之功效。《本草拾遗》认为它能“去压症”。现在医学认为芹菜有降血压、降血脂的作用。

（2）乳酪：谁都知道钙摄取不足会动摇骨本，其实也会耗损牙齿健康，所以每日要从各种天然食物里补充钙。乳酪不但是钙的良好来源之一，它对牙齿还能发挥其他保护作用。

英国的科学研究指出，乳酪里含的钙及磷酸盐可以平衡口中的酸碱值，避免口腔处于有利细菌活动的酸性环境，造成蛀牙。而且经常食用乳酪能够增加齿面的钙质，有助于强化及重建珐琅质（因为钙是组成珐琅质的最主要成分），使牙齿更为坚固。

（3）绿茶：被日本人视为长寿之宝的绿茶，对健康的好处实在多到让人无法抗拒它，许多研究都指出它的抗氧化能力相当强，可以预防多种癌症，常喝的人也会减少罹患心血管疾病的风险。

现在，就连牙齿也因为喝了绿茶而变得更健康。一方面是绿茶含有大量的氟（其他茶类也有），可以和牙齿中的磷灰石结合，具有抗酸防蛀牙的效果。另一方面，研究显示，绿茶中的儿茶素（catechins）能够减少在口腔中造成蛀牙的变形链球菌，同时也可除去难闻的口气。

（4）香菇：菇类在近几年不但成了提升免疫力的热门食物，自2000年以来的一些研究还发现，它对保护牙齿也有帮助。原因是香菇里所含的香菇多糖体可以抑制口中的细菌制造牙菌斑。

（5）芥末：品尝日本料理的生鱼片或是寿司，都要配上那呛得人眼泪鼻涕直流的芥末，主要目的为了杀菌。

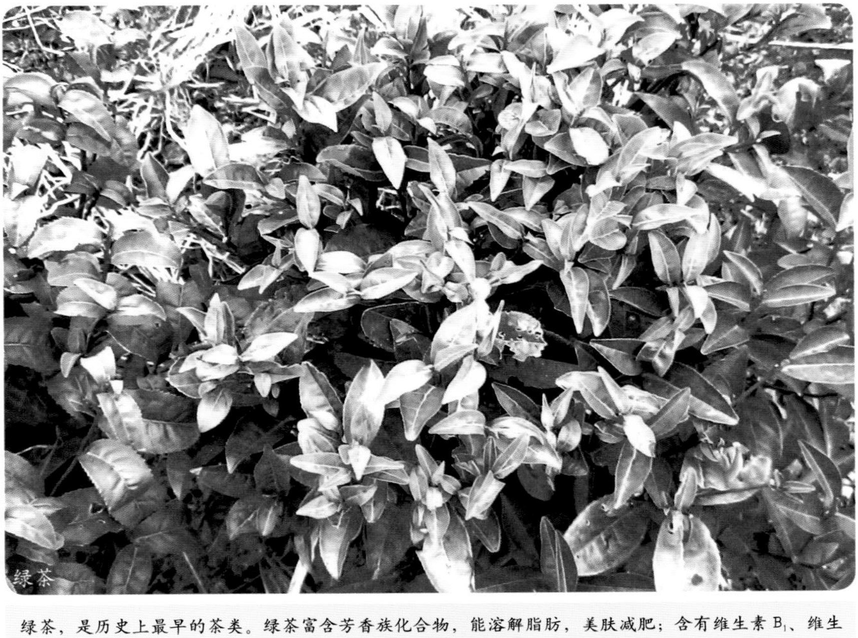

绿茶，是历史上最早的茶类。绿茶富含芳香族化合物，能溶解脂肪，美肤减肥；含有维生素 B_1、维生素C和咖啡因，能促进胃液分泌，有助消化与消脂；含有茶氨酸、儿茶素，可防止肥胖、脑中风和心脏病。绿茶还有防癌、固齿、预防牙周病等功效。

芥末会产生如此辛辣、呛鼻的味道，是因为它内含一种特殊成分，这种物质也存在于其他十字花科蔬菜里。日本在试管中的实验发现，芥末里的某种物质可以抑制造成蛀牙的变形链球菌繁殖。

（6）薄荷：薄荷的淡淡清香有助于提神醒脑，同时也能减少“坏口气”。

薄荷叶里含有一种单萜烯类的化合物，可以经由血液循环到达肺部，让你在呼吸时感觉气味清新。国外研究也发现，使用这一类药草漱口水可以减少口腔内的细菌滋生。

牙痛口疮茶

【原料】沙参30克，细辛3克。

【制法】将上两味药研成粗末，置热水瓶中，冲入沸水适量，盖闷15分钟即可饮用。

【服法】代茶频饮，1日内饮完。

【功效】养阴清热，散火止痛。适用于胃阴不足、胃火炽盛而致的牙痛、口疮。

护齿茶

【原料】红茶30克。

【制法】将红茶置热水瓶中，沸水冲泡半瓶，盖闷15分钟，即可饮用。

【服法】每日1～3次，漱口并饮服。每次冲泡要另用未冲泡过的茶叶。

【功效】清热，去垢，洁齿，护牙。适用于全口及局部牙本质过敏。

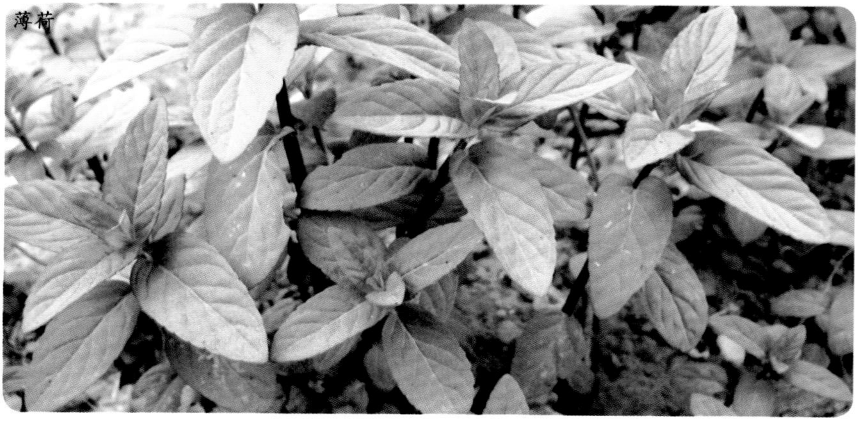

薄荷，异名蕃荷菜、菝蔺、吴菝蔺、南薄荷、猫儿薄苛、升阳菜、薄苛、夜息花、苏薄荷、鱼香草，为唇形科植物薄荷或家薄荷的全草或叶，多年生草本植物。以茎、叶入药。性寒，味辛。归肺、肝经。具有疏风，散热，辟秽，解毒之功效。适用于外感风热、头痛目赤、咽喉肿痛、食滞气胀、口疮、牙痛、疮疥、瘾疹等症。

第二十七章 乌须黑发药膳

拥有一头乌黑亮丽、又直又长的头发，是非常令人羡慕的事情。那么，拥有令人称羡的乌黑秀发应该如何保护好它呢？除了用一些护发产品或到美容院做头发护理之外，最重要的是从体内进行调养，这样才能标本兼治。

若不好好保护头发就会出现脱发、发少、变干、变枯、变黄、易断裂等问题，除自然衰老之外的头发早白和青年少白头等症，这都是因为体内出现问题才会有的症状。一般多为肾阴亏损，肝血不足、血气不荣、须发失养所致。青年少白头也有由血热风燥引起的。

因此，此类患者要多吃核桃、黑芝麻、芹菜、海带、鸡蛋、山药、何首乌、豆类制品、鱼、动物肝脏等，这样有助于健脑补肾、养血润燥、乌须黑发。

西芹拌芝麻

【原料】西芹250克，姜丝10克，黑芝麻20克，盐、味精、香油各适量。

【制法】将西芹洗净，撕去粗筋，切成粗丝状，在沸水中略焯烫捞出，并在冷水中漂凉。黑芝麻在锅中炒香即可，取一只碗，放入西芹、姜丝、黑芝麻、盐、味精、香油拌匀即成。

【功效】具有平肝清热，健脾养胃，润五脏，乌发养颜，补肺益气的功效。适用于肺肾精血不足、须发早白。

何首乌山鸡

【原料】山鸡2只，制何首乌10克，青椒100克，冬笋15克，酱油10毫升，料酒20毫升，味精1克，盐2克，豆粉20克，鸡蛋1个，菜油1000毫升（耗油60毫升）。

【制法】制何首乌用清水洗净、放入锅内煮两次，共收药液20毫升；山鸡去净毛，剖腹去内脏，洗净去骨，切成丁；冬笋、青椒切成丁；鸡蛋去黄留清；蛋清加入豆粉，调成蛋清豆粉，用一半入少许盐将山鸡丁浆好，另一半同料酒、酱油、味精、首乌汁兑成液汁待用。净锅置火上，注入菜油，烧至六成热时下鸡丁过油滑熟，随即捞起待用。锅留底油，加入鸡丁、冬笋、青椒，倒入液汁勾芡，起锅装盘即成。

【功效】补肝肾，乌须发，悦颜色，延寿命。

家常焖带鱼

【原料】鲜带鱼1条（约750

家常焖带鱼

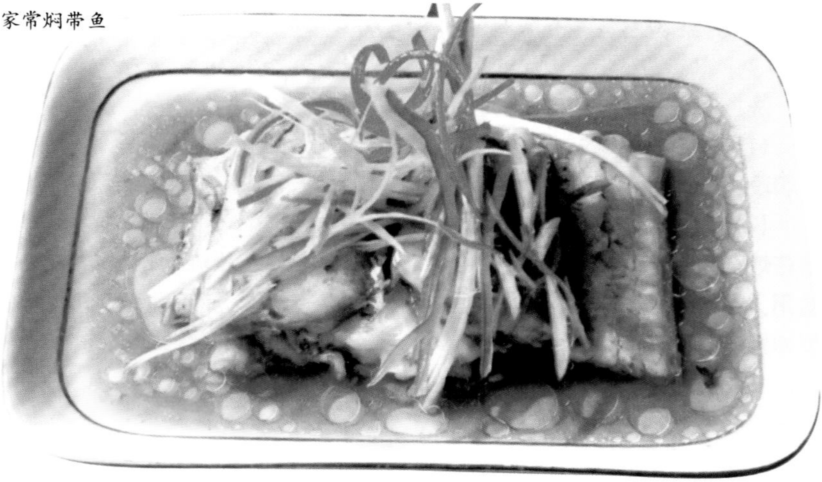

克），猪板油、醋、面酱、盐、味精、花椒、大料、葱段、姜片、胡荽段、香油各适量。

【制法】将带鱼剖腹去掉内脏、杂物，洗净，剁去鱼头及尾尖、鱼鳍，切成长约5厘米的段，撒上盐、醋腌渍一会。将锅洗净，加入少许猪板油，烧至四五成热时，投入葱段、姜片、花椒、大料，炸出香味，随即放入面酱炒散，烹入醋，注入清水，倒入带鱼段，用旺火烧沸，撇去浮沫，改用小火焖约20分钟，待汤汁浓稠后，加味精调味，撒入胡荽段，淋入香油拌匀，盛入盘中即成。

【功效】具有暖胃，补虚，泽肤，黑发等功效。带鱼鳞中含有多种不饱和脂肪酸，可治疗毛发脱落、皮肤发炎等症。女性常吃带鱼，能促进肌肤光滑润泽，长发乌发，面容更加靓丽。

海带炖鸡

【原料】净鸡1只（约1500克），水发海带400克，料酒、盐、味精、葱花、姜片、花椒、胡椒粉、花生油各适量。

【制法】将鸡宰杀，去毛、内脏，剁成块；将海带洗净，切成菱形块。锅内放入清水，将鸡块下入锅内，上火烧沸后撇去浮沫，加入花生油、葱花、姜片、花椒、胡椒粉、料酒、海带块，炖烧至鸡肉熟烂时，加入盐、味精，烧至鸡肉入味，即出锅装汤盆。

【功效】具有补虚，益气，软坚散结，润肤乌发的作用。亦可治疗淋巴结结核、甲状腺弥漫性肿大。所以，此菜是润肤、乌发的健美食品。

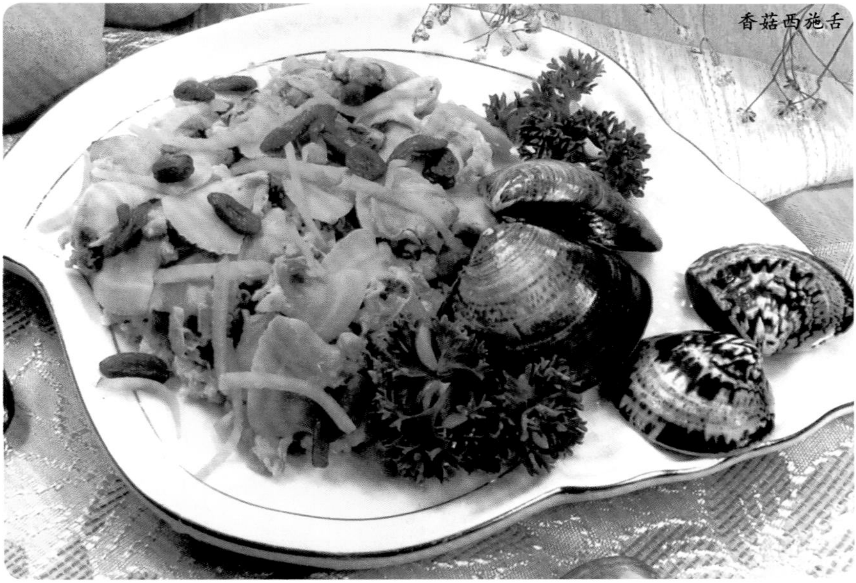

香菇西施舌

【原料】鲜蛤1000克，水发香菇50克，猪肉片100克，料酒、盐、姜片各适量。

【制法】将鲜蛤放锅中加水，上火烧煮到壳张开，捞出去壳取肉，去内脏洗净。水发香菇洗净，切片，将蛤肉置蒸碗中，铺上猪肉片、香菇片、姜片，适量加水和料酒、盐，置笼中蒸到熟烂即可出笼食用。

【功效】蛤肉有清热利湿，化痰散结，利水调经之功效，也有乌发秀发的功效。蛤肉配以滋补气血的猪肉和能提高人体免疫力的香菇，故健美效果甚佳。此菜健美效果重在滋补强壮、补气益精、乌发、延年益寿。

豆干炒青蒜

【原料】青蒜苗250克，豆腐干200克，盐、味精、植物油各适量。

【制法】将豆腐干用水洗净，切成菱形片；将青蒜苗去根，去老叶，洗净沥水，切段。锅中放植物油烧热，放入青蒜苗煸炒至翠绿色时，放入豆腐干、盐继续煸炒，用味精调味，即可出锅装盘成菜。

【功效】豆腐干具有益气宽中、利脾胃的作用，青蒜苗有杀菌、消炎、生发和抑制癌细胞的特殊功能，特别是蒜氨酸有抑菌、美容、护发、生发的作用。女性如能坚持经常吃青蒜苗，可使头发乌黑、旺盛，其健美作用不凡。

苦瓜炖蛤

【原料】苦瓜25克，文蛤500克，料酒、盐、蒜、姜汁、白糖、香油、植物油各适量。

【制法】将苦瓜放入沸水锅中焯透，浸入冷水，浸去苦味后切片；将文蛤放入沸水锅中煮至蛤壳张开，捞出去壳，挖出肉，去内脏洗净；蒜切成泥。锅内下入植物油，再下入蛤肉爆炒，再用姜汁、料酒、盐拌匀。将苦瓜片铺在沙锅底，将蛤肉放在上面，再加姜汁、料酒、盐、蒜泥、白糖和适量水，炖至蛤肉熟透入味，淋上香油即成。

【功效】苦瓜具有润肤容颜、延缓衰老的作用，蛤肉有乌发秀发的作用，两物相配组成此菜，其润肤、乌发的健美作用强，是女性美容的佳肴。

乌发晨粥

【原料】黑米50克，黑豆25克，黑芝麻15克，大枣（去核）10枚，红糖适量。

【制法】先将黑米、黑豆、大枣洗净，用清水浸泡半小时，取出后放净锅中，加入黑芝麻、红糖及500毫升水，用小火熬成粥状即成。

【功效】乌发美容，补脑益智，补血润肤，益气活血。适用于须发早白、头昏目眩及贫血患者食用。

桃酥豆泥

【原料】白扁豆150克，黑芝麻100克，核桃仁80克，白糖、熟猪油各适量。

【制法】将白扁豆洗净，入沸水中煮约30分钟，捞出挤去外皮；将扁豆仁放碗内，加清水淹没过扁豆仁，入笼屉内用旺火蒸约2小时至烂，取出豆仁控水，捣成细泥；黑芝麻去杂

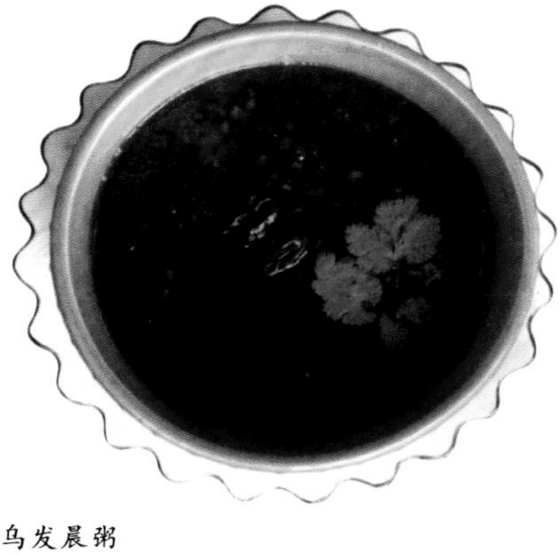

乌发晨粥

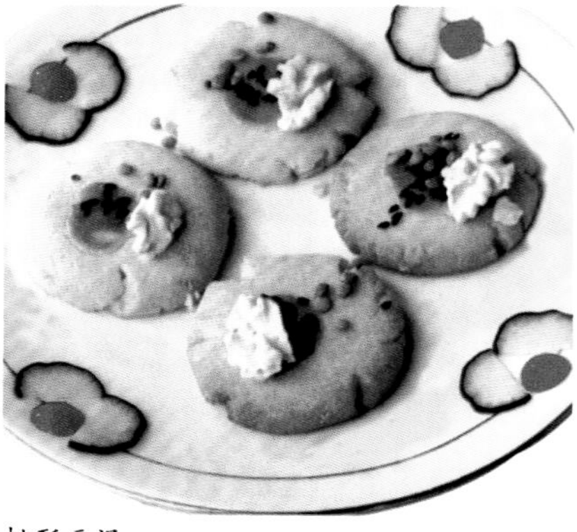

桃酥豆泥

质洗净，放锅内烘干炒香；核桃仁掰成小块，入五六成热油中炸至酥透，捞出控油。锅内加少许熟猪油，用中火烧至四五成热时，倒入白扁豆泥煸炒，炒至水分将尽时，放入白糖炒匀，再加入芝麻、核桃仁拌炒均匀即成。

【功效】健脾胃，补肝肾，润五脏，清心固精，乌发美颜。适用于大便燥结、肾虚、须发早白等症。亦可用作老年人的保健益寿食品。

美容乌发糕

【原料】黑芝麻500克，白糖250克，熟猪油200克，制何首乌100克，山药粉、墨旱莲、女贞子（酒炒）各50克。

【制法】将制何首乌、墨旱莲、女贞子（酒炒）去净杂质，洗净，晾干，烘干研成中药粉末备用。黑芝麻淘洗干净，沥干水分，入锅炒后，研成细粉，倒入案板上，加入白糖、山药粉、中药粉调拌均匀，放入熟猪油，反复揉匀，装入糕箱盒内按平压紧，切成约50克一个的长方形块即成。

【功效】制何首乌长于补肾精、益肝血而乌须发、悦颜色、强筋骨；女贞子益肝补肾；墨旱莲入肾补精，故能益下而荣其上，强阴而黑发；黑芝麻滋补肝肾，有黑发之功效。

猪肾核桃汤

【原料】猪肾1对，沙苑蒺藜15克，杜仲、核桃仁各30克。

【制法】将上后3味和猪肾加适量水，在旺火上煮30分钟后，改文火炖至猪肾熟烂。食猪肾及核桃仁，饮汤。

【功效】补肾助阳，强腰益气。适用于肝肾阴虚所致的白发。

蜂蜜桑椹膏

【原料】鲜红熟桑椹200克，蜂蜜50克。

【制法】将鲜红熟桑椹洗净，放入大碗内用擀面杖捣烂，倒入白纱布滤取汁液，然后将汁液放入瓦锅内熬至稍浓，加入蜂蜜，不停搅匀，煮成膏状，冷却后装瓶备用。

【功效】滋养肝肾，补益气血。适用于须发早白、病后血虚、未老先衰等症。

何首乌牛肉汤

【用料】何首乌15克，牛肉150克，龙眼肉9克，大枣10枚，竹笋30克，乌豆90克，油、盐各适量。

【制法】先把乌豆浸1夜，用水煮开，水滚后把水倒去，再加6碗水煮；牛肉切成小块，竹笋和姜片也要切细，一起放进煲内与乌豆同煮。水滚时去除泡沫，再加入洗净的何首乌、龙眼肉和大枣，待煮软后加油、盐调味便可，分2～3次吃肉饮汤，每日或隔日1次。

【功效】具有补脾胃，益气血，

强筋骨，消痰祛风，黑发的功效。

香炸山药圆

【用料】鲜山药700克，黑芝麻50克，糯米粉250克，鸡蛋2个，干豆粉30克，白糖300克，植物油1000毫升。

【制法】将鸡蛋打散，加干豆粉，调成稀蛋糊；黑芝麻洗净待用；山药上笼用武火蒸熟后剥去皮晾凉，捣成泥状放在碗内，加白糖、糯米粉拌匀，做成一个个直径约3厘米大的丸子，粘上蛋糊，滚上芝麻。将锅置火上，倾入植物油，待油温烧至八成热时下入山药丸，炸至浮起，沥去油，装盘。

【功效】补益肝肾。适用于脾虚食少、肺虚喘咳、肝肾心血不足引起的眩晕、腰膝酸软、须发早白等症。

地黄年青酒

【用料】熟地黄50克，万年青75克，黑桑椹60克，黑芝麻30克，山药100克，南烛子、花椒各15克，白果7.5克，好酒1000毫升。

【制法】将上述各药共捣碎细，白纱布包贮，置净容器中，以好酒浸之，7日后开取，去渣备用。

【功效】补肝肾，乌须发，久服耳聪目明。适用于肝肾亏损所致须发早白、视力下降、未老先衰等症。

首乌乌发酒

【用料】制何首乌、生地黄各40克，白酒1000毫升。

【制法】先将制何首乌焖软，切成1厘米见方的小丁，生地黄洗净切片，同入瓷坛中，入白酒密封浸泡15日后即可服用。

【功效】补肝肾，益精血。适用于肝肾虚所致的须发早白、眩晕乏力、遗精健忘、腰酸痛、消瘦失眠等症。

第二十八章 健脑益智类药膳

营养学家研究表明，营养是改善脑细胞，增强大脑功能的重要因素。大脑功能与全身机体的健康密切相关。随着年龄的增长，大脑动脉粥样硬化，脑供血不足，大脑神经细胞缺氧变性、萎缩、坏死，使神经功能衰退，继而致全身衰竭。起初表现为健忘、记忆力明显下降、言语紊乱、性格反常、生活不能自理。这是典型的大脑功能衰退的现象，即通常所说的“老年性痴呆”。及早增加健脑益智食物的摄入，可以有效地防止大脑功能的衰退。富含不饱和脂肪、蛋白质、碳水化合物、钙及维生素E的食物，均具有健脑益智的作用。常用的健脑益智食物有以下几种。

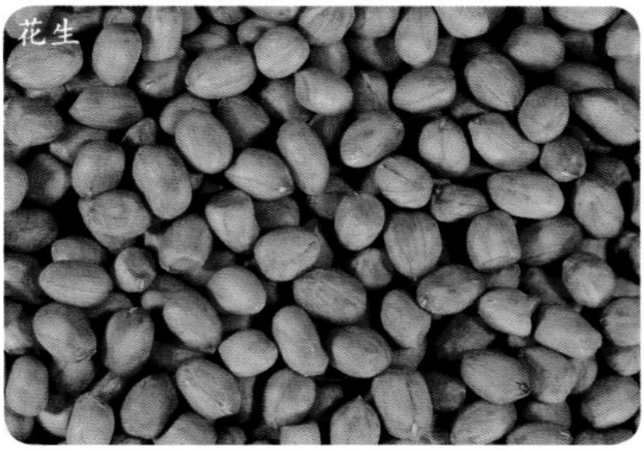

花生，别名落花生、落地生、落花参，原产于南美洲。一年生草本植物。味甘，性平。具有润肺养胃，化痰解毒，通血脉，延年益寿之功效，适用于营养不良、脾胃失调、咳嗽痰喘、乳汁缺少等症。

（1）水果、蔬菜类：山楂、橘子、枣、猕猴桃、草莓、香菇、青椒、菠菜等。

（2）肉蛋类：动物瘦肉、动物肝脏、鸡蛋。

（3）干果类：核桃、花生、松子、葵花籽等。

（4）其他：鱼、虾、蜂蜜等。

青少年益智健脑的饮食良方

青少年处于身体发育和学习文化知识的最佳阶段。大多数父母都希望孩子能够身体好、学习好，将来能够在社会上有所作为，这就需要强健的体魄和聪明的头脑。青少年益智健脑一方面要养成良好的生活习惯，另一方面在营养和饮食上要科学的搭配。

1. 养成良好的生活习惯

（1）吃好早餐：一直就有“早餐吃好，午餐吃饱，晚餐吃少”的说法，但由于早上时间最为紧张，有的孩子又赖床，就来不及吃早餐。这对大脑的损害非常大，因为不吃早餐造成人体血糖低下，对大脑的营养供应不足，而上午又是功课最多的时候，大脑需要的能量得不到供应，长期下去，会影响到大脑的发育。早餐以鲜牛奶最为适宜，它不仅含有优质的蛋白质，而且还含有大脑发育所必需的卵磷脂。

（2）保证充足的睡眠：睡眠是大脑休息和调整的阶段，充足的睡眠不仅能保持大脑皮质细胞免于衰竭，使消耗的能量得到补充，大脑皮质的兴奋和抑制过程达到了新的平衡。良好的睡眠有增进记忆力的作用。青少年每天应保证8小时的睡眠时间。同时要注意睡觉时不要蒙头，因为蒙头睡觉时，随着棉被内二氧化碳浓度的不断升高，氧气浓度不断下降，大脑供氧不足，长时间吸进污浊的空气，对大脑损伤极大。

（3）饮水充足：水是人体最主要的组成部分，研究发现，饮水不足是大脑衰老加快的一个重要原因。青少年每日至少要饮用8杯水，以保证身体的需要。

2. 科学的营养饮食

为满足脑的营养需要，最好把效果不同的营养食物搭配成平衡膳食。在营养成分和食物中，对脑的健全发育起重要作用的最佳健脑营养素和最佳健脑食物有以下几类。

（1）脂肪是健脑的首要物质：脂肪在发挥脑的复杂、精巧功能方面具有重要作用。给脑提供优良丰富的脂肪，可促进脑细胞发育和神经纤维髓鞘的形成，并保证它们的良好功能。最佳食物有芝麻、核桃仁、自然状态下饲养的动物及其他产品和坚果类等。

（2）蛋白质是智力活动的物质基础：蛋白质是控制脑细胞的兴奋与抑制过程的主要物质，在记忆、语言、思考、运动、神经传导等方面都有重要作用。最佳食物有瘦肉、鸡蛋、豆制品、鱼贝类等。鱼脑是很好的健脑食品。

（3）碳水化合物是脑活动的能量来源：碳水化合物在体内分解为葡萄糖后，即成为脑的重要能源。食物中主要的碳水化合物含量已可以基本满足机体的需要。糖质过多会使脑进入过度疲劳状态，诱发神经衰弱或抑郁症等。最佳食物有杂粮、糙米、红糖、糕点等。

（4）钙是保证脑持续工作的物质：钙可保持血液呈弱碱性的正常状态，防治人陷入酸性易疲劳体质。充足的钙可促进骨和牙齿的发育并抑制神经的异常兴奋。钙严重不足可导致性情暴躁、多动、抗病力下降、注意力不集中、智力发育迟缓，甚至弱智。最佳食物有牛奶、海带、骨汤、小鱼类、紫菜、野菜、豆制品、虾皮、果类等。

人参莲子粥

【原料】人参10克，莲子（去心）10枚，冰糖30克，粳米100克。

【制法】将人参、莲子同粳米同煮为粥，待熟后放入冰糖溶化，搅匀

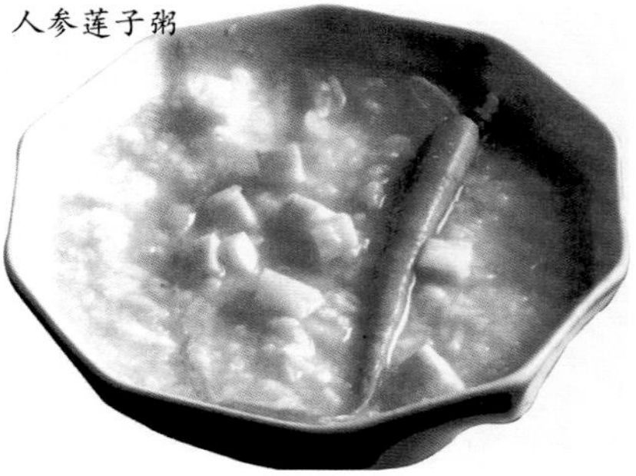

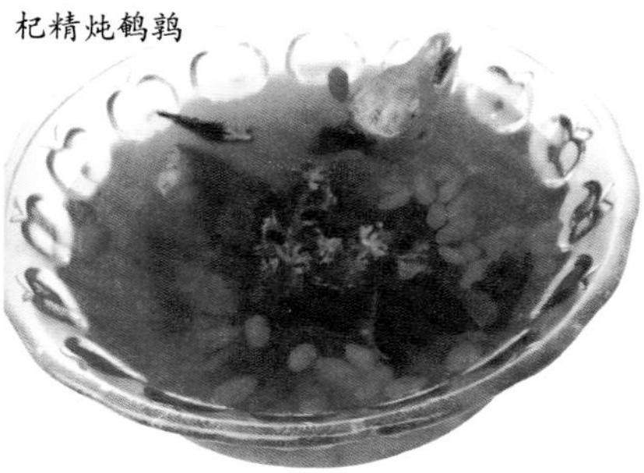

即成。

【功效】大补元气，开心益智。适用于元气亏损之智力低下及智力衰退。常服此粥，可促进小儿大脑发育，提高其智能，又能延缓中老年人的智力衰退等。

杞精炖鹌鹑

【原料】鹌鹑1只，枸杞子、黄精各30克，盐、味精各少许。

【制法】将鹌鹑宰杀，去毛及内脏，洗净，枸杞子、黄精装鹌鹑腹内，加水适量，文火炖酥，加盐、味精适量调味即成。

【功效】滋养肝肾，补精益智。鹌鹑是良好的益智食品，含有丰富蛋白质、无机盐、维生素等，有助于小儿发育、增进食欲、提高记忆力，脑力劳动者常食，能消除眩晕健忘症状，提高智力，有健脑养神之作用；枸杞子能补肾益精、养肝明目、抗疲劳、增强体力和智力；黄精能补脾润肺、养阴生津、强化筋骨、益智强身。几味同用更增加其滋补和益智作用。适用于肝肾不足，精血亏虚而见神疲乏力、腰膝酸软、眩晕健忘者。

益智鳝段

【原料】干地黄、菟丝子各12克，净鳝鱼肉250克，净笋、黄瓜各10克，木耳3克，酱油、味精、盐、淀粉、料酒、胡椒面、姜末、蒜末、香油、白糖各适量，鸡蛋清1个，高汤少许。

【制法】将菟丝子、干地黄煎两次，取汁过滤；水发木耳；调水淀粉；鳝鱼肉切成鱼片；笋切片；黄瓜切方片。将鳝鱼片放入碗内加水淀粉、鸡蛋清、盐、药汁煨好，放温油中划开，待鱼片泛起，滗入笊篱。原勺留油，炸蒜末、姜末，下笋片、黄瓜片、木耳、鱼片，加盐、味精、白糖，烹料酒、高汤，淋香油出勺装盘，撒上胡椒面即成。

【功效】菟丝子古人认为它是“补肾养肝，温脾助胃之药也”，具有益精髓，坚筋骨，止遗泄之功效，久服可明目轻身延年。菟丝子配合滋

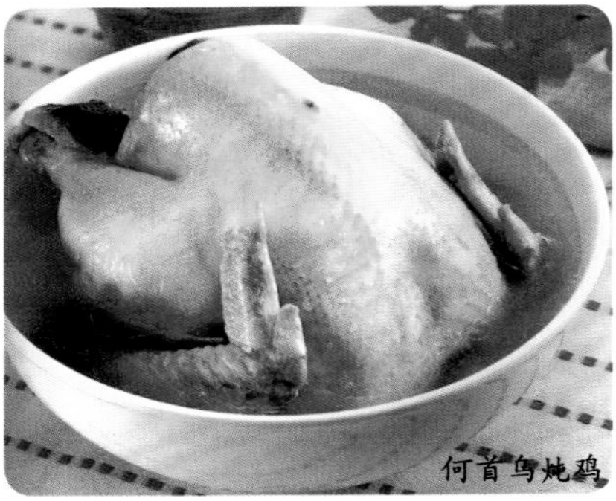

何首乌炖鸡

阴补血的地黄及益气健脾的鳝鱼制成此菜肴，有益智增力之作用。

莲子鸡丁

【原料】净鸡脯肉250克，莲子60克，香菇、火腿肉各10克，鸡蛋清、淀粉、盐、味精各适量。

【制法】将鸡脯肉切丁，用鸡蛋清、淀粉拌匀；香菇泡软，同火腿肉切成小菱形块；莲子去心，蒸熟备用。先将鸡丁在油锅中煸至七成熟，沥去油，加入莲子、香菇、火腿及适量盐、味精，翻炒几下出锅即成。

【功效】健脾补肾，养心强身。适用于食欲不振、消化不良、肢软无力、眩晕健忘、心烦失眠、遗尿、遗精者。健康人常食，能增强体质、益智延年。

何首乌炖鸡

【原料】母鸡1只（约1000克），何首乌30克，当归、枸杞子各15克。

【制法】将母鸡宰杀，去毛及内脏，洗净，将何首乌、当归、枸杞子装入鸡腹内，放沙锅中，加水适量，文火炖至鸡熟烂即可。

【功效】滋阴养血，养心益智。何首乌含有丰富的卵磷脂，每100克含3.7克，卵磷脂是脑髓的主要成分，也是血细胞的原料之一，为养生健身、健脑益智良药。当归补血养血；枸杞子补肝益肾；母鸡补虚强身。几味合用，对心肝血虚、头晕眼花、健忘神疲、少寐多梦者有较好的食疗作用。

地黄乌鸡

【原料】雌乌骨鸡1只（约1000克），生地黄、饴糖各150克。

【制法】将乌鸡宰杀，去毛、内脏，洗净，备用；生地黄洗净，切成条状，加饴糖拌匀，装入鸡腹内。将鸡仰置瓷盆中，隔水用文火蒸熟即成。

【功效】填精添髓，补脏益智。适用于用脑过度、脑髓不足而见头晕耳鸣、记忆力减退、腰膝酸痛、神疲气短等症者。常食能收到填精补脑、益智健身功效。

黄精蒸鸡

【原料】黄精、党参、山药各30克，母鸡1只（约1000克），生姜、葱、花椒、盐、味精各适量。

【制法】将母鸡宰杀，去毛及内

脏，洗净，剁成约3厘米见方的块，放入沸水锅烫3分钟捞出，洗净血沫，装入汽锅内，加入葱、姜、盐、花椒、味精，再加入黄精、党参、山药，盖好汽锅盖，上笼蒸3小时即成。

【功效】益气补虚。适用于体倦无力、精神疲惫、体力及智力下降者。

参枣益智汤

【原料】嫩鸡1只（约500克），人参10～15克，大枣10枚，盐少许。

【制法】鸡去毛及内脏，洗净，取鸡腿肉或鸡胸肉，去皮、骨。大枣洗净，人参切片，与鸡肉一起放入炖盅内，加适量开水，文火隔开水炖3小时，入盐调味即成。

【功效】大补元气，健脾强身，祛病延年，健脑益智。

萱草忘忧汤

【原料】萱草20克，合欢花10克，蜂蜜30克。

【制法】将萱草、合欢花同置锅内，加适量水，煎煮30分钟，取汁，加入蜂蜜即成。

【功效】具有除烦解郁，安神益智之功效。萱草含有维生素A、维生素B_1、维生素C及蛋白质等，具有清心、宁神、益智功效；合欢花为一种神经系统的强壮剂，具有舒解郁结、缓和紧张、减轻疲劳等作用。适用于虚烦不安、忧郁烦恼、夜不能眠、注意力难以集中、记忆力下降者。

枸杞叶炒猪心

【原料】枸杞叶250克，猪心1个，盐、白糖、酱油、菜油、芡粉各少许。

【制法】将猪心洗净，切成片，枸杞叶洗净备用。取菜油适量，烧至八成熟时，倒入猪心，略加煸炒后，再倒入枸杞叶，酌加盐、白糖、酱油，待枸杞叶软后，芡粉勾芡，起锅盛盘。

【功效】益精明目，养心安神。枸杞叶具有补虚益智效用，前人称它能补益诸不足，益智明目，除烦安神。猪心以心补心，能补养心血、安神定惊。两味同用，对防治神经衰弱和智力减退有较好的效果。适用于中老年阴液不足，心火偏旺而见失眠多梦、头晕目昏、心悸健忘者。也可以作为脑力劳动者的保健药膳。

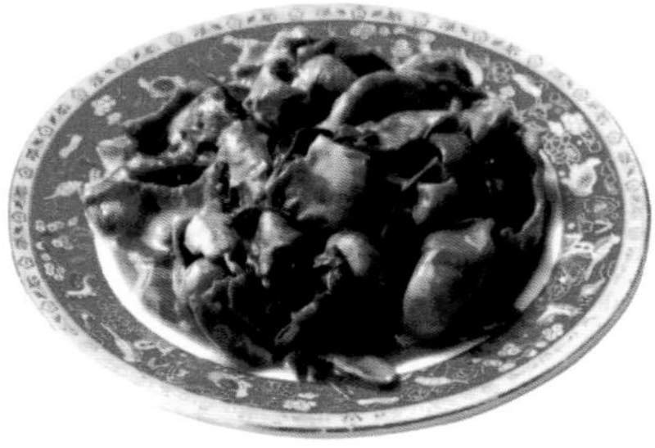

枸杞叶炒猪心

龙眼金钟鸡

【原料】龙眼肉、茯苓、枸杞子、净莲子、洋粉各30克，净鸡肉500克，盐、味精、葱、姜各适量。

【制法】茯苓煎两次，取其滤液；龙眼肉、枸杞子洗净，用温水稍泡发；将莲子浸发后蒸透。鸡肉洗净，放沙锅内加2/3茯苓汁、盐、味精、葱，姜同煮，待其肉烂后取出，切成细末。用温水泡发洋粉，加剩余的茯苓汁，加水煮化，酌加盐、味精调味。取1个小碗和6个酒盅，在碗及盅底部放龙眼肉、莲子、枸杞子，再放入鸡肉末，最后将煮好的茯苓洋粉液浇入，上屉蒸3分钟，取出，待其凝固后扣放在盘中即可。

【功效】龙眼又称益智，具有补益心脾、养血安神之功效，是重要的滋补益智药物；茯苓健脾利湿、益智安神，被古人称之为“上品仙药”；莲子有补中养神、益气力、除百疾、久服轻身耐老延年之功效；枸杞子也是常用的抗衰延年药，不仅有降血压、降低血糖和强健神经的作用，而且能延长人的寿命。以上四味都具有抗衰延年、滋补益智之作用，再配合温中、益气、补髓、生精的鸡肉，是中老年人益智增力的良好食品。此药膳尤其适于心血管病患者或体质虚弱及病后、产后的人食用。

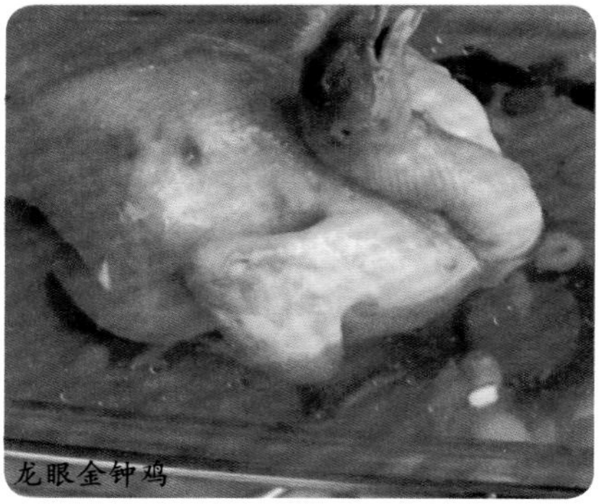
龙眼金钟鸡

糖醋焖鲫鱼

【原料】鲜鲫鱼（长度15厘米左右）500克，醋、酱油、盐、白糖、泡红辣椒各20克，菜籽油200毫升（约耗油80毫升），姜丝、葱花、花椒油、味精各适量。

【制法】先将鲫鱼宰杀去鳞、鳃，剖腹去肠杂后洗净，沥干；红辣椒切丝。然后置锅加入菜籽油，旺火烧至六七成热时，逐次加入鲫鱼，将鱼炸成金黄色，肉质酥后舀出多余的油，再加入适量的水及盐、酱油、糖、醋、葱花、姜丝和泡红辣椒丝，继续焖煮至水沸后，改用中火焖煮一段时间，至汁浓时加入花椒油、味精，改用文火煨至汁呈黏稠状时，停火起锅。

【功效】醒脾暖胃，健脑壮骨，利水消肿。鲫鱼中含有其他食物所少有的“二烃基丙酮”，对健脑、增智、提高判断力和记忆力极为有益。最适用于青少年学生食用。

糖醋焖鲫鱼

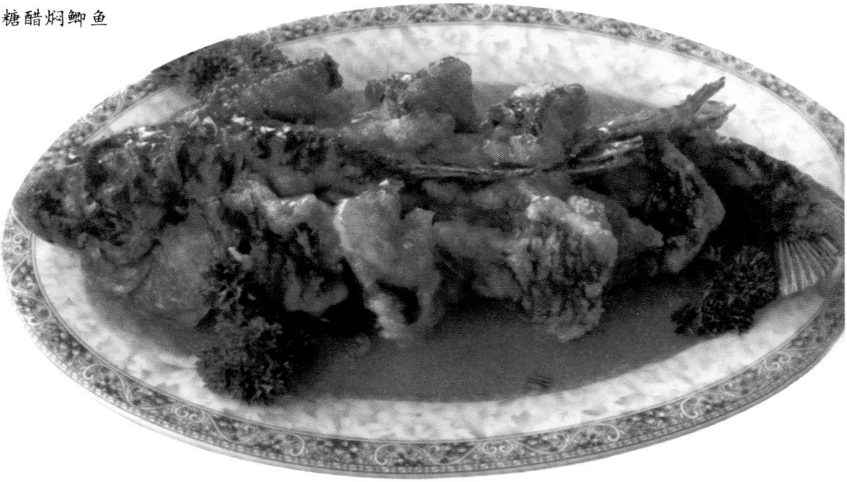

杞子烧黄鱼

【原料】黄花鱼1条（约750克），枸杞子20克，冬笋、淀粉各50克，蒜苔100克，鸡蛋1个，香油100毫升，猪油、酱油各50毫升，料酒9毫升，冬菇、白糖各9克，味精、醋、盐各少许。

【制法】先将枸杞子、冬菇、冬笋、蒜苔等洗净，冬菇、冬笋背切成片，蒜苔切成小段；黄鱼宰杀，去鳞、鳃、肠杂后洗净，鸡蛋打破入碗，加入淀粉后搅成糊，抹匀鱼身两面。然后置锅于旺火上，放入油待烧至七成热时，手提鱼尾顺入锅中，将鱼炸成黄色，滗油，随之加入适量高汤及各料，用文火收汁，勾入少量沉淀粉，见开即加入醋、盐、味精，铲匀起锅即成。

【功效】具有健脑，明目之功效。适用于青少年学生、脑力劳动者食用。

芝麻酱炙鲤鱼

【原料】鲜鲤鱼1条（约500克），芝麻酱50克，粉芡25克，香油100毫升，小磨油25毫升，酱油50毫升，料酒9毫升，葱花、高汤、味精各适量，盐少许。

【制法】先将鲤鱼宰杀，去鳞、鳃，剖腹去肠杂后洗净，然后置锅于旺火上，放入香油，烧至六成热时放入鱼，将其炸透、捞出。随之放入葱花、芝麻酱炸一下，加入高汤把芝麻酱化开，再把鱼放入并改用旺火收汁，待鱼入味时勾入流水芡，放入酱油、料酒、味精和盐至汁收浓有酱味时用小磨油烘汁即成。

【功效】具有益髓，健脑，补血之功效。

鳗鱼豆腐

【原料】鱼肉200克，枸杞子20克，葱、姜、酱油、白糖、油、盐、味精、蛋黄、淀粉各适量。

【制法】将枸杞子拣好、洗净、蒸熟，将鱼肉切成片，用蛋黄和少许淀粉调成糊，取鱼片蘸取蛋糊炸透，将油控干。锅内留少许油，加入葱、姜及酱油少许炒出味，将炸好的鱼片加入，再放入味精、盐、白糖翻炒片刻，淋入淀粉糊，加入枸杞子拌炒几下即成。

【功效】补气养血，健脑明目，强身。适用于气血两虚引起的眩晕、心悸、乏力、自汗、健忘及面色苍白等症，也可作为老年人及久病体虚，产后血虚、贫血、神经衰弱和慢性肾小球肾炎患者的营养膳食。

鸦片鱼头

【原料】胖头鱼（鸦片鱼）头1个（1000克），味精3克，红油10毫升，姜10克，葱8克，白萝卜片15克，剁椒、盐各适量。

【制法】将鱼头洗净，去鳃，去鳞，从鱼唇正中一劈为二。将盐、味精均匀涂拌在鱼头上，腌制5分钟后将剁椒涂抹在鱼头上。在盘底放2～3片生姜和白萝卜片，将鱼头放上面，再在鱼身上搁切好的姜丝适量。上锅蒸15分钟，出锅后，将葱花撒在鱼头上，浇熟油，然后再放锅里蒸2～3分钟，即可食用。

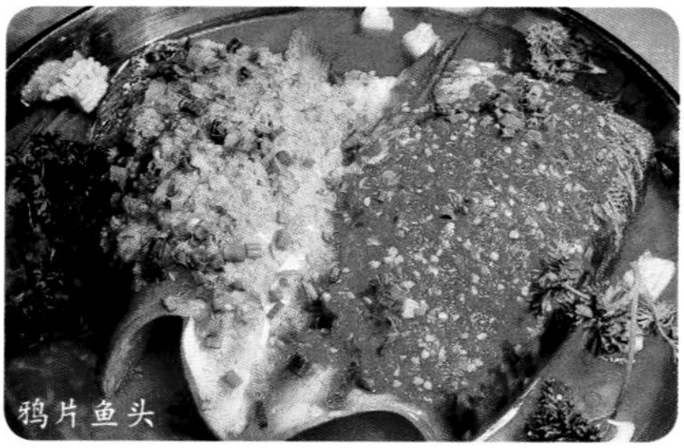
鸦片鱼头

【功效】疏肝解郁，健脾利肺，补虚弱，祛风寒，益筋骨，益智商，助记忆，延缓衰老。适用于咳嗽、水肿、肝炎、眩晕、肾炎、小便不利和身体虚弱者食用。

神仙粥

【原料】山药、芡实各50克，粳米100克，盐、味精各适量。

【制法】先将芡实煮熟，再加入山药、粳米煮至熟烂，加入盐、味精调味。

【功效】健脾补肾，养心益智。适用于心脾肾虚所致的神疲乏力、食欲不振、记忆力减退、精神委靡及遗精、小便频多者服用。此粥尤其适宜中老年人记忆力减退兼有神疲、腰痛、遗精、尿频者食用。如有热内盛者须慎用。

鲤鱼头豆腐健脑汤

【原料】鲤鱼头1个，豆腐150克，芡实、荠菜各25克，金针菇、姜、植物油、盐各少许。

【制法】先将鲤鱼头去鳞、鳃，

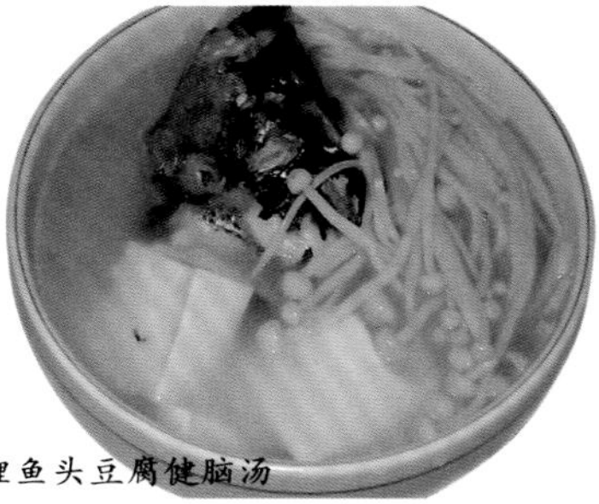

鲤鱼头豆腐健脑汤

洗净、切块；芡实放入热水中浸软、去皮；荠菜、姜洗净，姜刮外皮、切片，荠菜撕成小朵；豆腐洗净后切成约2厘米见方小块，并加植物油、盐调拌。然后置锅加水，放入鱼头和姜，用旺火煮沸后去除水面上浮沫，加入芡实、豆腐、荠菜、金针菇，再稍煮片刻，待芡实、荠菜、金针菇熟透即成。

【功效】健脑强身。芡实与豆腐、鱼头一起煮，可增强健脑、滋养效能，对神经衰弱症也有一定的治疗作用，很适宜脑力劳动者以及青少年学生食用。

猪心枣仁汤

【原料】猪心1个，茯神、酸枣仁各15克，远志6克。

【制法】将猪心剖开，洗净，置沙锅内，再将洗净打破的酸枣仁及洗净的茯神、远志一并放入锅内，加水适量，先用武火煮沸，去浮沫后，改用文火，炖至猪心熟透即成。

【功效】补血养心，益肝宁神。酸枣仁有安心宁神、养肝敛汗之功效；茯神有安神镇静作用；远志为安神益智要药。诸药与猪心配伍，能益肝血、养心阴、宁心神，适用于心悸不宁、失眠多梦、记忆力和智力减退者。

茉莉花汆鸡片

【原料】生鸡脯肉120克，茉莉花24朵，鸡蛋2个，料酒、盐、味精、胡椒粉、水淀粉、鸡清汤各适量。

【制法】鸡蛋去黄留清；生鸡脯肉剔去筋洗净，切成薄片，放入凉水内泡一下，捞起用干布压净水分。把盐及水淀粉、鸡蛋清调匀，拌入鸡脯肉片，茉莉花择去蒂后洗净。水烧开，锅高火，把鸡脯肉片理平逐片下锅，再上火略汆，然后捞出。烧开鸡清汤，用盐、味精、胡椒粉，料酒调好味。盛热汤再把鸡片烫一下，捞入汤碗内。放入茉莉花，注入调好的鸡清汤即成。

【功效】鸡肉有益五脏、补虚损、健脾胃、强筋骨、活血络、调月经、止白带等多种功效；鸡蛋能养心安神，补血、滋阴润燥；茉莉花性味甘温，具有提神醒脑、理气开郁、祛秽和中之功效。三料合用则共具补虚健胃，补血调经，提神醒脑之功能。适用于五脏虚损之人。对于贫血、疲倦乏力者尤为适用。

花生红枣汤

【原料】花生60克，大枣15克。

【制法】将花生、大枣放锅内，加适量水，文火煮至大枣熟烂即可。

【服法】吃花生、大枣，喝汤，每日1剂。

【功效】健脾补血，养心健脑。花生具有健脾、润肺、和胃、养心等作用，并有抗衰老作用，被称为长生果。花生含有丰富的脂肪、蛋白质、多种氨基酸、卵磷脂、脑磷脂、钙、铁、磷及多种维生素，其中所含的脑磷脂是脑神经系统所需的重要物质，具有延缓脑功能减退作用；大枣能补养心脾，养血安神。花生与大枣同用，更增强其健脑益智作用。尤其适用于神疲乏力、记忆力减退者食用。

龙眼肉长寿面

【原料】龙眼肉4克，猪肉30克，小墨鱼1条，卤蛋半个，香菇1朵，胡萝卜半个，嫩笋半枝，面条125克，酱油、老姜、葱、猪油、料酒、鸡汤各适量。

【制法】龙眼肉洗净，用开水泡开；墨鱼去肠杂，在开水中烫一下，取出切片；猪肉、胡萝卜、嫩笋分别切成片，香菇泡软后切丝。起油锅，先将胡萝卜下锅炒，然后加笋及肉片共炒，随即放入鸡汤，将老姜挤汁放入，并加入墨鱼片、猪油、香菇丝、酱油、料酒，盖上锅煮开。然后放葱略煮，离火备用。另锅把面条下好，盛入碗内，再倒入备用之胡萝卜汤卤及泡软的龙眼肉，并盖上卤蛋即成。

【功效】养心益智。龙眼肉是养心益智的美味佳品；胡萝卜和笋也是有效的健脑益智蔬菜；禽蛋类有益智健脑作用；墨鱼也是补益滋养的海味。各物相合，更增强其益智健脑效用。适用于脑力劳动者益智健身食用。此膳食湿热内盛者不宜食用。

补脑增智饮

【原料】牛奶180毫升，胡萝卜半条，鸡蛋黄、苹果、橘子各1个，人参1.5克。

【制法】先将鸡蛋黄打散，搅和在牛奶里，再将胡萝卜、苹果、橘子分别榨汁加入蛋黄奶中，再将人参煎汁兑入，一并和匀即成。

【功效】补脑益智，强心爽神。适用于脑力劳动者补脑之用，尤其适用于夜间脑力劳动者饮服。牛奶含有丰富的营养素，有改善脑功能作用；蛋黄中含有丰富的卵磷脂，对增进记忆，提高脑力活动有益；胡萝卜、苹果中含有多种维生素及矿物质，具有健脑益智的作用；橘子为碱性食物，有中和人体内的酸性物质，活跃思维，增强记忆作用；人参大补元气，养心安神，益智增慧。此饮为补脑的最佳饮料。

山药桂圆粥

【原料】鲜生山药100克，龙眼肉15克，荔枝肉5个，五味子3克，白糖适量，粳米50克。

【制法】将山药去皮，切成薄片，与龙眼肉、荔枝肉、五味子同置锅内，加入淘洗净的粳米，加水适量，煮粥，加白糖调味即成。

【功效】补益心肾，安神益智。山药具有镇心神、安魂魄、补心气、健脑益智作用；龙眼被古人称为“益智果”，是治失眠健忘的补品；荔枝能通神益智、补脑填髓、养心神，补气血；五味子能加强中枢神经系统的兴奋程度，改善人的智力活动。故此粥适用于心悸失眠、眩晕健忘、神疲乏力者，尤其适用于中老年脑力劳动者食用。

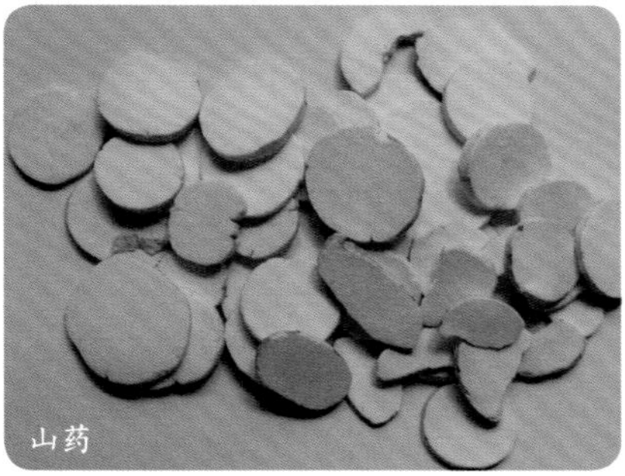
山药

山药，别名大薯、薯蓣、佛掌薯。为薯蓣科植物薯蓣的块根，一年生或多年生缠绕性藤本植物。山药具有补脾养胃，补肺益肾的功效。适用于治疗脾虚久泄、慢性肠炎、肺虚咳喘、慢性胃炎、糖尿病、遗精、遗尿、带下等症。中医学认为，山药“主伤中补虚，除寒热邪气，补中益气力，长肌肉，久服耳目聪明”。现代药理学研究表明，山药具有滋补、助消化、止咳、祛痰、脱敏和降血糖等作用。

益智羹

【原料】鲜熟红桑椹20克，龙眼肉、冰糖各50克，苹果200克，玫瑰蜜饯10克。

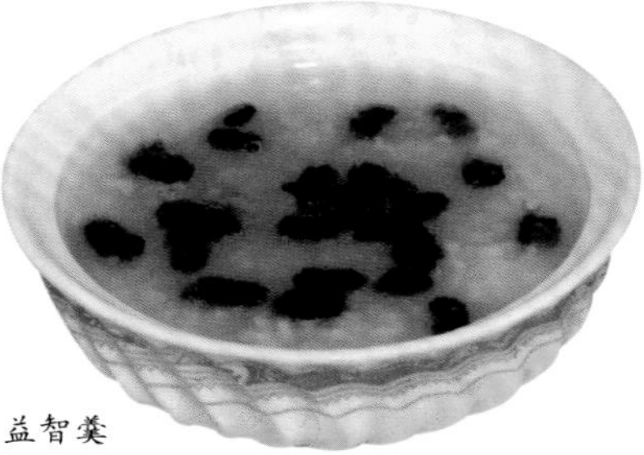
益智羹

【制法】先将桑椹、龙眼肉、苹果洗净，桑椹捣碎。龙眼肉切成颗粒，苹果切成小块，冰糖捣碎；然后置锅加适量水，再加入玫瑰蜜饯与上述各料，用中火煮至龙眼肉熟软即成。

【功效】具有健脑，益智之功效。适用于健忘、易疲、智商低下的青少年食用。

蛋黄山药粳米粥

【原料】鸡蛋2个，山药50克，粳米150克，大枣10枚，糖适量。

【制法】将山药、粳米洗净，山药切片，大枣洗净，去核；鸡蛋打破去白留黄置于碗内，用筷子搅散。然后将水和大枣入锅，待旺火将水烧开后再加粳米、山药，改文火熬粥至

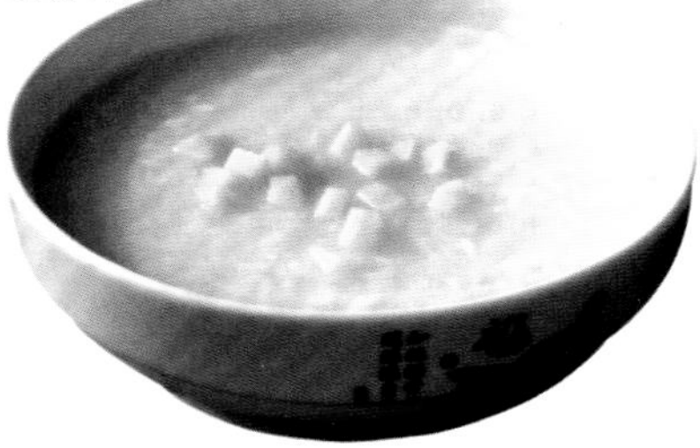
蛋黄山药粳米粥

熟，起锅前再将蛋黄和糖加入，搅匀，煮沸即成。

【功效】滋阴，润燥，健脑，安神，养血。适用于用脑过度、脑贫血及心烦失眠者。

益智煎饺

【原料】远志15克，益智、菖蒲各12克，面粉500克，鸡蛋6枚，黑木耳、银耳各10克，黑芝麻20克，江米粉、核桃仁各50克，白糖、熟猪油各适量。

【制法】将前3味中药水煎2次取汁，过滤两次后待用。江米粉炒香，核桃仁炒熟、切碎，黑木耳、银耳水发后切碎，黑芝麻炒香。将白糖、核桃仁、熟江米粉、黑木耳、银耳等混合成为馅料。将白糖、鸡蛋、熟猪油、药汁等与面粉拌合成面团，揪成面剂，擀成面皮，包入馅料，捏成饺子形，放入油中煎熟即可食用。

【功效】开胃健脾，通窍益智。适用于多种因素引起的智力低下症。此方中配以核桃仁、黑芝麻、黑木耳、银耳等具有强肾补脑作用的食品，对注意力不集中、发呆、精神疲惫、嗜睡、头昏的儿童效果最好。

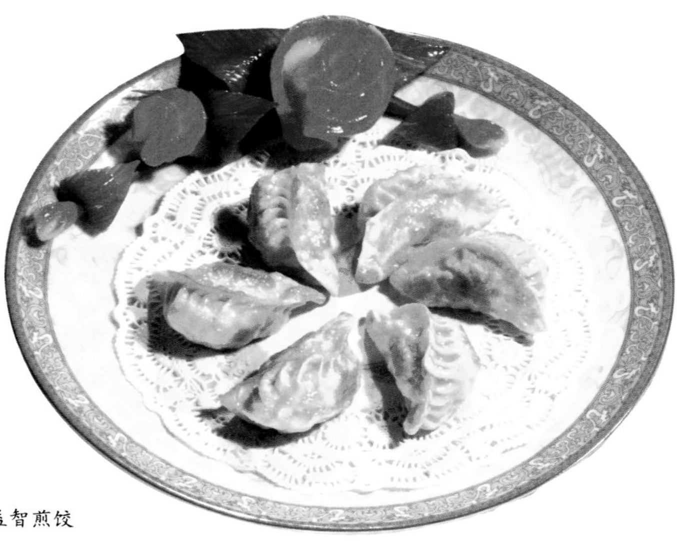
益智煎饺

第二十九章　健美瘦身药膳

中国的饮食文化源源流长，麻辣可口的川味，清淡适宜的粤味，酸辣并重的晋陕味，十分讲究的御膳味，都是使人口味大开的饮食，唯有药膳这支饮食文化中的奇葩，展示给人们的是治病与保健的佳肴。

在元代，朝廷中就有专门服务皇宫贵族的御膳房，御膳师们对那些体态臃肿的皇家贵族们，要设法使他们对体态满意些，于是就在御膳中加入中药来改善体质。元代忽思慧的《饮膳正要》中就曾记述了许多能利水、消肿、减肥、润五脏的饮食方，至今仍闪耀着中国传统食疗学的光彩。

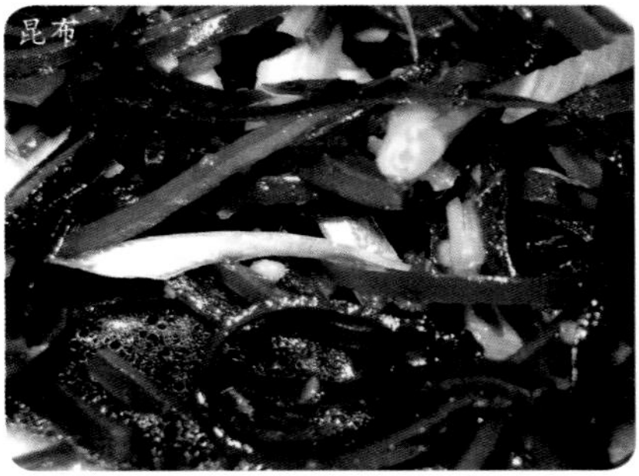

昆布，别名海带、江白菜。味咸，性寒。归肝、胃、肾经。软坚化痰，行水。适用于甲状腺肿、噎嗝、疝气、睾丸肿痛、带下、水肿、脚气等。海带是迄今发现含碘量最高的食品，因而是医治和防止甲状腺肿大最理想的疗效食品，也是二十四种抗癌食物之一。海带中的岩藻多糖对降低人体中胆固醇、防治血管硬化等疾病也有较好的药物作用。

红焖萝卜海带

【原料】昆布、萝卜、丁香、大茴香、桂皮、花椒、核桃仁、植物油、酱油各适量。

【制法】将昆布用水浸泡1日1夜（中间换2次水），然后洗净切成丝，萝卜亦切成粗丝。将植物油烧熟，加昆布丝炒几下，放入丁香、大茴香、桂皮、花椒、核桃仁、酱油及清水烧开，改中大火烧至昆布将烂，再放入萝卜丝焖熟即可食用。

【功效】能利水消气，减肥。

当归鲤鱼汤

【原料】当归、白芷、黄芪各15克，枸杞子10克，大枣5枚，鲤鱼1条（约600克），盐、味精各适量。

【制法】将当归、白芷、黄芪、枸杞子洗净，大枣去核，鲤鱼杀后去肠杂，加适量清水，煮至鲤鱼熟，加入盐、味精调味。

【功效】调养气血，丰满乳房。

当归鲤鱼汤

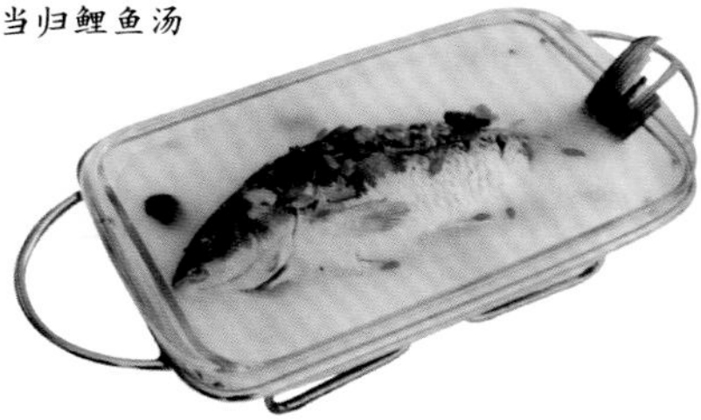

适用于少女乳房发育不全，或促进乳房健美。

冰糖燕窝炖乳鸽

【原料】燕窝25克，乳鸽2只，冰糖30克。

【制法】乳鸽杀后去毛及内脏，去骨，肉切丝；燕窝浸发去杂毛，将鸽和燕窝、冰糖放入炖锅内，文火炖3小时即可食用。

【功效】补气润肺、滋养容颜。适用于气血不足导致的面色无华、肌肤不润、形容憔悴等症。

减肥治方

【原料】人参、杜仲、白芥子各90克，白术、薏苡仁、芡实各150克，茯苓、肉桂各60克，北五味子、益智、橘红各30克，熟地黄240克，山茱萸120克，砂仁15克。

【制法】将以上各药研为细末，和蜜为丸。每日白开水送服15克。

【功效】补肝益智，健脾利湿，行水消痰，适用于肥胖症。此方中人参、白术、砂仁、薏苡仁健脾利湿；人参能促进机体的能量代谢，增强组织呼吸，促进糖酵解过程；白术、茯苓也有利尿作用；熟地黄、山茱萸、杜仲能补益肝肾，强筋壮骨，其中熟地黄有抑制食欲作用；山茱萸含有马鞭草苷，具有抑制食欲和减轻体重作用。众药配伍，既能补脾益气、补肾温肺，又能补益脾肾、助水湿运行，以行水消痰而治其标。适用于浮肿型单纯性肥胖症。需要注意的是，湿热内阻或肾实热内结者慎用或忌用。

鼎湖上素

【原料】冬菇、蘑菇、鲜草菇、榆耳、黄耳、银耳、竹荪、鲜莲子各80克，冬笋110克，胡萝卜180克，菜心500克，素上汤1500毫升，盐、味精、糖、素蚝油、植物油、生抽、麻油、粟粉各适量。

【制法】冬菇洗净，大朵的斜刀切成两片，小朵的整支用；草菇横切一刀；蘑菇、黄耳、榆耳都切成片；冬笋、胡萝卜均先刻成花形，然后再切成片；竹荪先由中间切开，再切成5厘米长条；菜心洗净切开；鲜莲子去衣去心。将冬菇、蘑菇、鲜草菇、榆耳、竹荪、黄耳、冬笋、红萝卜分别用滚水一起焯过，然后用冷水冲一下，银耳另外用水焯过备用。把净锅烧热，下油100毫升起锅，加盐、糖、味精、素蚝油、素上汤，把冬菇、蘑菇、鲜草菇、黄耳、榆耳、冬笋、红萝

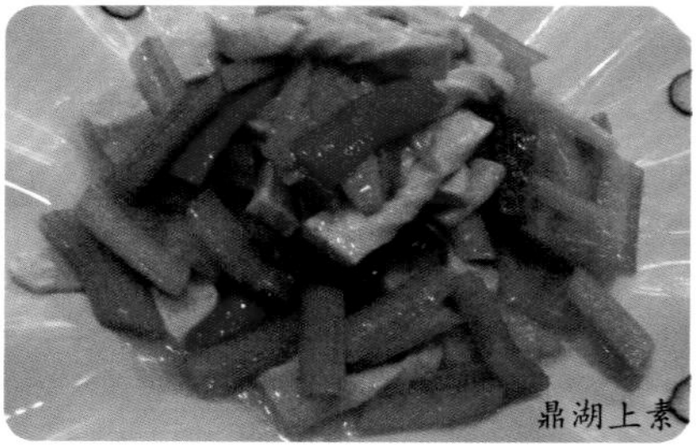

鼎湖上素

卜、竹荪一起煨至入味，倒出去汁（银耳不用素蚝油，另煨），排在大汤碗里，排列要整齐，剩余的料都垫底。

净锅烧热植物油75毫升，注入素上汤500毫升，再放生抽、素蚝油、糖、味精煮滚后调味，边搅边放粟粉，倒入排好的碗内，上蒸笼蒸透即可。把蒸好的菜端出，漏出原汤，翻扣在碟内。菜心稍微泡油，然后将素汤加盐、味精烧入味，捞出围在碟的周围。漏出的原汤再烧滚，调味，边搅边加粟粉，淋点麻油在菜上。之后，把入味的银耳放在菜的上面即成。

茯苓板栗鲤鱼

【原料】板栗350克，鲤鱼1条，茯苓20克，料酒、盐、酱油、姜片、葱段、大蒜、红糖、味精各适量。

【制法】鲤鱼去鳞、鳃、内脏，洗净，两边各划四刀；茯苓洗净切片；板栗煮熟去壳及皮。用料酒、盐、酱油、姜片、葱段、大蒜、红糖把鱼腌20分钟，鱼腹中塞入大蒜、姜片、葱段，下油锅炸黄捞起，板栗入油锅炸2分钟，另起锅注入清水，烧沸，放入鱼、茯苓，用文火烧熟后加味精即可。

【功效】清热利湿，减肥。适用于肥胖症。

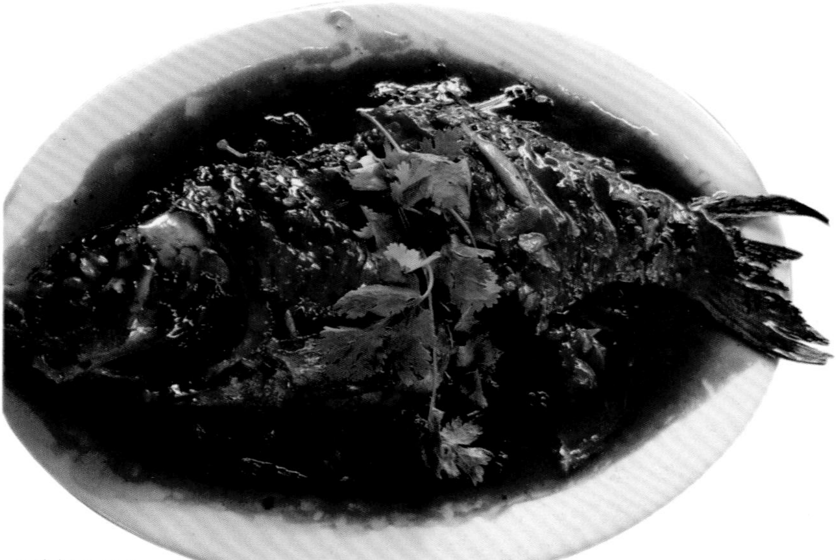

茯苓板栗鲤鱼

杞鸡烧萝卜

【原料】鸡肉500克，白萝卜600克，枸杞子15克，味精2克，胡椒粉0.5克，绍酒6毫升，姜10克，葱2根，陈皮9克，盐4克，熟猪油50克，湿淀粉5克，花椒15粒。

【制法】将鸡肉洗净，切成粗条，白萝卜洗净切条，枸杞子、姜、葱洗净。炒锅置中火上，放猪油烧至六成热，放入鸡肉翻炒至变色，加入鲜汤烧开，撇去浮沫，加绍酒、花椒、陈皮、姜、葱，烧至七成熟时，加入白萝卜、胡椒粉烧开后，加枸杞子、盐、味精调味，湿淀粉勾薄芡汁即成。

【功效】补中益气，化痰利水，消积减肥。

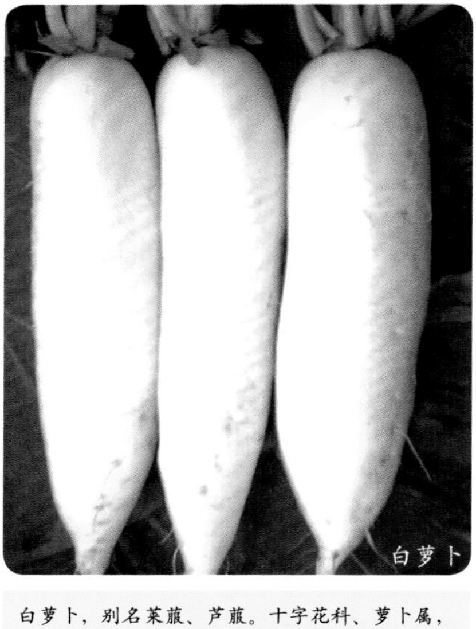

白萝卜，别名莱菔、芦菔。十字花科、萝卜属，一年或二年生草本植物。性平，微寒，具有清热解毒，健胃消食，化痰止咳，顺气利便，生津止渴，补中安脏之功效。萝卜的品种繁多，有白皮、红皮、青皮、红心、白心等品种。白萝卜味甘性凉，有消腻、去脂、化痰、止咳等功效，它还含有胆碱物质，能降低血脂、血压，非常利于减肥。

茼蒿炒萝卜

【原料】白萝卜300克，茼蒿200克，花椒、葱、姜、盐、味精、鸡汤、麻油各适量。

【制法】白萝卜切条，茼蒿切段；花椒入油锅炸焦捞出，再加入葱、姜、萝卜条煸炒，加鸡汤少许，翻炒至七成熟，加入茼蒿、味精、盐出锅，淋入麻油即可。

【功效】祛痰，宽中，减肥。适用于痰多、喘息、胸腹胀满和虚胖者。

松子烩香菇

【原料】水发香菇400克，松子仁100克，姜汁、料酒、盐、味精、鲜汤、淀粉各适量。

【制法】香菇切片，入沸水焯透，松子仁去皮，先下油锅炸一下，再下香菇、盐、料酒、味精、姜汁、鲜汤，烧至入味，用淀粉勾芡即可。

【功效】健脾胃，补虚轻身。适用于肥胖症。

豆苗虾仁

【原料】豌豆苗300克，虾仁200克，生姜末、盐、水淀粉、白糖、酱油、香油、味精各适量，高汤

1杯，料酒少许。

【制法】虾仁去泥肠，腌在适量的盐及淀粉中，豌豆苗洗净，沥干水分备用；将锅加热，倒入少量植物油，用大火快炒虾仁，然后盛出备用；再用热锅，放油大火炒豌豆苗，盛入盘中备用。把盐、水淀粉以外的调料放容器中搅匀备用。热锅放入适量油，加入配好的调料与加工后的虾仁、豌豆苗，很快搅匀，盛盘即可。

【功效】适用于肥胖症患者。

草皮香蕉

【原料】香蕉、西瓜皮各500克，山楂25克，玉米须、白糖50克。

【制法】香蕉去皮，切厚片放碗中，上笼蒸30分钟。西瓜皮洗净切小块，同玉米须、山楂同煎煮20分钟，取汁100毫升，再煮一次，共收取汁200毫升，用纱布过滤，与香蕉原汁倒入锅中，加白糖50克收汁，浇入香蕉碗中。

【功效】解暑消脂，利尿减肥。适用于肥胖症。

荷叶肉

【原料】荷叶8张，猪肉500克，米粉100克，甜面酱30克，白糖、酱油、姜末、蒜末、料酒、鲜汤等各适量。

【制法】将猪肉切成小方块，荷叶洗净切小片，肉块与所有作料腌制半小时后加入米粉、鲜汤拌匀，然后用荷叶将肉包好，细线扎住，逐片放碗内，入笼蒸1小时即可。

【功效】升清散郁，清暑利湿。最适用于老年体肥胖者夏季食用。

三鲜冬瓜

【原料】冬瓜500克，熟火腿30克，冬笋、蘑菇各25克，葱花5克，味精、胡椒粉各0.5克，鸡汁250毫升，盐3克，水豆粉10克，香油5毫升，炼猪油15克。

【制法】将冬瓜切成4.5厘米长、3.3厘米宽、0.7厘米厚的片，再放入沸水锅内焯至刚熟时即捞起；熟火腿、冬笋、蘑菇切成1.6厘米见方的薄片。将炒锅置中火上，下炼猪油烧至三成热，放入冬瓜、火腿、冬笋、蘑菇片炒一下，再加入鸡汁、盐、胡椒面、味精烧至软熟入味，然后用水豆粉勾芡，再加葱花，淋上香油，推匀起锅即成。

【功效】消脂解腻，减肥强肌。适用于营养性肥胖。

醋拌黄瓜

【原料】嫩黄瓜5条，醋20毫升，盐、白糖、味精、香油各适量。

【制法】黄瓜洗净去瓤，切长条，腌20分钟，控去水分，用盐、味精、醋、香油和少量白糖拌匀。

【功效】清热利水，减肥。适用于单纯性肥胖。

凉拌发菜

【原料】发菜100克，青蒜苗、茭白各适量，盐、味精、胡椒粉、麻油各少许。

【制法】发菜用温水泡发，蒸熟，青蒜苗、茭白洗净切细丝，加盐稍腌，和发菜装盘，撒入味精、胡椒粉、麻油拌匀即成。

【功效】清热化痰，降脂减肥。适用于肥胖症。

轻身散

【原料】黄芪500克，人参、茯苓、甘草、山茱萸、云母粉各3克，生姜汁1500毫升。

【制法】将黄芪锉碎，与生姜汁同煎，以姜汁完全浸入黄芪之中为度，然后将黄芪焙干，与其他药物一起研为细末，混合均匀。服时每次服3克，每日3次，温开水送下。

【功效】黄芪具有补中益气、利水消肿之功效，是古今治疗肥胖症的常用药物；生姜味辛性温，不仅能发散风寒、健脾和中，而且可以散消痰气；黄芪用姜汁煮煎，可以加强其行水消肿之功效；茯苓利水渗湿，为黄芪之使药，两者在行水方面具有协同作用；人参、甘草能加强黄芪的补脾益气之功效；山茱萸含山茱萸苷，能抑制食欲，并有利尿作用。云母亦有补气坚肌作用。此方具有较好的减肥功效。

减肥芡实散

【原料】芡实、干藕、鲜嫩金银花茎叶各500克。

【制法】将上述3味在锅内蒸熟，晒干，共研为粉备用。食用时每次饭前服10～15克，每日3次，用开水调成糊服。

【功效】健脾胃，减肥美容。

鲫鱼笋片汤

【原料】鲜鲫鱼1条（约400克），熟笋片50克，熟火腿片、水发香菇（切片）各25克，盐、黄酒、味精、麻油、葱段、生姜片、植物油各适量。

【制法】将鲫鱼去鳞、鳃及内脏，洗净，炒锅上火，放植物油烧热，将鱼放入两面略煎，加黄酒、葱、生姜和清水适量烧沸，撇去浮沫，改为小火煮至汤色乳白，再改用旺火烧，加盐、味精、火腿片、笋

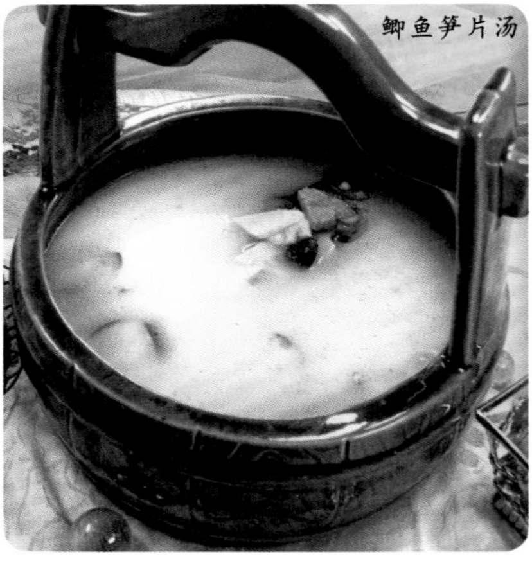
鲫鱼笋片汤

片、香菇片烧沸，拣去葱、生姜，盛入碗中，将火腿片、香菇片放在鱼身上，淋上麻油即成。

【功效】补益脾胃，利水消肿，减肥轻身，通脉下乳。

鸡仁冬瓜汤

【原料】党参9克，鸡肉350克，生薏苡仁30克，冬瓜500克，味精1克，盐3克，葱2根，姜5片。

【制法】先将鸡肉切成长条块；冬瓜去皮洗净切粗块；姜洗净切片；葱切段；薏苡仁洗净；党参洗净研末备用。锅放旺火上，放入适量清水，放入鸡肉烧开，撇去浮沫，加入薏苡仁、姜片、葱段，炖至鸡肉刚熟时，放入冬瓜、党参，开锅后改用小火炖，最后放盐、味精即可。

【功效】益气健脾，利湿消肿。党参益气，鸡肉补中益气，薏苡仁健脾利湿，冬瓜利水减肥。几味合用，则有益脾气、利运化水湿之功，常食能祛水消肿，轻身减肥健身。

竹荪银耳汤

【原料】竹荪100克，银耳10克，鸡蛋1个，盐、味精各适量。

【制法】竹荪放温水中浸泡至软，洗净；银耳浸泡，去蒂，洗净；鸡蛋打碎搅匀。清水煮沸后，倒入鸡蛋糊，加竹荪、银耳，文火烧10分钟，加盐、味精即可。

【功效】减肥健美，消除脂肪。

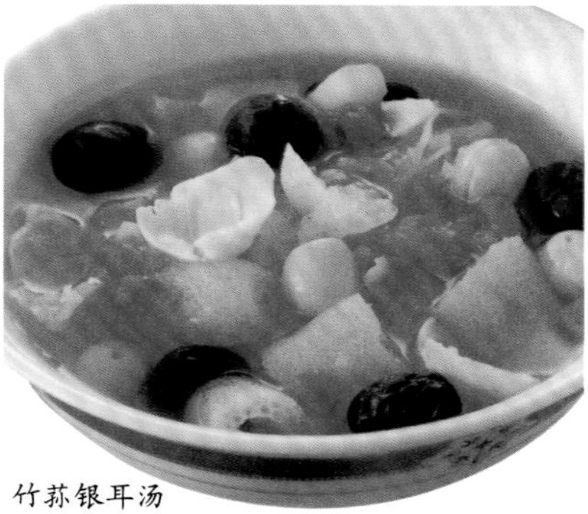

竹荪银耳汤

适用于肥胖症。

黑木耳萝卜汤

【原料】黑木耳100克，白萝卜250克，盐、味精各适量。

【制法】将黑木耳水泡，去杂质洗净，白萝卜去皮切块，一同煮汤。熟烂后放盐、味精食用。

【功效】消腻降脂，减肥。适用于肥胖症。

养颜减肥鸡汤

【原料】带皮冬瓜750克，鸡1只，猪瘦肉200克，香菇（冬菇）10个，大枣15枚，生姜2片，盐适量。

【制法】将鸡、猪瘦肉洗干净后切片，飞水；香菇去蒂，泡水3小时或一个晚上，香菇水留下待用；大枣去核备用；冬瓜连皮切块。把水煮滚，加入鸡、瘦肉、大枣、香菇连同香菇水、姜，用大火煮10分钟，再转文火煮2个小时，然后再加入冬瓜连皮块煮30分钟，加盐调味即可。

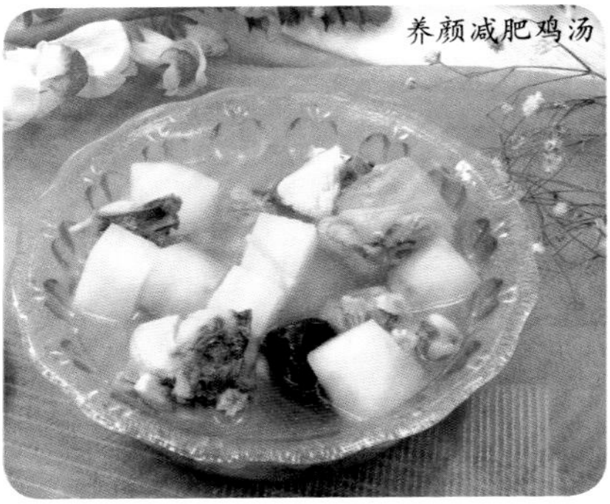

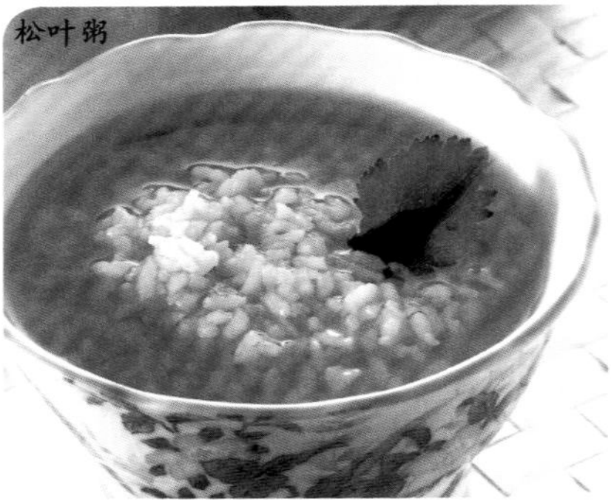

【功效】清肺化痰，健脾，去水肿，养血。适用于贫血、水肿、痰多、脸色苍白的肥胖者。

三仙粥

【原料】仙茅、巴戟天各15克，黄柏12克，淫羊藿、知母、当归各10克，粳米60克，蜂蜜适量。

【制法】先将上述6味药煎煮，滤去药渣，留药液备用。将粳米淘洗干净，放入药液中，煮成稀粥即可。可加适量蜂蜜调味，加红糖也可，但不宜用白糖。

【功效】兴阳泻水，调节阴阳。适用于内分泌失调所致的肥胖，对妇女更年期综合征亦有较好的疗效。

松叶粥

【原料】松叶适量，粳米60克。

【制法】将松叶切细丝，放入锅内，加水与粳米同煮为粥。

【功效】益气轻身，生发抗衰。适用于肥胖者。常食强身健体，抗衰延年。并可防治脱发、冻疮等症。

决明山楂粥

【原料】决明子15～30克，山楂30～40克，粳米100克，白糖适量。

【制法】先将决明子、山楂入沙锅煎取浓汁，去渣，加入粳米、白糖煮粥。

【功效】化食消积，降脂减肥。适用于高血脂、单纯性肥胖症、冠心病、心绞痛以及食积停滞、小儿乳食不消等症。

荷叶茯苓粥

【原料】荷叶1张（干、鲜品均可），茯苓50克，粳米100克。

【制法】先将荷叶洗净，加适量清水，煎煮10分钟，去渣留汁，再加茯苓、粳米入药汁中同煮为粥。

【功效】清暑利湿，益脾宁神。对高血压、冠心病、肥胖症有一定的疗效，尤其适用于老年人。

三花减肥茶

【原料】玫瑰花、玳瑁花、茉莉花、川芎、荷叶各等份。

【制法】将上述各药切碎，共研粗末，贮于瓷罐中备用。每次取3～5克，每日1次，用沸水冲泡10分钟，代茶饮用。

【功效】利湿化痰，降脂减肥。适用于肥胖症。

荷叶山楂茶

【原料】鲜荷叶65克，山楂、薏苡仁、决明子各15克，橘皮7克，泽泻12克。

【制法】将荷叶晒干，与其他5味一起研碎，倒入热水瓶里，开水冲泡。

【功效】理气渗湿，降脂减肥。适用于单纯性肥胖症。

减肥饮料

【原料】海带粉25克，酸梅干2个。

【制法】将酸梅干洗净放入大茶杯中，再加入海带粉，倒入250毫升开水，盖上盖泡10分钟左右即可。

【功效】行气消食，利水。海带富含藻胶酸、昆布素、甘露醇、碘等，有软坚、行水、降血脂作用；酸梅干生津止渴，行气，消食。两味合用，能消除体内多余的水分和降低血脂，从而达到减肥的目的。肥胖者可常饮服。

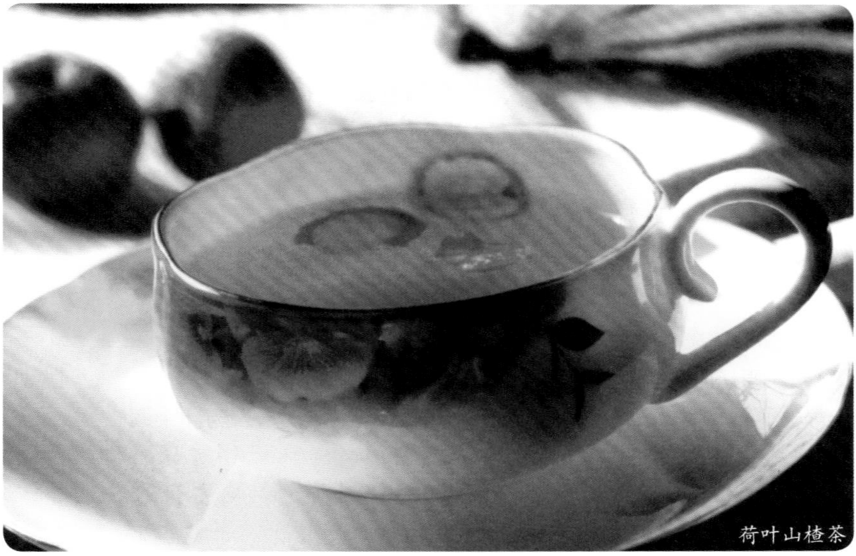
荷叶山楂茶

第三十章　丰体健胸药膳

一、丰体药膳

肥胖固然失去曲线的魅力，但消瘦亦乏迷人的风采和青春的气息，从临床医学来看，瘦弱之人弱不禁风，往往容易感染各种病症，包括女子易致不孕或早产、胎儿营养不良等。美国科学家奥曼斯坦指出，如果绘制一下发病率水平曲线，可发现身体最壮的是在25岁以后体重每年增加0.4千克的人。美国教授思德烈斯在进行了大量调查研究后得出结论，美国本部加利福尼亚州70岁的老人中，体重超过标准体重10%～20%的死亡率最低。在芝加哥的一家公司职员中，寿命最长的，是那些超过正常体重25%～30%的人。只有当体重超过标准体重的35%～40%时，才会发生各种疾病，说明稍胖比稍瘦更健康，更长寿。

中医学认为，人体的肥瘦强弱与先天禀赋和后天营养调摄状况密切相关。“脾为仓廪之官”“胃为水谷之海”，身体消瘦多因先天性或后天性的脾胃功能低下、运化不足所为。脾胃为后天之本，气血生死之源，脾胃健，气血盛，运化正常，则肌肉丰腴，肢体强劲，反之则身体消瘦，肢软力乏。当身体消瘦又查不出任何病因时，不妨采用下列药膳食疗方，以调整脾胃功能，保证营养吸收，亦能够使你形体丰满、体格健壮。

归地烧羊肉

【原料】鲜羊肉500克，当归、生地黄各15克，大枣10克，姜丝、熟猪油、白糖、酱油、盐、味精、料酒、清汤、水淀粉各适量。

【制法】将羊肉洗净，切成长约3厘米、粗0.8厘米的条，入沸水中烫一下，捞出用温水洗净；当归、生地黄洗净；大枣用水浸泡后用温水洗净。在锅内加入少许猪油，用中火烧至五六成热时，用姜丝爆锅，放白糖炒化，加羊肉煸炒一会，烹入料酒，注入清汤，置入酱油、盐、当归、生地黄、大枣，用旺火烧沸，改用小火烧约1小时，拣去当归、生地黄，淋入水淀粉勾芡，加味精翻匀，盛入盘内即成。

【功效】《随息居饮食谱》记载：“羊肉，甘温。暖中，补气，滋阴，御风寒，生肌健力。”烹制中辅以当归、生地黄、大枣各味，则对人体补养效果更佳，而且能使人肌肉健美，红润光泽。此菜常吃，则可使弱不禁风的消瘦女子，强健丰满起来。

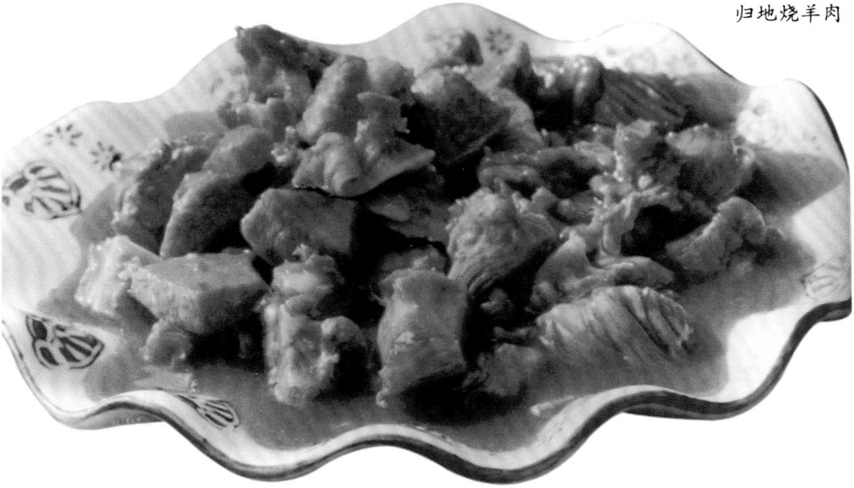

归地烧羊肉

核桃肉丁

【原料】鲜猪肉300克，核桃仁150克，豆瓣、葱、花生油、盐、味精、鸡蛋清、水淀粉、醋、香油各适量。

【制法】将猪肉洗净，片成厚约1.2厘米的大片，两面打上十字花刀，再顺切成长条状，顶刀改成约1.2厘米见方的丁，放入碗内，加盐、味精、鸡蛋清、水淀粉腌渍上浆；将核桃仁放温水中浸泡一会，剥去仁皮，掰成玉米粒大小的块；碗内加清水、盐、味精、水淀粉、香油兑成味汁。锅中入花生油，用中火烧至四五成热时，把酱好的肉丁滑熟，捞出控净油分。锅内油继续加温，待油升至六七成热时，放入核桃仁炸透，捞出控净油分。锅内留少许底油，用豆瓣、葱爆香，烹入醋，随即倒入肉丁、核桃仁及兑好的味汁水，快速翻炒至汁水包匀原料即成。

【功效】此菜具有滋肝阴，丰肌肤，通血脉，黑须发等效能。

芝麻鱼球

【原料】鲤鱼（或草鱼、青鱼）肉250克，鸡蛋清1只，牛奶50克，黑芝麻30克，猪油、盐、酒、味精、淀粉各适量。

【制法】鱼去皮、刺骨，剁成

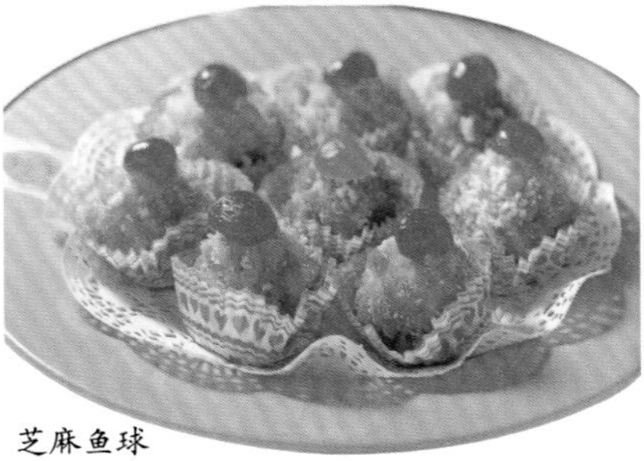

芝麻鱼球

茸，加盐、鸡蛋清、酒、味精、牛奶、淀粉，用力搅打至鱼茸成团，用手挤成丸子，在黑芝麻里滚一周，于温热猪油中炸至金黄色。

【制法】健脾生肌，通脉，润肤，利便。适用于脾虚消瘦、食少无力、肌肤干涩、二便不利等症。

杜仲爆羊肾

【原料】杜仲15克，五味子6克，羊肾500克，豆粉、植物油、酱油、盐、生姜、绍酒、葱各适量。

【制法】将杜仲、五味子放入锅中，加清水适量，煎煮40分钟，过滤去渣，浓缩成稠药液。将药液、豆粉调好；羊肾洗净，去筋，切成小片，用豆粉汁裹匀。将锅烧热，下植物油烧至将冒烟，倒入羊肾片，爆炒至嫩熟，加酱油、盐、绍酒、葱、生姜稍炒即成。

【功效】杜仲味甘、微辛，性温，有补肝肾、壮筋骨之功效；五味子味酸、性温，有补肾补肺、生津止渴作用。

炸鸽肉条

【原料】鸽肉300克，山药60克，花生油、料酒、淀粉、盐、味精、鸡蛋清、花椒粉、香油各适量。

【制法】将鸽肉去皮洗净，划十字花刀，切成长约3厘米、粗约1厘米的条，放入碗内，加入花椒粉、料酒、盐、香油腌渍一会；山药去皮切片，烘干研末，加入鸡蛋清、淀粉和成糊状，倒入鸽肉条抓匀。净锅内放入花生油，用中火烧至六成热时，散放入挂糊的鸽肉条炸热，呈金黄色时即捞出，撒上味精即成。

【功效】鸽肉擅长清热解毒，滋阴养血，对保护皮肤清爽无毒有良好作用。

板栗烧牛肉

【原料】鲜牛肉750克，板栗300克，葱段、姜片、盐、料酒各适量。

【制法】牛肉入沸水焯透，切块，板栗煮熟去壳、皮，与牛肉分别下油锅炸一下，加适量水，加料酒、葱段、姜片、盐，烧至牛肉熟烂即可。

【功效】补脾肾，强筋骨。适用于形体消瘦者。

黄芪牛肉

【原料】牛肉750克，黄芪20克，陈皮6克，姜、葱、酱油、料酒、胡椒粉、白糖、豆瓣、味精、植物油各适量。

【制法】将牛肉洗净切大条，沸水焯去血水，入锅炸2分钟，捞起，与其他药料一起下锅，加水适量，用文火炖至熟烂，拣去葱、姜、黄芪、陈皮，入味精调味，收汁装盘。

【功效】健脾养胃，补气养血。适用于体弱消瘦者。

芋头

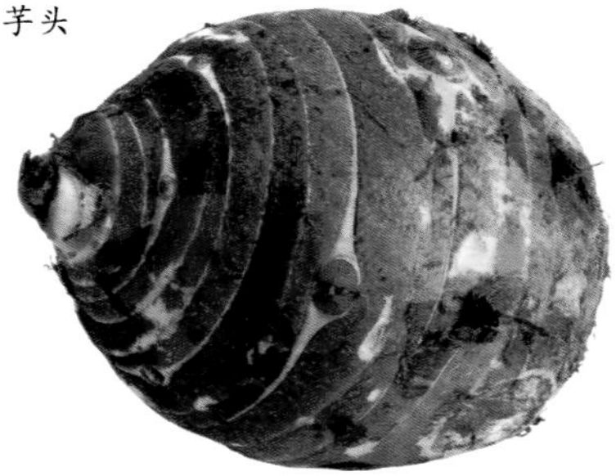

芋头，别名蹲鸱、芋魁、芋根、土芝、芋奶、芋艿。为天南星科植物芋的块茎。味甘辛，性平。归肠、胃经。具有消瘀散结，开胃生津，消炎镇痛，补气益肾之功效，适用于瘰疬、肿毒、腹中癖决、牛皮癣、汤火伤、胃痛、慢性肾小球肾炎等症。

糖炒芋头

【原料】小芋头400克，白糖少许，奶油、桂花、麻油各适量。

【制法】将芋头去皮洗净，入盘中上笼蒸熟。炒锅烧热放入麻油、桂花、奶油、白糖，加适量水烧开，放入芋头炒数下，起锅即成。

【功效】补气益肾。适用于脾虚、肝肾阴虚或阴虚内燥所致的食少瘦弱。

核桃保健方

【原料】核桃仁适量。

【制法】将核桃去核取肉。宜渐渐食之，每日服1颗，每5日加1颗，至20颗止，周而复始，久服效佳。

【功效】滑腻肌肉，黑泽须发，通润血脉，肥身健体。长期食用，可使须发滋黑、肌肉细腻光润、身体丰满。

干瘦增胖汤

【原料】山药、白术、麦冬、黄芩各10克，太子参、生黄芪、黄精、鸡血藤各15克。

【制法】将以上各味洗净，加水煎煮，去渣，取汁服。

【功效】益气健脾，滋阴养血。适用于形体消瘦、肤色无光泽、精神不振。

甲鱼杞子女贞汤

【原料】鳖1只，枸杞子30克，山药45克，女贞子15克，盐、料酒各适量。

【制法】将鳖宰杀，洗净切块；女贞子用纱布包好；山药切片。上述3味同枸杞子共入锅中炖烂，入盐、料酒，拣去药包即可。

【功效】补肝肾，丰肌，适用于形瘦体弱者。

鹿肉芪枣汤

【原料】鹿肉150克，黄芪、大枣各50克，盐、生油、肉汤各适量。

【制法】鹿肉洗净切片，大枣去核，黄芪洗净，加水与鹿肉、大枣同煮熟，去掉黄芪，入盐、生油、肉汤调味即成。

【功效】补益气血，丰肌。适用于身体虚劳、形体消瘦。

苁蓉羊肉羹

【原料】肉苁蓉15～30克，精

羊肉100～150克，生姜5克，葱白8克，生粉30克，盐适量。

【制法】肉苁蓉温水浸泡，洗净切碎，入锅煮烂，取浓汁。精羊肉洗净切丁，放入苁蓉汁内，煮至羊肉烂，将生姜、葱白、生粉、盐加入，再煮5～7分钟即成。

【功效】温补气血，助阳益精。适用于元阳不足、肾气亏乏所致的体质瘦弱。

五香参肚卷

【原料】猪肚1个，升麻4克，砂仁、五香粉各10克，炒枳壳20克，党参25克，柴胡4克，胡椒粉5克，蒜末、葱末、盐、糟汁、味精各适量。

【制法】将升麻、砂仁、炒枳壳、党参、柴胡烘干研末。猪肚洗净切成大块，将中药粉、五香粉、胡椒粉、味精、盐、蒜末、葱末、糟汁调拌匀，抹于肚片上，从内向外裹成卷，用麻绳扎好，挂在通风处风干。吃时入笼蒸熟，切成圆片即可。

【功效】益脾胃，补中气。适用于形体消瘦、内脏下垂等症。

参药野鸭汤

【原料】野鸭1只，党参、生姜各15克，山药30克，盐适量。

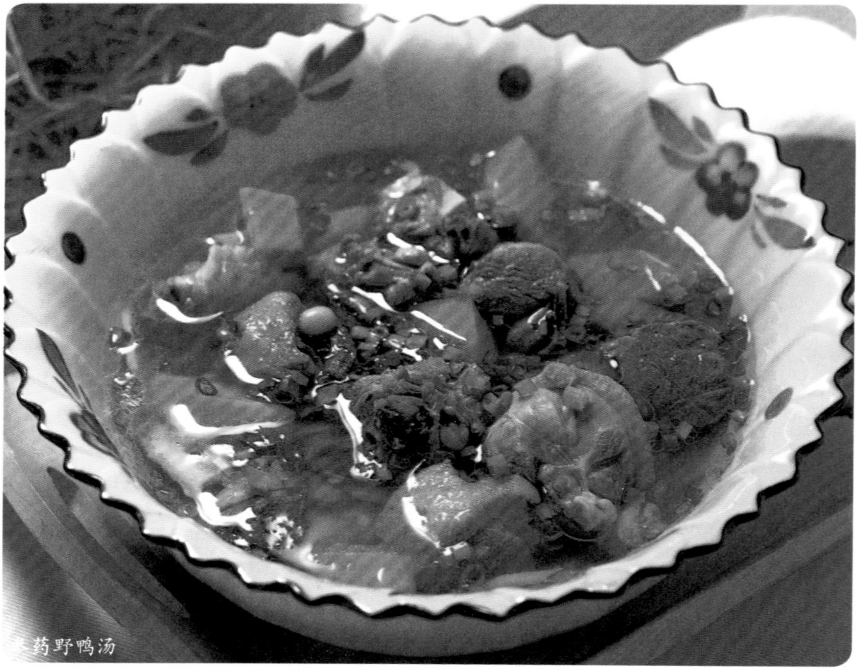

参药野鸭汤

【制法】野鸭去毛及内脏，洗净切块，与党参、山药、生姜及水共炖汤，加盐少许调味，去药即成。

【功效】补益脾胃。适用于脾胃虚弱、身体瘦弱、食欲不振等症。

乌米饭

【原料】糯米500克，南烛叶50克。

【制法】将糯米淘洗净备用。南烛叶洗净加水500毫升，煮半小时，去其叶渣，取汁水煮糯米，用文火煮2小时左右，待米色变黑，熟烂后即可食用。

【制法】补益脾肾，止咳，安神，明目，乌发。适用于体质衰弱、形体消瘦者。

牛奶饼

【原料】鲜牛奶1000毫升，果酱或覆盆子适量。

【制法】将鲜牛奶放入锅内，慢火加温，不久牛奶上层生成一块奶皮，即把火关小。将奶皮细心捞出，不要弄破，冷后奶皮会变得硬些，而后再将奶加温，又生成奶皮，将皮捞起，反复多次。待奶成水即止，将奶皮包果酱或覆盆子食之。

【功效】养心血，美容颜。适用于肥健身体、光泽面目、白润肌肤，防治皮肤干燥。

糯米山药粥

【原料】糯米100克，山药50克，花椒5粒，白糖适量。

【制法】将糯米、山药、花椒同煮成粥，食时加白糖。

【功效】健脾温中，丰肌。适用于脾虚而致的身体消瘦。

番茄增胖饮

【原料】番茄、葡萄各适量。

【制法】番茄去皮搅汁，葡萄去核搅汁，两汁相和。每餐饭后喝1杯，每日2次。

【功效】增加营养，强壮机体，

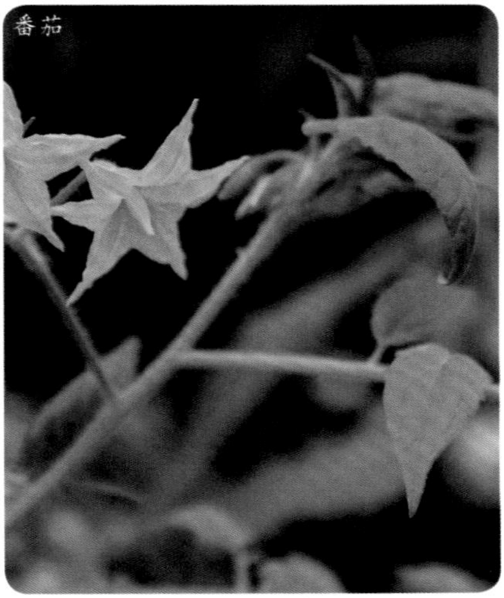

番茄，别名洋柿子、番李子、火柿子、臭柿、西红柿、柑仔蜜。为茄科植物番茄的新鲜果实，一年生或多年生草本。味甘、酸，性凉。归肝、脾、肾经。具有生津止渴，健胃消食，凉血平肝，清热解毒之功效。适用于热病津伤口渴、食欲不振、肝阳上亢、胃热口苦、烦热等症。现代医学研究证明，番茄可保护血管，治高血压，还可增加人体抗癌能力。番茄中胡萝卜素可保护皮肤弹性，促进骨骼钙化，防治小儿佝偻病、夜盲症和眼干燥症。

润肤悦颜。适用于增胖。

二、健胸药膳

高耸而富有弹性的乳房是女性青春健美的重要标志。乳房大小及丰满程度，与遗传、保养等因素有关，其中与营养素的摄入、雌激素的刺激关系更为密切。

乳房是富于脂肪的腺体组织，约由20个乳腺组成。乳腺之间是结缔组织和脂肪，将每个乳腺隔成许多小房。每个乳腺由导管和腺泡组成。腺泡是分泌乳汁的部分，多在妊娠期发育完善。导管的总开口在乳头，每个乳头约有15个导管小孔。整个乳房有一层脂肪包裹。因脂肪较厚，故乳房充实而富有弹性。乳头周围有一个圆形褐色皮肤区，称为乳晕。乳晕上有皮脂腺，可分泌皮脂，滋润乳头和乳晕。

为促进青春期乳房发育和避免中老年后出现乳腺萎缩，应多吃富含维生素E以及有利于激素分泌的食物，如卷心菜、菜花、葵花籽油、菜籽油等。维生素B也有利于激素合成，它存在于粗粮、豆类、牛奶、猪肝、牛肉、蘑菇等食物中。

激素在乳房发育和维持其丰满与弹性中起重要作用。瘦弱者为使乳房发育丰满，还应多食含热量高的食物如瘦肉类、蛋类、花生、芝麻、核桃、豆类、植物油等。由于热量在体内积蓄，会使瘦弱的身体变得丰满，同时乳房中也由于脂肪的积蓄而变得丰满而富有弹性。

紫河车有滋补强壮作用，能促进女性乳腺、生殖器、卵巢的发育。能使白发变黑，使气血两虚、瘦弱、面色无华、乳房发育不好的女性变得唇红齿白，面如桃花，乳房丰满。

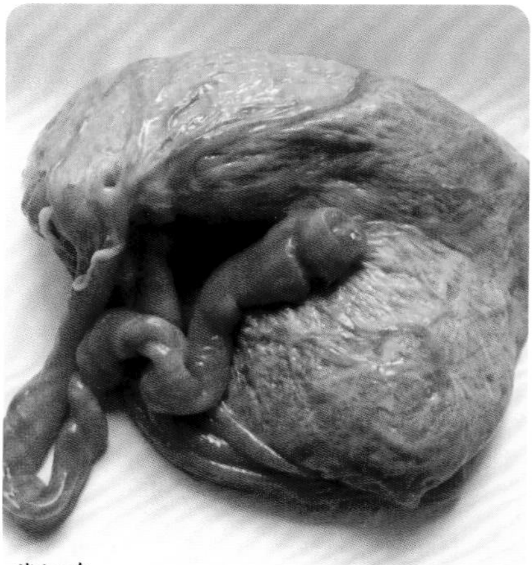
紫河车

紫河车，是人体胎盘的中药名，中医学称为胞衣、胎衣等。胎盘的鲜品、干品均可入药。紫河车质地硬脆，有腥气，以整齐、紫红色、洁净者为佳。中医学认为，胎盘味甘、咸，性温，归肺、心、肾经，有补肾益精，益气养血之功。现代医学研究认为，胎盘能促进乳腺、子宫、阴道、睾丸的发育，对甲状腺也有促进作用。临床用于治疗子宫发育不全、子宫萎缩、子宫肌炎、功能性无月经、子宫出血、乳汁缺乏症等，均有显著疗效，对肺结核、支气管哮喘、贫血等亦有良效，研末口服或灌肠可预防麻疹或减轻症状。对门脉性肝硬化腹水及血吸虫性晚期肝硬化腹水也有一定的疗效。

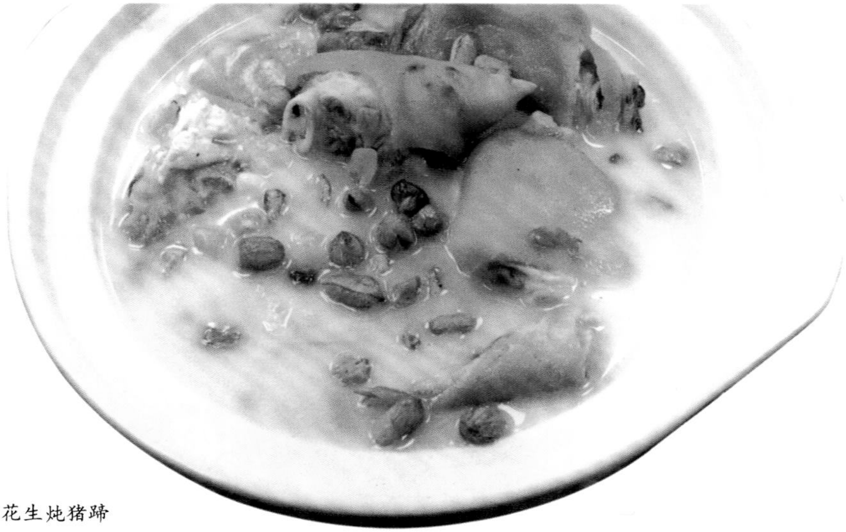

花生炖猪蹄

花生炖猪蹄

【原料】鲜猪蹄2只（约600克），花生仁30克，葱段、姜片、盐、味精、香菜段各适量。

【制法】猪蹄拔去毛，并用镊子镊净细毛，放水中浸泡后刮洗干净，剁成3厘米大小的方块，入烧沸的水中烫一烫，捞出用清水洗净。花生仁用温水浸泡后洗净。锅内注入清水，倒入猪蹄，用旺火浇沸，撇去沸沫，加葱段、姜片、盐，改用小火煮约30分钟，再加入花生仁，再用小火煮约1小时，待蹄肉、花生仁熟烂，拣出葱花、姜片，加味精调味，撒上香菜段拌匀，盛出装盘即成。

【功效】此菜具有补脾益血，催乳增乳，细润皮肤等功能。《本草从新》认为，花生“润肺补脾，和平和贵”；中医学认为，猪蹄有下乳汁、解百毒、疗诸疮、滑肌肤、去寒热等效用。故猪蹄、花生米炖食，可润滑肌、健身丰乳、疗治诸疮，是护肤养颜的佳品。

花生红枣炖猪蹄

【原料】带皮花生仁 100克，大枣15枚，猪蹄1对，盐2小匙，米酒1小匙。

【制法】花生仁泡水8小时以上，猪蹄洗净，放入滚水焯烫，去除毛脂、捞出；大枣洗净。将猪蹄、花生仁和大枣，连同泡花生的汁一起放入锅内，加入5杯水和盐、米酒，炖煮至花生仁与猪蹄熟软即可。

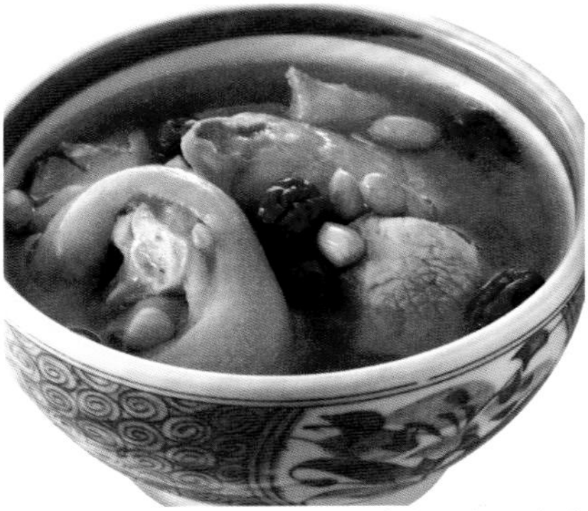

花生红枣炖猪蹄

【功效】健胸丰胸，雕塑女性成熟曲线美。

蜜汁羊肉

【原料】羊肉1000克，蜜糖、干地黄、归身、续断各200克，牛膝100克，黄芪50克。

【制法】将羊肉去皮，清除肥肉及筋膜，放入以上各药，加水同煲约10小时，取浓汁，去渣，再放入蜜糖，熬成麦芽糖样即可。

【功效】适用于妇女胸部平坦、乳房凹干者。发育不良男子常服也可健胸。

牛奶炖鸡

【原料】嫩雌鸡1只（约750克），牛奶400毫升，姜片1块，盐适量。

【制法】鸡洗净去毛及肠脏，洗后可切开，整只放入大沙锅内，加水、姜及牛奶，放火上炖上3小时左右，即可加盐调味食用。

【功效】这道菜营养丰富，有较好的丰胸作用。

山药乳酪海鲜

【原料】干贝、虾仁各180克，山药、花椰菜、洋香菜各适量，大蒜6粒，洋葱半粒，乳酪粉、奶水各3大匙。

【制法】将大蒜和洋葱先入油锅爆香。将山药切大块，连同干贝、虾仁一起入锅拌炒，由于山药具黏稠性，加入适量的水。将花椰菜、洋香菜加入一起拌炒，最后再将乳酪粉和奶水一起焖煮，食材煮熟后即可食用。

【功效】能有效调整女性内分泌机能，丰胸健体。

木瓜煲红枣莲子

【原料】木瓜、大枣、莲子、蜂蜜、冰糖各适量。

【制法】大枣、莲子加适量冰糖，煮熟待用。将木瓜剖开去籽，放入大枣、莲子、蜂蜜，上笼蒸透即可。

【功效】木瓜是我国民间的传统丰胸食品，维生素A含量极其丰富，而缺乏维生素A，会妨碍雌激素合成，中医学认为木瓜味甘性平，能消食健胃，滋补催乳，对消化不良都也具有食疗作用；大枣是调节内分泌，补血养颜的传统食品；大枣配上莲子，还有调经益气，滋补身体的作用。

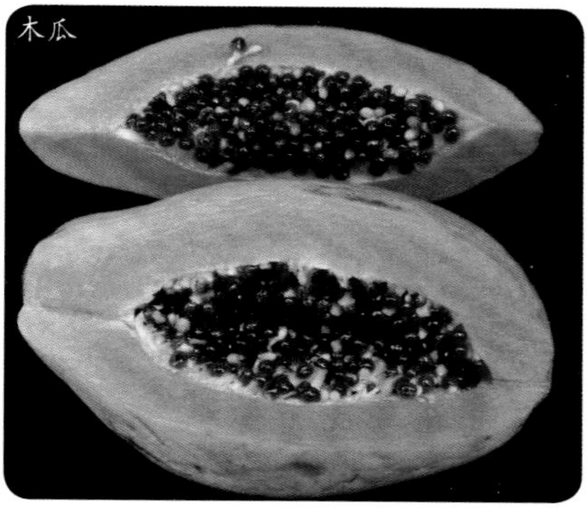

木瓜，别名皱皮木瓜，为蔷薇科植物贴梗海棠的果实。味酸，性温。归肝、脾经。具有平肝和胃，去湿舒筋之功效。适用于吐泻转筋、湿痹、脚气、水肿、痢疾等症。木瓜含丰富的丰胸激素，能刺激女性激素分泌，并能刺激卵巢分泌雌性激素，使乳腺畅通，对乳腺发育很有助益。

豆浆炖羊肉

【原料】羊肉500克，生淮山药200克，豆浆500毫升，植物油、盐、姜各少许。

【制法】将生山药去皮，羊肉洗净切成片和豆浆一起倒入锅中，加清水适量，再加入植物油、盐、姜，上火炖2小时即成。

【功效】羊肉温中散寒，化滞，健脾益气，温补肾阳，有通乳下奶的作用；山药健脾止泄，补肺益气，温肾益精，治乳腺增生；豆浆，味甘，性平，补虚润燥，清热化痰。

黑木耳红枣汤

【原料】黑木耳、大枣各10克，白糖适量。

【制法】加适量的水，把黑木耳和大枣煮熟后，加入白糖即可。此汤最好于月经前1周到月经结束这段时间饮用，每日吃或隔日食用都可以。

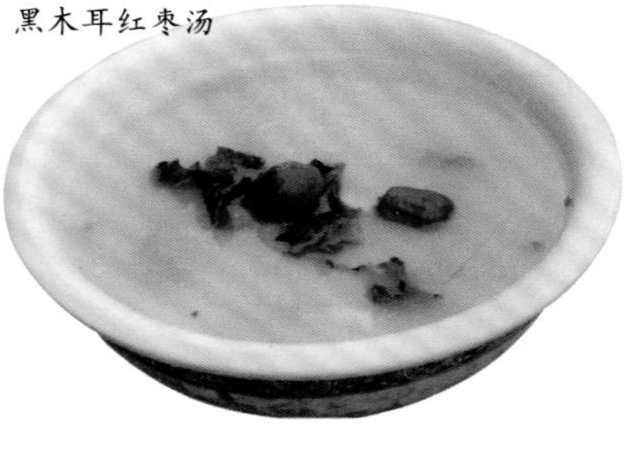

【功效】能有效调节女性内分泌机制，促进胸部发育，补血养颜。

木瓜炖鸡汤

【原料】青木瓜250克，鸡翅6只，大枣10枚，黄芪50克，杏仁15克，盐适量。

【制法】先煮滚一锅水，将大枣去核后入锅，接着将青木瓜、鸡翅、大枣、黄芪、杏仁全部入锅，加盐调味，30分钟后即可食用。

【功效】健身丰乳。

健乳润肤汤

【原料】猪肚1个，芡实30克，黄芪25克，白果肉60克，豆腐皮30克。

【制法】将猪肚用粗盐洗净，连同芡实、黄芪、去心白果肉放入沙锅内，加适量水，共煮30分钟，再放入豆腐皮，小火熬至汤变成奶白色即可。

【功效】健乳隆胸，白嫩肌肤。适用于促进少女乳房发育，并令肌肤水嫩。

陈皮乌鸡汤

【原料】白术、山药、茯苓各15克，陈皮、紫河车粉各7.5克，乌鸡半只，植物油、盐、姜各适量。

【制法】将白术、山药、茯苓、陈皮、乌鸡、植物油、盐一起放沙锅内煲汤，约90分钟，调味后倒出汤，将紫河车粉放入汤内饮用。

【功效】常食能使人皮肤富有弹性、皱纹减少，乳房丰满，曲线优美。

白芷鲤鱼汤

【原料】白芷20克，鲤鱼1条（约250克），盐、味精各适量。

【制法】将鱼刮鳞，用常法洗净。白芷布包，加水适量，共煮至熟，加入盐、味精调味即可。

【功效】调养气血，丰满乳房。适用于乳房健美。

虾仁归芪粥

【原料】虾仁10克，当归15克，黄芪30克，桔梗6克，粳米50克。

【制法】将当归、黄芪、桔梗用布包好，先煎煮20分钟，再放入虾仁、粳米熬煮成粥即可。

【功效】调补气血，健美乳房。适用于气血虚弱所致的乳房干瘪、丧失青春活力等症状。

胡椒粒猪肚煲

【原料】白胡椒粒100克，猪肚

白芷鲤鱼汤

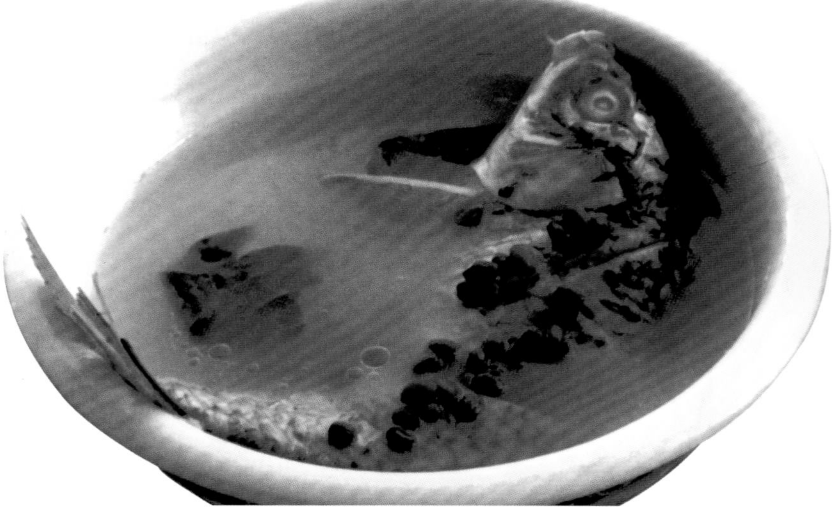

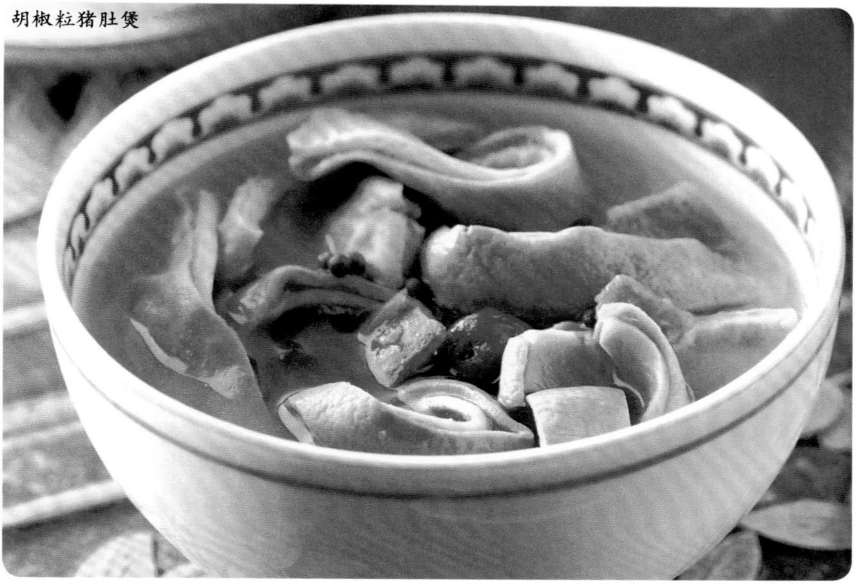
胡椒粒猪肚煲

1个，猪粉肠300克，瘦肉200克，盐适量。

【制法】猪肚切去肥油，洗擦干净，除去异味，粉肠洗净；将猪肚、猪粉肠放入滚水内煮10分钟，取出洗干净，沥干水分；将胡椒粒放入猪肚内，用线把猪肚口绑起来不让胡椒粒流出来；瘦肉飞水后洗净。锅内加水适量煲滚，将胡椒粒、猪肚、猪粉肠、瘦肉加入煲滚，改为文火煲3小时，加盐调味即可。

【功效】健身丰乳，护肤养颜。

木瓜花生大枣汤

【原料】木瓜750克，花生150克，大枣5枚，红糖2～3块。

【制法】木瓜去皮、去核、切块。将木瓜、花生、大枣和8碗水放入煲内，放入红糖，待水滚后改用文火煲2小时即可饮用。

【功效】健身丰乳，护肤养颜。木瓜含有丰富的维生素C，常吃能使肌肤光滑、白净，兼能养颜。花生味甘、性平，有活血通乳、健脾开胃、润肺利尿的功效。

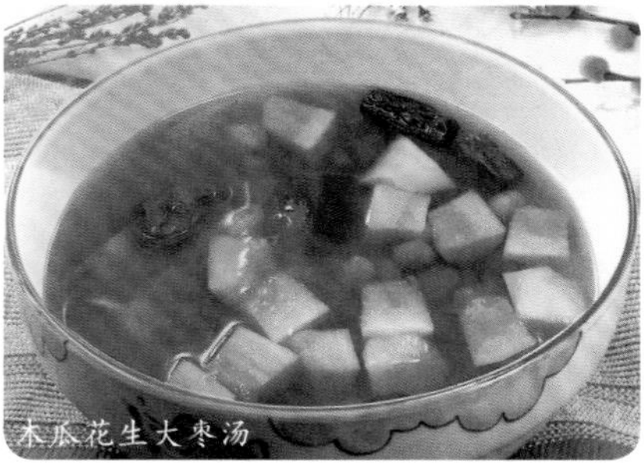
木瓜花生大枣汤

第三十一章　养心安神药膳

养心安神药膳指选用养心安神中药（常用龙眼肉、大枣、柏子仁、酸枣仁、百合、玫瑰花等），配合一定的食物（主要有猪心、羊心、鹿心等），经烹调而成的药膳食品。其功能为养心神，补心气，益心智，镇静止惊，增强记忆力。虽然中医临床分类有心阳虚、心阴虚、心血虚、心气虚，但在食疗药膳中，由于都是性质平和的食品，只要有心慌心跳、失眠健忘的症状就可以食用。

养心安神药膳有玫瑰花烤羊心、玉竹心子、糖渍龙眼、葱枣汤、冰糖莲子、柏子仁炖猪心、琥珀莲子，等等。

玫瑰花烤羊心

【原料】鲜玫瑰花、羊心各50克，盐5克。

【制法】先将玫瑰花同盐煎煮10分钟，再将羊心切片蘸玫瑰花汁烤炙。

【功效】适用于心血亏虚之惊悸失眠、郁闷不乐等症。

琥珀莲子

【原料】莲子、猪板油各100克，龙眼250克，冰糖150克，糖桂花3克，食碱30克。

【制法】盆内放入沸水500毫升，加食碱15克。倒入莲子，用竹帚搅打去皮，沥去碱水。换沸水750

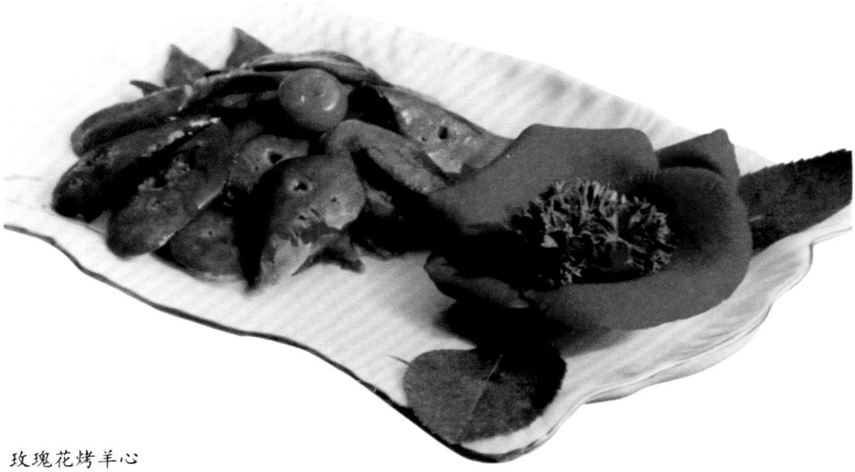

玫瑰花烤羊心

毫升，加食碱15克，继续搅打，取出洗净，削去两头，捅去莲子心，再漂洗干净。沙锅中放入清水1000毫升，倒入莲子，上中火烧沸，放入去膜的猪板油，盖上盖，改小火焖约30分钟，捞出莲子。将龙眼剥壳去核，然后用一颗龙眼肉包一粒莲子，放入原汤锅内，加冰糖上中火烧沸，撇去浮沫，再改小火焖至酥烂（约需1小时），然后离火，拣去猪板油，倒入糖桂花即成。

【功效】补脾止泻，益肾涩精，养心安神。适用于脾虚久泻、遗精带下、心悸失眠等症。

糖渍龙眼

【原料】鲜龙眼500克，白糖50克。

【制法】将鲜龙眼去皮、核，加白糖放入碗中，蒸晾3次，待龙眼肉变黑，再拌白糖少许即成。

【功效】龙眼肉开胃益脾、安神补血。龙眼肉与益脾暖胃的白糖合用，能增大其养心安神的功能，久服能补脑益智，延年益寿。糖渍龙眼肉养心血，安心神。适用于中老年人病后体弱、失眠、心悸、健忘等症。

葱枣汤

【原料】大枣20枚，葱白7根。

【制法】将大枣用水泡发后，洗净备用；将葱白连须洗净，备用。将大枣放入锅内，加适量水，先用武火烧沸20分钟后，加入葱白及须，继续用文火烧煎10分钟即可。

【功效】具有安神宁心，养阴生津之功用。

柏子仁炖猪心

【原料】柏子仁15克，猪心1个，盐、料酒、酱油、葱花各适量。

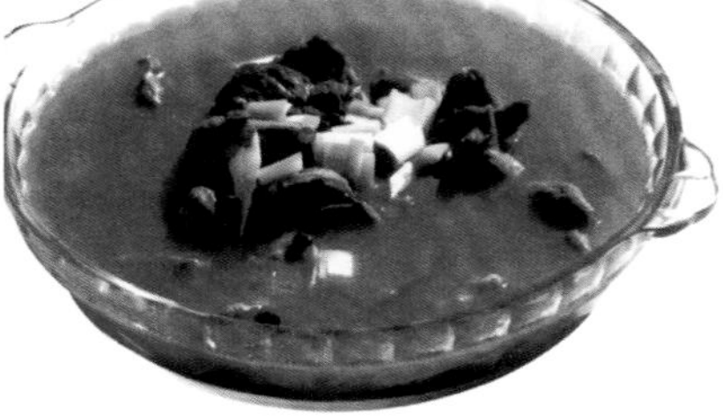
柏子仁炖猪心

【制法】把猪心洗干净，切成厚片，同柏子仁放入有适量清水的锅中，加放料酒、盐，在小火上炖至猪心软烂后，加入酱油、葱花即成。

【功效】此汤菜有养心安神，润肠通便之功效。适用于心血不足所致的心悸不宁、失眠多梦等症。

莲蓉糖包

【原料】面粉400克，莲子、白糖各250克，猪油25克，泡打粉12克。

【制法】将莲子用开水泡后去皮、心，上屉蒸30分钟，取出压成泥，与白糖200克和猪油一起拌成馅备用。另将面粉、白糖（50克）、泡打粉一起，用适量的温水和成面揉匀，然后分成16个剂子，用手按成皮，将馅包入，包好后上屉蒸15分钟左右，取出即成。

【功效】养心补脾，益肾固精。适用于脾虚食少、消化不良、心悸乏力及身体虚弱等症。

八宝饭

【原料】江米200克，加工莲子、猪油、水淀粉、金糕条各25克，去核蜜枣、核桃仁、松子仁各15克，葡萄干、瓜子仁、青梅各10克，白糖150克，桂花卤5克。

【制法】江米用清水淘洗干净，浸泡10分钟，捞入开水锅内煮至八成熟，捞入有屉布的笼屉内，蒸熟取出，加白糖50克，入猪油、桂花卤2.5克拌匀。将蜜枣、青梅、金糕分别切成小丁；核桃仁、葡萄干、松子仁、瓜子仁洗净。然后取大碗一只，将上述配料（除金糕丁外）分别搭配码在碗底，把蒸好的江米饭在碗内按平，上屉蒸透，取出扣在大盘内。取锅上火，倒入清水300毫升，加白糖100克，桂花卤2.5克烧开，用水淀粉勾薄芡浇在江米饭上，撒上金糕丁即成。

【功效】养心神，补气血。适用于贫血、失眠、心悸、虚弱患者食用。健康人食用，能收到睡眠良好、防病健身等效果。

酒醋鸡蛋

【原料】米醋、黄酒各100毫升，鸡蛋3个。

【制法】将鸡蛋打碎，与米醋、黄酒搅匀，放火上煮至100毫升。早、晚空腹各服1次。

【功效】养心安神，散瘀解毒，行气，通血脉。适用于心气虚、心血不足的心悸、失眠等症。

酒醋鸡蛋

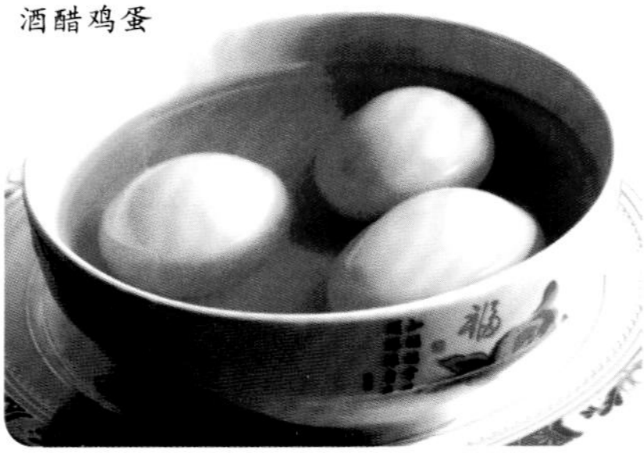

豆麦汤

【原料】黑豆、浮小麦各30克，莲子7粒，黑枣7枚，冰糖适量。

【制法】先煮黑豆、浮小麦取汁去渣，用汁再煮莲子、黑枣至熟。亦可放入冰糖少许。

【功效】敛汗益心肾。凡因心肾不安而引起的心烦夜寐盗汗、神疲乏力、记忆减退、健忘等症，可辅饮此汤。

小麦大枣汤

【原料】小麦30克，大枣10枚，甘草6克。

【制作】将小麦、大枣、甘草水

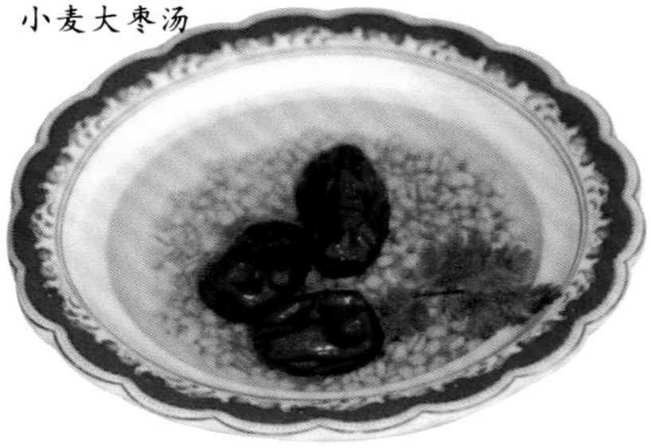

小麦大枣汤

煮去渣取汁，代茶饮。

【功效】养心宁神，和中缓急。适用于因心脾不足而引起的精神恍惚、不能自主、悲伤欲哭、呵欠频作等症。

玉竹猪心

【原料】猪心500克，玉竹20克，罐头荸荠50克，韭黄10克，鸡汤40毫升，盐2.5克，酱油15毫升，料酒10毫升，葱、姜各6克，水淀粉、香油各15克，植物油500毫升（耗油50毫升），蒜、味精、白糖、胡椒粉、醋各适量。

【制法】将玉竹洗净切片，水煮取浓缩汁20毫升；猪心切薄片，放在碗内用盐15克，水淀粉抓一抓；韭黄摘洗干净切成寸段；荸荠切片；葱、姜、蒜分别切成细末。取小调料碗1个，内放料酒、酱油、白糖、味精、盐各1.5克，胡椒粉、鸡汤、水淀粉、玉竹浓缩汁调匀，兑成芡汁备用。取锅置于火上，倒入植物油烧热，下入猪心滑透，倒在漏勺中控油，锅内留油少许，重新上火烧热，先放蒜末，再放葱末、姜末炸出香味，然后放入荸荠片煸透，倒入猪心，继而烹入兑好的芡汁，撒上韭黄段，翻炒均匀。最后，淋醋1毫升，香油少许，离火盛在盘内。

【功效】宁心安神，养阴生津。适用于心血不足的心悸、心烦、失眠、多梦、健忘，以及肺阴不足的久咳、干咳，胃阴不足的烦渴、不思饮食等症。也可作为冠心病、肺心病、糖尿病及肺结核患者的保健饮食。

参砂蒸蛋

【原料】苏条参（或潞党参）、山药各30克，朱砂6克，鸡蛋1个。

【制法】先将苏条参（或潞党参）、山药研成细末，与朱砂拌匀备用。每次用6克混合药末，与鸡蛋在碗内搅打均匀，放入蒸锅蒸熟即成。

【功效】补气养血，安神。适用于气血虚、心脾不足引起的心悸、失眠、食少纳呆等症。需要注意的是，血脂高、肝有器质性病变者不宜服用。

猪肤红枣羹

【原料】鲜猪皮500克，大枣250克，冰糖适量。

【制法】将猪皮加水适量，炖成黏稠羹汤，大枣另用慢火煮透（以表面无皱纹为度），然后放入猪皮汤中加适量冰糖即成。

【功效】补血安神。适用于因

血小板减少或血友病引起的齿衄、鼻衄、紫癜等症。

天麻焖鸡块

【原料】嫩母鸡1只（约1500克），水发香菇50克，鸡汤500毫升，料酒6毫升，盐6克，天麻、淀粉、鸡油各15克，植物油75毫升，葱、姜各少许，味精、糖各适量。

【制法】天麻用水洗净，切成薄片，放小碗内上屉蒸熟（约10分钟）。将母鸡去骨，切成3厘米见方的块，用植物油过一下，再将葱、姜用油煸出香味，加入鸡汤和所有调料，再倒入鸡块。用小火焖40分钟，加天麻片再焖烤5分钟左右，用淀粉勾芡，淋以鸡油即成。

【功效】平肝熄风，养血安神。适用于因高血压引起的眩晕头痛、神经性偏头痛、肢体麻木，神经衰弱引起的头昏、头痛、失眠等症。

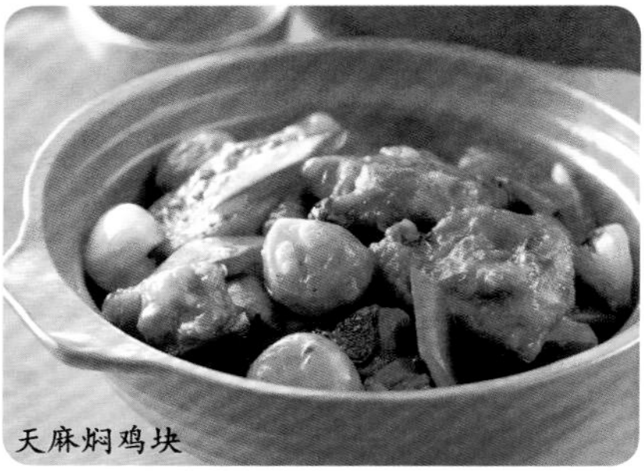
天麻焖鸡块

爆鹿心

【原料】鹿心300克，鸡蛋清1个，水发香菇、玉兰片、豌豆各50克，葱、姜、蒜末各12克，湿淀粉25克，植物油100毫升，盐、味精、清汤各适量。

【制法】将葱、蒜、姜末放在碗内，用盐、味精、清汤兑成汁。再将鹿心切成两半，去净对边白抽筋，片成1厘米长、2厘米宽的薄片，放凉水碗内，淘净捞出控干，再放入碗内加鸡蛋清、淀粉、盐少许抓匀。香菇、玉兰片切片，同豌豆放在一起。将锅放于旺火上加入植物油，待油稍热将抓好的鹿心片下锅，用小勺滑开，待鹿心片发亮时捞出，沥出余油。随后将配菜下锅，将兑好的汁放入翻炒几下，再将鹿心片下锅，汁沸时勾薄芡，翻炒几下，盛盘即成。

【功效】养气补血，安神镇静。适用于心血虚损、惊悸、失眠、自汗等症。

桂圆童子鸡

【原料】净童子鸡1只（约1000克），龙眼肉100克，料酒100毫升，葱、姜各10克，盐5克。

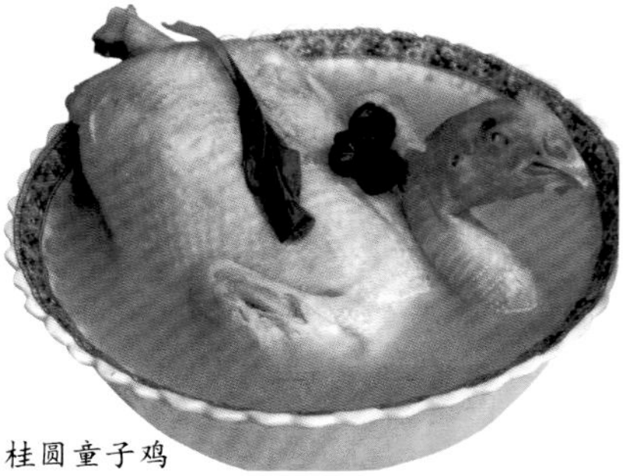
桂圆童子鸡

【制法】将净鸡剁去爪，把腿别在鸡翅上面，使其团起来。放入沸水锅中焯一下，捞出洗净。龙眼肉也用清水洗净。取一只汤锅把鸡放入，再加龙眼肉、料酒、葱、姜、盐和清水500毫升上屉蒸约1小时，取出葱、姜即成。

【功效】补气血，安心神。适用于贫血、失眠、心悸的患者食用。也利于病后、产后体虚者的康复。

栗子桂圆粥

【原料】栗子（去壳用肉）10个，龙眼肉15克，粳米50克，白糖少许。

【制法】将栗子切成小碎块，与粳米同煮如常法做粥，将熟粥内放入龙眼肉，食时加入白糖少许。

【功效】补心肾，益腰膝。适用于因心肾精血不足而引起的心悸、失眠、腰膝酸软等症。

桂圆粥

【原料】龙眼肉30克，粳米50克，白糖适量。

【制法】将龙眼洗净去除杂质，切碎待用。粳米洗净，加水煮粥至将熟时，放入龙眼肉和白糖少许，搅匀煮至全熟。

【功效】养心安神。适用于心悸、失眠及健忘者。

莲子粉粥

【原料】莲子（去皮带心）50克，龙眼肉30克，冰糖适量。

【制法】将干莲子磨粉，用水调成糊状，放入沸水中，同时放入龙眼肉，煮成粥，加入冰糖。

【功效】补益心肾，安神固精。适用于因心肾下交，水火失济而引起的心悸、失眠、男子遗精、女子多梦等症。

莲子茯苓糕

【原料】莲子、茯苓、麦冬各300克，白糖、桂花各适量。

【制法】先将莲子、茯苓、麦冬共研成细面，加入白糖、桂花拌匀，用水和面蒸糕。

【功效】宁心健脾。凡因心阴不足、脾气虚弱而引起的消渴、心悸、食少、形瘦、乏力等症者，可辅食此糕。

山药粥

【原料】生山药、面粉各150克，葱、姜各适量，红糖少许。

【制法】先将生山药洗净，剥去外皮，捣烂，把面粉调入冷水中煮成粥糊，将熟时加入葱、姜、红糖，稍煮至沸即成。

【功效】养心气，健脾胃。适用于心气不足、心慌心跳、自汗盗汗、脾胃虚弱、虚劳消渴、食欲不振、消化不良、腹泻久痢、男子遗精、妇女带下等症。

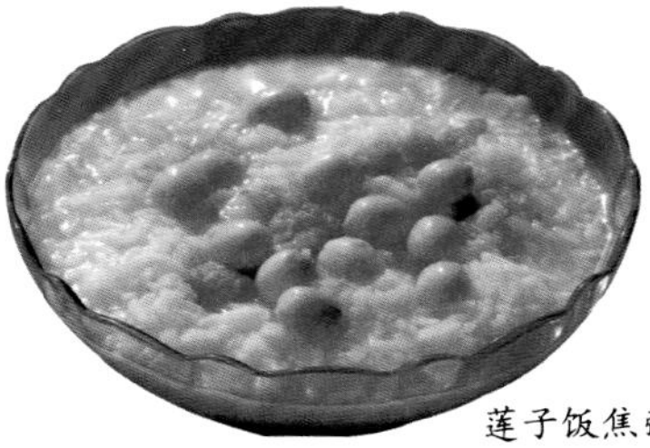
莲子饭焦粥

莲子饭焦粥

【原料】莲子50克，饭焦（锅巴）、白糖各适量。

【制作】将莲子、饭焦加水，用文火煮粥，等莲子烂熟，调入白糖即可。服用时早晚餐温热服食。

【疗效】健脾涩肠，益气消食。适用于脾胃虚弱、食欲不振、消化不良、大便溏泄等症。

雪花莲子

【原料】莲子、鸡蛋清各125克，冰糖100克，食用碱适量。

【制法】将莲子放入容器里，加入少许食用碱和适量的开水，用竹炊帚反复擦洗，中间要换两次水，擦至外皮洁白即可，并去掉莲子心。将莲子用清水洗净，放入碗中，加入适量水，上屉用旺火蒸酥备用。将鸡蛋清置于汤盘中，用筷子使劲向一个方向搅打（不要间歇），直打到筷子直立于鸡蛋清中即好。取锅置于火上，加入清水750毫升，放入冰糖和莲子，烧开后放入打好的鸡蛋清，用手勺将它切成大块，倒入汤碗中即成。

【功效】补肾健脾，养心安神。适用于脾虚泄泻、遗精、崩漏带下、心烦不寐、多梦易醒、心火尿赤、淋浊涩痛等症。

葛根粉粥

【原料】葛根粉30克，粳米100克。

【制法】将新鲜葛根切片磨碎，加水搅拌，沉淀后取粉，再与粳米共煮成粥。

【功效】清热除烦，养心安神。

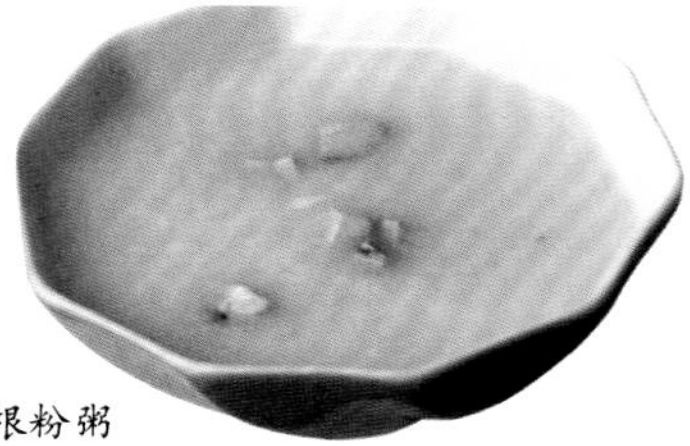
葛根粉粥

冰糖莲子

【原料】鲜莲子300克，冰糖、白糖各200克，金糕30克，桂花卤少许。

【制法】将莲子用水浸泡，胀发后用温水洗2～3遍，倒入碗中加上开水（以漫过莲子为宜），上屉蒸50分钟左右取出备用。把锅置于火上，加2000毫升凉水，开锅后将冰糖、白糖一齐下入，开锅后撇去浮沫。然后用干净白布将糖水过滤，将莲子倒入大碗，将金糕切成小丁撒在莲子上，加入桂花卤，再将过滤好的糖汁浇入即成。

【功效】补肾健脾，养心安神。适用于脾虚泄泻、遗精、崩漏带下、心烦不寐、多梦易醒、心火尿赤、淋浊涩痛等症。

凉拌鸡块

【原料】鲜鸡块500克，熟蛋黄3个，芥末3克，白糖2克，醋2.5毫升，盐10克，味精1.5克，香油50毫升。

【制法】将鸡块削去皮，用干净毛巾擦净（不宜于水洗，否则易失原味），用盘装好上屉蒸10分钟，取出冷却备用。再把熟蛋黄放入小碗内加入白糖、盐、芥末，用筷子调匀，边调边下香油，临吃时将鸡块按顺序摆烧盘中，再加入醋、味精。

【功效】适用于心悸、肝炎等症。

银耳鸡汤

【原料】银耳20克，鸡汤250毫升，盐、白糖各少许。

【制法】将银耳泡发洗净，加水烧透后兑入鸡汤，加盐、白糖调味，再炖沸即成。此汤分早、晚食用。

【功效】滋补强身。适用于虚损体弱、气阴不足、失眠多梦、健忘心悸等症。

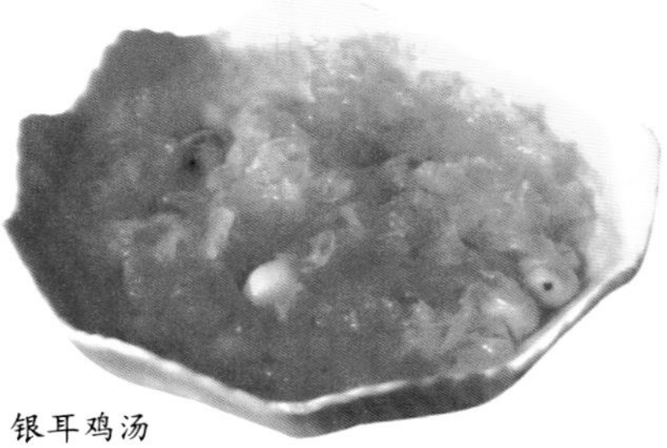

银耳鸡汤

西芹炒凤尾腰

【原料】西芹100克，猪腰1对，红椒1只，生姜10克，花生油20毫升，盐、味精各5克，白糖2克，湿生粉适量，鸡油少许。

【制法】先将西芹去老皮，切段，红椒切条，生姜切片；猪腰去内白，切成凤尾形。烧锅下花生油，待油热时放入姜片、腰花，快速炒至八成熟，倒入小碗内。洗净锅，烧热下油，放入西芹、红椒炒至断生，加入腰花，调入盐、味精、白糖翻炒，用湿生粉勾芡，淋入鸡油，出锅盛碟即可。

【功效】有健胃、利尿、净血、调经、降压、镇静等作用。

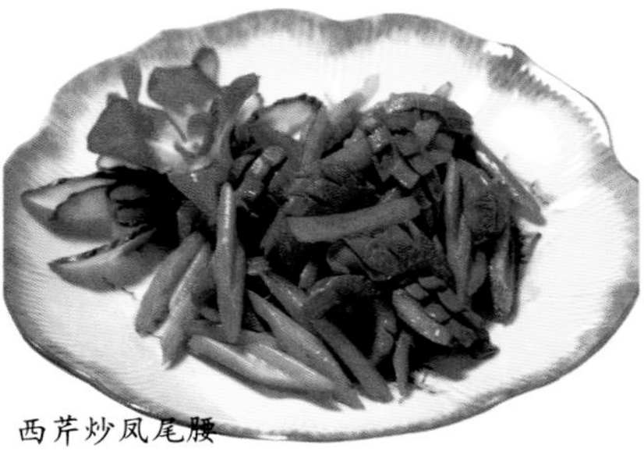

西芹炒凤尾腰

荷叶煎

【原料】鲜荷叶2张，红糖

50克。

【制法】将荷叶切成细条，与红糖同煮后去荷叶渣，温服。

【功效】止血安神。适用于因冲脉气盛、妊娠初期出现胎漏下血等症。

百合银耳羹

【原料】百合、莲子（去心）各、冰糖各50克，银耳25克。

【制法】百合、莲子加水适量，煮沸，再加银耳，文火煨至汤汁稍黏，加冰糖，冷后即可。睡前服用。

【功效】安神健脑。适用于失眠多梦、焦虑健忘等症。

枣仁粥

【原料】酸枣仁60克，大米400克。

【制法】将酸枣仁炒熟，放入锅内，加水适量煎熬，取其药液备用。将大米淘洗干净，放入锅内，再把药液倒入煎煮，待米熟烂时即成。

【功效】养阴，补心，安神。适用于心脾两虚所致的心烦不眠等症。

枣仁粥

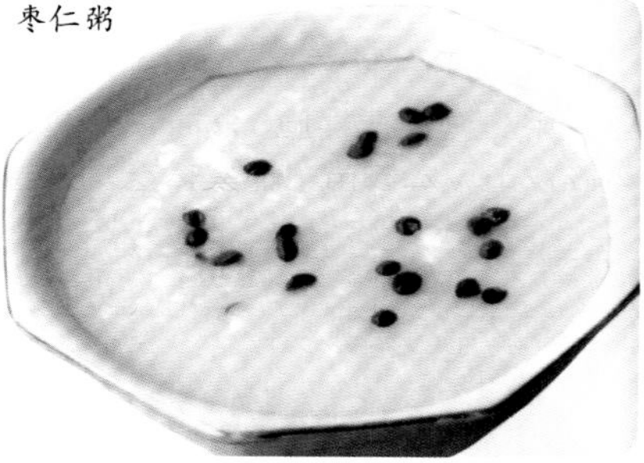

龙眼鸡片

【原料】鸡脯肉400克，龙眼肉30克，生姜、葱各10克，鸡蛋2只，小白菜40克，植物油、盐、料酒、味精、胡椒粉、淀粉、香油、白糖各适量。

【制法】将龙眼肉洗净，生姜切薄片，葱切末，鸡脯肉去筋膜后切薄片，鸡蛋去黄留清，小白菜洗净。鸡片用蛋清、盐、料酒、味精、胡椒粉、淀粉调匀浆好，用鸡汤、盐、白糖、胡椒粉、味精兑成汁。待锅内猪油烧至五成热时，下鸡脯肉片滑散，捞出沥油；锅内留底油50毫升，待油六成热时，入葱、姜煸香味，随即倒入龙眼肉、滑好的鸡脯肉片及小白菜并倒入滋汁翻炒几下，起锅装盘，淋上香油即成。

【功效】补脾益肾，养心安神。适用于脾虚泄泻、浮肿乏力、血虚心悸、失眠健忘等症。无病常食，可益脑养神，增强记忆。

莲子锅蒸

【原料】莲子20克，百合、核桃仁、鲜蘑菇各15克，白扁豆、蜜枣、蜜樱桃、瓜片各10克，玫瑰3克，肥儿粉50克，面粉80克，白糖100克，化猪油125克。

【制法】将鲜蘑菇去皮，切成指甲片大；莲子去皮去心，白扁豆去壳，加百合，装碗上笼蒸熟取出；核桃仁泡发后，去皮，炸酥，剁碎；蜜樱桃对剖，瓜片、蜜枣切成碎丁，将以上全部混合，共成配料。炒锅内下猪油50克，烧到五成热，先将面粉炒散，再加肥儿粉炒匀，注入开水适量，继续将水、面、油炒合为一体，立即放入白糖炒匀后，投进以上的配料继续炒匀，起锅前，放入玫瑰和化猪油，炒匀即成。

【功效】养心安神，健脾开胃。适用于脾胃虚弱、精神不振等症。亦可作无病中老年人平时的保健食品。

莲子粥

【原料】莲子（去心）、粳米各30克。

【制法】莲子研如泥与粳米煮粥。

【功效】健脾益气，宁神益志，补益精气。适用于心脾气虚、心神不宁、心悸、怔忡、乏力、失眠、遗精、久泻、淋浊、白带等症。

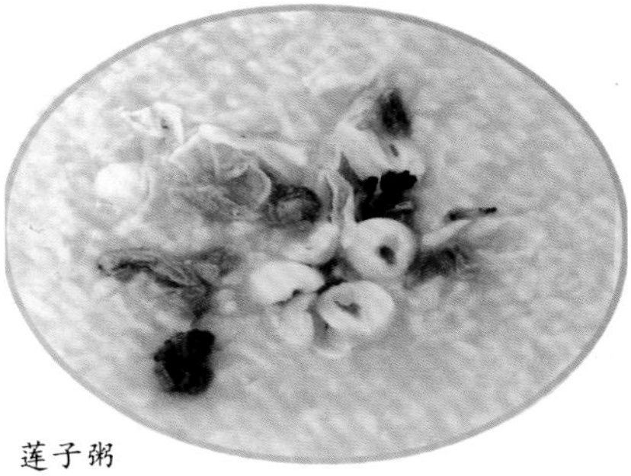

莲子粥

莲子桂圆汤

【原料】莲子（去心）、茯苓、芡实各10克，龙眼肉15克，红糖适量。

【制法】将上述前4味药洗净，文火炖煮50分钟，至煮成黏状，再搅入红糖，冷却后作为夜点心食用。

【功效】补心健脾，养血安神。适用于平素劳神过度、心脾两虚所致的心悸怔忡、失眠健忘、乏力肢倦、虚汗频出以及各种贫血、神经衰弱等症。

三仙酒

【原料】龙眼肉250克，桂花60克，白糖120克，白酒2500毫升。

【制法】将前2味与白糖、白酒共置入容器中，密封静置浸泡。浸泡时间愈久愈佳。

【功效】益心脾，补气血，养颜。适用于思虑过度、面色不华、精神委靡、记忆力减退、失眠多梦、心悸怔忡等症。

菠菜人参饺

【原料】猪肉500克，菠菜750克，面粉3000克，人参粉5克，姜末、葱末、胡椒粉、酱油、香油、盐各适量。

【制法】将菠菜去茎留叶，洗净，用少许盐搅拌腌5分钟，用纱布包好挤出水分备用；人参粉经过细箩筛，备用；猪肉剁成肉末，加盐、酱油、香油、姜末拌匀，稍加水，放入葱末、人参粉拌成馅。面粉用挤出的菠菜水和面（如不够用，可加清水）

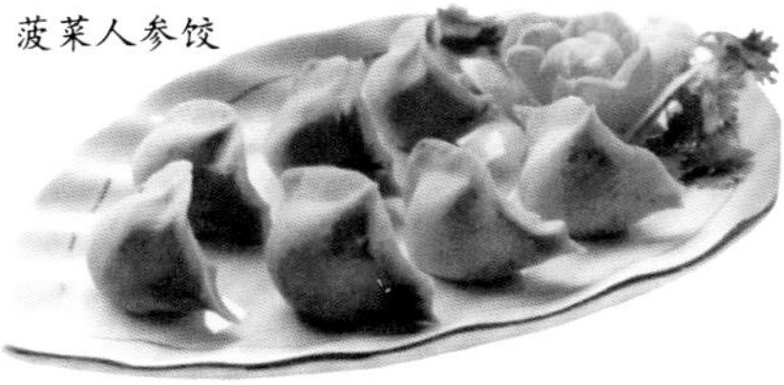
菠菜人参饺

揉匀，醒面20分钟后，按常法包饺子，煮熟吃。

【功效】补气安神。适用于气虚神衰、四肢倦怠、心慌、心跳等症。

鸡肉茯苓馄饨

【原料】黄雌鸡肉120克，茯苓末60克，面粉180克，淡豆豉汁适量。

【制法】鸡肉洗净剁成肉泥，拌入茯苓末作馅，面粉和匀做皮，包馄饨，汤汁内加淡豆豉汁将其煮熟。

【功效】健脾利湿，益气补血。适用于脾虚食少、便溏或咳逆脑闷、气血亏虚、形体羸瘦及噎食等症。

茯苓包子

【原料】茯苓30克，面粉1000克，鲜猪肉500克，生姜、胡椒、香油、料酒、盐、酱油、大葱、骨头汤各适量。

【制法】将茯苓块放入锅内，每次加水约250毫升，加热煮沸3次，每次煮沸1小时（以沸开始计时），3次药汁合并滤净待用。把面粉倒在案板上，加入发面300克，温热茯苓汁500毫升，做成发酵面团。将猪肉剁茸，放入盆内，加酱油拌匀，再加所有调料，搅拌成馅。按常法做成包子，上屉用武火蒸约15分钟即成。

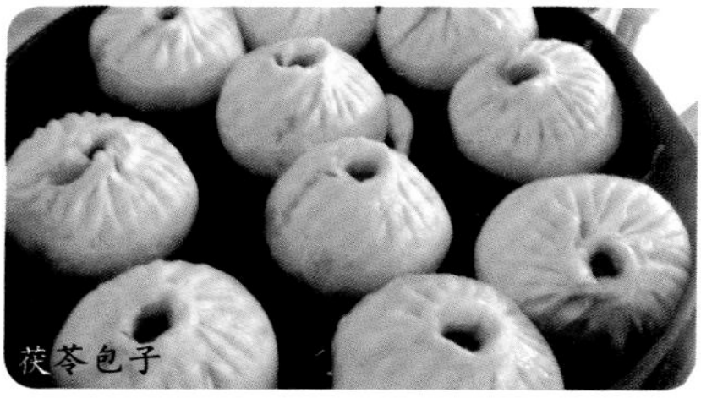
茯苓包子

【功效】养心安神，健脾开胃，除湿化痰，利水肿。适用于脾胃虚弱、小便不利、痰饮咳逆、心悸失眠等症。

莲子百合麦冬汤

【原料】莲子（带心）、百合各30克，麦冬12克。

【制法】将以上3味同放入沙锅内，加水适量，用文火煎煮至莲子酥烂为度。

【功效】健脾润肺，清心宁神。莲子具有补脾益胃、养心安神功效；百合、麦冬均有滋阴润肺之功及清心宁神之效。三味合用，尤适用于脾胃虚弱、食欲减退、心烦失眠、神疲健忘者服食。

百合面

【原料】百合、面粉、菜油各适量。

【制法】百合晒干，研为细末，与面粉混合做饼，菜油煎饼食之。

【功效】清心安神，补益气血。可辅治烦躁、身热等。

第三十二章 抗疲劳解乏药膳

现代生活节奏所产生的精神压力极易使人感到疲劳，那么在生活中，除了合理安排休息时间，保持足够的睡眠外，适当多吃些抗疲劳的食物同样也可起到防止疲劳的作用。

疲劳由环境偏酸造成，多食碱性食物能中和酸性环境，降低血液肌肉的酸度，增加耐受力，消除疲劳。碱性食物如水果、蔬菜等。

含咖啡因食物如茶叶、咖啡、巧克力等。咖啡因能增加呼吸频率和深度，促进肾上腺分泌，兴奋神经系统，因而能增强抗疲劳能力。

高蛋白食物如豆腐、牛奶、猪牛羊肉、家禽肉、鱼类等。热量消耗过大会使人疲劳，而及时补充热量，可帮助您消除疲劳。

富含维生素的食物如鲜枣、柑橘、番茄、土豆、肉类、动物肝肾、乳制品、豌豆、红薯、禽蛋、燕麦片、菠菜、莴苣等也有很出色的抗疲劳能力。

其他滋补品如人参、银耳可补气活血、改善神经系统、减轻疲劳；麦芽可增强耐力和条件反射能力，使人反应灵敏。

精疲力尽时，你可在口中嚼些花生、杏仁、腰果、核桃等干果，对恢复体能有神奇的功效，因为它们含有大量丰富的蛋白质、维生素B、维生素E、钙和铁以及植物性脂肪，而且还不含胆固醇。

如果你在办公室里整天对着电脑，眼睛总是感到很疲劳，那么，你可在午餐时点一份鳗鱼，因为鳗鱼含有丰富的人体所必需的维生素A，另外吃些韭菜炒猪肝也有此功效。

如果在承受强大心理压力时，身体会消耗平常8倍以上的维生素C。所以，这时应尽可能多地摄取富含维生素C的食物，如清炒菜花、甘蓝菜、菠菜色拉、芝麻、水果等。

三稔煲荠菜

【原料】三稔4～5枚，荠菜500克，盐适量。

【制法】将三稔切开，荠菜洗净，同煎汤，不加油，加盐少许调味。

【功效】清热，止渴，除烦，抗疲劳，利小便。适用于风热感冒引起的头痛发热、咳嗽、痰黄稠、口干舌燥、口鼻气热、大便秘结、小便短黄等症。日常体力劳动或体育活动后肌肉酸痛，服之可透汗解肌、祛除疲劳、恢复精力。民间亦用以解酒。

丁香火锅

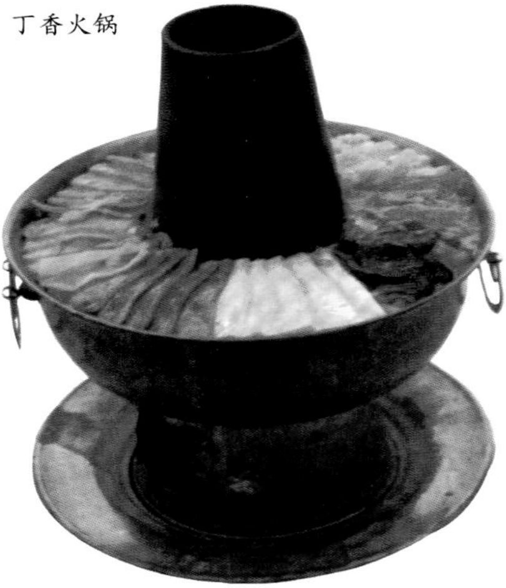

丁香火锅

【原料】丁香6克，蛤蜊肉200克，墨鱼2条，鱼圆、虾仁各100克，粉丝、芹菜、冻豆腐、葱、味精各适量，鸡汤4碗。

【制法】将蛤蜊肉、虾仁洗净备用；鱼圆切片；墨鱼除去腹内杂物洗净后，在开水锅里速烫一遍，然后切成2片。粉丝用热水泡软，切成几段；芹菜切成寸段；冻豆腐切成小块；葱切小段。将以上各料先各放一半入锅，鸡汤也加入一半，并可加入适量葡萄酒，放少量盐和味精，旺火烧5~6分钟后，即可趁热吃，边吃边加。

【功效】丁香具有强烈的芳香，有兴奋强身作用。当身体疲劳时，食丁香火锅能使人精神振奋，增强全身活力，消除疲劳。

黄芪鸡

【原料】黄芪30克，陈皮15克，肉桂12克，公鸡1只。

【制法】将前3味中药用纱布包好，与公鸡一起放入锅中，小火炖熟，盐调味。

【功效】适用于躯体过劳、体力下降者调养。

八珍鸡

【原料】人参3克，灵芝5克，当归12克，陈皮、白术、甘草各10克，公鸡1只。

【制法】将人参、灵芝塞入鸡腹，其余中药用纱布包好，一起放入锅中，加水炖熟即成。

【功效】适用于身心皆疲且反复感冒者调养。

玉竹烧豆腐

【原料】玉竹50克，油豆腐8个，猪瘦肉250克，竹笋20克，水发香菇8个，芹菜心25克，发菜、盐各5克，绍酒25毫升，味精1克，胡椒粉0.6克，鸡汤250毫升，水淀粉10克，酱油10毫升，植物油40毫升，白糖、

玉竹烧豆腐

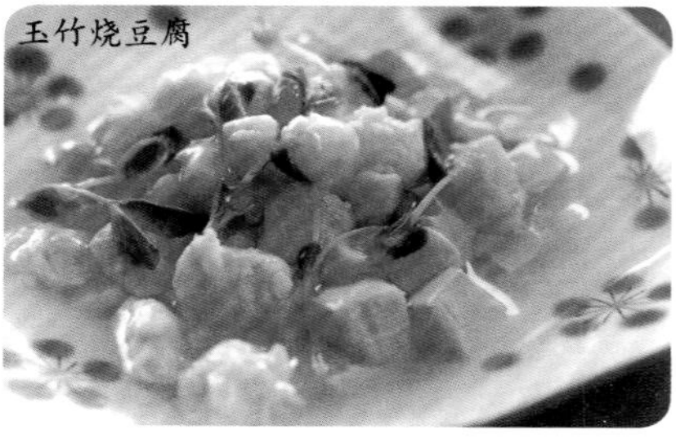

黄酒各适量。

【制法】将玉竹煎取药汁100毫升；把猪瘦肉剁成肉末；竹笋煮熟；香菇、芹菜剁碎；将油豆腐切成方形共16份，自切口挖空；将香菇、竹笋、芹菜、猪肉末、味精、胡椒、水淀粉、绍酒、盐等调成馅，分成16份，酿入油豆腐中，用发菜扎紧，不得漏馅。将锅置中火上，掺入鸡汤、玉竹汁、油豆腐烧开，下酱油、黄酒、白糖少许，加盖文火慢烧，至汤汁干浓时起锅即成。

【功效】美肌艳容。玉竹养阴润燥，生津止渴，《神农本草经》曰："久服去面黑，好颜色润泽，轻身不老。"久服此菜能温暖身体，消除疲劳，消除颜面斑点，美肌肤，增血色。

清汤燕窝鸽蛋

【原料】燕窝30克，奶汤1500毫升，鸽蛋24克，鸡清汤250毫升，热火腿丝6克，料酒6毫升，盐4克，植物油适量。

【制法】将燕窝去毛，拣去杂质（要保持燕窝的完好）；将鸽蛋放瓦钵内加水淹浸，加盖用纱布密封（避免鸽蛋熟时爆裂），用中火蒸熟取出，放入冷水中冷却，剥去蛋壳（要保持鸽蛋完整）。将锅烧热入植物油，烹料酒，加入鸡清汤和盐，烧开后将燕窝用滑勺盛着放入锅内煨1分钟，取出后用洁净毛巾吸干水分，放在清汤中间，排列整齐，把鸽蛋镶在燕窝四周，火腿丝放在燕窝上面。将锅洗净放在火上，加入奶汤烧至微沸后，撇去汤面浮油，从燕窝边轻轻倒入，保持燕窝外形完美。

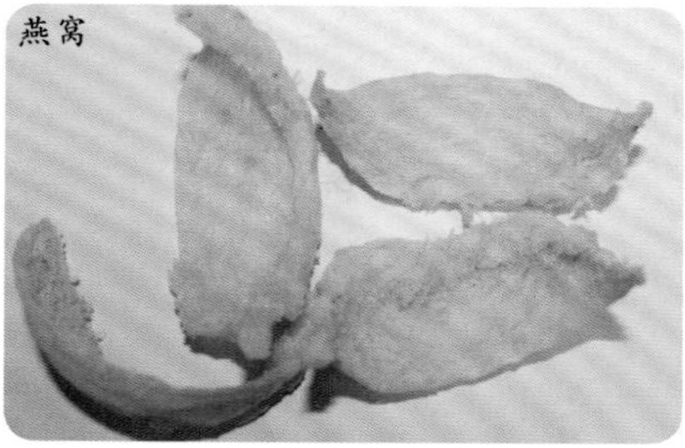

燕窝

燕窝，是海鸟金丝燕的巢穴，多建在热带、亚热带海岛的悬崖绝壁上。金丝燕的口腔里能分泌出一种胶质唾液，金丝燕用这种唾液和着纤细的海藻、身上的绒羽和柔软的植物纤维等做成巢穴，就是燕窝。燕窝是珍贵佳肴，又是名贵药材，性平，味甘，归肺、胃经。具有养肺阴，化痰止咳，补中益气，治虚弱，补劳损之功效。适用于咳嗽、气喘、咯血、吐血等症。此外还有补血、清血、整肠健胃、壮肠等功效。

【功效】补益脾胃，补肾生血，消除疲劳。适用于四肢无力、腰酸、头昏的肾虚患者食用。健康人食用更能提神醒脑、消除疲劳、防病强身。

红葱土鸡

【原料】鲜土鸡300克，红葱头30克，生姜10克，胡荽少许，味精6克，白糖1克，蚝油10毫升，湿生粉适量，胡椒粉少许，盐、麻油各5克。

【制法】将土鸡制净，砍成小块，红葱头去外皮，生姜去皮切成片，胡荽洗净。把土鸡块加入红葱

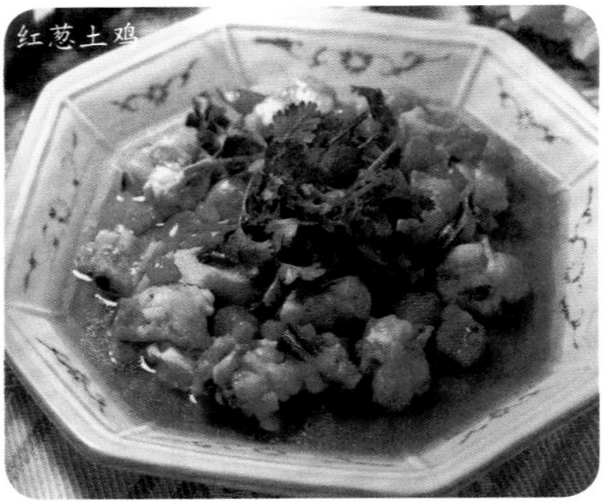

头、生姜片，调入盐、味精、白糖、蚝油、湿生粉拌匀，摆入碟内。蒸笼烧开水，放入摆好的鸡，用旺火蒸9分钟拿出，撒上胡椒粉，浇上麻油，摆上胡荽即成。

【功效】益气健脾，滋阴养血，强体补虚。适用于躯体过劳、体力下降者调养。

十宝粥

【原料】茯苓、葛根、山药各50克，枸杞子、松子仁、银耳各20克，党参25克，玉米2根，冬菇6个，粳米200克，盐适量。

【制法】将山药先用水浸透，葛根用水洗净，取出沥干；茯苓、党参用水冲洗后，把党参横切成小段；银耳用水泡发，去蒂后撕成瓣状；玉米洗净，每根横切成5段（煮熟后剥玉米粒，备用）；冬菇泡发后，去蒂切薄片；枸杞子、松子仁用水冲洗、沥干；粳米浸泡后洗净，备用。将葛根、茯苓、党参三味药先放入药袋，取沙锅一个，加适量水（约15碗），放入药袋、山药、玉米于沙锅内用大火煮开，水沸后，用文火熬1小时，拿出药袋（去药渣不用）及玉米，再放入银耳、枸杞子、冬菇、粳米，等水开后，用文火熬1小时（期间适当搅动，防止煮焦粘底），煮至粥浓稠，放入玉米粒、松子仁，再煮沸5~10分钟，加盐调味，即可。

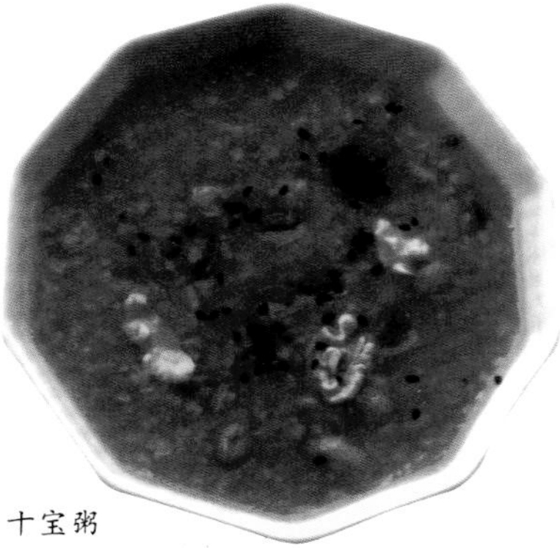
十宝粥

补中益气粥

【原料】人参3克，当归12克，黄芪20克，陈皮、白术、薏苡仁各15克，粳米100克。

【制法】将前6味中药加水小火熬汁，反复3次，再加入粳米，与药汁共同煮粥食之。

【功效】益气健脾。适用于躯体过劳、体力下降者调养。

人参糯米粥

【原料】人参10克，山药粉、

糯米各50克，红糖适量。

【制法】先将人参切成薄片，与糯米、山药共同煮粥，待粥熟时加入红糖，趁温服食，每日1次。

【功效】该粥具有补益元气、兴奋中枢神经、抗疲劳、强心等多种作用，故食用该粥对慢性疲劳综合征有良好效果。需要注意的是，高血压、发热患者不宜服用。

乌鸡粳米粥

【原料】乌骨鸡1只，糯米50克，黄芪45克，当归、大枣各15克，肉桂3克，盐适量。

【制法】先将乌骨鸡宰杀后去毛和内脏，洗净备用；再将黄芪、当归、大枣、肉桂加水煎煮2次，第2次煮沸30分钟后，取药汁2000毫升，与乌骨鸡、粳米同入沙锅中，共同煮粥，入盐即成。

【功效】该粥具有滋补强身，调整内脏功能的作用，能发挥显著的抗疲劳功效。

鳗鱼山药粥

【原料】鳗鱼1条，山药、粳米各50克，料酒、姜、葱、盐各适量。

【制法】先将鳗鱼切片放入碗中，加入料酒、姜、葱、盐调匀，与山药、粳米共同煮粥服食。

【功效】该粥具有气血双补，强筋壮骨的功效。经常服用该粥，疲劳即可消除。

复元保健汤

【原料】人参、黄芪各15克，白术、茯苓、菟丝子、山药、当归、地黄、盐各10克，猪肉、鸡肉各500克，杂骨1000克，葱50克，姜60克，料酒25毫升，味精、胡椒粉、鸡汤各适量。

【制法】将杂骨敲碎，鸡肉、猪肉切块。将上述各味中药用纱布包好，与猪骨、猪肉、鸡肉同放锅内，加水及葱、姜、料酒等调料同煮，至肉熟烂，加盐、味精、胡椒粉调味。

【功效】补气益血，抗疲劳。适用于气血不足、纳差、疲劳无力、精神不振等症。

天冬萝卜汤

【原料】天冬15克，萝卜300克，火腿150克，葱花5克，盐3克，味精、胡椒粉各1克，鸡汤500毫升。

【制法】将天冬切成2～3毫米厚的片，用2杯水，以中火煎至1杯量时，过滤取汁。火腿切成长条形薄片，萝卜切丝。锅内放鸡汤，将火腿肉先下锅煮，煮沸后将萝卜丝放入，并将煎好的天冬药汁倒入，盖锅煮沸后，加盐调味，再略煮片刻即可。食前加葱花、胡椒粉、味精调味。

【功效】止咳祛痰，消食轻身，抗疲劳。常食能增强呼吸系统功能，增强精力，消除疲劳。

肉苁蓉豆豉汤

【原料】淡豆豉200克，萝卜100克，肉苁蓉15克，小芋头350克，豆腐400克，葱花5克，盐3克，味精、胡椒粉各1克，小鱼干适量。

【制法】将肉苁蓉15克加水6杯，以文火煎约1小时，待药汁煎至约4杯时，即可离火用布滤去药渣，再在此药汁内加入少量小鱼干，煮成肉苁蓉汤备用。将淡豆豉压碎，萝卜切成丝，小芋头切成细丝备用。将做好的肉苁蓉汤放入铝锅内（汤量如少可酌量加点水），随即将压碎的淡豆豉放入汤内，盖锅煮。煮沸后即将切好的萝卜及芋头放入，再沸时将豆腐切成小块放入，用盐调好味，再煮至豆腐浮上来时，即可离火。食时可加葱花、味精、胡椒粉等调味。

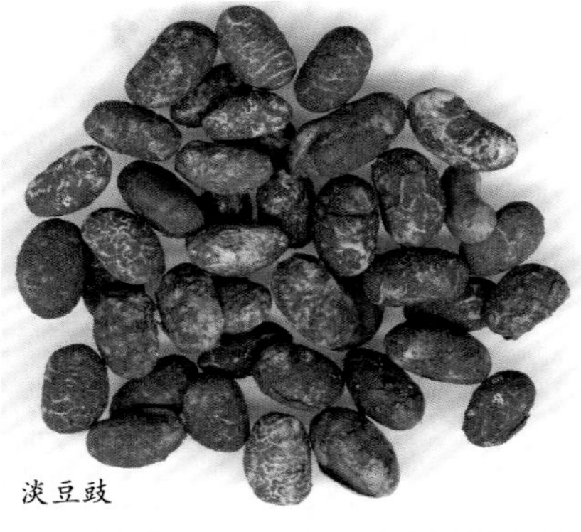
淡豆豉

淡豆豉，是一种用黄豆或黑豆泡透蒸（煮）熟，发酵制成的食品。味苦，性寒，无毒，归肺、胃经，具有解表清热，透疹解毒之功效，适用于风热头痛、胸闷烦呕、痰多虚烦等症。

【功效】补肾益精，润燥滑肠，消除疲劳。常食能强化脏腑功能，使精力充沛及延年益寿。男子常食能增强性功能，女子久用可以得孕，是疗效可靠的滋补强壮剂。

苁蓉鲜鱼汤

【原料】鲜鱼肉400克，肉苁蓉15克，白菜、胡萝卜、粉丝、豆腐、酱油、料酒、盐、味精、胡椒粉各适量。

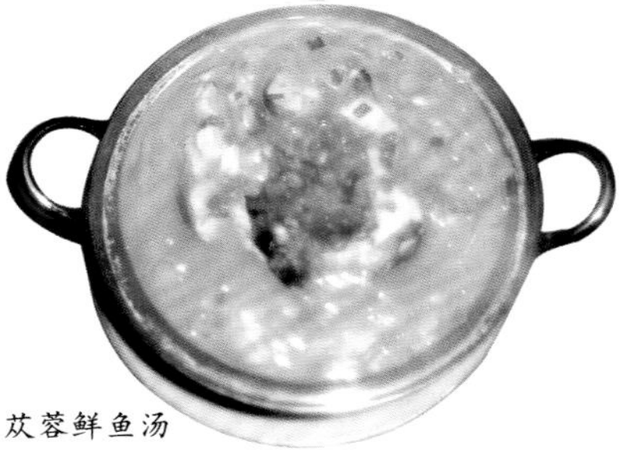
苁蓉鲜鱼汤

【制法】将鲜鱼肉切成薄片，肉苁蓉切成小薄片备用。锅内加水，放入酱油、料酒、盐、味精各适量，将鱼片、肉苁蓉片、白菜，豆腐、粉丝、胡萝卜等一同放入煮熟，再加入胡椒粉调味即可。

【功效】补肾强精，消除疲劳，调节人体功能。适用于肾精不足、性功能减退等症。

黄精米饭豆腐汤

【原料】大米200克，黄精15

克，豆腐、海米、海带丝、盐各适量。

【制法】将黄精洗净后，切细，放在大米内煮成黄精米饭。另做豆腐汤，原料除豆腐外，外加海米、海带丝和盐。

【功效】安五脏，延年益寿，充盈肌肉，强肝和抗疲劳。适用于失眠多梦、早衰、面色无华、疲劳等症。

参百菠耳羹

【原料】北沙参、百合各9克，菠萝50克，银耳6克，冰糖适量，盐少许。

【制法】北沙参、百合洗净，百合去皮和北沙参共切成片，菠萝去皮后先放淡盐水中浸渍2～3分钟，并切成小块。银耳用温水泡发后去除黄蒂，杂质，洗净撕成小朵后放入瓷碗或盆中，再加入少许清水与北沙参、百合、菠萝和冰糖，入锅，隔水蒸至熟软即成。

【功效】补虚润肺，祛湿利尿，止血止咳，并可提高血压。适用于肺燥干咳痰少或痰中带血、低血压眩晕、手足软弱无力者食用。

核桃酪

【原料】核桃仁150克，大米60克，小枣45克，白糖240克。

【制法】核桃仁用开水稍泡片刻，剥去外皮，用刀切碎，同淘净的大米用500毫升清水泡上；小枣洗净，上笼蒸熟取出，去掉皮和核，也和核桃仁泡在一起；将核桃仁、大米、小枣一同用石磨磨成细浆，用洁布过滤去渣。锅洗净上火，注入清水500毫升，把核桃仁浆倒入锅内搅动，在即将烧开时，加入白糖（锅不能大开），待煮熟后即成。

【功效】补肾助阳，养血补肺。适用于腰膝冷痛、小便频数、健忘等症。健康人食用更能增强记忆力、消除疲劳、防病延年，并有防癌作用。

果菜蛋奶饮

【原料】熟鸡蛋1个，牛奶100毫升，橘子100克，苹果200克，胡萝卜150克，蜂蜜20克。

【制法】将橘子、苹果、胡萝卜洗净，苹果去皮、核，与胡萝卜同切片，同橘皮、橘瓣一起放入果汁机内，再加入鸡蛋、牛奶及冷开水100毫升，搅制成汁，蜂蜜放杯内，倒入果蛋奶汁调匀即可饮用。

【功效】补虚培元，强壮体力，消除疲劳。长期饮用，对体质虚弱、容易疲倦、肩酸、腰膝软者效果最佳。

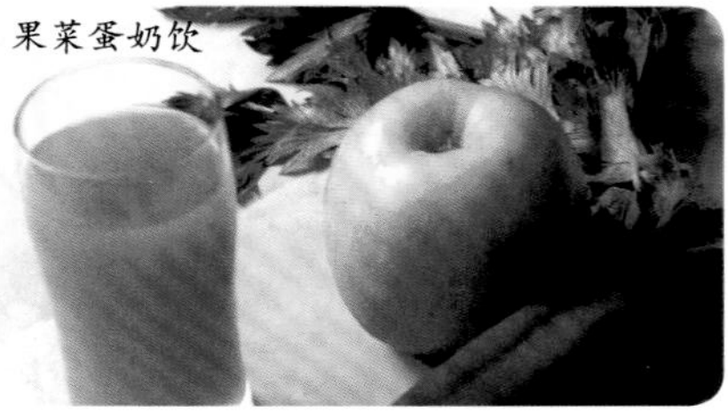

第三十三章　抗衰老药膳

人的长寿与迟衰，总的说来与先天禀赋和后天调养有关。一般衰老以虚证为多见，如气、血、阴、阳的亏虚，从脏腑讲，常为某一脏腑或多个脏腑的亏损，其中以肝、脾、肾不足尤为常见。治疗上侧重用补法，如气虚用补气法，阳虚用补阳法等。从五脏来说，以补肾、滋肝、健脾为主。由于衰老常为脏器的亏虚，同时，由于五脏相关、气血同源，阴阳五行彼此互相影响，因此治疗是多方面的，针对气血双补，或阴阳同治，或五脏兼顾等，需要根据具体情况选择药物。

人参蒸鸡

【原料】小公鸡1只（约750克），人参30克，盐、味精、料酒、清汤、胡椒粉各适量。

【制法】将小公鸡宰杀好，去头、翅、颈，出水。将人参用温水洗净泥沙，取汤盘1只，将人参及鸡放入，加入清汤、盐、味精、料酒、胡椒粉，盖上盖，上笼蒸1小时。

【功效】补益气血。适用于脾虚体弱、低血压、营养不良、贫血等症。对老年人有抗衰老作用。

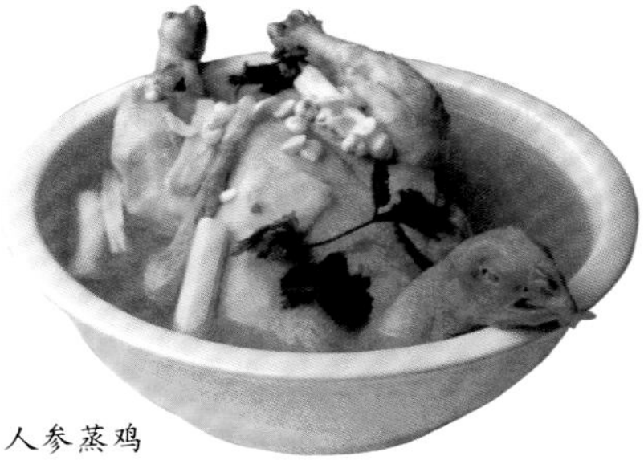

人参蒸鸡

八仙米

【原料】粳米、黄粟米、黄豆、赤小豆、绿豆（上五味炒香）各75克，小茴香（洗净）150克，炮干生姜、炒白盐各30克，荞麦、核桃仁、南枣、松子仁、白糖各适量。

【制法】以上原料俱为细末，混合调匀。外加荞麦，炒至黄熟，与前述配料等份拌匀。核桃仁、南枣、松子仁、白糖等，随意加入，瓷罐收贮。每日服食时用开水冲泡代茶饮。每日可食3匙。

【功效】对40～50岁的中年人，有推迟衰老、延年益寿之功。

核桃鸡丁

【原料】鸡脯肉350克，核桃仁15克，枸杞子8克，鸡汤100毫升，猪油150克，鸡蛋2个，盐5克，料酒25毫升，胡椒粉2克，湿豆粉35克，生姜、葱各10克，香油5毫升，白糖7克。

【制法】将核桃仁用开水泡涨剥去皮，枸杞子用温水洗净，生姜洗净

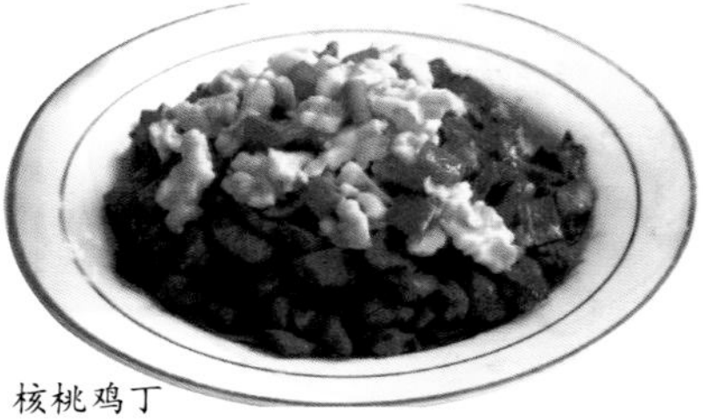
核桃鸡丁

切小片，葱切葱花，鸡蛋去黄留清，鸡肉洗净，切成1厘米见方的丁。鸡丁装碗中，用盐（一半）、蛋清、湿豆粉拌匀浆好。另碗中放入味精、白糖、胡椒粉、鸡汤、湿豆粉兑成汁。净锅置火上，放入猪油，待七成熟时，下核桃仁炸至微黄，及时捞起待用。把浆好的鸡丁倒入锅中，快速滑透，翻炒几下，下姜、葱，倒入调好的汁快速翻炒，随即放入核桃仁、枸杞子炒匀，淋入香油，装盘即可。

【功效】补肺益肾，明目。适用于肺肾两虚引起神疲无力、面色无华等症。无病者常食，可抗衰益寿。

松子核桃膏

【原料】松子仁、核桃仁各30克，蜂蜜250克。

【制法】松子仁、核桃仁用水泡后去皮，然后研成末，放入蜂蜜和匀即成。

【功效】益精润燥、补脑安神。核桃含有丰富的蛋白质、脂肪、维生素A、维生素E、维生素B、烟酸及钙、磷、铁、锌、锰、铬等人体所需的营养物质，有抗衰老、健脑、强心等重要作用；松子仁是补五脏、补虚损、益智力佳品；蜂蜜也是润养补益之品，有明显的抗衰老和益智作用。适用于腰膝酸软、健忘失眠、心神不宁、大便干燥者。

松子抗衰膏

【原料】松子仁、蜂蜜各200克，黑芝麻、核桃仁各100克，黄酒500毫升。

【制法】将松子仁、黑芝麻、核桃仁同捣成膏状，放入沙锅中，加入黄酒，文火煮沸约10分钟，倒入蜂蜜，搅拌均匀，继续熬煮收膏，冷却装瓶备用。服用时每次服食1汤匙，每日2次，温开水送服。

【功效】滋润五脏，益气养血。适用于治疗肺肾亏虚、久咳不止、腰膝酸软、头晕目眩等症。中老年人经常服用，可滋补强壮、健脑益智、延缓衰老。脑力劳动者经常服用能使思维敏捷、记忆力增强，是抗老防衰的有效食品。

何首乌煮鸡蛋

【原料】何首乌100克，鸡蛋2个，葱、生姜、盐、料酒、味精、猪油各适量。

【制法】将何首乌洗净，切成长3.3厘米、宽1.6厘米的块，把鸡蛋，何首乌放入锅内，加水适量，再放入葱、生姜、盐、料酒、味精、猪油。

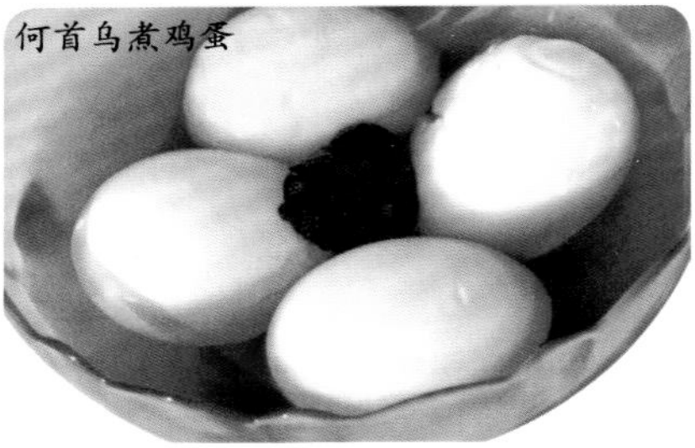
何首乌煮鸡蛋

将锅置武火上烧沸，文火熬至蛋熟，将蛋取出用清水泡一下，将蛋壳剥去，再放入锅内煮2分钟。

【功效】补肝肾，益精血，抗早衰。适用于血虚体弱、头晕眼花、须发早白、未老先衰、遗精、脱发及血虚便秘等症。最适用于虚不受补的人。

人参鹑蛋

【原料】人参15克，黄精20克，鹌鹑蛋30个，盐、白糖、味精、麻油、料酒、水淀粉、高汤、姜末、酱油、醋各适量。

【制法】将人参泡软，切片，放瓷碗中蒸2次，收取滤液。黄精煎2遍取其滤液，浓缩，与人参液合为半杯。将鹌鹑蛋洗净，煮熟，分一半用黄精药汁、盐、味精腌渍15分钟，另一半用麻油炸成金黄色备用。另用小碗将高汤、白糖、盐、酱油、味精、醋、药汁、水淀粉等兑成汁。另起锅，用葱、姜末炝锅，将炸好的鹌鹑蛋同兑好的汁一起下锅，翻炒，淋麻油出锅，装在盘中间，外围摆放炸好的鹌鹑蛋。

【功效】鹌鹑蛋味甘性平，有补五眩，益中续气，实筋骨的作用，鹌鹑蛋的营养价值很高，特别是含有丰富的脑磷脂、卵磷脂，是构成神经组织与大脑组织的主要物质，鹌鹑蛋中还含有丰富的芦丁，有软化血管、保护血管壁、防止动脉粥样硬化和血栓形成的作用，是一味良好的老年人补脑、抗痴呆的食品；人参除了具有滋补强壮抗衰作用外，还具有明显的防治脑老化症状，改善智力水平的作用。人参配鹌鹑蛋，再添加宽中益气、安五脏、充肌生髓的黄精，对防治早年性痴呆具有一定作用。需要注意的是，服用此药膳时，不要吃萝卜，不要喝茶。

蟹黄二冬

【原料】天冬50克，银耳100克，冬瓜400克，红萝卜200克，芥兰900克，淀粉、盐、糖、高汤、姜汁、味精各适量。

【制法】将天冬煎2遍，过滤，取滤液，用滤液泡发银耳，将银耳掰成小朵。冬瓜去皮、籽，切成条，用高汤煮烂后捞出，与银耳加盐、糖、味精等高汤煮烧15分钟，加淀粉勾芡装盘。红萝卜煮一下，加盐、糖、姜汁，味精压烂，制成蟹黄，淋在冬瓜、银耳上，芥兰选用茎部，切成寸许长，头上用刀劈几刀，入开水内焯开花作扮碟装饰。

【功效】天冬久服可“轻身益气，延年不饥”，具有润燥滋阴、清肺降火作用；银耳滋阴润肺、益胃生津；冬瓜清热利水、生津除烦。几味相合可增强防老抗衰作用，尤其适宜阴虚火旺、腰膝酸痛、须发早白、健忘失眠的中老年人长期食用。对慢性支气管炎也有较好的效果。需要注意的是，服此药膳应避免食用油腻食品。

菊花鲈鱼块

【原料】鲈鱼脊肉150克，菊花2朵，葱花、姜末、盐各3克，料酒6克，白糖1.5克，植物油500毫升（耗油36毫升），淀粉、味精、香油各适量。

【制法】将菊花瓣摘下，剪去两端，先用10%的淡盐水略洗，再用冷开水冲泡后捞出，沥去水待用；用汤6毫升把淀粉溶开备用。将鱼肉切成长、宽各6.6厘米、厚3.3厘米的方块，下入烧沸的热油中滑八成熟捞出，控去油。炒锅内略留底油，上火烧热，下葱花、姜末略爆，炝入料酒，依次加放汤、盐、白糖、味精、鱼块颠匀，勾芡，淋入香油，出锅上盘。菊花的一半放在鱼块下垫底，另一半围在盘边上即成。

【功效】补虚壮体。适用于平时调补、佐餐。

菊花鲈鱼

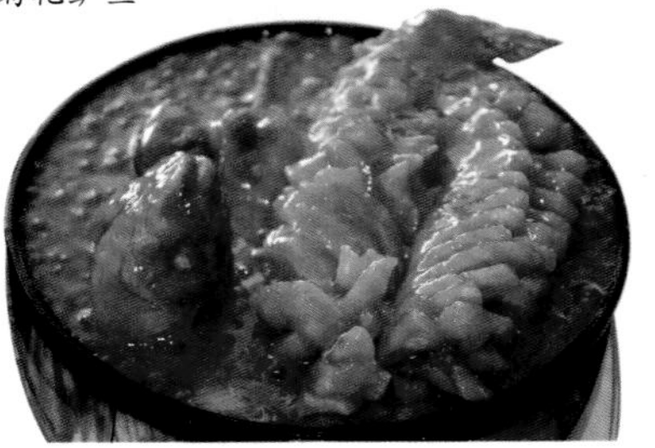

松鼠鳜鱼

【原料】活鳜鱼1条（约750克），虾仁18克，熟笋、水发香菇、绵白糖各12克，青豌豆15粒，熟猪油1000克（耗油7克），香油9毫升，料酒15毫升，番茄酱60克，蒜末1.5克，胡荽段、盐各6克，干淀粉36克，香醋、猪肉清汤各60毫升。

【制法】取活鳜鱼宰杀后去鳞、鳃、内脏，洗净滤干水分，然后将鱼齐脑鳍斜刀切下去，在头下巴处剖开，用刀轻轻拍成稍扁形，再沿鱼身脊骨两侧用刀从头至尾平劈（尾不能劈开、劈断），去掉鱼头、脊骨，再切去胸骨，成两片鱼肉（称鱼叶子）。把鱼叶子的鱼皮向下放在案板上，片去胸刺，再在鱼叶子上均匀地用刀直划，再斜划至鱼皮处，使鱼肉呈菱形小花刀，用料酒9毫升、盐0.6克涂在鱼叶子和鱼头上后，再拍上干淀粉，抖去余料备用。把番茄酱、清汤、糖、醋、料酒、盐、水淀粉放入碗里，调成汁备用。

将猪油放入锅里，烧至八成熟时，左手提鱼尾，右手用筷子夹住朝外翻卷的鱼叶子，慢慢放入油锅里，随即把鱼头也放入油锅里炸，并不断用勺子舀热油向鱼尾上浇，使鱼叶子均匀受热，到炸至淡黄色时捞出，然后再将油温烧至八成熟，将鱼和鱼头炸至金黄色时捞出，再把鱼叶子与鱼头拼在一起，使其成形，然后装盘。在炸鱼的同时，另用炒锅上武火烧热，放熟猪油60克，油热下虾仁，熘熟后，倒入漏勺。原炒锅留少许油，油热放胡荽段，略爆后捞出，再下蒜、笋、香菇、豌豆炒热，烹入调味汁，加热猪油（45克）、香油、虾仁炒后出锅，浇在鱼上即成。

【功效】健脾益肾，健体强身。适用于平时保健强身。

炒鹌鹑

【原料】鹌鹑2只，萝卜200克，植物油、生姜、葱、醋、盐、料酒、味精各适量。

【制法】将鹌鹑放入水中淹死后去毛和内脏，洗净血水，切成长、宽各1.6厘米的块；萝卜切成长3.3厘米、宽1.6厘米的块，备用。将锅置武火上，放入植物油烧沸，将鹌鹑块下锅，反复翻炒至肉变色，再将萝卜放入混炒，然后放入葱、生姜末、料酒、味精、醋、盐，加水少许，煮数分钟，待鹌鹑肉熟即成。

【功效】补肾气，壮腰膝，强身体。适用于肾虚腰痛及各种虚弱症。

炒鹌鹑

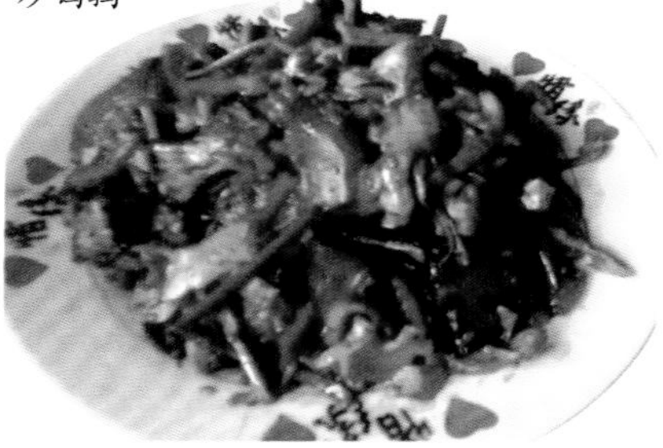

莲子龙眼煨猪肉

【原料】莲子50克，龙眼肉20克，猪瘦肉250克，葱、姜各适量，盐3克，料酒15毫升，味精1克。

【制法】将莲子去心，用清水把莲子、龙眼洗净，猪瘦肉切成长3厘米、厚1.5厘米的块。将莲子、龙眼、猪肉放入沙锅内，加适量水，再加入葱、姜、盐、料酒，用武火烧沸，改用文火炖至肉熟烂即可。

【功效】养心润肺，安神抗衰。适用于脑神经衰弱引起的失眠、记忆力减退等症。用脑者常食可防脑衰。需要注意的是，阴虚畏寒体质者不宜吃。

椒地譬酥鸡

【原料】花椒30克，生地黄、生菜、甜面酱各50克，肉鸡腿2只，胡萝卜20克，豆油、料酒、盐、葱、姜、蒜各适量。

【制法】将花椒炒焦捣为细末，

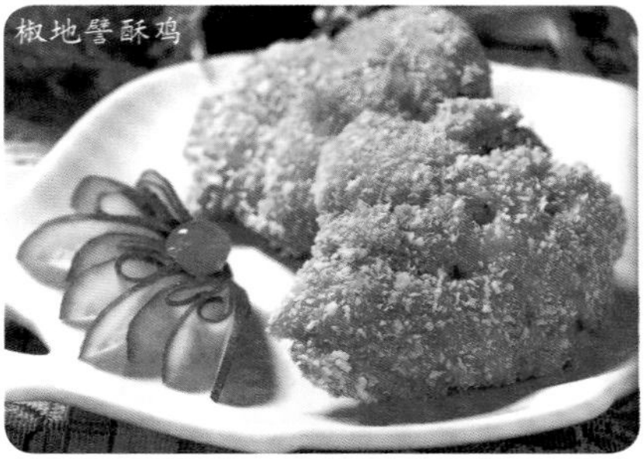
椒地譬酥鸡

加入适量盐制成椒盐配用；胡萝卜切成丝；生菜切段。生地黄煎2次取汁，过滤2遍，以其滤汁加料酒、盐、葱、姜、蒜等调料，放入鸡腿，上屉蒸至鸡腿熟。锅内放油，将蒸过的鸡炸至枣红色，捞出装盘，配上胡萝卜及生菜即可。甜面酱、椒盐粉装盘，与炸鸡腿同时上桌。

【功效】花椒具有温脾肾作用，是传统的延年抗衰药，《神农本草经》曰："久服头不白，轻身延年。"生地黄滋肾养肝，添精益血，具有防止老化和增进神经反射功能的作用。花椒与生地黄配伍，阴阳双补，再与温中益气、补精填髓的鸡肉合用，更增强滋补抗衰作用。适用于中老年人阴阳俱亏、须发早白、目昏耳聋等症。

炒胡萝卜酱

【原料】猪瘦肉300克，胡萝卜100克，豆腐干1块，海米10个，热猪油50克，黄酱、玉米粉（湿）各6克，酱油、料酒、香油各3毫升，味精、葱末、姜末、盐各适量。

【制法】把胡萝卜、豆腐干切成0.5厘米见方的丁；把猪瘦肉切成肉丁；海米用水泡透；将胡萝卜用熟猪油炸透捞出。将锅放到武火上烧热后倒入熟猪油，随即放入切好的肉丁进行煸炒，待肉丁的水分渐少，锅内响声增大时，把锅移到文火上，到响声变小，肉的水分已尽，再移到武火上，炒到肉的颜色由深变浅时，即放入葱末、姜末和黄酱，待酱渗到肉中放出酱味时，加入料酒、味精、酱油，稍炒一下，加入胡萝卜、豆腐丁、玉米粉、海米，再炒一下，淋上香油，炒匀即成。

【功效】养血益气，延年益寿。适于正常人或病后体虚调养之用。

八宝鸡汤

【原料】党参、茯苓、炒白术、白芍各10克，炙甘草6克，熟地黄、当归各15克，川芎7克，肥母鸡肉2500克，猪肉1000克，葱、姜、盐、味精、肉汤各适量。

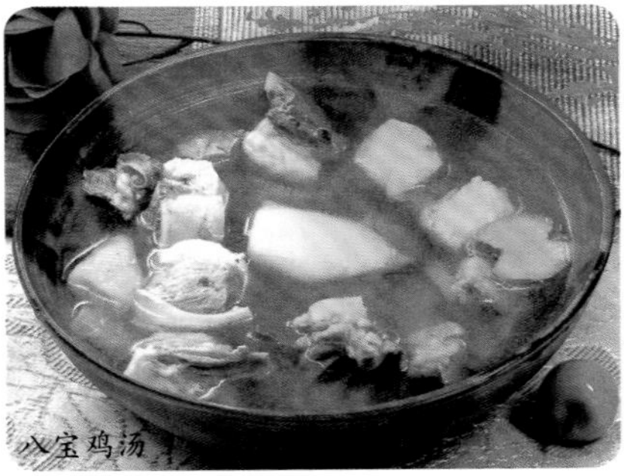
八宝鸡汤

【制法】以上药物用纱布袋装好扎口。将猪肉、鸡肉和药袋同放入锅中，加肉汤适量，烧开，撇去浮沫，加葱、姜，用文火炖至鸡肉熟烂，将药袋、姜、葱捞出不用。再捞出鸡肉和猪肉稍凉，猪肉切条，鸡肉切块，按量装入碗中，汤调味加入即成。

【功效】本汤菜以中医名方“八珍汤”与鸡肉、猪肉相合而成。“八珍汤”为气血双补的名方，治疗气血两虚、面色苍白、心悸怔忡、食欲不振、气短懒言、四肢倦怠、头晕目眩等症，并适用于病后失调或久病失治，或失血过多等。在此方中加入鸡肉与猪肉，则使补益功效更为显著，是一切虚弱患者食用之佳肴。健康人食之则能强壮身体，延缓衰老。需要注意的是，此汤菜外感发热、痰湿中阻患者忌食。

冰糖蛤士蟆

【原料】哈蟆油45毫升，罐头青豆15克，枸杞子10克，甜酒汁30毫升，冰糖50克，葱、姜各适量。

【制法】将哈蟆油盛入瓦钵里，加清水500毫升和甜酒汁15毫升以及葱节、姜片，蒸2小时，使其初步涨发后取出，去掉姜、葱，沥尽水。除去哈蟆上面的黑筋膜，大的掰成小块，盛于钵内，加清水500毫升，甜酒汁15毫升，蒸2小时，使其完全涨发，捞入大汤碗中。枸杞子洗净，将清水（180毫升）、冰糖盛入大碗内，蒸1小时，待冰糖溶化时弃去沉淀物，倒入装有哈蟆油的碗内，撒上枸杞子、青豆即可。

【功效】滋补肝肾，强筋壮骨。适用于肝肾不足、头昏眼花、视力减退、精力不足、肢软无力等。健康人食用能使精力旺盛，防病强身。

益舟鸽蛋汤

【原料】枸杞子、龙眼肉各10克，制黄精15克，鸽蛋4枚，冰糖50克。

【制法】将枸杞子、龙眼肉、制黄精均洗净切碎待用；冰糖砸碎装碗内。锅置中火上，注入清水约750毫升，加入以上3味药物同煮至沸后约15分钟，再把鸽蛋打破后逐个下入锅内，然后将冰糖屑下入锅中，煮至鸽蛋熟即可。

【功效】补肝肾，益气血，抗衰老。适用于肺燥咳嗽、气血虚衰、智力减退等症。

补肾复元汤

【原料】山药50克，肉苁蓉20克，核桃仁2个，菟丝子10克，羊瘦肉500克，羊脊骨1具，粳米100克，葱、姜、料酒、胡椒粉、八角茴香、盐、花椒各适量。

【制法】将羊瘦肉洗净血水，切块；羊脊骨洗净剁条。所有药料用纱布袋装好，扎口，与羊肉、骨、粳米同放

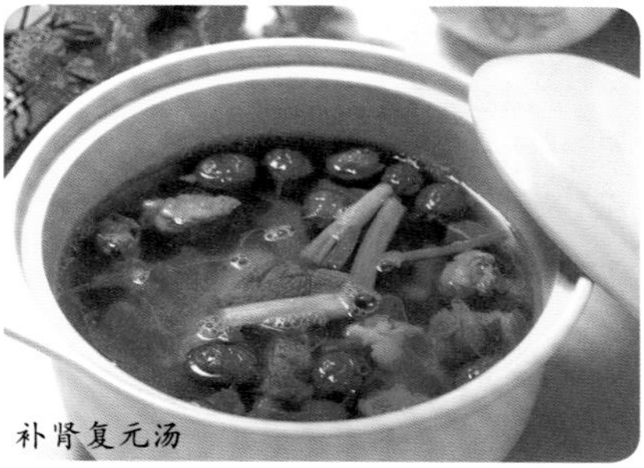

锅中加清水适量，旺火烧开，去浮沫，再放花椒、料酒、八角茴香，文火焖羊肉烂熟。食时加盐、味精调味。

【功效】温补肾阳，抗衰老。适用于未老先衰、耳鸣目花、腰膝无力、阳痿早泄等症。经常食用可防止衰老，延年益寿。

松子蛋汤

【原料】海松子50克，鸽蛋20个，水发香菇30克，水发木耳20克，鲜菜心50克，鸡骨300克，味精1克，葱花4克，盐5克，醋1毫升，胡椒粉1克。

【制法】海松子仁洗净打碎入锅，鸡骨熬成汤汁900毫升，滤去骨渣，留松子鸡汤备用；鸽蛋煮熟去壳；水发香菇、水发木耳、鲜菜心切片，入汤中焯几分钟。中火将松子鸡汤烧开，加香菇片、木耳、鲜菜心、煮鸽蛋、胡椒粉、味精、醋、葱花调好味。

【功效】滋养强精，四季驻颜。海松子含有大量植物脂肪，以及精氨酸、组氨酸、赖氨酸等，自古以来被作为滋补强精、四季长寿食品。配以香菇、木耳等，有延缓衰老之功效。

枣泥酥馅饼

【原料】精面粉400克，大枣500克，白糖300克，花生油1000毫升（耗油200毫升）。

【制法】大枣浸泡1小时，使干皱褶的外皮涨满，内部也膨胀而柔软，捞起控干，将大枣放锅中加水煮15分钟，捞起控干，去皮及核，加白糖200克，揉匀作馅；花生油200毫升烧热晾冷备用。精面粉倒在案板上，将面粉120克与熟花生油60毫升揉成干油酥面团，搓成圆长条，摘成10个干油酥面团坯；余下的面粉280克，与熟花生油80毫升、清水100毫升揉成水油酥面团，搓成圆长条，摘成10个水油酥面团坯；将每个水油酥坯压平，分别包进1个干油酥坯，包紧压平，擀成扁长条面卷，依此法连续擀2次；擀第3次面卷时，切成3段，全部压扁，擀成直径

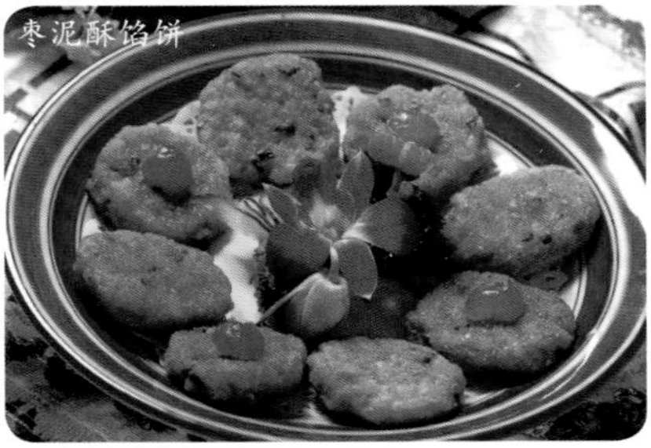

4厘米、中间稍厚、边沿薄的片，片上放上枣泥馅料，两边对折，捏成水饺形状，再把饺子的两头拉在一起稍捏，制成圆形枣泥馅饼。平锅置于中火上，下入花生油烧热，放入枣泥饼（油须淹过饼面），炸至呈浅黄色时，捞起即成。

【功效】滋补强壮，防止老化，常葆青春活力。

莲子孩儿饼

【原料】油面200克，水面300克，莲子、猪肉各150克，香菇25克，油、韭菜、盐、味精等各适量。

【制法】猪肉切细丝，莲子煮至八成熟，拌在一起，加韭菜末、香菇、味精、盐、食油拌馅备用。分别和好油面团和水面团，擀面片，水面片在下，铺上馅料，上覆油面片，对折后切去两头，再切为若干个10厘米长、4厘米宽的块，入热油锅中炸熟。

【功效】清心祛火。常食健身益寿。

羊杂面

【原料】白面粉3000克，羊舌、蘑菇各300克，羊腰400克，生姜、盐、胡椒粉、味精各适量。

【制法】将羊舌、羊腰洗净，除去血水，切成片；蘑菇洗净，切成对开备用。将白面粉用水发透，揉成团，用擀面杖擀薄，如常规切成面条。将羊杂片放入锅内，加水适量，放入生姜，置武火上烧开，移至文火上炖熬。羊杂煮烂后，下入面条、盐、味精、胡椒粉即成。

【功效】补心益肾。适用于虚劳羸瘦、心肾不足、腰膝酸软、心悸怔忡等症。

黄精粥

【原料】黄精15～30克，粳米100克，白糖适量。

【制法】选干净黄精洗净后煎取浓汁，去渣，与粳米同煮，粥熟后加入白糖适量，调匀即可。

【功效】补脾胃，养心肺，补精髓，抗衰老。适用于未老先衰、须发早白、病后体质虚弱、不易恢复、五劳七伤、精髓不足、中气不足、食少无力等患者。需要注意的是，气滞腹胀、大便溏薄者忌服。

松子粥

【原料】松子仁50克，粳米50克，蜂蜜适量。

【制法】将松子仁研碎，同粳米煮粥，粥熟后冲入适量蜂蜜即可。

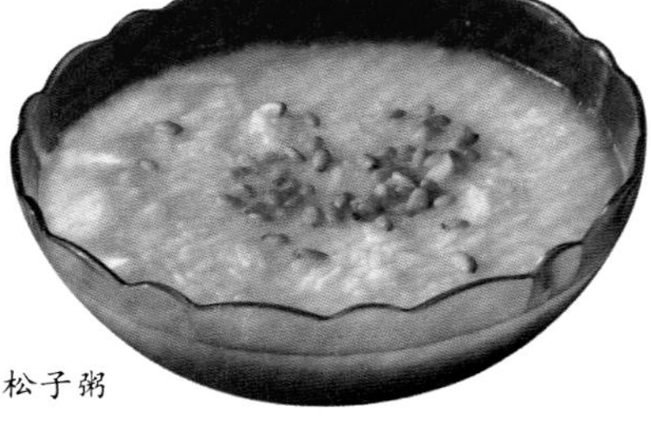

松子粥

【功效】补虚，养液，润肺，滑肠。适用于中老年人及体弱早衰、产后体虚、头晕目眩、肺燥咯血、慢性便秘等患者。

黑豆糯米粥

【原料】黑豆30克，黑糯米50克，红糖适量。

【制法】将黑豆与黑糯米洗净后同煮成粥，加红糖调味。

【功效】益气补血。久服能润肌肤、乌发须。需要注意的是，痰湿之体不宜多食。

双仁胡粥

【原料】甜杏仁（去皮、尖）、核桃仁各10克，大米50克。

【制法】将甜杏仁和核桃仁研成泥状，将大米淘洗干净，两味相和加适量水煮开，再用慢火煮烂即成。

【功效】止咳平喘。适用于咳喘、气喘等症。健康人经常食用能防病强身。

山药大枣粥

【原料】山药30克，大枣10枚，粳米100克，冰糖适量。

【制法】将粳米、山药、大枣（去核）洗净，放入沙锅，加水适量，煮烂成粥，再加入冰糖，搅拌均匀即可。

【功效】补气血，健脾胃，抗衰老。适用于老年人胃虚食少、脾虚便溏、气血不足、营养不良、病后体虚、羸瘦衰弱等症。需要注意的是，痰湿较重的肥胖中老年人忌食。

脂桃粥

【原料】补骨脂、核桃仁各15克，粳米50克，白糖适量。

【制法】先将补骨脂煎汁去渣，然后放入核桃仁、粳米同煮成粥，待粥熟时调入白糖即成。

【功效】补肾壮阳，乌发美颜，益寿延年。适用于头发早白、未老先衰等患者。阴虚火旺者忌食。

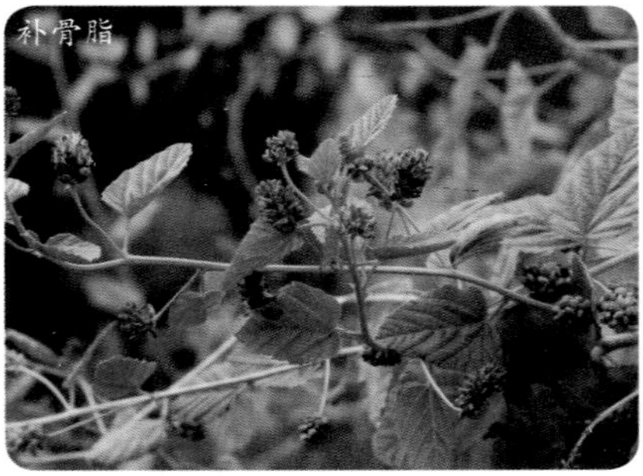

补骨脂，别名破故纸、故子、黑胡纸。为豆科植物补骨脂的果实。味辛、苦，性温。温肾助阳，纳气，止泻。适用于阳痿遗精、腰膝冷痛、肾虚作喘、五更泄泻、白癜风、斑秃等症。补骨脂为补肾助阳要药，男女皆可用。与核桃仁同服，效果更好。

龙眼莲子糯米粥

【原料】龙眼肉20克，莲子30克，糯米50克，白糖适量。

【制法】将莲子清水泡发，糯米淘洗干净，与龙眼肉同时放入沙锅内，加适量水，文火煮粥，粥熟后可加少许白糖调味。

【服法】每日早、晚各1碗。

【功效】补虚增智，抗衰延寿。古人称龙眼肉为“果中神品，老幼皆宜”，能补虚长智，常服能提高大脑功能，增强记忆力，中老年人服食可延缓脑动脉粥样硬化、延缓衰老过程。

核桃仁芝麻粥

【原料】核桃仁50克，芝麻25克，粳米150克。

【制法】将核桃仁捣碎，芝麻炒熟，同加入淘净的粳米中，加适量水，熬煮成粥即成。

【功效】补肾健脑，润肠通便。适用于脑力劳动引起的失眠、心悸、怔忡、健忘、腰酸、便秘等症者食用。常食可益智健脑，并有美肤驻颜及抗衰老作用。需要注意的是，腹泻及大便溏薄者不宜食用。

五香奶茶

【原料】牛奶、茶叶、白糖、蜂蜜、杏仁、芝麻各适量。

【制法】将杏仁、芝麻研成细末，加入茶叶；入牛奶熬好奶茶后，放入杏仁末、芝麻末，调入白糖、蜂蜜即可。

【功效】补脾肾，益寿命。适用于营养不良、体弱、早衰等症。

灵芝酒

【原料】灵芝30克，黄酒500毫升。

【制法】将灵芝切碎，置瓶中，加入黄酒封口，放置7日后即成。每次服10～20毫升，每日2次即可。

【功效】养血安神，益精悦颜。灵芝有养心安神、益气补血、润肺健脾、滋补强壮、调理虚劳之功效，能提高机体的抗病能力，尤其对老年人，是强壮身体、延缓衰老之佳品。

菊花归地酒

【原料】甘菊花2000克，生地黄1000克，当归、枸杞子各500克，大米300克，酒曲适量。

【制法】将甘菊花、当归、生地黄、枸杞入锅中，加水煎汁，用纱布过滤待用。将大米煮半熟沥干，和药汁混匀蒸熟，再拌适量酒曲，装入瓦坛中，四周用棉花或稻草保温发酵，直到味甜即成。服时每次3汤匙，每日2次，用开水冲服。

【功效】养肝肾，利头目，抗早衰。适用于肝肾不足的头痛、头晕、耳鸣目眩、手足震颤等症。

人参枸杞子酒

【原料】人参20克，枸杞子350克，熟地黄100克，冰糖400克，白酒1000毫升。

【制法】将人参烘烤切片，枸杞子除去杂质，用纱布袋装上扎口备用。冰糖放入锅中，用适量水加热溶化至沸，炼至色黄时，趁热用纱布过滤去渣备用。白酒装入酒坛内，将装有人参、枸杞子、熟地黄的布袋放入

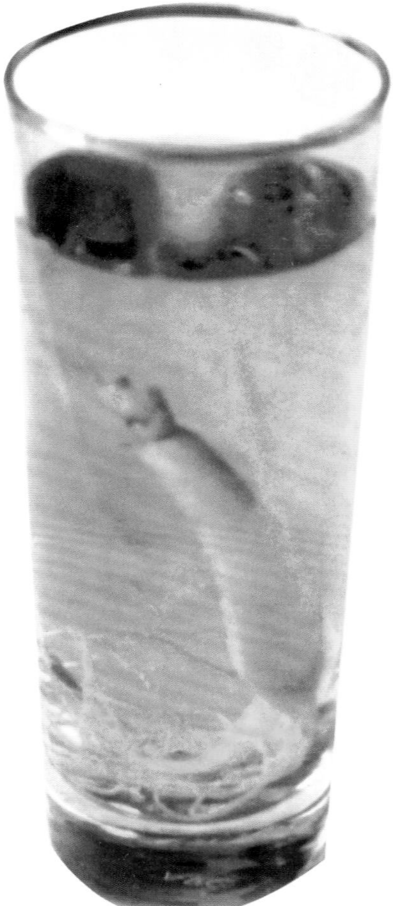
人参枸杞子酒

酒中，加盖密闭浸泡10～15日，每日搅拌1次，泡至药味尽淡，取出药袋，用细布滤除沉淀物，加入冰糖搅匀，再静置过滤，澄清即成。饮时每次可饮10～20毫升。

【功效】强壮抗老，补阴血，乌须发，壮腰膝，强视力，活血通经。适用于病后体虚及贫血、营养不良、神经衰弱、糖尿病等患者饮用。无病常饮，亦有强身益寿之功效。

养生酒

【原料】当归身、菊花各30克，龙眼肉240克，枸杞子120克，白酒浆3500毫升，烧酒1500毫升。

【制法】将上述药盛入绢袋内，悬于坛中，加入酒封固，窖藏1个月以上，便可随量饮用。

【功效】补益强身，养生防病。适用于血虚精亏、面色不华、头晕目眩、视物昏花、睡眠不安、心悸、健忘等症。常饮用能改善老年人免疫功能，增强抗病能力，延缓衰老。

刺梨滋补酒

【原料】刺梨500克，糯米酒1000毫升。

【制法】将刺梨洗净，晾干，捣烂后放入洁净纱布中，绞取汁。将刺梨汁放入容器中，冲入糯米酒，搅匀即成。饮时每次10～20毫升，每日2次。

【功效】健脾消食，滋补强身，抗衰老。刺梨中含有丰富的维生素，经常食用可祛病强身，对体衰多病之人有很好的强身健体效果。

第三十四章　延年益寿药膳

延年益寿药膳是选用滋补强壮、扶正固本的中药，配合一定食物，经烹调而成的药膳食品。此类药膳具有调整阴阳、补养气血、健脾益气、滋肾填精等功效。可降低胆固醇，维护血管的弹性，调节血压，增强机体免疫能力，预防疾病，延年益寿。适用于各种年龄的人，尤其适宜中老年人。

归参炖母鸡

【原料】当归15克，党参20克，母鸡1只，葱、姜、料酒、盐各适量。

【制法】将母鸡宰杀后，去毛，去内脏，洗净。将洗净的当归、党参、葱、姜、料酒、盐一起放入鸡腹中，再把鸡放入沙锅内，加适量水，把沙锅放在武火上烧沸，然后再用文火炖至鸡肉熟烂即成。

【功效】补血益气，健脾补虚。适用于久病体衰、妇女月经不调等症。久服可强壮身体、轻身延年。

百草脱骨扒鸡

【原料】鸡1只，茯苓、百合、龙眼肉、蜂蜜、芡实、枸杞子、山楂、白果、花椒各适量，中药与鸡的

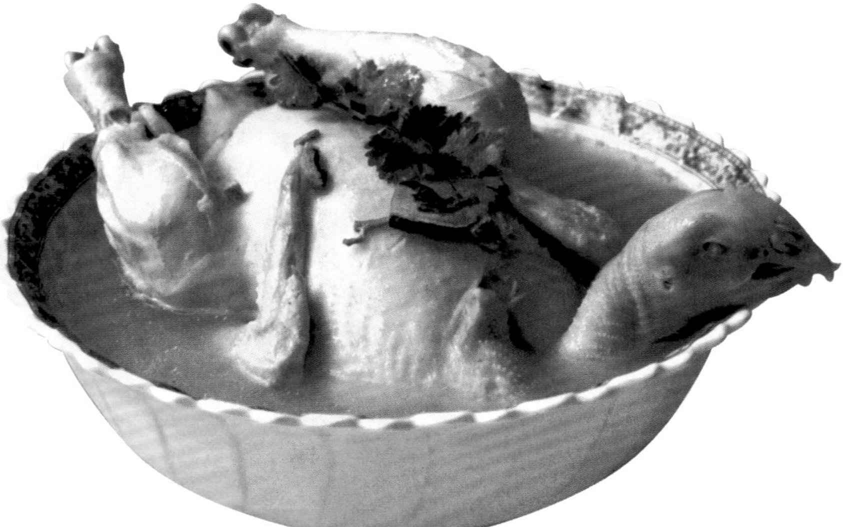

归参炖母鸡

重量比为1.21：100。

【制法】将以上各原料研成粉末，装入纱袋，加水煎煮，过滤取汁备用。选用健康毛鸡，宰杀，热水烫，脱毛，开膛，去内脏及瘀血，洗净，烹炸。然后放入药汁的锅中煮制而成。

【功效】滋养五脏，补益气血，消食化积，活血化瘀。此药膳老少皆宜，尤其适用于病后、产后身体虚弱及年老体衰者。感冒者慎用。

雀儿药粥

【原料】麻雀5只，菟丝子30～45克，覆盆子10～15克，枸杞子20～30克，粳米60克，细盐少许，葱白2茎，生姜3片。

【制法】先把菟丝子、覆盆子、枸杞子一同放入沙锅内煎取药汁，去掉药渣。再将麻雀去毛及肠杂，洗净用酒炒，然后与粳米、药汁加适量水一并煮粥，欲熟时，放入细盐、葱白、生姜，煮成稀粥。

【功效】壮阳气，补精血，益肝肾。适用于肾气不足所致的阳痿、遗精、早泄、头晕眼花、视物不清、耳鸣耳聋、遗尿、妇女带下等症。老年人经常服食可健身益寿。需要注意的是，发热及性功能亢进者忌服。

芹菜炒香菇

【原料】芹菜400克，香菇（水发）50克，盐、干淀粉、酱油、味精、醋、菜油各适量。

【制法】芹菜去叶、根，洗净，剖开切成2厘米长的段，用盐拌匀约10分钟，清水漂洗滤干待用。香菇切片，醋、味精、淀粉混合后装在碗里加水约50毫升兑成芡汁待用。炒锅烧热后，倒入菜油30毫升，油炼至无泡沫、冒青烟时，入芹菜煸炒2～3分钟，投入香菇片迅速炒匀，再加入酱油稍炒，淋入芡汁速炒起锅即成。

【功效】平肝清热，益气和血。适用于肝阳上亢的头痛、眩晕等症。可作为高血压、高脂血症、动脉粥样硬化、神经衰弱患者的保健膳食。

龟肉炖虫草

【原料】龟1只（约500克），冬虫夏草3克，猪瘦肉50克，鸡汤500毫升，葱、姜、料酒、盐、味精、植物油各适量。

【制法】将龟放入热水盆中使其排尿，然后将龟宰杀，揭去硬壳，剁去头及爪尖，清水洗净，剁成块，开水焯后捞出。猪瘦肉切丝，开水焯过。油烧热，放葱、姜煸香，倒入龟肉，翻炒片刻，加入开水，烧沸2～3分钟，捞出龟肉，放入蒸碗内，再将冬虫夏草、猪瘦肉同放碗内，倒入鸡汤、料酒、盐适量，然后放笼屉内蒸至龟肉熟烂，调味精即可食用。

【功效】补益肾阳，抗衰延寿。龟肉能补益肾阴、强壮生殖功能，有抗衰老作用。常服能祛病健身、延年益寿。

强补猪肝

【原料】猪肝250克，香菇、枸杞子各30克，北五加皮、北五味子各10克，盐、味精、酱油各适量。

【制法】将北五加皮、北五味子装入细纱布袋内扎紧口；香菇、枸杞子洗净。以上4味与猪肝同入沙锅内，加清水适量，盐少许，置文火上烧煮，待猪肝熟透，捞出药袋，加入味精、酱油少许即可。

【功效】补肝益肾，强身壮体，益寿延年。适用于久病体弱或年老体衰者服用。

芡实煮老鸭

【原料】芡实300克，老鸭1只，盐3克，料酒6毫升，味精0.5克，葱、姜各15克，米醋5毫升。

【制法】将老鸭宰杀后，去毛和内脏，洗净血水，将芡实放入鸭腹内。将装有芡实的老鸭放入大沙锅内，加适量水，先用武火烧沸，放入葱、姜、料酒，改用文火，烧至鸭肉熟烂入盐、味精、米醋即成。

【功效】健脾，补肾，保精。适用于遗精者，常服可补精保精以延年。无病常服可健体强身。

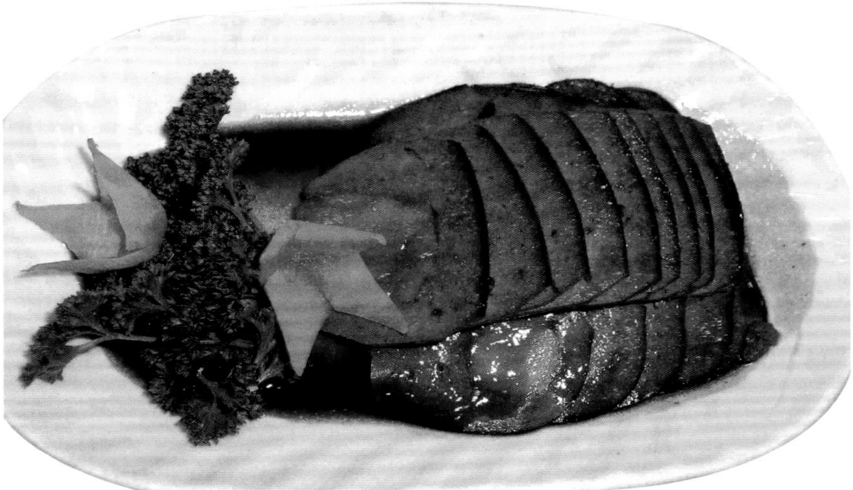

猪肝

猪肝，为猪科动物猪的肝脏。味甘、苦，性温。补肝明目，养血。适用于血虚萎黄、夜盲、目赤、浮肿、脚气等症。适用于气血虚弱、缺铁性贫血者食用；适用于肝、血不足所致的视物模糊、夜盲症；适用于癌症患者及放射治疗、化学治疗后食用。

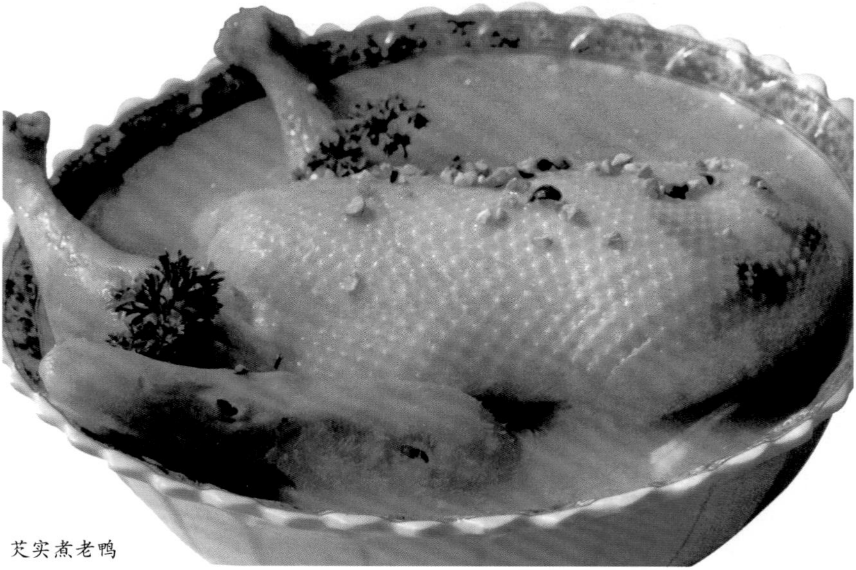

芡实煮老鸭

春鸽蛋

【原料】鹌鹑蛋3只，银耳3克，冰糖30克，莲子、百合各10克。

【制法】在铁锅中加入适量水煮沸，加入胀发后去皮和心的莲子、洗净的百合、发胀洗净的银耳，煮烂后，加冰糖溶化，最后加入蒸熟去壳的鹌鹑蛋即成。

【功效】安神益智，健脾开胃，延年益寿。适用于神经衰弱、食欲不振、虚热咳嗽等症。

土豆香菇肉片

【原料】猪瘦肉200克，水发香菇150克，鲜菜心100克，熟猪油30克，水豆粉20克，味精1.5克，胡椒粉1克，鲜汤700毫升，盐、绍酒、酱油各适量。

【制法】猪瘦肉、水发香菇、鲜菜心洗净，猪肉切成薄片，水发香菇片成片。猪肉片盛碗内加盐、绍酒、水豆粉拌匀。净锅置旺火上，入鲜汤烧沸，放入猪肉片煮至八成熟分散放入香菇片、胡椒粉，烧开后，下菜心、味精、酱油、熟猪油，调好味入汤盆即成。

土豆香菇肉片

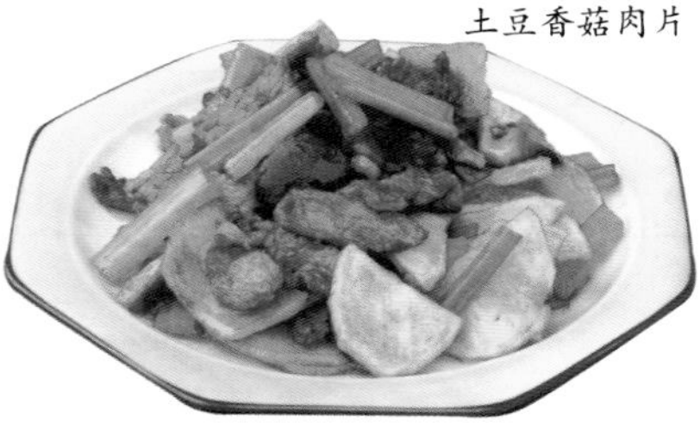

【功效】增寿健体，补虚抗癌，美容润肤。适用于体虚早衰、面皱不荣、乏力气短等症。

龙眼纸包鸡

【原料】龙眼肉、火腿各20克，核桃仁、胡荽各100克，嫩鸡肉400克，鸡蛋2只，葱、姜、盐、白糖、味精、胡椒粉、淀粉各适量。

【制法】取可食玻璃纸10张分别摆于案上，鸡肉去皮，切成1厘米厚的片，用盐、白糖、味精、胡椒粉各适量调拌腌制后，用淀粉、蛋清、清水调成糊状上浆，分别摆于玻璃纸上，并加少许胡荽、姜、葱细末和一片火腿。核桃仁沸水泡后去皮，在油锅内炸熟，与龙眼肉均切成细粒，二者亦分别摆于鸡肉片上。将玻璃纸分别折成长方形纸包，置油锅中炸熟，捞出装盘。

【功效】能健脾补肾，益气养血。适用于精血不足引起的心悸、失眠、健忘，及病后体虚引起的食少、乏力、眩晕、面色无华、营养不良及神经衰弱等症。可作健身益寿的常食佳肴。

沙参炖肉

【原料】北沙参20克，玉竹、百合各15克，山药30克，猪瘦肉500克，盐、料酒、葱、姜、胡椒粉各适量。

【制法】将北沙参、玉竹、百合洗净装纱布袋扎口，葱、姜拍碎。猪

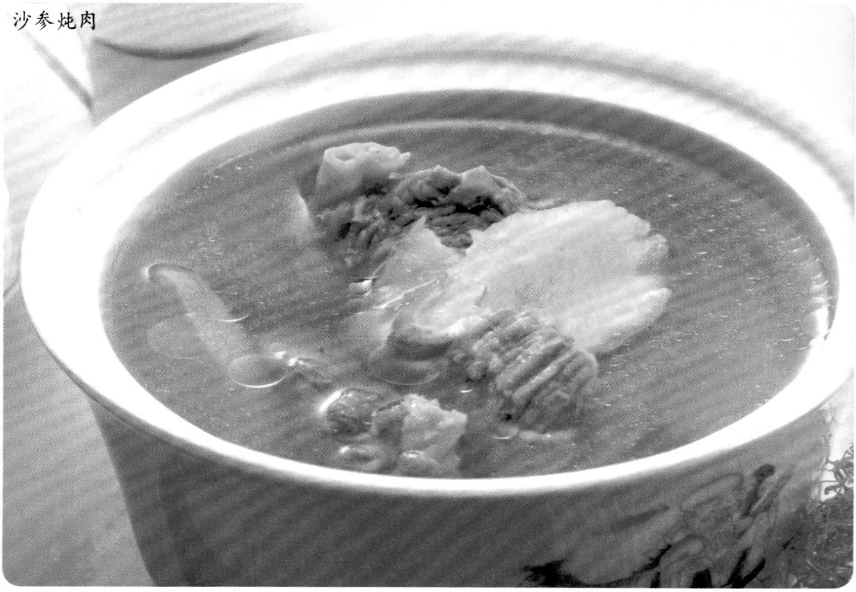
沙参炖肉

肉洗净，下沸水锅焯掉血水，捞出切成块状。将猪肉、药袋、山药、葱、姜、盐、料酒一同入锅，注入适量清水，武火烧沸，撇去浮沫，文火炖至猪肉熟烂；拣出药袋、姜、葱，加盐、胡椒粉调味即成。

【功效】此汤菜用补肾养血、滋阴润燥的猪肉，配以甘寒润肺止咳、益胃生津、清心安神的沙参、玉竹、百合，及甘平健脾、除湿、益肺、益肾、益精、补气的山药，经调制而成。适用于肺胃阴虚、久咳伤肺、痰中带血、虚劳发热、虚烦惊悸或肝肾阴虚等症。亦可作为保健菜长期食用，能达到益肺、养心、滋肾、补脾、延年益寿的效果。

银耳海蜇

【原料】金樱子20克，石斛、海蜇皮各15克，白木耳50克，葱4根，荸荠4枚，白糖25克，盐、味精各少许，花生油35毫升，麻油10毫升。

【制法】将金樱子、石斛煎2遍取汁，过滤2遍，合并其滤液；大蒜剁成碎末；温水发白木耳，去蒂洗净，放药汁中煮酥（切忌煮烂），捞起冷却备用；将海蜇皮洗净，切细丝，用冷开水过净；荸荠切薄片，再用白糖和味精拌和。将炒锅烧热，加花生油烧至八成热时下葱末，稍煸后连同热油一起浇入放海蜇皮丝和荸荠的大碗内，拌和后淋上麻油装盘，将白木耳加糖和盐拌和后，散放在盘的四周即成。

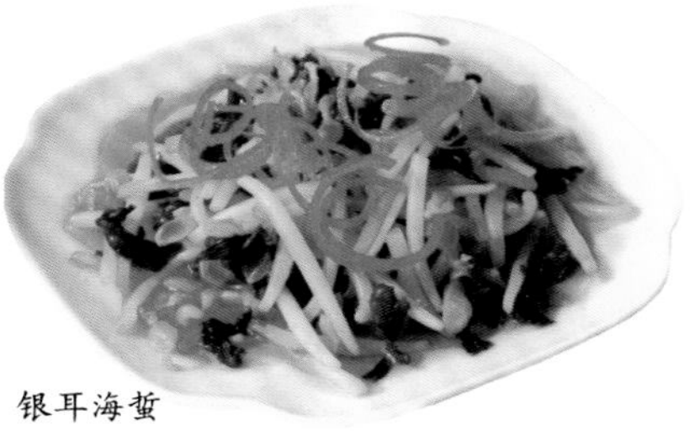
银耳海蜇

【功效】此菜肴偏于平补，兼有良好的理气活血作用，可防治心血管系统及消化系统的多种慢性疾病，是中老年人理想的抗衰延年药膳。

翡翠双菇

【原料】白术45克，小青菜16颗，香菇30克，凤尾菇200克，花生油、酱油、盐、白糖、淀粉、味精、麻油各适量。

【制法】将白术煎2次，合并滤液，过滤两遍，冷却备用。将香菇漂洗干净，去掉根蒂，用白术液泡发。将小青菜剥去外皮，将头部削成尖圆形状，划上十字刀纹。在锅内放花生油，放菜心煸炒后加汤，放凤尾菇略焖，再加盐、味精，烧开后即用漏勺把凤尾菇捞出铺垫在盘底，再将小青菜捞出，头部向外，呈放射状排在凤尾菇中间，并在菜心捞出后的菜汤中勾上薄芡，浇上麻油，均匀地浇在菜心及蘑菇上面。另取锅烧热，放花生

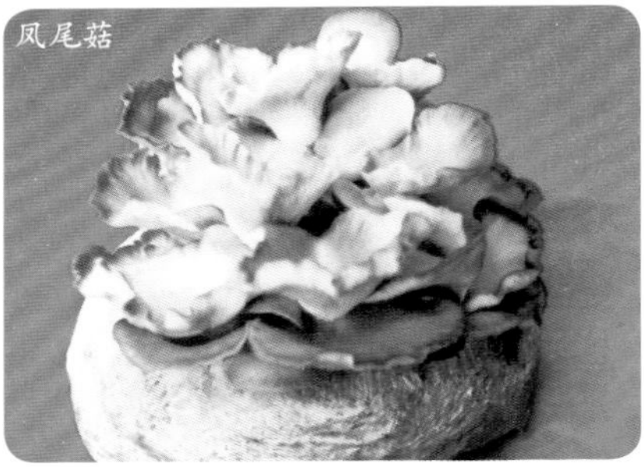
凤尾菇

油，将香菇略煸，加酱油、白糖及少量泡发香菇后的白术液，略焖。待菜心蘑菇上的芡汁浇好，即在香菇中加味精，待汤汁稠干时淋麻油，取出香菇排放在盘子中央即可。

【功效】香菇、蘑菇含有丰富的植物蛋白，及维生素A、维生素B_1、维生素B_2、维生素C、维生素D、维生素E、维生素K和钙、磷、铁、铜、锌、锰等微量元素，有较好的益胃助食、提高机体免疫力作用；白术具有补脾肾气虚，滋补精髓，通利耳目之功效。此菜肴以白术与双菇相配，对中老年人脾虚纳呆者有良好作用。

苁蓉牛肉

【原料】肉苁蓉30克，山楂10克，牛腿肉400克，干辣椒3只，花椒8粒，麻油200毫升（耗油25毫升），酱油、盐、白糖、味精、姜、黄酒各适量，大蒜、葱、辣椒粉各少许。

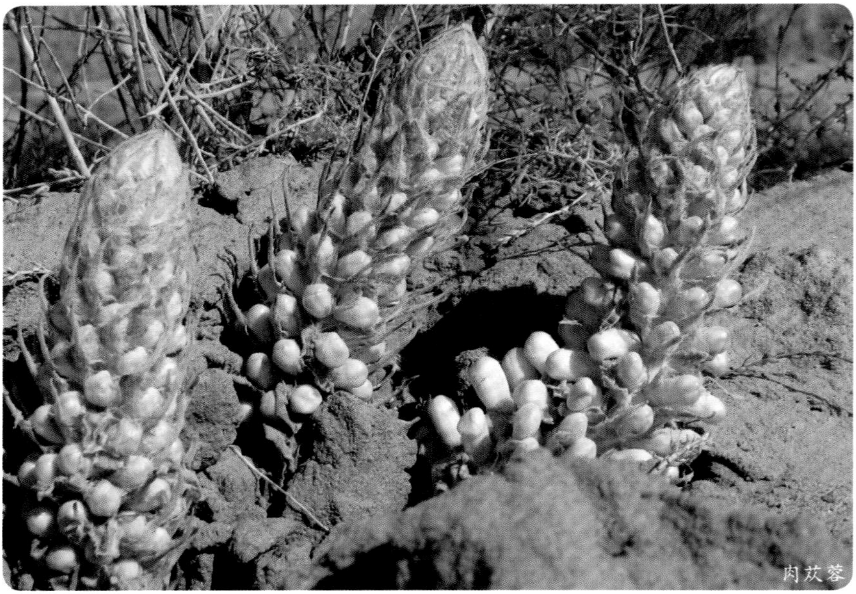
肉苁蓉

肉苁蓉，别名苁蓉、大芸，为多年生寄生肉质草本。味甘、咸，性温。归肾、大肠经。具有补肾阳，益精血，润肠通便之功效。适用于阳痿、不孕、腰膝冷痛、筋骨酸软无力、肠燥便秘等症。

【制法】将肉苁蓉煎2遍，过滤煎液；将牛腿肉切丁，大蒜去皮拍松，干辣椒切成小方丁，姜切片，葱切末，山楂去核。将锅放花生油，烧至油八成热时，将牛肉丁倒入，炸至外表略脆时捞起。锅内留底油，投入干辣椒煸炒出香味，再放花椒、蒜片、姜片、辣椒粉炒一下，加酱油、肉苁蓉煎液、盐、黄酒，再倒入牛肉丁、山楂，加清汤适量，文火煨酥后开旺火收干汤汁，加味精，撒葱花，淋麻油装盘即可。

【功效】肉苁蓉是补肝肾的重要药物，也是历代医家推崇的延年抗衰药，《药性论》中称其“益髓，悦颜色，延年，大补胆”；山楂有很好的健胃作用，两者相配可使苁蓉的滋补作用充分发挥，牛肉味甘平，具有补脾胃、益气、强筋骨的作用。因此，用苁蓉与牛肉制成的此药膳，是气血兼顾、脾胃同补的滋补抗衰之佳品。

松黄饼

【原料】松花6克，蜂蜜适量，面粉100克。

【制法】春末去松树林中采集松花连同花粉和蜂蜜做成馅。和面粉，擀成面团，将松花蜜馅放入其中，包好做成饼状，上笼屉蒸熟。

【功效】保健增寿。适用于平时保健防病。

龙眼百合

【原料】龙眼100克，百合250克，白糖适量。

【制法】将龙眼去壳、核，取出肉；百合剥去老皮，掰下鳞片瓣，撕

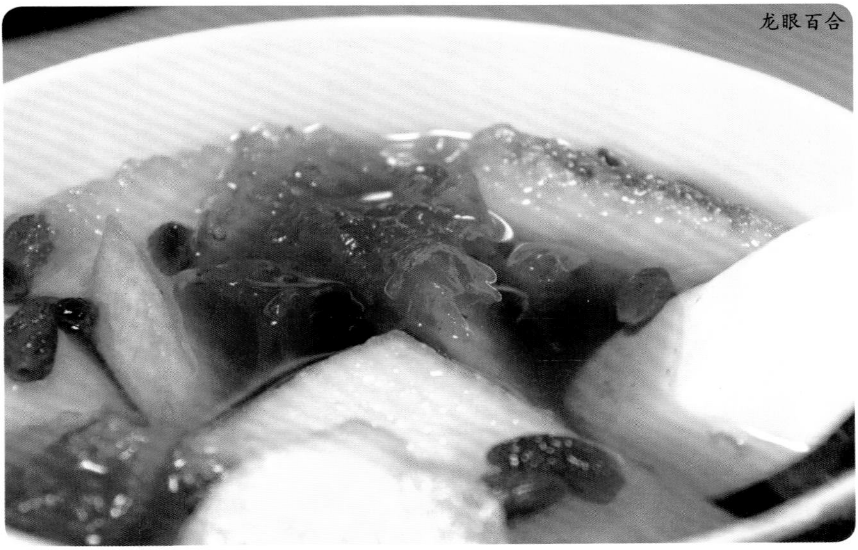
龙眼百合

掉筋皮，在凉水中泡20分钟，捞入开水锅内稍烫，再捞入凉水。将龙眼肉和百合放汤盒子里，加入白糖注入适量清水搅匀。上笼蒸20分钟，出笼即可。

【功效】龙眼有开胃、益脾、养血、安神、补虚长智的作用。《神农本草经》称其有“久服强魄聪明、轻身不老、通神明”的功效，配以甘润滋肺、清心泄降的百合，具有补中益气，养血滋阴，宁心安神的作用。适用于思虑过多、劳伤心脾、健忘怔忡、虚烦不眠、自汗惊悸、肺燥干咳、劳嗽吐血、神志恍惚或产后虚肿等症。亦可作为滋补强壮菜谱，常服用之，可以起到延年益寿的作用。

琼玉膏

【原料】人参120克，生地黄汁800毫升，白茯苓245克，蜂蜜500克。

【制法】将人参、茯苓粉碎成细末，生地黄捣取自然汁（捣时不用铜铁器），用绢过滤，将蜂蜜合并搅匀，装入瓷罐内，用20～30层净纸封闭。取大铝锅一口，盛装净水，将药罐放入铝锅内，先用武火，后用文火，隔水煮熬，3日3夜后取出，用蜡封罐口，入水中浸去火毒10日，再入原锅内煮1日1夜即成。服用时，每次1汤匙，早、晚各服1次，空腹服。

【功效】补气养血，填精生髓。可作为中老年人平时的保健食品。

山药芝麻糊

【原料】山药15克，黑芝麻120克，玫瑰酱6克，鲜牛奶200毫升，冰糖120克，粳米60克。

【制法】粳米洗净，清水浸泡1小时，捞出滤干；山药切成小颗粒，黑芝麻炒香后同放盆中，加水和鲜牛奶拌匀，磨碎后滤汁待用。锅中加入清水、冰糖，溶化过滤后烧开，将芝麻水慢慢倒入锅内，放入玫瑰酱，不断搅拌成糊，熟后起锅即成。

【功效】滋阴补肾，益脾润肠。适用于肝肾不足、病后体弱、大便燥结、须发早白等症。中老年人平时服用，可健体强身，延年益寿。

益寿鸽蛋汤

【原料】枸杞子、龙眼肉、制黄精各10克，鸽蛋4个，冰糖50克。

【制法】枸杞子、龙眼肉、制黄精洗净切碎，冰糖敲碎装在碗内。锅置中火上加清水750毫升，放入上三味中药同煮至沸后15分钟，把鸽蛋打碎逐个下入锅内，再放入冰糖同煮至熟即成。

【功效】补肝痛，益气血，润肺强身。此汤对肺燥咳嗽、气血虚弱、智力衰退等症有较好疗效。可作为肾虚腰痛、面黄羸瘦、年老体衰者的保健膳食。

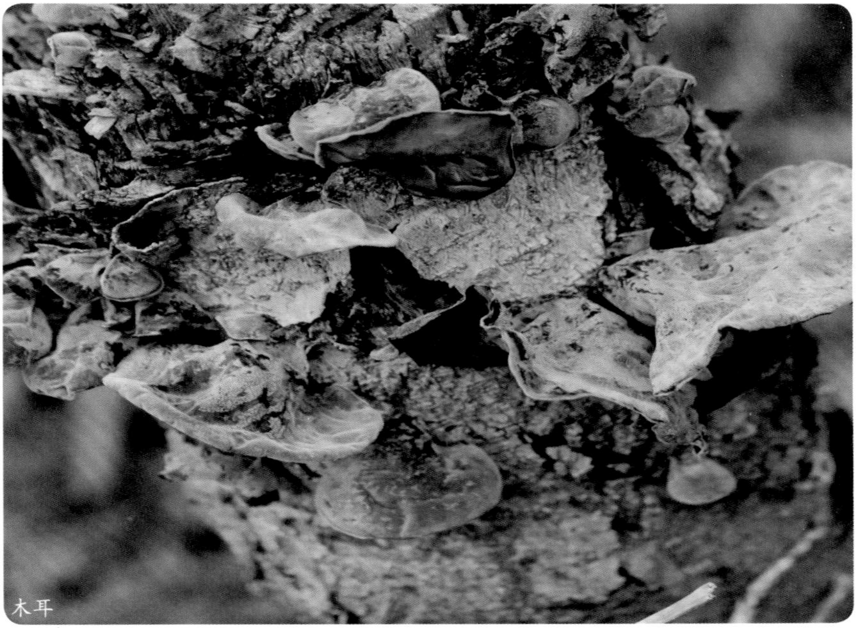

木耳，别名黑木耳、光木耳。为真菌类担子菌纲木耳科木耳属植物，以子实体入药。味甘，性平。具有补气血，润肺，止血之功效。适用于气虚血亏、四肢抽搐、肺虚咳嗽、咯血、吐血、衄血、崩漏、高血压、便秘等症。

木耳饼

【原料】木耳30克，大豆、大枣各200克，面粉250克。

【制法】木耳洗净，泡发，用文火煮至熟烂，备用；大豆炒熟后磨成粉，备用；大枣洗净，加水，先用猛火，再用文火煮烂，用筷子剔除皮、核备用。将大枣糊、木耳羹、大豆粉与面粉一并和匀，制成饼，在平底锅上烙熟即成。

【功效】益气健脾，润肺养心，适用于高血压、便秘、老年痴呆及各种病症属阴气不足者食用。常食具有健脑益智，抗衰延寿的作用。

枸杞山药黄精汤

【原料】枸杞子、山药、制黄精各10克，鸽蛋4个，冰糖50克。

【制法】将枸杞子、山药、制黄精均洗净切碎备用；冰糖砸碎装在碗内。锅置文火上注入清水750毫升，加入以上3味同煮至沸后15分钟，再把鸽蛋打破逐个下入锅内，将冰糖屑也下入锅中，同煮至熟即成。

【功效】补肝肾，益气血。适用

于肺燥咳嗽、气血虚衰、智力减退等症。可作为老年体衰者之膳食。

牡蛎发菜瘦肉粥

【原料】牡蛎肉、猪瘦肉各50克，发菜25克，大米、盐各适量。

【制法】将牡蛎肉、发菜水发洗净，猪瘦肉剁碎，揉成丸子。在瓦锅内注入适量清水煮沸，加入大米，放发菜、牡蛎肉同煮至米开花，再放肉丸煮熟，加盐调味即可。

【功效】滋阴养血，清内热，美皮肤，软坚祛痰。适用于美肤养颜，治疗心神不安、便秘、瘿瘤，益寿延年。

红豆枸杞桂花粥

【原料】赤小豆150克，麦淀粉20克，糯米粉30克，枸杞子、冰糖、山楂糕各25克，糖桂花适量。

【制法】将枸杞子洗净，用冰糖水煎煮10分钟，再浸泡30分钟，然后滤出煎液备用；将赤小豆用温水浸泡2～3小时，然后掏净，放入沙锅中加水1000毫升，将赤小豆煮烂。用枸杞子煎液调糯米粉及麦淀粉，将调好的粉糊倒入赤小豆锅中，边倒边搅，勿使其在锅中结成团块，待粥锅重开后调入糖桂花，装碗，上面撒枸杞子及山楂糕。

【功效】枸杞子具有益肾强精、养血明目、益智养神的功效。赤小豆具有通气健胃、和血、利水除湿的作用，且含有丰富的蛋白质、粗纤维及维生素B_2。药食相配，是补利兼备的延年益寿粥。

首乌芝麻粥

【原料】何首乌、黑芝麻各30克，粳米100克，大枣10枚，冰糖适量。

【制法】将何首乌水煎2次，过滤2遍，取浓汁，去渣；将黑芝麻淘洗干净，晒干后炒熟，研碎备用。粳米淘洗干净，加大枣、何首乌汁再加800毫升清水同煮为粥，待米开花粥稠时，加入冰糖，装碗，上面撒上一层黑芝麻糊即成。

【功效】黑芝麻具有补五脏、益气力、长肌肉、填髓脑、久服轻身不老的作用；黑芝麻含有大量不饱和脂肪酸、蛋白质、叶酸及脂溶性维生素A、维生素E、维生素D，对婴幼儿生长及中老年人的健康有重要作用。何首乌有很好的补肝胃、抗衰老作用，可增强机体的免疫功能。何首乌与黑芝麻同补肝肾，粳米侧重扶助中焦脾胃，三物配合，其性平和，不腻不燥，长期服用具有抗衰延年之功效。

鲜奶玉液

【原料】粳米60克，炸核桃仁80克，生核桃仁45克，牛奶200毫升，白糖12克。

【制法】粳米洗净后用水浸泡1小时捞出，滤干水分，和生核桃仁、炸核桃仁、牛奶、清水拌匀磨细，再

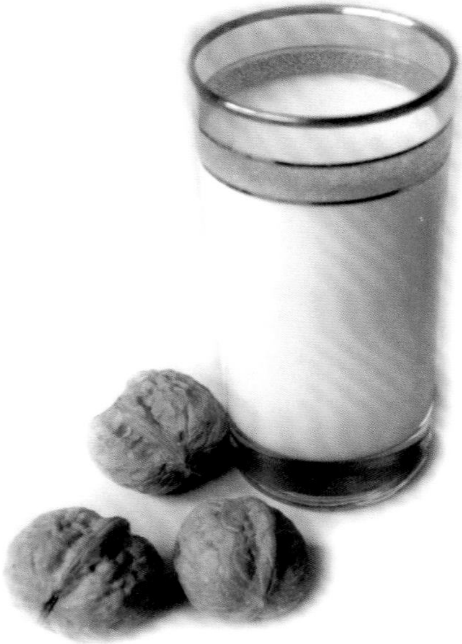

鲜奶玉液

用漏斗过滤取汁，然后将汁倒入锅内，再在锅内注入清水烧沸，加入白糖全溶化后，过滤去渣再烧沸，将滤液慢慢倒入锅内搅匀烧沸即成。

【功效】补脾肾，益肺，润燥强身。适用于咳嗽、气喘、腰痛及津亏肠燥、便秘等症，并可作为病后体虚，神经衰弱、慢性支气管炎、性功能低下、老年便秘患者之膳食。常饮亦能强身益寿。

双冬二地酒

【原料】天冬、麦冬、熟地黄、生地、山药、莲子、大枣各30克，白酒1500毫升。

【制法】将上述所有原料切成小块，与白酒共置入容器中，密封浸泡15日，每日振摇1次。服用时每次饮服30毫升，早、晚各1次。

【功效】滋肾养血，益脾和胃，安神志，黑须发，延年益寿。适用于中老年人肝肾阴亏、心血不足、脾胃虚弱所表现的精神委靡、头昏目眩、胀痛、视物不明、心悸怔忡、健忘、失眠多梦、食欲不振、口淡无味、潮热盗汗、消渴便秘、须发早白等症。需要注意的是，阴虚内寒，症见怕冷、肢冷泄泻、水肿、舌淡、苔白、脉沉者忌用。

双冬二地酒

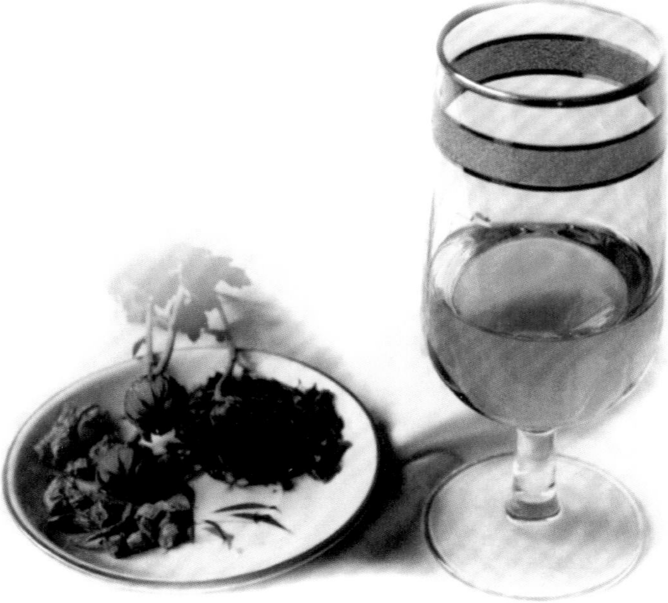

八仙茶

【原料】粳米、黄粟米、黄豆、赤小豆、绿豆、细茶、核桃仁各500克，花椒10克，小茴香20克，干姜、盐各30克，面粉340克，大枣肉300克，松子仁、冬瓜子各100克，白糖适量。

【制法】 先将粳米、黄粟米、黄豆、赤小豆、绿豆分别炒香炒熟；干姜、盐略炒，与细茶、花椒、小茴香一起研成细面。将面粉炒黄熟，与米粉、豆药粉混合均匀，瓷罐收藏，吃时再加入适量核桃仁、松子仁、冬瓜子、大枣肉、白糖，调匀即可。

【功效】益脾肾，养五脏，防病延年。可作为老人的保健药膳食品，无病常食可防病，有慢性病者亦可常食，以促使恢复健康。

益寿茶

【原料】高丽参5克，紫藤子3克，薏苡仁15克，梓叶2克。

【制法】将前3味药分别用文火炒至微黄。将炒好的3味药放入茶杯中，加入梓叶，用沸水冲泡饮用。

【功效】清热解毒，延年益寿。常饮可强身健体、促进新陈代谢、抗衰老、提高机体免疫力。

图书在版编目（CIP）数据

中华传统保健药膳彩色图鉴 / 谢宇主编. -- 长沙 : 湖南科学技术出版社, 2017.11
（中医经典养生文库）
ISBN 978-7-5357-9380-5

Ⅰ. ①中… Ⅱ. ①谢… Ⅲ. ①食物疗法—图集 Ⅳ. ①R247.1-64

中国版本图书馆 CIP 数据核字(2017)第 163628 号

中医经典养生文库
ZHONGHUA CHUANTONG BAOJIAN YAOSHAN CAISE TUJIAN
中华传统保健药膳彩色图鉴

主　　编：谢　宇
责任编辑：李　忠
出版发行：湖南科学技术出版社
社　　址：长沙市湘雅路 276 号
网　　址：http://www.hnstp.com
湖南科学技术出版社天猫旗舰店网址：
　　　　http://hnkjcbs.tmall.com
印　　刷：长沙超峰印刷有限公司
　　　（印装质量问题请直接与本厂联系）
厂　　址：长沙市金州新区泉洲北路 100 号
邮　　编：410600
版　　次：2017 年 11 月第 1 版第 1 次
开　　本：880mm×1230mm　1/32
印　　张：16
书　　号：ISBN 978-7-5357-9380-5
定　　价：58.00 元